国家卫生健康委员会"十三五"规划教材

专科医师核心能力提升导引丛书

供专业学位研究生及专科医师用

精 神 病 学

Psychiatry

第 3 版

主 编 陆 林 马 辛

副主编 施慎逊 许 毅 李 涛

人民卫生出版社

·北 京·

图书在版编目（CIP）数据

精神病学 / 陆林，马辛主编. —3 版. —北京：
人民卫生出版社，2020.10
ISBN 978-7-117-30234-0

Ⅰ. ①精… Ⅱ. ①陆…②马… Ⅲ. ①精神病学－高
等学校－教材 Ⅳ. ①R749

中国版本图书馆 CIP 数据核字（2020）第 129679 号

| 人卫智网 | www.ipmph.com | 医学教育、学术、考试、健康，购书智慧智能综合服务平台 |
| 人卫官网 | www.pmph.com | 人卫官方资讯发布平台 |

精 神 病 学
Jingshenbingxue
第 3 版

主　　编：陆　林　马　辛
出版发行：人民卫生出版社（中继线 010-59780011）
地　　址：北京市朝阳区潘家园南里 19 号
邮　　编：100021
E - mail：pmph @ pmph.com
购书热线：010-59787592　010-59787584　010-65264830
印　　刷：三河市延风印装有限公司
经　　销：新华书店
开　　本：850×1168　1/16　印张：44　插页：1
字　　数：1242 千字
版　　次：2009 年 4 月第 1 版　2020 年 10 月第 3 版
印　　次：2021 年 1 月第 1 次印刷
标准书号：ISBN 978-7-117-30234-0
定　　价：169.00 元

打击盗版举报电话：010-59787491　E-mail：WQ @ pmph.com
质量问题联系电话：010-59787234　E-mail：zhiliang @ pmph.com

编 者 （按姓氏笔画排序）

马 辛	首都医科大学附属北京安定医院	李名立	四川大学华西医院
王 丰	北京大学第六医院	李晓白	中国医科大学附属第一医院
王小平	中南大学湘雅二医院	李晓虹	首都医科大学附属北京安定医院
王传跃	首都医科大学附属北京安定医院	李凌江	中南大学湘雅二医院
王希林	北京大学第六医院	李继涛	北京大学第六医院
王育梅	河北医科大学第一医院	杨 莉	北京大学第六医院
王学义	河北医科大学第一医院	杨世昌	新乡医学院第二附属医院
王高华	武汉大学人民医院	肖世富	上海市精神卫生中心
王雪芹	北京大学第六医院	肖存利	北京市西城区平安医院
邓 伟	四川大学华西医院	时 杰	北京大学中国药物依赖性研究所
丛亚丽	北京大学医学部	吴 萍	北京大学中国药物依赖性研究所
司天梅	北京大学第六医院	汪卫东	中国中医科学院广安门医院
朱荣鑫	南京医科大学附属脑科医院	张 玲	首都医科大学附属北京安定医院
任艳萍	首都医科大学附属北京安定医院	张永华	杭州市中医院
刘 竞	首都医科大学附属北京安定医院	张庆娥	首都医科大学附属北京安定医院
刘 靖	北京大学第六医院	陆 林	北京大学第六医院
刘 薇	哈尔滨医科大学附属第一医院	陈 珏	上海市精神卫生中心
刘铁榜	深圳市精神卫生中心	陈剑华	上海市精神卫生中心
刘肇瑞	北京大学第六医院	林 红	北京大学第六医院
闫 芳	首都医科大学附属北京安定医院	罗 佳	首都医科大学附属北京安定医院
汤宜朗	美国埃默里大学医学院	岳伟华	北京大学第六医院
汤艳清	中国医科大学附属第一医院	金圭星	河北医科大学第一医院
许 毅	浙江大学医学院附属第一医院	赵靖平	中南大学湘雅二医院
许秀峰	昆明医科大学第一附属医院	胡 建	哈尔滨医科大学附属第一医院
孙洪强	北京大学第六医院	胡少华	浙江大学医学院附属第一医院
孙新宇	北京大学第六医院	施慎逊	复旦大学附属华山医院
苏允爱	北京大学第六医院	姚志剑	南京医科大学附属脑科医院
李 涛	四川大学华西医院	姚贵忠	北京大学第六医院
李 韵	汕头大学精神卫生中心	贾艳滨	暨南大学附属第一医院

夏　炎　哈尔滨医科大学附属第一医院　　黄满丽　浙江大学医学院附属第一医院
钱秋谨　北京大学第六医院　　　　　　常素华　北京大学第六医院
徐一峰　上海市精神卫生中心　　　　　韩　芳　北京大学人民医院
郭延庆　北京大学第六医院　　　　　　程　嘉　北京大学第六医院
唐向东　四川大学华西医院　　　　　　谭云龙　北京回龙观医院
黄悦勤　北京大学第六医院　　　　　　潘集阳　暨南大学附属第一医院

编写秘书
王雪芹　北京大学第六医院
白丽娟　山西省社会福利精神康宁医院
孙艳坤　北京大学第六医院

主 编 简 介

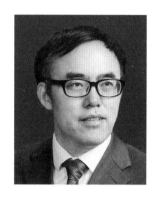

陆林 医学博士,博士研究生导师,中国科学院院士。北京大学第六医院院长 / 北京大学精神卫生研究所所长,国家精神心理疾病临床医学研究中心主任,中国疾病预防控制中心精神卫生中心主任。国家自然科学基金委员会创新研究群体项目学术带头人,教育部长江学者特聘教授,国家杰出青年科学基金获得者,国家重点基础研究发展计划(973 计划)项目首席科学家,北京大学 - 清华大学生命科学联合中心首席研究员(PI),北京大学麦戈文脑科学研究所首席研究员(PI)。

主要从事精神心理疾病和睡眠障碍的临床治疗和发病机制研究,在国际著名期刊上发表 SCI 论文 200 余篇,在精神病学和睡眠医学领域做出了重要贡献。

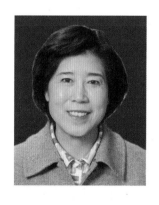

马辛 教授,博士研究生导师,首都医科大学附属北京安定医院主任医师,中国共产党第十八次全国代表大会代表,北京市人民代表大会常务委员会委员。中国心理卫生协会理事长,中国医疗保健国际交流促进会精神卫生分会主任委员,《中华健康管理学杂志》编辑委员会副总编辑,中国科学技术协会全国委员会委员等。

近年共发表论文、综述 200 余篇,主编、副主编医学专著 10 部、参编 40 余部。担任教育部"十二五"普通高等教育本科国家级规划教材《精神病学》、国家卫生和计划生育委员会"十二五"规划教材(供临床型研究生及专科医师用)《精神病学》和国家卫生和计划生育委员会"十二五"规划教材[供 8 年制及 7 年制("5+3"一体化)临床医学等专业用]《医学心理学》主编等。作为项目负责人承担多项国家级、北京市级重点科研项目。2014 年所主持的"精神分裂症和抑郁症全病程规范化治疗和康复关键技术的研究及应用推广"获北京市科学技术奖三等奖。曾获"卫生部有突出贡献中青年专家"称号,享受国务院政府特殊津贴。

副主编简介

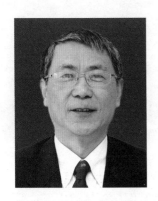

施慎逊 教授，博士研究生导师，主任医师，复旦大学附属华山医院精神医学科主任。中华医学会精神医学分会第七届委员会主任委员，中国神经科学学会精神病学基础与临床分会常务委员，上海市医学会行为医学专科分会名誉主任委员，上海市医师协会精神科医师分会第二届委员会副会长，担任《中国精神障碍分类与诊断标准第三版》工作组副组长。

从事精神科临床工作 37 年，同时主持开展抑郁症、焦虑障碍、精神分裂症的诊治和疾病机制研究，包括分裂情感性精神病的长期随访研究、抑郁症共病焦虑障碍的研究、女性单相抑郁症国际合作研究（CONVERGE 研究）、产后抑郁影响因素和孕妇集体心理干预疗效的系列研究等。在国内外杂志发表论文 152 篇，综述 59 篇，主编和副主编专著、教材 19 部，参编 22 部。

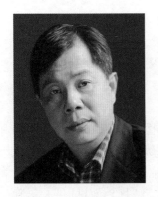

许毅 医学博士，博士研究生导师，主任医师，浙江大学二级教授。浙江大学医学院附属第一医院精神卫生中心主任，浙江省精神障碍诊疗和防治技术重点实验室主任，数理心理健康浙江省工程研究中心主任。中华医学会精神医学分会第六届委员会常务委员，中国医师协会精神科医师分会常务委员，中国研究型医院学会精神病学分会常务委员，浙江省神经科学学会副理事长兼精神医学分会主任委员，浙江省医学会精神病学分会第七届委员会主任委员，浙江省心理咨询与心理治疗行业协会会长，浙江省医师协会精神科医师分会副主任委员。担任国内外 20 余家学术期刊编委及评审。作为访问学者先后赴挪威科技大学、芝加哥大学、美国国立精神卫生研究院等访学，曾赴全球 30 余国家和地区开展学术交流。

累计主持参与国家重点基础研究发展计划（973 计划）子课题、国家科技支撑计划子课题、国家自然科学基金、国家卫生行业项目基金、浙江省自然科学基金重点（重大）项目等课题 40 余项。发表各类文章 100 余篇，其中 SCI 收录 50 余篇。主编和参编教材、专著 39 部。

副主编简介

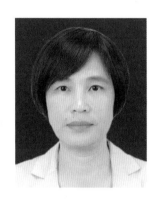

李涛 教授,博士研究生导师。现任四川大学华西医院心理卫生中心主任和精神医学研究室主任、四川大学心理健康教育中心主任,国家杰出青年科学基金获得者和教育部长江学者特聘教授。现兼任环太平洋精神病学家学会副主席,中华医学会精神医学分会副主任委员,中国医师学会精神科医师分会常务委员,四川省医学会精神医学专业委员会主任委员等。

从事精神病学教学、临床和科研工作32年。先后获吴阶平医学研究奖和保罗·杨森药学研究奖精神病学专业三等奖、中国青年科技奖、中国青年女科学家奖、美国中华医学基金会(CMB)杰出教授、国务院政府特殊津贴获得者、成都市有突出贡献的优秀专家、四川省教书育人名师等荣誉,所带领的团队曾获教育部自然科学奖一等奖(2008年)及教育部创新团队(2009年)称号。

全国高等学校医学研究生"国家级"规划教材
第三轮修订说明

进入新世纪,为了推动研究生教育的改革与发展,加强研究型创新人才培养,人民卫生出版社启动了医学研究生规划教材的组织编写工作,在多次大规模调研、论证的基础上,先后于2002年和2008年分两批完成了第一轮50余种医学研究生规划教材的编写与出版工作。

2014年,全国高等学校第二轮医学研究生规划教材评审委员会及编写委员会在全面、系统分析第一轮研究生教材的基础上,对这套教材进行了系统规划,进一步确立了以"解决研究生科研和临床中实际遇到的问题"为立足点,以"回顾、现状、展望"为线索,以"培养和启发读者创新思维"为中心的教材编写原则,并成功推出了第二轮(共70种)研究生规划教材。

本套教材第三轮修订是在党的十九大精神引领下,对《国家中长期教育改革和发展规划纲要(2010—2020年)》《国务院办公厅关于深化医教协同进一步推进医学教育改革与发展的意见》,以及《教育部办公厅关于进一步规范和加强研究生培养管理的通知》等文件精神的进一步贯彻与落实,也是在总结前两轮教材经验与教训的基础上,再次大规模调研、论证后的继承与发展。修订过程仍坚持以"培养和启发读者创新思维"为中心的编写原则,通过"整合"和"新增"对教材体系做了进一步完善,对编写思路的贯彻与落实采取了进一步的强化措施。

全国高等学校第三轮医学研究生"国家级"规划教材包括五个系列。①科研公共学科:主要围绕研究生科研中所需要的基本理论知识,以及从最初的科研设计到最终的论文发表的各个环节可能遇到的问题展开;②常用统计软件与技术:介绍了SAS统计软件、SPSS统计软件、分子生物学实验技术、免疫学实验技术等常用的统计软件以及实验技术;③基础前沿与进展:主要包括了基础学科中进展相对活跃的学科;④临床基础与辅助学科:包括了专业学位研究生所需要进一步加强的相关学科内容;⑤临床学科:通过对疾病诊疗历史变迁的点评、当前诊疗中困惑、局限与不足的剖析,以及研究热点与发展趋势探讨,启发和培养临床诊疗中的创新思维。

该套教材中的科研公共学科、常用统计软件与技术学科适用于医学院校各专业的研究生及相应的科研工作者;基础前沿与进展学科主要适用于基础医学和临床医学的研究生及相应的科研工作者;临床基础与辅助学科和临床学科主要适用于专业学位研究生及相应学科的专科医师。

全国高等学校第三轮医学研究生"国家级"规划教材目录

| 11 | SAS 统计软件应用（第 4 版） | 主　编 | 贺　佳 |
| | | 副主编 | 尹　平　石武祥 |

12	医学分子生物学实验技术（第 4 版）	主　审	药立波
		主　编	韩　骅　高国全
		副主编	李冬民　喻　红

| 13 | 医学免疫学实验技术（第 3 版） | 主　编 | 柳忠辉　吴雄文 |
| | | 副主编 | 王全兴　吴玉章　储以微　崔雪玲 |

| 14 | 组织病理技术（第 2 版） | 主　编 | 步　宏 |
| | | 副主编 | 吴焕文 |

| 15 | 组织和细胞培养技术（第 4 版） | 主　审 | 章静波 |
| | | 主　编 | 刘玉琴 |

| 16 | 组织化学与细胞化学技术（第 3 版） | 主　编 | 李　和　周德山 |
| | | 副主编 | 周国民　肖　岚　刘佳梅　孔　力 |

17	医学分子生物学（第 3 版）	主　审	周春燕　冯作化
		主　编	张晓伟　史岸冰
		副主编	何凤田　刘　戟

| 18 | 医学免疫学（第 2 版） | 主　编 | 曹雪涛 |
| | | 副主编 | 于益芝　熊思东 |

| 19 | 遗传和基因组医学 | 主　编 | 张　学 |
| | | 副主编 | 管敏鑫 |

| 20 | 基础与临床药理学（第 3 版） | 主　编 | 杨宝峰 |
| | | 副主编 | 李　俊　董　志　杨宝学　郭秀丽 |

| 21 | 医学微生物学（第 2 版） | 主　编 | 徐志凯　郭晓奎 |
| | | 副主编 | 江丽芳　范雄林 |

| 22 | 病理学（第 2 版） | 主　编 | 来茂德　梁智勇 |
| | | 副主编 | 李一雷　田新霞　周　桥 |

23	医学细胞生物学（第 4 版）	主　审	杨　恬
		主　编	安　威　周天华
		副主编	李　丰　吕　品　杨　霞　王杨淦

| 24 | 分子毒理学（第 2 版） | 主　编 | 蒋义国　尹立红 |
| | | 副主编 | 骆文静　张正东　夏大静　姚　平 |

| 25 | 医学微生态学（第 2 版） | 主　编 | 李兰娟 |

| 26 | 临床流行病学（第 5 版） | 主　编 | 黄悦勤 |
| | | 副主编 | 刘爱忠　孙业桓 |

| 27 | 循证医学（第 2 版） | 主　审 | 李幼平 |
| | | 主　编 | 孙　鑫　杨克虎 |

28	断层影像解剖学	主 编	刘树伟	张绍祥		
		副主编	赵 斌	徐 飞		
29	临床应用解剖学（第2版）	主 编	王海杰			
		副主编	臧卫东	陈 尧		
30	临床心理学（第2版）	主 审	张亚林			
		主 编	李占江			
		副主编	王建平	仇剑崟	王 伟	章军建
31	心身医学	主 审	Kurt Fritzsche	吴文源		
		主 编	赵旭东			
		副主编	孙新宇	林贤浩	魏 镜	
32	医患沟通（第2版）	主 审	周 晋			
		主 编	尹 梅	王锦帆		
33	实验诊断学（第2版）	主 审	王兰兰			
		主 编	尚 红			
		副主编	王传新	徐英春	王 琳	郭晓临
34	核医学（第3版）	主 审	张永学			
		主 编	李 方	兰晓莉		
		副主编	李亚明	石洪成	张 宏	
35	放射诊断学（第2版）	主 审	郭启勇			
		主 编	金征宇	王振常		
		副主编	王晓明	刘士远	卢光明	宋 彬
			李宏军	梁长虹		
36	疾病学基础	主 编	陈国强	宋尔卫		
		副主编	董 晨	王 韵	易 静	赵世民
			周天华			
37	临床营养学	主 编	于健春			
		副主编	李增宁	吴国豪	王新颖	陈 伟
38	临床药物治疗学	主 编	孙国平			
		副主编	吴德沛	蔡广研	赵荣生	高 建
			孙秀兰			
39	医学3D打印原理与技术	主 编	戴尅戎	卢秉恒		
		副主编	王成焘	徐 弢	郝永强	范先群
			沈国芳	王金武		
40	互联网＋医疗健康	主 审	张来武			
		主 编	范先群			
		副主编	李校堃	郑加麟	胡建中	颜 华
41	呼吸病学（第3版）	主 编	王 辰	陈荣昌		
		副主编	代华平	陈宝元	宋元林	

42	消化内科学（第3版）	主　审	樊代明	李兆申		
		主　编	钱家鸣	张澍田		
		副主编	田德安	房静远	李延青	杨　丽
43	心血管内科学（第3版）	主　审	胡大一			
		主　编	韩雅玲	马长生		
		副主编	王建安	方　全	华　伟	张抒扬
44	血液内科学（第3版）	主　编	黄晓军	黄　河	胡　豫	
		副主编	邵宗鸿	吴德沛	周道斌	
45	肾内科学（第3版）	主　审	谌贻璞			
		主　编	余学清	赵明辉		
		副主编	陈江华	李雪梅	蔡广研	刘章锁
46	内分泌内科学（第3版）	主　编	宁　光	邢小平		
		副主编	王卫庆	童南伟	陈　刚	
47	风湿免疫内科学（第3版）	主　审	陈顺乐			
		主　编	曾小峰	邹和建		
		副主编	古洁若	黄慈波		
48	急诊医学（第3版）	主　审	黄子通			
		主　编	于学忠	吕传柱		
		副主编	陈玉国	刘　志	曹　钰	
49	神经内科学（第3版）	主　编	刘　鸣	崔丽英	谢　鹏	
		副主编	王拥军	张杰文	王玉平	陈晓春
			吴　波			
50	精神病学（第3版）	主　编	陆　林	马　辛		
		副主编	施慎逊	许　毅	李　涛	
51	感染病学（第3版）	主　编	李兰娟	李　刚		
		副主编	王贵强	宁　琴	李用国	
52	肿瘤学（第5版）	主　编	徐瑞华	陈国强		
		副主编	林东昕	吕有勇	龚建平	
53	老年医学（第3版）	主　审	张　建	范　利	华　琦	
		主　编	刘晓红	陈　彪		
		副主编	齐海梅	胡亦新	岳冀蓉	
54	临床变态反应学	主　编	尹　佳			
		副主编	洪建国	何韶衡	李　楠	
55	危重症医学（第3版）	主　审	王　辰	席修明		
		主　编	杜　斌	隆　云		
		副主编	陈德昌	于凯江	詹庆元	许　媛

56	普通外科学（第3版）	主　编	赵玉沛			
		副主编	吴文铭	陈规划	刘颖斌	胡三元
57	骨科学（第3版）	主　审	陈安民			
		主　编	田　伟			
		副主编	翁习生	邵增务	郭　卫	贺西京
58	泌尿外科学（第3版）	主　审	郭应禄			
		主　编	金　杰	魏　强		
		副主编	王行环	刘继红	王　忠	
59	胸心外科学（第2版）	主　编	胡盛寿			
		副主编	王　俊	庄　建	刘伦旭	董念国
60	神经外科学（第4版）	主　编	赵继宗			
		副主编	王　硕	张建宁	毛　颖	
61	血管淋巴管外科学（第3版）	主　编	汪忠镐			
		副主编	王深明	陈　忠	谷涌泉	辛世杰
62	整形外科学	主　编	李青峰			
63	小儿外科学（第3版）	主　审	王　果			
		主　编	冯杰雄	郑　珊		
		副主编	张潍平	夏慧敏		
64	器官移植学（第2版）	主　审	陈　实			
		主　编	刘永锋	郑树森		
		副主编	陈忠华	朱继业	郭文治	
65	临床肿瘤学（第2版）	主　编	赫　捷			
		副主编	毛友生	沈　铿	马　骏	于金明
			吴一龙			
66	麻醉学（第2版）	主　编	刘　进	熊利泽		
		副主编	黄宇光	邓小明	李文志	
67	妇产科学（第3版）	主　审	曹泽毅			
		主　编	乔　杰	马　丁		
		副主编	朱　兰	王建六	杨慧霞	漆洪波
			曹云霞			
68	生殖医学	主　编	黄荷凤	陈子江		
		副主编	刘嘉茵	王雁玲	孙　斐	李　蓉
69	儿科学（第2版）	主　编	桂永浩	申昆玲		
		副主编	杜立中	罗小平		
70	耳鼻咽喉头颈外科学（第3版）	主　审	韩德民			
		主　编	孔维佳	吴　皓		
		副主编	韩东一	倪　鑫	龚树生	李华伟

71	眼科学（第3版）	主　审	崔　浩	黎晓新		
		主　编	王宁利	杨培增		
		副主编	徐国兴	孙兴怀	王雨生	蒋　沁
			刘　平	马建民		
72	灾难医学（第2版）	主　审	王一镗			
		主　编	刘中民			
		副主编	田军章	周荣斌	王立祥	
73	康复医学（第2版）	主　编	岳寿伟	黄晓琳		
		副主编	毕　胜	杜　青		
74	皮肤性病学（第2版）	主　编	张建中	晋红中		
		副主编	高兴华	陆前进	陶　娟	
75	创伤、烧伤与再生医学（第2版）	主　审	王正国	盛志勇		
		主　编	付小兵			
		副主编	黄跃生	蒋建新	程　飚	陈振兵
76	运动创伤学	主　编	敖英芳			
		副主编	姜春岩	蒋　青	雷光华	唐康来
77	全科医学	主　审	祝墡珠			
		主　编	王永晨	方力争		
		副主编	方宁远	王留义		
78	罕见病学	主　编	张抒扬	赵玉沛		
		副主编	黄尚志	崔丽英	陈丽萌	
79	临床医学示范案例分析	主　编	胡翊群	李海潮		
		副主编	沈国芳	罗小平	余保平	吴国豪

全国高等学校第三轮医学研究生"国家级"规划教材评审委员会名单

顾　问

韩启德　桑国卫　陈　竺　曾益新　赵玉沛

主任委员（以姓氏笔画为序）

王　辰　刘德培　曹雪涛

副主任委员（以姓氏笔画为序）

于金明　马　丁　王正国　卢秉恒　付小兵　宁　光　乔　杰
李兰娟　李兆申　杨宝峰　汪忠镐　张　运　张伯礼　张英泽
陆　林　陈国强　郑树森　郎景和　赵继宗　胡盛寿　段树民
郭应禄　黄荷凤　盛志勇　韩雅玲　韩德民　赫　捷　樊代明
戴尅戎　魏于全

常务委员（以姓氏笔画为序）

文历阳　田勇泉　冯友梅　冯晓源　吕兆丰　闫剑群　李　和
李　虹　李玉林　李立明　来茂德　步　宏　余学清　汪建平
张　学　张学军　陈子江　陈安民　尚　红　周学东　赵　群
胡志斌　柯　杨　桂永浩　梁万年　瞿　佳

委　员（以姓氏笔画为序）

于学忠　于健春　马　辛　马长生　王　彤　王　果　王一镗
王兰兰　王宁利　王永晨　王振常　王海杰　王锦帆　方力争
尹　佳　尹　梅　尹立红　孔维佳　叶冬青　申昆玲　田　伟
史岸冰　冯作化　冯杰雄　兰晓莉　邢小平　吕传柱　华　琦
向　荣　刘　民　刘　进　刘　鸣　刘中民　刘玉琴　刘永锋
刘树伟　刘晓红　安　威　安胜利　孙　鑫　孙国平　孙振球
杜　斌　李　方　李　刚　李占江　李幼平　李青峰　李卓娅
李宗芳　李晓松　李海潮　杨　恬　杨克虎　杨培增　吴　皓

15

吴文源　吴忠均　吴雄文　邹和建　宋尔卫　张大庆　张永学
张亚林　张抒扬　张建中　张绍祥　张晓伟　张澍田　陈　实
陈　彪　陈平雁　陈荣昌　陈顺乐　范　利　范先群　岳寿伟
金　杰　金征宇　周　晋　周天华　周春燕　周德山　郑　芳
郑　珊　赵旭东　赵明辉　胡　豫　胡大一　胡翊群　药立波
柳忠辉　祝墡珠　贺　佳　秦　川　敖英芳　晋红中　钱家鸣
徐志凯　徐勇勇　徐瑞华　高国全　郭启勇　郭晓奎　席修明
黄　河　黄子通　黄晓军　黄晓琳　黄悦勤　曹泽毅　龚非力
崔　浩　崔丽英　章静波　梁智勇　谌贻璞　隆　云　蒋义国
韩　骅　曾小峰　谢　鹏　谭　毅　熊利泽　黎晓新　颜　艳
魏　强

前　言

为深入贯彻党的十九大精神，进一步落实《国家中长期教育改革和发展规划纲要（2010—2020年）》《国务院办公厅关于深化医教协同进一步推进医学教育改革与发展的意见》和《"健康中国2030"规划纲要》等文件精神，培养高质量、高素质、创新性和全面性的医学人才，人民卫生出版社启动了医学专业研究生国家级规划教材《精神病学》的第二次修订工作。回想2009年《精神病学》第1版出版，到2014年完成第一次修订，到如今又经过了5年沧桑岁月，精神病学以它特有的方式向世人宣告它的进步和成长。

精神病学是临床医学的一个分支，与其他学科相比，精神心理现象尤为复杂，它与多学科关系密切，涉及神经科学、社会学等相关问题。精神卫生问题作为公共卫生及社会问题已成为国际社会的共识，对精神健康的关注是对人类的根本关注，直接影响到社会的和谐与发展。因此，及时了解学科进展对于学科发展至关重要，本教材再次修订的初衷也是如此。

本书撰写的目的除了传递理论知识，更重要的是从思维层面进行大胆创新。从培养学生的创新性思维及批判性思维入手，意在通过言简意赅、深入浅出的描述，启发同学们的思考，激发其创新思维，以期为精神卫生事业注入新的活力。

本书编排布局合理，逻辑分明，几乎涵盖了精神科的各个领域，相信读完此书您将对精神病学有更系统、更深刻的了解。全书共三十章，亮点颇丰。总论部分不仅回顾了精神病学的发展历史，而且对未来的发展方向也进行了展望，更为难得的是让读者对国家精神心理疾病临床医学研究中心建设及脑计划有了进一步的了解。本书结合最新的诊断系统与既往的诊断系统的分析比较，对精神病理学及精神科常见病种的病因、发病机制、临床特征、诊断、鉴别诊断进行了详尽的描述，并将精神药理学、心理治疗、物理治疗、康复、司法鉴定、心理危机干预等知识也穿插其中。更为重要的是，还详细介绍了分子生物学、电生理学、模式动物、流行病学调查等精神病学常用研究方法以及精神疾病的最新研究进展，意在加强对精神病学工作者科研能力及伦理思维的培养。它不仅可以为学生提供知识，还可以为临床工作者提供理论和技术支撑，是广大读者不可多得的参考书籍。

本书的最后一章从中医学的角度介绍了精神疾病的诊治，使我们对精神病学的认识更加全面。中医学是我国的国粹，古往今来它为守护中华儿女的幸福安宁屡担重任，尤其新型冠状病毒肆虐以来，它的作用更是至关重要。希望未来它能在医学领域发扬光大，更好地发挥它的作用并担负起它的使命。

本教材不仅可作为精神科临床型研究生的案头教材，亦可作为进修医师、精神司法鉴定医师、高年资住院医师和主治医师参考使用。

　　本书得以顺利出版要特别感谢各位编者的大力支持,同时还要感谢马辛教授、施慎逊教授、许毅教授及李涛教授在本书审校过程中做出的卓越贡献。除此之外,还要感谢武克文教授、白丽娟大夫、王雪芹博士、孙艳坤博士以及闫薇博士的协助,特别是在本书部分章节审校过程中提出的宝贵建议。由于时间有限,难免有不足之处,欢迎各位读者批评指正。

陆　林

2020 年 11 月

目　录

第一章 总 论

第一节 概 述

精神病学（psychiatry）一词，出自希腊语，psyche 意为精神、灵魂，iatria 即为治疗，合二为一即为对灵魂疾病（精神疾病）进行治疗的意思。精神病学是研究精神障碍的病因、发病机制、临床表现、发展规律、治疗、预防及康复的一门学科。精神病学主要的研究对象是精神疾病（mental illness），常被称为精神障碍（mental disorder），是对所有病理性精神活动的一种总称。

一、精神病学的范畴

精神病学最初与神经病学合并在一起，从 20 世纪中期开始逐步与神经病学分离。随着社会发展和学科发展的需要，根据研究对象、研究领域及研究方法等存在的差异，精神病学又产生一些分支学科和特殊的研究领域，包括临床精神病学、生物精神病学、老年精神病学、儿童精神病学、联络会诊精神病学、司法精神病学、社会精神病学、精神药理学及围产精神病学等。各学科内涵如下：

1. 临床精神病学（clinical psychiatry） 是研究精神障碍的临床诊断及临床治疗的学科，是精神病学非常重要的分支。

2. 生物精神病学（biological psychiatry） 于 20 世纪 50 年代初期由 Bennett 最早提出，是利用分子生物学、影像学、电生理、生物化学等技术手段来研究精神障碍的病因、病理生理机制、治疗、预后以及实验诊断标准的学科。

3. 老年精神病学（geriatric psychiatry） 是老年医学的重要组成部分，是研究老年期精神障碍的特殊表现以及老年期特殊的精神障碍及精神卫生问题的学科。

4. 儿童精神病学（child psychiatry） 是探讨儿童心理与生理发育和发展、儿童情绪障碍、儿童行为障碍、儿童器质性和症状性精神病、儿童期不明原因的精神障碍等儿童期特殊精神障碍的病因、发病机制等的学科。

5. 会诊联络精神医学（consultation liaison psychiatry，CLP） 在国外也叫综合医院中的精神病学（psychiatry in general hospital），主要工作内容是精神科医生在综合医院中开展临床、教学和科研工作，探讨心理、社会因素、躯体疾病及精神障碍之间的关系，进而从心理、社会和生物等三方面来诊断和治疗患者。

6. 司法精神病学（forensic psychiatry） 是精神病学与法学之间的交叉学科，是研究和解决存在各种精神障碍的人在刑事诉讼和民事诉讼中地位与法律责任的学科，以判明精神障碍患者的责任能力和行为能力，包括刑事责任能力、民事行为能力、诉讼能力、作证能力以及服刑能力等，为司法部门进行审判提供科学依据。

7. 社会精神病学（social psychiatry） 是一门研究个体所处的社会文化环境对精神障碍的发生、发展、转归及预后影响以及个体行为问题的学科，重点探讨利用心理、社会、文化、生态学等有关因素防治精神障碍。

8. 精神药理学（psychopharmacology） 又称神经精神药理学，是一门研究药物与机体，特别是中枢神经系统相互作用的学科，主要任务是探讨精神药物的作用原理及规律，以指导临床合理用药，并对精神障碍进行有效防治，为研制新药和探索精神障碍病因提供依据，是药理学发展的一个新的重要分支。

9. 围产精神病学（perinatal psychiatry） 是围产医学和精神病学的一个分支学科，主要研究产前至产后阶段孕产妇的精神卫生问题，保障母婴的心理健康。

10. **跨文化精神病学**（intercultural psychiatry） 是一门研究不同国家、不同民族、不同文化在相同精神疾病表现上的差异，以及不同文化对精神疾病的临床表现、治疗及预后影响差异的学科。

二、精神病学与相关学科之间的关联

与精神病学关系密切的学科有神经科学、医学心理学、行为医学、医学社会学、医学伦理学和医学人类学等。

1. **神经科学**（neuroscience） 是与精神病学关系最为密切的基础学科，主要研究人类精神活动和探索精神障碍的本质和物质基础，神经科学与精神病学的发展相辅相成。

2. **医学心理学**（medical psychiatry） 主要研究疾病的诊断、治疗、护理、预防中的心理学问题，为人类健康事业服务。它包括病理心理学、临床心理学、药理心理学、护理心理学、心理健康咨询学、心理治疗学等分支。在精神科诊断、治疗过程中，应用医学心理学的知识、技能及工具，对患者开展各种心理治疗。

3. **行为医学**（behavioral medicine） 主要研究与健康、疾病有关的人类行为以及应用行为科学技术来预防和治疗与人类自身行为有关的疾病和健康问题。在精神卫生领域，行为医学的理念和技术应用非常广泛，例如应用行为治疗或者危机干预技术来矫正某些行为问题或者精神障碍。

4. **医学社会学**（medical sociology） 是研究患者、医务人员和医疗保健机构的社会关系、社会功能及其与整个社会相互关系的一门社会学分支学科。在精神卫生领域，医学社会学是研究与精神障碍有关的心理社会因素。

5. **医学伦理学**（medical ethics） 是运用一般伦理学原则解决医疗卫生实践和医学发展过程中的医学道德问题和医学道德现象的学科。是医学的一个重要组成部分，又是伦理学的一个分支。在精神卫生领域，医学伦理学更侧重精神障碍患者权利保护方面的问题。

6. **医学人类学**（medical anthropology） 是人类学的一个分支，以患者对疾病的社会心理反应为重心，而不是以疾病本身为重心，主要关注生病行为，即患者对疾病的社会心理反应。在精神卫生领域，它是研究特定的文化背景与人类精神活动和行为的关系。

精神病学与多个学科之间相互影响、相互促进。如果说神经科学是研究人类精神、心理活动的微观基础，医学心理学和行为医学则从不同方面探究心理社会因素与个体行为之间的关系，那么医学伦理学就是从另一方面提醒我们治疗和研究固然重要，但更重要的是要遵守不伤害原则。医学社会学和医学人类学则是从社会这个角度来研究人类，研究文化、社会大环境对人类精神活动的影响。

三、精神病学的任务

现代精神病学的概念已经远远超过传统精神病学的范畴，其服务与研究对象也大大拓宽，不仅包括重性精神障碍如精神分裂症、双相情感障碍等，还包括焦虑障碍、进食障碍、适应不良、心身疾病等轻性精神障碍。同时，服务模式也由原先的封闭式管理向开放式或半开放式管理转变。生物-心理-社会医学模式强调医学服务对象是完整的人，是生活在一定的社会环境中、具有复杂心理活动的人，而非仅仅是一个病变的器官或组织。因此作为新时代的医生，我们一定要注重人文精神的培养，不仅要关注患者的症状，同时也要关注潜藏在疾病背后的心理、社会、遗传等诸多因素在疾病发生、发展中的作用。因此精神病学的主要任务有两个方面：其一，是研究各类精神障碍的病因、发病机制、临床表现、治疗和预防；其二，是研究心理社会因素对精神健康和精神疾病人体健康和疾病的影响。

（陆 林 马 辛）

第二节　精神病学的发展历史

精神病学的发展历史和整个医学的发展一样，受到当时生产力水平、社会经济、政治状况、基础科学水平、认识水平、哲学思潮以及宗教的影响，在不同的国家和地区经历了不同的发展道路。

一、国外精神病学发展简史

约公元前 4000 年苏美尔人记录中描述了罂粟类植物的欣快作用。公元前约 1700 年首次出现有关神经系统的文字记录。古希腊最伟大的医学家希波克拉底（Hippocrates，公元前460年—公元前370年）将各种病态的精神兴奋归于一类，称为躁狂症，而将相反的情况归为忧郁症，这是精神病理现象最早的概括和分类。希波克拉底主张不要过多干预疾病，要注重并等待疾病的自然痊愈，"自然是吾人疾病的医生"。尤为重要的是，他在当时就认为精神现象是人脑的产物而非鬼神作祟。与希波克拉底同时代的著名哲学家柏拉图（Plato，公元前427年—公元前347年）也主张精神障碍患者应当在家得到很好的照顾，而非让他们在外到处游荡，这一理念至今仍然是世界各国对精神障碍患者的最高人性关怀目标。当时这些与现代精神病学不谋而合的思想与后来中世纪宗教、迷信盛行而把精神障碍患者看成魔鬼附体或灵魂出窍的观念相比，充分显示出欧洲古老文明思想的不朽魅力与光辉。

中世纪（从公元5世纪到15世纪）是指欧洲封建社会从开始到衰亡这一时期，进入宗教与封建统治时代。公元8世纪，阿拉伯帝国曾有治疗精神障碍患者的机构。但由于中世纪的欧洲，宗教神权是真正的统治者，在整个文化领域中，神学、迷信、巫术和占星术等反科学势力占压倒性优势，医学几乎完全由教会及巫师所把持，精神病学陷入一种可悲的境地。特别不幸的是中世纪后期，精神障碍患者遭到残酷的迫害。当时流行着这样的观点，躯体疾病可能是自然因素引起，而灵魂的疾病必然是罪恶和魔鬼所致。无数精神障碍患者由于被认为是"魔鬼附身"而受到严刑拷打，甚至被活活烧死或溺死。因此这一时期的精神病学发展特别艰难，整个领域几乎停滞。

18世纪法国大革命后，比奈尔（Pinel，1754—1826年）被认为是现代精神病学的奠基人。1793年比奈尔被任命到Bicetre收容院，提出并指导解除患者的枷锁及以人道主义态度对待精神障碍患者的行动。此外比奈尔还建立了巡视患者和记录病情制度，并试图分析和归纳精神障碍的症状，对患者实施人道主义疗法，被认为是精神病学的首次革新运动。在治疗方面，比奈尔提出医师要理解患者的感情，并组织患者参加医院内各项活动。

1808年德国赖尔（Reil，1759—1813年）创造了"精神病学"（psychiatry）这个术语。1813年Herinroth在《精神健康教科书》中将生活环境与心理疾病联系起来。在19世纪，现代精神病学的许多重大事件都发生在法国。法国精神科医师一向重视对患者临床表现的描述，他们还强调精神病学与神经病学的紧密关系，重视精神病学的司法问题，力图改善精神病院的条件。突出人物除比奈尔外，还有比奈尔得意门生埃斯奎罗尔（Esquirol，1772—1840年）。埃斯奎罗尔1837年撰写的教科书《精神病学》，以叙述清晰见长，并引用了临床的统计数据，故很快成为一本著名的精神科教科书。他给幻觉和单狂（相当于现在的偏执妄想）下了明确的定义，强调了情绪因素在疾病发生中的作用，在治疗中主张用积极情绪取代病态情绪，强调环境治疗和集体活动。1838年他在推动法国有关精神障碍法案通过中起到了重要作用。在美国，拉什（Rush，1745—1813年）也受到比奈尔的影响，他结合自己的工作实践，形成了一套精神障碍理念体系，1812年编写了《心灵疾病的医学询问和观察》一书，此书成为19世纪末美国唯一的精神病学教科书。拉什在理论上认为精神障碍是脑器质性疾病，但在实践上他非常重视心理社会因素的作用。拉什被认为是"美国精神病学之父"，他的肖像至今一直印在美国精神病学协会的会徽上。

埃斯奎罗尔的学生福尔雷特（Farlret，1794—1870年）在1854年与贝勒奇（Bailarger 1806—1891年）首先描述了躁狂和抑郁都可在同一个患者身上交替出现的现象，奠定了后来克雷丕林（Kraepelin，1856—1926年）所描述的躁狂抑郁症的临床基础。1856年莫莱（Morel，1809—1873年）描述了"早发痴呆"的病例和名称，认为这是一种退行性疾病，因而对疾病持悲观态度。19世纪下半叶，催眠术开始盛行，法国神经病学家沙可（Charcot，1825—1893年）对歇斯底里和催眠产生了兴趣，并对两者的关系进行了研究，认为两者密切相关。在沙可的影响下，许多人对歇斯底里产生了兴趣，包括弗洛伊德（Freud，1856—1939年），同时也引起了人们对神经症研究的兴趣。

19世纪上半叶，德国的精神病学带有很浓的哲学色彩。这一时期值得提出的人物是海因罗斯（Heinroth，1773—1843年），他强调精神活动的统一性，他还强调心理冲突在精神障碍病因中的作用，并首先提出了"心身的"（psychosomatic）一词。19世纪末20世纪初，德国精神病学的发展取代了法国的地位，在当时欧洲起主导作用。这一时期的重要人物有格里辛格（Griesinger，1817—1868年），他在1845年出版的《精神疾病的病理和治疗》一书被认为是当时最具有权威性的精神病学教科书。他十分强调精神障碍的器质性基础，他的观点在当时欧洲精神病学界产生了重大影响，推动了对器质性精神病的研究。卡尔鲍姆（Kahlbaum，1828—1899年）和郝克（Hecker，1843—1909年）分别描述了紧张症（1868年）和青春期痴呆（1870年），成为精神分裂症发展史上的重要人物。

德国最杰出的精神病学家克雷丕林（Kraepelin-E，1856—1926年）在整理归纳前人工作的基础上，提出了精神障碍的分类系统，得到许多学者的广泛认可，成为当今世界精神障碍的分类学基础，提出了"早发痴呆"的较完整的概念；提出了躁狂抑郁性精神病，并与早发痴呆进行了区分。克雷丕林是一个杰出的临床精神病学家，非常强调临床观察和随访研究，他提出对于病因未明的精神障碍，关于预后的相关研究对明确诊断有重大价值，这一观点至今仍被人们所沿用。

英国的康诺利（Conolly，1794—1866年）提出了不约束患者的观点，并在他主管的精神病院付诸实践。虽然完全废除约束在临床实践中有许多困难和阻力，但后来还是被许多精神病院所接受。

瑞士的布鲁勒尔（Bleuler，1857—1939年）是19世纪末20世纪初的著名精神病学家，1911年他出版了教科书《早发痴呆还是精神分裂症》，用"精神分裂症"取代了克雷丕林的"早发痴呆"，并为世界精神病学界所接受。除此之外，他还提出了精神分裂症的4A症状，即联想障碍（association）、矛盾意向（ambivalence）、情感淡漠（apathy）、内向性（autism）。瑞士出生的梅耶（Meyer，1866—1950年）1892年移居美国，在美国期间提出了"精神生物学"观点，该观点在20世纪上半叶曾风靡英国，他本人也成为美国精神病学界的领袖人物。

奥地利的弗洛伊德（Freud，1856—1939年）是精神分析学派的创始人，他利用自由联想和梦的解析了解人类精神世界的心理症结，并奠定了动力精神病学的基础。1895年弗洛伊德和布洛伊尔（Breuer，1842—1925年）发表了《对歇斯底里的研究》。1899年弗洛伊德出版了《梦的解析》。弗洛伊德的成就突破了器质性病因论研究的瓶颈，将精神病学带入"心因性病因论"的研究范畴，被认为是精神病学的第二次革新运动。

19世纪俄国最著名的精神病学家是科萨科夫（Korsakoff，1854—1900年），他对俄国精神病学有很多贡献，以他的名字命名的"科萨科夫"综合征（遗忘综合征）现仍被各国文献所采用。著名的俄国生物学家巴甫洛夫（Pavlov，1849—1936年），主要从事高级神经活动生理学研究，提出了条件反射学说，对精神病学有很大贡献。

精神病学的第三次革新是社区精神卫生运动的开展。生物化学、心理学、社会学、人类学的进步及流行病学的调查，使一般大众了解到社区精神卫生的重要性，要求改变对精神障碍患者的治疗方式。20世纪20年代，英国已经发展了社区精神卫生服务。90年代，英国政府开始重视社区卫生服务的发展，并将其纳入国家保健体系，通过具有全科和专科社区服务功能的综合网络提供社区精神卫生服务。1963年，美国肯尼迪总统签署了《社区心理健康中心法案》（Community Mental Health Centers Act），美国的社区精神卫生服务蓬勃发展，10年间超过40万患者出院，美国各州立精神病院的住院患者数量下降了80%。其社区精神卫生服务模式有个案管理和主动式社区治疗等，社区精神卫生服务队伍由精神科医生、精神科护士、社会工作者、临床心理学家、内科医生以及其他辅助人员组成。澳大利亚社区精神卫生服务位于领先行列。澳大利亚政府直接管理234个社区精神卫生服务中心，98%的精神障碍患者在社区接受治疗。在服务项目上，最明显的一个特点，就是将精神卫生专业机构和人员与病患照顾组织、患者和家属结合成合作伙伴关系，患者与小组成员共同制订治疗计划，并根据患者实际情况，提供全方位、具有弹性的服务。法国的社区精神卫生服务实行"分区管理模式"，这种模式使专科医院和社区有机地联成一体，既满足了社区对精神分裂症患者提供有效治疗管理的需要，又提升了专业人员对患者的处置能力。综上所述，一些国家开始比较早，并且受到了政府的重视，顺应"去机构化"运动，均建立了适合本国情况的社区精神卫生服务体系。

精神障碍的治疗经历了漫长的过程,直到 20 世纪才有了较大的发展。在 20 世纪 30 年代出现了"躯体治疗",包括胰岛素治疗、电休克治疗等。1933 年 Sakel 引入"胰岛素昏迷治疗"治疗精神分裂症。此后,经多年实践表明,这种疗法确有效果,但是缺点也较多,如操作技术复杂,治疗过程中可能会发生严重的并发症甚至危及生命等,目前该治疗方法已经被电休克治疗等方法取代。1938 年意大利塞来提(Ugo Cerletti, 1877—1963 年)等首创电休克治疗(electroconvulsive therapy, ECT),是以一定强度电流通过大脑引起全面性惊厥发作来治疗精神障碍的一种方法,由于其操作简单易行,见效迅速,使精神障碍患者自杀的人数大为减少,精神病院的床位周转加速,病房的面貌为之改观。随着技术的改进,20 世纪 50 年代又出现了改良电休克治疗(modified electro-convulsive therapy, MECT),目前已广泛用于临床。

20 世纪 50 年代以后,精神药物广泛应用于精神病学领域,促进了当代精神病学的飞速发展。第一个抗精神病药物氯丙嗪于 20 世纪 50 年代开始用于精神障碍的治疗。法国化学家保罗·卡彭蒂耶(Paul Charpentier)合成的吩噻嗪类药物氯丙嗪作为一种麻醉增效剂被发现具有很好的镇静作用,后来试用于兴奋躁动的患者时出现了意想不到的结果,药物不仅减轻了患者的兴奋躁动症状,在重复使用后患者的精神病性症状如幻觉、妄想也得到缓解。氯丙嗪的临床应用预示了精神分裂症治疗学的革命性突破。大概同一历史时期,临床医生观察到异烟肼在治疗结核患者时会提高患者的情绪,从而开发出结构类似的抗抑郁药物,一方面具有抗抑郁效应,同时另一方面又规避了严重的不良反应。近年来大量新型抗抑郁药不断问世,精神药物开发逐渐针对精神障碍发病机制中的各个环节,精神药物治疗的可接受性、总体预后都有很大改观。1960 年 Merck、Roche 和 Lundbeck 分别开发出了阿米替林。1966 年 Gross 和 Langner 证实了氯氮平对精神分裂症有效。1975 年氯氮平因出现致命性粒细胞缺乏症退出市场。1988 年 Kane 证实氯氮平在治疗难治性精神分裂症上的功效。

20 世纪 90 年代之后选择性 5- 羟色胺再摄取抑制药(selective serotonin reuptake inhibitor, SSRI)类抗抑郁药舍曲林、帕罗西汀、西酞普兰、氟西汀、氟伏沙明及 5- 羟色胺与去甲肾上腺素再摄取抑制剂(serotonin-norepinephrine reuptake inhibitors, SNRIs)类抗抑郁药文拉法辛、万拉法辛、度洛西汀、米娜替伦等相继问世。

进入 21 世纪以来,当代精神病学取得了飞跃式的发展。随着众多基础学科如遗传学、神经生理、神经生化、精神药理、神经免疫的迅速发展,分子生物学理论与应用上的长足进步,电生理学、脑影像学、心理测查等新技术在精神障碍的诊治和研究中的广泛应用,特别是社会学、社会心理学乃至人类学的理论在精神障碍以及心理行为问题的病因、治疗、预防与康复等诸多领域越来越受到重视,人类对于精神障碍的本质认识已发生了质的变化。如今,人们不仅能深入到分子水平,如神经元细胞膜、受体、酶和氨基酸等不同分子水平去探索精神障碍的发病机制,而且还十分重视社会心理应激因素对精神障碍和各种心理和行为问题的作用。以生物、心理和社会三位一体的整体概念,结合现代高水平的基础理论和技术去探究精神障碍的本质和重视患者的权益是当代生物 - 心理 - 社会医学模式的理论核心,这种理念是当代精神病学迅速发展的动力。

二、中国精神病学发展简史

我国传统医学源远流长,古籍中最早关于精神障碍现象的文字记载见于《尚书·微子》,"我其发出狂",表明在殷末(约公元前 11 世纪)已有对"狂"这一精神异常现象的描述。

先秦两汉时期是传统医学对精神疾病认识的萌芽期。此阶段学术昌盛,名医辈出,我国传统医学逐渐形成了较为系统的理论及代表性著作。《黄帝内经》是中医学理论的奠基之作,其中对精神活动的生理病理有系统描述,把精神活动归于"心神"为主导的五藏及五藏神的功能,并认为剧烈的情绪波动可引起躯体功能异常,如"百病皆生于气","大怒伤肝,大喜伤心,思虑伤脾,悲忧伤肺,惊恐伤肾"的七情内伤论;同时,《黄帝内经》以"癫""狂""痫"作为精神疾病的基本分类,并对其病因病机有基本论述;还有阳厥、惊骇、善恐、善怒、狂言、妄言妄语、善忘、喜眠多卧等精神异常症状的描述；提出"头者，精明之府"，对精神活动的生物学基础有懵懂的认知。临床治疗方面，除了药物、针灸疗法，《黄帝内经》还有为后世所发展的祝由，"悲胜怒、怒胜思、思胜恐、恐胜喜、喜胜忧"情志相胜疗法。可见，《黄帝内经》时期对精神疾病的认识是朴素客观的。汉代医圣张仲景在《伤寒杂病论》中从阴阳的角度讨论了郁症、脏躁、梅核气、百合病、奔豚气、酒癖等，类似于现代医学的抑郁症、癔症、内脏性幻觉、过量饮酒等，书中描述了这类疾病的病因、发病机制及症状，对诸多精神症状都做了详细的描述，并附有相应治法方药。不少方剂如百合地黄汤、桃核承气汤、柴胡加龙骨牡蛎汤等，至今仍在临床发挥作用。

魏晋隋唐时期，中医学对病因有了更丰富的认识。如隋代医学代表著作《诸病源候论》更详细地论述了精神疾病的病因及症状，将精神疾病按内、外、妇、儿的临床特点进行划分。《肘后备急方》《外台秘要》等还提及自杀行为的救治方法。唐代孙思邈所著《千金要方》《千金翼方》中记载了著名的针灸治疗癫痫和狂症的穴位"十三鬼穴"，还提出著名方剂温胆汤，至今临床中仍单独或与西药联合应用于精神疾病的治疗。医学的发展不可避免受历史文化背景影响，魏晋隋唐时期道家思想与外丹服食的流行，一方面使许多精神情志疾病被"尸""鬼"等解释；另一方面使传统医学对物质所致精神障碍有更深入认识，如莨菪、云英等食之令人"狂荒"。

北宋中期后，理学之风渐胜，唯心主义色彩与格物致知的精神促使传统医学迎来了百家争鸣的大发展时期。精神情志疾病理论更为系统、丰富，为明清时期精神疾病从内科疾病独立奠定基础。鬼神思想较前已不再是主流，逐渐走向以临床经验为基础的理论整理与发展。金元四大家提出情志疾病的"火论""脾胃论""痰论"等，对七情等情绪情感的生理、病理有深入认识，初步讨论健忘等认知障碍。值得一提的是，这一时期记载了不少心理治疗医案，如著名的张从正"卫德新之妻遇盗受惊"案，详细记载了当时的系统脱敏治疗过程。

明清时期对于精神疾病的认识有较大进展，逐渐有专科化发展的趋势。医家著作正式列出"神志门""奇病门"，将精神疾病从内科疾病中独立出来，如王肯堂《证治准绳》单独列癫狂痫类、烦躁类、惊悸恐类为情志门。明清时期正式提出"癫痫""郁症""痴呆"等沿用至今的精神疾病名称。对精神疾病症状的描述与当代医学逐渐接近，如"女子思想其人而心邪"与精神分裂症青春型有类似。明代李时珍提出"脑为元神之府"；清代王清任《医林改错》提出"灵机记性，在脑不在心"，在生理解剖和临床实践基础上提出"脑髓说"，初步揭示了精神活动的生理机制和意识的本质。明末清初，医家已经接触到西方医学知识，如以王宏翰为代表的《医学原始》中将大脑的功能归纳为感知、记忆、思维、睡眠。

19世纪末，西方科学知识大规模传入中国，传统医学发展受到冲击，西方医学理论指导下的精神病学知识、精神专科医院体系也随之而来。1872年，广州就有一位叫Kerr的外国医生申请在当地建立一座精神病院，因各种因素未能实现。1898年，Kerr几经周折，终于建成我国第一所精神病院"惠爱医院"（现广州市精神病院），起初有30张床位，逐渐拓展至500张。后来，国外一些教会在我国相继成立了精神病院与收容所。1903年，香港最早开设精神病学课程。1913年，中国博医会翻译出版有史料记载的第一本精神医学译著——G.Younger的《精神病简述》。1923年，北京协和医学院开设神经精神病学课程，培养出一大批人才。1933年，政府与协和医学院合作，将北京精神患者收容所改为教学与医疗相结合的北京市精神病院。其后大连（1932年）、长沙（1934年）、上海（1935年）、成都（1944年）、南京（1947年）等相继成立了精神病医疗或教学机构，西方的精神病学在理论与实践相互结合的过程中逐渐扎根于中国。

新中国成立前夕全国从事精神科的医师仅50～60人，全国精神病床总数为1 000张左右。新中国成立初期精神障碍的防治工作主要为建立新的精神病院和部队复员精神患者康复医院，收容和治疗无家可归或影响社会治安的精神障碍患者。为了加强学术交流，在有条件的城市和精神病院，开展精神障碍专科医师培训班。中华医学会于1954年成立中华医学会神经精神病学分会，并于同年创立了《中华神经精神科杂志》。1956

年我国制定的《1956—1967 年科学技术发展规划纲要》中，将常见的精神分裂症和神经衰弱列为国家重点科研项目，推动了全国精神病专业研究工作的开展。1958 年 6 月，卫生部在南京召开第一次全国精神病防治工作会议。会议制定了今后防治工作的方针，"积极防治，就地管理，重点收容，开放管理"，提出了"药物、劳动、文娱体育和教育"四结合的治疗方针。这次会议对于我国精神卫生事业的发展起到非常重要的推动作用。

20 世纪 60～70 年代，全国各地开展了一些城乡的精神病防治工作，开始重视精神病学高级人才的培养，出版了一系列精神病学教材，1974 年创办了精神病学专科杂志《国外医学精神病学分册》，其中 1961 年人民卫生出版社出版的《精神病学》（刘昌永主编）为我国正式出版的第一部高级医学院校精神病学教材。1966—1976 年，精神病学事业由于历史原因遭到破坏，陷于停顿。自 1977 年以来，在全国正确路线方针政策指引下，精神病学学科建设取得较快进展，原卫生部委托全国 7 所有条件的精神病学教学和科研单位成立精神病学继续教育中心。20 世纪 80 年代以来，我国社会经济及医药卫生事业有了飞速的发展，精神病学的临床、教学、科研工作也开始繁荣起来，与国际精神病学界也有了较多的交流，逐步走向世界。1982 年分别在北京、上海两地建立了世界卫生组织精神卫生研究和培训中心，同年第一次在全国范围内使用统一的国际通用筛选工具和诊断标准，进行了 12 个地区精神障碍流行病学协作调查，取得国内精神障碍流行病学较全面的资料。为了加强国际学术交流，提高临床和实验室研究水平，我国先后制定了《中国精神障碍分类与诊断标准》（China Classification of Mental Disorder，CCMD），如 CCMD-1（1986 年）、CCMD-2（1989 年）和 CCMD-3（2001 年），这些均为临床医生不可缺少的诊断工具。为了更好解决心理健康问题，1985 年中国心理卫生协会成立。随着学科发展和社会进步的需要，1993 年 2 月中华医学会分别成立了神经病学分会和精神病学分会，1994 年 5 月在福建省泉州市召开中华医学会精神医学分会第一次全国学术年会，选举张明园教授为首任主任委员。精神病学分会建会以来在加快学科建设、促进科学研究、推进临床

工作和加大国际、国内交流方面取得了令人瞩目的发展。2001 年 WHO 将世界卫生日主题定义为"精神卫生"，提出"消除偏见，勇于关爱"这一令人振奋的口号。时任国家主席的江泽民同志致信给 WHO 总干事，承诺中国政府将继续加强精神卫生事业工作，同年，"全国第三次精神卫生工作会议"召开，2002 年颁布《中国精神卫生工作规划（2002—2010 年）》。2005 年 7 月成立了中国医师协会精神科医师分会，于欣教授为首任会长，协会成立以来，在精神科医师教育和精神卫生知识的社会宣传方面都有了长足的发展。

21 世纪以来，国家在精神病学的基础建设、临床研究以及人才培养方面，跨越式的加大投入，尤其是 2013 年 5 月 1 日《中华人民共和国精神卫生法》的实施，不但为广大的精神障碍患者提供了重要的法律保护，更为精神病学的临床研究与医学服务提供了有利的法律保证，揭开了精神病学科依法开展的重要一页。2014 年 10 月，国家精神心理疾病临床医学研究中心成立，国家此项战略举措把中国精神卫生事业再次推上高速发展的新平台。

（马 辛 汪卫东 陆 林）

第三节 精神病学的发展方向

一、临床精神病学

目前精神障碍流行病学、预防及治疗干预的现状是：精神障碍致残率居高不下，重性精神障碍缺乏真正具有突破性疗效的药物，心理干预不能保证对所有患者有效。精神病学反映了人类一生中体验的所有侧面，包括情感高涨、焦虑、抑郁、绝望、知觉和错觉、记忆和失忆。精神科专业是最具人性的专业——致力于从整个人的角度去理解健康和疾病。未来临床精神病学的关注点应放在更好的预防和治疗，尤其是个体化治疗。

精神障碍治疗的最佳时机是在症状出现初期，及早干预不仅可以提高治愈率而且可以有效减缓精神衰退。为实现这一目标，研究需致力于发现有较高预测价值的生物标记物和行为指标，尽可能预测疾病的发生，个体化干预目标的实现也有赖于一套高敏感度和特异性的生理指标。

二、精神病学的科学研究

随着科学技术的进步、研究方法的不断更新，特别是基因组学与神经科学的发展，生物精神病学在不久的将来会有更大的突破。从分子生物学角度探索精神障碍的病因以及神经可塑性是未来研究的重点，通过研究将揭示大脑是如何通过分子水平、细胞水平和系统水平发挥作用的，从而为了解精神障碍提供理论基础。只有解释了神经环路的细胞成分才能很好地回答这些问题，包括分子特性和解剖连接。新工具和技术的出现也将拓宽生物研究范围，从单个细胞分析到微电极技术再到系统层面的脑影像技术，都是解决这些问题所必需的。

（一）研究的热点问题

虽然精神病学研究已经取得了显著的发展，但仍有许多需要运用科学的研究方法解决的临床问题，从宏观上对精神障碍本质的认识到微观上对精神障碍的诊断和治疗都需要加深探索和研究。目前与临床相关的研究热点主要集中在以下方面：

1. 精神障碍的早期识别问题 与其他系统疾病相比，精神障碍的诊断目前仍然是通过医生主观判断，缺乏客观诊断依据。患者的临床表现是早期诊断的主要依据，缺乏客观和有效的综合性评估方法，这样有可能导致大量已经具备生物、心理学改变的患者因不符合症状标准而得不到及时诊断和治疗。精神障碍属于高异质性的复杂疾病，每个患者的遗传基础、临床表现、所处环境各不相同，精神障碍的病因学涉及生物、心理、社会等各个方面，每一领域又在不同的水平和层次上包含很多各自独立且相互影响的因素。对于这样多因素、复杂性疾病，任何单一指标均不足以对诊断起决定性作用，直接建立单一指标与疾病诊断这一表型之间的关系非常困难。因此，借助数理模型和计算机系统对生物、心理、社会等因素进行全面、综合的分析评估是现阶段迫切需求的诊断方式，也是最有可能突破诊断困境的方式。精神障碍的脑影像学研究提示，所有精神障碍都表现出不同程度的脑结构和脑功能异常，特别是脑网络异常。虽然精神障碍的神经影像学研究取得了一定的进展，但目前还没有任何神经影

像研究成果可以用于临床诊断。2008 年国家科学技术部"十一五"国家科技支撑计划项目包括了精神分裂症早期识别和早期干预的课题。2011 年启动的卫生部科技专项则希望在精神障碍包括精神分裂症的早期识别和预警上有所作为。因此，精神障碍的早期识别和诊断技术研究、精神障碍高危人群综合评估和预警干预技术研究成为当前研究的热点和重点。

2. 精神障碍风险行为的防范问题 精神障碍所造成的风险行为发生率居高不下成为临床亟待解决的另一个问题。2017 年一项针对我国农村人口的研究显示发生自杀的人群中罹患精神障碍的比例高达 48%，且冲动与农村精神障碍患者自杀有显著关联。有研究显示，5%～6% 的精神分裂症患者死于自杀，约 20% 以上有过一次以上的自杀未遂。精神分裂症患者常常会出现各种危险行为，包括伤人、毁物、自伤、自杀等行为，给自身、他人及社会造成不良影响，甚至是非常严重的后果。研究发现，除了在患病前有犯罪记录，或者共病物质或酒精依赖者，精神分裂症患者并不具有较高的暴力倾向，他们伤害自身的概率远高于出现危害社会和公众的行为。研究显示，精神障碍患者出院后短期内自杀风险呈增加趋势。Olfson 等研究了抑郁障碍、双相情感障碍、精神分裂症等出院 90 天内的自杀风险，结果显示：抑郁障碍（235.1/100 000）、精神分裂症（168.3/100 000）、双相障碍（216.0/100 000）、物质使用障碍（116.5/100 000）、其他精神障碍（160.4/100 000）的年自杀率均高于无精神障碍组（11.6/100 000）及美国一般人群（14.2/100 000）。因此，对精神障碍风险行为相关因素研究和风险行为的评估及预警技术研究也是当前的研究热点。

3. 精神障碍的复发问题 精神障碍复发率高是精神障碍诊断和治疗面临的又一大难题。近年来关于复发的相关研究表明，精神分裂症患者出院 1 年内复发比例高达 33.5%，1 年内再住院率为 18.9%。另外，首次发作的精神分裂症患者，5 年内复发率超过 80%，中断药物治疗者复发风险是持续药物治疗者的 5 倍。首次抑郁发作缓解后约半数患者不再复发，但 3 次发作、未接受维持治疗的患者，复发风险几乎是 100%。尽管很多因素会影响抑郁障碍的结局，但是抑郁的严重程

度及目前伴随疾病是抑郁长期不愈及复发的主要影响因素,这些因素与疾病的发作次数同样重要。因此,研究精神障碍复发的相关因素,建立复发风险评估模型,对复发患者进行早期识别和干预等,也是当前的研究热点。

4. 精神障碍优化治疗和个体化治疗问题 精神药理学已经发展到分子水平,积累了诸多精神障碍生化机制的资料,对开发与研制各种递质受体的激动剂与拮抗剂,研究神经内分泌激素、递质等与其相应受体的构效关系,深入了解各种递质与激素的精神生物化学效应均起到巨大作用,也为研制精神障碍的治疗药物及改善精神活动与提高智能药物的开发开辟了新途径。通过整合基因分型、临床信息、影像数据、药物疗效来识别精神障碍潜在的诊疗标记物及药物靶点,最终通过大数据分析和计算机技术找到可进行临床转化和应用的个体化精准治疗方案。但是,在精神障碍优化治疗和个体化治疗这两大关键领域上仍然存在诸多难以解答的问题。

（二）研究的难点问题

大量证据表明,精神障碍的发生、发展可能与神经发育异常的整个过程以及神经退行性变存在关联。对精神障碍的病因和发病机制研究仍然是当前和今后的研究热点。如何把细胞水平、分子水平和整体水平的研究有机结合起来,如何把精神障碍的一致性和异质性有机统一、协调起来,是我们需要面对的一个难题。

精神障碍研究取得重大突破需要多学科的交叉融合,未来最具前景的领域包括各种新的神经影像学技术,绘制更精细的脑图谱,建立规范且统一的精神障碍大样本脑影像和生物样本数据库并在此基础上进行研究,或许可以揭示精神障碍的最终病因及机制,但是如何建立规范化、信息完整的数据库及建库当中的质控问题仍然是我们目前面临的一个难题。

中枢神经系统是一个极其复杂又高度统一的整体,成亿的神经元以神经化学物质传递的形式相互作用,共同维持、协调这一系统的功能。任何导致中枢神经系统结构和功能的改变以及与其他系统关系的失衡,均可表现精神活动和/或行为的异常,然而这些异常却很难用当前的检测工具检测到,如何能够开发出更有效的检测工具也是值得我们思考的问题。

近年来随着分子遗传学技术的飞速发展,不同精神障碍之间重叠及特异性的遗传变异也受到人们的关注,如精神障碍基因组学研究联盟(Psychiatric Genomics Consortium,PGC)相关研究发现5种精神障碍(精神分裂症、孤独症谱系障碍、注意缺陷多动障碍、双相情感障碍及抑郁症)同时与神经元钙离子通道基因多态性关联,这也从另一个视角揭示了不同精神障碍可能存在交叉的复杂遗传机制。另外,不同种族遗传机制可能也不尽相同,这些都有待于在今后的研究中继续探索。

三、精神病学教学体系

医学高等学府是培养医学人才的主要机构,每年要向社会医疗行业输送大量专业人才,是医学人才培养的主要方式。由于精神病学学科发展相对滞后,精神病学教学活动也与发达国家医学教育存在较大差异,如何提高精神病学教学质量和水平,是需要我们深入思考的问题。

第一,要创新教学模式,提供教学与科研相融合的授课模式。教学内容既反映知识性、系统性、基础性,又体现前沿性和时代性。除讲述基本理论、基本知识外,还要注重精神病学学科及相关领域最新科研成果的传授。通过这种方式启发学生思维及自学能力,激发学生学习和研究的热情,从多个方面引导学生热爱科学、热爱研究,既要让学生明白目前科学的困境,又要让他们对未来有足够的信心继续探索下去,这样才能保证学科稳步向前发展。

第二,专业能力是学生实践的基础,是从事一个行业必备的条件,通过教学和实践相结合的方式,让学生多接触临床,多接触各式各样的患者,在实践中体会精神症状的复杂性,掌握精神检查的精髓,不断探索,这样才能把知识转变为真正可以治愈患者的能力。医学教育是为了更好的培养人才,要从人才战略角度提出培养方案,让学生在学习中认识实践,在实践中领悟理论,相互推动提高自身的专业能力。

第三,精神科研究生培养目标是要求学生毕业以后可以独立开展工作,不仅具有一定的专业水平,同时也要掌握一定的学科知识。在研究生培养中要加强管理,严格质量监控、课程设置和考核标准。成立研究生指导小组,定期开展学科组活动,引入国外先进的教学理念,开展规范化培训,制订培训细则,加强研究生理论知识、临床技能及科研能力的培养,结合学生的兴趣及能力为研究生提供良好的科研训练机会。

(陆 林)

第四节 国家精神心理疾病临床医学研究中心建设与协同发展

一、介绍

为落实《医学科技发展"十二五"规划》,中华人民共和国科学技术部、国家卫生和计划生育委员会、中国人民解放军总后勤部卫生部于2012年组织开展了第一批国家临床医学研究中心的申报和认定工作,在首批国家临床医学研究中心试点建设的基础上,于2013年面向妇产疾病、消化系统疾病、精神心理疾病3个疾病领域开展了第二批国家临床医学研究中心的申报和认定工作。2014年北京大学第六医院、中南大学湘雅二医院及首都医科大学附属北京安定医院被科技部、国家卫生和计划生育委员会和总后勤部卫生部正式认定为国家精神心理疾病临床医学研究中心。

二、任务

《医学科技发展"十二五"规划》将"建设一批临床/转化医学研究中心"以及"打造一批跨学科、跨地域的专科临床协同研究网络体系"作为重要任务。国家精神心理疾病临床医学研究中心领导要求各中心成员在"十二五"规划的指导下合力探索临床研究的组织模式,不断创新方法与机制,瞄准国内外临床研究的热点、难点和前沿领域,针对常见重大精神心理疾病目前的防治现状和存在的问题,重点关注尚未突破的关键技术、手段和方法研究,通过顶层设计和协同网络建设,制订战略性研究方向,力争在精神心理疾病研究中取得重大突破,取得更多有实际应用价值和理论意义的原创性研究成果,推动精神心理疾病临床医学快速且可持续的发展,打造更加高效的临床转化平台。

三、组成与结构

国家精神心理疾病临床医学研究中心分别由陆林院士、王小平教授及马辛教授牵头,联合国内多家单位共同组建,将充分把握国际精神心理疾病领域的最新发展趋势,适应我国精神心理疾病和临床研究不断发展的需要,基于原有协同研究网络,充分整合国家和区域临床医学研究资源和研究力量,发挥中心引领、网络协同的优势,为开展重大精神心理疾病领域的新型临床研究搭建公共服务平台和完善的专病信息资源平台。

(陆 林)

第五节 不同国家及地区脑计划

一、介绍

当今世界,四分之一的家庭均受脑疾病困扰。脑疾病包括种类很多,精神障碍只是其中一个组成部分。在我国,成人精神障碍的终生患病率为16.57%,12个月患病率为9.32%。调查显示,焦虑障碍终生患病率最高为7.57%,心境障碍其次为7.37%,酒精药物使用障碍第三为4.67%。常见神经疾病中65岁及以上痴呆患病率为3.1%,阿尔茨海默病为2.0%,血管性痴呆为0.9%。人的大脑有1 000亿个神经元,神经元之间相互连接,大脑使我们区别于其他生物,但我们却对它知之甚少。2005年 Science 杂志提出的25个最重大的科学问题(表1-5-1)中有9项与脑科学有关,由此可见研究脑是全人类普遍感兴趣的话题。2005年瑞士率先提出"蓝脑计划"(the Blue Brain Project),该项目由瑞士洛桑联邦理工学院的 Henry Markram 教授主持,项目初始目标是模拟大鼠脑中的一个皮层柱。2008年该项目已完成了包含1万个神经元的大脑皮层柱的仿真,2011年完成了包含100个皮层柱,共计100万个神经元的中等规模的脑结构的仿真。2013年1月,欧盟委员会宣布"人类大脑计划"(the Human Brain Project, HBP)入选"欧盟未来新型旗舰技术项目"(EU Future Emerging Technology Flagship)。2013年4月2日,美国总统奥巴马宣布启动"脑科学计划"(the brain initiative),欧盟、日本随即予以响应,分别启动"欧洲脑计划"(the HBP)以及"日本脑计划"（Brain Mapping by Integrated Neurotechnologies for Disease Studies，Brain/MINDS）。

除瑞士、欧盟、美国、日本外，加拿大、韩国、澳大利亚也分别开展了脑计划项目。2012年，由复旦大学牵头，联合浙江人学、华中科技大学、同济大学等高校和中科院研究院所共同成立"脑科学协同创新中心"。"中国脑计划"的名称为"脑科学与类脑科学研究"（Brain Science and Brain-like Intelligence Technology Research）。这项由中华人民共和国科学技术部、国家自然科学基金委员会牵头的脑科学计划，在经过国内专家2年时间内数次讨论及论证后，于2015年年初已向主管部门提交。2015年3月27日，由上海市科学技术委员会主导，复旦大学等十多家单位共同参与

表1-5-1　21世纪最重大的25个科学问题

问题序号	问题
1	人类的寿命有多长？
2	为什么人类拥有如此少的基因？
3	单个体细胞如何成为一个整体植物？
4	遗传变异与个人健康有何联系？
5	意识的生物学基础是什么？
6	宇宙是由什么构成的？
7	物理定律能统一吗？
8	什么控制器官再生？
9	皮肤细胞如何成为神经细胞？
10	地球内部如何工作？
11	其他星球还有生命存在吗？
12	地球上的生命如何以及在哪里出现？
13	什么决定物种多样性？
14	什么遗传变化使我们成为人类？
15	记忆是如何存储和检索的？
16	合作行为是如何演变的？
17	怎么利用生物大数据找到有用的信息？
18	化学自组装离我们还有多遥远？
19	常规计算有什么限制？
20	我们可以选择性的关闭免疫反应吗？
21	更深层次的原则是量子不确定性和非地点性的基础？
22	有效的艾滋病疫苗是否可行？
23	全球温度进一步升高，世界会变得如何？
24	什么可以替代廉价油-什么时候？
25	马尔萨斯会继续错吗？

的"上海脑科学与类脑智能发展愿景"项目顺利启动。2015年9月，《北京市科学技术委员会"脑科学研究"专项实施方案》公布。2016年3月发布的"十三五"规划纲要已将"脑科学与类脑研究"列为国家重大科技创新和工程项目。我国教育部联合在神经科学领域具有优势的高校成立"脑科学协同创新中心"。2016年5月由全国10余家医院组成的"中国人脑组织库协作联盟"应运而生。除此之外，国内其他地区也建立了各种脑科学专项，如重庆、山东、宁夏等。

二、任务

欧盟脑计划将极大加速人们对脑结构和功能的全面理解，有助于人类更好的研究大脑疾病并提供更加优化的治疗方案，也会帮助人类开发基于人脑机制的革命性信息通信技术。欧盟脑计划资助多项研究，如综述有关脑损伤患者意识与反应分离的研究，讨论如何将意识知觉与决策及视觉运动过程进行区分，致力于系统描述动物大脑维持意识功能所需条件等。

2010年美国国立卫生研究院（National Institutes of Health，NIH）提出"人脑连接组计划"(the Human Connectome Project，HCP)，计划旨在尽可能准确描绘出健康人的脑连接图谱。2013年4月美国脑计划旨在绘制出显示脑细胞和复杂神经回路快速相互作用的脑部动态图像，研究大脑功能与行为的复杂联系，了解大脑对信息处理的过程，改变人类对大脑的认识，最终目的是找到治疗老年痴呆症、创伤性脑损伤等脑部疾病的新方法。2014年日本脑计划"Brain/MINDS"启动，主要任务通过对狨猴大脑的研究来加快对人类大脑疾病如阿尔茨海默病及精神分裂症的研究。2015年5月，美国国家精神卫生研究所（National Institute of Mental Health，NIMH）在精神障碍研究战略中指出，绘制出精神障碍脑内局部连接和远程连接，有助于进一步了解精神障碍脑连接的结构和功能差异。

我国脑计划战略布局是以脑认知功能的解析和技术平台为一体，以认知障碍相关重大脑疾病诊治和类脑计算与脑机智能技术为两翼；通过一体两翼布局应对三个重大需求。"中国脑计划"主要解决大脑三个层面的认知问题：①大脑对外

界环境的感官认知,即探究人类对外界环境的感知,如人的注意力、学习、记忆以及决策制订等;②对人类以及非人灵长类自我意识的认知,即通过动物模型研究人类以及非人灵长类的自我意识、同情心以及意识的形成;③对语言的认知,探究语法以及广泛的句式结构,用以研究人工智能技术。

三、展望

当今时代是知识大爆炸的时代,是大数据的时代,脑计划将为人类智力发展和民众教育改革提供科学依据,但这种技术是否会加速人脑进化过程,是否会产生人类智能与机器智能相结合的复合智能,这些都有待于进一步探索。脑计划将对我国基础脑科学技术研究平台有很大的提升,这些技术体现在荧光探针成像技术、光遗传学技术、功能磁共振成像技术、无创脑刺激技术及化

学遗传学技术等方面。另外中国在执行脑计划方面拥有很多优势,例如中国灵长类动物种类和数量都非常丰富,在非人灵长类脑疾病模型上也处于世界领先地位。项目的开展将为通用智能和融合智能提供科学基础,将会推动人工智能与脑有机融合成为基础的新兴产业。

除了促进基础脑科学外,"中国脑计划"将极大促进我们对大脑的探索。脑计划首要攻克的目标是人类常见的脑功能障碍疾病,如自闭症、抑郁症、成瘾以及神经退行性疾病阿尔茨海默病、帕金森等疾病。该计划一旦落实,即可在大脑疾病的早期诊断和干预上发挥重要作用,最终通过大脑疾病的遗传、表观遗传以及病理性功能失调等方面的研究,掌握大脑疾病的发生机制。

总之,脑计划研究不仅是社会发展的需要,而且可能是脑科学取得突破性进展的必由之路。

(马 辛)

参 考 文 献

[1] 陆林. 沈渔邨精神病学. 第6版. 北京:人民卫生出版社,2018.

[2] 李凌江,陆林. 精神病学. 第3版. 北京:人民卫生出版社,2015.

[3] 郝伟,于欣. 精神病学. 第7版. 北京:人民卫生出版社,2013.

[4] 沈渔邨. 精神病学. 第5版. 北京:人民卫生出版社,2008.

[5] Zhang ZX, Roman GC, Hong Z, et al. Parkinson's disease in China: prevalence in Beijing, Xian, and Shanghai. Lancet, 2005, 365(9459): 595-597.

[6] Liu M, Wu B, Wang WZ, et al. Stroke in China: epidemiology, prevention, and management strategies. Lancet neurol, 2007, 6(5): 456-464.

[7] Kalaria RN, Maestre GE, Arizaga R, et al. Alzheimer's disease and vascular dementia in developing countries: prevalence, management, and risk factors. Lancet neurol, 2008, 7(9): 812-826.

[8] Huang YQ, Wang Y, Liu ZR, et al. Prevalence of mental disorders in China: a cross-sectional epidemiological study. Lancet paychiatry, 2019, 6(3): 211-224.

[9] Lin L, Zhang J. Impulsivity, mental Disorder, and suicide in rural China. Arch Suicide Res, 2017, 21(1): 73-82.

[10] Olfson M, Wall M, Wang S, et al. Short-term suicide risk after psychiatric hospital discharge. JAMA psychiatry, 2016, 73(11): 1119-1126.

[11] Melartin TK, Rytsälä HJ, Leskelä US, et al. Severity and comorbidity predict episode duration and recurrence of DSM-IV major depressive disorder. J Clin psychiatry, 2004, 65(6): 810-819.

[12] 徐韬园. 我国现代精神病学发展史. 中华精神科杂志, 1995(3): 168.

[13] 中医精神疾病分类与症状的古代医学文献整理研究. 中国中医科学院, 2007.

第二章　精神障碍诊断分类系统

第一节　概　述

一、疾病分类的作用

精神病学是医学的一门分支学科，其分类体系与其他医学学科存在诸多相似之处，但也有一些不同。

理想的医学分类应当是按一定的分类学原则，将全部疾病分门别类地纳入一个分类系统之中，使每一个疾病都有一个位置，而且只能有一个位置。医学的发展使大部分疾病的病理改变明确，病因也逐渐清楚，但是由于人类对精神活动规律、精神疾病本质的认识还非常不足，因此对每种"精神疾病"很难有一个精确的定义和操作性的诊断标准，尤其是精神疾病缺乏病理学的证据和病因学的特异性，多依靠临床特征来分类。临床症状的多样化和一个患者整个病程中症状的多变性，使假设的某个疾病单元往往和其他疾病单元交叉重叠，难以实现精确的分类。目前国际上两个比较普遍使用的诊断分类系统针对精神疾病的部分仍然不是病因分类，不是用"疾病（disease）"而是用"障碍（disorder）"作为诊断名称。

各种疾病之所以需要按病因学分类，主要与治疗有关。在神经科学和精神药理学充分发展的时代，针对病因和病理机制的治疗有可能实现。然而，精神疾病的分类学要真正实现按病因学分类，还有很长的路要走。

与其他医学学科一样，精神障碍分类的作用主要在于：

1. **指导临床实践**　通过给予患者某一特定的诊断，临床医生可以选择恰当的治疗方案，并且对预后有个合理的判断。

2. **协助专业交流**　采用大家都理解且接受的分类系统有助于专业人员之间的交流，包括临床实践与科研交流。

3. **奠定研究基础**　没有一个统一的诊断分类系统，科研工作者将无法对某一特定疾病（障碍）的病因、临床表现、自然病程以及治疗康复等方面进行有效的研究。

4. **资源的配置与服务的规划**　要对特定的地区甚至国家的精神卫生资源进行合理、有效的配置，对卫生服务进行合理的规划，离不开对不同精神障碍患病率的准确了解。而做到这一点，必须保证不同地区之间使用统一的诊断分类系统。

如前所述，现有的分类体系（无论是哪一个体系）都存在问题，距离真正科学的分类还相差甚远。比如，假设根据 ICD-11，某患者的诊断为"6C20 躯体不适障碍"。这一名称似乎很科学，但从本质上看，其实际指的是患者具有躯体不适的症状，无法用躯体疾病加以解释，且同时存在一些与疾病相关的心理社会问题。因此，虽然我们能够给予患者"明确的"诊断，但不能据此认为我们对患者的病因有了明确的认识，或者认为可以根据诊断选择有效的治疗手段。与其他医学学科一样，精神障碍的诊断分类体系也同样需要随着医学研究及临床实践的进步而进行修订。

二、精神障碍分类的基本方法

（一）病因学分类与描述性分类

历史上，精神疾病的分类的基本方法不外乎两大类：病因学分类和描述性分类。根据病因的分类主要依据疾病的病理过程。因此，属于同一类的疾病往往也具有相似的病因。但是，由于许多精神障碍的病因仍然不明，故所谓的病因分类系统往往并非依据真正的病因，而是倾向于依据对疾病过程的推测。这一分类方法具有一定的启发意义，且可能有利于对病因的进一步探讨。但由于分类者所依据的病因理论往往具有相当的主观性（如过分相信心理社会因素在精神障碍发病中的作用），因而对持有不同观点的人（如所谓的生物学派）则往往启发性及实用性有限。

正是基于此，描述性分类方法的用途似乎更大，且适用范围更广。描述性方法主要依据于对临床症状的描述，而不偏向某一特定的病因理论。19 世纪德国精神病学家克雷丕林对精神疾病的描述性方法贡献最大，其卓越的工作形成了《精神障碍诊断与统计手册》（*Diagnostic and Statistical Manual of Mental Disorders*，DSM）-Ⅲ（1980）以及此后若干版本的基础。尽管争议仍然存在，但这一分类得到大多数精神科医生以及其他相关学科的认可。

（二）基于综合征与症状的分类

由于我们对诸多精神障碍的病因缺乏明确的了解，因此，现有的分类主要着眼于对综合征的分类。所谓综合征，是指同时存在于某些个体的一组症状或行为表现。人们认为这一组症状之所以共同出现往往有其内在的原因，可能反映共同的病因过程，也可能反映共同的疾病转归、预后以及治疗等。

根据综合征的分类起始于 DSM-Ⅲ。几十年来，虽然人们一直希望这种分类可以增加同质性，有利于发现同类诊断的病因（如针对精神分裂症的研究）。但遗憾的是，针对许多精神障碍的病因学研究进展仍然不尽如人意。来自流行病学及临床研究的数据显示，疾病之间的共患比例相当高，这首先与最初分类时关于不同障碍之间相互分离的假设不合。此外，流行病学研究显示许多精神障碍在诊断上存在不稳定性，即一种诊断经过一段时间之后可能演变为另外一种。再次，就治疗而言，现有治疗（包括药物治疗及心理治疗）的疗效往往缺乏特异性。许多精神活性药物的疗效往往横跨若干诊断类别，如现有的证据显示，选择性 5- 羟色胺再摄取抑制药对多种精神障碍有效，包括重性抑郁障碍、惊恐障碍、社交焦虑障碍、强迫性障碍、创伤后应激障碍等。来自双生子的研究也同样不支持 DSM 系统关于诊断不同则遗传基础不同的假设。比如一项双生子研究发现，广泛性焦虑障碍与重性抑郁障碍可能具有共同的遗传风险；而另有研究显示，3 个已被发现与双相障碍相关联的易感性位点，同样也是精神分裂症的危险因素。

由于综合征分类方法的局限性，在使用现有的精神障碍分类方案时，千万不能拘泥于字面，不能认为每一特定的诊断类别属于真正意义上的不同疾病。希望在不远的将来，随着人们对精神障碍病因认识的深入，现有的基于综合征的分类体系也将逐渐被新的反映病因及发病机制的分类体系所替代。

（三）分型法与维度评估法

在现有的诊断体系中，包括 DSM-5 及 ICD-11，所有的诊断均是相互独立的，也就是说，针对某一特定障碍而言，如果严格根据其诊断标准，则每一患者只有两种可能，要么其临床表现符合某一特点的诊断，要么不符合。这与大多数医学学科的原则相同，即根据诊断标准，患者要么患有该疾病，要么不患有该疾病，不存在模棱两可的情况。这一非黑即白的分型法实际上反映了大多数人的基本思维过程。

但从本质上说，临床上的很多症状实际上是以连续谱的形式存在。这在医学其他学科中也是如此。比如血压、血糖等属于连续变量，其数值可以从低到高波动很大。但当我们使用某一指定的界值进行诊断时，这些连续变量就变成了分型变量，某一特定个体的血压或血糖就变成了异常或正常，或者说诊断该个体是否有高血压或糖尿病。

这种分型法虽然相对便利，且具有重要的启发意义，但往往并不反映许多事情的真实状态。对精神障碍而言，采用分型法潜在的假设是，各种精神障碍是相互独立、不相重叠的疾病单元，各自具有独特的症状组合，或具有各自不同的病因。因此，它们不仅各自不同，且也容易与正常功能相区别。目前的证据显示，虽然上述假设适用于少数神经精神障碍（如完全型 21 三体、脆性 X 染色体、苯丙酮尿症、阿尔茨海默病所致痴呆、亨廷顿舞蹈病性痴呆等），对大多数精神障碍而言，支持上述假设的证据相当有限。实际上，在过去的 20 多年内，这种分类方法受到很多人的质疑。比如以往的观点是，抑郁障碍与焦虑障碍、精神分裂症与心境障碍分属于不同的类别，不存在重叠。但近年来的很多证据显示，抑郁障碍与焦虑障碍,或精神分裂症与心境障碍之间的界限越来越模糊,甚至,疾病与正常状态之间的界限有时也并不特别清晰。

相比之下,维度评估法确实有一些优势。首先,有人认为目前所公认的共患病问题,其直接原因就是目前的诊断类别过多。如果采用维度划分法,则可以根据患者不同症状的严重程度进行不同维度的评估。比如,按照分型法,如某一患者同时符合多个诊断标准,则只能将它们一一罗列。如果某患者同时符合重性抑郁障碍、广泛性焦虑障碍、惊恐障碍,同时有社交回避症状,若按照现有体系,则需将所有诊断全列出。如果采用维度评估法,则可以将该特定的患者描述为严重抑郁、中度焦虑与惊恐症状、轻度社交恐惧。

其次,采用维度评估法无需人为地设定区别正常与异常的界值。比如某一患者的症状类似重性抑郁障碍,医生与其说患者具有重性抑郁障碍,不如直接描述该患者在抑郁维度评分较高。

维度评估法尤其适用于人格障碍的分类。支持这一分类的学者认为,人格障碍与正常人格之间只是程度上的差异,并不存在质的不同。很多人格障碍者存在的特质在正常人群中均存在。目前比较受推崇的是所谓的"五大人格模型"(big five model),该模型包括5个重要的人格特质——开放性、尽责性、外向性、宜人性及神经质。

但与此同时,采用维度评估法也有一些潜在的问题:①维度评估法与传统的思维惯性相悖:绝大多数临床医生(甚至患者)已习惯于分型法,在进行详细的问诊及检查之后,医生及患者都希望知道诊断是什么,设想如果得出的结果是某患者具有严重抑郁、中度焦虑、轻度认知损害,同时有一定的偏执观念,那么多数患者会不知所云,无所适从;②不符合现有的知识体系:除了少数研究,目前关于临床表现、病因学、流行病学、病程、预后及治疗等知识体系都是建立在分型法之上,难以直接适用于维度评估法;③治疗及处理:现有的体系比较有利于治疗与处理方案的选择,因为很多治疗方法都有所谓的明确适应证。比如,针对某一患者,如果医生明确其患有重性抑郁障碍伴精神病性症状,那么治疗方案往往需要抗抑郁药物合并抗精神病药物,或者选择无抽搐电休克治疗。而如果采用维度评估法,选择治疗方案时则比较困难。

三、精神障碍分类的简史

精神疾病诊断的分类有着漫长的历史,从历史久远的文献到以现代医学为基础的认识,从临床描述到病因学归因,从单个国家的临床应用到国际化通用。对于精神疾病的描述性的分类,在人类历史久远的文献上就有了记载。

精神疾病在古代就被认识。公元前2600年"Melancholia"和"Hysteria"在埃及被确认。印度的精神病学疾病分类学在公元前1400年前的吠陀经中记载。在中国最早文字甲骨文中记载了殷代对精神疾病的认识,把它们归类于"心疾"和"首疾",在春秋战国时代收集古代医学而编纂的《黄帝内经》之《灵枢·癫狂篇》中描述了精神活动异常的表现。同期扁鹊在其编纂的《难经》中对内经的癫狂作了进一步分类,提出"重阳则狂,重阴则癫"。隋代巢元方依据其理解的病因和临床症状列出30多种精神异常的综合征。

18世纪以后,西方社会的科技革命推动了医学的进步。在精神病学方面基于当时对精神病患者管理的需要和临床观察的现象学描述,18世纪末法国精神病学家比奈尔将收容在疯人院里的患者分为四类,即狂症(mania)、郁症(melancholia)、呆症(dementia)和白痴(idiotism)。这与我国中医学上对精神病患者划分成癫症、狂症类似。

19世纪初德国精神病学家克雷丕林被誉为现代精神病学之父,他通过深入的临床观察,提出了早发性痴呆(精神分裂症)、躁郁症和妄想狂,将精神分裂症和躁郁症分类为两个独立的疾病单元,这个观点至今对精神病学的分类学影响极大,被称为二分法或二元论。1889年在巴黎召开的国际精神病学会议通过了国际分类法将精神疾病分为了11种,分别为狂症(包括急性谵妄和躁狂)、郁症、周期性精神病、进行性系统性精神病、痴呆、器质性与阿尔茨海默病、麻痹性痴呆、神经症(癔症、疑病症、癫痫等)、中毒性精神病、道德与冲动性精神病、白痴。1948年在国际疾病分类中开始列入精神疾病一章。

(徐一峰 陈剑华)

第二节　常用的诊断分类系统

一、国际疾病分类系统——ICD 系统

（一）历史沿革

国际疾病分类（*International Classification of Diseases*，ICD）自产生到现在已有 100 多年的历史。

1900 年由 Jacques Bertilon 主持，在巴黎召开了第一次国际死因分类修订会议。在 1893 年 Bertilon 分类或国际死因列表分类文本的基础上，经 26 个国家的代表共同修订，通过了一个包含 179 组死因的详细分类和一个包含 35 组死因的简略分类，这便是 ICD 的第 1 版。此后每隔 10 年左右，由法国政府主持修订一次。1948 年世界卫生组织成立后，举行了第六次 ICD 国际修订会议。1948 年标志着国际生命统计和卫生统计的一个新纪元的开端，并确立 ICD 为疾病或死因分类的国际标准。也就是在这一版中，首次纳入了精神疾病。我国自 1981 年成立世界卫生组织国际分类家族合作中心以来，开始推广 ICD-9，于 1987 年正式使用 ICD-9 进行疾病和死亡原因的统计分类。

1989 年 ICD-10 获得通过，自 1993 年 1 月 1 日起生效。在 ICD-10 的制定过程中有 32 个国家参与临床测试，我国的精神病学家主要参加的是现场测试工作。2002 年我国正式使用 ICD-10 进行疾病和死亡原因的统计分类，其中精神疾病（或障碍）在 ICD-9 和 ICD-10 中都位于第 5 章。此外世界卫生组织还与多个国家合作制订了与 ICD-10 第 5 章相配套的评定工具《复合性国际诊断交谈检查表》（Composite International Diagnostic Interview，CIDI）和《神经精神病学临床评定表》（schedules for clinical assessment in neuropsychiatry，SCAN），以利于在科研和流行病学调查中使用，并具有较好的可操作性和便于信息化。

自 2007 年 ICD-11 项目启动后，WHO 与 ICD-11 国际专家顾问组（advisory group，AG）以及一系列的工作组进行合作，收集和整理全球的文献和科学依据，逐步拟定出 ICD-11 的草案。这些草案将用于形成不同用途的诊断分类，包括 ICD-11 精神与行为障碍分类的《临床描述和诊断指南》（Clinical Descriptions and Diagnostic Guidelines，CDDG）。本次修订以"建立和修订必要的疾病、死亡原因和公共卫生国际术语"及"规范必要的诊断程序"为总原则，历经建立内容模型的 Alpha 阶段和接受公开评审的 Beta 阶段后，于 2019 年 5 月 25 日经由世界卫生大会（World Health Assembly，WHA）审议批准后正式发布。

为保证修订工作的具体实施，WHO 根据疾病类别专门设立修订指导工作小组（revision steering group）参与全部的更新与修订流程，中国学者参与其中 4 个工作组。另外，WHO 还主导了全球多中心的现场研究以评估修订版本的临床适用性、有效性和一致性，成为本次修订过程的重要环节。WHO 成立现场研究协调组（field studies coordination group，FSCG）以协调和监督研究进展，上海市精神卫生中心（上海交通大学医学院附属精神卫生中心）为国际现场研究在中国的协调中心。

（二）分类的理论依据

因为是用于疾病和死因分类，所以 ICD 系统主要是以病因作为分类基础。但对精神疾病的病因和病理机制的认识与其他躯体或脏器的疾病相比还有差距，虽然许多研究提示一些病理生理改变，但都还缺乏直接证据，停留在假说阶段。因此，从 ICD-9 开始所有精神疾病或障碍按传统归纳分为 4 类，即：

1. 器质性精神病。
2. 其他精神病（精神分裂症等）。
3. 神经症性障碍、人格障碍及其他非精神病性障碍。
4. 精神发育迟滞。

其中有较为明确的器质性改变或病理学改变基础的优先，病因学上缺乏依据的列在其后。

以后的 ICD-10 版本由于受美国 DSM-Ⅲ和 DSM-Ⅲ-R 的影响，在整个疾病分类系统中唯独第 5 章不再坚持病因学分类，取消了大量"器质性""功能性""反应性"等涉及病因的描述，也更多地采用了"障碍"一词来替代"疾病"作为诊断名词。

ICD-11 更大程度地与 DSM-5 的疾病分类一致，且概念方面高度相似。相比于 ICD-10，ICD-11

在结构体系上更为优化，内容上也进行了修订及增补。在诊断指南描述方面，ICD-11 结构化描述疾病定义并明确描述与其他疾病之间的差异，同时令使用者更清楚地知道什么时候需要考虑共病，使其具有更强的临床适用性，更方便临床工作者的实际应用。

（三）ICD-11 精神障碍分类的演变

1948 年国际疾病、外伤、死因分类手册第 6 版，首次将精神疾病列入第 5 章"精神病，神经症和人格障碍"中。在 1957 年公布的 ICD-7 版中，此章内容无变化。1966 年公布的 ICD-8 版中，对精神疾病添加了描述性定义，对诊断名词进行界定与解释。1975 年公布了 ICD-9 版，内容仍无较大改动，第 5 章为"精神障碍"，不同之处是在此章进行了术语词汇汇编，对每一个术语进行定义和注解。由于对精神障碍诊断时缺乏相对独立的实验室资料作为依据，许多重要的精神障碍在诊断时还主要依据对异常体验和行为的描述，给诊断术语下定义作为共同遵循的准则有利于诊断的一致性。

1992 年公布的 ICD-10，与 ICD-8 和 ICD-9 相比，第 5 章内容有了重要变化。WHO 对精神障碍诊断与分类制订了连续性研究计划。这一计划包括国际协作研究，特别是与世界精神医学协会（World Psychiatry Association，WPA）协作，进行了大量的临床研究项目；也包括和美国精神医学学会（APA）的协作，事实上，很多 ICD 与 DSM 工作小组的成员是重叠的。因 ICD-10 参考了 APA 对诊断和分类所做的革新，使其与美国 DSM-Ⅲ-R 比较相似。其第 5 章"精神与行为障碍分类"，将原来精神障碍的 4 大类 29 小类扩展到 10 大类 100 小类。

在 ICD-11 中，精神行为障碍由 ICD-10 中的第 5 章变为第 6 章，名称由"精神与行为障碍"更改为"精神、行为及神经发育障碍"（mental, behavioural or neurodevelopmental disorder，MBD）。ICD-10 "精神与行为障碍"中与性健康有关的情况分离出来单独成章，形成 ICD-11 中的第 17 章"性健康相关情况"（conditions related to sexual health）。ICD-10 中分归于"精神与行为障碍"和"神经系统疾病"中的睡眠 - 觉醒疾病重组成章，形成 ICD-11 中的第 7 章"睡眠 - 觉醒障碍"（sleep-wake disorder）。

ICD-11 精神、行为及神经发育障碍包括 22 节，涵盖 163 个分类单元（不含亚目分类），从症状、病因、发病过程和结果、治疗反应、与基因的关系、与环境的交互关系 6 个方面来结构化定义每个分类单元。与此同时产生编码上的革新，编码范围由 ICD-10 中的 F00-F99，变为 ICD-11 中的 6A00-6E8Z。编码框架为 6D1E.EE（E），其中前 4 位为类目编码，第 1 位"6"代表本章为 ICD-11 中的第 6 章，"D"的取值范围为除去 O 和 I 后的 A～Z 的字母，"1"的取值为 0～9 共 10 个数字，"E"的取值范围为 0～9 以及除去 O 和 I 后的 A～Z 的字母共 34 个值，小数点后面的 2 位为两级亚目编码，其中编码末尾为"Y"和"Z"分别代表"其他特定"和"未特定"的分类。

（四）ICD-11 特点

ICD-11 的修订以提高疾病分类的临床实用性为重点目标，同时兼顾 20 年来医学领域基础和临床研究的发展，充分平衡分类的科学性、综合性与临床实用性。

ICD-11 沿用 ICD-10 中有关精神障碍的定义："临床上可辨认的症状或行为，多数情况下伴有痛苦和个体功能受损"。ICD-11 的分类方案仍保留以下特点：适合有关患病率和死亡率统计结果的国际交流；作为各个国家制订分类系统的参照；适合在临床与研究中使用；有益于培训和教学。

ICD-11 MBD 保留《临床描述和诊断指南》（Clinical Descriptions and Diagnostic Guidelines，CDDG）、《研究用诊断标准》（*Diagnostic Criteria for Research*，DCR）和《初级保健版》（*Primary Care Version*，PCV）3 个版本以适应临床和科研的需求。修订工作从 3 个方面提高 ICD 的临床实用性和跨文化适用性。首先，在修订过程中接受多国家、多地区、多文化背景的审核；其次，将 ICD 分类与各国本土分类系统进行比对以核查其适用性；另外，WHO 与 WPA 合作发起全球精神科医师针对 ICD 分类的态度调查，研究结果呈递至 WHO，为修订工作提供依据。分类修订首先要考虑临床运用，CDDG 适用于精神卫生机构，PCV 适用于初级保健，两者同时修订，还要考虑对精神障碍个体进行评估或做出决策的临床情境，如司法评估和教育决策。另外，分类需适用于培训和教学。

作为公共卫生领域的重要组成部分，MBD章节修订应考虑最大限度地发挥分类优势以持续促进全民健康。此外，减少精神卫生差距（mental health gap，mhGAP）也是本次修订的目标之一。

统计是 ICD 最重要的功能之一，本次修订一方面谨慎地保持与 ICD-10 的统计兼容性，另一方面也开展创新，使 ICD 在数字化时代保持科学先进性。

与 ICD-10 不同，ICD-11 中的所有疾病类别均有定义及较详细的描述，以指导使用者。所有的定义均采用统一结构，使用相同的标准模板，且具体情况可参照"内容标准模式"（content model）。所谓内容标准模式，是一种较定式的模板，以确保针对每一个 ICD 诊断类别的现有知识能够得到充分描述。每一诊断类别均可以从不同的维度或使用不同的"参数"进行观察。

随着对精神障碍的认识不断加深，ICD-11 根据疾病的同质性将原有分类单元进行拆分、整合、删除和新增，形成了包括"神经发育障碍"（neurodevelopmental disorder）在内的 22 节。此处介绍精神与行为障碍在 ICD-11 中节分类的主要变化。

1. 节的整合与重组 ICD-10 中"精神发育迟滞""心理发育障碍""通常起病于童年与少年期的行为与情绪"相关内容重组成"神经发育障碍"，强调该类疾病起病于童年和青少年时期，但是具有终生性。

原归于"冲动控制障碍"的赌博障碍（gambling disorder，GD）和游戏障碍（gaming disorder）纳入"成瘾行为所致障碍"（disorder due to addictive behavior），扩展 ICD-10 中的"使用精神活性物质所致的精神及行为障碍"为"物质使用所致障碍"（disorder due to substance use），以这两类疾病群组成"物质使用或成瘾行为所致障碍"（disorder due to substance use or addictive behaviours）。

2. 节的拆分与层次改变 将"神经症性、应激相关的及躯体形式障碍"拆分为"焦虑或恐惧相关性障碍"（anxiety and fear-related disorder）、"强迫性或相关障碍"（obsessive-compulsive or related disorder）、"应激相关障碍"（disorder specifically associated with stress）、"分离性障碍"（dissociative disorder）以及"躯体不适或躯体体验障碍"（disorder of bodily distress or bodily experience），

形成 ICD-11 中 5 个新的小节，并对分类名称做了相应调整。

"伴有生理紊乱及躯体因素的行为综合征"被拆分为 ICD-11 中的"喂养或进食障碍"（feeding or eating disorder）、"与妊娠、分娩和产褥期相关精神或行为障碍，未特指的"（mental or behavioural disorder associated with pregnancy，childbirth and the puerperium，not elsewhere classified）及"心理或行为因素影响分类于他处的疾患或疾病"（psychological or behavioural factors affecting disorder or diseases classified elsewhere）。

"成人人格与行为障碍"拆分为"冲动控制障碍"（impulse control disorder）、"人格障碍及相关人格特质"（personality disorder and related traits）和"性欲倒错障碍"（paraphilic disorder）。

原归于 ICD-10"通常起病于童年与少年期的行为与情绪"中"品行障碍"的相关内容形成 ICD-11 中新的一节，节名为"破坏性行为或社交紊乱型障碍"（disruptive behaviour or dissocial disorder）。"排泄障碍"（elimination disorder）由 ICD-10"通常起病于童年与少年期的行为与情绪"中的"非器质性遗尿和遗粪"而来。

3. 新增节 "做作性障碍"（factitious disorder）为 ICD-11 中新增的诊断单元，并自成一节，包括"对自身的做作性障碍"（factitious disorder imposed on self）、"对他人的做作性障碍"（factitious disorder imposed on another）和"做作性障碍，未特指的"（factitious disorder，unspecified）。

新增"与分类于他处的障碍或疾病相关的继发性精神或者行为综合征"（secondary mental or behavioural syndromes associated with disorder or diseases classified elsewhere），阐述与其他相关疾病之间的关联，保持了整章疾病诊断单元的完整性。

4. 节的更新与阐释 "精神分裂症、分裂型和妄想性障碍"更名为"精神分裂症或其他原发性精神病性障碍"（schizophrenia or other primary psychotic disorder），强调本组疾病以异常的神经生物学特征为基础。简化了短暂性精神病性障碍和妄想性精神障碍的分类，增加"原发性精神病性障碍的症状表现"（symptom descriptors in primary psychotic disorder），并从阳性症状、阴性

症状、抑郁症状、躁狂症状、精神运动症状和认知症状6个维度来描述症状，且形成6个本节的独立分类单元。

"心境（情感）障碍"更改为"心境障碍"（mood disorder），各类心境发作不再作为独立的诊断单元，ICD-10"焦虑障碍"中的"混合性焦虑及抑郁障碍"被重命名为"混合性抑郁与焦虑障碍"，归入抑郁障碍。心境障碍的分类在ICD-11中得到了简化，使其更适应临床的需要。

"器质性（包括症状性）精神障碍"变更为"神经认知障碍"（neurocognitive disorder），在分类上保留谵妄（delirium）、轻型神经认知障碍（mild neurocognitive disorder，MNCD）、遗忘障碍（amnestic disorder）和痴呆（dementia），并对痴呆的类型进行重新梳理和归类。

（五）争议与展望

ICD-11系统制订中还存留了一些问题，对破坏性行为或社交紊乱型障碍、单次躁狂发作、混合发作仍然有不同的声音存在。游戏障碍的提出可能会导致假阳性诊断，尤其是针对青少年和儿童人群，而且一旦形成此疾病诊断后所导致的对医疗、公共卫生、人权及社会的负面影响也会引发系列争议。ICD-11的修订和实施预计会对目前国内人格障碍诊断的现状产生影响，ICD-11分类不包含对自我病理状态（self-pathology）的评估，主要因为对自我病理状态的准确评估对于大部分临床工作者而言过于复杂。这一改变简化了评估流程，但也是ICD-11人格障碍部分的一个争议点。另有学者认为，个别类型的人格障碍（如回避型和强迫型人格障碍）的定义中存在东西方文化差异。

作为国际疾病分类与诊断指南，需要确保ICD-11在不同国家、不同文化背景下的适应性，但是由于具体国家制度不同，个别国家在使用上难免会出现"水土不服"的情况，因此需要进一步进行国家间的调适。但另一方面这种适应性修订在满足本土文化需要后，又在一定程度上破坏了世界精神疾病统计、分析的全球化，在后期疾病统计上可能会面临一系列问题。

WHO通过本次ICD修订工作，形成了在数字化时代更便于统计和临床实用的分类，实现了分类单元定义的标准化，分类编码的本体化，以及修订过程的包容性和透明化。在精神与行为障碍章节修订的过程中，以临床实用性为首要目标，在诊断单元上充分考虑疾病特征的同质性，并经过大量严谨的全球多中心临床研究验证分类的有效性和实用性，意在为临床实践提供更好的思考方式和诊断思路，预计ICD-11投入使用后可能会在以下方面产生深远的影响：首先，修订后的分类强调疾病的同质性并趋于精简，如在精神分裂症和人格障碍的诊断中引入症状或维度评估以取代具体分型，将均具有神经系统症状的分离性障碍归于一个诊断单元，强调神经发育障碍的终生性。这些改进将提高临床诊断效率，减少精神疾病之间的共病；其次，研究领域标准促进了ICD和DSM系统的一致性，尽管两者在某些疾病分类方面仍有差异，但彼此已经极具兼容性，这将极大地促进使用这两种系统进行诊断和研究的精神卫生专业人士之间的良性交流；最后，物质使用和成瘾行为所致障碍的分类变化充分体现了精神卫生领域的公共卫生问题日益凸显，疾病分类的改变将进一步改进公众对疾病的认识，提高专业人士的意识，并最终促进个体的全面健康。

二、美国诊断分类体系——DSM系统

（一）历史沿革

美国对于精神疾病的分类最早起源于1840年左右，主要目的是在人口普查中获取统计数据。当时除了躯体疾病以外，还包括一类别为"痴傻/癫狂（idiocy/insanity）"，大致相当于精神发育迟缓及重性精神病。1880年的人口普查中包括了7种精神疾病，躁狂、忧郁、偏执狂（monomania）、麻痹、痴呆、间发性酒狂、癫痫。这些诊断类别后来被美国医学-心理学协会（1921年改为美国精神病学会）所采用。

1917年，美国医学-心理学协会与全国精神卫生委员会合作，出版了《供精神病院使用的统计手册》。与此同时，它与纽约医学科学院（New York Academy of Medicine）合作，出版了《美国综合医学指南-精神疾病分册》，对精神疾病的命名与分类进行了标准化。

第二次世界大战期间，美国陆军的精神科医生需要参与对军人甄选及治疗，因此军队的总医

务署发行了一份名为《医疗203》(medical 203)的文件，后来这一文件被其他军种及退伍军人管理局广泛使用，并陆续被不同的机构所修订。由于缺乏统一的体系，致使不同的修订版同时在使用，造成命名及分类的混乱，且与国际的分类无法接轨。

1948年，世界卫生组织(World Health Organization，WHO)国际疾病、伤残、死因统计分类手册第六版(ICD-6)出版。美国精神医学会认为其中第5章"精神病，神经症和人格障碍"不太适合美国的诊断分类需要，于是APA在1952年出版了第1版《精神障碍诊断与统计手册》，即DSM-Ⅰ。DSM-Ⅰ只有32页，包括了108种障碍的描述，其中若干诊断类别后来发现属于神经科疾病或内科疾病，在修订版中被删除。所以在DSM-Ⅰ中真正属于精神障碍的可能不到100种。另外，由于当时的整个学术氛围受到Adolf Meyer精神生物学观点的影响，很多诊断分类强调对环境或刺激的"反应性"。

随着ICD系统的更新，为与ICD-8接轨，APA对DSM-Ⅰ进行了修订，于1968年出版了DSM-Ⅱ。总体上DSM-Ⅱ与DSM-Ⅰ相差不大，但其中关于很多"反应性"的表述被删除。

DSM-Ⅲ的出版也是为了与ICD的修订同步。ICD-9于1975年出版，1978年实施。DSM-Ⅲ的相关工作起步于1974年，最终版于1980出版发行。与前两版相比，DSM-Ⅲ有很多重要的创新，包括增加了明确的诊断标准、多轴评估系统，并淡化了疾病的病因学的描述。为达到这一点，DSM-Ⅲ修订团队花费了大量的精力，对诊断标准进行了现场测试，并编写了许多供临床或研究使用的精神科会谈工具。

后来，根据实践经验及反馈，修订团队又对其中分类系统中不一致的情况及诊断标准不明确的情况进行了修订，于1987年推出了DSM-Ⅲ的修订版，即DSM-Ⅲ-R。

DSM-Ⅳ于1994年出版。这一版的修订总共有1 000多人参与，并涉及美国APA之外的多个专业团体或机构。其中相当大的工作量是对现有的文献进行全面的复习，保证修订部分有比较充分的实证支持。这一版的修订比较大，很多旧的诊断类别被删除，并增补了不少新的诊断类别，

还有很多诊断类别被重新组合、归类。诊断标准及文本的表述也有诸多修订。另外，DSM-Ⅳ的修订组与ICD-10的工作组配合密切，使得两个诊断体系总体比较接近。

（二）DSM-5分类系统

1. DSM-5的特点 DSM-5于2013年5月获得美国精神医学学会理事会的批准，正式出版发行。这一版距离1994年DSM-Ⅳ的出版间隔了19年。DSM-5的修订由DSM-5专家工作组牵头，下设13个工作组。来自39个国家的400余位专家参与了这一修订。修订的核心目的是弥补DSM-Ⅳ的不足，同时反映近20年来的科研及临床工作的成果，以保证患者能够得到更好的诊断及治疗。DSM-5是基于DSM-Ⅳ-TR的修订，依然具有明确的诊断标准，包括精神障碍的命名以及详细的解释。且这一版增加了电子版，便于快速参考。从大体结构上看，DSM-5包括如下3部分以及附录：

第一部分：DSM-5基础，本部分相当于全书的概述部分，对DSM-5的目的、结构、内容及如何使用进行了简要的介绍。下设三个小节：①概述；②手册的使用；③DSM-5应用于司法鉴定时的注意事项。

第二部分：诊断标准及编码。DSM-5中列举的精神障碍诊断标准及各章名称如表2-2-1所示。

可能成为临床关注焦点的其他状况一章包括原来属于轴Ⅳ的一些类别，代表了临床诊断的关键因素，因此被一一列出，如关系问题、虐待与忽视、教育与职业问题、住房与经济问题、与社会环境相关的其他问题、与犯罪相关或与法律系统互动的问题、咨询和医学建议的其他健康服务、个人史的其他情况等。

第三部分：新兴的评估工具及模式，这一部分介绍了很多临床评估的工具，精神障碍的文化背景以及需要进一步研究的新诊断模式，如人格障碍诊断（见后述）。

2. DSM-5分类结构的调整及遵循的原则 DSM-5的分类总结构尽可能反映了近20年来神经科学及遗传学领域针对不同精神障碍的研究进展。比如，遗传研究显示，精神病性障碍（如精神分裂症）与心境障碍（尤其是双相障碍）的遗传易感性具有相当大的重叠，因此，在DSM-5中除了

表 2-2-1　DSM-5 中精神障碍诊断名称

各章名称
神经发育障碍
精神分裂症谱系及其他精神病性障碍
双相及相关障碍
抑郁障碍
焦虑障碍
强迫及相关障碍
创伤及应激相关障碍
分离性障碍
躯体症状及相关障碍
喂食及进食障碍
排泄障碍
睡眠 - 觉醒障碍
性功能失调
性别烦躁
破坏性、冲动控制及品行障碍
物质相关及成瘾障碍
神经认知障碍
人格障碍
性欲倒错障碍
其他精神障碍
药物所致的运动障碍及其他不良反应
可能成为临床关注焦点的其他状况

将神经发育障碍列为第一章，精神分裂症谱系及其他精神病性障碍排在较前面，接下来是双相及相关障碍（在 DSM-5 中与单相抑郁障碍相独立），然后是抑郁障碍。

对某一特定的诊断类别而言，进一步分型也同样秉承这一原则，即更多地基于神经科学研究的证据而较少根据症状的表现。如前所述，孤独症谱系障碍及注意缺陷 / 多动障碍现在均属于神经发育障碍这一大类中，而 DSM-Ⅳ 中一些"通常在婴儿、儿童或少年期首次诊断的障碍"现在则分别见于 DSM-5 的相关章节。"强迫及相关障碍"一章则包括拔毛障碍，在 DSM-Ⅳ 中原本属于"其他未分类的冲动控制障碍"。之所以这么划分，主要是因为拔毛障碍与强迫障碍以及其他专注于身体的重复性病态（如皮肤搔抓障碍）在症状表现、共患病特点以及家庭特点方面与 DSM-Ⅳ 中的强迫障碍非常相似；相反，它们与原来在 DSM-Ⅳ 中归于一类的病理性赌博、间发性暴发障碍、偷窃狂以及纵火狂等则相似程度不大。

与上述的其他儿童精神障碍一样，DSM-Ⅳ 中的焦虑障碍现在也散见于若干个不同章节，如焦虑障碍（如惊恐障碍）、与强迫观念或强迫行为相关的焦虑（如强迫障碍）、与创伤或应激相关障碍（如创伤后应激障碍）以及以分离性症状为特征的障碍（如分离性遗忘）。

此外，DSM-5 的结构也反映修订者的宏观思路，即有意将那些病前人格特质相似的障碍或较常共患的诊断类别安排在一起，如神经发育障碍、精神分裂症谱系及其他精神病性障碍。双相障碍则被安排在介乎精神分裂症谱系与其他精神病性障碍及抑郁障碍中间。就总体上看，抑郁障碍、焦虑障碍、强迫及相关障碍、创伤及应激相关障碍以及分离性障碍均属于所谓"情绪及内在化障碍"，其共同的特点是脱抑制水平较高、精神质以及负性情绪等。躯体化障碍也常常与内在化障碍相共存，而属于这一类的障碍包括躯体症状与相关障碍、创伤及应激相关障碍、喂食及进食障碍、睡眠 - 觉醒障碍及性功能失调等。与内在化障碍相对应的是外在化障碍，包括破坏性、冲动控制及品行障碍、物质相关及成瘾障碍等。

3. DSM-5 分类中不同维度整合的问题　虽然在 DSM-Ⅳ 的前言中明确说明，精神障碍的不同类别之间并不是真正的完全独立、相互分开，但这一分类方法本身往往给人们一种错觉，觉得不同类别的精神障碍各自独立，且相互可以明确区分。事实上，在医学的其他领域，许多临床状况的诊断并不采用"病或非病"这一简单的二分法，相反，往往采用连续的维度方式进行描述，常见的例子如血胆固醇的浓度及糖化血红蛋白的水平。为体现这一原则，DSM-5 在采用分型法的基础上，也同时对一些诊断采用维度评估法。虽然从总体上看，DSM-5 的诊断仍然遵循类别分类法，但具体到分类标注语、亚型、严重程度评估以及横断面症状评估等方面，则体现了维度评估法，以帮助临床工作者充分了解症状的严重程度，更完整地提供简单的类别诊断无法涵盖的内容。

比如，在使用抑郁障碍、双相以及相关障碍的诊断时，可以使用新增加的"伴焦虑痛苦"作为分类标注语，因为伴有这些症状可能构成特定的临床亚型，甚至导致功能损害。这一分类标注语也同时有助于治疗方案的选择，疗效的观察与随访，使临床工作者及研究人员对伴随焦虑症状的心境障碍有所关注。而所有这些在 DSM-Ⅳ 中都未涉及，因为在 DSM-Ⅳ 中这些临床特征均被笼统地划入"其他处未分类"（NOS）。DSM-5 中的严重程度标注语更准确地反映临床表现，对治疗方案的制订可能更具有指导意义，因为轻度和中重度障碍的治疗方案往往不同。如就抑郁障碍而言，轻度往往只需心理社会干预，而中重度抑郁障碍则可能需要药物治疗以及其他的生物学治疗。

DSM-Ⅳ 中的一些障碍经过整合，形成 DSM-5 中的谱系障碍。最受瞩目的是孤独症谱系障碍，包括 DSM-Ⅳ 中孤独症、Asperger 综合征、儿童期瓦解性障碍以及其他未分类的广泛发育障碍。之所以作此修订，主要是针对 DSM-Ⅳ 分类中上述障碍诊断的一致性相当低，无法将它们完全分开。在 DSM-5 中，虽然把它们纳入一个大类中进行描述，但同时使用了许多标注语，以说明某一个体有无智力损害、有无结构性语言障碍、有无共患躯体疾病（如癫痫）、有无丧失业已形成的技能等。以此标准，DSM-Ⅳ 中的 Asperger 综合征，在 DSM-5 中则可能被诊断为孤独症谱系障碍，同时标注语有"不伴有智力损害""不伴有结构性语言障碍"。

最后，DSM-5 引入了维度评估法，其目的是鼓励进一步研究及积累临床经验。这种评估法可不受诊断类别的限制，采用横断面定量的方法进行跨诊断类别的评估。这一评估法鼓励临床医生在评估患者时，先不考虑患者的诊断类别，而是对症状作总体的评估，尤其侧重于如下几类症状：心境、焦虑、睡眠以及认知。如果患者具有某一方面的症状（如焦虑症状），那么进行第二级更具有针对性且更深入的评估。如果经第二级的评估后患者符合某一特定的诊断类别，则需要进行第三级维度评估，以确定症状的严重程度。举例来说，某患者在进行第一级评估时发现其有抑郁心境，然后医生采用自评量表让患者进行评估，结果提示患者可能有抑郁症状，达到一定的严重程度，且经过临床评估后觉得患者符合重性抑郁障碍的诊断标准，于是患者被诊断为重性抑郁障碍。然后，医生可使用某些被广为接受的评定量表，评定患者的基线严重程度，并在此后定期评估，以观察疗效。在目前的版本中，第一级横断面评估在印刷版中可以找到，而关于第二、第三级的评估则只有电子版，读者可根据需要下载。

4. DSM-5 的其他重大修订　与 DSM-Ⅳ 相比，DSM-5 虽然修订相当大，但并非对 DSM-Ⅳ 推倒重来，多数分类仍然依据 DSM-Ⅳ。从某种程度上看，DSM-5 是对 DSM-Ⅳ 中所列障碍的重新排列组合。篇幅所限无法一一列出修订的内容，此处仅对比较重要或较受重视的部分略作介绍。首先，DSM-5 的一个重大修订是摒弃了 DSM-Ⅳ 的多轴诊断系统，而将所有的诊断（包括躯体疾病诊断以及人格障碍的诊断）放在一起，因此临床工作者需要根据自己的判断，而决定多个诊断的先后顺序，原来的第 5 轴功能大体评定量表也一并被摒弃。其次，编码的诊断类别从 372 个降低到 324 个。第三，DSM-5 在命名方式上出现许多变化。DSM-5 根据来自不同组织，尤其是一些患者权利组织的反馈，对一些诊断名称进行修改。比如，由于多数人认为"精神发育迟滞（缓）"具有一定的贬义，经广泛讨论，现改为"智力障碍（智力发育障碍）"。之所以使用这一双重名称，是由于智力障碍是美国法律用词，且在专业杂志及一些维权团体中均广泛使用。之所以保留智力发育障碍，是由于这一术语为 ICD-11 所采用。如前所述，物质滥用和物质依赖这一术语在 DSM-5 已经消失，代之以物质使用障碍（substance use disorder）。与物质相关一章的题目也被改为"物质相关及成瘾障碍"，并且扩展了"非物质相关障碍"（包括赌博障碍等），以期与 ICD-11 接轨。此外，同样为与 ICD 的用语接轨，DSM-Ⅳ 中"其他处未分类"这一类别被改称为"其他特定的"（other specified）及"非特定的"（unspecified）两个类别。"一般躯体情况所致"改为"另一躯体状况所致"。第四，不再分列精神分裂症的各个亚型，而代之以使用多种对症状、病程特定进行描述的标注语，比如需要列举患者是否具有紧张症特征。

与 DSM-Ⅳ 相似，DSM-5 同样包括了一些需要进一步研究的类别，这些类别虽然没有被列为正式的诊断，但具有临床意义。比如轻微精神病综合征（精神分裂症的前驱期）、网络游戏障碍、非自杀性自伤、自杀行为障碍等。需特别说明的是，由于这些障碍不属于正式的诊断类别，在美国往往不属于医疗保险覆盖的范畴。

以下对其他一些比较重要的修订进行分别介绍：

（1）对 DSM-Ⅳ 诊断类别的分开与合并：在 DSM-5 中，对 DSM-Ⅳ 的有些诊断类别进行了合并，其中较受关注的是孤独症谱系障碍（autism spectrum disorder, ASD），DSM-5 中 Asperger 综合征不复存在，代之以对不同患者的症状进行编码。另外，DSM-5 中增加了躯体症状及相关障碍，基本取代了原来的躯体化、疑病症、疼痛障碍以及未分化的躯体形式障碍；如此一来，许多原来符合疑病症的患者，现在可能符合新的疾病焦虑障碍（illness anxiety disorder）的诊断。

DSM-Ⅳ 明确列举了依赖及滥用的诊断标准，而在 DSM-5 中对二者进行了合并，共称为物质使用障碍，这主要在于 DSM-Ⅳ 的滥用与依赖在临床上往往难以区分，且滥用与依赖一词多少带有贬义。此外，为与 ICD 接轨，DSM-5 加上严重程度编码，轻度物质使用障碍相当于 ICD 中的滥用，而中度到重度则大致相当于物质依赖。（表 2-2-2）

另一方面，DSM-5 对 DSM-Ⅳ 中的一些诊断类别进行了进一步拆分。比如，对 DSM-Ⅳ 中反应性依恋障碍进一步分为两个亚型——"情感退缩 / 抑制型"及"任意社交 / 脱抑制型（indiscriminately social/disinhibited）"。虽然两型在病因上相似（缺乏可靠的、关爱的成长环境），但二者的临床表现、病程及治疗均有不同，故将二者分列。与之相似的是，DSM-5 中将 DSM-Ⅳ 中与呼吸相关的睡眠障碍具体划分成若干亚型，且各自有明确的诊断标准（如阻塞性睡眠呼吸暂停低通气、中枢性睡眠呼吸暂停及睡眠相关的通气不足），且这样的分类与《睡眠障碍国际分类》（第 3 版）也相一致。

（2）分类标注语及亚型：与 DSM-Ⅳ 相似的是，DSM-5 也使用了大量的分类标注语（specifier），且使用的更为广泛。与亚型的分类相结合，可以更好地描述某一患者的特定亚型及特点，包括其对治疗方案的制订以及预后的影响。在 DSM-5 中，分类标注语使用得到了进一步扩展，使得对很

表 2-2-2　DSM-5 对 DSM-Ⅳ-TR 中一些障碍的合并

DSM-Ⅳ-TR	DSM-5	备注
表达性语言障碍及或混合接受性语言障碍	语言障碍	加标注语
孤独症障碍，Asperger 综合征，儿童期解体障碍，Rett 综合征	新的名称，孤独症（自闭症）谱系障碍	Asperger 综合征不再单列，Rett 综合征被删除
共享精神障碍及妄想障碍	合并为妄想障碍	—
紧张型、解体型、偏执型、残留型及未分化型精神分裂症	精神分裂症；如有紧张症特点，则注明	DSM-5 中不再列出精神分裂症的临床亚型
双相障碍，最近发作为混合型	双相障碍，纳入双相Ⅰ型或Ⅱ型障碍中，使用未分型的标注语，"伴混合特征"	DSM-5 未单独编码
伴有及不伴有广场恐怖症的惊恐障碍	惊恐障碍	—
分离性神游及分离性遗忘	合并为分离性遗忘症	—
躯体化障碍，未分化的躯体形式障碍以及疼痛障碍	类别名称改为躯体症状障碍	原有的疑病症现归入此类
原发性失眠以及其他精神障碍所致的失眠	合并为失眠障碍	—
原发性睡眠过多以及其他精神障碍所致的睡眠过多	合并为嗜睡障碍	—
睡行障碍以及睡眠惊恐障碍	改为非快速眼动睡眠唤醒障碍	—
阴道痉挛与性交疼痛障碍	合并后改称生殖器 - 盆腔痛 / 插入障碍	—
性厌恶	归入其他特定的性功能失调	记录特定原因（性厌恶）来表示
物质滥用与物质依赖	合并为物质使用障碍，根据严重程度分为轻度、中度及重度，编码根据涉及的物质不同而不同	—
多种物质依赖	归入物质相关障碍	—

多障碍能够进行维度方面的评估。比如,在"抑郁障碍"以及"双相及相关障碍"两章中,均新增加一个新的分类标注语项,"伴混合特征",以取代 DSM-Ⅳ 中的"双相Ⅰ型,混合发作",这主要是考虑到在阈值下抑郁与躁狂混合状态相当常见,且在治疗策略方面可能有特殊考虑。如果沿用 DSM-Ⅳ 的标准,要求必须同时符合重性抑郁障碍和躁狂综合征的全部标准才可诊断混合状态,那么这些患者大多得不到诊断。另需说明的是,在 DSM-5 中"伴混合特征"既可用于重性抑郁障碍,也可用于双相障碍。

DSM-5 中的重度神经认知障碍(MNCD)与 DSM-Ⅳ 中的痴呆大致相对应。不过,DSM-5 对诊断标准进行了一定的修订,同时也包括轻度的神经认知障碍。除了重度及轻度神经认知障碍(NCD)的核心标准之外,DSM-5 还根据病因的不同,列举了 10 个临床亚型,且分别进行了叙述。这 10 个亚型除了目前已知的病因不同外,其诊断标准及临床特征相差不大。但 DSM-5 的制定者认为,这样的分类仍然具有重要意义,因为随着尸检、病理及临床特征了解的深入,这一分类有可能更好地指导临床及研究。

(3)新增的障碍:根据多方建议以及严格的审查,包括依据来自神经科学领域的研究,以及这些新增类别是否具有临床需要以及对公共卫生以及政策的影响,DSM-5 增加了若干类别,它们主要是基于 DSM-Ⅳ"需要进一步研究的临床状况"一章。

比如,囤积障碍主要指过度囤积一些经常属于毫无用处的物品(包括垃圾),且通常破坏患者及共同生活者的生活环境。破坏性心境失调障碍是一种新的类别,其核心特征是慢性、严重的而持续性的易激惹,表现为反复的脾气暴发,言语(如言语暴力)和/或行为(如以肢体攻击他人或财物),其强度或持续时间与所处情况或所受的挑衅完全不成比例。这一增加主要是应对长期以来一直辩论不休的问题,即儿童及青少年中的慢性易激惹症状是否属于儿童的双相障碍。由于儿童双相障碍的患病率近十几年来在美国快速上升,DSM-5 的儿童及青少年障碍工作组对经典的双相障碍以及根据持续性(非发作性)易激惹进行诊断的双相障碍进行比较,主要包括其自然史

及治疗研究,并决定有理由将二者进行区分。因此,在 DSM-5 中,如果仅有极端的行为失控,且仅有持续性易激惹症状,则不再符合双相障碍的诊断,而应考虑是否为破坏性心境失调障碍。其他几个从 DSM-Ⅳ 附录章节中升格为独立诊断类别的有暴食障碍、经前期烦躁障碍、不安腿综合征以及快速眼动睡眠行为障碍。

(4)DSM-Ⅳ 某些项目的删除:DSM-5 修订过程争议最大的莫过于在重性抑郁障碍诊断标准中,不再需要排除居丧反应。在 DSM-Ⅳ 中,如果某个体符合重性抑郁障碍症状标准,但如果该个体处于亲人丧亡后 2 个月内,则不应诊断重性抑郁障碍。但这一做法恰恰也使得很多符合重性抑郁障碍诊断标准的个体无法获得及时有效的治疗。此外,对居丧反应规定 2 个月这一时间也比较武断,因为其他一些重大丧失(如失业等)同样可促发抑郁症状,是否也需要有 2 个月的时间限制?是否应与重性抑郁障碍相区别?正是基于此,DSM-5 去除这一排除标准,代之以更具描述性的指导语,以鉴别正常的居丧(丧痛)与临床抑郁障碍。

(5)DSM-5 最新(2018)的修订:2018 年 10 月,美国精神病学会根据 DSM-5 出版后 5 年左右的反馈,出版了一份 80 页的修订更新报告——《DSM-5 更新》。其主要内容包括关于 DSM-5 诊断与 ICD-10 诊断编码的对应、诊断标准的更新、文本部分的更新以及评估测量工具的更新。如果读者能够看到电子版,这些修订均已经在电子版中得到反映。

关于诊断标准的更新部分,临床上比较重要的例子有:①双相障碍部分,原文中关于"有目的的活动增多或精力旺盛"的表述改为"活动增多或精力旺盛",不再强调活动是否为有目的;②短暂精神病性障碍中,原来的标注语"伴产后起病"改为"伴围生期起病";③双相Ⅱ型障碍中,原标注语后面标有"仅适用于重性抑郁发作",修订后这一表述改为"适用于所有临床情感发作";④在抑郁障碍及焦虑障碍两章中,其他特定的抑郁(焦虑)障碍及未特定的抑郁(焦虑)障碍的诊断标准中,加入排除适应障碍的表述:"不符合伴有抑郁心境、或伴有焦虑及抑郁心境混合特征的适应障碍的诊断标准";⑤适应障碍中,增加了病程(急

性与慢性)的标注语,急性是指病程不长于 6 个月,慢性则指病程为 6 个月或更长。

(6) DSM-5 与 ICD-11 的关系:DSM-5 与 ICD-11 的修订几乎同一时间开始。两个分类委员会在成立伊始,就达成共识,成立一个 WHO/APA 同步协调(harmonization)委员会。但由于二者的工作进度不同,导致二者的出版时间相差很多。DSM-5 已经在 2013 年正式批准出版,而 ICD-11 在 2019 年才正式出版。

为了使得两个分类有所协调,ICD-11 在很多方面尽量与 DSM-5 靠拢,避免大的分歧。实际上,很多 DSM-5 编写组的成员同时也是 ICD-11 各个分委员会的成员。但是,由于 ICD 需要考虑 WHO 各成员国的情况,照顾各方面的传统与实践,同时需要与 ICD 以前的版本有所连续,二者的不同仍然很明显。限于篇幅,此处只能列出其比较重要的异同。当然,本处的比较是基于 ICD-11 的征求意见版,最终版或许会有所改变。

1) ICD-11 和 DSM-5 两个系统总体的结构:即 ICD-11 的总体结构(metastructure)与 DSM-5 的基本框架大体吻合。不同的一点是,ICD-11 有一节称"心境障碍",而在 DSM-5 中则分为两章:"双相及相关障碍"及"抑郁障碍"。另外两个大的不同是,ICD-11 将 DSM-5 中的睡眠 - 觉醒障碍从精神障碍中分出,单独列为一章(第 7 章),其主要的考虑是一些 DSM-5 中的睡眠 - 觉醒障碍(如发作性睡病)实际上不只属于精神障碍,也属于神经科疾病;同样,ICD-11 将 DSM-5 中与性功能相关的障碍单独列出一章(第 17 章),称为性健康相关情况(conditions related to sexual health),其中包括一些传统的性功能障碍(如性交痛疾患)。

2) 诊断标准方面:与 DSM-5 不同,ICD-11 不明确列出严格的诊断标准,也没有死板的诊断流程,相反,它使用《临床描述和诊断指南》(Clinical Descriptions and Diagnostic Guidelines,CDDG),从而给临床工作者一定的灵活空间。比如关于惊恐障碍的症状标准中,DSM-5 明确需要患者有 13 条症状中的至少 4 条,但 ICD-11 则列出 9 项的症状,仅要求患者存在"若干下述症状"。同样,关于病程标准,ICD 的表述为"若干星期",而 DSM-5 明确规定为 1 个月。

3) 人格障碍的维度诊断:两个系统最大的不同可能是关于人格障碍的诊断与分类。DSM-5 虽然尝试了对人格障碍进行维度的描述,但最终未能获得 APA 理事会的通过,而是沿用现有的类别诊断方法(包括 10 种人格障碍)。而在 ICD-11 中,则基本采用了人格障碍的维度诊断法。ICD-11 首先将人格障碍分为轻度、中度及重度三类,同时列出 5 个关于人格特质的维度描述,包括以负性情绪(negative emotion)为突出特征、以分离特点(separation characteristics)为突出特征、以脱抑制(derepression)为突出特征、以强迫刻板(anankastic)为突出特征以及以疏离感(detachment)为突出特征。除了人格障碍之外,ICD-11 还单独列出一类称为人格困难(personality difficulty),指一些人由于其人格特点在某些方面造成困难,但尚未达到人格障碍的严重程度。

4) 精神分裂症的诊断方面:ICD-11 要求的病程是 1 个月,而 DSM-5 为 6 个月,且 ICD-11 没有"精神分裂症样障碍"的诊断。ICD-11 同时也取消了功能障碍的要求。在症状方面,ICD-11 要求在所列的 7 项活跃期症状中至少有 2 项(其中包括严重的解体症状、被控制体验、思维插入等)。另外,ICD-11 对精神分裂症的严重程度的评定涉及 6 个维度(不同于 DSM-5 的 5 个维度),包括阳性症状、阴性症状、抑郁症状、躁狂症状、精神运动性症状及认知症状。

5) 新增诊断方面:DSM-5 新增加的破坏性心境失调障碍(disruptive mood dysregulation disorder,DMDD),在 ICD-11 未单独分类。ICD-11 中将其归为对立违抗障碍(oppositional defiant disorder,ODD)的一个亚型,其标注语为"伴慢性易激惹 - 愤怒"。

6) 物质相关及成瘾障碍章节:与 DSM-5 不同的是,ICD-11 包括了物质有害性模式(harmful pattern of substance use),大致相当于 DSM-5 中的轻度物质使用障碍及物质依赖两个类别。ICD-11 中的有害性使用模式与 ICD-10 的有害使用不同,因为 ICD-11 中的有害性使用模式除了包括对自己的危害,还包括对他人(如胎儿、家人或交通事故中受害人)的危害。另外,在 ICD-11 中,物质所致的精神障碍(如抑郁或焦虑障碍)保留在相应的物质类别中,如酒精所致的抑郁障碍归在酒精相关障碍一节中,而在 DSM-5 中,则根据其临床表现，归到相应的临床障碍中，如将酒精所致的抑郁障碍分到抑郁障碍一章中。

7）特殊的章节：ICD-11 中包括几个在 DSM-5 不存在的诊断类别，这主要是照顾 WHO 不同成员国或不同文化的要求，某些诊断在某些国家或地区仍然比较常用。这些诊断包括嗅觉牵连障碍（olfactory reference syndrome，其特征是某些人错误地觉得自己有过重或令人不快的体味，并造成痛苦过程功能损害）、复杂性创伤后应激障碍（complexity post-traumatic stress disorder，CPTSD）（主要是指经历长期慢性创伤经历后出现的一组症状，而一般的 PTSD 则往往出现于某一特定的创伤事件）、延长哀伤障碍（指亲人亡故后居丧反应持续 6 个月以上者）、出神障碍（trance disorder）、附体出神障碍（possession trance disorder）及部分分离性身份识别障碍（partial dissociative identity disorder）。

（徐一峰 汤宜朗 陈剑华）

参 考 文 献

[1] American Psychiatric Association. Diagnostic and statistical manual of mental disorders: DSM-5. Washington, D.C.: American Psychiatric Publishing, 2013.

[2] Cross-Disorder Group of the Psychiatric Genomics. Identification of risk loci with shared effects on five major psychiatric disorders: a genome-wide analysis. Lancet, 2013, 381（9875）: 1371-1379.

[3] Krueger RF. The structure of common mental disorders. Archives of general psychiatry, 1999, 56（10）: 921-926.

[4] Lord CE, Petkova V Hus, W.Gan, et al. A multisite study of the clinical diagnosis of different autism spectrum disorders. Arch Gen Psychiatry, 2012, 69（3）: 306-313.

[5] Stein DJ, Grant JE, Franklin ME. Trichotillomania（hair pulling disorder）, skin picking disorder, and stereotypic movement disorder: toward DSM-5. Depress Anxiety,

2010, 27（6）: 611-626.

[6] 黄晶晶, 赵敏, 肖泽萍, 等. ICD-11 精神与行为障碍（草案）诊断类别与标准修订进展. 中华精神科杂志, 2017, 50（5）: 340-344.

[7] 世界卫生组织. ICD-10 精神与行为障碍分类研究用诊断标准. 刘平, 许又新, 译. 北京: 人民卫生出版社, 1995.

[8] World Health Organization. ICD-11 for Mortality and Morbidity Statistics（ICD-11 MMS）2018 version. （2018-12）. https://icd.who.int/browse11/l-m/en

[9] 陆林. 沈渔邨精神病学. 第 6 版. 北京: 人民卫生出版社, 2018.

[10] Gelder M, Mayou R, Cowen P. 牛津精神病学教科书. 第 4 版. 刘协和, 袁德基, 译. 成都: 四川大学出版社, 2004.

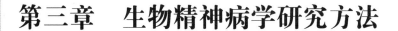

第三章　生物精神病学研究方法

第一节　精神疾病表型

一、疾病表型简介

精神疾病研究的关键目标之一是了解其表型组学特征，从而发现和采用高通量高维度的表型作为精神疾病诊断的有效生物学标记。精神疾病表型组学作为病理机制改变的重要基石，现有研究表征表型（"个体的全套表型"）的能力远远落后于表征基因组的能力。尽管在揭示生物现象方面基因组的数据分析已取得了成功，但在大多数情况下，它们只是补充而并不能代替表型组学特征。精神疾病高通量表型受到越来越多学者关注，使用高维数据的概念、分析法和生物信息学正在迅速发展，旨在产生各项层面联系起来的有效动态模型（从基因、细胞、器官到整个有机体）。在大多数情况下，表型数据是精神疾病重要生物学结果的最有力预测因子。目前可以从现有的公共数据集中获得有价值的表型数据参考，其中包括艾伦脑图谱（allen brain atlas）、鼠连接组项目（mouse connectome）项目、开源连接组项（open connectome）、计算神经科学协作研究（CRCNS）数据共享项目、ModelDB 和人类连接组项目（human connectome）项目。

1. 什么是表型？

"表型"一词的当前用法，指整个生物表型。它由一名进化生物学家迈克尔·索勒（Michael Soulé）提出。我们现在将"表型组学"定义为在组织范围内获取高维表型数据。表型组学的定义类似于基因组学，我们近乎完全表征基因组，但表型组却不能，这是因为表型的信息含量远远大于基因组的信息量：表型因细胞而异，因时刻而异，因此永远无法完全表征。表型组学将始终涉及包括优先考虑要度量什么，以及在探索性目标和解释性目标之间取得平衡。为了解释高维的精神疾病表型数据，特别是当它们跨越多个层面的组织时，我们还需要一个表型概念框架。幸运的是这个框架可以建立在良好的传统用于分析表型数据的基础上，包括数量遗传学、进化生物学、流行病学和生理学，这些领域提供了良好工具来解释多个变异来源。

2. 为什么选择表型？

（1）探测基因型和表型组学图谱："表型组学"（phenomics）研究是未来遗传学研究的重要挑战。表型组学最常被我们用来证明能够追踪基因型与环境因素和表型之间的因果关系。对分离群体中个体的基因组和表型的研究可以用孟德尔随机化方法来实现。实际上，最近将基因组数据与表型定量变异数据相结合的表型学项目已在许多物种中启动（表 3-1-1），目的是了解基因型和表型组学图谱。表型数据对于获得基因型和表型组学图谱中遗传变异的多向效应至关重要。为了克服神经精神疾病中，由于表型定义造成的病因学研究的瓶颈问题，国际神经精神疾病表型协助组（consortium of neuropsychiatric phenomics，CNP）成立并开展了类似于人类基因组学的表型组学研究。CNP 通过组建一个跨学科的"未来研究团队"来推进 NIH 路线图倡议，以解决神经精神疾病研究中尚未解决的主要挑战。CNP 通过整合基础、临床和信息科学，利用新的表型组学 - 全基因组范围内的表型系统研究。神经精神疾病具有巨大的公共卫生意义，目前用于研究这些疾病的基础和临床研究策略之间存在广泛的差异。CNP 通过研究跨越诊断组的重要神经心理学表型来打破精神病综合征之间的人为界限，并通过研究不同物种的这些表型来桥接基础和临床科学。CNP 的最终目标是促进发现心理和神经系统表型变异

27

的探测基因型和表型组学图谱,阐明将人类基因组与复杂心理综合征联系起来的机制,并促进新型治疗方法的发展。

（2）鉴定复杂性状的遗传基础:目前的表型学研究主要采用范围广泛的常规低维测量方法,增加通过表型测量获得的定量信息是表型的一个重要目标。许多人类表型数据代表定性判断,但是潜在的状态是定量的。大多数表型的连续性和多变量性质表明,分类表型缺失信息,避免使用定性表型类别的愿望,是推动了寻找内表型和生物标志物的部分原因。对于许多表型,例如生物体的形状,或表型随时间的变化,表型被认为是最好的一种功能价值特性,而不是作为可用于捕捉函数形状的离散测量。基因组学的隐含前提是通过累积影响表型的所有遗传变异,可以最好地

研究遗传机制。遗传因果关系的细节非常复杂,证实使用以表型为中心的方法来研究遗传十分有效。全基因组关联分析（genome-wide association study, GWAS）研究已经揭示了有充分支持的关联,但这些只能解释一小部分表型变异。前瞻性研究表明,人类疾病的传统危险因素,如家族史、神经生化指标或认知功能指标,对许多疾病的预测比单核苷酸多态性（single nucleotide polymorphism, SNP）关联更有效。包括传统风险因素和预测遗传数据在内的模型在预测疾病方面充其量只比仅基于传统风险的模型略好。

（3）发现表型组学的网络模型:由于多基因、表观遗传学和心理生物学复杂性,寻找精神疾病敏感和特异性生物标志物或高效基因一直很困难。在这种情况下,疾病网络方法更适合于开发

表 3-1-1 　精神疾病表型组学项目

种类	描述	支撑	表型	基因型分型
人类	神经精神病学表型组学联盟（Consortium for Neuropsychiatric Phenomics）	美国国家卫生研究所（NIH）	脑成像、行为和认知表型	Northern Finland 队列,病例对照基因分型
	英国生物库（UK Biobank）,前瞻性研究 50 万人生物表型	信托基金（MRC, Department of Health, Wellcome Trust）	基线问卷和身体测量;储存血液和尿液,以便最终分析并与英国国民健康服务体系（NHS）的健康记录整合	为以后分析而采集的样品
	个人基因组计划（Personal Genome Project）的目的是招募志愿者进行基因组测序,并补充来自生物知识丰富的志愿者的表型数据	私人基金（private）	成像、细胞系和诊疗史	主要目标是基因组测序。一名参与者完成了测序
	行为科学新技术:数字表型（digital phenotyping）	移动终端设备	数字化表型（行为、认知、情绪）	—
	精神病学表型组学与基因组学机构（Institute of Psychiatric Phenomics and Genomics, IPPG）	—	与精神疾病相关的遗传和神经生物学决定因素	—
小鼠	小鼠表型数据库（MPD）收集常见近交系的表型信息;125 项已发表和 36 项未发表的表型	总体资金来自 NIH,但表型研究是单独资助的	品种繁多,不规范。没有密集的表现型	自交系 SNP 组合分型
	EuroPhenome 从任何小鼠表型研究中获取数据,包括欧洲小鼠疾病临床（EUMODIC）突变系和近交系表型筛选联盟。支持来自标准化屏幕欧洲小鼠表型资源的标准化表型（EMPRESS）	欧洲联盟	品种广泛,包括生理、形态和行为。图像和样本被保存下来,以供以后进行深入分析。表型主要是二元或有序的。样本大小可变	欧洲条件小鼠诱变（EUCOMM）
大鼠	国家生物资源工程大鼠已建立表型约 150 株。表现型进行集中	日本文部科学省	109 表型丰富多样,有利于生理和行为。许多定性的表型。标准化表型,样本量小	357 个简单序列长度多态性覆盖基因组

可以定义临床相关区别和重叠的"概况"或"网络"。美国脑科学研究计划(brain research through advancing innovative neurotechnologies,BRAIN)倡议将需要为神经科学数据开发新的统计模型,用于探索性分析了解数据中的潜在结构。在一系列措施方面取得了一些进展,例如系统级功能性脑成像(识别脑区功能连接和脑区异常活动或连接的节点,即使没有宏观的"神经系统"病变)和内分泌、神经心理、行为、症状基于功能的遗传变异数据。在这些日益复杂的网络中,最初的工作还包括代谢组学和脂质组学,下一步重要的是将所有这些类型和级别的分析等结合到计算和统计密集型的大规模模型中。事实上,目前正在开发一些初步疾病网络数据库和模型。

3. 跨生物层次的表型组学研究方法　对同一个体的所有这些表型类别的综合测量尤其具有挑战性,目前精神疾病最有前途的表型测量技术以及需要改进的方法如下:

(1)转录组和表观基因组学:以核酸为基础的转录组和表观基因组的测量是广泛的表型数据的来源,许多大型数据集在不同的物种中可用。基因表达谱被广泛应用于疾病诊断和预后预测等领域。然而,基因表达随细胞类型和发育阶段的不同而变化,获取密集的数据集是一个挑战。通常很难获得均匀的组织,特别是在表达罕见或短暂的情况下,或在难以获得的大脑组织中。RNA数据集已被广泛用于推断因果关系,但混合样本违反了这种推断背后的假设。目前正在开发适用于细胞内或单细胞检测的技术。

(2)蛋白质组学和代谢组学:蛋白质组学和代谢组学是分离、简化样品,然后用质谱法鉴定存在的化合物。样本处理时间往往是限制其获取的因素,这两种方法都集成了多种转录后和调控事件。蛋白质组学分析可以在样本中检测到大多数肽,尽管在复杂混合物中检测稀有分子仍然存在问题,代谢体比蛋白体要简单得多,但是代谢产物的结构还没有完全确定。典型的高通量代谢组学分析达到30种化合物。目前代谢组学相关研究已经发现了与精神疾病等表型可靠相关的代谢物。

(3)神经成像:神经成像是研究活体的理想方法,有许多技术可以从分子水平扩展到生物体的空间尺度。许多表型类的空间或时间数据,如形态学、行为、生理状态以及蛋白质和代谢物的位置,都可以通过成像获得详细的信息。磁共振成像(magnetic resonance imaging,MRI)和正电子发射断层扫描(positron emission tomography,PET)等现有技术的改进已经彻底改变了我们的能力,可以实现非侵入性地研究人脑的结构、分布和功能,如具有记录或刺激电极的诊断性脑监测,或正在接受用于治疗应用或研究性神经技术装置(例如脑深部刺激)。未来的一个重大挑战是开发先进的源成像技术,可以映射自发的大脑活动,包括健康受试者的静息态网络(resting state network,RSN),以及与神经或精神疾病相关的异常网络连接。此外,整合高时间分辨率的脑电图(或脑磁图描记术),具有高空间分辨率功能性磁共振成像(functional magnetic resonance imaging,fMRI)的源成像也将是一个重大机遇。总之,需要改善空间分辨率和/或时间采样人脑成像技术的发展,并更好地了解通常测量的人脑信号(fMRI,DW MRI,EEG,MEG,PET)的细胞机制,例如,通过将fMRI信号与神经元和神经胶质细胞分辨率的人群活动联系起来包含在成像体素内,或通过将DW MRI连接信息链接到轴突解剖结构。

(4)神经内分泌:神经内分泌技术最初被认为是精神疾病间接标记中枢神经系统边缘功能障碍的潜在"进入大脑的窗口"。研究表明神经肽和神经激素直接参与了精神疾病的发生、发展过程。神经内分泌研究可以评估疾病致病性过程和代偿性稳态机制引起的某一时刻的功能状态,这些重要的生理变化似乎是新型激素药物治疗的潜在目标。

(5)神经电生理:临床神经生理学领域的检查涉及测量大脑脊髓和神经的电功能。它可以给出精确的部位定义、病变的类型和程度,同时揭示有问题的异常情况。脑电图:丘脑皮质节律(脑波)的诊断测试,用于评估癫痫发作和中枢神经系统的各种异常,这是通过在头皮表面上连接电极以记录来自大脑皮层的电流来完成的;诱发电位:诊断测试评估中枢和外周神经系统的特定区域,包括视觉、听觉或体感诱发电位。

(6)多导睡眠图:多导睡眠图是斯坦福大学Holland医生于1974年首先使用,是持续同步记录睡眠中电生理和生理活动,辅助诊断睡眠疾病及进行睡眠医学研究的重要技术。多导睡眠图是用于诊断与睡眠行为障碍相关的疾病术中监测也有效的表型生物指标。

（7）认知功能：神经认知功能与细胞分子水平的神经基质的脑底物层中的特定区域，神经通路或皮质网络的功能紧密相关。大量研究发现精神疾病大脑的结构和功能与认知和行为相关的证据。神经认知缺陷是精神疾病、药物使用或脑损伤之后的认知功能的减少或损害，例如：注意、记忆、信息处理速度、思维和社会认知等功能受损。

（8）数字表型：数字表型是描述这种测量智能手机传感器行为，键盘交互以及语音和语音各种特征的新方法的术语。数字表型已经揭示了临床相关行为的新应用，精神病学需要更好地测量行为的几个领域进行测试。在临床试验中，智能手机数据被用作结果测量和分层变量，可能成为基于测量的护理的潜在途径，使护理管理者能够监测缓解和复发。对于尚未尝试过这种方法的人群，有可能改善风险预测。将来数字表型与在线心理社会干预相结合可能会改变全球心理健康。精神病学可能是开发这种新表型分析方法的源头，行为、认知和情绪是人类疾病的关键因素，客观持续测量这些因素的方法可能会改变我们评估糖尿病、痴呆症和一系列慢性疾病的风险和恢复能力的方式。在接下来的十年中，随着基因组学的革命继续发挥作用，基于数十亿人已经使用的技术，可能会产生大规模对数字表型的新见解。

二、疾病表型研究进展

研究域标准（research domain criteria，RDoC）是美国国立精神卫生研究院（National Institute of Mental Health，NIMH）提出的一种新的研究框架。它整合了从基因组、脑回路到行为评估多水平的信息，探索人类行为从正常到异常的基本功能维度。

在此之前，精神疾病的研究是以临床诊断为表型单元展开的，美国精神障碍诊断与统计手册（*Diagnostic and Statistical Manual of Mental Disorders*，DSM）和国际疾病分类（*International Classification of Diseases*，ICD）是其操作性指南。然而随着生物精神病学的迅速发展，越来越多的研究显示这种诊断方法存在缺陷。一方面精神障碍常存在异质性，即一病多因，某种精神障碍或某种表型可能由不同的病因导致。另一方面共病也是一个重要的问题，即多病同因，患有一种精神障碍增加患另一种或多种精神障碍的风险。此外，越来越多的研究发现精神症状是维度性的而非类别性的，精神障碍是数量性状的极端表现。

因此，美国国立精神卫生研究院（National Institute of Mental Health，NIMH）2009年启动了"研究域标准计划（research domain criteria project，RDoC）"，目标是跨越传统定义的精神障碍确定基本的功能维度，促进基础神经生物学和行为学研究的快速发展，向更好地整合理解精神病理的方向转化，从而发展新的和最佳的精神障碍治疗方法。

目前的RDoC由人类功能的六个主要维度构成，包括情绪、认知、动机、觉醒、社会行为和新近增加的感觉运动维度。在每一个维度之内是行为单元、过程、机制和反应，称为"结构"，组成一个功能维度的不同方面。结构从功能正常到异常进行研究，认为受到外环境和神经发育环境的影响。结构可用不同的方法进行测量，称为"分析单元"，分析单元可以包括分子、遗传、神经回路和行为评估。

RDoC的框架包括维度、结构和分析单元，是根据现有的研究创建的，随着研究的发展还会变化。下面描述了RDoC维度、结构的定义，结构定义是分别描述的，各维度之间存在交叉重叠。

维度一：负价系统。该系统主要负责对有害环境做出反应，如恐惧、焦虑和丧失。结构包括：①急性威胁（恐惧）；②潜在威胁（焦虑）；③持续威胁；④丧失；⑤挫折性的奖赏缺失。

负价系统主要与现行精神障碍诊断分类中的焦虑、抑郁、进食障碍相关，与其他精神障碍如孤独症等也存在重叠。负价系统中的一些结构如恐惧、焦虑、丧失可能涉及共同的神经回路，同时也与其他维度存在重叠，如焦虑以警觉性增高为特征，主要涉及杏仁核功能连接，由于其成分之一是反复思虑，也可部分归于认知系统的执行灵活性。对暴发性进食障碍的研究提示皮层边缘系统改变，神经内分泌失调和自我报告的负性情感。但是对负价系统的神经影像和生理研究还远远不足。

维度二：正价系统。正价系统主要负责对正性激励性的情况或环境做出反应，例如寻求奖赏、消费行为以及奖赏/习惯学习。其结构包括：①奖赏反应性；②奖赏学习；③奖赏评估。

正价系统涉及奖赏加工，反映了一系列概念上连续的过程：识别和实施能够获得成就和奖赏的行为。它特别与抑郁障碍的发病有关，多巴胺功能是这些过程的关键成分。中脑边缘通路（包括腹侧纹状体，特别是伏隔核，以及背侧纹状体）参与了正价系统的所有过程。除纹状体之外，眶额叶参与奖赏评估，背侧前扣带回参与评估获得奖赏需要付出的努力，腹内侧和背外侧前额叶负责评价努力和回报后的决策过程。

维度三：认知系统。认知系统负责各种认知过程。结构包括：①注意；②知觉；③陈述性记忆；④语言；⑤认知控制；⑥工作记忆。

认知系统研究的最多，是一个跨障碍的维度，多种精神障碍均存在认知系统的功能紊乱。例如和额下回厚度相关的反应抑制，既与 ADHD 症状持续相关，也与大麻使用频率相关。知觉组织障碍可存在于精神分裂症和其他神经发育障碍等。

维度四：社交过程系统。社交过程系统中介各种类型人际环境下的反应，包括感知和解释他人的行为。结构包括：①依附和依恋；②社会交流；③自我认知和理解；④对他人的认知和理解。

社交过程紊乱同样见于多种精神障碍，如抑郁障碍、进食障碍、分离性焦虑，然而最突出的还是与孤独症谱系障碍相关。将社交过程细分为上述结构有助于发展病因学为基础的个体化治疗。目前临床上对于社交过程是作为一个整体来评估，实际上对现有问卷如社交反应量表（social response scale，SRS）的因子分析发现也可以分为符合 RDoC 结构的几个因子，因此这种结构的区分有助于更深入地探索病因和精准治疗。

维度五：唤醒/调节系统。觉醒/调节系统负责神经系统的激活，适应各种环境，并为该系统提供恰当地稳态调节，包括能量平衡和睡眠。结构包括：①唤醒觉醒；②昼夜节律；③睡眠和觉醒。

唤醒/调节系统主要受中脑边缘多巴胺系统调节，其功能紊乱影响昼夜节律，可产生睡眠障碍。此外，觉醒系统的一些生理指标也与其他精神病理相关，例如中枢神经系统觉醒调节（脑电警觉相关指标）和自主神经系统活动（如心率）可以预测重性抑郁障碍（major depressive disorder，MDD）的缓解以及对 SSRI 类药物的治疗反应。

维度六：感觉运动系统。感觉运动系统主要负责运动行为的控制和执行，以及它们在学习和发展过程中的精细化。结构包括：①运动行动；②代理和所有启动、执行和控制有意行动、感受结果的感觉，以及对身体或身体的部分属于自己的感觉；③习惯习得的对内外刺激的刺激-反应模式；④先天运动模式。

感觉运动系统在神经系统当中处于较低级的位置，但与高级认知系统包括视听语言认知和理解、注意、认知控制都存在复杂的联系，涉及黑质、纹状体、小脑功能、眼动控制，特别是注意缺陷多动障碍研究的重点，精神分裂症的听幻觉也与该系统有关，也参与了一些神经系统疾病如帕金森病、抽动症等。

RDoC 的维度、结构和亚结构可以在不同的"分析单元"进行测量，它们共同构成了"RDoC 矩阵（the RDoC Matrix）"。以社交过程系统中社会交流的面孔交流感知为例，已有众多的研究描述了其在分子、细胞、脑回路和生理方面的相关特征、以及行为测量、自我报告和实验范式：①分子水平与多巴胺、脆性 X 智力低下蛋白（fragile X mental retardation protein，FMRP）、GABA、催产素、5-羟色胺、睾酮、加压素相关；②细胞水平存在面孔选择神经元、镜子神经元；③脑回路水平涉及杏仁核-脑干回路、额下回-岛叶-杏仁核/腹侧纹状体、眶额叶-前扣带回-杏仁核-纹状体、静息态脑网络等；④生理水平脑皮层电图额部不对称、面部肌电图、心率/血压/呼吸、局部脑血流改变、N170、N250、网络动态、瞳孔扩张、皮肤导电反应、惊跳反射；⑤行为测量行为观察/编码系统、眼球凝视检测、情绪识别、内隐模仿、扫视模式；⑥自我报告觉醒评估、面孔维度评估量表；⑦实验范式凝视线索、Penn 情绪识别（ER-40）。

RDoC 分析单元中还有一个是基因单元，2017年 5 月，工作组将其中的参考基因移除了。RDoC 维度和结构的基因组研究很有意义，但是目前该领域还缺乏强有力的关联证据，一般是要通过有足够把握度的全基因组关联分析获得，而非候选基因的方法。因此工作组会对相关的信息进行积极的再评价,并相应地更新 RDoC 矩阵。

总之,RDoC 框架还在不断发展中,最初经过了专家多次工作坊理清各个维度的定义和内涵。基于不同分析单元的研究结果将不断丰富着 RDoC 矩阵。RDoC 为以后的研究提供了基础,也为基于遗传和行为神经科学进行疾病分类提供证据。

(李 涛 杨 莉)

第二节 精神疾病遗传学研究方法

一、群体遗传学

群体遗传学(population genetics)是一门研究群体遗传结构及其变化规律的学科,重点探索生物群体(孟德尔群体)中,等位基因频率和基因型频率的分布与变化规律。孟德尔群体是由同一物种组成的较大的有性繁殖群体,群体内的个体间是随机交配的,遵循孟德尔遗传定律。医学研究群体遗传是要探讨遗传性疾病的发病频率、遗传方式及其基因频率和变化的规律,从而了解遗传性疾病在人群中的发生和演变的规律,为预防、监测和治疗遗传性疾病提供重要的信息和依据。

群体遗传学起源于英国数学家 G.H. Hardy 和德国医学家 W.Weinberger 于 1908 年提出的 Hardy-Weinberger 遗传平衡定律。英国数学家 R.A. Fisher、遗传学家 J.B.S. Haldane 和美国遗传学家 S. Wright 等建立了群体遗传学的数学基础及相关计算方法,从而初步形成了群体遗传学理论体系,群体遗传学也逐步发展成为一门独立的学科。

多数精神疾病属于多基因复杂疾病,个体表现为显著的遗传易感性,基因将疾病的易感性由父代传给子代。一般认为,多数精神疾病是由多个微效的易感基因交互,并与环境风险因素协同导致的。每个单个基因所起作用有限。一旦发现某种疾病具有显著的家族聚集性,接下来需要估算遗传度(heritability)、确定遗传方式,然后通过连锁研究(linkage study)、关联研究(association study)、精细定位(fine mapping)确定潜在的致病基因所在位置,并借助功能基因组学技术,阐明基因在疾病发生过程中的病理机制。

1. **遗传度(heritability)** 遗传度是指遗传因素在疾病发生过程中所起作用的大小,一般以百分率(%)表示。遗传因素所起的作用愈大,遗传度愈高,而环境因素作用愈小;反之遗传因素作用愈小,遗传度愈低,而环境因素作用就愈大。一种疾病如果完全由遗传基础决定,遗传度则为 100%,但这种情况在多基因病中极为少见。精神科疾病多为多基因复杂疾病。如精神分裂症的遗传度 70%～80%,即在精神分裂症发病过程中遗传因素的作用占 70%～80%,环境因素的作用占 20%～30%。抑郁症的遗传度 30%～40%,表明环境因素在决定易患性变异和发病方面发挥更为重要的作用。

对于家系调查资料,可根据 Falconer 法计算疾病的遗传度,计算公示为 $h^2 = b/r$,其中,

$$b = \frac{P(X_c - X_r)}{ac} = \frac{X_g - X_r}{ag}$$

在上述公式中,h^2 即遗传度,r 作为分析对象的患者亲属于患者的亲缘系数,$p = 1 - q$(q 为发病率),X_c 为对照易患性平均值与阈值之差,X_r 为患者亲属易患性平均值与阈值之差,ac 为易患性平均值与阈值之差。这里所说的对照指患者及其亲属所在的群体,而这里所说的普通群体则没有这种限定,指的是遗传背景相似的一般群体。X 值和 a 值可以发病率为参数,由统计表查出。

双生子是人类性状和疾病遗传学研究的极好材料。同卵双生子(monozygotic twins,MZ)具有基本相同的遗传物质,表型特征极为相似。同卵双生子之间的差异可以排除遗传因素的作用,所以可以研究不同环境因素对表型的影响。异卵双生子(dizygotic twins,DZ)具有 50% 相同的遗传物质,其在特点上无异于两次不同妊娠的同胞,但双生子同胞之间具有相同的年龄,进行比较时可以避免年龄的混杂,同时也可以排除不同子宫环境对胎儿发育及成人期疾病所带来的影响。

Holzinger 法遗传度计算公式: $h^2 = V_A/V_T$

指基因加性作用的变异占表型总变异百分数。其中 h^2 表示遗传度,V_A 表示加性基因效应方差,V_T 表示总方差,即 $V_T = V_A + V_D + V_C + V_E$。加性基因效应(additive genetic influence),指所有影响表型基因座的等位基因效果总和;非加性基因效应(non-additive genetic influence),指相同

基因座等位基因之间的相互作用，包括显性基因（dominance，D），或不同基因座之间的相互作用；家庭成员共同分享的环境因素，简称共享环境因素（common environmental influences），如家庭的社会经济因素、父母教养方式、或饮食习惯等同时对两个双生子产生相同作用的因素；个体特异性环境因素（unique environmental influences），指对同一个双生子家庭中两个体产生不同影响的因素。如遭遇特殊事件、父母态度不同，并且包括了测量误差。

通过对遗传度的研究，科学家可以量化环境和遗传对于性状的影响程度，从而可以了解环境变化对于性状改善的程度范围。在遗传病防治领域，遗传度可以提供疾病被遗传的概率，可以指导新生儿或者产前的筛查；在儿童养育方面，通过遗传度的研究，可以了解后天环境对于孩子成长的影响程度，从而更加科学的培养孩子。在生命科学领域，遗传度还可以帮助科学家更好的研究基因药物和基因调控的方法，从而从根本上提高生命的质量。

2. 遗传模式（genetic model）　人类疾病常见的遗传方式有：单基因遗传病中常染色体显性遗传、常染色体隐性遗传、伴 X 显性遗传、伴 X 隐性遗传、伴 Y 遗传、线粒体遗传；多基因遗传病常见的加法模型等。

常染色体显性疾病如亨廷顿病，指人体中每个细胞中的基因一个拷贝的突变足以使人受该疾病的影响。在某些情况下，受疾病影响的人遗传自患有该疾病的父亲或母亲。该疾病可能由新发突变引起，并发生在没有家族病史的人。

常染色体隐性遗传病如囊性纤维化，其每个细胞中的基因，两个拷贝都携带突变。具有常染色体隐性病症的个体的父母各携带一个拷贝的突变基因，但它们通常不显示病症的体征和症状。常染色体隐性遗传疾病通常不会在家庭的每一代中出现。

X 连锁显性疾病如脆性 X 综合征，由两个性染色体之一的 X 染色体上的基因突变引起。在女性（有两条 X 染色体）中，每个细胞中的基因的两个拷贝之一中的突变就会引起病症。在男性（仅一条 X 染色体）中，每个细胞中基因的唯一拷贝发生突变引起病症。在大多数情况下，男性比女性疾病症状更严重。X 连锁遗传的特征是父亲不能将 X 连锁的性状遗传给儿子（无父代向子代传递）。

在共显性遗传中，基因有两种不同的表达（等位基因）并且每个版本都略有不同蛋白质。两个等位基因均影响遗传性状或决定遗传。

许多疾病是由多个基因的综合作用或基因与环境之间的相互作用引起的。这种疾病通常不遵循上述的遗传模式。由多种基因或基因 / 环境相互作用引起的病症的实例包括精神分裂症、抑郁症等。

3. 连锁分析（linkage study）和关联分析（association study）

（1）连锁分析：基因定位的连锁分析是根据基因在染色体上呈直线排列，不同基因相互连锁成连锁群的原理，即应用被定位的基因与同一染色体上另一基因或遗传标记相连锁的特点进行定位。生殖细胞在减数分裂时发生交换，一对同源染色体上存在着两个相邻的基因座位，距离较远，发生交换的机会较多，则出现基因重组；若两者较近，重组机会较少。重组 DNA 和分子克隆技术的出现，发现了许多遗传标记——多态位点，利用某个拟定位的基因是否与某个遗传存在连锁关系，以及连锁的紧密程度就能将该基因定位到染色体的一定部位，使经典连锁方法获得新的广阔用途，成为人类基因定位的重要手段。

（2）关联分析：包括基于无关个体的关联分析和基于家系的关联分析。

1）基于无关个体的关联分析，即病例对照关联研究，主要用来研究质量性状，即是否患病。基于随机人群的关联分析则主要用来研究数量性状。

2）基于家系的关联分析一般采用传递不平衡检验（transmission disequilibrium test，TDT），分析遗传标记与疾病数量和质量表型的关联，可以排除人群混杂对于关联分析的影响，但在发现阳性关联方面不如相同样本量的病例对照研究有效。基于家系的关联检验（family-based association test，FBAT）是运用十分广泛的、基于家系的统计分析工具，能分析质量性状及数量性状、调整混杂因素、分析基因 - 环境相互作用、分析单倍型、调整多重比较等。一般适用于早发性的疾病如儿童期精神障碍。

GWAS 是应用基因组中数以百万计的单核苷酸多态性（single nucleotide polymorphism，SNP）为分子遗传标记，进行全基因组水平上的对照分析或相关性分析，通过比较筛选和验证疾病关联基因变异的一种新策略。由于 GWAS 研究的各种研究设计方法以及遗传统计方法无法从根本上消除人群混杂、多重比较造成的假阳性，我们需要通过重复研究来保证遗传标记与疾病间的真关联。一般通过以下两种措施降低假阳性发生率：一是通过增大样本数量来提高检验效率，增加与疾病相关联的 SNP 的概率。二是在两个人群中分别对样本中所有的 SNP 进行基因分型，之后再交换重复测量对方得到的阳性 SNP。这样做首先保证了低假阴性率，随后在较大样本中重复阳性结果又最大程度地避免了假阳性的产生。

4. 表观遗传学（epigenetics） 表观遗传学（epigenetics）是与遗传学（genetics）相对应的概念。遗传学是指基于基因序列该病所致基因表达水平变化，如基因突变、基因杂合缺失和微卫星不稳定等；表观遗传学则是指基于非基因序列改变所致基因表达水平变化，如 DNA 甲基化和染色质构象变化等。由于环境的作用，影响了基因的表达，从而可能导致某些疾病情况，这种表观遗传的改变有遗传至下一代的倾向。目前，基因与环境的交互作用产生疾病或行为问题已经成为人们的共识。如单胺氧化酶 A 活性低的个体在童年期受到严重虐待较易出现反社会行为；5- 羟色胺转运体 S 携带者，在遭受生活事件后较易发生抑郁症。饥荒年代出生的个体由于早期发育阶段的营养缺乏，成年后患精神分裂症的风险是非饥荒年代出生者的 2 倍多。

表观遗传过程受到临床学家的关注，因为外界环境因素（如童年教养方式、饮食、药物滥用、激素等）促发了疾病的易感性。由于表观遗传改变可能具有可逆性，为积极干预提供了重要的神经生物学依据。

二、分子遗传学

分子遗传学是在分子水平上研究生物遗传和变异机制的遗传学分支学科。经典遗传学的研究课题主要是基因在亲代和子代之间的传递问题；分子遗传学则主要研究基因的本质、基因的功能以及基因的变化等问题。分子遗传学的早期研究都用微生物为材料，它的形成和发展与微生物遗传学和生物化学有密切关系。

精神障碍的研究者往往利用遗传分析的手段对疾病诊断体系中的精神疾病的病因进行挖掘，进而为该疾病诊断体系的合理性提供科学依据和修订的建议。这类研究模式归根于大部分精神障碍迄今为止还没有清楚的生物学病因。在不同人群中进行候选基因的检测后，已经发现一些基因位点与不同精神障碍的关联，如精神分裂症断裂基因 1（disrupted in schizophrenia 1，DISC1）与精神分裂症的关联，脑源性神经营养因子（brain-derived neurotrophic factor，BDNF）基因与双相障碍的关联。多巴胺受体 4（dopamine receptor 4，D_4R）基因和 D_5R 与注意力缺陷多动障碍之间的关联等。尽管如此，这些已经取得的发现尚不能从根本上揭示精神疾病的病因。近些年来一些学者认为这些在现有诊断标准中的单个疾病其内部症候群的病理生理机制可能有着显著差异，也即所谓的临床异质性，因此以目前诊断标准下的疾病作为表型的分子遗传学研究效能仍然较为低下且难以重复。

（一）候选基因研究

既往双生子及寄养子研究发现，不同种类的精神障碍有着不同的遗传率，抑郁障碍和广泛性焦虑障碍的遗传率约为 40%；注意缺陷多动障碍、孤独谱系障碍、双相情感障碍以及精神分裂症的遗传率为 60%～90%。提示在不同精神障碍的发病过程中，遗传和环境风险因素所起作用大小亦各不相同，这为大量候选基因研究提供了理论基础。过去数十年有关精神障碍的候选基因研究取得了系列进展，但仅有小部分结果得到彼此独立研究之间的重复验证。其中以精神分裂症的候选基因研究数量居多，且主要以高加索白种人群中的发现反复验证结果相对较好。而在这些可被反复验证的基因多态性位点中，部分基因多态性位点与两种或两种以上精神障碍同时关联，提示在多种不同种类的精神障碍其发病机制可能存在基因多能效应（pleiotrophy），而这些疾病间共同的风险基因位点及这些基因富集的生物学通路，可能是不同疾病间相似的症状学的生物学基础，例如：以 5- 羟色胺转运体（5-hydroxytryptamine transporter，5-HTT；也称 SLC6A4）基因启动子连多态区（linkage polymorphism region，LPR）、5- 羟色胺受体 1A（5-hydroxytryptamine receptor 1A，HTR1A）基因 C1019G 多态性、色氨酸羟化酶基因（tryptophan hydroxylase 1，TPH1）基因 218 A/C 多态性为主的 5- 羟色胺系统；以多巴胺转运体（dopamine transporter 1，DAT1）基因、D_4R 基因，以儿茶酚邻位甲基转移酶（catechol-O-methyltransferase，COMT）基因 Val158Met 为主的多巴胺系统；以血管紧张素转换酶（angiotensin-convertingenzyme，ACE）基因 Ins/Del 多态性、载脂蛋白 E（apolipoprotein E，ApoE）基因 ε2/3/4 多态性、亚甲基四氢叶酸还原酶（5,10-methylene-tetrahydrofolate reductase，MTHFR）基因 C677T 和 A1298C 多态性为主的囊泡转运系统；以 D- 氨基酸氧化酶激活因子（D-amino acid oxidase activator，DAOA）基因为主的谷氨酰胺系统及脑源性神经营养因子（brain-derived neurotrophic factor，BDNF）等神经营养因子等。位于 5-HT 转运体系统中 5-HTTLPR 基因多态性主要调控该基因的转录水平，其中 s 等位基因与 l 等位基因相比，可显著降低基因转录效能，降低 5-HT 再摄取和 mRNA 表达水平，使得突触间 5-HT 水平病理性增加；多项研究提示 5-HTTLPR 的 l 等位基因还有可能是 ADHD、焦虑障碍及强迫症的重叠风险位点。

有关精神分裂症和焦虑障碍的研究发现 COMT 基因 Val 可能是疾病的风险单位基因，在高加索白种人群中，也有研究报道 COMT 基因 Val 等位基因可能是惊恐障碍的风险等位基因之一；而其他研究则报道携带 COMT 基因 Met 等位基因有可能增加双相情感障碍和焦虑障碍（以强迫症为主）的发病风险。COMT 使得大脑（尤其是杏仁核和前额叶皮质）神经元的多巴胺失活；携带 COMT 基因 Met 等位基因者脑内 COMT 酶活性为正常活性的 60%～70%，使突触间多巴胺活性显著增加。上述研究均提示大脑皮质 - 边缘系统的多巴胺水平降低可能是精神分裂症和惊恐障碍共有的神经病理基础；反之，其水平升高则又可能是双相情感障碍和强迫症共同的风险因素。

（二）常见遗传变异研究

以候选基因研究策略为主的遗传学研究，常

首先假设复杂疾病的发病风险可能仅与一个、数个或数十个基因位点的变异有关，在过去全基因组分型和测序技术尚未出现的年代，这些候选基因研究毋庸置疑地为我们提供了疾病发病的一些重要信息；如在精神分裂症家系中显著富集的 DRD2、DISC1 基因位点，为精神分裂症多巴胺假说提供了重要的证据支持。然而，这些候选基因研究在复杂疾病的研究中往往经不住独立样本的重复验证，以不同假说为理论基础的候选基因研究所能得到的研究结果往往也千差万别。相比之下，以全基因组关联分析（GWAS）为代表的基因组水平的分子遗传学方法，不仅能对之前的候选基因研究进行部分验证，还能为精神障碍的遗传度解释提供更多重要信息。同时，常见单核苷酸多态性（SNP）往往组成了某一性状的常见可遗传的部分，对这类 SNP 遗传度的估计可用来评价某一遗传性状中有多个常见 SNP 共同组成的遗传度比例（polygenic，多基因性）。利用这一研究策略，研究者已发现多种精神障碍如精神分裂症、双相情感障碍等，其相当比例的遗传度，均来源于位于多个基因位点的常见 SNP 的共同贡献；该现象也与其他系统的复杂疾病研究结果基本一致。因此，目前大多数观点均认为精神障碍遗传病因的一个重要特性为多基因性。对由多个微效 SNP 组成的多基因性，这也意味着在对该领域进行研究的一个前提是需要拥有足够大样本的临床队列，这里值得借鉴的一个例子是精神障碍基因组学研究联盟（Psychiatric Genomics Consortium，PGC），PGC 自 2007 年成立以来，已逐渐成为世界范围内最大的精神障碍基因组学研究联盟，旗下研究中心来自 38 个国家，目前研究的精神障碍包括了精神分裂症、双相情感障碍、抑郁障碍、孤独症谱系障碍和强迫障碍等；临床队列样本数已突破 100 万，且仍在不断增加中。PGC 所开展的全球范围内多种的大样本队列研究结果，对目前精神障碍遗传研究及诊断分类都产生了深远影响。2015 年在中国、牛津和弗吉尼亚联邦大学实验性遗传流行病学研究（China, Oxford and VCU Experimental Research in Genetic Epidemiology，CONVERGE）对中国汉族女性人群中重性抑郁障碍的 GWAS 中，研究者通过对环境因素的筛查严格控制了临床表型的异质性，发现位于两个基因

（*SIRT1* 基因和 *LHPP* 基因）上的位点与女性重性抑郁障碍关联并得到初步重复。

近年来，利用生物信息学方法，不同精神障碍的常见多态性如 SNP 数据间遗传相关性研究提示，不同种类的精神障碍之间，有着较大的相关性，采用基因组数据估算多种精神障碍的发病风险具有较高重叠度：双相情感障碍与精神分裂症的基因组发病风险相关系数达到 0.68；双相情感障碍与抑郁障碍之间相关系数为 0.47。同时，*CACNA1C* 基因、ANK3 基因与 *ITIH3-ITIH4* 基因的突变位点在精神分裂症和双相情感障碍均显著关联。通过计算多基因风险分数（polygenic risk score，PRS）和 SNP 遗传度（h^2_{SNP}）可进一步对多种精神障碍致病基因进行区分，明确各自特异性与相互交叉的基因突变位点。2018 年发表在 *Science* 杂志的大样本基因组学研究，涵盖了包括 PGC 在内的 25 种精神疾病和神经疾病的全基因组关联分析数据，发现有 10 种精神疾病具有相同的遗传变异风险基因。无独有偶，2018 年 10 月 *Nature* 杂志发表了一篇开创性论文，英国生物库（Biobank）50 万名参与者的全基因组遗传数据分析结果发布。目前英国 Biobank 已成为世界上规模最大的人类遗传队列样本库，它收集了 50 万名来自英国 40～69 岁志愿者提供的共 1 500 万份样本，旨在研究遗传因素、环境因素、生活习惯等与人类重大疾病的关联。作为美国精准医学计划（American Precision Medicine Program，PMP）的下一项重要研究和关键组成部分，2016 年 10 月，美国国立卫生研究院（National Institutes of Health，NIH）提出"all of us research program"，以加速精准医学研究、改善健康状况，进一步深化精准医学。此外，genesight、genecept 等药物基因组学检测芯片已正式在临床应用，并在临床有效率、缓解率、不良反应、生活质量、治疗依从性、卫生经济学等方面得到较好的改善，部分产品已纳入医保。上述大样本基因组学研究将跨病种复杂精神疾病的基因组学病例机制研究推向新的高度。

在人类基因组计划（human genome project，HGP）和国际人类基因组单体型图谱计划（international haplotype map of the human genome，HapMap3）之后，即便人类的全基因组得到完整测序，但这对理解人类生理、心理和行为的复杂性远远不够。

DNA 元件百科全书（encyclopedia of DNA elements consortium，ENCODE）计划在此背景下孕育而生。ENCODE 计划是人类基因组计划的补充，旨在 1% 的蛋白编码区之外，寻找人类基因组中其他在蛋白和 RNA 水平的功能 DNA 序列，以及位于基因间对基因表达起到调控作用的元件。2003 年 ENCODE 计划的第一阶段，研究者发现一些对基因表达调控起到重要作用的调控元件位于基因间区。迄今为止，ENCODE 计划已针对在人与小鼠标本中 147 个不同细胞类型产生 1 640 个数据，并发现在任何一种细胞类型中基因组上 80.4% 的序列都存在着不同的功能；ENCODE 计划从编码区、非编码区、转录因子结合位点和 DNA 甲基化等方面对人类基因组功能和组成做了新的诠释。同时 ENCODE 计划将针对常见变异的 GWAS 结果进行有机整合来对复杂疾病的治疗及靶点选择提供依据。

（三）罕见变异研究

尽管样本量大且研究检测的位点数量众多，但不可否认的是基于常见位点的 GWAS 结果对于揭示精神障碍的病因学仍然有限。针对该问题，很多研究者开始定位效应较强的罕见突变（rare variant），其背后的理论支持认为以孟德尔遗传模式进行世代传递的突变通常对生物学功能必不可少，且基因突变带来的后果足以表现出典型的临床特征。早期通过候选基因的外显子测序研究一个成功的案例是 Rett 综合征，该病是一种退行性的神经发育性疾病，多发生在女性患者中，1999 年 Ruthie E. Amir 与其同事在 21 个散发 Rett 患者及 8 个家族史阳性被试中，进行了性染色体 Xq28 处多个基因突变研究，最终将 Rett 综合征成功定位于甲基化 CpG 结合蛋白 2（methyl-CpG binding protein 2，*MeCP2*）基因。在对这些患者进行外显子扩增测序分析后，在散发患者中发现了该基因 3 处新发的（在合子形成期间产生突变，de novo）罕见的错义突变（missence mutation），一处新发无义突变（nonsense mutation）及一处移码突变（frameshift mutation），这些突变在蛋白不同位置导致了氨基酸的结构和功能的改变。这些新发突变存在于大约 95% 的 Rett 患者中，不同突变类型与不同程度的疾病表型关联程度各异。但大部分精神障碍中，这一类重复验证率高的突变通常在人群中出现概率较为罕见。近年来不断发展的拷贝数变异（copy number variation，CNV）与全外显子测序（whole exonome sequencing，WES）技术，为发现此类罕见且外显率高的突变提供了契机。这类研究中最为突出的例子是针对孤独症谱系障碍（autism spectrum disorder，ASD）新发突变的研究，Jacquemont 等首先对 ASD 罕见 CNV 研究证实了 CNV 与 ASD 关联显著；后续研究发现特发性（idiopathic）ASD 患者中，5%～7% 患者携带有片段 > 500kb 罕见新发 CNVs，而正常同胞仅有 1% 携带类似基因突变。这些基因突变有的已经在之前的其他研究中被报道过，具有再发性（recurrence）；另外一些则源于患者的健康双亲的基因组变异（如染色体 15q11-13 和 16p11.2 等）。值得注意的一点是这些突变中没有能够解释疾病发病风险的 1%，此外尚有一些母代向子代传递的较小染色体片段、且外显率较低的 CNVs 研究。此外还有研究表明，新发或可遗传的 CNVs 同样可增加精神分裂症的发病风险，如 3 号染色体上缺失片段长度大于 1.6Mb 的 3q29（涵盖从 TFRC 到 BDH1 的 21 个基因）、VIPR2 基因、16p11.2 区微重复（microdulication）、1q21.1、15q13.3 及 17q12 等染色体区域的微缺失或微重复。上述 CNVs 研究的共同特点有：基因的表现度不一、不完全外显性、或与其他疾病如 ASD、癫痫及智力发育迟滞等同时关联。与之相比，目前针对双相情感障碍（bipolar disorder，BPD）、抑郁障碍、物质滥用、强迫障碍（obsessive-compulsive disorder，OCD）及注意缺陷多动障碍（attention deficit hyperactivity disorder，ADHD）的罕见 CNVs 研究还相对较少，已有研究表明 CNVs 对上述疾病的发病贡献率低于精神分裂症（schizophrenia）或孤独症谱系障碍。与 CNVs 研究类似，针对精神障碍的全外显子组研究的阳性结果，也难以得到高度重复验证，通常改变蛋白编码序列功能的变异位点人群频率较 CNV 更为常见，通过全外显子组测序来寻找罕见致病突变（causal mutation）面临的挑战更大。提示定位到有足够多再发突变（recurrent mutation）位点的特定基因，并明确其在疾病发病中的重要角色，常需对数以千计的被试及其亲属进行重复测序。Iossifiv 等在两项大型研究中，纳入近 5 000 先证者，证实 ASD 患者中存在新发罕见并改变蛋白功能的基因突变，继而将这些基因突变定位到 33 个含有再发突变有较高致病性的基因上：如与一些罕见病相关的基因如脆性 X 综合征 1（fragile X mental retardation 1，FMR1）、PTEN（phosphatase and tensin homologue）基因及 TSC1（tubcrous sclerosis 1）基因等。在 neuroligin 家系中重复发现的 X 连锁地 NLGN4X 基因和 NLGN3 基因，与 NLGN 存在交互作用的 SHANK3 基因，及在近亲婚配阿米什人家系中发现的 CNTNAP2 基因等，这些基因的发现提示 ASD 与精神发育迟滞可能存在 X 连锁现象。2011 年 Girard 在 14 个孤独症核心家系中发现先证者的新发突变率显著增高，其中功能缺失数量比对照组高出 3 倍（8.7% vs 2.9%），新发突变的基因包括锌指蛋白 565（zinc finger protein 565，ZNF565）、低密度脂蛋白受体相关蛋白 1（low density lipoprotein receptor related protein 1，LRP1）、ZNF48、螺旋结构域蛋白 137（coiled-coil domain-containing protein 137，CCDC137）等，但这些基因在大样本中都难以得到重复验证。Fromer 等采用候选通路的方法发现精神分裂症先证者中的新发突变显著富集于与突触网络相关通路，并与 ASD 与精神发育迟滞的易感基因显著重叠，这也进一步说明精神分裂症同样存在神经发育障碍的病例特征。

利用频率罕见、外显率高的基因突变，也同样发现不同精神障碍致病基因位点间的重叠，一些罕见突变有可能是多种精神障碍的共同致病位点。Irimia 等均发现一些受丝氨酸 / 精氨酸相关核基质蛋白 4（serine/arginine repetitive matrix 4，SRRM4 或称 nSR100）、RNA 结合蛋白 fox-1 同源基因（RNA binding protein fox-1 homolog，RBFOX）和多聚嘧啶序列结合蛋白 1（polypyrimidine tract binding protein 1，PTBP1）等 RNA 蛋白调控的并且高度保守的微外显子片段（microexon）在精神分裂症、孤独症、精神发育迟滞甚至癫痫患者中的剪切（splicing）均存在异常，同时这些 RNA 在这些精神障碍中均有表达下调的现象。除此之外，迄今发现的大部分 CNV 较少有疾病特异性，人群频率最高的 CNV 之一，染色体 17q12 缺失携带者呈现孤独症和精神分裂症易感性均显著增高。此外，罕见突变表现度不一，也提示在进化过程中高度保守的基因，如果出现对功能破坏较大的基因突变，常显著损害某种大脑发育过程，导致多种神经发育障碍发病风险急剧增加，并不一定仅仅表现为某种特定的精神障碍临床表型。总之，目前的精神科临床诊断系统尚不能全面、正确、精确地阐释大脑功能的复杂性。未来随着更多致病突变及病理生理过程的阐明，也许会有全新的疾病诊断或生物标记，可以用于精神疾病的诊断分类和神经生物学机制的解释。

（四）采用动物模型进行易感基因功能研究

目前，对于已知基因的功能研究方法很多，也取得了非常大的进展，其中最主要的成果集中在精神疾病的转基因动物模型上，这得益于一些传统的和新兴的转基因技术（transgenic technology），如基因修饰（包括基因敲除和基因导入）、光遗传学方法（optogenetics）和声遗传学方法（sonogenetics）等。目前，转基因动物模型已广泛应用于疾病发病机制的研究、检测新的治疗方案、药效评价及药物筛选等方面。

基因修饰主要是指通过基因打靶技术，把目的基因序列转入到小鼠的相应基因位点，使用小鼠的表达调控元件指导目的基因表达（即基因导入，gene knock in），或者把目的基因特定序列从基因组中删除，进而导致该基因功能丧失作用或部分功能被屏障（即基因敲除，gene knockout），通过研究基因打靶后目的基因引起相应生物学效应的内在生物学机制，进而获取该目的基因在疾病发病机制中的生物学功能，作为可能靶点的药物开发价值及潜在的临床应用前景。基因修饰目前已经广泛应用于精神疾病的发病机制研究和药物开发领域。其中，以基因敲除方法应用较多，本文也将主要集中在基因敲除方面进行基因修饰的阐述。基因敲除的方法有很多，根据发展历程可以分为传统的方法（包括全基因敲除、条件性基因敲除和诱导性基因敲除等）和新兴的方法（锌指核酸酶打靶、TALEN 切割和 CRISPR/Cas9 等）。

1. 传统的基因敲除方法

（1）全基因敲除（conventional knockout）：全基因敲除是用一段外源 DNA 序列（通常是用于药物筛选的抗性基因，如新霉素 Neomycin）将目标基因取代，从而达到使内源性目的基因失活的目的。该方法的打靶质粒构建相对简单，一般包括一个阳性筛选基因如新霉素抗性基因（neomycin resistance gene，NeoR）和一个阴性筛选基因如单纯疱疹病毒胸苷激酶（herpes simlex virus-thymidine kinase，HSV-tk）、白喉毒素 A 链（diphtheriatoxin A，DTA）。在阳性筛选条件下（如 G418），只有重组了打靶载体的胚胎干细胞才能成功活发育；如果发生了同源重组，阴性筛选基因丢失导致不能表达；如果发生了随机插入，HSV-TK 会造成 DNA 复制停止，而 DTA 可以直接杀死细胞。由于全基因敲除会将模型生物的所有器官组织和细胞中的目的基因敲除，通常会带来比较明显的生物学效应，严重的导致不育甚至死亡。因此在特定时期或特定组织器官将目的基因敲除的条件型敲除研究逐步发展起来。

（2）条件性敲除（conditional knockout）：条件性基因敲除是指将某个基因在特定的时期、特定的组织和器官中敲除，主要是通过染色体位点特异性重组酶系统 Cre-LoxP 和 FLP-Frt 来实现的。首先在待敲除的一段目标 DNA 序列的两端各放置一个 LoxP（或 Frt）序列，然后将得到的小鼠与带有细胞特异性表达的 Cre（或 Flp）的小鼠交配，以获得在特定细胞里把目标基因敲除掉的小鼠，即条件性基因敲除小鼠。通过该方法使模型小鼠基因组的修饰的范围和时间处于一种可控状态，主要用于研究在发育的某一阶段或某一特定的组织器官中将目的基因敲除后引起的生物学效应及内在机制，从而使对小鼠基因组的修饰的范围和时间处于一种可控状态。

（3）诱导性基因敲除：诱导性基因敲除，即在一定的诱导条件下，激活特定基因的转录因子从而启动或阻断目的基因的表达。其中最常用的一种方法需要将两套受特异性启动子调控的表达载体转入小鼠体内，即受特异性启动子调控的 tTA/rtTA 的表达载体和受 Ptet 启动子调控的 Cre 重组酶的表达载体。实际上，该方法由两个互补系统协调发挥作用，分别为 Tet-Off（tTA 依赖）系统和 Tet-On（rtTA 依赖）系统。在四环素或者其衍生物多西环素（强力霉素）存在的情况下，转录因子 rtTA 与启动子 Ptet 的相互结合，而在没有四环素的情况下转录因子 tTA 与启动子 Ptet 的结合，从而调节下游基因的表达。因此这两个互补系统是以四环素或多西环素作为 Tet-On 和 Tet-Off 系统的效应剂,主动控制特定基因在特定时期特定组织器官中的表达,实现对靶位点的剔除或修饰进行时间和空间二维调控。

另外一种诱导性基因敲除采用 light on 系统,该系统由一种光调控的转录因子和含有目的基因的转录单元构成。转录因子在蓝光的照射下迅速被激活,从而启动目的基因的转录与表达。Wang 等利用该系统实现了红色荧光蛋白在小鼠肝脏和肾脏的指定区域的光控表达,而且还成功地将患有 1 型糖尿病小鼠的血糖降到较低水平。由于该技术采用光源作为调控基因表达的诱导条件,因此能够在时间和空间上精确可逆地控制目标基因的表达,而且无污染无残留,因此在生物工程产品生产方面也将具有广阔的应用前景。

2. 新兴的基因敲除方法

(1)锌指核酸酶(zinc finger nuclease,ZFN)打靶技术:ZFN 又名锌指蛋白核酸酶,是一种人工改造的核酸内切酶,源自转录调控因子家族,在真核生物中从酵母到人类广泛存在。该酶由一个特异性的 DNA 识别域和一个非特异性核酸内切酶构成,两者结合就可在 DNA 特定位点进行定点断裂,启动细胞自身的修复系统;然后"同源重组"将以导入的相似序列作为模板修复该基因区域,实现指定部位的碱基替换。

(2)转录激活样效应物核酸酶(transcription activator-like effector nucleases,TALEN)切割:TALEN 是基因组编辑核酸酶三大类之一。该技术借助于 TAL 效应子(TAL effectors,TALEs),一种由植物细菌分泌的天然蛋白来识别特异性 DNA 碱基对,附加一个在特定位点切断 DNA 双链的核酸酶,即构建出实现特定位点基因修饰的 TALEN 方法。相较于 ZFN 打靶技术,TALEN 设计更简单也更容易构建,而且能够高度特异性地识别任意目标基因序列,且能够靶向更长的基因序列。

(3)CRISPR/Cas9 基因敲除技术:2013 年初,CRISPR/Cas9 作为一种简单高效的全新人工核酸内切酶技术出现,引起了基因敲除领域的极大关注。规律成簇的间隔短回文重复(clustered regularly interspaced short palindromic repeats,CRISP)是细菌和古细菌用来抵御病毒侵袭和躲避哺乳动物免疫反应演化来的获得性免疫防御机制,

CRISPR/Cas9 则利用 RNA 引导 Cas9 核酸内切酶家族靶向和剪切外源 DNA。近年来一系列研究证实,通过 RNA 引导的方式比 DNA 注射能更有效地在胚胎中产生定点突变,而且可以不限制品系地对大片段的基因组 DNA 进行删除,如果同时注射针对不同目的基因的 RNA 序列可以实现在同一模式生物中产生多个基因突变的效果。基于该种技术是一种可靠、高效、快速的构建敲除动物模型的新方法,将在动物模型构建方面具有非常广阔的应用前景。

3. 转基因大动物模型 2010 年 10 月,由中国科学院昆明动物研究所季维智研究员领导的研究小组成功培育出中国首例转基因猕猴。2013 年 9 月,华中科技大学李晓江课题组通过构建表达突触小体相关蛋白(synaptosomal-associated protein 25,SNAP25)与 Htt 融合蛋白(SNAP25-Htt20Q/150Q)质粒,制备出一种将 mHtt 选择性地靶向定位在突触前细胞质中的新型亨廷顿病(Huntington's disease,HD)转基因小鼠模型。研究发现,这种新型的转基因 HD 小鼠表现为进行性的运动障碍、神经症状和神经递质释放受损。对突触 mHtt 导致突触功能障碍的分子机制的进一步探索发现 mHtt 与突触蛋白突触素 I 具有异常相互作用,抑制其磷酸化从而导致突触神经递质释放减少。因此,该研究不仅提供了突触 mHtt 造成神经退行性变的直接证据,也为针对 HD 神经病理学的选择性治疗提供了一个新的方向。

2014 年 1 月 *Nature* 杂志报道了中国科学院神经科学研究所的仇子龙课题组的研究报告,他们在食蟹猴中转入了人源第二个与甲基化 DNA 结合蛋白质 2(methyl-CpG binding protein 2,*MeCP2*)基因,并在 *MeCP2* 转基因猴模型中系统地检测出孤独症谱系障碍的行为特征。同年 9 月,麻省理工学院(MIT)和欧洲几所大学的研究人员在 *PNAS* 杂志报道,*Foxp2* 基因的人类版本,能够使新体验更容易地转变成例行程序。当他们通过转基因技术使小鼠表达"人类化"的 Foxp2,这些小鼠比正常小鼠更聪明,能够更快地学会走出迷宫。*Foxp2* 基因(forkhead box p2)即叉头框 P2 基因,是控制语言能力发展的基因。在人类,*Foxp2* 基因位于第 7 对染色体上。它在许多其他具有复杂发声、及发声学习能力的动物,例如鸣禽中,也

有发现。因此该基因发生突变会影响语言能力，同时它也是一个孤独症易感基因。

2019 年 4 月，中科院昆明动物研究所宿兵研究组在国际上首次构建了携带人类基因（*MCPH1*）拷贝的转基因恒河猴，发现猕猴短期记忆更好了。MCPH1 蛋白通过与 E2F1 蛋白相互作用，可以控制一个细胞变成两个细胞以及让一些坏的细胞出现凋亡。如果 DNA 被破坏了，这时 MCPH1 蛋白就会充当"修理师傅"把破坏的 DNA 修好。人类 *MCPH1* 基因突变会导致原发性小头症，一种罕见的人类大脑发育障碍，其特征是脑容量显著减少和智力发育迟缓。转入人脑 *MCPH1* 基因的转基因猴出现类似于人脑发育迟缓（新生）的进化变化，且表现出更好的短期记忆和更短的反应时间。上述系列转基因大动物模型研究为探索复杂的精神障碍的发病机制提供了重要依据。

三、遗传统计及生物信息

（一）遗传统计

遗传学（genetics）是研究生物遗传和变异规律的科学。遗传学研究内容涉及遗传物质的本质、遗传物质的传递和遗传信息的实现三个方面。遗传物质的本质包括它的化学本质、它所包含的遗传信息、它的结构、组织和变化等；遗传物质的传递包括遗传物质的复制、染色体的行为、遗传规律和基因在群体中的数量变迁等；遗传信息的实现包括基因的功能、基因的相互作用、基因调控网络以及个体发育中基因的作用机制等。遗传学从早期经典遗传学到现今现代遗传学大致经历了五个时期，包括孟德尔定律时期、细胞遗传时期、生化遗传时期、分子遗传时期以及现今的基因组学时期。统计遗传学则是基于遗传数据构建统计模型进行遗传分析的学科。下面我们来介绍遗传统计学中遇到的常见概念。

1. 基因频率与基因型频率 孟德尔群体（Mendelian population），指一群能够相互繁殖的个体，它们享有一个共同的基因库。在有性繁殖的生物中，一个物种就是一个最大的孟德尔群体。等位基因频率（alleles frequency），指在一个二倍体的某特定基因座上某一等位基因占该座位上等位基因总数的比率，即该等位基因的频率。这是群体遗传结构的一个最基本的测度（p，q），p 是常见等

位基因的频率，则 q 为非常见等位基因的频率，p＋q＝1。基因型频率（genotype frequency），指不同基因型的个体在全部个体中所占的比率，全部基因型频率的总和为 1 或 100%。基因型是每代在受精过程中由父母所具有的基因组成，它的频率可从杂交后 F2 所占的表现型比例推测而来，也可以直接检测基因序列而获得。群体中某特定基因型个体的数目占个体总数目的比率，分别用 D、H、R 表示。

$$P(AA)=D;$$
$$P(Aa)=H;$$
$$P(aa)=R;$$
$$p=P(A)=P(A|AA)P(AA)+P(A|Aa)P(Aa)$$
$$+P(A|aa)P(aa)=D+(1/2)H$$
$$q=P(a)=P(a|AA)P(AA)+P(a|Aa)P(Aa)$$
$$+P(a|aa)P(aa)=R+(1/2)H$$

2. Handy-Weiberg 平衡定律 随机交配（panmixia），指在有性生殖生物中，一种性别的任何一个个体有同样的机会和相反性别的个体交配的方式称随机交配（random mating），即各种类型的个体交配的频率完全取决于自身频率的大小，不受任何其他因素的影响。实行随机交配的结果是所有的基因型都是孟德尔式分离所产生的配子随机结合而形成的。

哈代 - 温伯格平衡定律（Hardy-Weinburg 定律），在随机交配下的孟德尔群体中，若没有其他因素（基因突变、选择、迁移）的干扰，基因频率世代相传不变。无论群体的起始成分如何，经过一个世代的随机交配之后，群体的基因型频率的平衡建立在下列的 H-W 公式之中：$(p_A+q_a)^2=p^2(AA)+2pq(Aa)+q^2(aa)$，平衡群体的基因型频率决定于它的基因频率。只要随机交配系统得以保持，基因型频率保持上述平衡状态不会改变。例如：

1）$P(AA)=p^2$；$P(Aa)=2pq$；$P(aa)=q^2$。

2）只要随机交配系统得以保持，基因型频率保持上述平衡状态不会改变，子代频率仍为：$P(AA)=p^2$；$P(Aa)=2pq$；$P(aa)=q^2$。

3. 常染色体位点连锁不平衡 生殖细胞在减数分裂时发生交换，在交换时一对染色体会出现交叉型结构，在有丝分裂的双线期可以在显微镜下看到。交换发生是随机的，距离越长交换的

机会越多,因此交换值的大小可以用来表示基因间的距离长短。一对同源染色体上的基因座位,若距离较远,发生交换的机会较多,则出现基因重组;若两者较近,重组机会较少。由于交换并不一定导致重组,因此重组值要小于或等于交换值。由于无法直接测定交换率,只有通过标记基因的重组来估计交换的频率。重组率(recombination fraction),指两个基因座之间发生奇数次交换的概率,用 θ 来表示,重组率 θ = 重组 /(重组 + 非重组),重组率取值范围[0, 1/2]。这种基因座间因位置关系而导致的共分离倾向称为基因座间的连锁现象。如果在同一条染色体上的两个基因座相邻比较近,那么同源于父亲(母亲)的等位基因更倾向于一起传递给后代,这种现象叫连锁。

连锁平衡(linkage equilibrium),指两个基因座的等位基因组合的频率等于组成组合的等位基因各自频率的积,不存在优势组合,称为连锁平衡。

连锁不平衡(linkage disequilibrium, LD),指在群体遗传学中,某一群体中,不同位置的两个或多个等位基因同时遗传的频率明显区别于预期的随机频率的现象(即 $P_{AB} \neq P_A P_B$)。这些位点既可能在同一条染色体上,也可以在不同的染色体上。连锁不平衡性也被称作配子水平的不平衡性或配子不平衡性。两个位点的某两个等位基因不是独立出现的,则称这两个位点处于连锁不平衡状态。连锁不平衡程度可用 D 来量化,其中 $D_{AB} = P_{AB} - P_A P_B$。由于不同位置的等位基因频率存在差异,直接使用 D 作为 LD 量化指标很难比较不同等位基因对之间 LD 程度,因而,LD 的度量通常情况下使用归一化之后的 LD 系数 D′ 和 r^2 来表示,其中 $r^2 = D^2/(P_A(1-P_A)P_B(1-P_B))$。$r^2$ 取值范围为 0~1,当 $r^2 = 0$ 则表示两个等位基因不存在 LD,即处于连锁平衡状态。连锁分析是遗传关联分析的基础。通过检测遍布基因组中的大量遗传标记位点,或者候选基因附近的遗传标记来寻找到因为与致病位点距离足够近而表现出与疾病相关的位点,这正是基于连锁不平衡的原理。

若一个群体初始状态 D≠0,假定重组率为 θ,则第二代 $D_2 = (1-\theta)D$,n 代:$D_n = (1-\theta)^n D$,当重组率比较小的时候趋于零的速度比较慢,当重组率比较大的时候趋于零的速度比较快,该公式为关联分析的理论基础。

特别注意,连锁与连锁不平衡的区别:连锁描述两个位点的位置关系,可通过重组率来度量,需要重组的数据,因此需要家系资料。连锁不平衡描述的是群体中两个位点上的等位基因的关联性,需要群体数据。

4. **连锁分析(linkage analysis)** 考察两个基因座的位置是否邻近,通过对一些基因数据的分析来寻找一些感兴趣的基因位置,也称为基因作图(genetic mapping)。两个连锁的基因座上的等位基因更易于作为一个单位由父母传递给后代,即更易于共分离。目前采取的策略是基于血缘同一性的患者同胞对分析法(affected sib-pair, ASP)。同胞对分析的基本原理依赖于下述生物学现象:具有遗传关系的一对遗传病患者(包括患病同胞对),倘若他们所携带的某一(或某些)遗传标记等位基因呈显著的非随机性分离(nonrandom segregation),则控制疾病表型的基因极有可能与该遗传标记或遗传标记群连锁。染色体上两个位点从亲代传给子代时,若相距 1cm,就有 1% 的重组机会。整个人类基因组含 3.2×10^9 bp,约有 3 300cm,每个染色体平均约有 150cm,1cm 约为 1 000kb。因此,一个致病基因和标记位点紧密连锁,二者必须在同一条染色体的同一区段,一条染色体可以产生大量的 DNA 多态,只要提供足够的家系,按孟德尔方式遗传的疾病都可将其基因定位。根据这一基本观察,可以通过检测遗传相关的疾病患者间所携带的遗传标记等位基因的独立性,实现致病相关基因与遗传标记的连锁检查。其特点是无需知道遗传病的遗传方式,即可对同胞对中某一遗传标记与疾病易感基因做出连锁关系的判断。常用的连锁分析方法有家系连锁分析法[对数优势记分法(log odds score, LOD)]、患者同胞对分析法和患者家系成员分析法(affected pedigree member, APM)。连锁分析在单基因疾病的遗传研究中发挥了非常大的作用,但在复杂疾病的研究中,却存在很大的局限性。

5. **关联分析** 关联分析的原理指假设一个疾病基因位点有两个等位基因 D, d; 引起疾病的是等位基因位 D,于是疾病群体中 D 的频率要高于对照群体的,但是我们不知道该疾病位点的位置，如果在疾病位点附近的某个标记位点为 A，a，如果 D 与 A 关联，因此连锁不平衡，即疾病群体中 A 的频率要高于对照群体，即疾病与 A 关联。因此我们寻找疾病与对照中差异较大的标记位点，在标记位点附近可能存在着疾病基因。

关联研究是指通过检验遗传标记（marker）的等位基因频率与疾病表型之间的关联，来探索疾病相关风险基因或易感区域。在关联研究中，通常使用 SNP 作为遗传标记，其他遗传标记包括串联重复变异数（VNTR），拷贝数变异（CNV），插入/缺失片段等也偶尔出现在研究中。遗传标志与疾病关联的现象可以归纳为两种：一种是遗传标志本身与疾病的病理发生有关，另一种是致病基因座与遗传标志存在很强的 LD。目前大多数关联分析是在无亲缘关系的独立样本中开展的（也有一些基于家系样本的关联研究）。常见的关联研究类型包括候选基因关联研究和全基因组关联分析。其中候选基因关联研究是一种基于假设的研究策略，即先根据以往的经验（比如依据以往对疾病生理或病理知识的积累、连锁分析的证据等），假设基因或染色体位点与疾病相关，再通过关联分析的方法检验这种假设是否成立。全基因关联研究则是一种无假设的研究策略，研究者通过检验覆盖全基因组范围内的遗传标记与疾病之间的关联，可以直接发现与疾病相关的易感位点。关联研究可采用病例-对照实验设计方案，主要用来研究质量性状（即是否患病）；也可以基于随机人群，研究数量性状（比如血糖浓度等）。在质量性状研究中，可以通过皮尔森卡方检验（pearson's chi-square test）或逻辑回归（logistic regression）等评估遗传标记与表型之间的关联；而在数量性状研究中，常用线性回归（linear regression）来统计遗传标记与性状的相关性。

（二）生物信息

近几年来，随着高通量 DNA 测序技术的快速发展以及各种组学计划研究的开展，遗传学的研究开始大踏步向前发展，并积累了海量的数据和新知识，遗传学的研究也逐渐从一个积累数据向解释数据的时代转变。生物信息学正是在遗传学进入基因组学时期过程中逐渐发展起来的一门新兴的交叉学科。遗传与生物信息学综合了遗传学与生物信息学的概念。

生物信息学（bioinformatics）是研究生物信息的采集、处理、存储、传播、分析和解释等各方面，其核心内容是研究如何通过对 DNA 序列的统计计算分析，更加深入地理解 DNA 序列、结构、演化及其与生物功能之间的关系，它的目标是揭示基因组信息结构的复杂性以及遗传语言的根本规律。目前，生物信息学与遗传学的交叉已经成为遗传学研究的最前沿。

遗传学研究得到的遗传位点是统计意义上的显著位点，由于连锁不平衡的存在，遗传研究得到的遗传位点代表一个 LD 区域的信号。这个区域有时还比较长，可能跨越多个基因，要确定真正的功能位点就需要利用生物信息学方法整合多维度数据来帮助理解遗传位点的功能。从遗传位点经过系列分析得到最终的致病变异的（causal variant）过程叫做精细定位（fine mapping）。精细定位的过程大致包括：①利用高密度的芯片或基因组插补（imputation）的方法得到高密度的变异位点；②利用条件关联分析得到独立的关联位点；③通过计算贝叶斯后验概率得到致病变异，并根据与主导变异的 LD 关系得到潜在致病变异集（causal sets）；④对潜在致病变异集（causal sets）中的位点进行生物信息学功能注释，得到目标靶点基因；⑤进一步结合功能实验和动物实验分析基因改变带来的功能变化、行为变化等。

多维度的生物数据为单个变异的功能注释提供了重要的数据资源。常规流程包括：首先根据变异的基因组位置判断变异是位于基因编码区，还是非编码区。①对于位于编码区的位点，可以利用 SIFT、Polyphen2 等软件来预测变异对蛋白功能的影响，并进一步结合蛋白的信号域、蛋白结构域、蛋白三维结构、信号肽等信息判断变异对蛋白功能的影响；②对于非编码区的位点（这些变异占遗传学检测位点的一多半），则可以结合转录因子结合区域、表达数量性状位点、ENCODE、RoadMap 等表观遗传学数据等注释可能影响的目标基因，或选取最近的基因；③对得到的目标基因可以进行多种功能通路富集分析、相互作用网络分析、基因表达组织特异性分析、药物靶点数据库检索、文献证据的检索等。生物信息学的发展为理解遗传位点的功能提供了强有力的支持。

四、生物大数据及样本库简介

（一）生物大数据

"大数据"的概念最早起源于互联网和 IT 行业。大数据具有数据量大（volume）、数据多样化（variety）、有价值（value）和处理数据速度快（velocity）的 4V 特点。随着 2003 年"人类基因组计划"的完成以及全基因组芯片、质谱、新一代测序等多种高通量技术的快速发展，各种组学数据大量产生，包括基因组、转录组、蛋白质组、代谢组、表观组等。由于成本的降低，检测的样本量也越来越大，像英国 Biobank 项目已经收集检测了约 50 万样本的基因型数据。这些大量的、多种类型的生物数据就形成了生物大数据。这些不同类型的数据应用到精神疾病的研究中，在快速有效的多种生物信息学分析工具的支持下，将为从不同层面理解疾病的致病机制、寻找新的生物标记物和新的药物靶点提供重要的数据基础。

1. 精神疾病的转录组、表观组以及各种功能元件研究　狭义的转录组学检测的是特定细胞在某一功能状态下所能转录出来的所有 mRNA。早期的转录组研究主要使用基因表达芯片来检测转录情况。随着二代测序技术的发展，使用测序技术可以更全面的检测各类表达元件。由于人类基因组上还存在很多的非编码区域，现在的深度测序 RNA-seq 技术已经可以检测出 lncRNA、circRNA 等多种非编码 RNA，不同的建库技术结合测序（miRNA-seq）还可以检测出 miRNA，这称为全转录组。转录组测序能够从整体水平研究基因表达量以及基因结构，揭示特定生物学过程中的分子机制，寻找疾病相关的基因或非编码 RNA。

表观组学主要研究非 DNA 突变导致的基因表达状态的调控与变化，主要包括 DNA 甲基化、组蛋白修饰、特定位置的核小体等。现在分子实验技术和测序技术可以很方便地检测各种表观元件，例如二硫酸测序检测 DNA 甲基化、ChIP-seq 检测组蛋白修饰、DNase-seq、FAIRE-seq 等检测核小体上的核酸酶超敏感位点等。除常见的转录组和表观组元件，一些远端的调控也可以通过 Hi-C、ChIA-PET 等新技术进行检测。DNA 元件百科全书（ENCODE）数据库已经收录了来自人、鼠、线虫、果蝇的 15 000 多份生物样品（包括细胞系、组织、器官、单核细胞等）的多种 DNA 元件数据，包括 DNA 结合区域、转录本、DNA 活动区域、RNA 结合区域、DNA 甲基化等，为理解 DNA 行驶各类功能的机制提供了重要的数据资源。

转录组和表观组等与基因表达相关的研究受时间与空间影响，具有组织特异性。对于精神疾病来说，脑组织的研究最能反映与疾病状态相关的信息。PsychENCODE 项目主要关注人类大脑组织各种非编码功能基因组元件的发现，最新的数据已经发布了 2 000 多个大脑样本的数据，相关数据为理解精神疾病在脑区的差异表达基因及其网络、遗传位点在脑区的表达特点提供了重要的数据支持。由于脑组织的难获得性，除脑组织外，血液组织的转录组和表观组学研究也比较多，尤其是受环境影响较大的精神疾病，如重性抑郁障碍（MDD）、创伤后应激障碍（PTSD），以及与免疫系统相关的精神疾病，如孤独症（autism）等。血液中相关基因、非编码 RNA 等调控元件的研究提供的生物标记物检测将为临床应用提供更大便利。此外，用药前后血液组织中各种功能基因组元件的变化也是一个重要的研究方向。

2. 精神疾病的蛋白质组和代谢组学研究　蛋白质组是机体或系统产生或修饰的整套蛋白质，蛋白质的量随时间、机体不同部位、经历的不同压力等条件而变化。蛋白质组学研究的关键技术包括质谱分析、X 射线晶体学、磁共振和凝胶电泳。代谢组学是对生物体内所有代谢物进行定量分析，并寻找代谢物与生理病理变化对应关系的研究方法。代谢产物的检测方法包括磁共振、质谱、色谱及色谱质谱联用技术。蛋白质组或代谢组的检测一般是在血浆或脑脊液等液体中进行。通过比较患者与对照或不同用药/治疗条件下的差异，从而鉴定相关的生物标记物。

相对转录组数据，蛋白质组和代谢组层面的数据可以更好地反映细胞内真正行驶功能的功能分子的状态。在精神疾病中，已有研究报道一些脂类物质，如溶血卵磷脂与抑郁症相关。此外，在阿尔茨海默病患者中，检测脑脊液中的蛋白或代谢产物的研究比较多。蛋白质组和代谢组层面的生物标记物的鉴定也存在着诸多的挑战，包括数据分析方法的提升、结果的敏感性、特异性、准确性、稳定性以及可重复性。

3. **各种组学数据的整合分析以及与其他层面数据的联合分析** 目前,精神疾病通过大样本的全基因组关联分析以及测序研究,已经鉴定了很多精神疾病相关的遗传位点或突变,但这些位点中有 70%～80% 位于非编码区,要理解这些遗传位点的功能就需要结合转录组、表观组等各个维度的数据进行整合分析。如遗传数据与转录组数据的联合分析可以鉴定影响基因表达的遗传位点,称为表达数量性状位点(e-QTL);遗传数据与 DNA 甲基化数据的联合分析可以鉴定影响 DNA 甲基化的数量性状位点(me-QTL)等。目前 e-QTL、me-QTL 数据已经有了很多的积累,有多个大型的数据集和数据库可供查阅,其中 GTEx (genotype-tissue expression)数据库整合了组织特异的基因表达数据和基因调控数据,可以方便查询基因在不同组织和细胞类型中的基因表达,以及 SNP 位点对基因表达的影响(e-QTL)。除这些组学研究外,有些疾病的研究还会收集肠道菌群、尿液检测、头发样本的激素检测等多样性的数据。这些共同构成了精神疾病研究中所用到的生物大数据。

此外,对于精神疾病研究来说,这些生物大数据需要结合临床上的行为、认知、神经心理、神经影像等其他维度的数据进行联合分析,才能更好地理解分子层面的遗传位点、甲基化位点或特异表达位点如何通过影响中间表型最终导致疾病。整合分析的一个例子是遗传数据与影像数据的联合,称为影像遗传学,通过分析遗传位点对脑区结构和脑区功能的影响来解释遗传位点的作用机制。进一步,随着人工智能和大数据挖掘的方法发展,利用机器学习等大数据处理方法进行多模态数据的融合,有效整合不同维度数据的生物标记物,构建疾病预测模型以及临床治疗效果评判模型,是未来发展的一个热点,为疾病的诊断和精准治疗提供指导。

(二)样本库

多组学生物数据的检测离不开高质量的生物样本。随着相关研究的样本量越来越大,为了更好地存储和管理样本,就产生了样本库的概念。样本库从广义上可以分为实体库或虚拟库,涉及样本及其相关数据的采集、处理、储存和分发等一系列过程,用以支持当前及未来的科学研究。虚拟库是通过在线平台进行一些样本数据的收集、存储和管理,只是电子化的数据,而非实体样本。本文主要侧重于介绍实体样本库,即生物样本库。

生物样本库又称生物银行(Biobank),指标准化收集、处理、储存和应用健康和疾病生物体的生物大分子、细胞、组织和器官等样本[包括人体器官组织、全血、血浆、血清、生物体液或经处理过的生物样本(DNA、RNA、蛋白等)]以及与这些生物样本相关的临床、病理、治疗、随访、知情同意等资料及其质量控制、信息管理与应用系统。

生物样本库建设的第一要素是质量,保证质量的关键是标准化、规范化。国际生物及环境样本库协会(International Society for Biological and Environmental Repositories,ISBER)是国际公认的样本库标准规范。国内也有相关的行业规范,如中国医药生物技术协会组织生物样本库分会(BBCMBA)。国际标准 ISO 组织也成立生物技术标准化委员会,其中有生物样本和生物资源的方向。这些规范成为目前国内大部分样本库建设的标准。

样本库的建设包括环境设施、存储和处理设备等硬件设备建设,以及质量与安全管理、样本库信息管理系统、样本使用管理等软件制度建设。环境设施方面,样本库在供暖、通风、空调、照明、地板、备用电源、安全系统、消防系统等各方面都有严格的要求。存储设备包括液氮贮存系统、超低温冰箱、自动存储系统、冷藏箱、室温贮存等多种方式,其中最常用的是超低温冰箱和液氮。此外,还需要配套环境监控系统、全自动液体样本分装工作站等设备,并充分考虑设备维护、修理、更换,以及备用设备的提供。

软件方面,需要制定严格的标准操作流程(standard operating procedure,SOP),包括样本采集、运输、分装处理、存储的标准,样本入库前登记、质检、编码、样本出库、二次入库等流程。为了方便整个流程的标准化管理,样本库信息管理系统是必需的,它可以帮助追踪库存任一样本的位置信息和相关注释,以及相关的解冻、库内转移、样本分发和返还等一系列操作,极大的便利样本的管理。最后,人类生物样本的采集一定要符合相关法律和伦理的规定。

(岳伟华 王 丰 常素华)

第三节　神经影像学技术在精神障碍研究中的应用

一、概述

随着神经影像学技术的发展，对精神疾病神经影像学机制的研究越来越受到重视。目前神经影像学技术分为结构影像学技术及功能神经影像学技术。前者主要包括计算机断层成像（computed tomography，CT）及头颅结构磁共振成像（magnetic resonance imaging，MRI）、弥散张量成像（diffusion tensor imaging，DTI），从结构上对灰质、白质、脑室进行研究；后者包括头颅静息态功能磁共振成像（functional magnetic resonance imaging，fMRI）、任务态 fMRI、功能性近红外光谱技术脑功能成像（functional near-infrared spectroscopy，fNIRS）、磁共振波谱（magnetic resonance spectroscopy，MRS）、单光子发射计算机断层成像（single photon emission computed tomography，SPECT）、正电子发射断层成像（positron emission tomography，PET）等，从大脑血流动力学变化（fMRI、fNIRS、PET、SPECT）、代谢活动（MRS）、神经递质（PET、SPECT）探索大脑的功能。基于磁共振成像技术探索人脑结构、脑功能、脑区连接、脑网络拓扑属性及其与认知、情感和行为关系的"人类连接组计划"从研究策略、分析技术等各方面为人类研究大脑提供了可靠的技术手段。

（一）结构神经影像技术

1. X 线电子计算机体层摄影技术　CT 是用 X 射线束对人体某部位一定厚度的层面进行扫描，由探测器接收透过该层面的 X 射线，转变为可见光后，由光电转换变为电信号，再经模拟 / 数字转换器（analog/digital converter）转为数字，输入计算机处理。头颅 CT 成像的优势在于空间分辨率高、价廉、成像速度快，然而具有辐射及微细结构分辨率低等劣势，在精神疾病的神经影像学研究中较少应用。

2. 头颅结构磁共振成像技术　该技术基于大脑在磁场中，受磁场脉冲波影响氢离子运动旋转，回到静止状态时产生能量，这些能量被线圈收集起来，然后发送到计算机上形成图像，现阶段用于精神疾病研究的图像主要有 T_1 及 T_2。较之 CT，其扫描时间略长、不适合应用于体内有金属的受试者，然而 MRI 的空间分辨率高，对比度好，对大脑微细结构具有良好的分辨率。尤其是随着射频发射的多通道技术的成熟，8 通道、16 通道技术、高磁场 3.0T、7.0T MRI 在人体的应用，更是进一步提高了图像分辨率。9.4T 小动物 MRI 越来越多的应用于精神疾病动物模型的结构及功能神经影像学研究。

3. 弥散张量成像　DTI 是 MRI 测评白质纤维的模态，在磁场内，水分子根据它们的扩散能力，倾向于优先排列在最利于扩散或沿着其生物结构的方向上，通过施加多个非共线方向弥散敏感梯度可提高成像的精准度。研究者通过分析 DTI 数据对白质纤维的各向异性程度（fractional anisotropy，FA）、相对各向异性（relative anisotropy，RA）、平均弥散率（mean diffusivity，MD）、表观弥散系数（apparent diffusion coefficient，ADC）等指标评估大脑白质纤维完整性。随着技术的发展，弥散敏感梯度由早期的 16 梯度逐渐发展为 25 梯度、32 梯度甚至 64 梯度，梯度越高，成像质量越佳，越具研究价值。

（二）功能神经影像技术

1. 基于血氧水平依赖对比（BOLD）的功能 MRI 成像　其基本原理是当大脑执行一些特殊任务或受到某种刺激时，相应脑区的神经元活动增强，导致该区域局部血流量增加，使该区域氧供应远远超出神经元新陈代谢所需氧量，造成该功能活动区脱氧血红蛋白相对减少，而脱氧血红蛋白是一种顺磁性物质，脱氧血红蛋白浓度的相对减少将造成该区域 MRI 信号增强。功能 MRI 成像的时间分辨率可到秒，空间分辨率为毫秒，由于其无创性、无辐射等优势已广泛应用于精神疾病的研究。

fMRI 可分为任务态 fMRI 及静息态 fMRI。任务态 fMRI 主要是观察被试在某些特定任务下的脑区激活情况。任务的设计包括组块设计（block design）、事件相关设计（event-related design）及混合设计等。静息态功能磁共振成像（resting-state functional MRI，Rs-fMRI）最初由 Biswal 等人提出，Rs-fMRI 可以测量人脑血氧水平依赖低频波动信号，其反映了人脑自发神经活动，进而可以用来研究人脑内在功能架构。由于 Rs-fMRI 扫描期间不需受试者配合完成特定的认知任务,扫描时间通常介于 6~8 分钟,显著短于任务态功能磁共振扫描所需时间,该项技术在精神疾病的患者的研究中得到了广泛的应用。

2. 磁共振波谱(magnetic resonance spectroscopy,MRS) 该技术利用磁共振现象及化学位移和自选耦合作用来检测活体组织器官的能量代谢、生化改变以及化合物浓度。工作原理是用一个外加磁场激发一个体素组织内的原子核,使原子核间以及周围电子间的弛豫特征发生微小变化即化学位移,这种变化产生不同信号峰值可用于鉴别不同化合物或代谢产物,而峰下面积代表化合物的相对含量。该技术可用于精神疾病神经递质代谢的相关研究,对精神药物的研发也将起到促进作用。

3. 功能性近红外光谱技术 功能性近红外光谱技术(functional near infrared spectroscopy,fNIRS)是近年来新兴的一种非侵入性脑功能成像技术。fNIRS 进行脑功能成像的原理与 fMRI 相似,即大脑神经活动会导致局部的血流动力学变化。近红外光能穿过颅骨、硬脑膜、蛛网膜达到灰质所在的皮质层,通过脑组织中的氧合血红蛋白和脱氧血红蛋白对 600~900nm 不同波长的近红外光吸收率的差异特性,进而捕捉检测皮质层中氧合血红蛋白和脱氧血红蛋白的变化值。较之 fMRI,fNIRS 具有便携性好、价廉等优点,但是由于近红外光穿透性局限,脑区深部如基底节区等成像质量不佳。

4. 单光子发射计算机断层成像 单光子发射计算机断层成像(single photon emission computed tomography,SPECT)技术原理是使用核素标记物(如:锝 -99m,^{99m}Tc)注入人体,由于人体各器官对标记物摄取量不同,当退回到基态时发射的 γ 光子不同,利用探测扫描器测出不同的 γ 光子即可进行功能成像,主要包括局部脑血流(regional cerebral blood flow,rCBF)、脑代谢显像和脑神经受体显像。例如,通过应用 SPECT 影像技术,可以显示与放射性示踪剂结合的众多受体,包括胆碱能、多巴胺及其他疾病相关受体。应用半衰期长的特异性配基,SPECT 可以研究配基受体复合物的分离和内源性化学递质的释放。

5. 正电子发射断层成像 正电子发射断层成像(positron emission tomography,PET)利用可释放正电子的核素显像,相对于 SPECT 而言,图像对比度和空间分辨力显著提高,分辨力可达 3mm,特别适合人体生理功能方面的研究。PET 是研究人脑功能的主要技术之一,但是由于侵入性(注射示踪剂)及费用昂贵,限制了其广泛性应用。

二、精神障碍的神经影像学研究

(一)神经影像数据处理及分析方法

通过各种神经影像学技术采集的数据,需进一步处理进行后续分析研究。下文主要对头颅 MRI 成像的 $3DT_1$、DTI 及静息态 fMRI 三种模态数据分析作简单介绍。

1. 头颅 MRI 成像数据的预处理及分析指标

(1)头颅 $3DT_1$ 结构数据分析:早期常采用基于感兴趣区的研究方法,应用 MRICron、Multitracer 等软件对感兴趣的脑区进行逐层勾画,对精神障碍患者感兴趣脑区的灰质及白质体积进行研究。该方法适用于基于假说的研究,但难以在全脑水平上进行比较分析、耗时、主观性强,在大样本的应用中受到限制。

随着分析技术的发展,可在全脑水平上对两组受试者的灰质、白质体积 / 密度进行分析。常用的预处理及分析软件有 SPM(statistical parametric mapping)及 DPARSF(data processing assistant for resting-state fMRI)等。常用的分析方法有基于体素(voxel-based analysis)的形态学及基于脑区源(source-based analysis)形态学分析方法。除了对灰白质体积 / 密度的研究,也可以应用 Freesufer 软件对皮层厚度、皮层表面积等指标进行分析研究。

(2)DTI 数据分析:成熟的 FSL 软件或 PANDA 软件可提取白质纤维的各向异性程度(fractional anisotropy,FA)、相对各向异性(relative anisotropy,RA)、平均弥散率(mean diffusivity,MD)、表观弥散系数(apparent diffusion coefficient,ADC)等,探索大脑白质结构的完整性信息。通过纤维跟踪技术对大脑白质纤维束进行重建和可视化,研究不同脑区之间的解剖连接和神经环路差异。

(3)静息态 fMRI 数据分析:静息态功能磁振数据的预处理常用软件有 SPM、DPARSF、REST 等,预处理步骤包含:剔除前几个时间点、时间校正、头动校正、配准、平滑、滤波、回归去除脑脊液信号、白质信号、全脑平均信号等。进一步可对反映大脑局部脑功能活动的低频振荡振幅与局部一致性指标进行分析，根据脑图谱（如 AAL、Harvard Oxford Atlas、Dosenbach 160ROI、脑网络组图谱等）提取各脑区时间序列，通过 Pearson 相关、偏相关等探索不同脑区间的无方向的功能连接强度，也可通过格兰杰因果关系分析对有效功能连接进行分析。

2. 从局部脑区到神经环路及神经网络 近年来的研究提示精神障碍的神经影像缺陷并非局限于某一脑区，而是涉及有多个脑区构成的不同神经环路及神经网络。结构（形态学）脑连接图以不同的指标如脑区皮层厚度、皮层表面积、脑回指数及灰质体积为变量，构建形态学共变网络；以白质纤维的 FA、RA、MD、ADC 等指标及纤维追踪分析技术可构建大脑白质结构连接图，从脑网络对精神障碍进行研究。对于静息态功能数据，可采用基于种子点的功能连接的方法或独立成分分析［GIFT 软件（group ICA of fMRI toolbox）］的方法构建大脑功能网络，对大脑功能网络进行分析，目前研究发现大脑可能存在的功能网络有默认网络、注意网络、执行网络、凸显网络、躯体感觉运动网络、听觉网络、视觉网络等。

随着研究的深入，越来越多的证据显示大脑是一个具有小世界属性的复杂网络，因而可基于脑网络模板或由数据驱动构建大脑结构及功能网络，对拓扑属性进行分析：如小世界属性、节点度、度分布、最短路径长度、特征路径长度、聚类系数、中心度、模块性、局部效率、全局效率、连接中枢点等。常用的分析软件有 Gretna（graph theoretical network analysis toolbox）等。

3. 从组间对比分析到机器学习分类研究 早期神经影像学的研究主要通过患者与正常对照的组间（均值）比较研究，探索患者组大脑神经影像学的异常。然而这些研究尽管在发现相关疾病生物标志物方面有一定的价值，但它们不足以直接用于临床诊断或预后评估。近年来随着机器学习的进展，分类研究在精神障碍神经影像学的研究中受到越来越多的重视。不同于通过统计 p 值来判断某一指标的平均值是否在两组受试者具有统计学差异的组间比较，分类研究是对单个受试者的分类预测，其目标是自动将每个受试者分到研究中的一个组，分类研究的成功通常通过准确度、敏感度、特异度来衡量。通过机器学习解析数据、建模、再进行个体识别的分类研究的方法，允许在单个受试者水平上进行统计推断，可用于单个患者的预测诊断和预后判定，突破了组间对比分析研究的局限性，因而机器学习的分类研究结合神经影像数据的研究策略在精神障碍的鉴别诊断及预后判定中越来越受到重视。

常用的机器学习分析方法及软件有：Matlab 平台上的 PRoNTo（pattern recognition for neuroimaging toolbox）软件，python 平台上 Nilearn 模块，梯度提升决策树（gradient boosting decision tree）、基于 AdaBoost 树的集成算法（adaBoost tree-based ensemble algorithm）、弹性网模型、分类回归树模型、随机森林树模型等机器学习方法。

（二）精神障碍的影像学研究进展

精神障碍神经影像学的研究根据研究设计，有横断面研究及纵向随访研究，前者倾向于聚焦疾病发生的神经影像学病理生理机制，后者更倾向于探索与疾病发展、预后、转归相关的客观的神经影像学标记。根据研究对象不同，有高危风险人群及精神障碍患者等研究，前者包括了遗传高危人群，如患者父母、同胞、子女，也包括症状高危人群，如具有一定症状但未达到诊断标准的人群。现有的研究提示，抗精神病药、抗抑郁药、锂盐等对大脑结构及功能均可能存在一定影响，因此纳入未治疗的患者，减少药物等对结果的影响具有很高的价值。

随着遗传学、症状学研究进展，越来越多的证据提示精神障碍具有谱系特征，神经影像学的研究也发现根据 ICD 或 DSM 诊断的各类精神障碍既有共同的异常神经影像特征，又各自特有的异常特征，通过神经影像标记对不同疾病进行鉴别诊断是研究方向。另一方面，NIMH 基于四个假设启动了研究域标准（research domain criteria，RDoC）：基于生物学和症状的诊断方法不能受当前 DSM 类别的限制；精神障碍涉及认知，情绪和行为等特定领域所涉及大脑回路；每个层次的分析都需要在功能层面上加以理解；整合精神障碍的认知，回路和遗传方面将产生更好的治疗目标。基于 RDoC 神经影像学的研究将会是一个重要的研究方向。

1. 精神分裂症 头颅 3DT$_1$ MRI 成像的研究发现，精神分裂症患者灰质体积的下降重复度最高的脑区位于岛叶前部、前扣带回、颞上回、额下回、额中回及丘脑，这些脑区灰质体积的异常甚至见于首发精神分裂症患者。首发精神分裂症患者静息态及任务态的荟萃分析发现前额叶包括背外侧前额叶皮层及眶额皮质、颞叶尤其是左侧颞上回功能存在异常，丘脑-前额叶功能连接异常及默认网络、凸显网络、执行网络功能连接较为显著。

对青少年与成年期发病的精神分裂症患者神经影像学的研究有助于理解与疾病相关的病理机制及与年龄相关的大脑发育。对首发未治疗的两组患者的研究发现，前者的灰质体积缺陷涉及顶叶中央后回-海马旁回-小脑，而后者主要累及扣带-额叶-颞叶区域及枕叶。白质纤维异常前者累及顶叶而后者更多累及额叶、颞叶、小脑等脑区。功能神经影像学的研究提示青少年起病的精神分裂症患者默认网络及感觉运动网络存在异常。

2. 双相情感障碍 关于双相情感障碍大脑灰质体积的研究，最为一致的发现是患者灰质体积降低的脑区主要位于参与认知及情感调节的核心脑区，如眶额皮层、内侧前额叶皮层、腹侧纹状体、杏仁核、海马、内侧颞叶等；皮层表面积的研究重复度最高的是前扣带回及副扣带区以及左侧颞上回皮层厚度变薄，其他异常的脑区还包括海马旁回、前额皮层。最新的来自于神经影像元分析（enhancing neuro imaging genetics through meta analysis，ENIGMA），通过神经影像及遗传数据，探秘人类大脑的结构及功能，探索精神障碍患者的神经影像学病理生理机制的全球联合组织的研究，纳入了 1 837 名双相情感障碍患者，再次证实双相情感障碍患者舌回、额中回、额下回、颞上回、海马旁回、楔叶、前后扣带回皮层厚度存在降低。静息态及任务态功能 MRI 研究提示：即使在疾病稳定期，双相情感障碍患者双侧杏仁核活动增强，而前额叶皮层腹侧及额下回的功能活动在不同疾病期均下降。这些大脑结构及功能研究均提示与情绪调节及认知控制有关的脑区的功能活动存在异常，前额叶-边缘系统"自上而下"及"自下而上"的脑连接、信号处理过程存在异常可能是 BD 的核心神经影像学基础。

3. 重性抑郁障碍 早期由 CT 及 MRI 对抑郁症患者脑结构的研究发现，额叶及海马体积缺陷可能是抑郁发生发展的病理生理机制。一些研究发现海马体积缩小与抑郁患者预后差有关。随后一系列使用 fMRI 及 PET 等技术对大脑功能的研究发现，抑郁症患者边缘系统如岛叶、杏仁核及扣带皮层功能活动增强而背外侧前额叶皮质代谢降低。静息态功能磁共振研究发现额顶叶功能连接减弱，眶额皮层与丘脑功能连接降低尤其与自杀意念相关。对奖赏任务的 fMRI 及 EEG 的荟萃分析研究发现，较之正常对照，抑郁症患者纹状体的功能活动显著降低，反馈相关负性事件相关电位 [feedback-related negativity（FRN）event-related potential] 在患者中减弱，尤其对 18 岁以下的患者更为显著，这些异常可能是抑郁症发病机制的基础，对开发新的治疗方法具有重要意义。然而最近一项关于成年重性抑郁障碍患者的 PET 及任务态功能磁共振荟萃分析发现，涵盖积极情绪处理、消极情绪处理、使用情绪面部刺激的实验、带有性别歧视任务的实验、与记忆处理相关的任务等，未发现重性抑郁障碍患者存在一致的有显著性差异的功能影像结果。该研究指出了抑郁症任务态功能影像学研究结果重复性低的问题，强调了研究者需重视临床神经影像学研究结果重复性的重要性。

神经影像学对抑郁症亚型的研究显示，最新的一项纳入 1 188 名受试者的静息态功能研究发现通过边缘系统、额叶-纹状体异常功能连接可将抑郁症划分为 4 个基于神经生理特征的生物亚型，支持机器学习对此分类的敏感度及特异度可达到 82%～93%。4 个亚型共有的核心神经异常包括岛叶、眶额叶皮层、腹内侧前额叶皮层及多个皮层下结构，提示既往有关抑郁症神经影像学研究结果的不一致性可能源于样本的异质性，也强调基于神经影像学对抑郁症进行基于亚型的划分成为一种可能。

4. 强迫障碍 在过去的 20 年里，结构和功能影像学研究逐渐揭示了强迫障碍的异常神经环路，尽管研究结果存在一些差异，越来越多的证据提示皮质-纹状体-丘脑-皮质环路（cortico-striato-thalamo-cortical circuits，CSTC）神经环路与强迫障碍密切相关，该环路主要涉及眶额皮层、前扣带皮层（anterior cingulate cortex，ACC）、丘脑及纹状体。

强迫障碍的脑结构变化可能遍及整个大脑，但在背外侧前额叶纹状体皮质和颞顶枕尤为明显。如一项大样本数据分析发现强迫症患者的ACC、背内侧前额叶皮质和额下回体积减少。尽管许多研究表明大脑结构异常主要发生在额叶-纹状体-丘脑（特别是在苍白球内侧额叶皮层），越来越多的研究发现并不仅限于这些脑区，可能扩展至颞叶和顶叶区域。一项基于体素的形态测量研究系统回顾证实了这一点，其中一致的证据发现前额叶-纹状体环路脑区的体积减少，包括背侧、背外侧和腹外侧前额叶皮质，颞顶枕联合区异常可能是额叶-皮层下神经环路解剖改变的标志。此外，该研究还发现了内囊体积的增加以及额叶和顶叶白质体积的减少。DTI研究发现，强迫障碍患者扣带束、胼胝体和内囊前肢白质纤维完整性降低。

与脑结构研究的结果相似，功能影像学研究如PET和fMRI，也发现OFC、ACC和尾状核（特别是头部）、丘脑与强迫障碍有关。患者在休息时和有症状刺激时这些区域均表现出过度激活，眶额皮层尤其显著。静息态fMRI研究也普遍支持皮质-基底神经节回路功能连接异常在强迫症中的作用，显示眶额皮质、前扣带回、腹侧纹状体、背侧纹状体、壳核和丘脑前部的功能连接存在异常。其他包括丘脑下核、小脑、颞叶皮质在内的其他区域也存在一定异常。

5. 焦虑障碍

（1）惊恐障碍：早期神经解剖学假说认为，脑干和下丘脑负责应激和惊恐反应，中脑边缘通路（如杏仁核和海马）负责恐惧预期，前额皮质负责恐惧反应和情绪失调，均参与了惊恐障碍的发生与发展。惊恐障碍患者存在内侧颞叶激活异常及非对称性萎缩，双侧杏仁核体积、壳核、右背侧扣带皮层、垂体体积缩小，海马旁回灰质密度降低，基底节体积的降低与症状严重程度相关。DTI研究发现扣带回白质纤维连接FA增高。任务态功能MRI较为一致的发现，患者面对愤怒、恐怖的图片/声音时，杏仁核/左后扣带回和海马、岛叶、尾状核等边缘系统异常激活，额叶内侧皮质异常失活。

惊恐障碍神经影像学的研究强调了恐惧过程中的认知障碍，即过度的情境恐惧学习由海马体处理，会加剧杏仁核对威胁线索的过敏，加上前额叶皮层无效的情绪调节，从而导致病态恐惧的夸大。其神经环路涉及前额叶皮层-前扣带回-边缘系统包括海马、杏仁核及岛叶等。

（2）广泛性焦虑障碍：在广泛性焦虑症患者中，有研究发现患者杏仁核、背内侧前额叶皮层灰质体积增加，海马体积减少，但也有研究发现青少年患者颞上回体积增加，额上回体积减少。功能MRI研究发现，在面对愤怒的面孔刺激时，患者前额叶皮层和扣带回过度激活；而在恐惧抑制期，患者腹内侧前额叶激活不足。然而在对广泛性焦虑障碍的任务态fMRI研究系统性回顾中，研究结果的重复性低，这可能源于研究在方法上存在很大差异。尽管如此，大多数研究提示，在情绪调节任务中，前额叶皮层及前扣带回功能低下，导致缺乏有效的自上而下的控制系统。

（3）社交焦虑障碍：关于社交焦虑障碍的功能性神经影像学研究发现，患者的边缘系统活动增强，在对社交和自我批评性质的情感刺激做出反应时，杏仁核尤其表现为过度激活。此外，功能失调的边缘系统和前额叶皮层区域（例如，内侧前额叶皮质、中缝背纹状体、蓝斑、岛叶皮质、前扣带皮层）之间的相互作用，可能是症状神经影像病理基础。在最近对17项有关患者的任务态功能影像学的荟萃分析发现，与健康对照组相比，边缘系统对悲伤情绪面孔做出过度反应，表现为杏仁核、海马旁回和苍白球的过度激活。可能与其他焦虑症一样，社交焦虑障碍患者前额皮质网络对过度激活的边缘系统缺乏自上而下的有效调控可能导致社交焦虑症状。关于MRS的研究，有研究发现患者ACC的谷氨酸（相对于肌酐）水平明显高于健康对照组，但枕叶皮质未出现显著差异；也有研究发现患者全脑的谷氨酸和谷氨酰胺水平显著升高，但GABA浓度没有显著差异。

（李名立）

第四节 神经电生理技术在精神病学的研究与应用

在精神病学领域中,电生理检测技术是重要的实验室检测及研究手段。电生理检测包括自发脑电图和诱发脑电图检测技术。自发脑电图包括常规脑电图,以及由此派生出来的脑电地形图、多导睡眠图等;诱发脑电图包括感觉诱发电位、运动诱发电位、事件相关电位等。由于精神活动主要涉及中枢神经系统,因此,主要反映中枢神经系统电活动的电生理技术无论是目前还是将来都是精神病学领域的重要检测和研究手段,为研究大脑认知活动过程提供了新的方法和途径。

尽管电生理技术仅能间接反映中枢神经系统的电活动情况,并且其检测结果受外界环境、药物、受测者当时的躯体情况及情感活动等因素影响。但该类检测为无创性检测、操作简单且具有较高的时间分辨率,因此在精神病学中该类检测仍受到广泛的关注和应用。本章将就本学科常用的神经电生理技术进行介绍。

一、事件相关电位

(一)基本概念

20世纪60年代,Sutton提出了事件相关电位的概念,通过叠加平均技术从头颅表面记录大脑诱发电位来反映认知过程中大脑的神经电生理改变,因为事件相关电位与认知过程有密切关系,故被认为是"窥视"心理活动的"窗口"。

事件相关电位(event-related potential, ERP)是一种特殊的脑诱发电位,它反映了人对一个事件认知过程中大脑的神经电生理的变化,因此也有人将此称为"认知电位"。ERP是在注意的基础上,与识别、比较、判断、记忆、决断等心理活动有关的认知电位,反映了认知过程的不同方面。经典的ERP成分包括P1、N1、P2、N2、P3(P300),其中P1、N1、P2为ERP的外源性成分,易受刺激物理特性影响;N2、P3为ERP的内源性成分,不易受刺激物理特性的影响,与受测者的精神状态和注意力有关。其中P3是ERP中最受关注的一种内源性成分。因此,在某种程度上,

P3就成了ERP的代名词,虽有失偏颇,但临床应用甚广。广义上讲,ERP还包括N4(N400)、失匹配负波(mismatch negativity, MMN)、关联性负变(contingent negative variation, CNV)等。

(二)测试方法

事件相关电位属于长潜伏期诱发电位,不同于一般的诱发电位。首先,测试时一般要求被试者清醒,并在一定程度上参与到检测过程中来;其次,引出ERP的刺激不是单一或者固定不变的刺激,而必须有两个以上的刺激组成不同刺激序列或利用改变刺激的量,使之与标准刺激发生偏离。其目的就是要让受测者分辨出不同的刺激而做出不同的反应。

刺激模式的设置是研究ERP的关键,研究者可根据研究目的不同设计不同的刺激模式,以诱发不同的脑电活动。同一刺激模式包括两种及以上不同概率的刺激序列,并以特定或随机方式出现。根据刺激不同分为视觉刺激模式、听觉刺激模式、躯体感觉刺激模式。听觉刺激模式常用的为Oddball刺激序列,即通过耳机同步给高音调、低音调纯音刺激,低概率音调作为靶刺激又称新奇刺激,诱发ERP。高概率音为非靶刺激又称标准刺激。通常靶刺激概率为10%～30%,非靶刺激概率70%～90%,刺激间隔多为1.5～2s,刺激持续时间通常为40～80ms,反应方式为计数靶刺激出现次数或按键反应。

(三)影响因素

1. **物理因素** 靶刺激概率越小,P3的波幅越高,反之,波幅减小。一般靶刺激与非靶刺激的比例为1:4;刺激的时间间隔越长,P3波幅越高;听、视、体感感觉通道皆可引出ERP,但其潜伏期及波幅不尽相同。

2. **心理因素** 事件相关电位检测过程中一般要求被试者主动参与,因而被试者的觉醒状态、注意力是否集中皆可影响结果。另外,由于被试者只有识别靶刺激并做出反应才能诱发出ERP成分,因此,作业难度对测试结果也有影响,难度加大时,波幅降低,潜伏期延长。

3. **生理因素** 不同年龄P3的波幅及潜伏期不同。潜伏期与年龄呈正相关,随年龄增加而延长,而波幅与年龄呈负相关。在儿童及青少年,波幅较高。

（四）在精神疾病中的应用

80 年代就有人报道精神分裂症 P300 潜伏期延长，波幅降低。近来对照分析发现精神分裂症左颞区 P300 波幅降低，而情感障碍及正常人无此改变。停药处于平稳阶段的精神分裂症患者仍有 P300 波幅降低，潜伏期延长，P300 异常是继续存在于精神分裂症停药稳定期的属性指标。精神分裂症患者的健康亲属额区 P300 波幅降低也提示 P300 波幅可以作为精神分裂症遗传易感性的内源性脑电标记。另外关于 P300 亚成分结合精神分裂症阴性、阳性量表研究发现精神分裂症不同亚型有其各自的脑电生理特征。

关联性负变是另一经典的认知电位，为一种特殊的皮层慢性电位，与人脑对事件的期待、动作准备、定向、注意等心理活动密切相关。正常人 CNV 的早期成分 iCNV 较其他成分更稳定。曾有学者就各国对精神疾病 CNV 研究做了较系统总结，将精神分裂症 CNV 主要异常归纳为潜伏期延迟、波幅降低、面积减少，且波形变异性大，认为 CNV 波幅高低、其正相偏转部分命令信号后负变化（postimperative negative variation，PINV）的时程长短是区别精神疾病和非精神疾病的指标。研究发现成年、儿童精神分裂症 CNV 波幅均降低，且阳性症状越多或冲动行为越强烈，CNV 波降低幅度越大，CNV 波幅降低与年龄、性别无关。CNV 波幅的降低并非只在精神分裂症中出现，有研究报道焦虑障碍患者或具有高水平焦虑素质的正常人也可表现为 CNV 的减少。

失匹配负波（MMN）是在 P300 电位基础上开发出的又一事件相关电位技术，与 P300 电位相比，其无需受测者在测试过程中主动辨认偏差刺激，可主要反映不依赖于任务的自动加工过程，是大脑对感觉信息自动加工的电生理测量指标，是刺激相关的、外源性 ERP 成分。MMN 与注意无关，在睡眠或昏迷状态下亦可引出，这种过程是自动加工的过程，反映了初级听觉皮层和邻近颞上回皮层的激活过程。很多研究支持 MMN 波幅减小是精神分裂症的特质性生物标记，精神分裂症 MMN 波幅减小独立于药物，并且在其一级亲属中也有减小，呈家族聚集性。

二、脑电图

（一）脑电图的概述

脑电图（electroencephalogram，EEG）是在头部按一定部位放置电极，经脑电图机将脑细胞固有的生物电活动放大并连续描记在纸上的图形。正常情况下，脑电图有一定的规律性，当脑部尤其是皮层有病变时，脑电图的规律性受到破坏，波形即发生变化，对其波形进行分析，可辅助临床对及脑部疾病进行诊断。脑波按其频率分为：δ 波（0.5～3Hz）、θ 波（4～7Hz）、α 波（8～13Hz）、β 波（14～40Hz）和 γ 波，δ 波和 θ 波称为慢波，β 波和 γ 波称为快波。依年龄不同其基本波的频率也不同，如 3 岁以下小儿以 δ 波为主，3～6 岁以 θ 波为主，随年龄增长，α 波逐渐增多，到成年人时以 α 波为主，但年龄之间无明确的严格界限，如有的儿童 4、5 岁枕部 α 波已很明显。

正常成年人在清醒、安静、闭眼时，脑波的基本节律是枕部 α 波为主，其他部位则是以 α 波间有少量慢波为主。判断脑波是否正常，主要根据其年龄，对脑波的频率、波幅、两侧的对称性以及慢波的数量、部位、出现方式及有无病理波等进行分析。许多脑部病变可引起脑波的异常。如颅内占位性病变（尤其是皮层病变者）可有局限性慢波；散发性脑炎，绝大部分脑电图呈现弥漫性高波幅慢波；脑血管病、炎症、外伤、代谢性脑病等都有各种不同程度的异常，但脑深部和浅部的病变阳性率很低。须指出的是，脑电图表现没有特异性，必须结合临床进行综合判断，然而对于癫痫则有决定性的诊断价值，在癫痫发作间歇期，脑电图可有阵发性高幅慢波、棘波、尖波、棘-慢波综合等所谓"痫性放电"表现。为了提高脑电图检查阳性率，可依据不同的病变部位采用不同的电极放置方法。如鼻咽电极、鼓膜电极和蝶骨电极，在开颅时也可将电极置于皮层（皮层电极）或埋入脑深部结构（深部电极）；此外，还可使用各种诱发试验，如睁闭眼、过度换气、闪光刺激、睡眠诱发、剥夺睡眠诱发等。但蝶骨电极等方法可给患者带来痛苦和损害，须在有经验者指导下进行。随着科技的日益发展，近年来又有了视频脑电图、脑电地形图和多导睡眠图，后者将在本书的其他章节详细介绍。

（二）脑电图在精神疾病中的应用

脑电图（EEG）检查已常规应用于神经精神疾病诊疗中，但其在精神科的应用远不及神经科，目前在精神科主要用于功能性与器质性精神障碍的鉴别、发作性精神行为异常与癫痫精神运动性发作等的鉴别、睡眠障碍性疾病的评估、认知功能评估及用药监测等方面。

一般而言，脑高级功能受损明显的精神分裂症患者脑电图异常率较高，多为背景节律减慢、慢波活动增多，多数研究发现在精神分裂症中普遍存在 α 节律减弱、α 波慢化、泛化，反应性减低。青春型精神分裂症可见慢波增多，甚至为 δ、θ 节律，木僵者也可见慢波节律。目前认为精神分裂症大脑皮层功能受损，皮层对皮层下的抑制减弱，兴奋传导增多，产生低电压高频快波，进而产生过度觉醒状态。

单相抑郁症、双相情感障碍、焦虑症等无脑器质性病变的脑电图一般为正常或轻度异常，脑电图主要用于情绪障碍与其他脑病的鉴别诊断。抑郁症多合并睡眠周期和结构异常，夜间睡眠时脑电图可出现非快速眼动期Ⅲ、Ⅳ期减少，快速眼动睡眠潜伏期缩短，即睡眠总时间减少，睡眠潜伏期延长，觉醒增多及早醒，深睡眠期减少。有研究表明，双相情感障碍脑电图存在小棘、尖波、6Hz 棘慢复合波等"软征象"。躁狂发作时可在清醒期脑电图记录时出现睡眠纺锤——"微睡眠"现象。

当精神行为障碍具有发作性特点时，常需应用视频脑电图（VEEG）监测发作期同步的临床表现和 EEG，与癫痫精神运动性发作、癫痫性精神障碍、非惊厥性癫痫持续状态（PNES）、癔病发作等进行鉴别。根据其发作特点和有无痫样放电，可鉴别癫痫、分离（转换性）障碍及精神障碍。VEEG 被证明为迄今为止鉴别癫痫与非痫性发作性疾病的最为有效的手段，也是目前癫痫与 PNES 鉴别的"金标准"。对于精神障碍的司法鉴定而言，EEG 检查也是必需的依据。睡眠障碍、睡眠相关性癫痫以及睡眠障碍性疾病的鉴别诊断主要依靠脑电图。睡眠 EEG 监测可明确睡眠障碍发生时相。

精神科药物主要通过改变大脑兴奋性改善精神症状，因此在精神科用药过程中复查 EEG，及时了解脑电波变化情况，有助于指导临床用药，调整用药种类和剂量，避免毒副作用的发生。目前临床上对脑电图影响较大的主要为第一代抗精神病药物、三环类抗抑郁药及镇静催眠剂，其他包括肌松剂、神经系统兴奋药等也会对脑电波形产生一定的影响。大剂量使用吩噻嗪类药物时可能出现 δ、θ 波活动暴发或阵发，甚至出现棘波、尖波、棘慢波、尖慢波等痫样放电，氯氮平和碳酸锂更为常见。阿米替林、丙米嗪、多塞平等三环类抗抑郁药在其治疗剂量就可能出现背景节律慢波化倾向，甚至有痫样放电。长时间、大剂量使用苯二氮䓬类、巴比妥类镇静催眠药时 EEG 背景节律多表现为弥漫性低波幅约 20Hz 快波。

三、肌电图

（一）肌电图的概述

肌电图（electromyogram，EMG）是用肌电图仪记录单根或多根肌纤维的生物电活动，对其波形进行测量分析，可以了解肌肉的功能状态，协助对下运动神经元或肌肉疾病的诊断。目前常用的方法有：

（1）针电极肌电图：亦称普通肌电图，是将特制的针电极刺入肌腹，或用表面电极置于肌肉表面皮肤，在示波器上或记录纸上观察肌肉在静止、轻收缩、重收缩三种状态下的电位变化，以辅助鉴别神经源性或肌源性损害。

（2）神经传导速度测定：也即运动神经传导速度（MCV）和感觉神经传导速度（SCV）测定。系在神经干的近端（MCV）或远端（SCV）给以脉冲刺激，在远端效应肌（MCV）或近端神经走行部位（SCV）接收波形，测量两点之间的潜伏期和距离，即可计算出运动神经或感觉神经传导速度，主要用于了解神经传导功能情况。

（3）其他如重复频率试验，F 波、H 反射、牵张反射等检查以及单纤维肌电图检查等，可进一步了解神经、肌肉、神经 - 肌接头以及脊髓反射弧的功能状态

（二）肌电图在神经精神疾病中的应用

肌电图主要用于神经肌接头病变的诊断和鉴别，如重症肌无力、Lambert-Eaton 综合征、先天性肌无力综合征等，其中重症肌无力的肌电图检查应用最为广泛，表现为低频刺激波幅递减。使

用体表肌电图可以鉴别心因性运动障碍。同时，EMG 通过检测和放大肌纤维的微小电信号来评估肌肉活动的大小，肌电的高低可反映肌肉的紧张和放松程度。在生物反馈疗法中可利用现代生理科学仪器通过人体内生理或病理肌电信息的自身反馈，使受测者经过特殊训练后，进行有意识的"意念"控制和心理训练，从而消除病理过程、恢复身心健康。EMG 反馈训练常用于焦虑障碍、抽动障碍等。

四、脑磁图

（一）脑磁图的概述

脑磁图（magnetoencephalography，MEG）是记录神经元活动时所产生的相关脑磁场信号，通过信号的波形、振幅、频率、潜伏期等观察指标无创性地实时检测脑电生理活动的技术。大脑中大量紧密排列的神经元产生的生物电流可以看作是信号源，由这一信号源产生的生物磁场可穿透脑组织以及颅骨到达头部之外，使用高灵敏度的探测设备可以测量分布在头皮表面的磁场变化，并记录其随时间变化的关系曲线，从而确定脑内信号源的精确位置和强度变化。由于大脑不同组织的磁导率基本一致且磁场信号不受颅骨、头皮和手术切口等表面介质的影响，信号可以无失真无衰减的穿透头皮，具有较高的时空分辨率，因而脑磁图在探索精神疾病和神经机制领域应用前景广阔。

与其他检测仪器相比，MEG 具有高精确度（MEG 高达 1ms 的时空分辨率，比 PET 高 10 万倍）。其主要反映细胞在不同功能状态下所产生的磁场变化，因此能直接反映神经元活动，提供脑功能瞬时变化的信息；MEG 还可将捕获的动态数据与三维 MRI 解剖图像叠加，将生理功能和解剖结构融合在一起，使人们能够更好地研究脑的功能活动。同时，MEG 具有无创性（MEG 对人体的检测完全是无接触、无侵袭、无损伤）、直接性（MEG 测量的是脑神经细胞内的电流，是直接检测神经元的电活动，而不是检测神经元的间接反应）、干扰少（MEG 与 EEG 相比，磁场不受介于脑内电流源和颅外探测器之间的各种脑组织和脑脊液、颅骨和头皮的传导影响，因此波形不失真，信号不衰减）等优势。

（二）脑磁图在精神疾病中的应用

脑磁图作为一种用于检测皮质神经元功能活动的无创性方法，具有高时空分辨率，可用于感觉皮质（如听觉、躯体感觉、视觉、味觉和嗅觉等）的研究，也可用于语言和其他脑功能研究。来自浅部及深部脑结构的认知记忆神经活动可被 MEG 监控。用 MEG 对阿尔茨海默病进行早期诊断，可使疾病在早期阶段得到及时治疗，延缓症状加重。同时，多发性硬化由 MEG 对脑异常的电磁活动进行定位，发现局灶性异常活动位于病灶附近。在精神分裂症患者中，慢波活动在不同的区域明显超过正常人，并且其局灶性簇状慢波可能与精神病特征有关。目前采用 MEG 研究精神分裂症偏侧化障碍时主要集中在听觉皮层，少量涉及躯体感觉皮质及视觉皮质。

有 MEG 研究发现：抑郁症右侧枕叶偶极子密度增加，这可能是抑郁症发病的一个重要危险因素。另有研究发现 MEG 和 EEG 可观察到急性期抑郁症的 P1/P1m 潜伏期波幅下降，且下降程度与抑郁症的严重程度呈正相关。这些发现均提示 MEG 能够为抑郁症的诊断和鉴别诊断提供重要线索。MEG 可反映皮质锥体细胞突触后电位的情况，因此 MEG 可能用于抗抑郁治疗效果的评估中，通过 MEG 在治疗中的动态观察，可以及早确定最佳治疗方案。同时，MEG 研究发现有效的 ECT 治疗可以提高抑郁症额叶的慢波强度，额叶功能恢复可能是 ECT 治疗起效的关键，利用 MEG 动态检测抑郁症脑功能区变化，可能对抑郁症 ECT 治疗效果进行评估。

（邓 伟）

第五节 多导睡眠图及其临床应用

一、多导睡眠图简介

多导睡眠图（polysomnography，PSG）是斯坦福大学 Holland 医生于 1974 年首次使用，是持续同步记录睡眠中电生理和生理活动，辅助诊断睡眠疾病及进行睡眠医学研究的重要技术。polysomnography 一词是在多导生理记录（polygraphy）嵌入"睡眠"词根"somno"而组成的复合词，这说明多导睡眠图的本质是生理记录仪。

（一）PSG 监测的发展历史

PSG 监测技术的发展经历了几个重要的里程碑事件：首先是 1875 年 Caton 首次记录到生物电活动。其次，1929 年 Hans Berger 首次记录到人类脑电活动，并描述清醒和安静闭眼下脑电图特征。1953 年，Aserinsky 和 Kleitman 发现睡眠中存在快速眼球运动（rapid eye movement，REM）的现象，即睡眠某些阶段，人的眼球会呈周期性地快速扫动，到后期首次将睡眠分为非快速眼动睡眠（non-rapid eye movement sleep，NREM sleep）和 REM 睡眠，为后续睡眠分期奠定基础。1966 年肌电活动也同步记录。1974 年，Holland 监测加入呼吸和心电，首次进行了完整的睡眠监测。20 世纪 90 年代后，计算机技术的革新为数字 PSG 监测发展成为可能。

（二）PSG 监测内容

睡眠监测技术源自美国，PSG 监测内容在逐渐的发展过程中，愈加丰富，目前包括电生理活动和生理活动，前者通过连接到体表的电极探测躯体内部电信号，包括脑电图（electroencephalogram，EEG）、肌电图（electromyogram，EMG）、眼电图（electrooculogram，EOG）活动和心电活动等；后者通过外部传感器测量不同的生理活动，包括呼吸气流、体位、鼾声等。

美国睡眠医学会（American Academy of Sleep Medicine，AASM）为 PSG 监测技术进行了明确的规范说明，于 2007 年出版《美国睡眠医学会睡眠及其相关事件判读手册（规则、术语和技术规范）》（以下简称《AASM 判读手册》），该技术手册多次更新，成为 PSG 操作和数据分析的主要指南。

（三）PSG 监测信号采集

1. 脑电信号采集　记录可靠的 EEG 信号，首先应严格按照国际 10-20 电极定位系统（图 3-5-1）（AASM，2012）安置电极，根据枕骨隆凸、鼻根和左右耳前点定位，进行准确测量，测量后拨开头发、清洁头皮、添加导电介质和固定电极。电极的名称以放置部位的英文单词的首字母和一个附加值表示。AASM 推荐的 EEG 导联包括 F4-A1、C4-A1、O2-A1，如果检测过程中推荐电极故障，备用电极为 F3-A2、C3-A2、O1-A2。

2. 眼电信号采集　AASM 推荐的眼电导联是 E1-M2，E2-M2。E1 电极放置在左眼外眦下 1cm 处，E2 电极放置在右眼外眦上 1cm 处。这样放置可使左右眼电图记录到矛盾运动的波形，形成共轭运动。

3. 肌电信号采集　肌电包括颏 EMG 和胫骨前 EMG，颏 EMG 需要 3 个电极：电极分别位于中线下颌骨下缘上 1cm、下颌骨下缘下 2cm 中线右

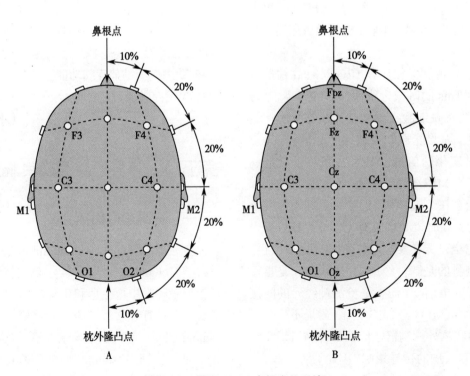

图 3-5-1　国际 10-20 电极定位系统

旁开 2cm 和下颌骨下缘下 2cm 中线左旁开 2cm。胫骨前 EMG 记录电极置于两侧胫骨前肌表面,每侧安置 2 个电极,2 个电极之间的距离为 2～4cm。胫骨前 EMG 主要有助于识别周期性肢体运动。

4. 呼吸气流监测 呼吸气流监测常用的是鼻压力信号和热敏信号。通过将鼻气流管与精确的压力传感器相连而监测鼻压力,鼻压力与通过鼻腔的气流大小相关,在气流量低时,鼻压力信号降低,而在气流量大时则会增高。热敏信号通过气流流经传感器时引起的温度改变来实现。

5. 呼吸努力 目前呼吸感应体积描记技术(respiratory induction plethysmography,RIP)胸腹带最常用于测量呼吸努力,RIP 胸腹带环绕于胸廓和腹部,呼吸时可使胸腹带内线圈的感应系数发生改变从而监测胸腹运动。

6. 脉搏血氧饱和度 血氧探头放置在一段搏动性动脉血管床的两侧,通常位于指端或耳垂处,能持续监测血氧(SaO_2),当灌注不良时,血氧饱和度的准确性会有所下降。

7. 体位监测 体位用三维加速仪监测,放置于前正中线胸骨近剑突处。可测定左侧位、右侧位、仰卧位、俯卧位和直立等体位,进而观察体位与睡眠的关系。

8. 同步音视频 PSG 监测时,通常同步记录音视频,记录夜间患者是否存在异常发音或动作等,这有助于辅助诊断异态睡眠。

二、睡眠分期

睡眠分期是建立在 PSG 信号采集的基础上,睡眠分期主要依赖于 3 种核心信号:EEG、EMG 和 EOG。根据 3 种信号的特点,将睡眠分为 NREM 和 REM 期,NREM 和 REM 形成一个周期。成人每个周期 90～120 分钟,通常每晚有 4～6 个周期。进一步根据脑电特征,NREM 进一步分为 1～3 期,NREM 3 期又称为慢波睡眠。NREM 1 期(N1)的睡眠时间占总睡眠时间的 2%～5%,NREM 2 期(N2)占 45%～55%,NREM3 期(N3)占 13%～22%,REM 期(R)占 20%～25%。睡眠结构并不是固定不变的,而是随着年龄逐渐变化的。新生儿通常以 REM 睡眠起始,随着发育通常在 3 个月时形成 NREM-REM 周期。

(一)脑电特征波形

脑电活动是以它每秒的频率(Hz)、波幅(即电压)和主要偏移的方向(极性)为特征的,包括以下特征波形(部分波形如图 3-5-2 所示):

1. β波 多在清醒睁眼时出现,频率 >13Hz 的低电压波。

2. α波 多在安静闭眼时出现,枕区导联明

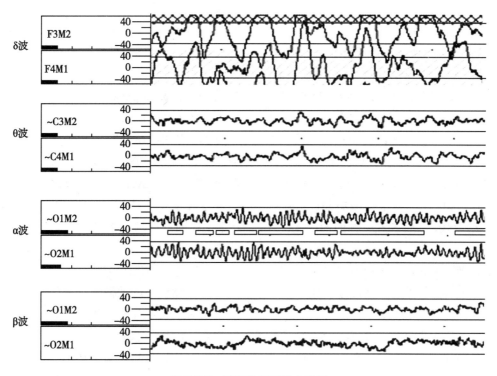

图 3-5-2 特征性睡眠脑电波形

显,频率 8～13Hz。

3. θ 波　多见于 NREM 1 期,又称低电压混合频率波,频率 4～7.99Hz。

4. 顶尖波(V 波)　多见于 NREM 1 期,中央区明显,波形陡峭,通常持续时间 <0.5 秒。

5. 睡眠梭形波　NREM 2 期的特征波,中央区明显,也称纺锤波,频率 11～16Hz,持续时间 ≥0.5 秒。

6. K 复合波　NREM 2 期的特征波,额区明显,无具体频率标准,形态为陡峭负向波之后随即伴发一个正向波,持续时间 ≥0.5 秒。常与纺锤波相继出现。

7. δ 波　NREM 3 期的特征波,额区明显,频率 0.5～2Hz,振幅 >75μV。

(二)分期标准

分期时,主要将整个记录分成若干个片段(帧),通常每帧时长 30 秒,逐帧判读。当 1 帧同时满足 2 个或以上的睡眠期时,标记为比例最大的那一期。此节主要介绍成人分期标准,主要根据《AASM 判读手册》2.5 版本。

1. 清醒(W)期　清醒期脑电的背景波形有两种,安静清醒、闭眼时出现的 α 波以及睁眼时出现的 β 波。眼电图可出现眨眼、快速眼球运动以及缓慢眼球运动。肌电表现为高度紧张性活动。满足以下两条之一,判读为 W 期:

(1)枕区脑电的 α 节律占记录帧 50% 以上。

(2)α 节律没有出现在记录帧,但存在下列特征之一:频率在 0.5～2Hz 的眨眼动作;阅读眼动;不规则的共轭快速眼动伴正常或增强的颌肌电。

2. N1 期　脑电背景为低电压混合频率波,特征波为顶尖波。眼电通常为缓慢眼动。下颌肌电活动无显著特征,可以表现为减弱,也可以维持清醒期水平。满足以下两条之一,判读为 N1 期:

(1)有 α 节律者,如 α 节律减弱并被低波幅混合频率活动取代,且后者占一帧的 50% 以上,判读为 N1 期。

(2)无 α 节律者,呈现下列现象之一时判读为 N1 期:较 W 期脑电背景频率减慢 ≥1Hz 的 4～7Hz 的脑电波;顶尖波;缓慢眼动。

3. N2 期　脑电背景频率为慢于 N1 期的相对低电压混合频率波。如果判读帧的前半帧或前一帧的后半帧存在两个条件之一,判读为 N2 期:

(1)1 个或多个与觉醒无关的 K 复合波。

(2)1 个或多个睡眠梭形波。

4. N3 期　脑电图以 δ 波为主,进入 N3 期睡眠后,眼球运动及下颌肌电活动通常降低。当慢波活动占一帧的 20% 以上时,判读为 N3 期。

5. REM 期　分为时相性和紧张性 REM 睡眠。脑电图的背景波形与 N1 期相同,仍为低电压混合频率波,可间断出现 α 波和锯齿波。时相性 REM 期可见快速眼球运动,紧张性 REM 期眼球运动呈静止状态。当判读帧满足下列所有条件时,判读为 R 期:

(1)脑电为低波幅混合频率波。

(2)下颌肌电低张力。

(3)快速眼球运动。

三、临床应用

根据 PSG 的监测内容,PSG 的临床应用较为广泛,主要应用于睡眠呼吸障碍的诊疗,异态睡眠尤其是快速眼动睡眠行为障碍的诊断,周期性肢体运动以及睡眠质量的评估等。

(一)睡眠呼吸障碍

睡眠呼吸障碍是以睡眠中出现的异常呼吸事件为特征的一类疾病,根据 PSG 信号特征,呼吸事件分为呼吸暂停、低通气、呼吸努力相关觉醒、肺泡低通气、陈-施呼吸等。最常见的睡眠呼吸障碍为阻塞性睡眠呼吸暂停(obstructive sleep apnea, OSA)。PSG 被认为是 OSA 诊断的"金标准",同时可以判断其严重程度。呼吸暂停低通气指数(apnea hypopnea index, AHI)是指每小时出现的呼吸暂停/低通气的次数,是判断 OSA 严重程度的关键指标,通常正常成人 AHI < 5/h, AHI 5～15/h 为轻度 OSA, AHI 为 15～30/h 时为中度 OSA,当 AHI > 30/h 为重度 OSA。另外,PSG 还有助于鉴别其他睡眠呼吸障碍,如中枢性睡眠呼吸暂停、肺泡低通气等。而且,人工呼吸机压力滴定也需要在 PSG 监测下实行。

(二)异态睡眠的诊断

异态睡眠是以睡眠中异常行为为特征的一类疾病,PSG 监测有助于识别这种异常行为,并辅助诊断,尤其是快速眼动睡眠行为障碍(rapid eye movement sleep behavior disorder, RBD)。记录颏 EMG、同步 PSG 音视频、下肢和上肢 EMG 肌电。这可能捕捉到异常行为和/或肢体运动,但即使没有记录到异常行为,PSG 中 RBD 患者的特征性表现为 REM 睡眠肌张力失迟缓,表现为额 EMG 可见持续性肌肉活动。

(三)周期性肢体运动的识别

周期性肢体运动(periodic leg movements, PLMS)为不自主的肢体运动,其特征为节律性大拇指伸展和踝关节背屈。PSG 有助于识别此行为,同时胫骨前 EMG 上可记录到持续 0.5～5 秒,间隔 4～90 秒的肌电活动。严重的 PLMS 可导致失眠和日间嗜睡,因此识别 PLMS 尤为重要。

(四)失眠的诊断与鉴别

通常 PSG 不作为失眠的常规评估手段,但有助于失眠的鉴别诊断。尤其是近期研究认为睡眠呼吸障碍患者中失眠的比例高达 38%,失眠患者中睡眠呼吸障碍也达到 35%。因此,当失眠患者存在打鼾、日间嗜睡时需要进行 PSG 检测,排除睡眠呼吸障碍。另外,PSG 监测还有助于矛盾性失眠的诊断。

(五)睡眠质量的评估

值守的 PSG 还可用于评估客观睡眠质量,了解客观睡眠时间、睡眠结构和睡眠效率等,但并不作为常规开展。

(雷 飞 李桃美 唐向东)

第六节 神经内分泌及免疫在精神病学的研究与应用

中枢神经系统是一个极其复杂又高度统一的整体,成亿的神经元以神经化学物质传递的方式相互作用,共同维持这一系统的功能。中枢神经系统与神经内分泌系统、免疫系统和胃肠道系统有着复杂的连接和相互作用,共同维持机体内环境的稳定性,并对外环境的刺激做出相应的反应,从而维持机体的正常状态,包括正常的精神状态。任何原因导致的中枢神经系统功能和结构改变以及与其他系统相互关系的不平衡,都可表现出精神活动的异常。

一、神经生化

神经化学物质对维持人类正常精神活动起着极其重要的作用,其功能改变则与精神疾病的发生有重要关系。虽然目前精神疾病的病因尚不十分清楚,神经生化的研究对探讨精神疾病的病因将起积极的推动作用。

神经递质为神经元间或神经元与靶细胞间起信号传递作用的化学物质。部分递质在突触外实际尤传递信号的功能,不直接触发靶细胞的效应,只对其他递质引发的效应起调节作用,现已将其称为神经调质。神经递质作为信号的传递体在中枢和周围神经系统都发挥着极其重要的作用。当出现神经系统病变时,递质的产生、释放和受体及其相互作用会发生改变,从而导致各种疾病。不同的神经元,有不同的神经递质传递信息,发挥不同的生理功能。其合成、储存、释放或降解等某个环节受到干扰或受体功能发生变化,可以导致相应神经精神功能异常。如海马神经元乙酰胆碱含量下降与阿尔茨海默病的认知功能减退有关;抑郁症患者 5-HT 功能低下、中枢 NE 在突触部位的功能低下;躁狂发作患者中枢去甲肾上腺素在突触部位的功能亢进。大多数心境稳定剂和抗抑郁药都是通过调节上述两种递质的代谢过程或受体功能而起作用的。单胺、氨基酸、神经肽和神经营养因子是目前研究最广泛的四种分子信号。

(一)单胺类

单胺类神经递质,仅存在于脑内小部分神经核团的神经元中,但对整个大脑功能有着广泛的影响,因为单胺类神经元轴突投射影响每一个脑区。单胺类神经递质广泛涉及神经精神障碍的病因和治疗多种方面。每种神经递质参与调节多种神经通路和多种行为的生理学过程,相反,某种神经通路受多种神经递质的调节。神经递质和神经功能之间的复杂联系,很难明确哪种单胺系统影响精神疾病的病因和治疗。目前研究较广泛的六类经典单胺类神经递质:5-羟色胺、肾上腺素、去甲肾上腺素、多巴胺、乙酰胆碱、组胺。

1. 5-羟色胺(serotonin, 5-HT) 5-HT 是由中缝核以及脑桥与上脑干的一些中线神经元所产生。5-HT 神经元主要集中于脑干的中缝核,细胞群大部分集中在中线上。5-HT 起源于中脑的喙区末端和背部,广泛分布于前脑;中缝核还发出一些纤维投射到小脑;延髓的 5-HT 细胞有纤维投射到脊髓。此外,在脑室的表面还有很密的

5-HT 神经丛，血管上也有 5-HT 的纤维。其他神经递质，如 GABA、P 物质、脑啡肽、促甲状腺激素释放激素（TRH）常与 5-HT 共存于中缝核，可能与 5-HT 同时释放。

5-HT 受体可分为 5HT₁、5HT₂、5TH₃ 和 5TH₄。对 5HT₁ 的研究又将其进一步分为 a、b、c、d 等多种亚型。5-HT₃ 是属于直接控制离子通道的受体，而其他 5-HT 受体都属于与 G 蛋白耦联的受体。

5-HT 的前体物质是色氨酸，在色氨酸羟化酶的作用下形成 5-羟色氨酸，后者在 5-羟色氨酸脱羧酶的作用下生成 5-HT。中枢 5-HT 主要在 MAO 的作用下以 5-羟吲哚乙酸的形式降解并排出体外。

5-HT 正常功能对维持人类精神活动正常有重要作用，药理学的进展提示重性抑郁障碍、强迫性神经症、焦虑和惊恐障碍以及进食障碍都与中枢某些通路 5-HT 功能不足有关，而精神分裂症则可能有中脑边缘系统和前额叶 5-HT 功能过高。中枢 5-HT 有提高痛阈作用，具有镇痛功能。脑内 5-HT 代谢失调，可导致智力障碍和精神症状，自杀意念者多见 5-HT 水平低下。这些表明 5-HT 有助于维持精神、情绪的稳定，同时有证据表明 5-HT 与性激素水平、性行为有关。

2. 多巴胺（dopamine, DA） 多巴胺是某些周围神经纤维以及许多中枢神经元（例如，黑质、中脑、腹侧盖区、下丘脑）的神经递质。多巴胺与多巴胺能受体相互作用，剩余的多巴胺被主动重摄取进入突触前神经元。酪氨酸羟化酶与单胺氧化酶对神经终端内的多巴胺水平起着调节作用。

黑质纹状体系统起源于黑质，主要向纹状体背部投射，这一投射系统与机体的运动功能关系密切。除含有 DA 外，还含有另外的垂体递质，如胆囊收缩素（cholecystokinin, CCK）和神经降压素；新边缘系统，起源于大脑脚腹侧背盖区的细胞群，向纹状体的腹侧投射，并有部分细胞发出纤维达到杏仁核、侧膈区、梨状皮层、内嗅区和额叶皮层。此投射系统与人类情感活动的关系比较密切；漏斗结节系统包括下丘脑正中隆起的弓状核、室周核和下丘脑核的细胞，投射到漏斗和垂体中后部。此系统主要与神经内分泌功能关系密切；间脑脊髓系统，神经元位于下丘脑的后部，发出神经纤维下行至脊髓的背角和中间侧索的细胞。

DA 能受体至少可分为两大家族。D₁（包括 D₁ 和 D₅）通过激活 Gs 进一步激活腺苷酸环化酶，而 D₂（包括 D₂，D₃ 和 D₄），通过 Gi 与腺苷酸环化酶呈负性耦联。经典抗精神病药物对 D₁ 和 D₂ 都有亲和力，但它们对 D₁ 的阻断作用相当弱，而对 D₂ 有很强的阻断作用。

脑内 DA 的前体物质来源于食物中的酪氨酸，在限速酶酪氨酸羟化酶的作用下生成左旋多巴，后者又在多巴脱羧酶的作用下生成 DA。DA 在脑内主要在单胺氧化酶（MAO）和儿茶酚胺氧位甲基转移酶（COMT）的作用下降解成为高香草酸（HVA）并排出体外。

中枢 DA 功能与人类的精神活动关系非常密切。中枢，特别是中脑边缘系统 DA 功能过高可能与精神分裂症的阳性症状有关，而前额叶 DA 功能不足则可能与精神分裂症的阴性症状及认知损害有关。脑内 DA 在影响机体的一般行为和精神情绪活动上起着重要作用，将 DA 注入动物脑室，可产生与人类精神分裂症相似的行为变化，服用 DA 前体左旋多巴，可改善抑郁症，下丘脑的 DA 神经元对垂体的内分泌活动，特别是对促性腺激素的分泌活动具有控制作用。

3. 去甲肾上腺素（norepinephrine）和肾上腺素（epinephrine） NE 是大多数神经节后交感神经纤维和许多中枢神经元（如蓝斑与下丘脑）的神经递质。酪氨酸羟化酶与单胺氧化酶调节神经元内 NE 的水平。

NE 的轴索起源于脑桥和延髓的网状结构，包括蓝斑、腹侧背盖、孤束核等处的细胞，在蓝斑和腹侧背盖，NE 细胞的特点是轴索的高度并行。这两处细胞发出的末梢都止于脑干和下丘脑。但侧背盖的细胞专门投向这些区域，而蓝斑还较多地投向丘脑和皮层。其中蓝斑的下行纤维投向脊髓的背角和前角，而腹侧背盖神经元则投向脊髓的中、内侧细胞索。NE 的下行纤维可能是下行激活系统的一部分。许多 NE 末梢起源于中枢而止于小血管，提示 NE 对脑血管有调节作用。

肾上腺素能受体可分为 α、β 两型，它们又可进一步分为 α₁ 与 α₂，β₁、β₂ 和 β₃。α 受体还可以再进一步分为 α₁ₐ、α₁ᵦ、α₁ᵪ 及 α₂ₐ、α₂ᵦ、α₂ᵪ。脑 β₁ 受体大多位于神经元，而 β₂ 受体则大多位于神经胶质细胞和血管。β 受体与耦联蛋白 Gs 相连，β 受体通过激活 Gs 进一步激活腺苷酸环化酶，从而产生一系列细胞特异性反应。α 受体中 α1 受体通过第二信使肌醇磷脂系统起作用，而 α2 受体与耦联蛋白 Gi 相连，激活 α2 受体时，通过 Gi 抑制腺苷酸环化酶，使中枢和外周 NE 的功能下降。

中枢 NE 合成的前体物质亦为酪氨酸，以同样的过程生成 DA，在 NE 神经元中存在着 DA 神经元所不含有的多巴胺 β 羟化酶（DβH），DA 在 DβH 的作用下，经 β 位羟化反应生成 NE 中枢 NE 主要在 MAO 和 COMT 的作用下降解成为 3- 甲氧基 -4- 羟基苯乙二醇（MHPG）并排出体外。此外在肾上腺髓质和某些脑区神经元中还含有另一种酶苯乙醇胺 -N- 甲基转移酶，使 NE 转化为肾上腺素。NE 能维持脑电和行为的觉醒，NE 能神经元适当兴奋可产生兴奋与欣快情绪，过度兴奋则导致躁狂与攻击行为。NE 与精神活动有关，利血平可使 NE 耗竭而出现抑郁症，NE 类似物可产生拟精神病发作，NE 还与体温调节、摄食、记忆和血压等调节有关。

4. 组胺（histamine） 组胺作为一种炎症介质和自体活性物质早为人们所熟知，而作为中枢神经系统中的一种重要神经递质或神经调质直到 20 世纪 70 年代才被认识。脑内组胺含量很低，主要分布于组胺能神经和肥大细胞中，少量存在于脑内血管内皮细胞。组胺能神经元胞体主要分布于下丘脑乳头核，其神经纤维广泛投射到丘脑、边缘叶、大脑皮层等脑区。脑内组胺受体主要包括 H1、H2 及抑制组胺合成和释放的自身受体 H3。组胺在许多中枢活动中起着重要的调节作用，如神经内分泌调节、饮水摄食调节、体温调节、学习记忆、觉醒 - 睡眠、运动及攻击行为等。而且，组胺还参与了多种中枢神经系统疾病，如阿尔茨海默病、癫痫、帕金森病以及脑缺血性疾病等。保持锥体外系神经功能的正常有赖于 DA 和 Ach 能神经元及 5-HT 和 HA 能神经元这两个系统的动态平衡，DA 及 5-HT 能神经元为抑制性神经元，而 Ach 能及 HA 能神经元为兴奋性神经元，若两体系出现失衡可引起锥体外系疾病，如帕金森病。

5. 乙酰胆碱（acetylcholine，ACh） 乙酰胆碱是延髓脊髓运动神经元，自主神经系统神经节前纤维，神经节后胆碱能（副交感神经）纤维，以及中枢神经系统内许多神经元（例如基底节，大脑运动区皮层）的主要神经递质。它是通过胆碱乙酰转移酶的作用，由胆碱与来自线粒体的乙酰辅酶 A 所合成。在获得释放后，乙酰胆碱刺激特殊的胆碱能受体，这种相互作用很快被局部的胆碱酯酶所终止，后者使乙酰胆碱被水解为胆碱与乙酸盐。乙酰胆碱的水平由胆碱乙酰转移酶和胆碱的摄取所调控。

最重要的胆碱能通路被称为基底前脑胆碱能通路，它包括中膈核、卧核、顶核、斜束的水平支、视前区的腹侧、视前大细胞核、红核、底核和豆状袢核。这一系统的胆碱能神经元发出广泛的神经纤维，向大脑皮层、海马、嗅球、杏仁核以及脑干的缰核和脚间核投射；从楔状核、旁臂核、脑桥和延髓的背盖区有胆碱能纤维向脑干网状结构、丘脑和下丘脑投射；除以上放射状投射以外，胆碱能神经元还有一些区域内的环路，存在于皮层、豆状核 - 纹状体、嗅结节和视网膜。

胆碱能受体有两种类型，即烟碱样受体（N 受体）和毒蕈碱样受体（M 受体）。ACh 与后者关系密切，故也有人将其称为毒蕈碱 - 乙酰胆碱受体。激活这一受体可引起两种不同的细胞内信号系统的活动，从而又将其进一步分为五种亚型，即 M1、M2、M3、M4 和 M5。其中 M1、M3 和 M5 与通过 Gq 和 G11 与细胞内第二信使磷脂肌醇耦联，而 M2 则通过耦联蛋白 Gi 和 Go 与腺苷酸环化酶相耦联。N 受体属于直接控制离子通道型受体。

ACh 的前体胆碱来源于食物，在胆碱乙酰转移酶（ChAT）的作用下，胆碱接受乙酰辅酶 A 上的乙酰基形成 ACh，而后者失去乙酰基成为辅酶 A。ACh 在乙酰胆碱酯酶（AChE）的作用下降解而失去活性。

中枢 ACh 参与大脑的学习和记忆功能，在阿尔茨海默病时中枢 ACh 神经元发生退行性改变，ACh 功能不足而发生认知损害。

（二）氨基酸类

氨基酸类神经递质分布广泛，大脑功能受兴奋性氨基酸（谷氨酸）和抑制性氨基酸（γ- 氨基丁酸）之间相互平衡的影响。谷氨酸和 GABA 能系统功能失调参与精神障碍的病理生理学过程。谷氨酸参与神经毒性和神经退行变的研究很多，众所周知，NMDA 受体与神经毒性相关，导致细胞凋亡或坏死。在精神障碍中，已经提出和开发了多种相关疾病的模型，如焦虑症、创伤后应激障碍、抑郁症、双相障碍和精神分裂症。越来越多的研究发现除了神经元、胶质细胞（如少突胶质细胞）也高度易感于谷氨酸受体调节的兴奋性毒性作用。

1. 兴奋性氨基酸　谷氨酸和天冬氨酸是中枢神经系统最常见的兴奋性神经递质。谷氨酸被称为兴奋性神经递质或兴奋性氨基酸。谷氨酸广泛分布在中枢神经系统，在不同的脑区含量有差别，以大脑皮层的含量最高，其次为小脑和纹状体，再次为延髓和脑桥。在脊髓的含量明显低于在大脑的含量，其中在背根的含量高于腹根。

脑内有数种兴奋性氨基酸的受体，它们可以被兴奋性氨基酸谷氨酸和天冬氨酸激活，兴奋性氨基酸受体的命名是根据它们相应的外源性激动剂的名称，如较早被确定的有 N- 甲基 -D- 天冬氨酸型（NMDA）受体、使君子酸（QA）受体或 α- 氨基羟甲基异噁唑丙酸（AMPA）受体，和海人草酸（KA）受体，后两者又被称为非 NMDA 受体，它们都属于促离子通道型受体，NMDA 受体的接收位点位于 $Na^+/K^+/Ca^{2+}$ 离子通道中；非 NMDA 受体的接收位点位于 Na^+/K^+ 离子通道中。这些受体的分布大致平行，主要分布在大脑皮层、海马、纹状体、杏仁核、下丘脑等部位。两类受体在功能上有协同作用。后来又有另一类兴奋性氨基酸受体被确认，包括 L-2- 氨基 -4- 磷酰丁酸（L-AP4）受体和氨基环戊烷二羧酸（ACPD）受体，它们属于促代谢型受体，都与 G 蛋白耦联。

所有兴奋性氨基酸受体被其配基激活除了产生兴奋作用以外，过度激活还能产生神经毒性作用，兴奋性氨基酸受体被过度激活可引起兴奋性神经元持续去极化，导致钙离子内流，细胞内钙离子超载而引起细胞坏死。这可能是神经系统一些退行性疾病包括阿尔茨海默病、精神分裂症、双相情感障碍、脑卒中后脑病多种精神障碍的病理机制之一。此外服用抗精神病药物出现的迟发性运动障碍也与兴奋性氨基酸的参与有关。

外周的谷氨酸不能通过血脑屏障，因此，中枢的谷氨酸是在脑内经三羧酸循环产生的 α- 酮戊二酸转氨或脱氢而形成的。谷氨酸合成后大量储存在神经细胞的末梢囊泡中。由神经末梢释放到突触间隙。谷氨酸由神经胶质细胞摄取后被转变成谷氨酰胺，后者将在一定条件下再次成为谷氨酸或 GABA 的前体。

（1）精神分裂症：一些研究提示精神分裂症和其他精神障碍涉及谷氨酸能传递异常。苯环利定（phencycliding, PCP）和氯胺酮（非竞争性 NMDA 受体拮抗剂）能够诱导精神分裂症样效应。PCP 滥用与阳性症状、阴性症状和认知损伤相关。有研究发现精神分裂症患者脑脊液谷氨酸水平下降，但该研究结果未能被重复。精神分裂症患者大脑尸解研究发现海马和前额叶谷氨酸浓度降低。许多研究一致报道前额叶 KA 受体增加，海马 KA 和 AMPA 受体下降，NMDA 受体没有变化。其他研究关注受体的 mRNA，发现在特定脑区 NMDA、AMPA 和 KA 受体的 mRNA 下降。总的说来，研究结果支持精神分裂症谷氨酸传递下降的假说。增强 NMDA 受体功能（如甘氨酸和 D- 丝氨酸）的物质作为抗精神病药的辅助治疗，能够改善精神分裂症患者的症状和认知功能。这一发现也支持精神分裂症谷氨酸传递低下的模型。

（2）物质滥用：研究表明酒精的一个急性效应是谷氨酸受体抑制功能，尤其是 NMDA 和 KA 受体。酒精诱导的对 NMDA 受体的抑制作用受受体亚单位组成成分的影响。这些抑制作用导致突触传递受阻，可能导致酒精诱导的认知缺陷。事实上，低浓度的酒精能抑制海马的 LTP。

2. 抑制性氨基酸　中枢神经系统中氨基酸神经元占 70%～80%，γ- 氨基丁酸（GABA）和甘氨酸是主要的抑制性神经递质。在绝大多数脑区都大量存在着抑制性氨基酸的神经突触。氨基酸类神经递质在脑组织中的含量通常是单胺类神经递质的 1 000 倍左右，单胺类神经递质的含量以每克组织毫微克计，而氨基酸类神经递质的含量是以每克组织微克计。

GABA 在中枢的含量非常高，其浓度有区域的差异性，黑质含量最高，其次为苍白球、下丘脑、四叠体、纹状体和舌下神经核。GABA 神经元在中枢神经系统广泛分布，其中少部分为基本神经元，从一个脑区发出投射到另一个神经元，大部分为中间神经元，向附近的神经元扩散其抑制作用。GABA 是脑内主要的抑制性神经递质，

GABA 是由谷氨酸经过谷氨酸脱羧酶的作用而得。在与其受体相互作用之后，GABA 被主动地泵回神经终端并被代谢降解，甘氨酸的作用与 GABA 相似，它主要存在于脊髓的中间神经元内，甘氨酸可能是由丝氨酸经过代谢降解而得。

GABA 受体有两种亚型，GABA-A 和 GABA-B。GABA-B 受体与钾离子通道和钙离子通道相耦联，对细胞膜上的腺苷酸环化酶有抑制作用，中枢肌肉松弛剂氯苯氨丁酸为 GABA-B 受体的特异性激动剂。GABA-A 受体与苯二氮䓬（BZ）受体的关系极为密切，由含有 GABA-A 受体两个 β 亚单位和含有 BZ 受体的 α 亚单位和一个氯离子通道共同构成超大分子糖蛋白复合物、GABA、BZ 和氯离子与这个复合物相互作用发挥其生理效应。激活 GABA-A 受体，可立即出现对神经元的抑制作用，提示这些受体属于空间构象型受体，当抑制性神经递质与受体相结合时，就开放离子通道使氯离子进入神经元，使之超极化而产生强的对抗兴奋作用。此外，β 亚单位上还有惊厥剂和巴比妥类药物的作用位点，BZ 通过 GABA-A-BZ-氯离子通道复合物产生抗焦虑、镇静作用，BZ 本身也有抗惊厥作用并与抗癫痫药物有协同作用。

GABA 的前体谷氨酸来源于机体能量代谢的三羧酸循环，经谷氨酸脱羧酶的作用，并以维生素 B6 为辅酶生成 GABA，GABA 在 GABA 转氨酶（GABA-T）的作用下降解成为琥珀酸半醛，重新进入三羧酸循环。由于 GABA 受体与抗焦虑药物受体在空间构象上的密切关系，焦虑障碍被推测与内源性 BZ 受体激动剂功能不足有关。

苯二氮䓬类和巴比妥类很长时间一直用于治疗焦虑和失眠。关于 GABA 受体的研究已经提示 GABA$_A$ 受体包含的 α1 亚单位，参与苯二氮䓬类肌肉松弛和镇静作用，而 GABA$_A$ 受体的 α2 或 α3 亚单位参与抗惊厥和抗焦虑的作用。因此抗焦虑作用比镇静作用强的药物优先选择 GABA$_A$ 受体的 α2 或 α3 亚单位。

癫痫发作的强度与大脑皮层内 GABA 含量降低程度一致，基底神经节中 GABA 降低与帕金森病及亨廷顿病（Huntington's disease，HD）有关。GABA 降低，使抑制性神经冲动不足，DA 功能亢进，可促发精神分裂症。

3. 神经肽类 许多神经肽类广泛分布于中枢神经系统（central nervous system，CNS），对大脑许多方面有直接作用或调节作用，从神经递质释放到情绪和复杂行为的调节均有影响。目前已发现的活性神经肽有一百多种。神经肽通常与其他神经递质的共存于同一种神经元中。神经肽是生物体内主要起传递信息作用的生物活性多肽，主要分布在神经组织，也存在于其他组织内。神经肽除对神经元起作用外，还对神经组织的器官起作用，其主要功能是对脑和身体各系统功能起整合作用。这些功能包括生长发育、生殖、体温调节、水盐代谢、摄食摄水、心血管、胃肠道、呼吸系统的调节和对行为、记忆的整合，对应激和疼痛做出反应等。在不同部位的神经肽分别承担神经递质和激素的角色，将两种信息传递方式即神经递质传递和内分泌传递结合起来。

肽的基本性质：大多数肽的长度在 15～45 个氨基酸范围，虽然肽与小分子的神经递质可以存在于同一神经细胞，但它们却是以不同方式合成的。肽的前体都是一些大分子的蛋白，在酶的作用下被切割成小的片段，即为生物活性肽。

（1）内啡肽、脑啡肽、强啡肽及其他内源性阿片肽：过去 10 年中，在神经组织中确认了 15 种以上具有阿片样活性的肽，被称为内啡肽。现在知道它们分别来自三种蛋白前体。这三种蛋白前体是脑啡肽前体、强啡肽前体和阿黑皮原（POMC）前体，后者可产生及一系列黑色细胞刺激激素（SMH）和阿片肽 β-内啡肽。这三种蛋白前体在不同的组织和细胞中可以被切割成许多活性肽。阿片肽与三种受体，即 δ、μ、κ 之一结合而产生生理作用。当这三种受体被内源性或外来的配基激活，则通过 G 蛋白 Gi 和 Go 抑制腺苷酸环化酶的活性。阿片肽家族有共同的神经支配区域，而受体的分布也有重叠。阿片肽参与应激反应，调节食欲、记忆、运动及免疫功能，介导镇痛作用和催眠作用。β-内啡肽与精神分裂症有关。脑啡肽在脑内起抑制性递质作用，具有镇痛作用，但不及 β-内啡肽强。脑啡肽参与动物自我刺激和奖赏功能，并与学习、记忆行为有关。

（2）生长抑素（somatostatin）：生长抑素是一种 14 肽，它广泛分布于神经系统和神经外组织如胃肠和胰腺。它具有神经递质或神经调节物的作用,同时也具有内分泌和旁分泌的作用。在垂体,生长抑素抑制生长激素、促甲状腺激素的分泌,生理上有强而广泛的抑制作用。有研究发现损害胆碱能神经元可导致鼠脑皮层、海马生长抑素水平减低。而携带载脂蛋白ApoEε4等位基因的阿尔茨海默病患者脑额叶皮层生长抑素的免疫活性减低。

(3)神经肽Y:神经肽Y是从哺乳动物脑中发现的具有神经递质功能的肽,由36个氨基酸构成,到目前为止已经有5种受体亚型被克隆出来。神经肽Y在中枢和外周参与许多重要功能的调节,包括情绪、对应激的反应、摄食行为、心脏的收缩力、肠道的分泌等。它是已知最能促进摄食的物质。它参与许多神经递质释放的调节,如去甲肾上腺素、生长抑素、一氧化氮、谷氨酸和促生长激素神经肽。此外抑郁症、阿尔茨海默病患者脑内神经肽Y含量减少,可能参与这些疾病的病理机制。

(4)神经降压素(neurotensin):神经降压素是调节血管功能的物质,生理上与DA系统关系密切。动物实验发现神经降压素有对抗中枢DA的作用,可以减少DA激动剂阿扑吗啡以及DA本身引起的动物行为,而给动物使用经典抗精神病药物氟哌啶醇可以引起纹状体和听神经核神经降压素的合成,使用非经典抗精神病药物只引起听神经核神经降压素的合成。

(5)P物质:P物质是一种11肽,常与5-HT共同分布,与痛觉的传递有关,参与外周生理反应,如唾液的产生;如果直接注入脑黑质,可激活黑质的多巴胺神经元。抗抑郁药对P物质的受体有阻断作用,已经有一些前临床研究报道P物质拮抗剂有抗抑郁作用,提示P物质可能在抑郁症的发病机制中起重要作用。P物质可能还参与了帕金森病和阿尔茨海默病的病理过程。在中枢,P物质对去甲肾上腺素能神经纤维具有兴奋作用;可提高多巴胺的更新率,降低多巴胺水平;与5-HT共存于一个神经元,降低中枢5-HT的更新率。P物质在某些神经元内与乙酰胆碱共存,在受体水平两者互相拮抗。

(6)精氨酸血管升压素(AVP):既是神经肽又是激素,从同一细胞群发出投射,既作用于激素靶器官垂体后叶,也作用于脑神经末梢突触受体。参与偏头痛的病理机制,参与疼痛和应激的复杂调节机制。

(7)促肾上腺皮质激素释放因子(CRF):由41个氨基酸组成的下丘脑调节肽,它促使垂体前叶释放促肾上腺皮质激素(ACTH),并参与激素对应激的反应。

(8)内皮素(endothelin,ET):成人神经组织含有ET样免疫活性物质,大约体内3/4的ET存在于神经元中,如大脑皮层、小脑、侧脑室、下视丘、以及脊髓。它在神经系统组织内合成和释放,提示具有神经递质的性质。

神经肽与精神疾病:外周丰富的神经肽类、血清肽酶含量丰富和血脑屏障等原因,使得外周血中肽类的含量很难反映脑内的情况。脑脊液(cerebrospinal fluid,CSF)也受脊髓肽类的影响,以及药物治疗和疾病发作的影响。精神疾病患者尸检组织的研究发现,肽类的含量受死亡前状态、既往的药物治疗和并发症的影响。针对以上的问题,目前研究常采用治疗前和治疗后的CSF,疾病活动期与恢复期的CSF比较设计。对于进展性疾病(如精神分裂症、阿尔茨海默病),连续收集的CSF样本可能反映疾病进程和治疗反应。

阿尔茨海默病患者大脑皮质中生长激素释放抑制因子(SRIF)的浓度显著下降。研究一致发现患者CSF中生长抑素的浓度下降,这种下降与认知损伤的强度相关。然而,CSF中SRIF浓度降低还可见于妄想、抑郁症、精神分裂症、多发性硬化等。有研究发现,AD患者部分脑区的SRIF清除肽酶活性增加,推测可能因SRIF降解增加导致的SRIF浓度下降。SRIF系统输液治疗不能成功缓解痴呆,可能是SRIF很难透过血脑屏障。

精神分裂症临床和尸解研究以及动物实验,发现神经肽涉及精神分裂症病理。研究报道精神分裂症患者CSF中许多神经肽(内源性阿片肽、P物质、CCK、SRIF)浓度发生改变,但许多研究存在统计学问题。此外抗精神病药物治疗对神经肽系统有影响。精神分裂症中证据最多的神经肽是神经降压素。与正常对照或其他精神障碍患者相比,精神分裂症患者CSF中的神经降压素浓度下降。虽然抗精神病药物能够增加CSF中神经降压素的浓度,但不能排除是治疗后症状好转所伴随的变化。

(三) 神经营养因子

神经营养因子（neurotrophic factors, NTFs）是一类多肽类生长因子家族，影响神经元和其他细胞的增殖、分化、存活和死亡。NTF 通过突触成分、胶质细胞和血流到达特定神经细胞，与特定受体结合而发挥作用。NTF 的作用依赖于其活性水平，与跨膜受体的亲和力和下游信号的级联反应。NTF 不仅对神经系统发育有作用，对成人的神经系统有多种作用，如调节突触连接、突触结构、神经递质释放、长时程增强等。目前 NTF 与精神疾病的神经元凋亡和坏死的关系越来越受到重视。一些神经退行性变疾病（如阿尔茨海默病和亨廷顿病）和精神障碍（如抑郁症和物质滥用）已发现存在神经营养因子水平的变化。精神分裂症、双相情感障碍和抑郁症中都发现患者有明显的认知损坏并且患者不同脑区体积缩小、细胞凋亡、数目减少、再生减缓。研究发现神经营养因子，特别是 BDNF 在疾病的病理过程和治疗机制中有重要作用，它们可能具有治疗这些疾病的潜力。

神经营养因子家族是一类有促进神经细胞的生长发育、分化、和维护和修复作用的蛋白质。它们被称为神经营养因子家族，其成员都来源于位于第一对染色体的近端短臂的同一基因，它们的生物都通过酪氨酸激酶受体发挥生物活性。包括神经生长因子（NGF）、脑源性神经营养因子（BDNF），神经营养因子 -3（NT-3），神经营养因子 -4/5（NT-4/5）等。

1. NGF NGF 来源于受神经支配的靶组织，作为靶源性营养因子发挥作用。中枢神经系统和外周神经系统的神经元以及神经胶质细胞都能够合成 NGF。在大脑，NGF 主要发布在大脑皮层、海马、小脑、下丘脑及中枢运动神经元。NGF 主要存在于大脑皮层和海马的锥体细胞和颗粒细胞，其表达与胆碱能神经元的乙酰胆碱转移酶的活性相关。

在胚胎期是促进神经元分化成为有特异功能的神经元，并使已经分化的神经元保持其特异功能；对出生后的个体的作用是促进外周感觉神经元和交感神经元以及中枢神经元的生长发育并对神经纤维的生长方向起引导作用；对已经成熟的神经元 NGF 有维持其存活的作用和促进神经元损伤的修复与再生作用；外源性给予 NGF 能改善神经变性性疾病如 AD 的认知损害，改善 2 型糖尿病患者交感神经损害。

2. BDNF BDNF 广泛分布于大脑各个区域，在大脑皮层、杏仁核、屏状核、隔区、前基底核、黑质、海马、纹状体、苍白球、小脑、脑干以及脊髓都有 BDNF，它主要存在于皮层的锥体细胞和海马的齿状回颗粒细胞和轴突的纤维。BDNF 的表达受神经递质和激素的调控，谷氨酸激动剂可诱发其表达而 GABA 激动剂则抑制其表达，此外乙酰胆碱、糖皮质激素、性激素也参与 BDNF 表达，应激减少 BDNF 表达。

BDNF 对胆碱能神经元的早期发育起主要作用，促进其分化和表型的分化；离体培养的 DA 神经元的存活和分化有营养作用，但在活体 DA 神经元的作用不清；可促进在体运动神经元的发育，防止发育中的运动神经元死亡，而维持成熟运动神经元的存活和轴突再生；促进感觉神经元的存活。

3. NT-3 主要分布于小脑、海马和大脑皮层，也存在于非神经组织如肾脏以及心、肝、肺、脾、肠、骨骼肌、卵巢和肾上腺等。NT-3 主要的生物活性是维持神经元的存活，促进神经元的分化和增殖；促进神经元轴突的生长；促进神经损伤的修复，阻止凋亡的发生。

4. NT-4/5 在中枢和外周神经系统都有广泛分布，如运动神经元、基底前脑的胆碱能神经元以及海马、下丘脑、延髓等。神经营养因子 -4/5 的生物活性主要是促进神经元的生长发育、分化成熟；维持神经元的存活和对损伤神经元的修复和促进神经元再生。特别是对外周神经元损伤有促进修复作用，对味觉和视觉的发育有主要作用。它们被认为具有治疗某些神经系统疾病的潜力，如肌萎缩侧索硬化症、脑卒中、癫痫、阿尔茨海默病和创伤性脑损伤等。

神经营养因子与精神障碍：神经营养因子在神经发育和成年后以及神经损伤中，均对多种神经元功能有调节作用。神经营养因子参与多种神经退行性变和精神疾病的病理生理过程，并可能成为精神神经疾病的治疗手段之一。研究发现，神经营养因子调节神经存活和轴突生长。这是应用神经营养因子治疗神经退行性变和神经损伤的最初原理，如阿尔茨海默病、帕金森病、亨廷顿病和脊髓损伤等。神经营养因子对突触连接、突触可触性和神经传递的辅助作用，提示它们与精神障碍相关，如抑郁症和物质滥用。在特定的遗传素质下，经急性或慢性的环境变化，导致神经元功能改变。相关假说有：①神经元的神经营养因子活性下降；②神经元的神经营养因子数量减少；③受体信号减低。外源性神经营养因子可能能缓解症状或改善疾病状态，但不能根治神经系统疾病的核心病理因素。需要注意的是，目前尚未发现任何一种人类神经系统疾病是由于神经营养因子或其受体缺陷引起。

在 20 世纪 80 年代，有研究发现老年动物脑室内注射 NGF，基底前脑胆碱能神经元的改变与记忆功能改善一致，这提示可能与阿尔茨海默病相关。后来的动物实验发现其他神经营养因子（BDNF、NT-3、NT-4 和 CNTF）能够抑制受损的运动神经元的死亡。此外，运动神经元退行性变的小鼠模型的研究证实，BDNF 和 CNTF 能够增加运动神经元的数量和改善运动症状。这些研究提示，可以利用神经营养物质治疗运动神经元相关的退行性变。

在成人 CNS 系统，神经营养因子除了促进神经元存活外，还有其他功能，如维持神经元表型的分化，调节突触连接、突触可塑性和神经传递。这些功能使得神经营养因子能够调节一些分子，可能参与精神疾病的病理生理过程。研究发现，神经营养因子通过调节转录过程，对神经元功能有长期的影响。因此治疗许多精神疾病可能存在长期延迟效应。

许多证据表明，神经营养因子参与了抑郁症的病理生理机制，尤其是与应激相关的机制。抑郁症患者某些脑区（如海马）存在突触可塑性异常和神经元存活异常。一些证据提示，神经营养因子在抑郁症中发挥重要作用。首先，动物模型发现，禁闭应激可以导致海马 BDNF 表达下降。慢性躯体或精神社会应激可能导致海马神经元的萎缩和死亡，尤其是 CA3 区。抑郁症患者磁共振成像研究提示抑郁症患者和创伤后应激障碍患者表现出海马体积缩小。然而，神经元萎缩或死亡是否与 BDNF 活性下降直接相关，这仍未确定。此外，不是所有的抑郁症都与应激相关。其次，

外源性注射 BDNF 于动物模型的中脑或海马，有抗抑郁的作用，且疗效与抗抑郁药物相类似。体内外实验均表明：BDNF 对 5-HT 和去甲肾上腺素均有营养作用。

二、神经内分泌

大脑本身就是一个内分泌的器官，其旁神经元细胞含有神经内分泌囊泡样的颗粒，一旦受到某种刺激时可释放神经递质或激素样的物质到突触间隙，经细胞内短距离移动后作用于靶细胞或通过血液被输送到较远的作用位点而产生作用。激素按结构分类包括蛋白、多肽、苯衍生物和类固醇等。激素以扩散的方式发生作用，与神经递质相比不太精确，历时也较长，往往与整体行为的关系比较密切。大多数激素在功能上有极大的变异性和多样性，结构上差别很大的激素往往以非常类似的方式起作用。行为与神经内分泌调节之间的关系非常密切，人们把神经内分泌的改变作为认识大脑功能的窗口。

腺垂体和下丘脑是脑内两个重要的内分泌器官。腺垂体是脑垂体的一个组成部分，其细胞所分泌的激素至少有七种，涉及生长、发育、行为、生殖、授乳，并影响蛋白、糖和脂肪的代谢和色素调节功能。下丘脑对维持腺垂体的功能有重要的作用。周围靶器官所分泌的激素能反馈性地影响下丘脑和垂体的功能。下丘脑是一个将高级神经中枢的信号转换为内分泌腺体活动的"转换器"；下丘脑与垂体之间的联系，不是通过神经纤维的支配，而是通过一个特殊的垂体门脉系统来完成的；下丘脑与垂体的信息传递通过化学物质——释放因子（激素）来实现。机体就是在神经系统和内分泌的统一支配下，不断地调节各器官的活动，以适应外环境的刺激，使内环境保持动态平衡。下丘脑、垂体和靶器官之间的功能调节也成几个轴，重要的有：下丘脑 - 垂体 - 肾上腺轴，下丘脑 - 垂体 - 甲状腺轴，下丘脑 - 垂体 - 性腺轴。

神经内分泌系统和中枢神经系统之间存在相互作用的证据有：内分泌病出现精神病性症状（如库欣综合征的抑郁症）；而神经内分泌调节作为精神障碍状态或特质变量的潜在标记。神经内分泌的研究表明，精神障碍患者有神经内分泌功能失调的表现，如内源性抑郁症时有下丘脑 - 垂

体 - 肾上腺轴功能异常,地塞米松抑制试验出现脱抑制现象。

人类神经内分泌的研究常常检测激素浓度或浓度变化与精神疾病状态、症状、神经递质功能、对治疗反应之间的关系。激素浓度可以通过检测血浆、尿液、唾液、脑脊液(CSF)或尸解组织来确定,常作为神经递质对治疗反应的指标。例如皮质醇对 d- 芬氟拉明的反应,用于评定 5-HT 的活性;GH 对可乐定的反应用于评定多巴胺功能。

某些精神障碍的产生可能与神经系统的特有化学物质有关,如下丘脑 - 垂体 - 肾上腺(HPA)轴功能异常可能与心境障碍的发病有关,并成为该病的特征。甲状腺功能亢进患者,70% 表现为焦虑不安、识别能力衰退;而甲状腺功能低下的呆小症,并存着精神与智力障碍。神经内分泌改变与精神病发生之间存在显著相关性,患者血液、尿液及脑脊液内各种内分泌激素的改变可以为精神障碍的诊断提供信息。

神经内分泌因素是通过调节免疫反应,参与心理变化,而对精神病的发生产生影响。如实验动物在严重应激下,能促发机体对那些免疫系统影响的疾病易感性。现已知重性精神病有免疫功能的异常,如心境障碍、精神分裂症、酒中毒、阿尔茨海默病(Alzheimer's disease,AD)、孤独症等。

(一)下丘脑 - 垂体 - 肾上腺(HPA)轴

HPA 轴由下丘脑所释放的激素是促肾上腺素释放激素(CRF),垂体所释放的激素是促肾上腺皮质激素(ACTH),外周器官肾上腺皮质释放的激素为皮质醇,它们共同参与机体的各种应激生理反应,既维持机体内稳态,又参与对新的挑战性刺激的反应。除了广泛的醒觉作用以外,它们还参与长距离感觉过程,对刺激的耐受性和敏感性的调节,疼痛、睡眠、记忆的储存和恢复。垂体 - 肾上腺素在中枢的基本作用点是在边缘系统中脑环路,上行到网状激活系统,参与下丘脑 - 垂体 - 肾上腺皮质对情绪和精神的作用。这一过程的神经化学机制是复杂的,CRF 的释放受到 NE 的抑制性调节和胆碱能、5-HT 能的兴奋性调节。HPA 轴功能异常可能与原发性情感障碍的发病有关,并成为该病的特征。已发现抑郁症患者有 ACTH 和皮质类固醇的异常,除了 DST 异常外,

还有肾上腺皮质对 ACTH 反应过高和 ACTH 基础分泌高,脑脊液和血浆中 CRF 水平升高以及 ACTH 对外源性 CRF 反应迟钝等。高水平皮质醇作用于海马皮层Ⅱ型受体,可导致海马锥体细胞凋亡,这也是应激和抑郁症发生认知损害的机制之一。

研究发现抑郁症患者下丘脑 - 垂体 - 肾上腺轴(HPA)活性过度。关于抑郁症 HPA 轴改变的研究报道有皮质醇增多、地塞米松抑制试验阳性、CSF 中 CRF 浓度升高。抑郁症和其他心境障碍的 HPA 轴失调的病理机制目前仍不清楚。可能是从皮质边缘或下丘脑的缺陷引起。

有研究注意到 HPA 轴功能亢进与抑郁症患者认知功能的关系,发现与人类认知功能(特别是空间和说明性记忆功能)关系密切的海马是皮质醇在中枢的主要作用靶点。动物实验发现过量的皮质醇引起可逆或不可逆的海马结构改变(包括神经再生的抑制或树突的数量和长度减少,甚至海马的萎缩),以及认知障碍。因此,在患抑郁症时过高的皮质醇也可能造成海马组织结构的损伤,导致认知功能损害。这与磁共振研究发现慢性抑郁症患者左侧海马萎缩相一致,研究者认为这可能与 HPA 轴负反馈的减弱而升高皮质醇的量有关。海马是皮质醇在中枢的主要靶器官,因此海马被皮质醇损伤导致 CRH、ACTH、皮质醇升高。虽然多数抑郁症患者发作时的认知功能损伤在缓解期会有所改善,但一些研究也显示抑郁或双相障碍患者在缓解期仍有持续的认知障碍,特别是那些 HPA 轴功能异常的患者中更易产生认知功能损害。

(二)下丘脑 - 垂体 - 甲状腺(HPT)轴

HPT 轴由下丘脑所释放的激素是促甲状腺激素释放激素(TRH),垂体所释放的激素是促甲状腺激素(TSH)、外周器官甲状腺所释放的激素称甲状腺素,包括 T_3 和 T_4。TRH 由下丘脑释放,经垂体门脉系统到达垂体,作用于垂体的促甲状腺细胞,使之合成并释放 TSH。此外,它还能刺激垂体分泌催乳素。外周甲状腺素可抑制垂体对 TRH 的反应,中枢 NE 可刺激下丘脑释放 TRH,而 5-HT 则抑制其释放。TRH 对神经元的兴奋性,行为和神经递质的调节,特别是对中枢、海马胆碱能系统和黑质 - 纹状体 DA 系统的调节有

直接的作用。TSH 全面促进甲状腺的生长和功能，促进甲状腺素的释放及 T_3、T_4 的合成。它的分泌受 TRH 的促进，又受靶腺激素 T_3、T_4 的反馈性抑制。一般认为，中枢 NE 系统加速 TSH 的释放，而中枢 DA 系统抑制其释放。甲状腺素对中枢神经系统的发育有重要意义，它们被认为是中枢的神经递质或神经调质。甲状腺素反过来又是中枢肾上腺素能受体的调节物，使突触前 NE 的释放减少，突触后 β 受体的数目增加。抗抑郁药物和电休克治疗可改变 α、β 受体的敏感性，因而补充甲状腺素有助于难治性抑郁症的治疗。有 20%～40% 的内源性抑郁症患者有 TRH 兴奋试验（TRH-ST）异常，即 TSH 对 TRH 的反应迟钝。较多的研究认为这种改变可作为情感障碍的素质指标，但也有研究认为它是一种状态指标，当临床症状已消失而 TRH-ST 迟钝者复发的可能性较高。此外，部分进食障碍、精神分裂症、酒中毒的患者也可有 TRH-ST 迟钝反应及其他甲状腺功能的改变。精神活性药物碳酸锂使抗甲状腺的抗体升高，抑制甲状腺对碘的吸收，抑制 T_3 转为 T_4，以及抑制 T_3、T_4 从甲状腺的释放，还加速外周甲状腺素的破坏，阻断 TRH 对甲状腺的兴奋作用。大约 30% 接受碳酸锂治疗的患者有 TSH 的升高。

5%～10% 抑郁症患者既往有过亚临床的甲状腺功能异常，表现为促甲状腺激素（TSH）水平的升高和 T_3、T_4 分泌减低。快速循环型的女性患者中，抗甲状腺素抗体的水平升高。促甲状腺激素释放激素（TRH）兴奋试验发现，抑郁症患者 TSH 反应迟钝，这种异常与抑郁症的高复发率有关，TSH 的分泌降低可能是由于 TRH 持续的高分泌导致的 TSH 分泌下调。

（三）下丘脑 - 垂体 - 性腺（HPG）轴

促性激素释放激素（GnRH）是一种 10 肽，它可促使黄体激素（LH）和卵泡刺激素（FSH）从垂体释放。GnRH 对性行为有直接的中枢兴奋作用，并能提高警觉和注意的水平。GnRH 细胞的胞体位于视交叉和弓状区，末梢向正中隆起投射。NE 可促进 GnRH 的释放，而性类固醇通过负反馈系统抑制其释放。对男性同性恋和异性癖患者使用 GnRH 可引起他们对异性的性行为。男性抑郁症患者常有轻度外周睾丸酮、LH、FSH 水平下降，这种改变可随症状的改善而恢复。精神分裂症患者可有 FSH 对 GnRH 反应下降，但 DA 受体拮抗剂也能使 FSH 和 LH 的水平明显下降。哺乳动物的脑结构是有性别差异的，性类固醇对神经系统的作用能维持这种差异性。个体出生后，性类固醇与心理和社会因素共同作用于性的发育。各种雄性功能不足状态使攻击性和性动力不足，而补充雄性激素可提高攻击性和性行为。雌激素可影响下丘脑和边缘系统的神经活动。它直接作用于神经元的兴奋性并对黑质 DA 受体的敏感性有复杂的影响。抗精神病药物常改变月经周期，而药物引起迟发性运动障碍的危险性与患者雌激素水平的关系特别密切。动物试验发现长期给予雌激素可导致 $5HT_1$ 受体和 α 受体数目减少，$5HT_2$ 受体亲和力升高。月经前及产后的情感改变可能与这类激素水平的改变有关，性激素可以用来治疗产后精神病、月经周期相关的精神障碍、精神疾病恶化、难治性抑郁和月经前紧张综合征。此外维持生理水平雌激素具有神经保护作用，动物实验发现雌激素能增强乙酰胆碱神经元对皮层和海马的投射，减轻胆碱能神经元损害所伴随的认知障碍。绝经后的妇女使用雌激素替代治疗可以减轻 AD 患者认知障碍的程度。

（四）催乳素 PRL

催乳素（PRL）为一种垂体前叶激素，在对精神患者中枢神经系统功能的研究中发现，它能影响 DA 的活动并改变 DA 受体的敏感性。PRL 还与应激的程度以及抗精神病药物的水平相关。PRL 的分泌受到下丘脑 - 垂体漏斗结节 DA 神经元的直接抑制性调节，PRL 也通过对下丘脑的短距离反馈回路抑制自身的释放。给人注射左旋色氨酸可使 PRL 明显升高，提示 5-HT 系统积极地参与了对 PRL 释放的调节。TRH 和内源性阿片能促进 PRL 的释放，而 GH 抑制其释放。在对精神病的研究中曾以 PRL 对 DA 激动剂的反应作为一个指标，反映中枢神经系统神经递质的活动。血清 PRL 水平与迟发性运动障碍，特别是妇女服用抗精神病药物所出现的迟发性运动障碍的程度相关。精神分裂症和抑郁症患者可有 PRL 水平下降，及 PRL 日夜节律的改变。由于垂体瘤导致 PRL 释放过高的患者，其精神症状与 PRL 水平相关。此外，月经过少、泌乳和各种原因的 PRL 分泌过高都可有抑郁、精力不足、焦虑、对应激的耐受能力减低等表现。通过治疗使血清 PRL 下降以后上述症状可获改善。

（五）生长激素与生长抑素（somatostatin）

生长激素（GH）同 PRL 一样被用来研究精神患者中枢神经系统神经递质的功能。在青春期发病的精神分裂症患者与同龄正常人相比，GH 对 TRH 和黄体激素释放激素（LH-RH）的反应性升高。有报道精神分裂症患者 GH 对 DA 激动剂的反应因其表现不同有很大的差别，其中病程长，以阴性症状为主要表现以及血小板单胺氧化酶活性减低者呈迟钝反应。青春期和青春前期重性抑郁症胰岛素耐受试验中 GH 分泌下降，反映患者乙酰胆碱和 5-HT 系统功能障碍。抑郁状态还可见 GH 对生长激素释放激素和可乐定的反应迟钝。长期应激体验可使 GH 可逆性下降，第二性征发育迟缓。给 GH 水平减低的患者补充 GH 能改善其认知功能，并促进其生长发育。

生长激素（GH）是由垂体前叶分泌的，NE 和 DA 促进其分泌，CRH 和生长抑素抑制其分泌。GH 通常在睡眠的前几个小时有一个分泌高峰。研究认为抑郁症和焦虑症患者 GH 对 α2 受体激动剂反应迟钝，分泌高峰延迟。下丘脑中富含生长抑素，另外杏仁核、海马、伏隔核、大脑前额叶和蓝斑中均含有生长抑素，它可以抑制 GH、CRH、GABA、ACTH 和 TSH 的释放。研究发现抑郁症患者的脑脊液中生长抑素的含量低于精神分裂症患者和正常对照，而在躁狂患者则有生长抑素升高。

（六）胆囊收缩素

胆囊收缩素（CCK）曾被认为是胰腺和胃肠道的激素，后来因在哺乳动物脑中发现而引起重视。它在大脑皮层、边缘系统和下丘脑浓度很高。CCK 参与行为的调节，如抑制食物的摄取，引起饱胀感和缓解疼痛。在新边缘系统和新皮层，CCK 与 DA 存在于共同的神经元内，而在黑质中则无此共存现象。有人报告精神分裂症患者 CSF 中 CCK 的含量减低，而抗精神病药物有 CCK 类似物的作用。

（七）褪黑素

褪黑素是从胸腺中分离出来的，其作用相当于一种光的传感器。外界的光线通过它作用于神经元的活动，从而调节昼夜节律。人为改变白天的长度或给予褪黑素，都可改变昼夜节律。有些人在秋冬季节感到抑郁，给予人工光照可使之改善。光可以抑制褪黑素的分泌，给予正常人褪黑素可使主观警觉下降，睡眠增加。动物试验发现长久给予抗抑郁药可使血浆褪黑素减低。黑色细胞刺激素（MSH）为一种垂体前叶肽，它对行为的影响与褪黑素相反。α-MSH 可延迟动物的回避反应，可使人语言记忆提高。由于吩噻嗪类药物可增加垂体 MSH 的分泌，接受这类药物治疗的患者常有皮肤色素沉着，这种现象可能与其治疗作用相关。

此外，血管紧张素（VAP）或称抗利尿激素（ADH）、生长抑素、甲状旁腺素、神经降压素等也是有重要生理功能的激素，在许多神经精神疾病中也有不同程度的改变。

三、神经免疫

免疫系统是机体对获得性疾病的防御线。免疫系统可以识别并抵制大量外来的致病原，还可以识别和杀灭自身被病毒感染或发生转化的细胞。在人类，免疫系统绝大多数为淋巴细胞，以及大量具有不同特异性的抗体分子。抗体分子产生于淋巴细胞的一些亚群，它们可作为受体存在于细胞表面，也可被释放到体循环去。抗体通过其特异性去认识不同分子结构的物质，从而使免疫系统能很好地识别分子和细胞属于自我还是非我。机体的免疫反应分为低活性免疫反应和高活性免疫反应，感染性疾病和某些癌症常伴随低活性免疫反应，而自身免疫疾病常伴随高活性免疫反应。免疫系统是一个极为复杂的系统，在维持机体的稳态和健康方面起重要作用。免疫系统在机体不是一个独立的系统，它受到神经系统和内分泌系统的调控。有许多实验证明神经系统、内分泌系统和免疫系统有高度统一性，相互联系，共同维持机体的内稳态。神经、内分泌和免疫系统之间的关系被称为神经免疫调节。

许多实验证明神经系统、内分泌系统和免疫系统有高度统一性，相互联系，共同维持机体的内稳态。神经内分泌系统不断对内环境的不平衡做出反应，释放出激素，调整代谢过程并重建内稳态。内分泌系统与神经系统及其他任何生理系统都有密切联系，被免疫系统认为非我的分子，内分泌系统会做出相应的反应。从理论上讲，神经内分泌系统和免疫系统的相互作用应有三条通路：其一是传入神经通路，免疫系统影响神经系统和神经内分泌系统；其二是传出神经通路，神经内分泌系统调节免疫应答的产生；其三是反馈通路。

1. **传入过程** 即免疫系统对神经系统和神经内分泌系统的作用。免疫系统被称为一个"流动脑"（mobile brain），从这一观点出发，可以认为机体有两个脑，"固定脑"（fixed brain）和"流动脑"。"固定脑"能识别和感知光、声等感知性刺激，"流动脑"感知另一类刺激如病毒、内毒素等。免疫系统给神经系统传递关于细菌和病毒感染的一般性信息，这些是无法为神经系统所直接察觉的。免疫系统发出免疫递质如淋巴因子、胸腺素、内啡肽、ACTH、TSH、IL-1 等，免疫递质对免疫系统本身进行调节，也对神经系统和内分泌系统起不同作用，使机体的许多功能受到相应的调节，从而保证在不同情况下都能较好地维持机体的稳态。免疫细胞产生的可溶性因子作用于下丘脑 - 垂体 - 肾上腺轴，从而影响神经内分泌功能。首先，免疫原激活淋巴细胞释放一种细胞因子，通过 HPA 轴使糖皮质醇水平升高，后者抑制免疫特异性淋巴细胞的进一步增殖，阻断免疫应答。免疫细胞还影响神经肽的生成，免疫球蛋白的分裂产物可以同阿片受体结合。此外，受到刺激的淋巴细胞还可产生出 ACTH 和 β 内啡肽，白细胞可产生 TSH、VAP、生长抑素、黄体生成素和人类绒毛膜促性腺激素，大吞噬细胞可产生神经肽铃蟾肽，胸腺上皮细胞产生的胸腺素肽，这类肽有些已被提纯并被证明有免疫调节和内分泌的功能。

2. **传出过程** 即神经内分泌系统对免疫系统的作用：大脑可影响免疫应答。如下丘脑后部与细胞免疫、初级抗体反应以及清除免疫原的功能有关，下丘脑前腹中部参与调节脾有核细胞、胸腺细胞数目和脾细胞对植物刺激素的反应及 NK 细胞活性。边缘系统的杏仁核、海马、乳头体等部位参与调节白细胞的数目和功能；左侧大脑皮层可影响 T 细胞的成熟，以及 T 细胞诱发因子和 NK 细胞的活性。这种对免疫功能的调节不仅通过支配淋巴组织的神经元的活动，也通过改变神经内分泌对正常生物体完整的免疫功能进行调节。

神经内分泌系统在应激过程中对免疫功能的调节：早期关于应激反应的研究发现，长久的应激可深刻地影响免疫功能，引起肾上腺增大，伴随胸腺和淋巴结的退化。下丘脑影响免疫功能的机制包括自主神经系统和神经内分泌系统。应激过程中 HPA 轴可以改变外周糖皮质醇水平，从而可进一步改变各种主要免疫细胞的反应性。几乎所有激素，包括许多神经激素和神经调节激素都在应激的作用下进一步影响免疫功能的不同方面。阿片肽和 P 物质可加强游走细胞和大吞噬细胞的功能，许多种应激状态可有阿片肽的参与。例如疼痛使阿片肽生成，进而又抑制 NK 细胞的活性；它也可与免疫细胞上受体的结合，直接改变免疫功能；又可通过改变其他激素，如 ACTH、皮质类固醇的水平，来影响免疫功能。

精神因素和心理因素对免疫系统的影响很大，如丧偶这样的负性生活事件可使 T 细胞对植物血凝素的转化反应和 NK 细胞的活性受到抑制，是使恶性肿瘤发病率升高的部分原因。

精神疾病中免疫系统与中枢神经系统存在相互作用。CNS 多种递质信号的传递参与免疫调节，免疫系统也能影响 CNS 功能。CNS 疾病可能对免疫疾病有促进发生发展的作用，免疫系统可能也涉及一些神经精神障碍的病理生理机制。

3. **精神疾病相关的神经免疫** 微生物病原体能够侵入大脑，直接影响神经元细胞，如脊髓灰质炎病毒感染神经元。如果感染直接破坏神经元，将会导致严重后果，因为神经元再生能力很弱。因此，大脑有一个特定的免疫系统来维持两方面的平衡：一方面是保护神经元免受侵入病原体的危害；另一方面，预防免疫反应介导的损伤。血脑屏障是最基本的防御屏障，这可以解释为什么大多数血源性的病毒没有引起脑炎。

大脑被称为"特殊免疫"器官，因为它缺乏传统的淋巴系统，MHC 表达水平极低，免疫细胞迁移受阻。然而，侵入的病原体或其他形式的损伤可引起大脑严重的免疫反应。中枢系统感染时，胶质细胞诱导表达 MHC I 和 II 类分子。激活 T 细胞进入 CNS，局部产生细胞因子，有助于免疫反应。星形细胞和小胶质细胞是炎性细胞因子的主要来源，还能够产生其他可扩散的介质，如 NO、前列腺素和兴奋性氨基酸。

已有多种研究证实感染性抗原能够导致精神病性障碍。例如，先天性风疹病毒或细胞巨化病毒感染能引起精神迟滞；中枢单纯疱疹病毒 1 型感染可引起谵妄；痴呆可由慢性病毒感染引起，如库鲁病和克罗伊茨费尔特 - 雅各布病。

许多重性精神病也常伴发免疫功能改变，如研究发现精神分裂症血中 IL-2 可溶性受体数量增高，以及异常激活的淋巴细胞比例升高，孤独症患儿也被发现异常激活的淋巴细胞增多，提示有免疫功能异常增高现象，与某些自身免疫性疾病的改变类似，这可能与胎儿期中枢神经系统病毒感染或中枢神经系统自身免疫机制有关；而重性抑郁障碍通常有 HPA 轴功能过高从而抑制免疫功能，因而伴随免疫功能减退，如 T 细胞对植物血凝素的反应和 NK 细胞活性均减低。这些现象既为免疫功能通过传入通路影响中枢神经系统，也是中枢神经系统、内分泌系统通过传出通路影响免疫功能的例证。

4. 与精神疾病相关的细胞因子 细胞因子是一组由免疫效应细胞及其相关细胞产生的亲水性多肽或小分子蛋白，可以以非酶、非激素样的作用调节细胞功能。细胞因子不仅是重要的免疫调节因子，而且有广泛的中枢调节作用。它与神经介质、内分泌激素共同组成机体细胞间的信号分子，参与免疫系统激活神经递质、激素间的信息传递，与心理反应及精神障碍密切相关。目前已发现脑内神经细胞和神经胶质细胞能合成 20 余种细胞因子。根据细胞因子主要功能的不同可分为 7 类：白细胞介素（interleukin，IL）、集落刺激因子（colony stimulating factor，CSF）、干扰素（interferon，IFN）、肿瘤坏死因子（tumor necrosis factor，TNF）、转化生长因子 2β 家族（transforming growth factor 2β family，TGF2β family）、趋化因子家族（chemokine family）和其他细胞因子。这些细胞因子，除了具有单纯的生物活性外，彼此间还在诱生、受体调节、生物效应等多个层次上相互发挥作用，构成一个复杂的细胞因子网络。如肿瘤坏死因子（TNF）作用于 Mϕ 细胞，使之产生 IL-l、IL-6、GM-CSF，而 IL-4 作用于 Mϕ 可抑制 IL-l 和 TNF 的产生；IL-1 能直接、强烈刺激星形胶质细胞产生 IL-6。

细胞因子具有网络性。一种细胞可产生多种细胞因子，不同类型的细胞也可产生一种或几种相同的细胞因子。一种细胞因子可对多种靶细胞发生作用，产生多种不同的生物学效应，这种性质称多效性；几种不同的细胞因子也可对同一种靶细胞发生作用，产生相同或相似的生物学效应，这种性质称为重叠性；一种细胞因子可以抑制另外一种细胞因子的某种生物学作用，表现为拮抗效应；可以增强另一种细胞因子的某种生物学作用，表现为协同效应。众多细胞因子在机体内存在，相互促进或相互抑制，形成十分复杂的细胞因子网络。

细胞因子作为免疫递质可影响神经内分泌的各项功能，其作用的生物学基础有以下几方面：①循环血中可检测到 IL-1、IL-6、TNF、IL-2 等细胞因子，且在一定条件下浓度有较大波动。②神经细胞及神经内分泌细胞可稳定或受诱导而合成 IL-1、IL-2、IL-6、LIF、TNF-α、TGF-β、IFN-α、IFN-β、IFN-γ 等细胞因子。③神经细胞及神经内分泌细胞膜上有细胞因子的特异性受体分布。④脑内一些区域如终板血管器（OVLT）、最后区、脉络丛及正中隆起等处缺乏血脑屏障，为循环血中的细胞因子影响中枢神经系统提供了直接途径。在出生后早期或某些病理条件下，血脑屏障发育未完善或通透性增加时细胞因子也可到达中枢部位。⑤由于淋巴器官具有神经支配，故由免疫细胞生成的细胞因子也可能作用于支配淋巴器官的内脏感觉性神经末梢，从而发挥其调节神经内分泌功能的效应，如 IL-1、IL-2 等可不同程度地影响神经元的放电活动。

四、神经免疫与精神障碍

1. 抑郁症 许多年以来，抑郁症被视为应激相关障碍降低免疫能力的一个经典例子。最近，研究者发现应激也可能激活免疫通路。除了免疫抑制，抑郁症可能存在免疫激活。最近的研究显示致炎细胞因子能够抑制抑郁症患者中许多免疫过程，这些研究结果可能用于解释慢性应激系统诱导的炎症活动如何诱发抑郁相关的抑制。

（1）免疫抑制：研究表明抑郁症与多种免疫抑制改变相关，免疫抑制还常见于存在慢性或重度应激的个体。抑郁症患者和重度或慢性应激个体之间存在许多类似的免疫变化，包括淋巴细胞、B 细胞和 T 细胞血清浓度下降。功能性的改变包括 NKCA 下降、淋巴细胞增殖减少。一些证据表明抑郁可能损害 T 细胞功能，与疾病易感性相关。例如，有研究报道抑郁症患者带状疱疹病毒感染后产生淋巴细胞的能力显著下降。

由于抑郁症是一种异源性疾病，患者之间的免疫改变不一。一般说来，免疫改变在老年患者、住院患者或症状较重的患者更为明显。一些抑郁症状与免疫改变并不相符。例如，没有抑郁情绪以睡眠障碍为主的患者，免疫改变与抑郁症患者类似。研究表明，年龄、住院状态、抑郁严重度和抑郁特定症状不能完全解释抑郁症和免疫改变之间的关联。

（2）免疫激活：越来越多的证据表明抑郁症患者存在免疫激活，即使是在疾病恢复后。心理应激能够激活免疫反应。抑郁症患者中通常升高的 CRH 和儿茶酚胺，均能诱导炎性细胞因子产生，但具体机制不清。抑郁症患者的炎症改变包括血浆和 CSF 中致炎细胞因子（尤其是 CSF 中 IL-1β 和血浆中 IL-6）浓度升高，体外刺激外周血单核细胞产生致炎因子增加，血浆 C 反应蛋白增加，前列腺素增加等。此外，抑郁症与 T 细胞活性和自身抗体增加相关。与抑郁症患者免疫激活一致的发现有：致炎因子能够诱导抑郁症患者的共同的病理生理改变，包括胰岛素抵抗、消瘦、骨丢失、体温升高和 CNS 细胞缺失。最近一个大规模对照研究，在控制已知的混杂因素后（如性别、年龄、吸烟状态、体重指数、感染史、用药），与正常对照相比，没有发现抑郁症患者存在致炎因子改变。然而，荟萃分析显示抑郁症患者存在免疫激活，且抑郁和血浆 IL-6、前列腺素 E2 和 C 反应蛋白浓度升高相关。

2. 精神分裂症　许多研究显示，精神分裂症患者血液和脑脊液中的一些抗病毒抗体（如抗疱疹病毒抗体、抗肥大细胞病毒抗体、抗 EB 病毒抗体和抗麻疹病毒抗体等）以及抗脑抗体显著增加。母孕期的病毒感染，与婴儿长大成人后发生精神分裂症存在关联。甚至有假说提出，一种病毒（可能是逆病毒）可直接引起脑结构和功能的损伤，最终导致精神分裂症。近来研究显示，弓形虫感染与精神分裂症的病因有关，提出母孕期接触弓形虫是精神分裂症患病的危险因素之一。

过去 10 年间，对 T 细胞功能的研究已成为精神分裂症免疫研究的重点。T 辅助细胞分为功能不同的亚型：1 型 T 辅助细胞（T1），主要参与炎性前活动，产生 IL-2、IFN-γ 等因子；2 型 T 辅助细胞（T2），主要参与抗炎活动，其产物有 IL-1、IL-4、IL-6，是 1 型细胞因子的拮抗剂。IL-2 和 IFN-γ，在调节 T 细胞介导的免疫反应中起主要作用。

有研究报道：精神分裂症患者外周血因对丝裂原的刺激而使 IL-2、IFN-γ 水平显著降低；急性期患者 IL-2 水平显著降低。然而有研究报道患者脑脊液中 IL-2 水平显著增高，推测可能与症状有关，这与多巴胺（DA）功能亢进假说相符，提示患者在 CNS 水平存在细胞免疫功能异常，而且 IL-2 水平异常可能介导患者在 CNS 出现自身免疫现象和大脑形态异常。有研究发现首次发作、从未服药的患者外周血 IL-2 水平显著降低，而且 IL-2 与发病年龄呈明显正相关，与阴性症状呈明显负相关，提示 IL-2 水平降低不是药物造成的。研究表明发病年龄早、IL-2 水平低的患者，可能是精神分裂症的一种亚型。另外还有一些研究报道精神分裂症患者血浆中可溶性 IL-2 受体（sIL-2R）水平增加，表明 T 辅助细胞被激活。然而在其他研究报道中 sIL-2R 水平为正常。

IL-10 是 T2 的产物，研究显示精神分裂症患者脑脊液中 IL-10 显著增加；IL-10 水平与精神分裂症阴性症状显著相关，使用氟哌啶醇治疗的精神分裂症患者 IL-10 水平与疾病严重程度显著相关。青少年期发病的精神分裂症患者脑脊液中 IL-4 水平增加。但未服药患者与服药患者、疗效好组与疗效差组以及正常组的血清 IL-4 水平，均未发现有明显差异。

IL-6 不仅是单核细胞、巨噬细胞的产物，也是 T2 细胞的产物。有研究发现精神分裂症患者 IL-6 水平明显增高，其中急性恶化患者的 IL-6 水平比康复期患者明显增高。许多研究报道精神分裂症患者血浆中 IL-6 水平增加，而且高水平的 IL-6 与疾病的病程和较差的疗效有相关性，但也有研究未能重复该结果。关于 IL-6 受体的报道存在相互矛盾。以上研究表明：在精神分裂症患者中，T1 细胞和 T2 细胞的活性均受损，即 T1 细胞活性减低而 T2 细胞活性增强。

3. AD 和其他精神障碍　通常认为炎症和免疫机制在 AD 的病理机制中发挥着重要作用。AD 患者脑脊液和血清中急性期反应蛋白（如 α-1- 抗胰凝乳蛋白酶）含量升高，可能是老年斑淀粉样沉着物的一部分。急性期反应蛋白受细胞因子调节，尤其是 IL-1、IL-6 和 TNF。研究发现 AD 患者 CSF 和血清中 IL-1、IL-6 和 TNF 水平均升高。IL-1 和 IL-6 均可通过特定的细胞增加淀粉前体蛋白的形成，而且 IL-6 引起的 Tau 蛋白的磷酸化在 AD 的病理过程中起重要作用。用于治疗 AD 的乙酰胆碱酯酶抑制剂可使外周血单核细胞中有较高的 IL-4 和较低的 IL-1β 表达。AD 患者的中枢神经炎性过程可产生神经毒性作用，细胞炎性因子（IL-1β、IL-6、TNF-α）可通过加速神经元的凋亡、减少神经元间的突触联系、阻止海马神经元的发生而导致神经元的死亡。AD 的病理机制很复杂，通常为遗传和环境的相互作用。虽然在疾病的不同阶段，细胞因子失调是显著的；但是疾病的病因还是疾病引起的反应仍然未知。其他精神障碍也发现有细胞因子的异常。在惊恐障碍患者血浆中，周围单核细胞分泌的细胞因子含量显著增加。恐怖症和偏头痛的患者前炎性细胞因子释放量均增加。创伤后应激障碍患者存在淋巴细胞糖皮质激素受体表达异常。与抑郁症患者不同的是，创伤后应激障碍患者糖皮质激素受体的数量远远高于正常对照；血浆皮质醇浓度显著下降。

五、肠道菌群

人体肠道内存在复杂的微生物生态系统，寄居着超过 100 万亿个包括细菌、真菌、古细菌、病毒在内微生物群落，统称为肠道菌群，其数量相当于人体细胞总数的 10 倍，携带的基因数量是人类的 150 倍。因此，肠道菌群又被认为是人体后天获得的又一"器官"，在人体的消化、免疫、循环和代谢等方面起着重要作用。近年来，有关肠道菌群与中枢神经系统相互关系的研究越来越多，由此研究者提出了肠道菌群 - 大脑轴（gut microbiota-brain axis）的概念，指中枢神经系统与胃肠道密切相关，大脑可调节胃肠道功能和体内平衡，反过来，肠道菌群的改变也可通过此轴

影响大脑功能，导致某些神经精神疾病的发生。2013 年，美国启动了"肠道菌群 - 大脑轴"研究计划，欧盟也启动了为期 5 年的"My New Gut"项目用于研究肠道菌群影响大脑发育和行为改变的机制，以期通过临床前或临床研究，开发出针对精神障碍的新型药物或新的治疗方式。

（一）临床前研究

目前，已有多种动物模型被用于研究肠道菌群在"肠 - 脑轴"中的作用，包括微生物缺乏的动物（即无菌小鼠）以及使用抗生素或携带特定菌种的动物等。这些研究为肠道菌群如何参与调节大脑发育和功能提供了新的视角。

大量研究发现，无菌小鼠表现出社会行为损害，且常伴有焦虑样行为和应激反应的出现。此外，还观察到肠道菌群缺失引起的某些行为与脑内的神经化学变化有关。表现为不同脑区内多种神经递质及其受体的改变。而通过肠道菌群移植使得动物异常的行为得以恢复，表明肠道菌群的改变可能是行为改变的原因而不是结果。

新近研究表明，肠道菌群在调节成年神经发生、皮质髓鞘化、杏仁核结构和功能以及神经营养因子（如脑源性神经营养因子）、神经肽（如催产素、加压素）的表达方面发挥重要作用，提示肠道菌群异常改变可能与多种神经精神疾病的发生密切相关。

另外，维持脑组织内稳态平衡的巨噬细胞（即小胶质细胞）的成熟和活化也受到肠道菌群的调控。如有研究发现，微生物产生的短链脂肪酸（SCFAs）可以逆转无菌动物出现的小胶质细胞功能损害。此外，许多研究表明，给健康大鼠和小鼠使用益生菌可以减少其焦虑和抑郁样行为，从而突出了益生菌对应激相关行为的有益作用。所有这些发现表明，益生菌可能具有比以前认为的更广泛的治疗应用，尤其是在焦虑和抑郁领域。

（二）肠道菌群调节大脑发育和功能的机制

研究证实，大脑可以通过不同的机制影响肠道微生物菌群的组成。如动物研究结果表明，压力和情绪会通过大脑释放激素或神经递质影响肠道的生理功能，并改变微生物菌群生存的微环境，进而导致菌群的失衡。另外，宿主的应激激素如去甲肾上腺素等可能会影响细菌的基因表达或细菌之间的信号转导，这也可能会改变微生物

菌群的组成和活性。同样，肠道菌群也可以通过多种机制影响大脑的结构和功能。最近的研究证据表明，肠道菌群主要通过以下几种机制调节大脑的发育、功能和行为，包括免疫（细胞因子）、内分泌（皮质醇）和神经（迷走神经和肠神经系统）通路。

微生物可以产生大量具有神经活性功能的活性分子。例如，某些细菌具有菌株特异性，能够产生不同的神经递质和特定的神经调节剂。而且实际上，一些神经递质如 γ- 氨基丁酸、5- 羟色胺、儿茶酚胺和乙酰胆碱等本身是由一些人体肠道的常见细菌产生的。如，乳酸杆菌和双歧杆菌可以产生 γ- 氨基丁酸；大肠杆菌、芽孢杆菌和酵母菌可以产生去甲肾上腺素；念珠菌、链球菌、埃希氏菌和肠球菌可以产生血清素；芽孢杆菌可以产生多巴胺；乳酸杆菌可以产生乙酰胆碱等。肠腔中的细菌分泌的神经递质可以诱导上皮细胞释放活性分子，同样，这些分子也可以反过来调节肠神经系统内神经信号转导，并调控大脑功能和行为。另外，尽管迷走神经切断术未能影响所有的微生物介导的大脑功能和行为的改变，但在一些动物研究中，多种细菌菌株已被证明是通过迷走神经来调节大脑产生的行为效应。

色氨酸是许多生物活性分子的前体，包括血清素和犬尿氨酸途径的代谢产物等。全身只有约 5% 的色氨酸被代谢成血清素，其余的沿着犬尿氨酸途径代谢。而色氨酸的代谢途径主要取决于两种酶的表达，即存在于所有组织中的吲哚胺 2，3- 双加氧酶，以及位于肝脏内的色氨酸 2，3- 双加氧酶。这两种酶的活性受炎性介质如细胞因子和皮质类固醇的控制。增加这两种酶的激活可诱导血清素耗竭和抑郁情绪的产生。而口服摄入婴儿双歧杆菌可导致大鼠血浆中的血清素前体色氨酸水平增加，表明该特异性菌株可能有潜在的抗抑郁作用。其他研究也证实了肠道微生物菌群可影响与色氨酸代谢相关的其他分子。

膳食纤维在结肠中进行微生物发酵可产生短链脂肪酸，例如丁酸盐、乙酸盐和丙酸盐。已知的短链脂肪酸具有神经活性的特性，例如，在大鼠中施用高剂量的丙酸盐可诱导神经发育障碍相关的神经炎症反应和行为改变。丙酸盐也是食品中常见的防腐剂，已被证明会加剧孤独症谱系障碍症状。此外，丁酸盐可通过调节组蛋白去乙酰化和脑源性神经营养因子表达的变化来减轻抑郁样症状。短链脂肪酸还具有调节肠道免疫系统功能，这也会对中枢神经系统产生影响。如上所述，小胶质细胞的成熟和活化也受到肠道微生物菌群的调节，而口服微生物产生的短链脂肪酸可以治疗无菌动物受损的小胶质细胞。然而，目前尚不清楚在肠道中产生的短链脂肪酸是否可以穿过血脑屏障来发挥作用。

（三）肠道菌群与精神疾病

1. 肠道菌群与抑郁症 近年来，大量研究表明肠道微生物群在抑郁症的发病过程中起重要作用。目前，已有多项研究评估了抑郁症和肠道菌群的关系。部分研究开展了肠道菌群的多样性分析，但结论不一。如 Zhernakova 等人通过对荷兰 1 135 名参与者肠道微生物群进行深度测序发现，抑郁症患者的肠道菌群组成更为多样化。Jiang 等人也发现，与健康对照组相比，抑郁症患者的肠道菌群多样性显著增加。然而，其他研究并未发现这一差异。肠道菌群多样性增加对健康有益，但受到年龄、饮食和其他因素的影响。

此外，大多数研究均分析了抑郁症肠道菌群组成的改变。如 Naseribafrouei 等人首次发现，抑郁症患者的拟杆菌、颤杆菌克和 Alistipes 菌的丰度显著升高，毛螺菌属的丰度显著降低等。另一项研究分析了急性抑郁症、治疗应答抑郁症和健康对照组的肠道菌群。在这项研究中，与健康对照组相比，急性抑郁症和治疗应答抑郁症患者的变形菌、拟杆菌和放线菌的丰度增加，厚壁菌的丰度减少。然而，在急性抑郁症患者中，发现了肠道菌群多样性增加，但在治疗应答者中并无此发现。在较低的分类水平，抑郁症患者的肠杆菌和 Alistipes 菌增加，粪杆菌减少。此外，粪杆菌与抑郁症的严重程度呈负相关，然而在另一项研究中发现，普氏菌和克雷白氏杆菌与抑郁症的严重程度呈正相关。而且，在这项研究中还发现，抑郁症患者的厚壁菌、普氏菌、克雷白氏杆菌、链球菌、梭菌 XI 增加，拟杆菌减少。同样，在抑郁症患者中发现肠道益生菌减少，例如双歧杆菌和乳酸菌。Zhang 等人发现了抑郁症患者的放线杆菌和拟杆菌的丰度增加，厚壁菌的丰度减少，这与 Jiang 的发现是一致的。然而，Chen 等人发现，与

10名健康对照组相比，10名抑郁症患者的厚壁菌和放线菌增加的，拟杆菌和放线菌是降低的。粪杆菌的丰度与抑郁症的严重程度相关。蛋白组学分析进一步提示，涉及碳水化合物和氨基酸代谢的细菌类蛋白存在紊乱。仅有一项研究分析了抑郁症患者肠道菌群的性别差异，发现女性患者的放线菌增加，男性患者的拟杆菌减少。上述结果表明抑郁症患者肠道内菌群的组成发生了显著改变，这可能与抑郁症的发病相关。

从目前的抑郁症肠道菌群研究中，大多数研究发现抑郁症患者的放线菌、拟杆菌、肠杆菌和Alistipes菌增加，而毛螺菌和粪杆菌降低。然而，关于拟杆菌的结果并不一致。放线菌涉及脂质代谢，提示抑郁患者中拟杆菌增加，可能与血脂异常有关。拟杆菌和复杂的多糖水解作用有关，拟杆菌减少与代谢疾病有关，例如肥胖和糖尿病。肠杆菌是肠道原有的菌群，肠道菌群的炎性状态能够促进肠杆菌的增殖。Alistipes菌与炎症促发和肿瘤发生有关。

研究提示，不同的饮食对抑郁症状具有正性或负性的影响。例如，西方饮食似乎可以增加抑郁症的风险，而地中海饮食则降低了抑郁障碍的发病。此外，临床和基础研究均显示ω-3多不饱和脂肪酸下降和抑郁症相关，表明饮食在抑郁症的发生中起重要的作用。

虽然缺少临床相关研究，但在动物模型中，不同的益生菌治疗可有效减少抑郁样行为。例如，包含鼠李糖乳杆菌和瑞士乳杆菌的益生菌复合物可以改善抑郁样行为并逆转母婴分离动物模型的皮质酮水平的改变。而且，单纯鼠李糖乳杆菌也可以减少抑郁和焦虑相关行为。也有证据表明双歧杆菌属不同菌株可以逆转动物的抑郁样行为。婴儿双歧杆菌菌株可以改善抑郁症状，增加母婴分离大鼠强迫游泳测试中的运动次数。同样，长双歧杆菌和短双歧杆菌在啮齿类动物抑郁和焦虑相关行为中也观察到类似的效果。因此，调节抑郁症患者肠道菌群数量和组成有望成为抑郁症治疗的新策略。

2. 肠道菌群与双相情感障碍 目前有少量研究探讨了双相情感障碍与肠道菌群之间的关系。如Evans等人首次调查了115名双相障碍患者和64名健康对照者的肠道菌群特点。研究发现双相障碍患者的粪杆菌门和厚壁菌门疣微菌科的细菌数量明显降低，而粪杆菌门的数量与自评量表中抑郁症状的严重程度呈负相关。这一结果与Painold等人在2018年所发表的研究结果相一致。此外，Painold等人还发现，双相障碍患者体内放线菌与红蝽菌纲的数量明显高于对照人群。根据抑郁症状的严重程度，梭菌与罗斯氏菌属的细菌数量在症状较轻的双相障碍患者中比较多，而肠道杆菌则在已诊断为抑郁症的患者体内数量较多。此外，菌群的多样性与病程呈负相关。炎症与代谢反应中，血清中的白介素-6、脂肪、色素胺、身体质量指数等与双相障碍患者的菌群特异性有关，且与乳酸菌的数量呈正相关。其他研究发现，与健康人群相比，双相障碍患者具有更高的菌群多样性，尤其是当患者处于躁狂相时。处在不同情绪状态的患者体内的细菌数量有所差异，例如，躁狂患者体内的大肠杆菌与青春双歧杆菌的数量可显著增加，而抑郁患者体内则是粪杆菌的比例较高。另外，有研究表明，Flavonifractor与双相障碍相关，尤其是与吸烟的女性患者具有更高的关联性。但是，目前并未发现双相障碍患者的一级亲属与健康对照人群的菌群有明显不同。目前，仅有一项研究探讨了非典型抗精神病药物对双相障碍患者肠道菌群的作用。研究发现，非典型抗精神病药物可显著降低女性患者体内的菌群多样性。此外，非典型抗精神病药物可增加毛螺菌科的数量而减少肠道菌和萨特氏菌属的数量。

如以上研究所述，双相障碍患者体内的肠道菌群具有更高比例的放线菌门、红蝽菌目、红蝽菌科、肠杆菌科、Flavonifractor菌属和较低比例的粪杆菌属与拟杆菌属。而放线菌、红蝽菌目、红蝽菌科和拟杆菌属已被报道与糖和脂肪的代谢有关。因此，双相障碍患者代谢紊乱患病风险的增加可能与这些细菌数量的变化有关。双相障碍患者体内的Flavonifractor菌群数量明显增加，可能与氧化应激、炎症反应有关。而抑郁症患者体内所减少的粪杆菌属在肠道内有抗炎症反应的作用，对促进人类的健康有一定作用。总体而言，双相障碍患者肠道菌群的紊乱与异常的炎症反应、代谢过程、氧化应激及疾病本身都密切相关。

3. 肠道菌群与精神分裂症 越来越多的研

究表明,"肠道菌群 - 大脑轴"调节异常可能在精神分裂症的发病机制中起着重要作用。如微生物可产生与精神分裂症病理生理学和治疗相关的关键神经递质多巴胺,精神分裂症患者胃肠道炎症的发病率增加,还有多篇研究发现抗生素的使用和精神分裂症的发生率有关,提示其可能是由肠道菌群改变导致。有关精神分裂症患者体内肠道菌群改变的研究发现,首发精神疾病患者肠道内革兰氏阴性菌和嗜盐硫杆状菌的丰度增加,而蓝细菌、亚硝化螺菌和嘉氏铁菌的丰度下降,且多种肠道菌群的数量与患者的阴性症状和认知症状强相关。另外,借助遗传学技术,Castro-Nallar 等用宏基因组鸟枪测序技术分析精神分裂症患者口咽微生物组发现,患者组中乳酸杆菌和双歧杆菌丰度显著高于对照组。Shen 等人用 16S rRNA 测序技术研究精神分裂症患者肠道菌群多样性时发现,在门水平,患者肠道内变形菌门的丰度显著增加;在属水平,与对照组相比,患者肠道内巨型球菌、梭状芽孢杆菌、克雷伯杆菌、琥珀酸弧菌、柯林斯氏菌和甲烷短杆菌的丰度显著增高,而布劳特氏菌、粪球菌和罗斯氏菌的丰度显著下降。Xie 等人采用 16S rRNA 测序技术发现,精神分裂症患者肠道菌群的 α 多样性降低,且菌群组成发生了改变,同时发现了 7 个与精神分裂症严重程度显著相关的运算分类单位(operational taxonomic unit,OUT)。这些研究表明,肠道菌群可能通过"肠 - 脑轴"参与精神分裂症的发病。

肠道微生物可能在精神分裂症的免疫炎症发病机制中起关键作用,并且精神分裂症的病原生理学中涉及的基本途径也受微"生物 - 肠 - 脑轴"的调节。一项研究纳入了 141 例精神分裂症,75 例双相情感障碍和 78 例健康对照,测量了肠道细菌易位的血清学替代指标可溶性 CD14 和脂多糖结合蛋白(LBP),与健康对照组相比,发现可溶性的 CD14 血清阳性在精神分裂症中显著升高,而 LBP 没有显著性差异。这些细菌易位标记产生不一致和复杂的活动模式表明肠道微生物在胃肠道屏障上的易位可使精神分裂症处于低级免疫激活和 / 或炎症的持续状态。精神分裂症中肠道微生物组和免疫基因易感性的交叉在病因学和疾病进展方面是相关的,这主要体现在组织相容性复合物(MHC)中发现的基因编码蛋白质,包括选择性的 MHC 以及非选择性的 MHC 补体途径基因。临床和实验动物模型研究发现,补体 C1q 与食物不耐受、弓形虫感染、炎症和细胞屏障缺陷等精神分裂症的危险因素共同相互作用使机体处于免疫失衡状态,可促进和加重精神分裂症的发生发展。另外,有研究发现肠道微生物相关分子模式(MAMP),例如脂多糖(LPS)、细菌脂蛋白(BLP)、鞭毛蛋白、CpG DNA 等,可激活各种细胞免疫系统,特别是先天性免疫细胞,如巨噬细胞、中性粒细胞和树突状细胞,这些细胞被激活后产生许多促炎细胞因子,如 IL-1α、IL-1β、TNF-α 和 IL-6,他们通过扩散和细胞因子转运蛋白穿过血脑屏障(blood brain barrier,BBB)进入大脑,作用于脑内神经元或胶质细胞的特殊受体以激活与神经系统疾病相关的信号通路,比如活化的小胶质细胞介导的 Toll 样受体(TLR4)信号通路、NF-κB 信号通路、P38MAPA 信号通路和 JAK2-STAT3 信号通路在精神分裂症的慢性炎症反应中发挥着重要的作用。最近有研究发现,麸质过敏反应与精神分裂症发病具有相关性,与健康对照相比,精神分裂症患者血浆中抗麦醇溶蛋白 IgA 水平较高,而且高水平的抗麦醇溶蛋白 IgA 与被害妄想、夸大妄想、关系妄想、思维贫乏等临床表型高度相关。Debnath 等发现精神分裂症患者血浆 IL-17 显著升高,而且该细胞因子与精神分裂症的临床症状以及严重程度呈正相关。最近有临床研究表明,米诺环素作为精神分裂症的一种辅助治疗,在初步治疗阴性症状和改善认知功能上有些许效果。基于精神分裂症的肠道微生物对免疫炎症系统的影响,未来针对肠道微生物的抗炎治疗可能成为精神分裂症患者辅助治疗的一种新方法。

(四)肠道菌群与孤独症谱系障碍

基础研究表明,完全缺乏肠道菌群的无菌(germ-free)小鼠表现出社交行为缺陷。如 John Cryan 等报道,在三箱试验中,无菌小鼠表现出社会偏好和社会辨别能力的损害,而肠道菌群移植在一定程度上可以改善无菌小鼠的社交行为。

目前越来越多的证据表明肠道菌群可调节催产素水平,而催产素水平被认为与社交行为有关。Desbonnet 等人发现,青春期肠道菌群缺失的小鼠在成年后大脑中催产素的表达显著降低。

值得一提的是，最近的另一项研究表明，单一使用罗伊氏乳杆菌可以调节催产素水平，逆转孤独症样行为，这提示以肠道菌群为干预靶点改善社交行为具有可行性。

孤独症谱系障碍（ASD）通常共病胃肠道功能紊乱。如研究显示，孤独症儿童肠道菌群，如拟杆菌门、厚壁菌门（包括多种梭菌属细菌）丰度发生了变化，提示肠道菌群和孤独症之间存在强有力的关联。另有研究表明，拟杆菌门细菌多样性的增加与孤独症的严重程度显著相关。此外，孤独症儿童的粪便样本中短链脂肪酸（SCFAs）显著增加，提示肠道菌群的组成或功能的改变在孤独症谱系障碍中具有重要作用。但目前短链脂肪酸在孤独症中的作用仍不清楚。在孤独症的小鼠模型中，丁酸盐被证明可以改善重复的行为模式，而丙酸脑室内灌注可诱导大鼠出现孤独症样行为，提示短链脂肪酸在调节孤独症行为中发挥的作用不同。因此，有必要进一步研究短链脂肪酸在孤独症中的作用。

在人类中，产前暴露于情绪稳定剂丙戊酸盐是孤独症的一个重要风险因素。De Theije 等人发现，在丙戊酸盐暴露的小鼠模型中发生的孤独症样行为变化与肠道菌群组成变化是一致的。

此外，母代肥胖与子代的神经发育障碍有关，包括 ASD。高脂肪饮食（high fat diet，HFD）诱导肥胖的母代小鼠的子代由于肠道菌群改变而表现出社交行为缺陷。Buffington 等人最近观察到，与正常饮食的母代小鼠的后代相比，HFD 小鼠后代中肠道菌群的多样性降低，尤其乳酸菌的数量显著减少。此外，研究表明，罗伊氏乳杆菌菌株不仅能提高催产素水平，改善社交行为，还能改善 HFD 后代的突触功能障碍。因此，在今后的研究中应建议以肠道菌群为干预靶点，对孕妇或 ASD 患者进行干预，为 ASD 的防治提供新的思路。

（五）肠道菌群与阿尔茨海默病

近年来，越来越多的研究报道肠道微生物与阿尔茨海默病（AD）密切相关。AD 主要的神经病理学特征是老年斑以及细胞内 Tau 蛋白过度磷酸化形成的神经纤维缠结。AD 的发生发展受多种因素的影响，如细胞外纤维化的 β- 淀粉样蛋白聚集、氧化应激、胆碱能神经元损伤等。大肠埃希氏菌属、沙门氏菌属、分支杆菌属和枯草芽孢杆菌等可诱导神经系统产生淀粉样蛋白纤维，而且大肠埃希菌属的内毒素还可促进 β- 淀粉样蛋白的形成，进而诱导 AD 的发生发展。AD 患者的认知功能损害与血脑屏障通透性增加也有一定关系，主要表现为：①老年患者随着其机体衰老，肠道菌群多样性降低，引起慢性炎症的致病菌水平增加，肠道中具有抗炎作用的细菌种属水平减少，产生较多的肠道内毒素脂多糖（LPS），而 LPS 可穿过血脑屏障，促进中枢炎症水平升高，加速神经退行性病变；②外周组织所产生的 β- 淀粉样蛋白可穿过血脑屏障，沉积在大脑内，加速 AD 的进展。

胡旭在前期的多个临床个例的调查中发现，微生物的干预能够有效地改善和提高 AD 患者的认知能力，这些结果还有待进行更多临床试验证实。肠道微生物治疗有望成为 AD 治疗的新靶点，开启 AD 治疗的新篇章。

综上所述，肠道菌群介导了肠道与大脑间的双向信息交流，肠道微生物构成和数量的改变可通过影响神经免疫、神经内分泌等多个过程参与多种精神疾病的发生发展，使干预肠道菌群成为一种新的治疗神经精神疾病的策略。但关于"脑 - 肠轴"以及肠道菌群引起神经精神疾病的确切机制目前尚不明确，利用宏基因组学、代谢组学及神经成像技术有望进一步推动"脑 - 肠轴"机制的探讨，有助于明确微生物与神经系统疾病发生、发展以及相关微生物在遗传、饮食、环境等方面潜在的相互作用机制，为疾病治疗提供新的认识和思考。

（司天梅　李继涛）

第七节 模式动物学在精神疾病研究中的应用

一、模式动物学研究介绍

精神疾病研究中模式动物学的应用，主要是通过研究动物来揭示人的正常与异常的精神活动规律或病因学机制。动物模型对疾病的病因学机制的阐明、药物机制的探讨以及新药开发都具有非常重要的意义。从青霉素的使用（青霉素首先是在小鼠身上进行实验的）到器官移植，从糖尿病、高血压、癌症到艾滋病的研究，动物模型都发挥了极其重要的作用。使用动物模型的一个最直接的理由，就是由于伦理学的原因，很多相关的实验不能直接在人身上进行实施。与医学研究中的其他学科一样，精神疾病的动物模型作为一个有力的工具为探讨精神疾病的生物学机制提供了广阔的前景。半个多世纪以来，研究者们已经先后开发了许多与精神分裂症、抑郁症、焦虑障碍、物质滥用、老年痴呆等精神障碍相关的以及各种关于学习和记忆的动物模型，这些模型极大地增进了人们对精神疾病的本质以及大脑作用机制的了解。然而，由于精神疾病表现为高级心理活动的异常，同时受诸多社会、文化因素的影响，许多人对能否用动物模型来模拟人的精神活动表示怀疑。应该说，这种怀疑不无道理，也表明精神疾病动物模型在探讨人的复杂的精神疾病的病因病理学机制中的局限性。然而，随着人类对精神疾病本质的认识不断深入，越来越多的证据表明，几乎所有的精神疾病都一定程度上存在着大脑生物学基础，在行为异常的背后，人和动物存在着许多相同或类似的神经生物学过程。近年来，探讨遗传病理学的动物模型的发展，极大地促进了人类对精神疾病本质的理解。我们有理由相信，随着精神疾病动物模型的不断完善与改进以及新的动物模型的开发和研制，更多的精神疾病的病因学和治疗学的机制能够得以阐明，新的治疗方法将不断被发现，这将给更多的承受精神疾病痛苦折磨的患者带来福音。

本节将首先澄清动物模型的一些基本概念，澄清这些概念有利于我们更现实地理解精神疾病动物模型的目标以及如何评价一个动物模型的优劣。另外，本节还将详细介绍一些常见的动物模型的方法，从神经解剖、神经生化、精神药理以及遗传学的角度介绍这些动物模型所取得的成果。最后，本节将讨论精神疾病动物模型现在的局限性和未来的发展趋势。

（一）动物模型用来做什么？

毋庸赘言，在医学研究中，动物模型是用来研究人类疾病的手段和工具，目的是探讨人类疾病的病因学和治疗学机制，然而，由于精神疾病的特殊性，人们对精神疾病动物模型目的的认识

是随着科学认识的增加而不断深入和发展的。最初，人们把精神疾病动物模型的目标设定在：在实验动物身上整个模拟出某种精神障碍的综合征，随之而来的一个很自然的问题是：动物所表现出来的异常行为究竟在多大程度上与人的精神症状相同或相似？要做到这一点，首先需要确定动物的一组行为和人的症状之间的类同性，随之，还要验证实验性操作是否能够在动物身上诱发出与人的症状相同的行为学改变。然而，问题在于很难准确地界定动物的行为和人的精神症状之间的相同性，因为这种界定带有很大的主观性。同样，基于目前我们的科学认识水平，对精神疾病的诊断主要停留在症状学和现象学的层次，因此，我们对某个精神疾病的定义也常常是主观的，而且对精神疾病的症状界定以及精神疾病诊断分类本身也处于不断的变化和更新过程中。所以，我们不得不承认，这一目标很难充分地予以实现，目前，科学工作者已经放弃在动物身上完整地模拟某种精神障碍的全部症状的努力。

事实上，精神疾病动物模型的另一个目标，也是最为广泛利用的目标，是要系统地验证和探讨精神药物的疗效，或者为新药的开发提供可能性。因此，这个方法也被称之为药理学同构（pharmacological isomorphism）。应该说，和动物模型的其他目标相比，精神疾病动物模型的这一目标得到了最充分的实现，利用动物模型，使我们更多地了解了现有精神药物的药效动力学、细胞信号转导等药理学机制，并为开发新的药物提供了很大的启发。

精神疾病动物模型的第三个目标是试图模拟某种特殊的、临床上可见的体征（signs），而不是模拟整个症状。这些征候必须具有客观的定义并能准确地加以评定。用这种方法，研究者可以获得关于某些精神病理现象更精确的信息，而且，还可以用来研究多个疾病单位所共有的某种征候。通过把动物模型的目标限定在这一水平上，研究者可以增加这类模型的异种间效度（crossspecies validity）。特别是在对某种特殊行为的神经生物基础的机制研究中，这种模型通常具有较好的实证性。

精神疾病动物模型的第四个目标是要模拟某些受精神疾病影响的心理过程（psychological

processes）。要认识并模拟出这些心理过程，首先要确立一个针对这个心理过程的假设的结构性定义及操作性定义，且该定义应该能够满足对这个动物模型的结构效度的实验性检测。这种模式的一个很大的优点是，它可以通过对人和动物的比较来确立其假设性结构的异种间效度，而不仅仅是通过患者和被实验处理的动物来进行研究。

如上所述，近年来，人们已不再致力于追求用一个动物模型去模拟某种精神疾病的全部症状。一个趋势是把精神疾病复杂的表现型分解成多个要素，称之为内表型（endophenotype）。与表达一种精神疾病的全部症状相比，这种方法更为灵敏和有效。比如，精神分裂症的内表型包括社会性相互作用、注意力、感觉运动门控以及嗅觉和认知功能障碍等。精神疾病作为多基因复杂疾病，内表型可能具有相对简单的遗传结构，可以加快相关遗传结果的研究发现。

（二）什么样的模型是好的模型？

和所有人为设计的实验过程（评估、测量）一样，评价动物模型的优劣，也需要考虑两个标准：一个是模型的信度（reliability），另一个是模型的效度（validity）。

1. 信度　信度指的是欲观察变量的一致性（consistency）和稳定性（stability），它表现在以下几个水平上：①在一个高度精确的水平上处理独立变量的能力；②客观地评估依赖变量的能力；③依赖变量较小的对象内变异性（variability）；④依赖变量较小的对象间变异性；⑤在最大类似条件下，欲观察现象的可重复性；⑥处置效果的可重复性。

2. 效度　一个动物模型的效度指的是对于研究某个确定的目标，这一模型是否有效，即通过这个模型，实验者是否能够达到他所要实现的目标。另外，一个动物模型既包括独立变量（用以阐发某一病理现象的处置），也包括依赖变量（对处置效果的评定尺度）。与独立变量相关的标准有：表面效度、病因学效度和结构效度；关系到依存变量的标准有：结构效度、聚敛效度、辨别效度和表面效度。效度的类型有：

（1）预测效度：预测效度（predictive validity）指的是一个模型对研究者感兴趣的某些特征进行预测的能力。即已知的某个影响人的精神疾病病

理状态的操作（或处置）也能在动物模型中表现出相同的效果。例如，促进或恶化精神症状的操作（或处置，如给动物施加应激）也应该同样促进或恶化动物的异常行为表现；同样，能够缓解或治疗某个障碍的操作（或处置，如药物）也应该使动物的异常行为正常化。理论上，预测效度的问题关系到人与动物在病因学以及生理学机制上的类似性，但在实践中，一个动物模型的预测效度主要是由它对治疗药物反应的好与坏来决定的，即它是否具有验证药物有效性的潜力，也就是说，某些可能具有潜在临床治疗效果的药物首先要在动物模型上加以使用，看其是否能够改变相关的动物行为。

（2）结构效度：结构效度（construct validity）指的是一种测定方法是否能够准确地测定预期要测定的内容，即是否真的测定到了要测的东西而不是别的东西。尽管结构效度是测评的最重要的特征，但实际要达到这个标准很难。因为科学理论和科学结构不断地在改变，所以关于一个模型假定要测量的指标或一个模型假定要模拟的某种概念实际上也是在不断变化的。因此，尽管结构效度对于动物模型的评价和发展至关重要，但就目前的研究水平来看，一个模型的有效性还不能简单地由其结构效度的水平来决定。

（3）病因学效度：病因学效度（etiological validity）与结构效度的概念密切相关。如果疾病的病因在动物模型和在人体中是一致的话，这个模型就具有病因学效度。因此，对一个动物模型的病因学效度的评价包含了对产生这种疾病的病因学假设。与结构效度一样，病因学效度是科学研究的基本要素。如果一个动物模型的病因学效度能够确立，这一模型对治疗的开发就是极为有用的，而且基于"药理学同构"并以治疗为目的的动物模型的局限性就可以被克服。遗憾的是，到目前为止，我们对精神疾病的病因实际上所知甚少，因此，病因学的有效性一般只能限定在一个可能的病因学假设的基础上。事实上，我们发展一个动物模型的目的，经常是要发现或验证某一精神疾病的病因学假设。例如，近年来飞速发展的精神疾病的遗传学研究，为发展以假设的病因学效度为基础的动物模型提供了新的空间。通过研究发现某些特殊的基因及基因产物与某些精神

障碍相关，分子生物学家研制出基因变异或转基因动物，这些动物可能具有潜在的与人同样的基因病理学过程。在行为学和药理学上研究这些经过基因工程处理过的动物，对探讨与基因变异相关的行为表型的变化、检验病因学假设以及探索潜在的治疗方法都具有非常重要的意义。遗传-分子生物学和行为-药理学方法的结合，将为以病因学为基础的动物模型的建立提供更广阔的前景。

（4）聚敛和辨别效度：聚敛效度（convergent validity）指的是一种动物模型与试图测定同一种行为的其他动物模型之间的关联性。辨别效度（discriminant validity）指的是一个模型对一种现象某些方面的评定与用其他试图测定其他现象的模型存在的差异。一种模型如果与其他的不同的模型有高度的相关，这个模型的辨别效度就差。比如，一个好的焦虑模型应该能与抑郁模型相互区别。聚敛效度和辨别效度主要指的是对依赖变量的评价。结构效度的确立需要这两种效度。有人建议，在行为科学的研究中，聚敛性的操作应该代替单一的操作。前者指的是用多重方法和操作（例如使用多个模型）来定义同一结构的过程，因为人们有理由担心，单一的操作可能导致错误的结论。

（5）表面效度（face validity）：表面效度指的是在动物身上表现出来的行为现象和人身上的症状之间的类似度。对于一个动物模型来说，表面效度当然是一个很有魅力的指标，很多人在评价动物模型时首先看重的是这一点。然而，完全客观地确立一个动物模型的表面效度不仅不可能，而且容易误导。因为一个动物模型涉及的是一个动物种而不仅仅是某个状态，不可能期待两个动物种会表现出完全类似的症状或现象学。同样，在动物和人之间的行为和生理上发现某些类似性并不意味着它们就一定具有相同的病因。另外，声称一个动物模型具有表面效度不可避免地带有主观臆断的色彩。因此，客观地在动物身上确立人的精神病理现象的表面效度非常困难。实际上，从对某一疾病的理解的角度来看，表面效度的优劣并不能说明一个动物模型的好坏。需要认识到的是，表面效度指的是动物行为和人的症状之间的现象学的相似性，它与结构效度不同，

后者依据的是在致病的基本过程和机制上的类似性。例如，对某个可能的致病基因经过转基因或基因敲除处理的遗传动物模型具有良好的结构效度，但是，却未必有与临床症状一致的表面效度。进行性假肥大性肌营养不良 mdx 变异小鼠模型是研究进行性假肥大性肌营养不良（Duchenne's muscular dystrophy）（以进行性骨骼肌萎缩和无力为特征的遗传疾病）的一个非常有效的动物模型，具有良好的结构学效度，然而，它的表面效度却很差。再比如，过度表达了人淀粉样蛋白前体的阿尔茨海默病 PDAPP 转基因小鼠模型在其行为表型上并不具有与临床表现的相似性。尽管缺乏表面效度，然而这些模型在探讨该疾病的某些分子特征以及探讨相关的治疗机制方面却具有重要的价值。

以上介绍了动物模型的效度。无可置疑，一个模型能够满足的效度类型越多，它的价值也越大，越可以应用到人身上。但需要指出的是，没有哪一种动物模型能够满足所有的效度标准。按照维也纳学派实证主义学家的观点，科学认识指的就是预测的能力。因此，一个现象是从它与在前或在后的现象之间的关系来界定的。唯一有效的科学观察是现象之间的关系（即在相同的状态下，一个事件总是先于另一个事件），而因果关系不过是超出证据的推论。从这个意义上讲，评价一个动物模型的唯一有意义的标准是这个模型能够做出准确预测的能力，也就是说，这个模型是否具有预测性效度。尽管其他种类的效度，如结构效度、病因学效度、聚敛性效度、辨别性效度和表面效度具有启发性价值，但在对一个用于科学研究的动物模型进行最初的评价时，一个模型的预测性效度和信度是唯一必需的而且是重要的标准。

（三）动物模型的基本研究方法

使用动物模型的目的是探讨精神疾病的病因以及治疗机制（包括药物副作用）。从精神疾病的整个研究领域来看，动物模型本身就是一种研究方法。同时，动物模型又有别于其他研究方法，如影像学、遗传学以及药理学等方法，因为动物模型为其他所有的研究方法提供了一个行为学的平台，以上所有的研究方法都可以应用在动物模型上。另外，由于动物模型自身的特点，一些

无法在人类进行的研究方法也可以用在动物模型上，如一些具有直接侵害性的方法。所以，对动物模型研究方法的论述，不能脱离模拟各种精神疾病的动物模型的具体论述。

二、精神疾病的模式动物学研究进展

（一）精神分裂症的动物模型

精神分裂症是致残率极高和疾病负担最重的精神障碍之一，其终生患病率为1%。精神分裂症的临床症状主要包括妄想和幻觉等阳性症状，以及淡漠、退缩等阴性症状。另外，认知功能障碍和情感障碍导致患者在社会、人际关系以及职业技能等方面功能损害。精神分裂症患者症状复杂，具有异质性，致病因素复杂，包括生物、心理和社会环境以及它们的相互作用，这些综合因素相互作用，进一步造成大脑功能损伤。迄今，精神分裂症的动物模型为阐明精神分裂症的病因及治疗机制提供了有力的证据。如前所述，近年来人们已经放弃用一个动物模型来模拟整个精神分裂症的症状，而是是把精神分裂症的症状分解为多个行为要素，或行为表型。

1. 精神分裂症的行为表型

（1）自发性运动与刻板行为：自发性运动（locomotor）的改变是精神分裂症动物模型中经常测定的一个指标。最初，测定这种行为是基于精神分裂症的多巴胺假说，因为精神分裂症的症状与服用大剂量的精神兴奋药（如苯丙胺）所致的精神障碍相类似（好的表面效度）。精神兴奋药能引起动物自发性运动的增加，大剂量则引起动物的刻板行为。同样，精神兴奋药也能够引起人的刻板行为，因此，自发性运动的增加被广泛应用于评定多巴胺激动剂和NMDA拮抗剂的效果。虽然精神分裂症并不典型地表现为自发性运动的增加，然而刻板行为（stereotype）则是其常见症状，所以许多啮齿类动物模型集中探讨动物的刻板行为。

（2）感觉运动门控（sensorimotor gating）：这一心理生理现象的主要理论基础是正常的个体能够对他们所接受的大部分感觉和认知刺激进行过滤或调控，称为感觉运动门控。精神分裂症患者则不能过滤多余的刺激并加工那些快速、连续性的信息。这反映了精神分裂症患者的认知过程出

现了断裂（fragmentation）。适应是一种简单的学习方式，指对不重要的刺激和认知的抑制，是选择性注意得以形成的基础。然而，精神分裂症患者可能存在着这种适应障碍，因而导致了感觉过滤的障碍。

（3）前脉冲抑制（prepulse inhibition, PPI）：指一个弱的刺激对一个能引起惊吓反应的听觉或触觉刺激的抑制性效果。在这种动物模型中，通常引起惊吓反应的是一个最高可达120dB的听觉刺激，惊吓反应表现为小鼠的整个身体的反应。弱的刺激是一个先于（100ms前）惊吓刺激的、5～15dB（高于背景噪声）的前脉冲刺激（prepulse stimulus）。在对人的实验中，瞬目反应被作为惊吓反应的指标，另一个指标为P50事件相关电位（在一个听觉刺激后的、短暂的持续50ms的诱发电位）。在精神分裂症和分裂型人格障碍的患者中已经发现了PPI和P50的改变。多巴胺D_2而非D_1受体激动剂抑制了PPI；选择性激活伏隔核的多巴胺受体或拮抗前脑皮层多巴胺受体，分别抑制了惊吓反应的PPI（即产生了更大的惊吓反应）。

最近的神经发育模型强调大脑早期的发育障碍在精神分裂症病因中所起的作用。精神分裂症患者早期出现的神经发生的障碍、早期应激史及新生儿期脑损伤等为这一模型提供了证据。影响神经发生及突触发生的围生期疾病，大鼠研究中的早期应激性创伤如母子分离、早期社会性隔离等都可能导致PPI的缺失。反之，抗精神病药物能够拮抗由阿扑吗啡或隔离喂养幼鼠所导致的PPI抑制。另外，在给予非典型抗精神病药物或长期给予氟哌啶醇后可使得苯环己哌啶（phencyclidine, PCP）所致的PPI的抑制作用得以恢复。这些证据都表明这一模型在探讨精神分裂症发病机制以及药理作用机制方面具有很大的潜力。

（4）习惯化（habituation）或适应：指的是当同一个不重要的刺激或认知反复出现、又不产生伴随事件时，个体对这个刺激或认知产生的反应将会减弱，它是学习最单纯的形式，也是选择性注意形成的基础。尽管它可以用许多行为进行评价，最常见的是研究在一系列的触觉或听觉对人、大鼠或小鼠予以刺激后产生惊跳反应程度的逐渐下降。精神分裂症患者表现出习惯化反应的障碍。

（5）潜在抑制（latent inhibition）：指的是暴露于一个不连续的刺激后对这个刺激的条件化联合的抑制。作为一个动物模型，它所模拟的是注意的过程。目前认为，精神分裂症患者由于这种注意的损害，而导致对刺激进行过滤时产生障碍。另外，它可能还关系到精神分裂症患者在某种情境中所表现出来的行为障碍。研究表明，与正常人和慢性精神分裂症患者相比，急性精神分裂症患者存在着潜在抑制的障碍。作为一个模拟精神分裂症患者特殊的注意力损害的动物模型，它满足了所需的表面效度和结构效度。在 P50 门控（P50 gating）这一模式中，两个听觉刺激以 500ms 的间隔被快速地呈现出来。在正常人群中，对第二个听觉刺激信号的 P50 事件相关电位（event-related potential，ERP）减弱，然而，在精神分裂症和他们的一级亲属中存在着感觉门控的抑制。在啮齿类动物中，与之类似的形式是从海马产生的 N40 事件关联电位。

（6）社会性行为：社会性行为障碍是精神分裂症阴性症状的表现形式之一，同时也是最早出现的症状之一。研究者用猴子或大鼠研究社会隔离行为。由于言语在人的社会交往中的重要性，这个模式的跨种差异限制了它的直接比较。

（7）认知：克雷丕林在对精神分裂症的经典描述中把认知缺陷放在非常重要的位置，并由此将精神分裂症与躁狂-抑郁症以及其他类型的精神病区别开来。所有类型的精神分裂症都存在着认知障碍，包括注意力损害、工作记忆损害、口头记忆、设置转换以及抽象能力的障碍。严重的认知障碍是社会和职业功能受损的主要原因，同时，认知障碍也影响了治疗效果。现代的精神分裂症治疗对认知功能的改善缺乏明显的效果。典型的抗精神病药物由于能引起继发性缺陷症状，反倒加重了认知障碍，但有研究报道一些非典型的抗精神病药物能改善认知功能，然而其效果相对较小，尚需进一步研究。因此，未来动物实验研究的重要方向是发展与认知障碍相关的动物模型和新的治疗认知功能障碍的方法。

实验动物有限的认知能力妨碍了研究者去设计一个能与威斯康星卡片分类测验和连续性表现测验相媲美的认知课题，所以大多数与精神分裂症的认知症状相关的实验设计都是用猴子设计的。尽管如此，用啮齿类动物去设计相关的课题也是可能的。

最常用的动物认知模型关系到工作记忆，它是指动物通过形成内在的、在环境中已经不再存在的刺激呈现来指导行为，如延迟的对应样本匹配或非匹配测验（delayed matching or non-matching to sample）。另外，精神分裂症患者在下述方面表现出严重的欠缺，如行为的灵活性、策略转移以及对环境反馈的反应等。一些模型试图在大鼠身上评价这些行为，如一个以迷津为基础的策略转换模型要求大鼠首先学习一个反应策略，或者一个以视觉为线索的方位区分策略以获得一次食物报偿。在掌握了最初的策略后，大鼠需要学习去转换到另一个策略（如从反应策略到视觉线索策略）或者在一个策略中去逆转报偿的可能性。

2. 精神分裂症的中枢神经递质传导失调模型

（1）以多巴胺传导失调为基础的动物模型：早期以多巴胺失调为基础的动物模型主要集中在由多巴胺受体拮抗剂或激动剂诱发的行为表现上。使用最广泛的精神分裂症的动物模型是通过精神兴奋药（如苯丙胺）来诱发动物的异常行为。苯丙胺对人类和动物的精神行为的影响主要表现在如下方面：运动行为、感觉运动功能、睡眠、注意力、攻击和性行为、学习与记忆、食欲等。促使这一模型发展的主要依据是人服用苯丙胺后会出现类似精神分裂症的症状。现在，这一模型已经被广泛地用在不同的动物物种身上。

苯丙胺对啮齿类动物行为影响的研究主要集中于自发性运动的增加和刻板行为上，灵长类动物的研究包括由苯丙胺引起的行为异常和社会环境间相互作用的变化。这些研究具有相当水平的预测效度，特别是在药理学方面的预测性。精神分裂症的多巴胺假说主要限定于中脑边缘（mesolimbic）多巴胺系统，并认为它与精神分裂症发生的病理机制的关系更密切。中脑边缘多巴胺系统介导了低剂量苯丙胺的自发性运动激活效果。而黑质纹状体多巴胺系统则介导了高剂量苯丙胺的刻板行为，此效应被认为与抗精神病药物引起的锥体外系不良反应相关。另外，苯丙胺能够引起感觉运动门控的障碍，在啮齿类动物身上，这种障碍可以通过惊跳反应（startle response）的 PPI 来进行评价。通常情况下，精神分裂症患者并不表现出运动过度，因此苯丙胺诱发的过度运动难以作为一个良好的表面效度指标。由于这个模型具有良好的病因学效度和预测效度，尽管它的表面效度不佳，但对于精神分裂症的生物学研究来说，依然不失为一个很有用的模型。需要指出的是，它的药理学预测效度局限了多巴胺机制，因而难以解释与多巴胺机制关系不大的新型的抗精神病药（如非典型抗精神病药）的作用机制。再者，苯丙胺不能对啮齿类动物的社会性行为产生影响，因此，无法用来模拟精神分裂症的阴性症状。

近年来，多巴胺假说有所发展，一些研究者认为，投射到前脑皮层多巴胺神经细胞的功能抑制与精神分裂症的阴性症状及认知障碍有关。基于这种假设，研究者开发出一种用来检验前脑皮质多巴胺缺乏的工作记忆障碍的认知结构模型。对大鼠和猴子的亚慢性注射 PCP 可引起前脑皮层多巴胺神经递质的持续性减少，并阻碍了动物工作记忆的恢复；而短期注射氯氮平则能改善由 PCP 注射导致的猴工作记忆的损害，从而支持这个模型的预测效度。

（2）以谷氨酸盐传导失调为基础的动物模型：由于以多巴胺神经递质失调为基础的精神分裂症假说无法完全解释精神分裂症的发病机制，近年来，越来越多的证据表明精神分裂症发生的病理机制可与谷氨酸盐神经传导功能低下有关，以谷氨酸盐神经递质失调为基础的精神分裂症假说受到了广泛的重视。谷氨酸神经传导是大脑主要的兴奋性神经传导系统，它影响着众多的神经精神功能。谷氨酸作用于三个离子型的受体，分别是 NMDA（N- 甲基 -D- 天冬氨酸）、AMPA 以及 kainate 受体以及一组代谢型受体（G 蛋白耦联型）。

临床研究表明，NMDA 拮抗剂 PCP 及 ketamine 等能够恶化精神病性症状，同时，在健康人身上，这些药物诱发了一系列类精神分裂症的症状，包括：阳性症状、阴性症状、认知损害，以及身体意向的改变等。经典的抗精神病药物对这些症状只能部分有效，而非经典抗精神病药物对这些症状的反应更佳，如氯氮平等非典型抗精神病药物改善了 NMDA 阻断所诱发的动物的异常行为。因为非典型抗精神病药物的作用机制主要是通过对 5-HT$_2$A 受体的拮抗来实现的，所以，5-HT 和谷氨酸的相互作用机制成为人们关注的领域。精神分裂症患者的尸脑研究也表明谷氨酸能神经系统的多样改变，如谷氨酸代谢以及相关受体表达的异常。模拟这一机制的动物模型发现，基于此假说所诱发的动物的行为以及病理症状与精神分裂症患者症状相似，如精神分裂症患者的精神运动性激越与该类药物诱发的动物自发性运动的增加、两者共同具有的刻板行为症状、感觉运动门控障碍、社会性行为的减少及前脑皮层多巴胺释放减少等。最近有研究显示，经过遗传工程学技术处理过的小鼠（Nr1neo-/-），其 NMDA 受体在前脑皮层密度的表达率只为野生型的 5%～10%，该小鼠在实验中表现出明显的运动与刻板行为的增加，而社会性行为则减少。这些症状在给予氯氮平后得到恢复。由此可见，该模型具有较好的表面效度。

另外，PCP 以及其他 NMDA 受体拮抗剂急性给药增加了前额叶皮质的细胞外多巴胺和谷氨酸的浓度，改变了伏隔核神经元以及多巴胺能神经元的点燃（firing）方式。低剂量、能够诱发行为学改变剂量的 NMDA 受体拮抗剂在中脑皮质和中脑边缘多巴胺神经能系统引起了不同类型的点燃方式的异常。这些异常可能导致大脑对明显的环境刺激，如应激和回报，缺乏相应的反应或出现不适当的反应。近来，用于逆转 NMDA 受体拮抗剂诱导的生理生化异常的实验手段能够增加 NMDA 受体的药理学活性、增加代谢型谷氨酸受体（mGluR$_2$）的活性，并拮抗 AMPA 受体。值得一提的是，反复的非竞争性 NMDA 受体拮抗模型具有与仔鼠海马毁损模型相类似的行为以及神经化学的改变，如认知缺欠（特别是工作记忆的障碍），前额叶皮质多巴胺传导水平的下降，GABA 活性的减弱，社会性行为障碍以及对应激和苯丙胺反应的增强（自发性运动）。这种类似性可能反映了皮质谷氨酸、GABA 功能异常。

尽管谷氨酸功能低下的动物模型具有较好的信度和药理学预测效度，但是，对精神分裂症发病机制中谷氨酸所发挥的确切机制的研究结论还很少，不过，最近一项关于精神分裂症患者尸脑的研究表明，某些脑区存在着 NMDA 受体表达的异常。随着研究的深入，NMDA 受体功能低下的药理学和遗传学动物模型，将成为阐明精神分裂症发生的病理机制和检验新型抗精神病药物疗效的有力工具。

3. 神经发育障碍模型 神经发育障碍假说认为，精神分裂症源于早期的脑损伤。临床上，精神分裂症发病于青春期和成年早期，这可能是由于早期大脑损伤的部位与正常发育的中枢神经系统之间的相互作用所产生的。因为在大脑发育尚不成熟而遭受损伤的情况下，受损伤的部位将在以后的发育中改变与大脑其他部位的结合方式，产生异常的神经联络，这种异常在大脑发育成熟时便表现出来。支持这个假说的临床证据包括围生期综合征、孕期酒精的影响以及严重的营养缺乏对子女精神分裂症发病的影响。动物研究表明，孕期严重的营养缺乏影响了神经细胞的再生、移动和分化，导致了神经回路和中枢传导系统的障碍。另外，在行为水平上，营养缺乏导致动物认知和学习功能的障碍。因此，营养缺乏模型具有一定程度的表面效度，然而，和精神分裂症相比，后者的脑形态学改变更严重、范围更广，其行为结果也更多样化，所以这个模型的结构效度有限。

对这一假说的动物实验的验证还包括使用一些特殊的技术来破坏胎儿鼠的大脑神经细胞的再生，如胎儿鼠遭受 X 线照射后会产生皮层发育障碍；暴露于有丝分裂毒素后影响了快速分化神经元的量；给予一氧化氮合成酶抑制剂干扰了神经细胞的成熟和突触再生。这些破坏性的手段还导致了海马、前额叶皮层以及嗅外皮层等部位的形态学改变，而这些部位均与精神分裂症的发病密切相关。同时，实验动物还表现出多种行为障碍，如自发性运动的增强、刻板行为、认知障碍、PPI 与 LI 缺失及电生理改变等。

精神分裂症的发病与应激密切相关。使幼年鼠长期暴露于应激刺激是研究神经发育障碍假说的另一种方法，如幼年期的母子分离和社会隔绝，这些应激导致幼年鼠在成熟后多方面的障碍，包括激素、神经化学、行为、学习以及感觉门控（PPI）障碍，在给予经典的和非典型的抗精神分裂症药物后这些障碍均能得以纠正。

海马解剖学和形态学的改变是研究精神分裂症病因的主要焦点之一。因为海马，特别是腹侧海马与前额叶皮层和皮层下具有广泛的神经联络。幼年鼠腹侧海马兴奋毒性的毁损导致了成年鼠在神经递质和行为等方面的改变。如社会性接触行为的减少、工作记忆的障碍、对应激性刺激的过度反应及刻板行为的增加，同时，恶化了由 PCP 和 MK-801 诱发的 PPI 和 LI 障碍。研究证据表明，幼年鼠腹侧海马毁损在前额叶皮层产生了一系列的病理性改变，如乙酰天冬氨酸水平的下降、应激诱发的多巴胺释放的下降、谷氨酸转运体 EAAC1 皮层表达的减少、GABA 合成酶的减少、谷氨酸脱羧酶的减少、脑源性神经营养因子（BDNF）的减少及某些基因转录因子的改变等。这些证据综合表明，幼年鼠腹侧海马毁损导致了皮层多巴胺 - 谷氨酸 -GABA 相互作用的改变，这些改变同样表现在精神分裂症患者身上。同时，许多抗精神分裂症药物逆转了幼年鼠腹侧海马毁损后在成年产生的病理生理改变。总之，幼年鼠腹侧海马毁损模型能够诱发与精神分裂症症状相类似的障碍，在一定程度上验证了精神分裂症神经发育障碍的假说。

4. 遗传模型 用精神疾病的遗传动物模型研究其发病机制的方法可以分为两大类：一类是对动物本身使用基因突变技术进行遗传工程学的处理；另一类是通过选择性的近交系繁殖来识别候选致病基因。使用基因突变技术是发展精神疾病遗传模型的手段之一，例如，通过诱发突变的化学物质来诱发随机突变，然后，分析与这个变异基因有关的行为学表型。这种研究属于"正向遗传学"的方法。以行为表型为基础的突变是从遗传学上阐明复杂行为机制的一个有力的手段，最常见的方法包括用化学试剂诱导突变，如乙酰基亚硝基脲（ethylnitrosourea，ENU），然后，确定感兴趣的行为表型。另一种方法，也被称之为"反向遗传学"，它先从一个基因开始，然后去发现其功能。现在，人们可以通过一些实验手段引起小鼠某个单一基因的变异。最有效的技术是通过转基因小鼠来表达某个我们感兴趣的基因，转基因小鼠可以对某个蛋白进行过度表达或进行修饰，从而对功能产生影响。

另外一个方法是利用同源性重组模式，即基因组中的被选定的 DNA 序列被除去或被一个不同的序列代替（基因敲除）。重组是在多能胚胎干细胞中进行的，然后被移入小鼠的胚泡中。这样，机体便成了一个嵌合体，有些细胞包含变异，有些则没有。经过繁殖，获得所有细胞都产生变异的杂合体。这个过程用于生产基因敲除小鼠。这个手段还能够用变异的基因来替代正常基因（置换或基因敲入），这样，某个精神疾病的致病基因就有可能被鉴别出来。总之，利用转基因技术、基因敲除等技术研究致病基因的功能及其调控机制，对于从分子细胞水平上研究精神疾病可能的发病机制以及寻找新的药物靶点都具有非常重要的价值。

（二）抑郁症动物模型的研究方法

抑郁症是一种常见的精神疾病，其终生患病率高达 5%～20%。典型的临床症状包括抑郁心境、快感缺乏、无价值感及罪恶感等。常见的抑郁症症状还包括躯体症状及自主神经系统功能失调症状，如食欲、睡眠及体重改变等。最早的抑郁症模型来源于临床观察，即超过 10% 以上的服用抗高血压药物利血平的患者出现了抑郁性症状。利血平在动物身上引起了运动性抑制，这一抑制可以被 5- 羟色胺的前体 5-HTP 或去甲肾上腺素的前体 DOPS 所逆转。这些发现建立了现在关于抑郁症发病的 5- 羟色胺或去甲肾上腺素功能低下的假说。近年来，对抑郁症动物模型的研究和开发有了较大的进展，以下介绍几种常见的模拟抑郁症状的动物模型。

1. 习得性无助模型 习得性无助模型（the learned helplessness model）首先是由 Seligman 和 Overmier 在 20 世纪 60 年代基于贝克关于抑郁症的认知理论的基础上提出的。最开始的实验是用狗来进行的，但后来发现，这个模型可以用在包括啮齿类在内的许多动物上。习得性无助模型基于以下观察：即当个体暴露于自己无法控制的应激状态时，它将在之后的学习行为中表现出某种障碍，而那些尽管暴露于同种应激、却处于可控的情景中的个体身上不会出现这种行为的障碍。例如，给狗施以足底电击，一组狗在接受电击时允许逃避，而另一组不允许逃避。然后，在以后的电击时，两组狗都被允许自由逃避，然而，那些曾经接受电击却不允许逃避的狗不再试图逃避，这种状态被称之为习得性无助。大鼠是被使用在这个模型中最多的动物，实验表明，15%～20%的 SD 大鼠可以在训练后成为无助动物，也有研

究者刺激大鼠的尾部或使用强烈的声音刺激，这一模型的目的是要在动物身上复制出抑郁症的全部症状。由于通过这一动物模型诱发的行为特征和人的抑郁症症状基本类似，使该动物模型具有较好的表面效度。例如，习得性无助的动物表现出食欲和体重下降、自发性运动减少、在驱动性和厌恶性的行为中表现不良。上述这些行为被认为等同于抑郁症患者的食欲减退和体重下降、精神运动性迟滞及快感缺乏，此外，这些动物还表现出睡眠改变、学习能力下降、HPA 轴异常、皮质酮增加、地塞米松抑制试验阳性、蔗糖偏好减少。另外，无助动物还表现出颅内自我刺激阈值升高，上述症状可持续 10 天到 2 周。

几乎所有临床上具有抗抑郁效果的药物或方法都能够纠正动物的无助行为。因此，可以说该模型具有较高的预测效度。然而，也有一些研究指出这一模型存在着假阳性结果，因而限制了它的预测效度和辨别效度。

2. 强迫游泳试验和悬尾试验 强迫游泳试验（forced swimming test）可视为行为绝望模型，为习得性无助模型的一个变种。在这一模型中，大鼠或小鼠被强迫在一个受限的环境中（一般是一个玻璃或透明的塑料圆桶）进行游泳。动物最初在水中环游并试图逃出这个圆桶，但最终它采取了一种不动的姿势。在接下来的测试中，动物从游动到不动的时间缩短（不动时间增加）。对这一模型的改良是在游泳以前，首先让动物暴露于一个无法逃避的应激中。这些模型从概念上来说类似于假定动物在被暴露于一个无法控制的应激状态时学会了"失望"（即习得性无助）的习得性无助模型。悬尾试验（tail suspension test）是把动物的尾巴吊起来，然后测量动物停止挣扎（无动）的时间，抗抑郁药的急性给药减少了无动的时间。但也有人认为，无动（immobility）可能反映了大鼠保存能量的生存策略，使之能在水中漂浮更长的时间以增加生存的机会。另外有证据表明，三环类抗抑郁药减少无动的效果可能部分是由于改变了学习的过程而不是减少了"绝望"。尽管如此，从药物甄别的角度来说，行为绝望模型具有最高水平的药理学预测效度。然而，和习得性无助模型一样，假阳性限制了它的预测水准。在某种环境下，生理盐水也可以引起假阳性，这

影响了它的辨别性效度。另一个影响这一模型预测效度的问题是，尽管急性抗抑郁药物逆转了动物的无动行为，但抗抑郁药物只有在慢性给予后才对患者有效。最近的研究表明，将强迫游泳的动物行为进一步分类可以更好地预测抗抑郁药的效果，例如，一些研究表明，SSRI 增加了动物的游泳行为，而阻断去甲肾上腺素的再摄取可以增加动物在水中的攀爬行为（climbing）。

为这两个模型提供其结构效度、病因学效度以及预测效度的共同基础是：当个体处于慢性的无法预测的应激时，其神经生化和行为发生改变（包括去甲肾上腺素能、5- 羟色胺能的功能失调），而大部分经典的抗抑郁药都对这些中枢神经递质产生作用。神经药理学研究表明，当动物处于慢性应激状态时，将其大部分去甲肾上腺素能纤维投射到前脑的蓝斑核出现了脱抑制现象。抗抑郁药物的治疗（除 SSRI 外）或电休克治疗下调了 β-肾上腺素受体，修正了去甲肾上腺素神经传导的功能失调。研究表明，在强迫游泳动物模型中，大脑不同部位 5- 羟色胺的水平发生了变化。另一方面，长期使用抗抑郁药治疗能增加 5- 羟色胺的神经传导。虽然对这个应激模型的准确评定（如频度、强度、持续时间以及重复的次数）需要进一步深入探讨，但基本上可以认为在动物身上表现出来的这些神经生化学和行为学改变可能与某些抑郁症亚型的临床表现相同。近来有研究表明应激使人易于罹患抑郁症。虽然有较多的临床证据支持这一假设，但尚需要更广泛的研究以决定应激在抑郁症发生中的作用，根据这一思路所进行的研究将更好地发展与完善这一动物模型。

总之，无论是习得性无助的过程还是行为绝望的过程都未能令人满意地在抑郁症患者身上得以证明，使这两种模型的结构效度受到质疑；但不可否认的是，由应激引起的单胺神经递质的改变为这两种模型提供了相对较高的病因学效度和结构效度。而且，这两种模型都具有高度的药理学预测效度。

3. **慢性温和应激模型** 慢性温和应激（chronic mild stress，CMS）模型最早是在 20 世纪 80 年代初由 Katz 等创立的。Katz 使用了持续 21 天、相对严酷的应激刺激，如电刺激、身体束缚以及在冷水中强迫游泳等，由于应激刺激比较激烈，一

部分动物在这个过程中死去。活下来的动物显示出自发性运动的抑制和抑郁症状。另外，这些动物在旷场试验中，表现出活动水平的低下，而通常当动物遭受单次应激，如噪声刺激时，其在旷场试验中的活动水平是增加的。另外，这些动物还显示出和人的抑郁症类似的内分泌变化，如皮质酮的增加。遭受慢性应激的动物还出现快感缺失症状，表现为蔗糖偏好的减少。单胺氧化酶抑制剂和阿米替林能够逆转这些症状。

后来，Willner 等进一步对这个模型进行了改进，他们使用相对轻柔的应激刺激，但持续的时间更长，这样更类似于人类所遭遇的应激刺激的情境，即慢性温和应激模型。在这一模型中，动物被暴露于持续几周的、多种相对轻柔的应激状态，如隔离、昼夜循环的颠倒、短暂的食物和水的剥夺、饲养笼的倾斜以及饲养伙伴的改变等。应激持续的时间最多达到 3 个月。在这个模型中，动物的行为主要表现为蔗糖或糖精溶液摄取的减少，即快感缺失。同时遭受慢性轻度应激的动物还表现出大脑自我刺激阈值的升高和位置偏爱的降低，表明动物在遭受慢性应激后对回报性刺激反应的低下。除此之外，动物还表现为心血管和内分泌的改变、探索性行为的减少、体重减轻、性行为减少以及睡眠类型的破坏（REM 潜时缩短、REM 睡眠时期增多）、自发性运动量下降等。由于这些行为改变与抑郁症患者的症状类似，使模型具有较好的表面效度。这个模型同样具有良好的药理学预测效度，因为三环类抗抑郁药（如丙米嗪、去甲丙米嗪、阿米替林）以及 SSRI（氟西汀、氟伏沙明和西酞普兰）能够有效地逆转上述症状，另外，单胺氧化酶抑制剂、电休克等同样有效。

大量研究表明，应激是导致抑郁的重要的危险因素。如前所述，应激导致动物行为异常、快感缺失、认知功能损伤以及一系列的大脑神经生物学的改变，其中，海马扮演了重要角色。海马通常被认为可以负性调节应激反应，并介导压力诱发的认知和记忆方面的损害，最新的一篇研究指出，通过光遗传学技术激活在积极体验中活跃的海马齿状回细胞，能够快速抑制应激引起的抑郁相关行为。这项研究把药物和定点投射的光基因阻断实验结合起来，确定海马 - 杏仁核 - 伏隔核通路中的谷氨酸能活动是快速逆转抑郁样行为

的候选神经回路。最终，发现长期激活与正向记忆相关的海马细胞可以挽救应激所致行为障碍和神经发育的损伤。这项研究显示，人工激活积极记忆可以抑制类似抑郁的行为，其中，海马齿状回记忆细胞的功能可能成为治疗干预的一种重要靶点。

奖赏机制对动机行为具有驱动作用。然而，抑郁症患者存在动机驱动的下降，导致他们缺乏对快感的体验以及意欲减退。研究显示，海马对伏隔核的信息输入是驱动伏隔核产生活动动机的重要途径。最近的一项研究显示，高频电刺激诱导的小鼠海马体内的突触长时程增强（LTP）具有条件性位置偏爱的特点，且不依赖于多巴胺的活性。慢性应激会导致小鼠快感缺乏，降低突触的强度并损害 LTP，而抗抑郁药物治疗可以逆转与应激相关的反应。也就是说，海马 - 伏隔核突触活动具有活性依赖以及可塑性的特点，提示海马 - 伏隔核突触的强度对奖赏行为至关重要。

4. 早期应激 实验动物的早期生存环境的应激处置包括母鼠孕期应激、幼鼠出生后早期缺乏抚摸以及母子分离。早期应激产生了行为和神经内分泌的改变，这些改变可以一直持续到成年期。例如，经历了早期应激的大鼠或小鼠在成年后遭受应激时表现出促肾上腺素释放因子（CRF）和糖皮质激素水平的增高，反映了 HPA 轴活性的增强。另外，它们在成年期还可以表现出对新奇环境的自发性运动增强。如果给这些动物课以习得性无助或自我给药（drug self-administration），它们对这些模型表现的更加敏感。早期应激模型具有良好的可重复性，而且除了啮齿类动物外，还可以有效地应用在非人灵长类动物身上。抗抑郁药对动物的病态行为和神经内分泌改变通常有效。

临床研究和观察显示，生命早期的压力会增加患抑郁症的风险。一项最新的研究通过建立小鼠的"双重打击"应激模型，发现遭受母孕期应激的仔鼠出生后在特定时期的应激增加了成年后"社交败北压力"的敏感性，并导致腹侧被盖区长期的基因转录改变，而该改变是大脑奖赏区处于类似抑郁状态的神经基础。研究者在仔鼠短暂的青春期调节腹侧被盖区的上游转录调控因子 OTX2，发现生命早期特定时期的应激会增加小鼠终生罹患抑郁症的风险，而成年后再次经历应激是促发抑郁行为产生的附加条件，而抑郁症状的产生与中脑腹侧被盖区 OTX2 转录因子在生命早期的短暂表达抑制相关，也就是说，早期应激通过腹侧被盖区 *OTX2* 基因的表达导致小鼠产生终生的应激易感性。

5. 选择性饲养 这个模型基于以下观点，即大部分啮齿类的抑郁症动物模型使用的几乎都是健康的个体，而人的抑郁症则是遗传和 / 或环境改变导致的结果。因此，研究者通过选择性饲养，培养出具有高水平或低水平游泳能力的动物来进行强迫性游泳实验。使用抗抑郁药，能够使那些通过遗传学培养出来的天生具有低水平游泳能力的动物增加其游泳能力。一些研究者已经基于习得性无助或其他反复应激模型培养出相对应的动物种系。把这些动物和正常动物进行比较，能够更好地了解大脑功能以及基因在病态行为中所扮演的角色。

6. 遗传模型 抑郁症是一种遗传性疾病，遗传因素占患病危险的 30%～40%。使用基因突变技术是发展抑郁症遗传模型（genetic models）的方法之一。在研究中，选择内表型（endophenotype）而不是整个症状作为研究的终点（endpoint），可以更好地确定某些遗传因素，内表型可以更准确地予以测量并且更容易从动物转换（应用）到人身上，有些内表型的遗传基础更单纯。这些内表型包括对应激刺激反应的增加、食欲下降，以及对颅内自我刺激（intracranial self-stimulation，ICSS）阈值的升高等。

（1）小鼠最优化行为模型：啮齿类动物的行为表型在大鼠身上已经得到了广泛的研究，并取得了有益的结果。然而，到目前为止，我们对小鼠行为的有关知识还很缺乏，另外，由于小鼠的体积太小，很难进行行为表型的研究，这些都影响了研究者用小鼠来模拟抑郁症。然而，小鼠更适合用于遗传模型的研究，因为它们更容易饲养，繁殖得更快，同源性重组技术（homologous recombination techniques）已经成为标准化的技术，而且，小鼠的基因组已经得到更完整的确定。研究者们正在努力试图把应用于大鼠的模型用在小鼠身上，有些获得了成功，有些则失败了。今后，研究者需要更多地去探讨小鼠的自然行为特征，以期发现能够适合研究的更好的内表型特征。

（2）基因 - 环境的相互作用：尽管抑郁症具有高度的遗传性，但环境同样扮演着重要的角色。遗憾的是，环境因素到目前为止还没有得到有效确认。一些研究指出，病毒可能与抑郁症发病有关，然而结论尚不肯定。另外，应激在抑郁症的发病中具有重要的作用，不过，对于大多数抑郁症患者来说，应激本身并不足以产生症状。因此，需要开发更多的行为表型去探索应激与遗传的相互作用。另外，很多证据表明，人际关系疗法和认知疗法治疗轻度抑郁有效，并且能够增强抗抑郁药的疗效，因此理解这种正性的环境体验（positive environment experiences），如丰富的环境、健康的早年经历与神经网络和分子水平的相互作用也是非常重要的课题。通过对不同啮齿类的近交或突变研究，研究者发现，遗传因素可以戏剧性地改变动物对应激、抗抑郁药以及相关干预的反应。同样，我们已经知道，环境因素可以补偿遗传导致的病态。经验可以改变大脑，其改变的机制可能与长期抗抑郁药治疗通过信号转导途径影响大脑的功能相一致，而且，这些传导功能高度依赖于个体的遗传构成。因此，将来的目标是要通过将基因干预与非遗传性干预结合起来的方法开发更好的抑郁症动物模型，以阐明遗传与环境相互作用的确切机制以及"正性环境体验"对应激相关的病态的影响。

（3）以行为表型为基础的突变形成：以行为表型为基础的突变形成（mutagenesis）为从遗传学上阐明复杂的行为机制提供了一个有力的手段。最常见的方法包括用化学试剂诱导突变，如乙酰基亚硝基脲（ethylnitrosourea，ENU），然后，确定感兴趣的行为表型。根据突变形成率以及小鼠的基因数，据推测需要 5 000 只变异小鼠才能搞清楚破坏一个对某个行为表型具有重要影响的基因，同时，要检测那些具有隐性影响的基因则需要 25 000 只变异鼠。因此，在选择行为表型时需要非常的谨慎（可靠且容易诱发），而且需要多中心的合作。

（4）候选基因变异：现在人们可以通过一些实验手段引起小鼠某个单一基因的变异，例如通过转基因小鼠来表达某个我们感兴趣的基因。转基因小鼠可以对某个蛋白进行过度表达或进行修饰，从而确定该基因的功能。小鼠表达外源基因

的时间和空间类型由特定的启动子来控制，但同时，时空的表达类型也受基因被植入的位点所影响，因此，经常产生多种类型的表达方式。例如，CRF 基因变异就是一个例子。过度表达 CRF 基因的小鼠显示出一些对应激敏感性增强和类焦虑行为，而缺乏 CRF 基因或它的一个受体基因的小鼠则产生相反的行为表现。再比如，某个特定的 5-HT 受体基因敲除的小鼠，如缺乏 5-HT1A 受体基因的小鼠焦虑行为增加，而缺乏 5-HT1B 基因受体的小鼠则更具有攻击性并且对精神兴奋性药物更加敏感。另外，用 GABAA 受体基因敲入小鼠的研究表明，该受体与苯二氮䓬类药物的抗焦虑效果有关。

目前，抗抑郁药的开发基本上都是基于单胺假说，几乎所有的抗抑郁药，都能够增加神经元突触间隙的 5-HT 或 NE 的含量。然而，最近开发的 N- 甲基 -D- 天冬氨酸受体（NMDAR）拮抗剂氯胺酮因其快速的抗抑郁作用而引起了人们广泛的兴趣，该药物能够快速缓解抑郁症状，减少自杀观念，对于抑郁症的治疗是一个巨大的福音。该药物的开发不基于单胺假说，而是通过对 NMDA 受体的拮抗而发挥作用。尽管很多临床研究已经证明了其快速而强劲的治疗作用，但其精神药理学的作用机制尚不清楚。最新的一项研究发现，阻断 NMDAR 依赖的抗奖赏中心，即外侧缰核的簇状放电活动，可介导氯胺酮在大鼠和小鼠抑郁模型中的快速抗抑郁作用。有抑郁样行为的动物，其外侧缰核神经元的暴发活性和 θ 波段的同步显著增加，而氯胺酮可逆转这种作用。利用光刺激激发外侧缰核神经元会导致动物出现行为绝望和快感缺失的表现，而外侧缰核神经元簇状放电活动需要 NMDARs 和低电压敏感 T 型钙通道（T-VSCC），局部阻断外侧缰核中的 NMDAR 或 T-VSCC 可诱导快速抗抑郁作用。这一结果，为氯胺酮的抗抑郁机制提供了有力的科学证据。

另外，同一作者团队还通过高通量的定量蛋白质组学筛选，发现大鼠抑郁症模型的外侧缰核星形胶质细胞钾通道（kir4.1）上调。外侧缰核的 kir4.1 在星形胶质细胞紧紧包裹神经元体的过程中，表现出独特的表达模式。外侧缰核中星形胶质细胞特异性 Kir4.1 活动的增强和减弱可以双向调节神经元放电和抑郁样症状。总之，这些结果

表明，外侧缰核周围区域的胶质细胞——神经元相互作用，决定了神经元的（簇状）放电模式，而外侧缰核中的 Kir4.1 可能是治疗抑郁症的药理学靶点。

（三）焦虑和恐惧动物模型的研究方法

恐惧和焦虑指个体对现实的或潜在的威胁对象的防御性反应。动物的防御性行为包括：僵住、惊跳、逃离、回避、防御性恐吓和攻击等。有学者试图按动物（主要是啮齿类动物）的下述几类行为对众多的焦虑模型进行分类，这些行为包括：探索性行为（exploratory behavior）、社会性行为（social behavior）、防御性行为（defensive behavior）、陌生恐怖（neophobia）行为、条件化行为（conditioning models）。以大鼠为对象的焦虑动物模型还可以分为自然的恐惧焦虑反应模型和习得性恐惧焦虑反应模型。前者包括社会性互动模型、明 - 暗探索模型、提升的迷津模型、开放域模型等，它们是利用大鼠对新奇事物和环境的既想探索又感到恐惧的矛盾心理，或者是根据动物自然的社会性接触的本能而设计的，这些模型是利用动物自然的特性，不需要进行过多地训练。通过学习而获得的焦虑和恐惧的模型以巴甫洛夫条件化恐惧模型为代表，包括恐惧增强的惊跳反应模型、文脉性恐惧条件化模型、主动（或被动）逃避反应模型等。这一类模型主要反映了个体对可能面临的恐惧的预期性焦虑。

1. 社会性互动模型（social interaction model） 社会性互动模型是由 File 和 Hyde 于 20 世纪 80 年代首创的。这个模型利用动物的自然行为作为变量，不使用剥夺食物以及饮水或者电刺激，而且也不需要对动物进行过多的训练。在这个模型中，一对大鼠被放置于一个开放的空间里，然后测量它们进行社会性互动的时间。社会性互动行为包括对伙伴的嗅闻、追随以及捋毛行为等。在没有自发性运动增加的情况下，社会性互动行为的增加意味着有抗焦虑的效应，而社会性互动行为的减少则表明导致焦虑的效应。灯光和实验场地的不同能够产生不同的焦虑水平。有四种实验条件：①弱灯光、熟悉的场地（LF），产生的焦虑水平最低；②强灯光、熟悉的场地（HF），产生中等水平的焦虑；③弱灯光、不熟悉的场地（LU），产生中等水平的焦虑；④强灯光，不熟悉的场地

（HU），产生最高水平的焦虑。因此，在④的情况下，试验者最容易观察到抗焦虑效果，因为这些动物的社会性互动行为减少，焦虑水平高；反过来，在①的情况下，最容易观察到引起的效果，因为动物的互动行为增加，焦虑水平低。

在社会性互动模型中，大鼠在实验前首先需要单独喂养一段时间，因为社会性隔离能够增加与伙伴社会性互动的时间。隔离的标准时间为 5 天。如果大鼠被集体喂养，那么将他们从笼子中移出对以后的测定将是一个快速而有效的应激源。例如，如果有 3 只大鼠共同喂养，那么最后一只被移走的大鼠比第一只移走的大鼠具有更短的社会性接触的时间和更高的体温。然而，如果将 5 只大鼠共同喂养，则没有这种差异。另外，这个模型主要对成年雄性大鼠有效，雌性大鼠在一个更熟悉的场地中未能表现出社会性互动行为的增加。因此，社会性互动行为在性别之间可能具有不同的功能。

2. 明 - 暗箱探索（light-dark exploration） 明 - 暗箱探索模型是基于啮齿类动物对有光亮的地方固有的厌恶以及对陌生和新奇环境的探索性行为的特点，由 Crawley 及其同事在 20 世纪 80 年代初研发出来的。实验箱被分割成两个部分：一边是有光亮的大空间，而另一边则是暗的小空间，中间的隔板可以移开使动物能够在这两个箱内自由移动。将动物放入实验箱时，引发了动物自然的冲突。即由于喜暗厌光的习性使小鼠通常回避光亮的一侧而喜好暗的一侧；同时，探索光亮侧空间这一新奇环境的冲动又驱使小鼠进入光亮侧。小鼠在两箱间穿行次数的增多和 / 或对光亮侧空间探索性行为的增加，被认为是焦虑减轻的指标。抗焦虑性药物增加了动物在光亮一侧的滞留时间。

整个实验箱外部体积为 46cm×27cm×30cm，在典型的实验设置中，暗箱占整个体积的 1/3，明箱的体积占 2/3。也有人将明箱和暗箱的体积分别设置成 42cm×42cm×30cm 和 40cm×23cm×20cm。其他的设备还有，明箱和暗箱分别由两个同等尺寸（20cm×20cm×14cm）聚氯乙烯盒子组成。一侧用纸板遮挡成黑暗的空间，另一侧用强光照明，中间用不透明的塑料通道（5cm×7cm×10cm）隔开。

实验使用雄性的小鼠,小鼠种系的选择是实验的一个重要变量。具有较高活动性的鼠种在给予地西泮后出现更明显的探索性行为。经常用来进行这个实验的鼠种包括 C57B1/6J 和 SW-NIH 种。C57B1/6J 对地西泮能产生最大的反应(129%)。而那些箱间穿梭率较低的鼠种则对抗焦虑药的反应弱。另外一个重要的变量是小鼠体重,确切地说是小鼠的年龄以及神经细胞的成熟的程度。用生理盐水对不同年龄的雄性 Swiss 鼠(从 3.5~8 周,14~32g)进行的研究表明,4 周龄动物具有最好的表现,它们在暗箱中的整个滞留时间为 58%;而 8 周龄动物则表现为整个活动水平的增加,包括穿梭的次数以及在每个箱中的活动量。

3. 高架十字迷津 20 世纪 50 年代 Montgomery 首先证明了一个开放的通道比一个封闭的通道能唤起大鼠更明显的回避反应。后来,这个实验经改进并被证明在大鼠和小鼠身上均有效,这个模型被称之为高架十字迷津(elevated plus-maze,EPM)。该模型所唤起行为的心理成分包括陌生恐惧、探索以及趋避冲突。因此,这个模型属于非条件化的自发的行为冲突模型。在这个模型中,大鼠被置于一个高出地面、由一个开放的臂和封闭的臂十字交叉组成的迷津中。大鼠由于对开放的环境及高处的恐惧,通常回避两个开放的迷津臂而把自己的大部分活动限于两个封闭的、安全的臂端。另一方面,对新奇环境的探索冲动又驱使大鼠试图进入开放的臂端。强迫大鼠或让其自发地通过开放的通道时,导致了大鼠血中肾上腺皮质激素浓度的增加,在行为上则出现僵住行为的增加和排粪量的增加,激素和行为的改变标志着大鼠焦虑的增加。大鼠的探索行为更倾向于封闭的通道,这种停留在封闭通道的行为可以被诱发焦虑的药物所增强。相反,抗焦虑药物减少了大鼠自然的对开放通道的厌恶并促进了对开放通道的探索行为。模型的主要测量指标为:开放臂进入比(open entries ratio,OER)是指进入开放臂的次数与进入整个两臂次数的比值;开放臂进入时间比(open time ratio,OTR)是指进入开放臂的时间与整个时间的比值;封闭臂进入时间比(closed time ratio,CTR)是指进入封闭臂时间与整个时间的比值;总进入次数(total arm entries,TE)是进入整个两臂的次数。如果某

药增加了 OTR 和 OER,又没有影响自发性运动(TE),表明该药物具有抗焦虑作用。

4. 开放域或旷场(open field) Hall 于 1934 年最早描述了用来研究大鼠的情绪状态的实验。在这个实验中,把啮齿类动物放入一个未知的、同时四周又有环绕的墙使之无法逃避的环境。当时,Hall 设计的实验装置由一个直径为 1.2m、有灯光照明的圆形的、周围由高 0.45m 的墙围成的区域。这个圆形区域被划分成许多环线。后来试验的装置有了很多改变,如除了圆形的开放域外,还有人设计出四方形的或长方形的区域,灯光照明既有直接在开放域的上方用灯泡照射,也有将灯源放在透明地板下,还有在区域中放一些诸如平台、柱体或通道等物体。动物被放在区域的中心或紧挨着墙,在 2~20 分钟内(通常是 5 分钟)记录下列的行为:水平运动(穿过开放域的地板上标记的线)直立或斜立的频度(也称之为垂直运动);捋毛(grooming),这一模型是基于大鼠在一个新奇环境会自然地接近该领域的边缘地带的特性,称之为趋触性(thigmotaxis),这一特性能保护动物免遭外来者的入侵。这样,大鼠在域的中心部分滞留时间的增加,或在中心部分的自发性运动与整个自发性运动的比值的增加,或者进入中心区的潜时(从非中心区进入中心区的潜在时间)缩短都表明抗焦虑的作用。

5. 巴甫洛夫厌恶性条件反射(yavlovian fear conditioning) 在给予动物一个自然的、中性的刺激的同时,如果给予另外一种刺激(通常是厌恶性的刺激),动物就会对前一种刺激产生条件化反应,于是中性的刺激就变成了条件化刺激(conditioned stimuli,CS)。例如,给大鼠一个声音的刺激的同时给予足底电刺激,电刺激作为一个非条件化的厌恶刺激(unconditioned stimuli,US)给大鼠造成了疼痛感。以后,当大鼠再一次听到这种声音后,即便不给予电休克,也会产生恐惧反应,如僵住反应(freezing)。大鼠对 CS 产生的恐惧反应被称之为"条件化恐惧"(conditioned fear)。条件化刺激可以是声音或灯光,也可以是动物被置于的空间环境(如电击箱本身),后一种情况称之为"文脉性条件化恐惧"(contextual fear conditioning)。啮齿类动物的条件化恐惧反应主要表现为心率、血压、肾上腺皮质激素分泌增加

等生理、生化反应;行为反应主要为僵住,即除呼吸等运动之外整个身体的僵住不动。其他反应还包括排便、排尿、痛觉减退等。

该模型排除了直接的物理刺激对动物行为的影响,克服了许多直接用物理性刺激如拘束、强制性游泳等模型的弊端,能够比较真实地反映出动物心理上的恐惧所产生的各种行为和生物化学的改变。另外,大部分临床上有效的抗焦虑性药物都在此模型上表现出抗焦虑的作用,证明这个模型具有高度的药理学预测效度。同时,该模型以大鼠对条件性刺激产生"预期性"焦虑和恐惧为机制,使其具有良好的结构效度,更能有效地反映焦虑障碍的临床精神病理学的特征。由于具有以上的特点,保证了该模型在应用于行为学研究中所需要的主要标准。

几十年来,研究者从解剖、生化、电生理、行为药理等各个方面对这一模型进行了研究,逐渐阐明了恐惧和焦虑的脑神经回路。发现大脑杏仁核是调节恐惧反应的中枢部位。其次,丘脑、海马等部位也参与了恐怖性记忆的编码、储存、恢复过程;大脑皮层则参与对恐惧反应的认知调节。在精神药理学上,GABA 激动剂、5-HT1A 激动剂、单胺氧化酶抑制剂等都在该动物模型上均具有抗焦虑作用。此外,急性或慢性地给予 SSRI 也同样会产生抗焦虑作用。长潜伏期电位(long-term potentiation,LTP)的增强被视为记忆神经可塑性(neural plasticity)的主要机制之一。LTP 的产生依赖于 NMDA 受体功能。在条件化恐惧的神经回路中,从丘脑到杏仁核的外侧核,皮层到杏仁核的神经输入大多以谷氨酸作为神经递质,而杏仁核的外侧核和基底核的大部分投射神经元也是谷氨酸能神经元。许多研究表明,向海马和杏仁核注入竞争性 NMDA 受体拮抗剂、APV或非竞争性 NMDA 受体拮抗剂、MK-801,破坏了条件化恐惧的获得和表达。另外,向杏仁核的基底外侧核注入谷氨酸的非 NMDA 受体,如AMPA、CNQX 或 NBQX 同样能消除条件化恐惧的表达。给大鼠注射一种具有抑制谷氨酸释放、促进谷氨酸再摄取的药物如 MS-153,能观察到对大鼠条件化恐惧的影响。与 NMDA 受体拮抗剂一样,MS-153 有效地破坏了大鼠条件化恐惧的获得与表达。这个结果表明,降低谷氨酸在突触传导的量可以减少动物的类焦虑行为。

如上所述,5- 羟色胺是在情绪调节中扮演了重要角色。然而,由 5- 羟色胺介导的厌恶状态(aversive states)的神经环路仍然不是很清楚。最新的一项研究发现,背侧中缝核的 5- 羟色胺会增强恐惧和焦虑,并激活了终纹核上的促肾上腺皮质激素释放因子。具体地说,背侧中缝核的 5- 羟色胺通过 5-HT2C 受体的作用启动终纹核上的促肾上腺皮质激素释放因子,阻断终纹核向中脑腹侧被盖区和外侧下丘脑的输出。该研究表明,从背侧中缝核的 5- 羟色胺到终纹核上的促肾上腺皮质激素释放因子这一通路,可以控制恐惧和焦虑情绪。

除了药物治疗外,认知改变对调节焦虑情绪也具有重要作用。然而,认知对情绪调节的神经生物学机制尚不明确。既往的研究表明,背侧和腹侧 mPFC 的亚区对恐惧产生相反的反应。最近的一项研究表明,杏仁基底核是小鼠杏仁核腹侧 mPFC 的主要靶点。此外,杏仁基底核神经元可以区分安全和厌恶的环境,它的激活减少了恐惧相关的僵住状态和焦虑状态。这项研究还发现,腹内侧前额叶皮质 - 杏仁基底核的神经投射掌控者对焦虑状态的自上而下控制,为我们理解认知对焦虑的调节提供了科学基础。

(四)药物依赖解释模型及动物模型

多年来,关于药物依赖成因有多种解释,由于它们对适应不良的药物使用行为解释的角度和侧重点不同,甚至互相排斥,故习惯上称这些药物滥用、依赖的解释为模型(model)而非理论(theories)。下面简要介绍几种较有影响的依赖模型。

1. **负性强化模型** 药物的反复使用导致依赖,在试图戒断的时候,出现令人十分不快的躯体戒断症状,成瘾者为了缓解戒断症状,只好重新使用药物(复吸),导致了成瘾状态的持续存在。但此模型无法较好解释躯体依赖不明显的药物成瘾,如可卡因成瘾;在药物成瘾前,不存在药物戒断症状情况下的药物早期使用;不能解释脱毒后的药物使用行为(复吸),因此时戒断症状已经消失。

但临床研究发现,很多患者在急性戒断症状消失后,仍有程度不同所谓的稽延性戒断症状,持续时间很长。同时，戒毒患者往往面临许多社会、心理的困难，受到歧视、没有生活来源等，这些问题往往能条件反射性引起强烈渴求，导致复发。

2. 正性强化模型 不同于强调负性强化过程的躯体依赖模型，此模型强调药物的正性强化过程在成瘾中的作用。通过其不同的药理机制，精神活性物质可以提高情绪，导致使用者主观上的愉快、舒适，产生所谓的快感，继而"拉动"药物的反复使用。在试图戒断时，为了强迫性的体验药物带来的快感（渴求），常不能停止药物的使用（复吸）。此模型能较好解释药物成瘾的最初阶段，但局限性在于：反复用药后由于药物的耐受，快感逐渐下降，而渴求增强，即快感的强度和渴求所致的强迫性药物使用往往是分离的；有些个体在第一次或最初几次即使使用正性强化作用很强的药物如可卡因或海洛因等，均可在成瘾前成功停止使用，只有部分不能抗拒强化效应而发生依赖。

3. 动机敏感模型 此成瘾模型认为在成瘾形成中敏感化过程起到重要作用。反复的药物使用逐渐导致了"渴求（craving）"增强（敏感化），而"快感（drug-liking）"不变甚至下调（耐受）。导致渴求的心理过程称为动机凸显（incentive salience），此过程可能涉及中脑边缘系统多巴胺系统的激活，凸显了与药物使用相关的内外刺激的动机特性，强迫性使用药物随之发生。如已经摆脱躯体戒断，成功戒毒一段时间的患者回到原来吸毒的环境，会触景生情，立即出现强烈的渴求。此模型比较满意解释了成瘾者的渴求，而不能很好解释成瘾早期阶段的药物使用；只能部分解释促发依赖形成的心理社会因素。

4. 对立过程模型 在人类受到任何刺激后，不仅产生强烈的初始情感反应，如愉快或不适等。但在初始的刺激结束后，自动产生与初始反应性质相反的情感反应，如在某些冒险活动前，开始常体验为恐惧或焦虑，活动结束后，继而有解脱后的愉快体验。同样，药物使用的早期阶段，在药物使用的同时，首先由于药物的强化效应产生欣快的体验，称之为 a- 过程，并在停药后随之产生不舒服的体验，即 b- 过程，又被称为反适应过程。反复药物使用后，由于药物的敏感化，a- 过程被致敏，而 b- 过程不变或稍增强。正

性 a- 过程是由激活中脑边缘投射所介导的，反映了药物的急性正性强化效应。突然停药引起多巴胺能传递低于正常水平，导致烦躁不安戒断状态。另外，反复药物使用还激活另一个额外的 b- 过程，通过下丘脑 - 垂体 - 肾上腺轴应激系统，导致促肾上腺皮质激素释放因子 CRF 在杏仁核的释放。重要的是，反复药物使用后可以导致愉快中枢调定点的下调，使成瘾者在停止药物使用后时有持续的不快体验，从而驱使药物的使用。此成瘾模型较好地解释了戒断期间的成瘾者的不适体验，而同样不能很好解释成瘾形成前，早期阶段的药物使用；只能部分解释促发依赖形成的心理社会因素。

5. 异常学习理论 一些研究者提出成瘾是因为药物促进了异常的学习。这些联系有几种类型：如行动 - 后果，认知的，对行动和后果的因果关系的外显认识；刺激 - 反应，对特定刺激和特定反应的习惯性联系；刺激 - 刺激，两个或更多刺激的联系。学习可以是外显的、陈述的、有意识的，或内隐的、程序性的、无意识的。伏隔核相关环路与奖赏学习相关，预示药物的线索可强烈地激活动物和人类的伏隔核相关环路，有时甚至强于奖赏本身。此理论的问题是：成瘾行为较学习理论的习惯性行为有很大不同，习惯性行为不具备强迫性和不顾不良后果。

6. 疾病模型 至今，最有影响的成瘾模型是疾病模型。可分为易感性模型和药物暴露模型。前者为遗传决定的"药物使用失控"易感素质，对物质使用失控导致成瘾；后者为慢性的药物使用导致脑功能的改变，使药物使用失控，成瘾者强迫性寻求和使用药物。成瘾的疾病模型认为物质成瘾是一种疾病，而并非道德或其他方面的问题，故在减轻成瘾者的自罪感以及提高社会对成瘾者提供医疗帮助的认可方面起到重要作用。但由于物质成瘾的临床诊断同其他精神疾病一样主要依赖患者的精神和行为症状，缺乏特异性的辅助检查证据，同时患者和物质正常使用者在症状学方面互相移行成为连续谱，它们之间缺乏明确的界限，故根据严格的疾病定义成瘾的疾病模型又受到广泛质疑。

7. 自我给药模型 自我给药模型（self-administration model）是利用操作性条件反射原理，将

插管（catheter）置入动物静脉或脑室内，插管通过导管与注射器（infusion pump）相连，动物通过按压与计算机相连的杠杆（level）获得药物。当试验动物在做出程序所设定的动作后，即可获得一定量的药物。由于该模型较好地模拟了人类的用药行为，故在成瘾研究中得到了广泛的应用。自我给药模型，尤其是静脉途径给药的模型，在评估药物奖赏和滥用潜力时具有很好的可靠性和可预测性。对人类有犒赏作用的药物，均能造成实验动物自我给药模型，最易造模的成瘾药物如兴奋剂（如苯丙胺类药物、可卡因）和阿片类药物（如海洛因、吗啡等）。

8. 条件性位置反射模型 药物成瘾相关的条件性位置研究包括条件性位置偏爱（conditioned place preference，CPP）和条件性位置厌恶（conditioned place aversion，CPA），分别被广泛用于精神活性物质的正、负性强化特性。

目前，用于条件性位置研究的各种实验装置，在材质、形状、大小等方面均无统一标准。材质上，有木质、金属、有机玻璃等；箱体的形状有正方体，长方体，正方体或长方体加棱柱体的组合等；箱体的个数也不尽相同，有1~4箱体等。最常见的是两箱体试验装置。试验装置被等分成两室，每室在材质、颜色等方面完全不同。试验动物在装置内的运动通过光电池（photocell）来监测，现在已经逐渐被自动录像系统替代。

条件性位置反射实验是经典的条件性反射，其基本原理（以两箱体试验装置为例）是把药物使用的不同状态（非条件刺激，UCS）分别与试验装置的不同小室搭配，如：给予药物干预后，将试验动物限制在装置的一室，而在注射安慰剂（如生理盐水）后，将试验动物限制在装置的另一室，根据试验要求在一次或者多次搭配后，让受试动物在机会均等的条件下选择进入并自由探索整个试验装置，并根据受试动物在两室内实际时间的变化来判断药物强化特性。如试验动物喜欢待在药物搭配侧，提示药物干预具有正性强化作用，反之，如试验动物回避药物搭配侧，则提示药物干预具有厌恶特性。其中CPP常被用来评价药物精神依赖潜力，CPA则被认为是衡量慢性或急性阿片戒断所致的厌恶性动机的一种敏感试验。

影响条件性位置反射的因素不仅有试验装置的平衡性、试验动物的品系，药物注射的剂量、方式、与试验装置的搭配时间长短等，此外，实验过程中，温度、光线与噪声等环境条件也不容忽视。

三、模式动物学在精神科的应用前景

（一）模式动物的局限性

尽管动物模型在精神疾病研究中的作用是毋庸置疑的，然而，它的局限性也同样显而易见。除了动物模型无法模拟语言、思维以及高级情绪活动以外，它的局限性还表现在如下几个方面：

第一，如前文所述，一个好的动物模型应该能够满足所需要的各种效度。然而，到目前为止，没有一个动物模型能满足所有的效度。例如，好的动物模型应该具有较高的病因学效度，然而，到目前为止，大部分精神疾病（包括本文列出的精神疾病）的病因学都尚不清楚，而动物模型的主要目的之一又是要力图去阐明这些疾病的病因学机制，这个无法摆脱的困境严重地限制了动物模型在研究中的意义。另外，由于种系的不同，我们无法追求动物模型具有和人的精神病理学症状完全一致的表面效度。

第二，很多模型只能解释某种精神疾病的病理机制的一个方面，如增加多巴胺神经递质传导为目标的模型无法解释精神分裂症的阴性症状以及认知功能障碍，同样，也不能检验非典型抗精神病药物的效果。

第三，目前使用的动物模型，大多能较好地满足药理学预测效度。对一个动物模型优劣的评价，也主要依据这个效度。换句话说，临床上已经证明有效的药物在动物模型上是否同样有效是判断该效度的主要标准，尽管这能够对可能具有潜在治疗效果的化合物的筛选以及探讨现有药物的药理学机制具有一定的作用，但到目前为止还没有直接从动物模型研发出新型药物的例子。也就是说，药理学的预测性是"后向的"，即它几乎总是从临床到动物，而不是相反。

第四，在临床上对某一类疾病都有治疗效果的药物在模拟同一种精神障碍的多种动物模型中常常具有不同甚至相反的效果，如焦虑症的动物模型。按照目前的解释，这可能反映了不同的动物模型模拟的是同一症状的不同方面。这种不一致的现象给动物模型的研究带来了不少的困惑，也为进一步深入研究动物的行为表型及其代表的意义提出新的课题。

第五，很多动物模型使用的是正常动物，而临床上的研究对象是已经产生大脑结构和功能改变的患者。因此，动物模型的研究可能影响了对结果解释的准确性。

第六，绝大多数精神疾病的治疗都需要几周的时间，然而，大部分动物模型不仅对慢性给药有效，同时也对急性（单次）给药有效，这和其相对应的精神疾病的临床治疗学特点不一致，这个缺陷也影响了动物模型的效度。目前，导致这种差异的原因还不是很清楚，也使得动物模型的药理学预测效度打了不少的折扣。

第七，除了几个主要的精神疾病外，大部分精神疾病的动物模型还很缺乏或很不成熟，一个精神疾病的动物模型从开发到被公认，常常需要几十年的时间。这期间，人类对精神疾病症状的界定和诊断也在不断变化，因此，我们不得不说，动物模型的开发和研制常常跟不上时代的脚步。

综上所述，动物模型的局限性除了是由其自身的特点所决定的，也是由现代神经科学以及医学研究方法和手段的局限性所决定的。动物模型既不是万能的手段也不是可有可无的甚至是可以废弃的垃圾。动物模型方法的局限性的改进和突破需要我们对动物行为表型更加深入地研究和分析，也需要对人的精神疾病研究水平的提高，因为动物的研究和对人的研究是相辅相成，相互刺激和作用的，两者缺一不可。

（二）动物模型研究的发展方向

20世纪90年代初期，以美国得克萨斯大学西南医学中心精神医学系 Eric J Nestler 博士为首的十几个著名研究者成立了一个工作小组，并联合发表论文探讨目前抑郁症的基础研究现状，在试图回答 NIMH（美国国立精神卫生研究所）关于如何更快地缩短抑郁症的临床治疗及基础研究的鸿沟的问题时，该小组提出关于抑郁症基础研究的4个紧要课题，第一个就是抓紧开发更有效的情感障碍的动物模型。由此可见，研制开发有效的各种精神疾病动物模型已经成为当务之急。这里从以下几个方面为读者描述未来精神疾病动物模型的发展趋势。

第一，随着分子生物学技术的发展，以探索致病基因为目的的遗传学动物模型必将快速发展起来，这些模型的建立，将极大地增加精神疾病动物模型在研究中的价值。基因敲除以及转基因技术的发展，将为动物模型的研究提供广阔的舞台，而这些研究方法是无法在人类身上实施的。然而，遗传模型的开发首先需要对小鼠的行为表型进行深入细致的分析，到目前为止，我们对大鼠的行为习性研究的较多，也取得了丰硕的成果，而对小鼠行为表现的研究还很缺乏。今后，对小鼠模型的研制和开发具有非常重要的意义。

第二，今后的动物模型的研究将主要集中在对动物行为的内表型的分析上，因为以内表型为基础的研究更具有启发性，更有针对性，其效度也更好。因此，寻找更多的内表型将成为动物模型的一个主要研究方向。

第三，将不同的动物模型结合起来将是一个方法学上的主要趋势。例如，在精神分裂症的动物模型研究中，可以首先给动物造成神经发育障碍，然后，再检验某个内表型是否存在异常，接着，再使用某一类抗精神病药物（如非典型抗精神病药物）看其是否能够逆转这种缺陷。再如，制造转基因动物模型（如某个受体），检验某个或多个行为内表型，既可以探讨病因学机制，也可以为新的治疗药物提供启发。

第四，精神疾病是遗传与环境相互作用的结果，到目前为止，能够反映心理及环境因素作用的动物模型还很不够，除了应激等消极环境因素外，对积极的环境因素的作用还没有引起足够的重视。近年来，对丰富的环境产生的神经可塑性的影响的研究已经成为热点领域，这方面的研究成果将阐明心理治疗的神经生物学基础。

最后，许多精神疾病具有年龄特点和性别特征，而动物模型大多使用成年雄性动物。将来，反映某个特殊年龄阶段神经生物学特征以及雌性大鼠模型的开发和研制也将成为研究的方向。

（李晓白）

参 考 文 献

[1] Houle D, Govindaraju DR, Omholt S. Phenomics: the next challenge. Nat Rev Genet, 2010, 11(12): 855-866.

[2] Insel TR. The NIMH research domain criteria (RDoC) project: precision medicine for psychiatry. Am J Psychiatry, 2014, 171(4): 395-397.

[3] Silbersweig D, Loscalzo J. Precision psychiatry meets network medicine: network psychiatry. JAMA Psychiatry, 2017, 74(7): 665-666.

[4] Insel TR. Digital phenotyping: technology for a new science of behavior. JAMA, 2017, 318(13): 1215-1216.

[5] Amir RE, Vandenveyver IB, Wan M, et al. Rett syndrome is caused by mutations in X-linked MECP2, encoding methyl-CpG-binding protein 2. Nat Genet, 1999, 23(2): 185-188.

[6] Bucan M, Abrahams BS, Wang K, et al. Genome-wide analyses of exonic copy number variants in a family-based study point to novel autism susceptibility genes. PLoS Genet, 2009, 5(6): e1000536.

[7] Converge Consortium. Sparse whole-genome sequencing identifies two loci for major depressive disorder. Nature, 2015, 523(7562): 588-591.

[8] Chahrour M, Zoghbi HY. The story of Rett syndrome: from clinic to neurobiology. Neuron, 2007, 56(3): 422-437.

[9] Cross-disorder group of the psychiatric genomics consortium. Genetic relationship between five psychiatric disorders estimated from genome-wide SNPs. Nat Genet, 2013, 45(9): 984-994.

[10] Durand CM, Betancur C, Boeckers TM, et al. Mutations in the gene encoding the synaptic scaffolding protein SHANK3 are associated with autism spectrum disorders. Nat Genet, 2007, 39(1): 25-27.

[11] International consortium for blood pressure genome-wide associations, Ehret GB, Munroe PB, et al. Genetic variants in novel pathways influence blood pressure and cardiovascular disease risk. Nature, 2011, 478(7367): 103-109.

[12] Fromer M, Pocklington AJ, Kavanagh DH, et al. De novo mutations in schizophrenia implicate synaptic networks. Nature, 2014, 506(7487): 179-184.

[13] Geschwind DH, Flint J. Genetics and genomics of psychiatric disease. Science, 2015, 349(6255): 1489-1494.

[14] Geschwind DH. Genetics of autism spectrum disorders. Trends Cogn Sci, 2011, 15(9): 409-416.

[15] Iossifov I, O'roak BJ, Sanders SJ, et al. The contribution of de novo coding mutations to autism spectrum disorder. Nature, 2014, 515(7526): 216-221.

[16] Irimia M, Weatheritt RJ, Ellis JD, et al. A highly conserved program of neuronal microexons is misregulated in autistic brains. Cell, 2014, 159(7): 1511-1523.

[17] Jacquemont ML, Sanlaville D, Redon R, et al. Array-based comparative genomic hybridisation identifies high frequency of cryptic chromosomal rearrangements in patients with syndromic autism spectrum disorders. J Med Genet, 2006, 43(11): 843-849.

[18] Jamain S, Quach H, Betancur C, et al. Mutations of the X-linked genes encoding neuroligins NLGN3 and NLGN4 are associated with autism. Nat Genet, 2003, 34(1): 27-29.

[19] Levinson DF, Duan J, Oh S, et al. Copy number variants in schizophrenia: confirmation of five previous findings and new evidence for 3q29 microdeletions and VIPR2 duplications. Am J Psychiatry, 2011, 168(3): 302-316.

[20] Maher B. ENCODE: The human encyclopaedia. Nature, 2012, 489(7414): 46.

[21] Mcgrath LM, Yu D, Marshall C, et al. Copy number variation in obsessive-compulsive disorder and tourette syndrome: a cross-disorder study. J Am Acad Child Adolesc Psychiatry, 2014, 53(8): 910-919.

[22] Mcgrath LM, Yu D, Marshall C, et al. Deletion 17q12 is a recurrent copy number variant that confers high risk of autism and schizophrenia. Am J Hum Genet, 2010, 87(5): 618-630.

[23] O'roak BJ, Vives L, Fu W, et al. Multiplex targeted sequencing identifies recurrently mutated genes in autism spectrum disorders. Science, 2012, 338(6114): 1619-1622.

[24] Sanders SJ, Murtha MT, Gupta AR, et al. De novo mutations revealed by whole-exome sequencing are strongly associated with autism. Nature, 2012, 485(7397): 237-241.

[25] Sebat J, Lakshmi B, Malhotra D, et al. Strong association of de novo copy number mutations with autism. Science, 2007, 316(5823): 445-449.

[26] Vacic V, Mccarthy S, Malhotra D, et al. Duplications of the neuropeptide receptor gene VIPR2 confer significant risk for schizophrenia. Nature, 2011, 471(7339): 499-503.

[27] Wang X, Chen X, Yang Y. Spatiotemporal control of gene expression by a light-switchable transgene system. Nat Methods, 2012, 9(3): 266-269.

[28] Williams NM, Zaharieva I, Martin A, et al. Rare chromosomal deletions and duplications in attention-deficit hyperactivity disorder: a genome-wide analysis. Lancet, 2010, 376(9750): 1401-1408.

[29] Spain SL, Barrett JC. Strategies for fine-mapping complex traits. Hum Mol Genet, 2015, 24(R1): R111-119.

[30] Li M, Santpere G, Imamura Y, et al. Integrative functional genomic analysis of human brain development and neuropsychiatric risks. Science, 2018, 362(6420).

[31] Hidalgo D, Murru A, Reinares M, et al. Big Data in mental health: a challenging fragmented future. World psychiatry, 2016, 15(2): 186-187.

[32] 马辛, 施慎逊, 许毅, 等. 精神病学. 第2版. 北京: 人民卫生出版社, 2014.

[33] Mouchlianitis E, Mccutcheon R, Howes OD. Brain-imaging studies of treatment-resistant schizophrenia: a systematic review. Lancet Psychiatry, 2016, 3(5): 451-463.

[34] Keren H, O'callaghan G, Vidal-ribas P, et al. Reward Processing in Depression: A Conceptual and Meta-Analytic Review Across fMRI and EEG Studies. Am J Psychiatry, 2018, 175(11): 1111-1120.

[35] Muller VI, Cieslik EC, Serbanescu I, et al. Altered brain activity in unipolar depression revisited: meta-analyses of neuroimaging studies. JAMA Psychiatry, 2017, 74(1): 47-55.

[36] Dunlop BW, Rajendra JK, Craighead WE, et al. Functional Connectivity of the Subcallosal Cingulate Cortex and Differential Outcomes to Treatment with Cognitive-Behavioral Therapy or Antidepressant Medication for Major Depressive Disorder. Am J Psychiatry, 2017, 174(6): 533-545.

[37] Drysdale AT, Grosenick L, Downar J, et al. Resting-state connectivity biomarkers define neurophysiological subtypes of depression. Nat Med, 2017, 23(1): 28-38.

[38] Ahmari SE, Dougherty DD. Dissecting OCD Circuits: From Animal Models to Targeted Treatments. Depress Anxiety, 2015, 32(8): 550-562.

[39] Bandelow B, Baldwin D, Abelli M, et al. Biological markers for anxiety disorders, OCD and PTSD - a consensus statement. Part I: Neuroimaging and genetics. World J Biol Psychiatry, 2016, 17(5): 321-65.

[40] Brooks SJ, Stein DJ. A systematic review of the neural bases of psychotherapy for anxiety and related disorders. Dialogues Clin Neurosci, 2015, 17(3): 261-279.

[41] Vieira S, Pinaya WH, Mechelli A. Using deep learning to investigate the neuroimaging correlates of psychiatric and neurological disorders: Methods and applications. Neurosci Biobehav Rev, 2017, 74(Pt A): 58-75.

[42] Hibar DP, Westlye LT, Doan NT, et al. Cortical abnormalities in bipolar disorder: an MRI analysis of 6503 individuals from the ENIGMA Bipolar Disorder Working Group. Mol Psychiatry, 2018, 23(4): 932-942.

[43] Arbabshirani MR, Plis S, Sui J, et al. Single subject prediction of brain disorders in neuroimaging: Promises and pitfalls. Neuroimage, 2017, 145(Pt B): 137-165.

[44] 刘青蕊, 黄宝晨, 孙吉林. 实用临床电生理学. 北京: 中国科学技术出版社, 2006.

[45] 魏景汉, 罗跃嘉. 事件相关电位原理与技术. 北京: 科学出版社, 2010.

[46] 路英智, 宗文斌, 陈兴时. 关联性负变及其相关脑电技术在临床医学中的应用. 现代电生理学杂志, 2007, 3: 183-187.

[47] 党静霞. 肌电图诊断与临床应用. 北京: 人民卫生出版社. 2013.

[48] 孙吉林, 尹岭, 赵文清. 脑磁图. 北京: 科学技术文献出版社. 2005.

[49] Kushida CA, Littner MR, Morgenthaler T, et al. Practice Parameters for the Indications for Polysomnography and Related Procedures: An Update for 2005. Sleep, 2005, 28(4): 499-521.

[50] 张秀华, 韩芳, 张悦, 等. 睡眠医学理论与实践. 北京: 人民卫生出版社, 2010.

[51] Berry RB, Brooks R, Gamaldo CE, et al. The AASM Manual for the Scoring of Sleep and Associated Events: Rules Terminology and Technical Specifications, Version 2.3. Darien, Illinois: American Academy of Sleep Medicine.

[52] Zhang Y, Ren R, Lei F, et al. Worldwide and regional prevalence rates of co-occurrence of insomnia and insomnia symptoms with obstructive sleep apnea: A systematic review and meta-analysis. Sleep Med Rev, 2019, 45: 11-17.

[53] Adhikari A, Lerner TN, Finkelstein J, et al. Basomedial amygdala mediates top-down control of anxiety and fear. Nature, 2015, 527(7577): 179-185.

[54] Braff DL, Geyer MA. Sensorimotor gating and schizophrenia: Human and animal model studies. Arch Gen Psychiatry, 1990, 47: 181-188.

[55] Capecchi MR. Altering the genome by homologous recombination. Science, 1989, 244: 1288-1292.

[56] Kilts CD. The Changing Roles and Targets for Animal Models of Schizophrenia. Biol Psychiatry, 2001, 50: 845-855.

[57] Crawley JN. Exploratory behaviour models of anxiety in mice. Neurosci Biobehav Rev, 1985, 9: 37-44.

[58] Cui Y, Yang Y, Ni Z, et al. Astroglial Kir4.1 in the lateral habenula drives neuronal bursts in depression. Nature, 2018, 554(7692): 323-327.

[59] Ellenbroek BA, Budde S, Cools AR. Prepulse inhibition and latent inhibition: The role of dopamine in the medial prefrontal cortex. Neuroscience, 1996, 5: 535-542.

[60] Ellenbroek BA, Van den kroonenberg PT, Cools AR. The effects of an early stressful life event on sensorimotor gating in adult rats. Schizophr Res, 1998, 30: 251-260.

[61] Nestler EJ, Gould E, Manji H, et al. Preclinical models: status of basic research in depression. Biol Psychiatry, 2002, 52: 503-528.

[62] Fendt M, Fanselow MS. The neuroanatomical and neurochemical basis of conditioned fear. Neurosci Biobehav Rev, 1999, 23: 743-760.

[63] File SE. Animal models for predicting clinical efficacy of anxiolytic drugs: social behaviour. Neuropsychobiology, 1985, 13: 55-62.

[64] Yadid G, Nakash R, Deri I, et al. Elucidation of the neurobiology of depression: insights from a novel genetic animal model. Prog Neurobiol, 2000, 62: 353-378.

[65] Hogg S. A review of the validity and variability of the elevatedplusmaze as an animal model of anxiety. Pharmacol Biochem Behav, 1996, 4: 21-30.

[66] Jentsch JD, Roth RH. The neuropsychopharmacology of phencyclidine: from NMDA receptor hypofunction to the dopaminergic hypothesis of schizophrenia. Neuropsychopharmacology, 1999, 20: 201-225.

[67] Legates TA, Kvarta MD, Toolley JR, et al. Reward behaviour is regulated by the strength of hippocampus-nucleus accumbens synapses. Nature, 2018, 564(7735): 258-262.

[68] Lipska BK, Weinberger DR. To model a psychiatric disorder in animals: schizophrenia as a reality test. Neuropsychopharmacology, 2000, 23: 223-239.

[69] Maier SF, Seligman MEP. Learned helplessness: Theory and evidence. J Exp Psychol(Gen), 1976, 1: 43-46.

[70] Maier SF, Testa J. Failure to learn to escape by rats previously exposed to inescapable shock is partly produced by associative interference. J Comp Physiol Psychol, 1975, 88: 554-564.

[71] Marcinkiewcz CA, Mazzone CM, D'agostino G, et al. Serotonin engages an anxiety and fear-promoting circuit in the extended amygdala. Nature, 2016, 537(7618): 97-101.

[72] Maren S. Neurobiology of Pavlovian fear conditioning. Annu Rev Neurosci, 2001, 24: 897-931.

[73] Menard J, Treit D. Effects of centrally administered anxiolytic compounds in animal models of anxicty. Neurosci Biobehav Rev, 1999, 23: 591-613.

[74] Pena CJ, Kronman HG, Walker DM, et al. Early life stress confers lifelong stress susceptibility in mice via ventral tegmental area OTX2. Science, 2017, 356(6343): 1185-1188.

[75] Prut L, Belzung C. The open field as a paradigm to measure the effects of drugs on anxiety-like behaviors: a review. Eur J of Pharmacol, 2003, 463: 3-33.

[76] Ramirez S, Liu X, Macdonald CJ, et al. Activating positive memory engrams suppresses depression-like behaviour. Nature, 2015, 522(7556): 335-339.

[77] Gainetdinov RR, Mohn AR, Caron MG. Genetic animal models: focus on schizophrenia. TRENDS Neuroscience, 2001, 24: 527-533.

[78] Takahashi JS, Pinto LH, Vitaterna MH. Forward and reverse genetic approaches to behavior in the mouse. Science, 1994, 264: 1724-1733.

[79] Weiss JM, Simson PE. Neurochemical and electrophysiological events underlying stress-induced depression in an animal model. Adv Exp Med Biol, 1988, 245: 425-440.

[80] West AP. Neurobehavioral studies of forced swimming: The role of learning and memory in the forced swim test. Prog Neuropsychopharmacol Biol Psychiat, 1990, 20: 863-877.

[81] Willner P. Validation criteria for animal models of human mental disorders: Learned helplessness as a paradigm case. Prog Neuropsychopharmacol Biol Psychiat, 1986, 10: 677-690.

[82] Yang Y, Cui Y, Sang K, et al. Ketamine blocks bursting in the lateral habenula to rapidly relieve depression. Nature, 2018, 554(7692): 317-322.

[83] Berry RB, Brooks R, Gamaldo CE, et al. The AASM Manual for the Scoring of Sleep and Associated Events: Rules Terminology and Technical Specifications, Version 2.6. Darien, Illinois: American Academy of Sleep Medicine.

第四章 临床流行病学在精神疾病研究中的应用

第一节 临床流行病学基本概念

一、临床研究的三个组成部分

临床疗效研究的目的是观察和论证某个或某些研究因素对研究对象所产生的效应或影响，因此临床试验是由研究因素、研究对象和效应指标三个部分组成的。

（一）研究因素

1. **研究因素的性质** 一般说来，研究因素主要是外界强加给研究对象的。从性质上说它们是生物、化学和物理等因素。某些疾病的患者所具有的年龄、性别、某些遗传因素、心理因素，不良的行为和生活方式如吸烟、酗酒等因素等也可作为研究因素。

2. **研究因素的强度** 即所使用的药物或措施的总量、次数、每次的剂量、疗程的数量等。若研究对象本身的某些特征作为研究因素，也有与强度相类似的问题，如年龄的大小。

3. **研究因素的实施方法** 在获得研究因素强度的基础上制订出使用常规和制度。在正式实验中一般不允许变动，称作标准化。

（二）研究对象

研究对象包括目标人群（target population）、实际人群（actual population）、研究人群（study population）。

1. **选择研究对象的标准** 应根据国际疾病分类和全国性学术会议规定的诊断标准来选择患者，因为这些标准具有权威性，还与同类的研究结果有可比性。有时研究者自行拟订诊断标准，应尽量采用客观指标。

2. **选择研究对象的重点** 入选的研究对象确能从科研中受益，从医德的原则讲，患者应该

在医院获得最佳的治疗。研究对象在病型、病情以及年龄、性别等方面具备某病的特征，即有代表性，结论才能够推论到目标人群，使实验获得的结果具有明显的实用价值。应选择预期发病率高的人群作为研究对象。为了获得准确的结果应选择依从性好的患者作研究对象。

3. **研究对象的样本量** 估计样本量的决定因素包括研究因素的有效率、研究事件或疾病的发生率、显著性水平即假设检验的第一类错误（α）、统计效能（power）即 $1-\beta$，β 为假设检验的第二类错误，即避免假阴性的能力、双侧检验和单侧检验。样本量的计算参照流行病学书籍。

（三）效应指标

临床试验是通过观察研究因素在研究对象身上产生的效应来验证疗效和因果关系，因此需要运用恰当的指标进行评价。常用能反映效应的指标有发病率、死亡率、治愈率、缓解率、复发率、毒副作用、体征的改变和实验室测定结果等。在具体选用指标时要充分考虑其真实性和可靠性，同时要考察其可行性。

选择效应指标要考虑指标的关联性、特异性、客观性、真实性和可靠性。效应指标按照不同性质分为计数指标、计量指标、等级指标。要根据研究目的以及目前医学发展水平而确定效应指标的数量。要制订效应指标观察常规，有具体的观察和记录标准。

二、临床研究的三个基本原则

（一）设置对照

1. **设置对照的意义**

（1）科学地评定药物疗效或措施效果：设置对照是科学地评价一项治疗措施时必不可少的，因为有比较才有鉴别。某种治疗措施只有与其他治疗方法比较，才能了解其优劣。

（2）排除非研究因素对疗效的影响：临床试验中，除研究因素外，研究对象所具备的其他因素如年龄、性别、疾病类型、病程、严重程度和治疗经历等均可影响疗效。只有设置对照才能排除上述各种非研究因素对疗效的影响，进而确定研究因素的真实疗效。

（3）确定治疗的毒副反应的可靠方法：评价药物疗效的临床试验中，只有与对照组比较才能正确地判断毒副反应是疾病本身的表现，还是药物的毒副作用。

2. 对照的类型

（1）随机对照（randomized control）：按随机化方法将研究对象分为实验组和对照组，同时分别给他们规定的治疗措施或安慰剂或不给予任何措施，观察一定期限后，比较和分析两组的疗效，得出实验结论。

（2）非随机对照（non-randomized control）：是研究者不按照随机的方法选择对照的方法。这种设置对照的方法简便易行，也易为患者和医师接受。主要缺点是不同医院收治的患者在基本临床特征与主要预后因素分布上不均衡，缺乏可比性，致使临床试验的结论产生偏倚。

（3）历史性对照（historical control）：此型对照是一组患者（实验组）接受新疗法，将其疗效与以前某个时间用某种方法治疗的同类型患者（对照组）的疗效加以比较。这是一种非随机、非同期的对照研究。此类型对照的资料可来自文献和医院病历资料。

（4）交叉设计（cross-over design）对照：将整个设计分为两个阶段，先将研究对象随机分为实验组（A组）和对照组（B组）。实验的第一阶段实验组接受治疗，对照组接受安慰剂，观察两组的疗效。此阶段结束后，两组患者均停药一段时间进行洗脱。之后再进入试验的第二阶段，将两组在接受治疗措施上对调，A组改为接受安慰剂，B组接受治疗。这种设计不仅有组间对照，而且有自身前后对照，从而降低了两组的变异度，从理论上讲受各种干扰因素和偏倚作用的影响很小，可以提高评价疗效的效率，同时也可用较少的样本完成实验。但采用交叉设计必须有一个严格的前提，即进入第二阶段之前，两组患者的病情均与进入第一阶段时相同。这对许多临床试验来说是

难以做到的，从而限制了这种研究设计的使用。

（5）安慰剂对照：多数药物既有特异的药理作用，也有非特异的安慰剂作用。当研究对象使用安慰剂后，虽然没有真正的药理作用，但由于心理暗示作用会使机体产生一些积极的反应，可以有利于疾病症状的缓解，称为安慰剂效应（placebo effect）。设置安慰剂对照的目的不仅是确定一项措施有无临床效果，更重要的是判断该项措施的效应是否超过安慰剂所达到的作用。

（二）随机化分组

1. 随机化分组的目的　将研究对象随机分配到实验组和对照组，以便两组具有相似的临床特征和预后因素，即两组具备充分的可比性。这是设置理想的均衡对照的方法，理论上可使已知和未知的影响疗效的因素在两组间均衡分布，消除选择偏倚和混杂偏倚的影响。

2. 随机化分组的方法

（1）完全随机化（complete randomization）：即采用单纯随机的方法，如以研究对象出生日期、身份证号码、病历号等进行随机分配，还可以使用随机数字表进行随机分组。

（2）区组随机化（block randomization）：采用完全随机化的分组方法有时实验组和对照组例数不同，为解决两组研究对象人数不一致的问题，可以将研究对象分成例数相等的若干区组，在每个区组中再进行完全随机化分组，既可以使两组人数相同，又保证了随机化。

（3）分层随机化（stratified randomization）：即按照研究对象的不同特征，如性别、年龄、疾病的程度等将其分为不同的层次，在每一层再进行简单随机化分组，使实验组和对照组的均衡性提高。

（三）盲法

临床试验的目的是正确评价一项治疗措施的疗效，用以指导临床实践。而在试验中，若研究对象知道自己的治疗情况，研究者知道研究对象的分组情况，则会由于主观因素的作用而产生信息偏倚，盲法（blindness）可有效地避免这种偏性。

1. 单盲试验设计　在实验中研究对象不知道所接受措施的具体内容，从而避免了主观因素对疗效造成的偏倚，但此法不能避免观察者和设计者主观因素对疗效判断的影响。

2. 双盲试验设计　在实验中研究对象和观

察检查者均不知患者分组情况和接受的治疗措施的具体内容。此法的优点是极大地减少了两者主观因素对研究结果的影响。此设计较复杂，实施也较困难。还要有另外的监督人员负责监督试验全过程（包括毒副反应的检查）以保证研究对象的安全。

3. 三盲试验设计 即研究对象、观察检查者和资料分析者均不知道分组和处理情况，从理论上讲这种试验设计可以完全消除各方面的主观因素，避免了一切信息偏倚，但在临床上实施过程非常复杂困难，缺乏满意的可行性。

三、临床研究的三大偏倚

（一）选择偏倚

选择偏倚是由于不正确地选择了研究对象组成试验组和对照组等不同的比较组，使从研究开始的时候，各比较组研究对象就存在除研究因素以外的其他因素分布的不均衡性，即选择出的研究对象或样本人群与其代表的总体间的某些特征具有系统的差别，因而导致研究结果与真实情况之间产生差异。在各种临床研究设计中都可能产生选择偏倚，尤其是在病例对照研究和临床试验中较为常见。本文根据选择偏倚产生的原因，归纳和描述了多种情形，以利于对其作用和影响充分认识。

1. 类型

（1）入院率偏倚（admission rate bias）：又称伯克森偏倚（Berkson bias）：Berkson 等于 1946 年首先对此类偏倚进行了描述。在利用医院资料进行病例对照研究探索病因时，由于疾病症状的严重程度、患者就医的条件、人群对某一疾病的认识程度，以及医疗保健制度和社会文化经济等诸多因素的差异，使患者出现了不同的住院率，因而可能会夸大或掩盖某因素与某疾病的真实联系，即由于具有某因素和不具有某因素的患者入院率不同，导致该因素与研究疾病形成虚假联系。

（2）错误分类偏倚（misclassification bias）：由于疾病的诊断标准不明确，或者诊断方法不完善，结果是错误地将病例判断为非病例而归类于对照组，将非病例判断为病例而归类于病例组，产生错误分类偏倚，影响结果的真实性。

（3）检出征候偏倚（detection sign bias）：亦称

为揭露伪装偏倚（unmasking bias）。当某一因素与某种疾病无因果联系，但因该因素能促使类似该病的症状或体征出现，因而具有该症状或体征的患者急于求医，结果接受检查的机会增加，使其中患该病的患者检出率被人为地提高了，导致该因素与疾病的虚假因果联系的错误结论。

（4）无应答偏倚（non-respondent bias）：在临床流行病学调查中，那些因各种原因不回答所提出问题的人称为无应答者，无应答者可能在某些重要的特征或暴露方面与应答者有区别。若无应答者超过一定的比例，将会影响研究结果的真实性，这就是无应答偏倚。

（5）志愿者偏倚（volunteer bias）：与无应答偏倚相对应的是，来自特殊群体的志愿者，其心理因素和躯体状况与非志愿者有差别，且对研究的依从性可能优于一般人群，以该类人群的样本作为研究对象所获得的暴露结局会明显不同于非志愿者，由此影响结果的真实性，就称为志愿者偏倚。

（6）失访偏倚（withdraw bias/loss of follow-up）：是无应答的另一种表现形式。在队列研究和干预性研究中，由于观察时间较长，研究对象中有人不能坚持而退出队列，有人迁居，有人死亡，有人因药物副作用而停止治疗，当观察终止时能够分析结果的人数远少于进入观察时的人数，这种现象对研究结果的影响，称为失访偏倚。

（7）易感性偏倚（susceptibility bias）：在队列研究和前瞻性的临床试实验中，观察对象可能因为各种主客观因素不同，暴露于危险因素的概率不同，使得各比较组对所研究疾病的易感性有差异，这就可能夸大或缩小了暴露因素与疾病的关联强度，产生易感性偏倚。此外，若两个观察组处于同一疾病的不同阶段或不同的临床类型，这两组治疗效果的差异就不一定是药物疗效的差异，而是易感性偏倚造成的系统误差。

（8）排除偏倚（exclusive bias）：未按照同样的原则或比例从研究组和对照组中排除某些研究对象所引起的偏倚称为排除偏倚。

（9）非同期对照偏倚（non contemporary bias）：随着医学的发展，疾病的定义、诊断标准、临床表现、治疗方法，以及疾病的危险因素均会随着时间的推移而发生变化。若研究中使用了不同期的病例作为对照，它们之间的不可比性就会产生系统误差，称为非同期对照偏倚。

（10）迁移偏倚（migration bias）：在队列研究或干预研究中，当患者以原来所在的队列或观察组迁移到另一队列或观察组，称为迁移偏倚。造成这种偏倚的原因是在队列研究和干预试验中，不可避免地发生一些成员退出原队列，进入另一队列。两队列或观察组迁移出成员的数目是非随机不均衡的，这样就会破坏原来设计精良的队列或观察组的结构均衡性，降低二者的可比性，从而影响最终的观察结果。

（11）诊断机会偏倚（diagnostic enter bias）：该偏倚与入院率偏倚相类似，即罹患某种疾病的患者，由于各方面的原因，如疾病的严重程度、经济状况、医疗条件、地理条件等的差异，使得获得诊断的机会不同。例如，边远山区的农民，由于医疗条件差，交通不便及经济水平低下，他们获得诊断的机会与城市居民有明显差别，其疾病的早期诊断与治疗的机会无疑是不同的，若二者进行比较，则诊断机会偏倚会影响研究结果。

2. **控制措施** 选择性偏倚主要在设计阶段出现，因此，为了避免和减少产生这类偏倚的可能性，应慎重进行研究设计。具体采用以下几种方法：

（1）随机化：为尽量使两个比较组除研究因素以外其他各种条件都保持均衡，应采取随机分配的方法，对研究对象进行随机分组。将不同病情、不同特征的研究对象均衡地分配在各比较组中，就可防止选择偏倚。

（2）设立对照：在临床试验中，可设立两个或多个对照组，其中之一应来自一般人群，其他对照组可以来自医院，这样既可以代表社区一般人群，又可以代表医院内不同类型的患者。然后对试验组和不同对照组的主要基线状况进行比较，以判断是否有选择偏倚存在。如果采用各种对照组所获得的结果无明显差别，即可表明选择偏倚存在的可能性比较小。

（3）严格诊断标准：在设计阶段应明确研究对象的入组标准和排除标准，尽量选用国内外一致公认的诊断标准，并根据纳入/排除标准选择研究对象。在研究实施阶段，要严格遵守，不能轻易改动。

（4）提高应答率：在临床研究中应该采取各种措施鼓励应答，尽量提高应答率，防止或减少失访，减少选择性偏倚。如果出现了无应答或失访，要针对产生的原因采取补救措施。如果无应答率或失访率超过10%，研究结果的推论就应慎重。此外，也可在资料分析时加以处理，即对试验组无应答或失访对象作为无效或阳性事件发生者；对照组中无应答或失访对象作为有效或阴性事件发生者，再经统计学分析，假设两者的结果相近而无显著差异，则无应答或失访对研究无明显影响。

（二）信息偏倚

在资料收集阶段，由于观察和测量方法上有缺陷，使各比较组所获得的信息产生系统误差，即为信息偏倚，又称为观察偏倚（observation bias）和测量偏倚（measurement bias）。

1. **类型**

（1）诊断怀疑偏倚（diagnostic suspicion bias）：当研究者事先已经知道研究对象的暴露史，怀疑他们已患有某种疾病，因此在诊断或判定治疗效果时，主观上做出对预期结果有利的判断，故而对暴露者使用多种诊断手段，进行详细的检查，并提高方法的灵敏度，使暴露组的诊断率和检出率提高，而对于非暴露组则因不怀疑他们患有某种疾病而对诊断和检查不够认真，这样各比较组的资料就会出现系统误差，影响结论的真实性，即为诊断怀疑偏倚。

诊断怀疑偏倚多见于队列研究和临床试验，在病例对照研究也可见到，在诊断亚临床病例，鉴别是否存在药物的毒副作用和主要靠临床印象做出诊断的疾病，尤其容易发生这种偏倚。

（2）暴露怀疑偏倚（exposure suspicion bias）：当研究者认为某病与某因素有关联时，主观地采用不同深度和广度的调查或观测方法，对可能有因素暴露的病例组及未暴露的对照组探索可疑的致病因素，由此带来的偏倚称为暴露怀疑偏倚。该偏倚多见于病例对照研究。若调查表设计不完整、一问多答、调查的深度和广度不一致、暗示性启发式询问、记录不完整等，均可出现暴露怀疑偏倚，夸大可疑因子与疾病的联系。

（3）回忆性偏倚（recall bias）：指各比较组研究对象回忆以往发生的事或经历，在准确性和完整性方面存在的系统误差。产生回忆性偏倚的原因常常是由于调查询问的因素或事件发生的频率很低，未给研究对象留下深刻的印象；或者因调查发生久远的事件而研究对象对此已记忆模糊或遗忘；还可能病例组的患者因患病而对过去的暴露史反复思索，甚至家属也帮助提供线索，以至于夸大了暴露情况，而对照组的非患者对调查不够重视，未认真回忆暴露史，因此使病例组和对照组提供的既往史的准确性和完整性差异较大。此外，可能由于某种原因，有的研究对象故意夸大或降低致病因素的暴露水平。以上种种原因都会导致回忆偏倚，影响结果的真实性。

（4）临床资料遗漏偏倚（missing clinical data bias）：由于临床资料正常、阴性、未测量或测量未作记录所造成的临床资料遗漏，与完整的临床资料之间存在系统的差异，称为临床资料遗漏偏倚。例如，在统计分析病历资料时，未发现某项内容，因而导致了此类误差。

（5）家庭信息偏倚（family information bias）：向家庭成员调查某成员的既往病史或暴露史，若该成员是新发患者或久病不愈的患者，则倾向于提供更多的阳性信息；而被调查成员是健康者，则可能提供更多的阴性信息，其中一部分可能为假阴性，这就产生家庭信息偏倚。

（6）顺序偏倚（sequence bias）：当研究按一定时间顺序进行，季节、气候、温度，以及研究对象或研究者机体状况发生系统的变化，即由于顺序规律而发生的系统误差，称为顺序偏倚。例如，用药物治疗慢性支气管炎，有时治疗试验要持续几个月，则季节的变化可影响治疗效果，如从冬季开始治疗到夏季，其结果就会优于从夏季开始治疗到冬季的疗效。

（7）不接受测量偏倚（unreceptive measure bias）：由于测量方法会造成损伤、羞辱、侵犯个人权力和隐私，则研究对象逃避和拒绝检查，若这种情况在病例组和对照组发生不均衡，则会产生不接受测量偏倚，影响结果的真实性。

（8）不敏感测量偏倚（non-sensitive bias）：当某试验的检测结果不足以测出临床有意义的变化或差异，即假阴性带来的误差，称为不敏感测量偏倚。

2. 控制措施

（1）采用盲法收集资料：为消除研究者和研究对象主观因素的影响，可采用盲法，即在病例对照研究中让调查者不了解研究对象的疾病诊断去询问和测量暴露史，在队列研究和临床试验中让观察者不了解研究对象的暴露情况和分组状态，以此收集和测量到的阳性结果就能保证其真实性。此外，尽可能在做出诊断前收集资料，亦可有效地减少信息偏倚。

（2）收集客观指标的资料：在实际工作中使用盲法收集资料有时不可行，因此尽可能收集客观的定量指标，如利用实验室方法，避免开放式问题，以及查阅病历等医学记录，以此减少收集资料中的系统误差。

（3）广泛收集各种资料：在可能的情况下，收集资料的范围尽可能有意识地扩大，不但收集详细的疾病资料，还可收集一些虚变量，即与疾病和暴露因素关系不密切的资料，借以分散调查者和研究对象对某因素的注意力，减少主观因素造成的误差。

（4）保证研究人员的科学态度：研究开始之前要对调查人员进行统一的培训，并保证其掌握调查方法的一致性。研究开始以后要严格按照调查工作手册收集资料，不能轻易更改标准，操作技术应熟练，记录要准确，最大限度地保证资料的真实性。

（三）混杂偏倚

1. 概念　在慢性疾病病因研究中，当研究暴露于某因素与某疾病之间的关系时，由于一个或多个既与疾病有制约关系，又受暴露因素密切相关的外部因素（extraneous factor）的影响，从而掩盖或夸大了所研究的暴露因素与该疾病的联系，这种影响所带来的误差称为混杂偏倚或混杂。那些外部因素称为混杂因素（confounding factor）。混杂因素是一个与暴露因素和疾病都有关系的因素，它是所研究疾病的独立的危险因素，也是非暴露组中一个危险因素，并在人群中的分布与暴露因素的分布相关。

混杂偏倚有方向性，正混杂偏倚指由于混杂因素的作用，使暴露因素与疾病之间的关联被夸大。负混杂偏倚指由于混杂因素的作用使暴露因素与疾病的关联被人为地削弱。

2. 控制措施

（1）限制（restriction）：在研究设计阶段对研究对象的选择条件加以限制，规定存在混杂因素的对象不纳入研究，规定各比较组在人口学特征上近似或在疾病特征上相同。

（2）配比（matching）：将可疑混杂因素作为配对因素，使各比较组同等分配具有同等混杂因素的对象，以此来消除混杂作用。各种流行病学研究都可用配比的方法消除混杂因素的影响。配比可分为个体配比（individual matching）和频数配比（frequency matching）。前者是每一个暴露组或病例组的对象选择一个或几个非暴露或非患者的对照人群的对象作为对照，组成对子，每个对子具有某些相同的特征，在资料分析时亦不拆开对子。后者亦称为成组配比，即在获得暴露组或病例组后，根据可疑的混杂因素在暴露组或病例组中的分布情况，选择与其相同或相似的对照组，使混杂因素在两组中均衡分布以消除其影响。

（3）随机化（randomization）：在设计阶段，采取随机抽样的方法选择研究对象，并采取随机分组的方法将研究对象分配到各比较组中，使除研究因素以外的各种因素，包括未知的混杂因素均衡地分布在各组中，以消除混杂作用。

（4）分层（stratification）：在研究资料分析阶段，将已知的或可疑的混杂因素按其不同水平分层，然后再分别加以分析。这种方法适合于设计和实施阶段出现误差，已无法更改资料，经过分层分析，可以控制混杂因素的影响。

（5）标准化（standardization）：按照统计学标准化的方法，将需比较的两个率进行调整，使可疑的混杂因素在两比较组中得到同等加权从而获得有可比性的标准化率，以此避免混杂因素的影响。

（6）多因素分析（multivariate analysis）：当欲控制的混杂因子较多，由于样本含量的限制使分层分析不适用时，可采用各种流行病学多因素分析方法。采用 Logistic 回归模型进行多变量分析，能在复杂关系中平衡多种混杂因素的作用，进一步筛选出主要的危险因素或预后因素，并反映其在决定发病以及预后中的相对比重。随着电子计算机统计软件的发展，多因素分析方法应用得更为广泛，可以有效地消除混杂因素的影响。

（黄悦勤）

第二节　描述性流行病学研究

描述性研究（descriptive study）又称描述性流行病学（descriptive epidemiology），是根据专门设计的调查所获得的资料或已有的各类资料，按照不同的地区、不同的时间和不同的人群特征分组，将疾病或健康状况的分布特点真实地展示出来，为进一步的流行病学研究提供基础资料。在某一特定时间对某一特定范围内的人群，以个人为单位收集和描述人群的特征及疾病或健康状况的方法称为现况调查或横断面研究。在特殊情况下，以群体为基本单位收集某疾病及某特征的频率并进行描述的方法称为生态学研究或相关研究。利用已有的疾病或健康的资料和常规记录进行的描述性研究称为历史常规资料分析。此外，根据流行病学研究的工作性质，描述性研究亦包括暴发调查、病例分析、个案分析等研究方法。

现况调查是由于所收集的有关特征与疾病或健康状态的资料都是当时的情况而得名；由于现况调查所用的指标主要是患病率，故又称为患病率调查（prevalence study）。现况调查所获得的描述性资料是在某一时点或在一个短暂时间内收集的，客观地反映该时点的疾病分布，以及人群的某些特征与疾病之间的关联，如同一时间的一个横断面，因而又称横断面研究或横断面调查（cross sectional study）。现况调查的目的是描述疾病或健康状况于特定时间内在某地区人群中分布情况及影响分布的因素；描述某些因素或特征与疾病之间的关系，寻找病因及流行因素线索，以逐步建立病因假设；进行疾病监测并为评价防治措施的效果提供参考信息；了解人群的健康水平，为卫生保健工作的计划和决策提供科学依据；达到早期发现患者、早期诊断和早期治疗的第二级预防的目的。例如，宫颈刮片可以发现早期宫颈癌患者，使其得到早期治疗；确定各项生理指标和正常参考值范围，如测定人群血液中红细胞数、测量人群血压值，以确定各项正常生理指标。现况调查分为普查和抽样调查。

一、普查

（一）概念

普查（census）是指为了解某病的患病率或某人群的健康状况，在特定时间对特定范围内人群中的每一成员进行的全面调查或检查。特定时间应该较短，甚至指某时点。一般为 1～2 天或 1～2 周，大规模的普查最长不应超过 2～3 个月。特定范围可以指某地区或某种特征的人群，或是某居民点的全部居民，或是某地区某单位的几个年龄组或从事某一职业人群中的每一个人。

普查可以同时调查几种疾病，并能发现人群中的全部病例。普查比较适用于患病率较高的疾病，一般要求对所调查的疾病有比较简易而准确的检测手段和方法，并对调查出的病例有可靠有效的治疗方法，否则不宜进行普查。与此同时，必须考虑人力、物力和设备条件，有保证完成普查的可行性。

（二）普查的优缺点

普查的优点是能提供疾病分布情况和流行因素或病因线索；通过普查能起到普及医学科学知识的作用；能发现人群中的全部病例，使其得到及时治疗。普查的缺点是由于工作量大而难以完成十分细致的工作程序，常难免漏查调查对象；不适用于患病率很低的疾病；耗费人力物力，成本高；只能获得患病率资料，而不能获得发病率资料。

（三）普查的要点

普查应划定明确的普查范围；根据调查目的事先规定调查对象，并掌握各年龄组和性别的人口数等人口学资料；应统一调查时间和期限。调查人员在不同地区应基本同时开始调查，并在一定期限内完成。普查时间不宜拖得太长，否则会影响调查结果的真实性，对有时间波动的疾病尤其要限定调查时限；使用的诊断标准和检测方法必须统一并固定，以保证不同地区的患病率资料之间的可比性；普查时要使漏查率尽量小，若漏查率高于30%，则该调查的代表性和真实性将难以保证。普查一般要求应答率最好在85%以上。

二、抽样调查

（一）概念

抽样调查（sampling study）是随机抽取某研究人群中有代表性的一部分人，即统计学称为样本的人群进行调查，以所得的结果估计该人群某病的患病率或某些特征的情况，即以局部推论总体的调查方法。

抽样调查要遵循的原则是随机化和样本量适当。设计时要考虑抽样方法、样本大小、调查对象分组等方面。在抽样调查设计时，非常重要的

是确定调查所需的真实性（validity），即由样本获得的观察值与总体的真实值之间的差异。同时要确定调查所需的可靠性（reliability），即以样本估计总体时，在相同条件下重复抽样所获得相同结果的稳定程度。真实性和可靠性主要受系统误差（systematic error）和抽样误差（sampling error）的影响。凡是抽样调查就无法避免抽样误差，但可以用设计周密的抽样方法和扩大样本量加以适当控制，并可以用统计学方法估计抽样误差。系统误差是人为造成的错误，由此产生偏倚（bias），可以在调查设计、实施和资料分析时加以认识、控制和防止。

（二）抽样调查的优缺点

抽样调查节省时间、人力和物力，调查范围小，调查工作容易做得细致，适用于调查发病率较高的疾病。但调查设计、实施和资料分析均比较复杂，重复和遗漏不易发现，且不适用于调查变异较大的资料。

（三）抽样调查的方法

1. 单纯随机抽样（simple random sampling） 是按照一定技术程序以同等概率的抽样方法。随机化需要一定的技术来实现，抽签法或掷币法在原则上虽是可取的，但实用的价值很小，可以用计算机软件实现随机抽样。

2. 系统抽样（systematic sampling） 是按一定比例或一定间隔抽取调查单位的方法。首先确定抽样范围和样本大小，并给每一单位依次编号。然后确定抽样比，即确定每隔多少单位抽取一个单位进入样本。再应用随机的方法从1至n个数中随机选出一个数，把它作为起点，之后每n个单位选一个单位进入样本。由此抽样方法获得的样本在整个人群中的分布均匀，代表性比较好。但是需要事先了解总体的结构，才能正确选择抽样范围、样本量和抽样比。

3. 分层抽样（stratified sampling） 是将调查的总体按照不同的特征，例如：性别、年龄、居住条件、文化水平、疾病的严重程度等分成若干层，然后在每层中进行随机抽样的方法。具体抽样方法可用简单随机抽样法或系统抽样法。由于各层次之间的差异已被排除，其抽样误差较其他抽样方法为小，代表性亦较好。各层若按一定比例抽样，则称为按比例分层抽样。但各层内某

变量的变异很大时，分层抽样的益处不大。例如按年龄分层，要考虑各层男女比例的差异大小，如果差异很大，就不是代表性好的分层。当层间差异大，层内差异小时最适合应用分层抽样的方法。

4. 整群抽样（cluster sampling） 是从总体中随机抽取若干群对象，例如学校、工厂、村庄等，对整群内所有单位进行调查的方法。此方法实施很方便，可节约人力和物力，也易于为调查对象所接受。但是，整群抽样的缺点是抽样误差较大。

5. 按容量比例概率抽样（probability proportional to size，PPS） 按容量比例概率抽样方法常用于人群调查。是指每个抽样单位被抽到的概率（如村、区、居委会等）与抽样单位的人数成比例。所以它产生的是一个有代表性的概率样本。由于 PPS 考虑到每个抽样单位的大小，因此在抽样单位与抽样单位之间人数相差很大的情况下使用最有效。

6. 多级抽样（multistage sampling） 是将上述抽样方法综合运用的方法。进行大规模调查时常用此种抽样方法。具体方法是从总体中先抽取范围较大的单元，称为一级抽样单元（例如省、自治区、直辖市），再从每个抽中的一级单元中抽取范围较小的二级单元（例如县、区、街道），最后抽取其中部分范围更小的三级单元（例如村、居委会、学校）作为调查单位。在大规模调查时可按行政区域逐级进行抽样。我国进行的慢性病大规模现况调查大多采用此方法。

（四）抽样调查样本量的估计

在抽样调查时，样本量过大可造成人力和物力的浪费，而且由于工作量大，不能保证调查质量而使结果出现偏倚。而样本量过小则缺乏代表性，使结果不真实。样本量的决定因素包括预期现患率、调查单位间的变异程度、精确度、把握度（$1-\beta$）。

1. 抽样调查率时样本量计算公式

设 N＝样本数，P＝预期现患率或感染率，$Q=1-P$。

样本的现患率 p 与总体的现患率 P 之间的差异为 d，

则：$\qquad P-p=\pm d$

当允许误差 $d=0.1P$ 时，

则：$\qquad N=400Q/P \qquad$ 公式（4-2-1）

当允许误差 $d=0.15P$ 时，

则：$\qquad N=178Q/P \qquad$ 公式（4-2-2）

按以上两公式，表 4-2-1 可作为调查样本量的参考值。允许误差不同，调查人数则不同。由此可见，预期现患率越大，所需样本量越小；而允许误差越小，所需样本量越大。但此公式只适用于呈二项分布性质的资料，且现患率过大或过小均不适用。

2. 抽样调查均数时样本量计算公式

$$N=(u_\alpha \sigma/\delta)^2 \qquad 公式（4-2-3）$$

N 为所需样本例数，u_α 为正态分布中自左至右的累积概率为 $\alpha/2$ 时的 u 值，$u_{0.05}=1.960$，$u_{0.01}=2.576$，σ 为标准差，δ 为允许误差，即样本均数与总体均数相差所允许的限度，一般取总体均数（$1-\alpha$）可信限的一半。

当 α 取 0.05α 时，S 为样本的预期标准差，d 为允许误差，公式 4-2-3 可以简化为：

$$N=4S^2/d^2 \qquad 公式（4-2-4）$$

表 4-2-1　按不同预期阳性率和允许误差时的样本量

预期现患率	允许误差		
	0.10P	0.15P	0.20P
0.05	7 600	3 382	1 900
0.075	4 933	2 103	1 328
0.10	3 600	1 602	900
0.15	2 264	1 009	566
0.20	1 600	712	400
0.25	1 200	533	300
0.30	930	415	233
0.35	743	330	186
0.40	600	267	150

（五）调查表的设计

在流行病学研究中，资料收集的主要方法是询问调查，拥有一份详细的调查表是资料收集成败的关键。调查表亦是进行现场调查工作的内容与提纲。调查表的种类有许多，以调查表填写者分为自评和他评调查表两大类，前者为调查对象自行填写的，即由研究设计者设计一系列的项目和问题，由被调查者在调查表上根据要求自己回答；后者是由调查人员向调查对象提问或采集某些数据,由调查者填写结果。在流行病学调查中,由调查员进行询问调查时,应该使用"标准化"调查,即由调查员对所有的调查对象应用同样的方法提出同样的问题。与此相反,"非标准化"调查,在向调查对象提问题时,调查人员自己决定如何提问,例如在临床上医生采集病史常是这样。但是在流行病学研究中为了资料收集的一致性,且易于定量和分析,多数应采用前者。

流行病学研究是以人群为基础的,一般来说数据量较大,以往多采用纸笔版访谈(paper and pencil interview,PAPI)。近年来电子计算机的飞速发展和广泛应用,以及专用统计软件包的设计开发,可以采用计算机辅助调查访谈(computer-assisted interview,CAPI),为流行病学调查的资料收集和分析提供了高效便捷的方法。

(六)资料收集、整理分析和结果解释

1. 资料收集 现况调查最基本的内容是调查对象有无某种疾病或特征,并尽可能分级或定量。此外需收集社会环境因素等其他资料,以便说明分布状况和干扰因素的作用。分析性的现况调查以研究病因为目的,所以还需调查对某些可疑危险因子的暴露情况。收集有关资料时应包括个人的基本情况、职业情况、生活习惯及保健情况、妇女生育情况、环境资料及人口学资料。

在调查之前应对参加调查的人员按照标准的方法进行统一的培训,使其掌握调查的方法,保证收集资料方法和标准的一致性。收集的方法包括常规登记和报告、专题询问调查与信函调查、临床检查及其他特殊检查的有关资料:收集各种医学检查数据和为特殊目的进行的检查,例如就业、入学、入伍前体格检查等。

2. 整理分析 通过调查所获得的资料,首先对原始资料进行检查与核对,并进行逻辑检错,以提高原始资料的正确性和完整性。然后按照卫生统计学和流行病学的专业需要进行原始资料的整理,例如划分组别、制订整理表和统计表等。之后计算各种率,常用患病率、阳性率、检出率等;定量资料可计算平均数等。要应用流行病学的原理与方法,采用分类、分析、综合、比较和各种归纳推理方法,通过单因素分析和多因素分析的技术研究分析疾病或健康状况的规律性。

3. 结果解释 调查资料经统计学分析后,应根据研究目的对结果做出解释。若现况调查的目的是了解疾病的分布,可根据"三间"分布特征的结果,结合有关因素解释疾病的分布特点。若现况调查的目的是提供病因线索,可将描述性资料进行对比分析,寻找规律,为进一步进行分析性流行病学研究建立病因假设提供证据。可以将调查对象分为病例和非病例,通过对比二者的差异对病因作初步检验,但不能作因果关系的分析。

(七)现况调查的偏倚及其控制

现况调查中存在的偏倚及其控制方法如下:

1. 选择偏倚(selection bias) 选择偏倚是由于不正确地选择了研究对象组成研究组,使从研究开始的时候,研究组与其所代表的人群就存在除研究因素以外的其他因素分布的不均衡性,即选择出的研究对象或样本人群与其代表的总体间的某些特征具有系统的差别,因而导致研究结果与真实情况之间产生差异。在各种流行病学研究设计中都可能产生选择偏倚,应用随机化的方法选择研究对象和严格诊断标准等措施可以有效地防止选择偏倚。

2. 信息偏倚(information bias) 产生信息偏倚的原因主要是诊断或判断结果的标准不明确、既往资料不准确或遗漏、对各比较组采用了不一致的观察或测量方法,以致获得错误信息影响了结果的真实性。认真培训调查员、尽量使用客观指标、广泛地收集各种信息等措施可以控制信息偏倚。

三、病例分析

(一)概念

病例分析(case analysis)是临床医生对一组相同疾病的临床资料,包括诊断、治疗、预后等内容进行整理、统计分析并最终得出结论的过程。通过病例分析可以总结对疾病的诊治经验、规律,获得有重要价值的信息,发现存在的问题,为提高临床诊治水平奠定基础。病例分析主要是用于分析某种疾病的临床表现和治疗效果,该方法属于回顾性研究,不设立对照组,仅是叙述性的。其结果论证强度较弱,结论有局限性,难以获得真正的因果关系,属于低级别证据。

(二)内容

病例分析在临床上应用较为广泛,几乎可以

应用到临床各个方面。主要包括用于治疗措施效果的评价；预后结局观察；诊断与鉴别诊断结果的描述；主要的临床表现，即症状、体征阳性率的描述；主要的检查结果，如心电图、彩超、CT、各项生化指标结果的描述等等。病例分析要首先确定病例的范围和期限，以保证病例诊断标准、病例收集标准的可靠性，以使结论准确并具有说服力。

（三）步骤

病例分析大致分为以下步骤：根据临床观察和资料报道提出拟分析的问题；进一步查阅了解与该问题相关的文献，明确拟研究问题的价值；初步阅读相关的主要病例记录，了解主要信息的记载情况，包括完整性和真实性，以判定该项研究的可行性；然后确定收集的内容，可以通过设计简要的调查表收集资料。对于问题记录不清楚，项目不完整，病例取舍等问题的处理均应事先规定。最后，根据资料的具体情况，结合研究目的和研究内容进行描述性分析。

（四）优点和缺点

优点是资料容易收集获得，省时省力，统计分析方法简单易行，很容易被广大临床医生接受；可以充分挖掘和利用临床资料，发挥了临床资源丰富的优势，为深入研究提供线索，指明方向。缺点是所用资料有时缺乏完整性和标准化，可比性差；由于没有对照组而无法获得治疗措施的直接效果；偏倚较大且又无法控制；研究结论缺乏外推性。

四、个案报告

（一）目的

个案报告（case report）是针对临床实践中发现的某一个或某几个特殊病例或个别现象进行的报告，包括患者的诊断、病情、治疗、影响因素等特殊情况，也可以是经验教训总结。通过这样的报告，希望引起广大医务工作者的重视和关注。个案报告不是研究疾病的发生频率，只是对在临床上发现的个别现象予以报告。

个案报告的目的主要是使临床实践中发现的稀有病例能够及时得到报道，以引起医学界的重视和再发现，可通过对个别病例进行较为详尽的描述和完善的临床及实验室研究报道，探讨疾病

的致病机制及治疗方法的机制。

（二）内容

个案报告要求在研究中仅研究1个或2个，最多不超过5个病例。病例类型主要有前所未见或罕见的独特病例；两种或多种少见疾病（或症候群）见于同一病例；创新性的诊断或治疗的病例；常见疾病的异常现象，出现特殊临床表现及病程发展特殊的病例；不典型或少见复杂疾病的临床误诊或误治病例。

（三）步骤

首先要明确选题，说明报告该病例的依据。报告中应明确诊断方法，诊断标准及诊断依据。提供病例的描述资料和有关数据资料，主要包括患者的一般状况，如性别、年龄、职业、民族等；主诉、现病史、既往史、体格检查、实验室检查、特殊检查、临床诊断等；详细记载疾病发生发展的经过，提供每一阶段各项检查的结果；对治疗措施及效果观察要重点报告，尤其对发病过程、症状、体征及检查结果等应作重点描述。要指出病例的独特之处并加以讨论，指出该病例给予的启示。个案报告要突出新意、真实、简洁的特点。

（刘肇瑞）

第三节　分析性流行病学研究

一、病例对照研究

（一）概念

1. 定义　病例对照研究（case-control study）亦称回顾性研究（retrospective study）。其定义是选择患有特定疾病的人群作为病例组，和未患这种疾病的人群作为对照组，调查两组人群过去暴露于某种可能危险因素的比例，判断暴露危险因素是否与疾病有关联及其关联程度大小的一种观察性研究方法。假如病例组有暴露史比例或暴露程度显著高于对照组，且经统计学检验差异有统计学意义，则可认为这种暴露与某疾病存在关联。

2. 特点　病例对照研究的特点是属于观察性研究方法，要设立对照，观察方向由"果"至"因"；由于研究是回顾性的观察法，只能推测暴露与疾病是否有关联，且只限于统计学上的关

联,因此难以证实暴露与疾病的因果关系。

3. 分类 病例对照研究分为成组病例对照研究和配比病例对照研究,配比包括成组配比(category matching)亦称为群体配比或频数配比和个体配比(individual matching)即病例与对照以个体为单位进行配比。

4. 用途 在疾病病因不明时,可以广泛地筛选机体内外环境因素中的可疑危险因素。经过描述性研究或探索性病例对照研究,初步产生了病因假说后,可以应用设计精良的病例对照研究加以检验。利用病例对照研究获得的明确病因线索,进一步进行队列研究或实验流行病学研究,从而证实病因假设。

(二)研究对象的选择

1. 病例的选择 病例的来源主要有两种,一是医院的病例,另一是人群调查或记录获得的病例。病例的类型有新发病例、现患病例和死亡病例三种可选择。要对研究的疾病应有明确的诊断标准,尽量采用国内外通用的诊断标准;若需要自订标准时,应注意掌握诊断标准的假阳性率和假阴性率的大小。选择病例时应该对人口学特征和其他外部特征做出明确规定,如对年龄、性别、种族、职业、环境等因素加以限制,以此控制非研究因素的干扰,增强可比性。

2. 对照的选择 病例对照研究中对照的选择常更为复杂和困难,关系到研究结果的真实性。根据研究目的而决定的对照有以下三种形式:成组不配比对照、成组配比对照、个体配比对照。

在选择对照时要防止配比过度(over-matching),即把不应该配比的因素进行配比,而一旦某一因素作为配比因素,就不能作为与疾病有关的研究因素进行分析。若该配比因素确是研究疾病的危险因素,则将损失信息。同时,配比因素越多,选择对照越困难。

要采用与病例相同的诊断标准明确排除的非患者作为对照,并按规定病例的人口学特征和其他外部特征的相同要求选择对照,如对年龄、性别、种族、职业、环境等因素加以限制,以此控制非研究因素的干扰,增强与病例的可比性。对照应该是全人口的无偏样本,足以代表人群中的无病人群;或者是病例所来自的实际人群中的全体非患者的随机样本。因此,可以在医院的其他

患者中选择对照;当病例是一地区的全部或大部分病例时,可以从该地区未患该病的人群中选择对照,可以是病例的邻居或社会团体人群中非研究疾病的患者或健康人;也可以同时选择两种对照,即从一般人口中选择对照,又自住院患者中选择对照。若研究结果一致,则能增加评价的依据。如结果不一致,则需分析其原因,可能有偏倚的影响。

(三)样本量的估计

1. 样本量的决定因素 包括人群中暴露于某研究因素人群所占的比例,即研究因素在对照人群中的估计暴露率(P_0),预期暴露于该研究因素造成的相对危险度(RR)或比值比(OR),预期达到的检验显著性水平 α,为统计学的第Ⅰ类错误,$2 = 1 - \beta$,β 为统计学的第Ⅱ类错误,既假设检验所允许的假阴性错误的概率。

上述四项数值确定之后,可用公式计算或从样本量表中查得需要的病例和对照的例数。

2. 样本量的估算法

(1)病例组和对照组人数相等但不配比和成组配比的样本量估计法:计算公式为公式(4-3-1),将有关数值代入即可求得病例组和对照组的例数。

$$N = (u_\alpha \sqrt{2\overline{P}\,\overline{Q}} + u_\beta \sqrt{(P_1 Q_1 + P_0 Q_0)^2}/(P_1 - P_0)^2$$

公式(4-3-1)

N 为病例组或对照组人数,u_α 和 u_β 分别为 α 和 β 时正态分布百分位数,可从表 4-3-1 中查得,P_0 和 P_1 分别为对照组与病例组的某因素的估计暴露率,

表 4-3-1 α 和 β 对应的 u 值表

α 或 β	u_α(单侧检验)和 u_β(单侧或双侧检验)	u_α(双侧检验)
0.001	3.090	3.290
0.002	2.878	3.090
0.005	2.576	2.807
0.010	2.326	2.576
0.020	2.058	2.326
0.025	1.960	2.242
0.050	1.645	1.960
0.100	1.282	1.645
0.200	0.842	1.282

$$Q_0 = 1 - P_0,\ Q_1 = 1 - P_1,$$
$$\overline{P} = (P_1 + P_0)/2,\ \overline{Q} = 1 - \overline{P}$$

其中 P_1 的计算公式为：

$$P_1 = \frac{OR \times P_0}{1 - P_0 + OR \times P_0} \qquad 公式（4-3-2）$$

因此公式 4-3-1 可以简化为：

$$N = \frac{2\overline{P}\,\overline{Q}(u_\alpha + u_\beta)^2}{(P_1 - P_0)^2} \qquad 公式（4-3-3）$$

（2）1:1 配比样本量的估计法：由于个体配比时，将病例与对照暴露情况不一致的对子进行比较才有意义，基于这一原理，Schlesselman 推荐的计算公式如下：

$$m = \frac{(u_\alpha/2 + u_\beta\sqrt{P(1-P)^2}}{(P - 1/2)^2} \qquad 公式（4-3-4）$$

$$P = OR/(1+OR) \approx RR/(1+RR) \qquad 公式（4-3-5）$$

m 为需要结果不一致的对子数，设 P_e 为配比结果表现为暴露与非暴露不一致的对子数出现的概率，M 为需要的总对子数，则：

$$M = m/P_e \qquad 公式（4-3-6）$$

$$P_e \approx P_0Q_1 + P_1Q_0 \qquad 公式（4-3-7）$$

其中 P_0、P_1 分别为对照组和病例组的估计暴露率，$Q_0 = 1 - P_0$，$Q_1 = 1 - P_1$，

则：
$$M \approx m/(P_0Q_1 + P_1Q_0) \qquad 公式（4-3-8）$$

除了用公式计算样本量外，也可以在流行病学数书籍上查表获得。

（四）研究因素的选择

病例对照研究调查时，除了收集姓名、性别、年龄、住址、民族、职业等一般人口学资料外，重要的是要获取可疑的暴露因素、饮食习惯、吸烟习惯、生活习惯等生物和社会环境因素。应根据研究目的确定研究因素，即变量的数目和每一变量的具体项目，合理设计以利于获得较多的信息。对于每一变量必须在调查前有明确的规定，尽可能采用国内外统一的标准。如接触化学物质，应确定接触何种化学物质，定量测量其暴露程度、接触年数。又如吸烟习惯，除调查吸烟或不吸烟，还应调查开始吸烟年龄、每天吸烟量、吸烟年数、有否深吸习惯等。将暴露因素分级是很有意义的，它可能提供暴露因素与疾病间的剂量-反应关系。

（五）资料的收集

1. 资料的来源　病例对照研究的资料来源有访问调查、通信调查、登记报告、医疗记录、职业史记录等。大多数是由调查人员使用专门设计的调查表直接询问研究对象本人或家属，也可采用通信方式进行调查，必要时查阅登记报告或医疗记录。

2. 暴露因素的收集　病例对照研究收集资料主要是在研究现场以询问方式，填写调查表。因此应有专门制订的调查表，病例组与对照组均使用同一调查表。调查表设计中尽量不用过多的文字记录，尽量采用编码方法，以便于资料的整理和计算机的应用。调查的项目必须包括与发病有联系的因素，而避免与研究目的无关的内容。调查时为了使收集的资料完整，最好有其他记录或材料作依据，并尽可能选择客观指标。在调查之前应对参加调查的人员进行统一的培训，并以特定方法进行质量控制的检验，如 *Kappa* 一致性检验。在调查过程中对待病例组与对照组均应同样认真，以同样的方式询问。全部调查应有良好的组织，遵守一定的制度和规定，实行质量监督，以保证资料收集的顺利并获得真实的信息。

（六）资料的整理和分析

1. 资料的整理　首先要对原始资料的进行再核查，然后将原始资料进行分组、归纳、编码，输入计算机，利用计算机软件进行逻辑检错；还可以设计出资料整理表格，手工计数填表。

2. 资料的分析

（1）统计描述：首先描述一般特征，包括对研究对象的一般特征，如病例和对照的性别、年龄、职业、出生地、居住地、疾病类型等进行描述。然后要进行均衡性检验，检验病例组和对照组之间除研究因素以外的各种特征是否齐同或近似，目的是考查组间的可比性。通常应用统计学 *t* 检验和卡方检验看组间差异是否有显著性，还可以进行 *Kappa* 检验。

（2）统计推断和分析

1）成组病例对照研究的资料分析：包括配比和非配比资料，按表 4-3-2 所示整理成四格表。

表 4-3-2　成组病例对照研究资料整理表

暴露史或特征	病例	对照	合计
有	a	b	a+b=n_1
无	c	d	c+d=n_0
合计	a+c=m_1	b+d=m_0	a+b+c+d=N

统计学假设检验：检验病例组和对照组的暴露率的差异是否有统计学意义，最简单的情况是因素与结局都只分为"有"或"无"两类，采用 2×2 四格表的卡方检验，病例组的暴露率为 $a/(a+c)$，对照组的暴露率为 $b/(b+d)$，以下列公式计算：

$$\chi^2 = \frac{(ad-bc)^2 n}{(a+b)(c+d)(a+c)(b+d)} \qquad \text{公式（4-3-9）}$$

若两组差异有统计学意义，说明该暴露因素与疾病的关联不是由抽样误差造成的，则可以进一步进行推断性研究。

计算暴露与疾病的关联强度：采用比值比（odds ratio, OR）来估计暴露因素与疾病的关联强度，比值（odds）是指某事物发生的概率与不发生的概率之比。从表 4-3-2 中可见，病例组和对照组有暴露史和无暴露史的概率分别为：a/m_1、c/m_1 和 b/m_0、d/m_0，则：

$$\text{病例组的比值} = \frac{a/m_1}{c/m_1} = \frac{a}{c}$$

$$\text{对照组的比值} = \frac{b/m_0}{d/m_0} = \frac{b}{d}$$

$$OR = \frac{a/c}{b/d} = \frac{ad}{bc} \qquad \text{公式（4-3-10）}$$

OR 数值的意义：OR 是两个概率的比值，其数值范围从 0 到无限大的正数。当 $OR=1$ 时，表示暴露与疾病无关联；当 $OR>1$ 时，说明暴露使疾病的危险度增加，称为"正"关联，是疾病的危险因素；当 $OR<1$ 时，说明暴露使疾病的危险度减少，称为"负"关联，即暴露因素对疾病有保护作用。OR 不同数值范围表明不同程度的危险性。表 4-3-3 介绍 OR 范围的意义划分方法。但判断 OR 值的意义还要结合具体情况。由于比值比是对暴露与疾病联系程度的一个点值估计，而估计值总是有其变异性，计算出这个变异的区间有助于进一步了解联系的性质及程度，因此，需对 OR 值估计其置信区间，一般估计 95% 的可信限，采用 Miettinen 法计算。

$$OR_L, OR_U = OR^{(1\pm Z/\sqrt{\chi^2})} \qquad \text{公式（4-3-11）}$$
$$= 0.23^{(1\pm 1.96/\sqrt{55.3})} = (0.15, 0.34)$$

u 为正态离差值，OR 的 95% 可信限 $u=1.96$，OR 值 90% 可信限 $u=1.645$

计算 OR 置信区间除了有助于估计变异范围的大小外，还有助于检验 OR 值的判断意义，如区间跨越 1，则暴露与疾病无关联，其意义与统计学假设检验差异无显著性的结果相同。

表 4-3-3　OR 数值范围对暴露与疾病关联的意义

OR 值范围	关联意义
0～0.3	高度有益
0.4～0.5	中度有益
0.6～0.8	微弱有益
0.9～1.1	不产生影响
1.2～1.6	微弱有害
1.7～2.5	中度有害
≥2.6	高度有害

2）1∶1 配比病例对照研究资料分析：在 1∶1 配比病例对照研究中，将病例与对照按照 1∶1 配成对子，在调查或分析时均将此一对病例和对照作为一组而不拆开，其分析步骤与成组资料相同，但整理和计算有其特点，要使用专用公式。至于 1∶M 配比的资料分析，请参阅有关流行病学专业书籍。

将资料按表 4-3-4 格式整理成四格表。

表 4-3-4　1∶1 配比病例对照研究资料整理表

对照	病例		对子数
	有暴露史	无暴露史	
有暴露史	a	b	a+b
无暴露史	c	d	c+d
合计	a+c	b+d	a+b+c+d=N

显著性检验，采用 McNemar 公式计算：

$$\chi^2 = \frac{(b-c)^2}{b+c} \qquad \text{公式（4-3-12）}$$

假设检验的目的是考查病例和对照的全部对子中暴露在两者间不一致的对子是否有统计学的意义。当暴露的不一致经卡方检验得到差异有显著性的结果时，则可以进一步分析。

计算比值比 OR，其专用公式为：

$$OR = \frac{c}{B} \qquad \text{公式（4-3-13）}$$

计算比值比的可信限，采用公式 4-3-11
$$OR_L, OR_U = (0.15, 0.34)$$

（七）偏倚及其控制

病例对照研究是一种回顾性观察研究方法，比较容易产生系统误差。经常产生三类主要偏倚,即选择偏倚、信息偏倚和混杂偏倚。

1. 选择偏倚 常见的选择偏倚有入院率偏倚、错误分类偏倚、检出征候偏倚、无应答偏倚、患病率及发病率偏倚等。为了避免和减少产生这类偏倚的可能性,可以采用随机抽样、可设立两个或多个对照组、严格诊断标准、采取各种措施鼓励应答,尽量提高应答率,从而减少选择性偏倚。

2. 信息偏倚 常见的信息偏倚有暴露怀疑偏倚、回忆性偏倚、临床资料遗漏偏倚等。为防止信息偏倚产生,通常应采用盲法收集资料、收集客观指标的资料、广泛收集各种资料、保证研究人员的科学态度等方法。

3. 混杂偏倚 在慢性疾病的病因研究中,当研究暴露于某因素与某疾病之间的关系时,一个或多个既与疾病有病因关系、又与暴露因素密切相关的外部因素的影响可能掩盖或夸大所研究的暴露因素与该疾病的联系。这种影响所带来的误差称为混杂偏倚或混杂。由于混杂因素的作用,暴露因素与疾病之间的关联被夸大,称为正混杂偏倚;由于混杂因素的作用暴露因素与疾病的关联被人为地减弱称为负混杂偏倚。

混杂偏倚的控制方法包括在研究设计阶段对研究对象的选择条件加以限制、将可疑混杂因素作为配对因素使病例组和对照组同等分配具有同等混杂因素的对象、在设计阶段采取随机化的方法选择研究对象、在资料分析阶段将已知的或可疑的混杂因素按其不同水平分层分别加以分析、按照统计学标准化的方法将需比较的几个率进行调整、应用多因素分析的方法等,以此可以有效地消除混杂因素的影响。

(八)病例对照研究的优缺点

病例对照研究的优点是特别适用于罕见病的研究,节省人力物力,容易组织,所需样本较少,收集资料后可在短时间内得到结果,既可检验有明确危险因素的假设,又可广泛探索尚不够明确的众多因素。缺点是不适用于研究人群中暴露比例很低的因素,不能代表全部病例,对照也常不能代表所属的人群,易产生选择偏倚,调查时需要调查对象回忆既往若干暴露史的信息时难以避免回忆偏倚,混杂的影响较难控制,一般不能计算发病率、死亡率,故不能直接分析相对危险度和决定某因素与某疾病的因果关系。

二、队列研究

(一)概念

1. 定义 队列研究(cohort study)有多个名称,又称为群组研究、定群研究、前瞻性研究(prospective study)、发病率研究(incidence study)、随访研究(follow-up study),而比较贴切的意译应为队列研究或群组研究。队列研究的定义是选定暴露和未暴露于某种因素的两种人群,追踪其各自的发病结局,比较两者发病结局的差异,从而判断暴露因素与发病有无因果关联及关联大小的一种观察性研究方法。

2. 特点 队列研究的特点是属于观察性研究方法、设立对照、观察方向由"因"至"果"、能确切证实暴露与疾病的因果关系。队列研究根据研究对象进入队列后观察开始的时间分为前瞻性队列研究(prospective cohort study)、历史性队列研究(historical cohort study)、双向性队列研究。

3. 用途 队列研究可以检验病因假设、描述疾病的自然史、评价自发的预防效果。

(二)队列研究的设计和实施

1. 研究因素的确定 队列研究中研究因素常称为暴露因子或暴露变量,其概念和选择、规定及测量的基本思想与病例对照研究相似,不同之处在于队列研究的研究因素一般是单一的,应根据研究目的确定研究因素,并对其测量规定具体的标准和方法。

2. 结局的确定 结局变量(outcome variable)亦称为结果变量,简称结局,是观察人群中出现的预期的结果事件,如发生了研究疾病或因研究疾病而死亡。结局是队列研究的观察终点。结局变量的确定,应该按照国内外公认的、统一的疾病标准进行判断,还可以按照研究目的自定结局标准加以判断,以便收集各类结局信息。

3. 研究对象的选择

(1)暴露人群的选择:暴露人群应该处在某种暴露因素中或已有某种特殊暴露史,并能提供可靠的暴露因素的资料,且便于追踪和观察,包括特殊暴露人群或称为高危人群,即职业人群和特殊暴露人群;还有一般人群,即一般居民、有组织的人群团体。

(2)对照人群的选择:对照人群的设立是为

了与暴露人群进行比较,这是分析性流行病学研究的共性之一。非暴露人群作为对照组,与暴露组应具有可比性,即对照人群除暴露因素的影响外,其他各种因素的影响或人群的特征,如年龄、性别、职业、民族等,都应尽可能与暴露组相似。同时,在资料收集完毕进行分析时,还应作一次均衡性检验,以考核两组资料的可比性。对照常采用内对照和外对照两类。

4. 样本量的估计

(1)样本量的决定因素:包括非暴露组中所研究疾病的发病率即一般人群中的疾病发病率(p_0)、暴露组与非暴露组的发病率之差($d=p_1-p_0$)、显著性水平即假设检验的第一类错误(α)、统计效能(power),为$1-\beta$。

(2)样本量的计算公式

$$N=\frac{(u_\alpha\sqrt{2\overline{P}\,\overline{Q}}+u_\beta\sqrt{P_1Q_1+P_0Q_0})^2}{(P_1-P_0)^2}$$ 公式(4-3-14)

其中 N 为暴露组或非暴露组的人数,u_α 和 u_β 分别为 α 和 β 时的 u 值,可从统计学书籍中查得,P_0 和 P_1 分别为非暴露组和暴露组的发病率,

$$Q_0=1-P_0, Q_1=1-P_1,$$
$$\overline{P}=(P_1+P_0)/2, \overline{Q}=1-\overline{P}$$

P_1 可以通过相对危险度计算,公式为:

$$P_1=\frac{RR\times P_0}{1+P_0\times(RR-1)}=\frac{RR\times P_0}{1-P_0+RR\times P_0}$$

公式(4-3-15)

公式 4-3-14 可以简化为:

$$N=\frac{2\overline{P}\,\overline{Q}(u_\alpha+u_\beta)^2}{(P_1-P_0)^2}$$ 公式(4-3-16)

由于队列研究通常要追踪观察较长时间,此期间研究对象的失访难以避免。因此,在估计样本量时,要预先估计失访率,防止在研究结束时因研究对象失访使样本量不足而影响结果分析。通常按最大失访率为 10% 进行估计,即将计算获得的样本量再加 10% 作为实际需要的样本量。

5. 资料的收集

(1)基础资料的收集:包括人口学资料、记录和档案、询问调查研究对象或知情人、医学检查或检验以收集客观资料、环境资料等各类资料。

(2)随访:暴露组和非暴露组的研究对象一律以同等的方法同时间进行随访,并坚持追踪到各成员的结局,即观察终点。随访的方法有直接

方法和间接方法,前者是采用函件调查、访问调查、定期检查等;后者是利用医院病历、死亡登记、疾病报告、劳保资料等,应该根据结局的性质选用其方法。判断结局的标准必须在随访开始前规定,应保持稳定,以便前后比较。随访时间的长短,根据不同疾病的潜隐期、疾病的自然史及已暴露时间来确定。应该由经过专业培训的调查员进行随访调查,并有严密的组织系统进行质量监督。

(三)资料的整理和分析

1. 资料的整理　随访收集的资料要进行核查、检错、验收、归档;将原始资料进行分组、归纳、编码,输入计算机,利用计算机软件进行逻辑检错;还可以设计出资料整理表格,手工计数填表。

2. 资料的分析

(1)累积发病率(cumulative incidence):当观察期间人群比较稳定,且能在较长一段时间内固定地维持观察,可以计算累积发病率(或死亡率)。计算公式为:

$$累积发病率=\frac{观察期间发患者数}{观察开始时队列人数}\times1\,000\,000万$$

公式(4-3-17)

(2)发病密度(incidence density):若暴露人口不稳定,人群产生了较大的变动,例如由于中途迁移他处、死于其他疾病、中途加入队列等,应将变动的人群转变为人时数代替人数来计算,此种发病率称发病密度。人时就是将人与时间因素结合起来作为率的分母单位,常用的单位是人年,如一个观察对象观察满两年或两个观察对象观察满一年均计为二人年。分子为观察期间发病或死亡人数。

1)暴露人年的计算:当队列研究观察时间较长,其间人口有动态变化,应采取一定方法计算"暴露人年数",才能计算发病率;否则,由于暴露组和非暴露组的研究对象进入观察的开始时间不同,或因死亡、迁出及其他原因不同时期退出队列,而造成观察时间的不一致,则各组成员的暴露时间的差异可使发病率出现误差。

2)小样本直接计算人年:若样本不大,可以先计算出各人随访人年数,再计算总人年数。

3)寿命表法计算暴露人年:当观察人数较多时,为简化上述以个人计算人年的复杂过程,可

以用寿命表的方法计算暴露人年。现介绍一种简单的寿命表方法。规定观察当年内进入队列的个人作为 1/2 人年计算,失访或出现结局的个人也作为 1/2 人年计算,其暴露人年的计算公式为:

$$Lx = Ix + (Nx - Dx - Wx)/2 \qquad 公式(4-3-18)$$

$$I_{x+1} = Ix + Nx - Dx - Wx \qquad 公式(4-3-19)$$

式中 Lx 为 x 时间内的暴露人年数,Ix 为 x 时间开始的人数,Nx 为 x 时间内进入队列的人数,Dx 为 x 时间内出现终点结局的人数,Wx 为 x 时间内的失访人数。

(3)率的差异显著性检验:当观察的样本量较大时,样本率的频数分布近似正态分布,可以应用正态分布的规律进行率的显著性检验,即采用 u 检验的方法。如果样本率比较低,应用二项分布或泊松分布的规律进行率的差异显著性检验。差异显著性检验也可以采用四格表资料的卡方检验。以上检验方法可以参阅有关统计学书籍。

(4)计算暴露与发病的关联强度:队列研究资料分析主要是计算各组发病率、发病密度或死亡率,其次对组间率的差异进行统计学检验,差异有统计学意义则进一步确定暴露因素与疾病的关联强度。队列研究资料整理归纳见表 4-3-5。

表 4-3-5 队列研究资料整理表

组别	病例	非病例	合计	发病率
暴露组	a	b	a+b=n₁	a/n₁
非暴露组	c	d	c+d=n₀	c/n₀
合计	a+c=m₁	b+d=m₀	a+b+c+d=T	

队列研究可以直接计算发病率,因而可以计算出暴露组和非暴露组之间率的比值和率的差值,进行关联强度的估计。

1)相对危险度(relative risk,RR):又称危险比(risk ratio)或率比(rate ratio)。RR 是暴露组发病率(或死亡率)与非暴露组发病率(或死亡率)的比值。从表 4-3-5 的资料得到:

暴露组的发病率 $Ie = a/n_1$

非暴露组的发病率 $I_0 = c/n_0$

相对危险度 $RR = Ie/I_0 = (a/n_1)/(c/n_0)$

$$公式(4-3-20)$$

相对危险度说明暴露组发病或死亡是非暴露组的倍数,其数值的意义为:RR > 1,说明暴露因素与疾病有"正"关联,暴露越多,发病越多,是致

病的危险因素。RR = 1,说明暴露因素与疾病无关联。RR < 1,说明暴露因素与疾病有"负"关联,暴露越多,疾病越少,具有保护意义。

表 4-3-6 显示 RR 的数值范围对暴露与疾病关联的意义。在病例对照研究中由于得不到发病率,故以 OR 值代替 RR 值估计暴露与疾病的关联强度。

表 4-3-6 相对危险度数值范围对暴露与疾病关联的意义

RR 值范围	关联意义
0~0.3	高度有益
0.4~0.5	中度有益
0.6~0.8	微弱有益
0.9~1.1	不产生影响
1.2~1.6	微弱有害
1.7~2.5	中度有害
≥2.6	高度有害

2)归因危险度(attributive risk,AR):又称特异危险度或率差(rate difference,RD)。AR 是暴露组发病率(或死亡率)与非暴露组发病率(或死亡率)的差值。

特异危险度

$$AR = Ie - I_0 = (a/n_1) - (c/n_0) \qquad 公式(4-3-21)$$

由于 $RR = Ie/I_0$,$Ie = RR \times I_0$

公式(4-3-21)简化为

$$AR = RR \times I_0 - I_0 = I_0(RR - 1) \qquad 公式(4-3-22)$$

归因危险度表示疾病危险完全特异地归因于暴露因素的程度。

相对危险度和特异危险度的意义:RR 和 AR 同为估计暴露与疾病关联强度的指标,彼此关系密切,但其公共卫生学意义不同,RR 说明个体在暴露情况下比非暴露情况下增加暴露因素所致疾病的危险程度的倍数,具有病因学意义;AR 则是对于人群来说,在暴露情况下比非暴露情况下增加暴露因素所致疾病的超额数量,消除暴露因素,就可以减少这一数量的疾病,具有疾病预防和公共卫生学意义。

3)人群归因危险度(population attributive risk,PAR):是全人群发病率或死亡率(I_t)与非暴露组发病率或死亡率(I_0)的差值。

$$PAR = I_t - I_0 \qquad 公式(4-3-23)$$

4)标准化死亡比(standardized mortality ratio,

SMR）：当以全人群资料作为对照时，研究对象数量较少且发病率较低时，无论观察期长短都不宜计算率，而应该以全人口死亡率作为标准，计算出该观察人群的理论死亡人数，即预期死亡人数，再统计观察人群中实际死亡人数，以实际死亡人数与预期死亡人数之比，作为标准化死亡比，以此衡量发病的强度。

（四）偏倚及其控制

队列研究属于观察性研究方法，与病例对照研究一样，也存在三大类偏倚，即选择偏倚、信息偏倚和混杂偏倚。

1. 选择偏倚　由于不正确地选择了研究对象组成暴露组和非暴露组，使从观察开始时，两组研究对象就存在除研究因素以外的其他因素分布的不均衡性，可引起选择偏倚。由于选择偏倚的作用，暴露与疾病的关联强度会被过高或过低估计。为尽量使暴露组和非暴露组除研究的暴露因素以外其他各种条件都保持均衡，应采用随机化原则选择研究对象。在设计阶段应明确研究对象的入组标准和排除标准，在选择研究对象时应缩小其特征范围，严格细致按规定的标准选择适宜对象。

2. 失访偏倚　队列研究中，由于观察时间较长，研究对象中有人不能坚持到底而退出队列，有人迁居，有人死亡，结果当最后观察终止时，能够分析结果的人数远少于进入观察时的人数，这种现象对研究结果的影响，称为失访偏倚。在研究中应该采取各种措施尽量提高应答率，加强随访调查，建立制度来尽量减少失访的人数，最好失访率小于 5%。如果出现了失访，要针对产生的原因采取补救措施。如果失访率超过 10%，研究结果的推论就应慎重。如有可能，应在无应答者或失访者中进行随机抽样调查以获得应答，并将抽样结果与应答者的结果相比较，若结论一致，则表明无应答或失访对结果影响不大；若差异明显，则出现选择偏倚的可能性很大。此外，也可在资料分析时加以处理。

3. 信息偏倚　队列研究随访时对疾病的诊断缺乏严格和客观的标准、缺乏特异性诊断指标、测量仪器精确性差或人为的测量偏倚等均可造成漏诊或误诊，而导致测量的系统误差。采用培训调查员，改进测量手段，选用精确性高的仪器，加强特异性诊断和采用客观的标准，同等地对待每个研究对象，严格按照规定的标准进行测量，加以控制信息偏倚。

4. 混杂偏倚　一个或多个既与疾病有制约关系、又与暴露因素密切相关的外部因素的影响可能掩盖或夸大所研究的暴露因素与该疾病的联系。一般性别、年龄等因素常为混杂因素。在设计阶段采用限制和配比的方法，在分析阶段采用标准化方法计算发病率及死亡率，按混杂因素（如性别、年龄）进行分层分析及多因素分析等方法控制混杂偏倚。

（五）队列研究的优缺点

1. 优点　较适用于常见病；在疾病发生前按是否暴露于某因素分组，由"因"至"果"观察，所以资料偏倚少，论证因果关系的能力强；可计算暴露组和非暴露组的发病率，能测量两组间的相对危险度和特异危险度，直接估计暴露因素与发病的关联强度，所得结果真实可靠；一次调查可观察多种结局；暴露因素的作用可分等级，便于计算"剂量-反应关系"。

2. 缺点　不适用于研究人群中发病率很低的疾病；观察时间长而难以避免失访，不易收集到完整可靠的资料；设计的科学性要求高，实施复杂，暴露人年计算工作量较为繁重；费用高，不能很快出成果；每次只能研究一个或一组暴露因素，有多种病因的疾病不适用此方法。

（刘肇瑞）

第四节　实验性研究

一、随机双盲对照试验

（一）概念

随机对照试验（randomized controlled trial, RCT）是按照正规随机方法，使每位研究对象（患者）有同等机会被分入试验组或对照组，试验组实施治疗措施（intervention），对照组给予对照措施或仅给予安慰剂（placebo），在相同条件下，应用客观效应指标，经一段时间随访观察后，比较两组的差别。或将研究对象按已知的对研究结果影响较大的因素分层，形成不同组，再用随机化方法将各不同组的对象分为试验组和对照组。分层后,可增强试验组和对照组在研究初始阶段的可比性,获得正确的结论。但分层不宜过多,否则不利于管理。而且在样本量不是很大时,每组中病例过少,会对实施随机化法和结果分析带来困难。

RCT 的精髓在于精心考虑研究对象的代表性和可比性,采用随机、对照、盲法(安慰剂)等原则,尽可能地避免和减少一些人为的、已知的或未知的各类偏倚的影响,从而使研究结果具有真实性和可比性,保证临床防治措施的应用价值。

(二)应用范围

随机对照试验主要用于临床治疗性或预防性研究,探讨和比较某一新药或新的治疗措施对疾病的治疗和预防效果,为正确的决策提供科学的依据。RCT 还可应用于疾病的群体预防和干预性研究,是前瞻性研究的一个特例,是群体研究方法中的一种科学性很强的试验性研究。如评价低钠盐对高血压患者的降压效果的试验研究,就可以采用随机对照的方法。在特定的条件下,RCT 也可以用于病因学因果关系的研究,而应用的前提是拟研究的可能致病因素,对人体尚无确切的危险性证据,但它又不能排除与疾病的发生有关。在此类内容的研究中,要时刻注意伦理学问题。

(三)资料的统计分析方法

同其他研究一样,在 RCT 设计中,也要根据试验的目的、指标和方法、试验的预期结果选择相应的统计学方法。首先在试验完成后,要按设计规定核对、整理资料,保证其准确和无遗漏。

无论是治疗性还是病因学的 RCT 研究,结果分析内容主要为两(多)组计数指标的比较、两(多)组计量指标的比较、相关性分析以及多因素分析等方面。在两(多)组治疗结果计数指标的比较分析中,主要的指标包括治愈率、有效率、不良反应发生率、病死率、病残率等等。对于组间的比较,可以采用卡方检验,求得卡方值及其显著性差异水平;如果是选用等级指标,如痊愈、有效、好转、无变化,可以选择 Ridit 分析;如果考虑多种因素对结果的影响,可以采用多因素分析的方法,如 Logistic 回归分析,这样可以得到研究因素(药物)的净效应,并弄清有关因素的影响大小和方向。此外,还可以计算有关联系强度指标,

如 RR、AR、AR% 等,同时计算各自的 95% 置信区间。近几年产生了反映临床价值的系列指标,在结果为定量指标的比较分析中,主要指标为算术均数、几何均数及中位数等。如果是两组间的比较,可以采用 t 检验;如果是多组间的比较,则可采用方差分析,在比较有无总体显著性差异的基础上,再做组间的两两比较。定量资料的分析要考虑资料的分布状态和方差的齐性,如果不满足 t 检验和方差分析的条件,应做秩和检验;在定量资料的分析中,当考虑某一治疗性措施与结果的关系时,可以做相关性分析,如不同药量、不同疗程、不同年龄等因素与疗效的关系。同样在结果为定量指标的比较分析中可以采用多因素分析的方法,如多元线性回归,获得研究因素及其他因素对结果的贡献。

RCT 均为前瞻性研究,但根据研究疾病的病种和研究指标及随访期的不同而不同。无论时间长与短,存在失访是必然的。不同的失访率对研究结果的影响不同,目前被广泛应用的估计失访影响大小的方法是意向性分析(intention to treat analysis,ITT)。

(四)优点与缺点

(1)优点是研究结果的真实性强:由于设计考虑严谨,故此结果作为证据级别高,是系统评价的主要来源;可以有效地控制偏倚;资料统计分析容易实施;结果的外推性强。目前许多药物或者疗法的大型多中心临床试验多为随机对照试验,代表性好,因此其结论既有良好的内部真实性又有良好的外部真实性。

(2)缺点是存在潜在的伦理学影响:实施难度大,随机双盲对照试验方案所需样本量大,耗费人力、物力较多,研究工作的周期也较长,组织工作也较复杂;样本代表性受限;选择对照的局限性,若各类对照,如安慰剂使用不当,会影响患者的治疗,甚至会违背伦理原则。

二、交叉对照试验

1. **概念**　交叉对照试验(cross-over control trial,COCT)设计方案是随机对照研究的特例。该设计方案分为两阶段,首先将全部研究对象随机分为甲、乙两组。在第一阶段甲组为试验组,乙组为对照组,分别采用试验和对照措施进行观

察。此阶段研究结束后经过一个休息时期（洗脱期），再进入第二阶段。此时将两组的治疗措施进行对换，即甲组作为对照组，乙组则为试验组。全部研究工作结束后再评价疗效。这样不但有组间对照，还有自身对照。

2. 应用范围和条件 交叉对照试验设计主要用于慢性疾病的治疗效果的观察，特别适合症状或体征在病程中反复出现且病程较长的疾病，如溃疡病、支气管哮喘、冠心病或抗高血压药物的筛选等。该方案除了可以用于药物治疗效果的研究外，也可用于药物预防的效果观察。

3. 资料的统计分析方法

（1）定量资料的分析：交叉对照试验所设置的结局指标多为定量资料，如血压、血脂、血糖、抗体变化水平等。这类资料的统计分析方法主要包括 t 检验、方差分析或秩和检验。但在应用时要考虑具体的检验内容，如可以利用差值的均值进行配对 t 检验以比较处理前后的组内差异。定量资料的分析有时还要检查有无阶段内的影响以及延期效应和其他处理与阶段间的相互影响。方差分析包括两种处理的交叉设计方差分析和交叉设计资料差数法方差分析，有关内容请参考有关书籍。

（2）定性资料的分析：可以根据研究的目的设立定性指标，如治愈、好转、死亡、存活等。因为每一位受试者都先后接受试验组和对照组的治疗措施，所以每一位受试者自身就是一个"对子"。故在统计处理时采用配对卡方检验即可完成。

4. 优点与缺点

（1）优点：由于交叉对照试验是 RCT 方案的一种特例，因此除了具有 RCT 的一般优缺点外，还可以消除了个体差异的影响，增加了两组间的可比性。交叉对照试验设计方案中每位研究对象都先后接受了两种治疗措施，从而可以确切地评定每一病例对不同治疗措施的反应，消除了个体差异的影响，降低了对比的变异度，这一点 RCT 方案是不具有的。同时，节省了研究样本。由于每个患者都先后两次接受了试验和对照措施，因此，与 RCT 方案比较节省了一半样本量。这一点对于稀少病例的疗效研究是十分有价值的。

（2）缺点：本设计方案在临床使用上有局限性。首先，由于该方案只能用于慢性复发性疾病

的治疗及预防性研究，加之必须保证研究对象进入第二阶段的病情应恢复到第一阶段治疗前的状态，一些疾病在临床实际中难以做到这一点。如经第一阶段干预治疗后，有些对象已治愈、好转或者死亡，从而无法进入第二阶段，使得研究无法继续。其次，洗脱期时间的确定较为困难：洗脱期时间过短，则难以避免治疗的重叠作用，过长则使患者长期得不到治疗，影响病情，有时甚至违反伦理原则。最后，整个研究的持续时间要长于 RCT：因为试验要求交叉，从而使观察时间延长，再者倘若第一阶段结束后，患者的症状不复发，如溃疡病或支气管哮喘，则第二阶段开始时间会后延，超过洗脱期所需的时间，拖延了研究周期。观察时间的延长有时会使患者失访、退出数量增加，依从性下降。

三、非随机对照试验

1. 概念 非随机对照试验（non-randomized controlled trial，NRCT）是指未按随机化原则将研究对象分组，而是由临床医师确定研究对象的分组或按不同地点加以分组，一组作为试验组，另一组作为对照组，经过一段时间观察后比较两组的疗效。如：在两个同级医院合作开展对一种疾病两种疗法疗效的比较，其中一所医院的患者为一组，采用新疗法；另一医院患者为一组，采用传统的疗法，然后比较两组的疗效。又如：以两种抗生素治疗同一种疾病的疗效评价，将周一、三、五的门诊患者用甲药治疗，以周二、四、六的门诊患者采用乙药治疗，然后比较两种药物的疗效差异。上述两种情况均是没有采用随机分组原则，因此属于 NRCT。NRCT 设计属于试验性研究类型，但由于缺乏随机的原则，因此属于类试验研究。NRCT 的设计模式与 RCT 比较，除了没有随机分组外，其他完全相同。

2. 应用条件 对于某些疾病的临床治疗性试验并不完全适宜作随机对照试验，如临床治疗手段的某种特殊性，或者患者对某种治疗措施的主观选择性，或者临床上对某种疾病具有两种或以上治疗手段而为患者备选等。对此，可考虑采用非随机对照试验。

3. 资料的统计分析方法 结果分析也与 RCT 研究相似，结果作相应的统计学显著性检验。

4. 优点和缺点　优点是临床医师和患者均容易接受，研究工作较容易进行。这主要是根据临床适应证或一些条件的限定而自然形成试验组和对照组；在一定程度上避免了伦理学的限制；与 RCT 相比较，NRCT 方案所需样本较少。缺点是两组基本的临床特点和主要预后因素可能分布不均衡，缺乏严格的可比性。可使两组的结果产生偏差。研究者为了获得阳性结果，可能将轻型患者，预后好的分在试验组，结果往往夸大了试验的疗效，人为导致了结果的差异，致使临床试验的结果出现偏差，导致错误结论。

四、历史性对照试验

1. 概念　历史性对照试验（historical controlled trial，HCT）在形式上属于前后对照试验的一种，前后对照试验以相同病例做前后对照比较，而历史性对照试验则以不同病例做前后对照比较，有相似之处，但更存有差别。

历史性对照试验是将现在患某病的患者作为试验组，对之采用新的干预措施。对照组不是在同时期确立的，而是将过去某一时期患同种病的病例作为对照组，这些患者患病时接受过传统疗法或某种干预措施，然后比较两组的结果以判断新的干预措施的疗效。这种方案是非随机、非同期的对照试验。尽管属于试验性研究，但仅为类试验。

2. 应用条件　在历史性对照研究中，所需病例没有严格的疾病类型的限制，而对照资料的来源主要包括历史上的文献资料记载以及不同时期患有与试验组相同疾病的患者。

3. 统计分析方法　尽管历史性对照试验属于前后对照的一种形式，但在结果分析与统计分析方法上与前后对照试验有所不同。前后对照试验主要是配对资料形式，而历史性对照试验主要是成组的比较，即主要比较两组不同时期病例的结果差异，计数资料作卡方检验，计量资料应用 t 检验，与同病例前后对照研究的统计分析方法完全不同。

4. 优点与缺点　优点是由于所有的研究对象均给予新的治疗措施，因此患者和临床医师均易接受，试验容易实施，同时避免了伦理学问题，提高了依从性；由于仅选择了一组试验对象，因此节省了研究经费和时间。缺点是该方案实施过程中存在较大的偏倚影响，试验组和对照组的不可比，今昔两组病例在疾病的特征和预后因素等方面可比性差，如疾病的诊断方法和标准、收治标准、辅助治疗等；此外，个体差异影响无法消除。

（黄悦勤　刘肇瑞）

参 考 文 献

[1] 黄悦勤. 主编临床流行病学. 第 4 版. 北京：人民卫生出版社，2014.

[2] 黄悦勤. 医学科研中随机误差控制和样本量确定. 中

国心理卫生杂志，2015，29（11）：874-880.

[3] 吴文源，张明园. 社会精神医学. 北京：人民卫生出版社，2011.

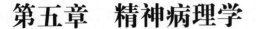

第五章 精神病理学

第一节 概　　述

精神症状是指精神活动包括感知觉、记忆、思维、情感、意志活动等的异常，这些异常可以通过人的外显行为如仪表动作、言谈举止、神态表情以及书写内容等表现出来。研究精神症状及其产生机制的学问称为精神障碍的症状学，又称精神病理学（psychopathology）。精神病理学是临床精神病学的基本内容之一，正确地检查和识别精神症状是正确诊断精神疾病的基本前提。

一、历史沿革

19世纪上半叶，精神疾病被理解为源于人与生活关系的疾病。19世纪后半叶起，随着自然科学的飞速发展，第一次"生物精神病学"认为，精神疾病是病理解剖学和生理学因素的结果，这就是所谓的生物精神病理学。当时，医师们开始应用临床病理学的方法，探索尸体解剖的发现与该患者生前所表现出来的症状的相关性。德国医学家格里辛格（Griesinger，1817—1868年）、德国神经病学家韦尼克（Wernicke，1848—1905年）、奥地利精神病学家克拉夫特-埃宾斯（Krafft-Ebings，1840—1902年）等人的思想，就集中体现了这种自然科学的精神病理学模式。韦尼克是生物精神病理学的主要代表，他试图证明特定的症状群能与大脑的特殊部位联系起来。然而，由于功能性精神疾病迟迟找不到生物学线索，生物精神病理学研究停顿了几乎半个世纪。19世纪末至20世纪初，由于现象学、精神分析等理论的兴起，生物精神病理学模式开始受到冲击，精神病理学进入到现象理解的整体心理学理论阶段。20世纪70年代，主流观点重新将神经科学的遗传学、神经解剖学和生物学视为精神症状产生的原因，并

取代了精神分析，这被称为"第二次生物精神病学"，意味着生物精神病理学的回归。

精神症状学的发展过程中，现象学派对精神病理学的发展做出过重要的贡献。德国精神病学家克雷丕林（Kraepelin，1856—1926年）以临床观察为基础，系统地描述了各种精神症状，第一次将早发性痴呆作为一个疾病单元来描述。描述性精神病理学最重要的代表人物是德国存在主义哲学家、神学家、精神病学家卡尔·雅斯贝尔斯（Karl Jaspers，1883—1969年），他认为对精神症状的描述才是精神病学研究的客观根据。1913年，他的代表作《普通精神病理学》出版，被视为描述性精神病理学的开端，迄今仍不失为对这一领域最全面的论述。他所倡导并坚持的描述性精神病理学方向和方法，促使世纪之交的精神病理学从克雷丕林的疾病分类学概念进入到描述性症状学概念，对整个现代精神病理学产生巨大影响，由此开创了现代欧洲以及世界许多国家临床精神病学的新纪元。雅斯贝尔斯最重要的功绩是他指出了精神障碍的诊断基础是临床精神症状，如格尔德（Michael Gelder）就认为，雅斯贝尔斯的描述性精神病理学是临床精神病学发展史上的一个里程碑。

二、研究方法

（一）描述性精神病理学

描述性精神病理学（descriptive psychopathology）是对异常精神状态进行客观描述，描述内容包括意识到的体验和观察到的行为。检查和识别精神症状，必须根据可观察到的行为表现，以及内心体验所表现出来的现象来判断，也称为现象精神病理学。全面而准确的症状描述应注意以下三个方面：

1. 症状描述应包括客观和主观两个方面。客观症状泛指我们运用感官可感知的患者一切外在

表现，如语言、表情、动作等。主观症状是指我们的感官无法直接把握的患者情感体验，以及其他任何心灵体验和现象。

2. 识别客观症状主要通过观察，检查主观症状则应当和患者进行交流。主观症状只有通过"体验"才能达到"理解"，这是临床精神病理学一直强调的深入患者内心去体验和理解他们的感觉和体验，换句话来说用"换位思考"的方法让自己当患者，自己"体验"这种病态的感受，这样的描述才自然真切。

3. 描述是将观察到的现象用文字记录下来的过程。描述的对象是精神症状，也就是患者的内心体验和观察到的行为。对症状进行描述时应遵循四项基本原则：①观察应细致入微，深入到患者的主观体验中去，尽可能准确并详细地将病态症状描述清晰，力戒模糊笼统和繁杂。在全面的基础上重点突出，不允许有重大遗漏。②在语言许可的范围内，用朴实易懂的日常语言文字，原原本本地记录所观察到的现象。不允许用专业术语，避免使用病因学术语。③描述要求实不要失真。既不渲染也不能有主观的判断和臆测，要排除对现象的任何个人价值判断，避免对现象背后的任何理论性假设和推测。④重视描述各症状之间的鉴别要点，以减少对疾病的误诊。经典描述性精神病理学对许多症状和综合征进行了精彩的描述，对许多相似而实不相同的精神病理现象做了细致的鉴别。

（二）实验精神病理学

实验精神病理学（experimental psychopathology）除了对精神症状进行描述之外，还要寻求对这些异常精神现象的解释。实验精神病理学通常提出假说解释观察到的变化，并进一步用实验来验证假说。首先尝试的是生物精神病理学和动力性精神病理学。

1. **生物精神病理学（biological psychopathology）** 精神症状的产生与生物学因素密切相关，是早期精神病学家的共同看法。主要的实验方法有：

（1）脑功能成像技术：克雷丕林曾试图将患者的精神症状与尸体解剖时的神经病理学发现联系起来。德国神经外科医生福斯特（Foerster，1873—1941年）在脑外伤患者的手术中发现，若

刺激大脑皮质视觉区（Brodmann 17区），患者可看到单纯的光点或光线（原始性幻觉）。20世纪70年代以来，相继诞生了无创伤性的测量活体人脑结构和功能技术，如用于脑结构静态特征测量的计算机断层成像（computed tomography，CT）和磁共振成像（magnetic resonance imaging，MRI），以及可以动态地检测活体脑生理活动的功能磁共振成像（functional magnetic resonance imaging，fMRI），对当代生物精神病理学的发展产生了深刻而巨大的影响。早发精神分裂症的默认网络连接障碍可能是导致内向性思维、妄想等精神症状的病理基础之一。

（2）脑内神经递质测定：目前研究发现妄想与超多巴胺状态相关。Szechtman等的强迫症动物模型是在大鼠皮下注射多巴胺D_2受体激动剂Quinpirole（喹吡罗），实验观察到大鼠产生了类似人类强迫症患者的强迫行为。新近兴起的透析电极技术能够连续检测自由活动大鼠脑内一些神经化学物质浓度的变化，开创了一个新的研究方向和领域。

（3）神经系统基因功能检测：由于绝大部分基因在脑发育过程中表达，故研究脑功能基因的意义特别重大。幻听的分子遗传学研究发现缩胆囊素A型受体基因与幻听发生有关，*FOXP2*基因表达异常与幻听频率及强度有关等，提示幻听症状具有一定的遗传倾向，不同基因亚型通过调控脑结构或功能而影响患者的精神病性症状。基因功能研究将成为连接遗传学和神经生物学的桥梁。

2. **动力性精神病理学（psycho-dynamic psychopathology）** 动力性精神病理学由西格蒙德•弗洛伊德（Sigmund Freud，1856—1939年）首创，以患者"潜意识"心理过程来解释异常精神现象的原因，认为精神疾病的临床症状往往具有某种特殊的意义。例如，经典精神分析推测精神分裂症患者意志活动减退和整日卧床，是回到胎儿在子宫内生活的表现；癔症的童样痴呆或模仿动物的行为是一种返祖还童的生物现象；抵消心理防御机制在临床上可表现为强迫行为；有一位患者，因为曾经一次不慎说错了话，以后他每说一句话，就倒抽一口气，表示已把刚才的话收回来了，不算数。尽管动力性精神病理学进行了不断完善

和发展,但许多精神症状并不能单纯理解为心理防御机制的表现。

三、研究内容

(一)精神症状的一般特点

了解精神症状的共同特点有助于判断精神活动的变化是否属于精神症状。虽然每一种精神症状均具有各自不同的表现,但往往具有以下共同点:①症状的出现不受患者主观意志的控制;②症状一旦出现,难以通过注意力转移等方法令其消失;③症状的内容与周围客观环境不相称;④症状会给患者带来不同程度的社会功能损害。如强迫症状严重影响工作效率,社交恐怖造成社交的主动性明显降低。

如果精神活动具备上述精神症状的一般特点,又具备如下基本要素,就可以确定其属于精神症状。

(二)精神症状的基本要素

1. 性质 指症状的具体内容和性质归类,如某患者症状的具体内容是凭空听到有陌生人和他说话的声音,此症状的性质是幻听(知觉障碍)。对于异常现象的客观描述是确定症状性质的最基本要求。

2. 频度和强度 指每天出现的次数,每次持续的时间,变化的影响因素,对患者其他精神活动、日常生活和工作的影响程度等。

3. 持续时间 包括症状开始和持续的时间,以及间断发作的间隔时间和发作时间。一般来说,妄想症状要持续至少 1 周才能确认。幻觉如果几乎时刻都出现,持续 1～2 天就可确认。

如果某种异常精神活动不具备以上基本要素,即使性质是异常的,也不能构成临床症状。如正常人也可能出现入睡前幻觉,但只是偶尔出现且每次只持续几秒或几十秒(频度低、持续时间短),对日常生活没有影响,那么该现象也不具有病理意义。

(三)分析精神症状的基本方法

1. 纵横比较 判断某一精神活动属于病态还是正常,一般应从以下三个方面进行分析:①纵向比较,即与其过去一贯表现进行比较,精神活动是否具有明显改变。②横向比较,即与大多数正常人的精神活动相比较,是否具有明显差别,

某种精神状态的持续时间是否超出了一般限度。通常处在同一文化环境的背景下,一个人的举止行为越是处于平均状态,就越被认为是正常。③背景分析,是否与现实环境相符,即应注意结合当事人的背景和当时的环境进行具体分析和判断。例如,成年人自言自语可能被视为异常的精神症状,但这种情况在独自玩耍的幼儿或者正在祷告的僧侣却并无不妥。

2. 多维度分析 精神症状是一类复杂的现象,为了全面地描述,可根据精神症状在不同方面的特征维度进行分析,例如,对抑郁症状根据心理 - 躯体维度可分为心理症状群和躯体症状群,也可根据核心 - 伴随维度分为核心症状群和伴随症状群等。

3. 现象谱方法 精神症状的定义和病理状态的描述往往是典型化的,但临床中接触到的患者并非都是典型表现,在正常和典型之间存在各式各样的过渡形式,这就构成现象谱或症状谱。例如,一般社交紧张、过分害羞、社交恐怖、回避性人格障碍就是一组由轻到重、由正常到典型症状的现象谱。

4. 综合分析 要善于分析各症状之间的关系。确定哪些症状是原发症状,与病因直接有关,具有诊断价值,哪些症状是继发症状,有可能与原发症状存在因果关系。此外,症状的特异性愈高,它的诊断价值便愈大。著名的"Schneider 一级症状"主要是关于内心体验的描述,对精神分裂症具有很大的诊断价值。

四、临床意义及不足

症状学在任何临床学科中都具有十分重要的地位,发现和分析症状是临床诊断的基本环节。但由于许多精神障碍病因不明,精神疾病的诊断缺乏诊断性生物学指标,主要依靠精神科医生运用症状学的理论和临床知识发现有关精神症状,然后进行综合分析和判断做出疾病诊断,故相对其他临床学科来讲,精神疾病症状学在精神科有更重要的地位。当今的 DSM 和 ICD 两大精神疾病诊断标准都是症状学标准。近 20 年来,精神障碍症状学的作用和影响又有了明显加强,精神药理学的发展要求对药物疗效进行临床评价,需要对临床症状做客观描述和观察。采用症状学描述

方法对精神症状进行分类,有利于促进精神药理学和流行病学等研究的发展。

精神疾病诊断基础是精神障碍症状学,但目前精神病理学过分简单化。一般认为,健康和疾病两者之间没有一条截然的分界线,正常和精神症状之间存在一系列过渡形式。但精神病理学把人的行为和内心体验分成正常和症状根本不同的两类,是"非黑即白"过于简单化归类。此外,精神症状的判断还无法依靠客观的仪器,也没有客观的定量标准,主要依靠临床观察这一有一定"主观"印记的方法,故对精神症状的识别就不可避免地容易出现分歧。

五、评述与展望

(一)研究热点和重点

精神症状现象学描述受个人经验、文化背景的影响,特别是不同地区、不同国别之间的差异尤为显著,作为诊断主要依据的症状学缺乏公认的、统一的名称解释和定义。为了消除在病史收集与精神检查过程中医师之间不同的操作方法所造成的分歧,英美国家与世界卫生组织的专家先后制定了一些定式检查方法,有利于提高症状及疾病诊断上的一致性。但目前精神症状都停留在原始描述阶段,症状量表往往也无法作为判断的有效依据。例如关系妄想的定义是:患者认为周围环境中所发生的与自己无关的事情均与自己有关。但多大程度界定为与自己无关的事情,多大程度界定为与自己有关的事情,现有的教科书也没有给予量的标准。

数理医学是近代医学发展的重要方向之一。精神病学的所谓正常和异常,实际上都是统计概念。例如,韦氏成人智商低于 70 者为智力低于正常,明尼苏达多相人格测验 T 分 > 70 属于人格异常,这些都是统计法应用于精神症状的经典例证。精神症状单独存在的情况在临床上极少见,多数症状都以特异或非特异的综合征的形式呈现。在精神病理学中,有些症状常常同时或相继出现,它们彼此之间存在着某种内在的联系,在疾病诊断中比单个症状更有价值,例如,单纯型精神分裂症常出现思维贫乏、情感淡漠和意志活动缺乏等阴性症状。数理医学统计分析可以确定症状,症状与症状之间的关系,以及症状对某一

类别精神障碍的诊断价值的大小。

(二)重要观点与动向

精神症状的病理生理机制研究虽然取得一定的进展,但距离了解其规律性变化还很远。在精神疾病病因学明确之前,症状学诊断是精神疾病诊断的基础,但精神疾病的诊断最终必须建立在病因学诊断基础之上。随着分子生物技术、脑科学和人类基因技术的持续发展,有研究发现精神分裂症和躁狂发作等功能性精神病存在基因和神经病理学异常,显示至少有部分器质性基础。21世纪是"脑"的世纪,探索并发现幻觉、妄想、思维障碍等精神症状的生物学机制成为未来重要研究方向。

在临床实践经常可以遇到,同一原因在不同的个体引起不同的精神症状,相同的精神症状可以由不同的原因引起,这种情况和躯体疾病是不同的。故即便将来精神症状的大脑神经生理、遗传基因等器质性病因明确后,这些生物学因素也不能单独成为精神症状的发生原因。精神症状的产生可能是由生物学因素、遗传因素、环境因素等多种原因相互作用的结果,研究精神症状机制是当前和今后相当长一段时期内的热门课题。未来的精神病理学,必须更加深入地把精神症状作为整体的人与外部世界交互的异常、致病基因与环境交互作用的呈现,在心与物交互的层面上加以探索,形成一种新的学科方向。

(刘铁榜　周云飞)

第二节　常见精神症状及其
检查、评估与鉴别

一、常见症状

每一个精神症状均有其特定的内涵,也具有共性的特点:症状不受患者意识的控制,也难以通过注意转移令其消失;症状的内容与周围客观环境不相称;症状会给患者带来痛苦和社会功能损害。精神活动异常复杂,个体差异很大。精神症状受多重因素影响:①个体因素,如性别、年龄、文化程度、躯体状况以及人格特征均可使某一症状表现有不典型之处;②环境因素,如个人的生活经历、目前的社会地位、文化背景等都可

能影响患者的症状表现。

在精神检查中，首先明确是否存在精神症状，存在哪些症状；其次，了解症状的强度，持续时间的长短，评定其严重程度；确定哪些症状是原发的，哪些症状是继发的，重视各症状之间的关联性；最后分析和探讨各种症状发生的可能原因或诱因。

精神障碍至今病因未明，缺乏有效的诊断性生物学指标。精神症状的准确判断分析是临床的诊断的重要依据。精神症状学是精神医学的重要基础，掌握精神症状在临床工作中具有非常重要的意义。

（一）感知觉障碍

感觉（sensation）是大脑对直接作用于感受器官的客观事物的个别属性的反映，知觉（perception）是客观事物的各种属性在大脑中经过加工、重组，并结合以往的经验，在脑中形成的整体的反映。在精神科临床实践中，常常将感觉和知觉统称为感知。感知综合障碍（psychosensory disturbance）包括感觉障碍和知觉障碍两个部分。

1. 感觉障碍（sensory disorder） 常见的感觉障碍多见于神经系统器质性疾病和癔症。

（1）感觉过敏（hyperesthesia）：由感觉阈值降低或强烈的情绪因素所致。临床表现为对体内外的轻微刺激产生强烈感觉。多见于神经衰弱、分离性或转换性障碍、感染后的虚弱状态等。

（2）感觉减退（hypoesthesia）：指感觉阈值增高，表现为对体内外的刺激感受性减轻。可见于抑郁症、精神分裂症。

（3）感觉缺失（anesthesia）：指对体内外刺激完全感受不到，可见于转换性障碍或神经系统器质性疾病。

（4）感觉倒错（paraesthesia）：指对外界刺激可产生与正常人不同性质的或相反的异常感受。可见于分离性或转换性障碍。

（5）内感性不适（senestopathia）：指体内出现各种异常难受的感受，且往往难以表达，不能明确指出体内不适的部位，如内脏牵拉、挤压、扭转、游走感等特殊的感受。这些不适感常引起患者不安，可继发疑病观念和被害妄想等精神病性症状。多见于分离转化障碍、抑郁状态、也可见于部分精神分裂症。

2. 知觉障碍

（1）错觉（illusion）：对外界刺激的歪曲知觉。正常人在一些特殊环境下如光线暗淡、环境嘈杂或急切期盼心情下可发生错觉，经验证后可以认识纠正，这属于生理性错觉。病理性错觉常在意识障碍时出现，带有恐怖色彩，多见于谵妄、使用精神活性物质的患者。也有的错觉产生源于主观想象，具有幻想的特征称为幻想性错觉。见于分离性障碍、精神分裂症。

（2）幻觉（hallucination）：是没有外界刺激作用于相应感官而出现的虚假知觉体验。幻觉不能随意产生或终止。幻觉常与妄想合并存在。幻觉一般提示精神病性障碍，特殊类型的幻觉是不同精神障碍的临床特征。幻觉也可见于感觉剥夺之后、外周性失明或耳聋者，偶尔见于影响视觉通路的神经疾病、癫痫和 Charles Bonnet 综合征。

幻觉可有不同分类，按幻觉涉及的器官类型可分为幻听、幻视、幻嗅、幻味、幻触及内脏幻觉、前庭幻觉、运动幻觉等。

1）幻听（auditory hallucination）：是没有外部声音刺激而产生的听觉体验，这在重性精神病中十分常见。幻听的内容是多种多样的，如噪声、音乐或言语。语声可以是清晰的或模糊的，可以是单词或语句。语声可直接向患者讲话，称为第二人称幻觉；向患者发出指令，称为命令性幻听；或多人相互谈话，以"他"或"她"的称谓谈论患者，称为第三人称幻觉，多人谈话的内容中如出现意见的分歧，似乎在争论，称为争论性幻听。患者听到说话声在评论他的为人或行为，称为评论性幻听。幻听可见于多种精神障碍，其中持续性争论性幻听和评论性幻听为精神分裂症的特征性症状。

2）幻视（visual hallucination）：指没有外部视觉刺激时出现视觉形象体验。在意识障碍时，幻视多为生动鲜明的形象，并常具有恐怖性质，多见于谵妄状态。在意识清晰时持续出现的幻视，多见于精神分裂症。视幻觉中图像较正常大的为物体显大性幻觉，较正常小的为物体显小性幻觉。这类幻觉多见于精神活性物质或其他毒物引起的中毒状态。

3）幻嗅（olfactory hallucination）：是指没有外部嗅觉刺激而产生的嗅觉体验，往往是一些难闻的、令人感到不愉快的气味，如腐臭味、烧焦味、血腥味、药液味等等，常与其他幻觉和妄想结合在一起出现。这类气味常跟随患者，无法摆脱，有时患者以手掩鼻，或棉花塞鼻，试图把气味隔开，可见于精神分裂症。单一的嗅幻觉需考虑颞叶癫痫或颞叶病变的症状。

4）幻味（gustatory hallucination）：是指没有外部味觉刺激但患者尝到饮食有某种特殊的怪味道，可能导致患者拒食。常继发于被害妄想，可见于精神分裂症。

5）幻触（tactile hallucination）：患者皮肤、黏膜表面或生殖器官感到有接触、针刺、虫爬、通电等异常感觉，但缺乏外部相应的触觉刺激物。多见精神分裂症、器质性精神障碍、可卡因滥用等。

6）内脏幻觉（visceral hallucination）：指患者感到某一固定的内脏器官有异常感觉，多能清楚地描述出来，如心在收缩、肺在扇动、肠子扭转了、虫子在胃里爬等。常与疑病妄想、虚无妄想合并出现。多见于精神分裂症、抑郁症。

7）前庭幻觉（vestibular hallucination）：指患者感觉到不能保持身体平衡，如坐在床上会感觉到要掉地，站着时感到站立不稳等。见于急性器质性状态，在震颤性谵妄中更多见，也可见于精神分裂症。

8）运动幻觉（motor hallucination）：指患者处于静止状态时感到身体在运动。如肌肉、肌腱、关节等运动。如患者没有活动的情况下，体验到自己的身体在运动或觉得自己的肢体在进行各种运动或操作，称为精神运动幻觉（psychomotor hallucination）。患者处于沉默不语状态而体验到自己的唇、舌、咽喉、口腔的发音器官在活动，此类幻觉称为言语运动幻觉（verbal motor hallucination）。见于精神分裂症。

按幻觉的完整程度可分为真性幻觉、假性幻觉。

1）真性幻觉（genuine hallucination）：患者的幻觉体验生动清晰，犹如真实知觉，鲜明生动，完整，是通过感受器官而获得的，并且不从属于自己，也不能随自己的意愿加以改变，患者深信不疑。

2）假性幻觉（pseudo-hallucination）：包括了两层含义，这两层含义不需同时满足。第一层含义是相对真性幻觉而言的，产生于患者的主观空间而非外在空间，如脑内、体内，幻觉不是通过感觉器官而获得。第二层含义指感受体验似乎源于外界，但显得不真实，不生动鲜明，也不完整。多见于精神分裂症。

此外还几种特殊类型的幻觉。

1）思维化声（audible thought）：又称思维鸣响，患者在思考时能听到脑内有语声说出他正在想的内容，声音的内容与思维内容完全一致，声音是属于他自己的。此症状为精神分裂症特殊性症状之一。

2）读心症（thought reading）：指患者在思考时听到脑内有别人的语声说出他所想的内容，觉得别人知道了自己的思想，进而继发内心被揭露感（thought broadcasting）。见于精神分裂症。

3）功能性幻觉（functional hallucination）：指客观刺激引起一种知觉体验时，出现同一感觉器官的另一种幻觉体验。其特点是与现实刺激伴随出现，共同存在，共同消失，但两者并不融合。例如，当患者听到流水声，同时感受到说话声。主要见于精神分裂症。

4）反射性幻觉（reflex hallucination）：指当某一感官受到现实刺激产生某种感觉体验时，另一感官即出现幻觉，特定是两种感官分属不同的知觉领域。例如，当听到（听觉）敲门的声音时，便看到（视觉）一个人站在自己床前。可见于精神分裂症。

5）心因性幻觉（psychogenic hallucination）：指处于强烈情绪状态的人随着生动的想象、回忆或期待所出现的幻觉，幻觉的内容常富有情感色彩和幻想性，或与患者所急切盼望的内容相一致。常见于心因性精神障碍，分离性障碍等。被另一个人诱发的幻觉称为感应性幻觉（induced hallucination），具有暗示、自我暗示或相互感应的特点，见于催眠状态或迷信活动中。

3. **感知综合障碍**　感知综合障碍（psychosensory disturbance）指患者对某客观事物整体能正确感知，但对该物体的某些个别属性如大小、形状、颜色、距离、空间位置等产生错误的感知，多见于癫痫、精神分裂症。与错觉的区别在于，错觉中被歪曲的是事物的整体及其基本属性。

（1）视物变形（metamorphopsia）：指患者见到外界事物或人体的大小、形状、体积等发生改变。看到物体的形象比实际增大或缩小分别称作视物显大（macropsia）和视物显小（micropsia）。

（2）空间感知综合障碍（spatial psychosensory disturbance）：患者不能准确估计外界事物与自己的距离，把远处的物体看得很近或把近处物体看得很远。如候车时汽车已经驶入站台，而患者依然感觉汽车离自己很遥远。

（3）时间感知综合障碍（temporal psychosensory disturbance）：指患者对时间的快慢出现不正确的感知体验。感到时间停滞不前或岁月飞逝，或感受到时间不是连续的，过去的时光凝缩了。

（4）周围环境变化的感知综合障碍：患者感到周围事物和环境，是不活动的，甚至是僵死似的，或者相反，感到周围一切都在急速地变化着。感觉到周围事物变得不鲜明，模糊不清，如隔了一层帷幔，毫无生气，周围人似没有生命的木偶等，这种现象称为非真实感（derealization），对此患者具有一定的自知力。见于抑郁症，神经症和精神分裂症。

（二）思维障碍

思维是人脑将感觉、知觉所获得的映像，经过分析、综合、比较、抽象和概括形成概念，在概念的基础上进行判断和推理的过程。因此，思维的形式包括概念、判断和推理。正确的思维必须遵循客观的思维法则：联想律和逻辑法则。

1. **思维联想律**　思维的材料是感觉、知觉和表象。以表象为例，过去感知过的事物在回忆时多数以表象形式出现，如看到"白"字，就会想到与此相关的一系列物品，这就是思维联想的规律。表象之间的相互关联过程就是联想。联想律就是表象按时间上的一致性、特点的相似性或相同点，或按对立而相互结合。当思维过程违反联想律时，则会出现思维联想障碍。

2. **思维逻辑**　正确的思维必须具有一定的逻辑性，必须符合基本逻辑规律。同一律是指在整个推理过程中概念必须前后一致，每一概念在前后必须保持同样的意义，不能出现概念转换；矛盾律是指在同一时间和地点，两种相反的概念不可能都是对的；充足理由律是指任何一种具有真实性的思维，都应当有根据。

正常人思维应具有一定的目的性、连贯性、逻辑性和实践性。这些特征一旦丧失或混乱必然出现相应的思维障碍。下面将思维障碍分为思维联想障碍、思维逻辑障碍、思维内容障碍、思维属性障碍，分别加以讨论。

1. **思维联想障碍**

（1）思维松弛（looseness of thought）：指联想内容松散，缺乏主题和联系，缺乏一定的逻辑关系，对问题的讲述不够中肯，也不很切题，使人感到交谈困难。常见于精神分裂症。

（2）思维破裂（splitting of thought）：在没有意识障碍、智力缺损、情绪激动和精神运动性兴奋的情况下，患者出现思维不连贯、内容缺乏逻辑性。表现为患者说的话或写的文字，单独就每一句而言，语法结构正确，意义可以理解，但句子与句子之间却缺乏内在联系，以致整个谈话内容使人无法理解。这种症状又称为马步思维。所谓"马步"是用象棋中马的行棋步法走"日"对角线，而不是走直线。严重时，言语支离破碎，甚至个别词句之间也缺乏联系，成了词的杂乱堆积，称语词杂拌（word salad）。常见于精神分裂症，是精神分裂症特征性的思维障碍。

（3）思维不连贯（incoherent of thought）：是在严重的意识障碍情况下产生的，患者的言语较思维破裂更加杂乱，语句片段毫无主题可言。与思维破裂在表面上十分相似，其产生的背景不同，此类症状多见于脑器质性精神病。

（4）思维奔逸（flight of ideas）：主要指思维活动量的增多和转变快速，表现为语速快，语量多，讲话滔滔不绝，思维进程快，方向不固定，易受环境影响。这是一种兴奋性的思维联想障碍。常常会随境转移。如果上下句之间有一两个字同音、押韵，称为音联（clang association）；如果意义相关或者字义相通，则称为意联（punning）。患者的思维速度过快，语言赶不上飞速的思维过程，形成一种言语压力，称为言语促迫（pressure of speech）。思维奔逸是躁狂发作的特征性症状之一。

（5）思维迟缓（retardation of thought）：联想速度减慢、数量减少或过程困难，表现语速缓慢，语量减少，语调降低，反应迟缓。患者自觉脑子变笨，反应慢，思考问题困难。这是一种抑制性的思维联想障碍。此类症状是抑郁发作的典型表现之一。

（6）思维贫乏（poverty of thought）：与思维迟缓在表现上很像，但其本质不同。联想数量减少，概念与词汇贫乏，谈话没有内涵，患者体验到脑子空洞无物。思维贫乏常与情感淡漠、意志活动减退相伴出现，构成精神分裂症的核心症状群。但也见于脑器质性精神障碍及精神发育迟滞。

（7）病理性赘述（circumstantiality）：其特征为思维过程中主题转换带有黏滞性，停留在某些枝节问题上而抓不住重点。思维进程迂回曲折，枝节联想过多，主题不突出。表现为患者在谈话过程中，除了谈到主要问题外，还穿插许多不重要或无关细节的描述、补充和不必要的解释。虽然患者最终还是谈到了主题，但重点不突出。多见于脑器质性精神病和智力低下者。

（8）内向性思维（autistic thinking）：患者经常处于沉思默想之中，思考的问题常常是一些十分抽象、缺乏现实意义、脱离实际或目前无法解决的问题。由于常常想入非非，对现实事物往往不去理睬。这类患者或低头徘徊，或嘻嘻而笑，自得其乐，不与他人分享或交流，所谓关起门来召开辩论会。多见于精神分裂症。

（9）持续言语（perseveration）：是与病理性赘述相似的一种思维联想障碍，表现为思维不仅是停滞，在某一概念上停滞不前，单调地重复某一概念，或对于某些不同的问题，总是用第一次回答的话来回答。如医生问："你今天来做什么？"患者答："看病"，以后医生又接着提出其他许多不同的问题，但患者依然持续地回答"看病"。见于癫痫性精神障碍或脑器质性精神障碍。

（10）重复言语（palilalia）：表现为患者常重复他所说的一句话的最末几个字或词。患者意识到这样是不必要的，但不能克服，也不因当时环境影响而产生变化。见于癫痫性精神障碍或脑器质性精神障碍。

（11）刻板言语（stereotype of speech）：是指患者机械而刻板地重复某一无意义的词或句子。

（12）模仿言语（echolalia）：是指患者模仿周围人的每一句话。如医生问："您叫什么名字？"，患者同样说："您叫什么名字？"。上述症状常与刻板动作、模仿动作同时存在。常见于精神分裂症紧张症。

2. 思维逻辑障碍

（1）概念混乱（disturbance of concept）：患者对概念进行歪曲的理解，使用的概念不能确切反映现实，或任意变换概念，或把两类毫无关联的概念混为一谈。表现为患者思维不以传统和习惯为基础，古今不分，中外不分，把不同时代的人物拉扯到一起。用具体概念替代抽象概念，不经患者解释，旁人无法理解，称象征性思维（symbolic thinking）。常见于精神分裂症。

（2）矛盾观念（ambivalent idea）：两种互相矛盾的概念同时在患者思维中出现，而并不感到其中哪一个是对的、哪一个是错的。例如，患者感到他所处的地方既是教堂，又是医院。见于精神分裂症。

（3）语词新作（neologism）：患者创造一些文字、图形或符号，并赋予特殊的意义。把几个无关的概念或几个不完全的词拼凑成新的词，以代表某种新的含义。较多见于精神分裂症。

（4）逻辑倒错性思维（paralogic thinking）：这是以思维联想过程中逻辑的明显障碍为主要特征，表现为患者推理缺乏根据或充足理由，或因果倒置，或缺乏前提，使人难于理解。多见于精神分裂症。

（5）隐喻性思维（metaphoric thinking）：患者以隐晦比喻的方式表达自己的思想，使人莫名其妙。例如：患者说"李医生是一条鱼。"听起来无法理解，但他的意思是说"李医生做人很圆滑，像一条鱼。"说出来了，也就不奇怪了。见于精神分裂症。

（6）诡辩性思维（sophistic thinking）：这是思维联想过程中表象和概念在逻辑论证上的联想障碍。表现为认识内容空泛，缺乏现实意义和确切的根据，常是一些想入非非的事情。患者无限制地运用一些空洞缺乏意义的词句，长篇阔论，侃侃而谈，并拒不接受别人的批评和意见。给人一种牵强附会，似是而非，进行诡辩的印象，但语句的文法结构是正确的。多见于精神分裂症。

3. 思维内容障碍　妄想（delusion）是思维内容障碍中最为常见，也是最为重要的症状，是一种病理性的歪曲信念，是病态推理和判断。妄想具有以下特征：①信念的内容与事实不符，没有客观现实基础，但患者坚信不疑；②妄想内容均涉及患者本人，总是与个人利益有关；③妄想具有个人独特性；④妄想内容因文化背景和个人经历而有所异常，但常有浓厚的时代色彩。

（1）妄想按其起源与其他心理活动的关系可分为原发性妄想（primary delusion）和继发性妄想（secondary delusion）。

1）原发性妄想：突然发生，内容不可理解，与既往经历、当前处境无关，也不是来源于其他异常心理活动的病态信念。Schneider 将这种原发性体验分为三类，包括妄想知觉、妄想心境、突发性妄想观念。妄想知觉（delusion perception）：患者毫无理由地给某种熟悉的知觉赋予新的含义。例如，患者听到敲门声，便突然感到有人要害他。此时，他听到的敲门声是正常知觉，而赋予这种知觉的妄想性体验则是异常的。此症状与释义性妄想很像，但后者是在关系妄想的基础上产生的，而妄想知觉则符合原发性妄想的概念。妄想心境：患者突然产生危险迫在眉睫的恐惧心情，但究竟是什么危机并不明确，只是预感到某种危及生命安全的事件即将发生，继之出现的妄想似乎是在解释这种心情。突发性妄想观念，又称自发性妄想（autochthonous delusion）是指妄想在患者内心突然完全形成。原发性妄想是对精神分裂症具有重要诊断价值的一类症状。

2）继发性妄想：起源于先前精神病理，如意识障碍、记忆障碍、痴呆、心境异常、幻觉、妄想或异常体验等背景上发展出来的妄想。若形成妄想的心理基础消失，妄想观念也随之消失。

（2）按妄想完整程度可分为完全妄想（full delusion）和部分妄想（partial delusion）。完全妄想：指充分发展、完全符合妄想定义的妄想，患者对妄想信念坚信不疑。部分妄想：指在妄想开始形成或处于缓解期，患者对妄想信念存在一定程度的怀疑，具有这种怀疑态度的妄想称为部分妄想。孤立的部分妄想的诊断意义不大。

（3）按妄想的结构程度可分为系统化妄想（systematized delusion）和非系统化妄想（non-systematized delusion）。系统化妄想：是指内容相互连贯的一组妄想。这类妄想的形成，常围绕某一病理信念逐步发展，把周围一些本来无关的事件联系上去，不断添增新的内容，使原有的妄想内容更为复杂，成为一个比较固定的、具有一定逻辑性的妄想系统，可见于精神分裂症和妄想性障碍。与之相反一些片段、零散、内容不连贯、不固定的妄想信念称为非系统化妄想，这类妄想产生较

快、变化较大，常缺乏逻辑性，或内容自相矛盾，很容易看出其信念的荒谬性。可见于意识障碍、脑器质性精神病或精神分裂症早期等。

（4）按妄想内容，妄想可划分为被害妄想、关系妄想、罪恶妄想、色情妄想等。

1）被害妄想（persecutory delusion）：是最常见的一种妄想。患者坚信他被迫害、被跟踪、被监视、被诽谤、被隔离等。它往往以怀疑开始，进而出现关系妄想，发展为被害妄想。被害妄想常与幻觉有关联，并可以与其他妄想同时存在。常见于精神分裂症及妄想性障碍。

2）关系妄想（delusion of reference）：患者将与自己本来无关的事物或人物都认为与自己有关。在关系妄想的基础上，患者看到某人对着他整理头发，是对他传递信息，示意他有危险。这种感觉周围人物的一举一动，甚至自然界变化都具有特殊的意义，而且与自己有关联，称为特殊意义妄想（delusion of special significance）。患者感到别人的言语和行为指向自己，尽管自己知道根据不足，但依然有这种体验或感受，称为牵连观念或援引观念（idea of reference）。牵连观念与关系妄想的区别在于患者对其感受并未形成固定的信念，未达到妄想程度。

3）夸大妄想（grandiose delusion）：患者坚信自己具有惊人的才能，有很高的职位，有很大的权力或大量财富等。常见于躁狂发作，精神分裂症或器质性精神病。

4）罪恶妄想（delusion of guilt）：患者毫无根据地坚信自己犯了严重错误，罪大恶极，以致连累家人，甚至使国家蒙受了重大损失，或者坚信自己应该对某次火灾、洪水或车祸负有责任，因而采取自首、拒食、自伤或自杀以谢罪。常见于抑郁发作、精神分裂症。

5）疑病妄想（hypochondriacal delusion）：患者毫无根据地坚信自己患了某种严重躯体疾病或不治之症，因而到处求医，通过一系列详细的检查和多次反复的医学验证都不能纠正。严重时患者认为"自己内脏腐烂了""脑子变空了""血液停滞了"，称为虚无妄想（delusion of negation）。多见于精神分裂症，抑郁发作、围绝经期及老年期精神障碍。

6）钟情妄想（delusion of love）：患者坚信自

己为某异性所爱慕或迷恋，并常用各种方式向对方示爱，即使受到对方拒绝，依然认为对方是在考验他，而继续纠缠不休。主要见于妄想性障碍、精神分裂症。

7）嫉妒妄想（jealous delusion）：患者坚信其配偶或情人有外遇，经常对他们进行跟踪、收集证据，或者逼问，要求他们承认有外遇，严重者频繁使用暴力威逼其配偶，以致屈打成招依然不满足，或使用暴力报复其妄想的情敌。见于精神分裂症、妄想性障碍、器质性精神障碍或酒精滥用。

8）物理影响妄想（delusion of physical influence）：患者认为自己的精神活动受外力的干扰、控制、支配、操纵，或认为有外力刺激自己的躯体，产生了种种不舒服的感觉，甚至认为自己的内脏活动，诸如消化、血压、睡眠等也都是受着外力的操纵或控制。患者对这种体验往往解释为是受某种仪器（如电波、离子波、脑电波等）的影响。见于精神分裂症。

9）被洞悉感（experience of being revealed）：又称内心被揭露感。患者认为其内心所想的事，未经语言文字表达就被别人知道了，但是通过什么方式被人知道的则不一定能描述清楚。可见于精神分裂症。

10）被窃妄想（delusion of being stolen）：患者认为自己的东西被人偷窃了。它可能与老年人的心理、生理特征，如对人的不信任，猜疑以及记忆减退有关。这类妄想多见于脑器质性精神障碍、老年期抑郁症等。

4. **思维属性障碍**（disorder of the possession of thought） 指患者感到头脑中的思维不受自己控制，或者体验到思维不属于自己，受外界控制。包括：

（1）思维插入（thought insertion）：患者认为自己大脑中的某些想法不属于自己，而是某种无形的力量强行插入他的头脑之中。如果患者不由自主地涌现出一些偶然的、缺乏意义的思想，这些思想不受他主观意愿控制而自发地进行，以致他感到陌生或意外，但无思维中途插入的体验，则称为强制性思维（forced thinking）。常见于精神分裂症。

（2）思维抽去／思维被窃（thought withdrawal）：患者认为自己的思维没有了，被外界"取走"了，

并常常有思维中断现象。患者体验到自己思想进程突然停顿，并认为"失去"的思想已被某种外力夺走，像思维插入一样，此症状常伴有释义妄想。常见于精神分裂症。

（3）思维扩散（diffusion of thought）：患者体验到自己没有说出来的思想被外界以某种方式向四面八方扩散，让众人知道了。如果体验到自己的思想被广播，则称为思维广播（thought broadcasting）。如果只是体验到自己的思想被人知道了，没有异己体验，则为内心被揭露感。

（4）思维云集（pressure of thought）：患者体验到突然有许多思想或观念一个接一个或同时不由自主地大量涌现，使患者应接不暇，但持续短暂，转瞬即逝。常见于精神分裂症。

（5）强迫思维（obsession）：指反复出现在意识中的一些思维、想法、冲动、表象，伴有主观的被迫感和痛苦感，患者明知不必要、不合理，经过努力依然无法摆脱和克服。常见的强迫思维有：强迫想法（obsessional thought）：患者重复、持续的出现一些想法，如怕接触细菌、病毒、怕染上某种疾病或把疾病传给别人，或反复出现某种自认淫邪或亵渎神灵的想法。强迫性穷思竭虑（obsessional ruminations）：明知不必要，患者却不停地思考，如为什么月亮会发光？先有蛋还是先有鸡？强迫怀疑（obsessive doubts）：患者对已做的事不停地怀疑或担忧，如门是否已关，电闸是否已切断。强迫冲动／强迫意向（obsessional impulse/will）：患者反复出现某种冲动的欲望，虽然从不实行具体行动，但使患者感到非常紧张、害怕。如攻击别人、采取危险行动或社会不容许的违法行为等。不管冲动欲望如何，患者都认识到这是不合理的，并且不想采取行动。这是与妄想鉴别的要点。强迫回忆（obsessional reminiscence）：患者对往事、经历反复回忆，明知没有实际意义，但无法摆脱，不断回忆，如不断回忆电视中的情境。强迫性对立思维（obsessional opposite thought）：患者无法摆脱与自己认识相对立的想法的纠缠，而感到非常痛苦，比如听见"和平""友好"，马上出现"战争""敌人"等相反的词语。

（三）自我体验障碍和自我察觉障碍

1. **自我体验障碍**

（1）体象障碍（disturbance of body image）：体

象(body image)是指个体对自己的身体独立于客观空间,有别于所有其他事物的一种体验,或个体对自身体形的认知。体象知觉来自身体各种感觉信号传入的整合,也涉及个体如何看待自己的外表与他人的关系。有许多人对体形的自我体验与其身体的客观状态很不一致,也与他人对他体形的看法迥然不同,称为体象障碍。

(2)原发性病理体验:这是一类以不依赖于知觉、记忆、以往经验、逻辑推理,突然出现的不随意体验为特征的认知异常。这类病理体验、感受或观念往往不可理解,具有原发性质。原发性病理体验还包括两种类型:①异己体验(alien experience):是指患者的思想、情感或躯体运动被患者体验为不受自己意志的控制,而是由某种无形的力量在发动或中止,包括:思维扩散、思维插入、思维抽取、思维云集和被动体验。患者感到自己的肢体活动、情感或内心冲动不是自己的本意,而是外界某种无形力量驱动的。这一组症状属于 Schneider 的精神分裂症一级症状(first rank symptom)。②神秘体验(mystical experience):指对日常生活中出现的平常事件产生神秘感。病态的神秘体验常见于精神分裂症。

(3)人格解体(depersonalization):患者丧失了对自己身体、情感和行为的现实体验,感到自己已非原来的自己,有陌生感、脱离感或不真实感,或自己已经不复存在。包括身躯解体和情感解体。见于焦虑症、惊恐障碍、抑郁发作、精神分裂症和颞叶癫痫,也可见于吸入兴奋剂和中毒性精神障碍。慢性人格解体在目前的诊断体系中也可构成独立的诊断。

2. 自我觉察障碍(self-awareness disturbance) 是一类自我体验的异常。"体验"与"觉察"意思接近。其差别是"体验"既包括对来自自身的各种感受,也包括对外界一切客观事物带给自身的感受。而"觉察"只强调对自身的感受。Jaspers 提出的自我察觉障碍四个方面。

(1)自我主动性障碍(disturbance of the self-autonomy)与异己体验概念相同,参照相关章节。

(2)自我统一性障碍(disturbance of the self-unity):患者失去了作为统一个体的正常体验,可表现为双重人格(dual personality),即个体在同一时间体验到两个不同的自我,此时患者表现出完全不同的身份和个性行为特征。若同时体验到两种以上的人格特征时称为多重人格。可见于分离性障碍、精神分裂症和癫痫性精神障碍。

(3)自我同一性障碍(disturbance of the ego-identity):患者失去了自我连续性的体验,认为现在的我,与以往的我并非同一个人,或者说一个新的"我"已经取代了旧的"我"。可见于分离性障碍、精神分裂症。

(4)自我界限性障碍(disturbance of the self-boundaries):患者模糊了"我"与"非我"的区别,把外界现象与自身活动混淆起来,感到自己成为外部世界的一部分。见于精神分裂症。

(四)注意障碍

注意(attention)是指个体的精神活动集中地指向于一定对象的心理过程。注意的指向性表现出人的心理活动具有选择性和保持性。注意的集中性使注意的对象鲜明和清晰。注意的过程与感知觉、记忆、思维和意识等活动密切相关。

常见的注意障碍有以下表现:

1. 注意增强(hyperprosexia) 在某些精神病态下主动注意的兴奋性增高,表现为过分关注某些事。注意增强可加强或促进精神症状的发展。多见于精神分裂症、躯体忧虑障碍等。

2. 注意减退(hypoprosexia) 指主动及被动注意兴奋性减弱和注意稳定性降低,表现为注意力难以唤起和维持。多见于抑郁发作、精神分裂症等。

3. 注意涣散(aprosexia) 被动注意兴奋性增强和注意稳定性降低,表现为注意力的不集中,容易受到外界的干扰而分心。多见于注意缺陷多动障碍、焦虑障碍、精神分裂症等。

4. 注意转移(transference of attention) 注意转换性增强和稳定性降低,表现为主动性注意不能持久,很容易受外界环境的影响而使注意对象不断转换。多见于躁狂发作。

5. 注意狭窄(narrowing of attention) 注意广度和范围缩小,表现为注意集中于某一事物时,不能再注意与之有关的其他事物。多见于意识障碍、智能障碍等。

(五)记忆障碍

记忆(memory)是在感知觉和思维基础上建立起来的精神活动,包括识记、保持、再认或回忆三个基本过程。识记是事物或经验在脑子里留下痕迹的过程，是反复感知的过程；保持是使这些痕迹免于消失的过程；再认是现实刺激与以往痕迹的联系过程；回忆是痕迹的重新活跃或复现。识记是记忆保存的前提，再认和回忆是某种客体在记忆中保存下来的结果和显现。对既往感知的事物不能回忆称遗忘。人们感知的事物不可能都能回忆起来，所以正常人也存在遗忘。越是新近识记的事物越是遗忘得快，遗忘的发展总是由近事记忆逐渐发展到远事记忆。临床上常见的记忆障碍如下：

1. 记忆增强（hypermnesia）　指病态的记忆增强，对病前不能够回忆且不重要的事都能回忆起来。主要见于躁狂发作和偏执状态的患者。

2. 记忆减退（hypomnesia）　指记忆的四个基本过程普遍减退，临床上较多见。轻者表现为回忆的减弱，记不住刚见过面的人、刚吃过的饭。严重时远记忆力也减退，如回忆不起个人经历等。可见于较严重的痴呆患者。神经衰弱患者记忆减退都较轻，只是记忆困难。也可见于正常老年人。

3. 遗忘（amnesia）　指部分或全部地不能回忆以往的经验。一段时间的全部经历的丧失称作完全性遗忘，仅仅是对部分经历或事件不能回忆称作部分性遗忘。界限性遗忘（circumscribed amnesia）：指对生活中某一特定阶段的经历完全遗忘，通常与这一阶段发生的不愉快事件有关。见于分离性障碍。

4. 错构（paramnesia）　指记忆的错误，对过去曾经历过的事件，在发生的地点、情节、特别是在时间上出现错误回忆，并坚信不疑。多见于老年性、动脉硬化性、脑外伤性痴呆和酒精中毒性精神障碍。

5. 虚构（confabulation）　指由于遗忘，患者以想象的、未曾亲身经历过的事件来填补自身经历的记忆缺损。由于虚构患者常有严重的记忆障碍，因而虚构的内容自己也不能再记住，所以其叙述的内容常常变化，且容易受暗示的影响。多见于各种原因引起的痴呆。当虚构与近事遗忘、时间定向障碍同时出现时称作科萨科夫综合征（Korsakov's syndrome），又称遗忘综合征。多见于慢性酒精中毒精神障碍、颅脑外伤后所致精神障碍及其他脑器质性精神障碍。

（六）智能障碍

智能（intelligence）是一个复杂的综合精神活动的功能，反映的是个体在认识活动方面的差异，是对既往获得的知识、经验的运用，用以解决新问题、形成新概念的能力。智能包括观察力、记忆力、注意力、思维能力、想象能力等。它涉及感知、记忆、注意和思维等一系列认知过程。

临床上常常通过一些简单的提问与操作，了解患者的理解能力、分析概括能力、判断力、一般常识的保持和计算能力、记忆力等，可对智能是否有损害进行定性判断，对损害程度做出粗略判断。另外，可通过智力测验方法得出智商（IQ），对智能进行定量评价。

智能障碍可分为精神发育迟滞及痴呆两大类型。

1. 精神发育迟滞（mental retardation）　是指先天、围生期或在生长发育成熟以前（18岁以前），大脑的发育由于各种致病因素，如遗传、感染、中毒、头部外伤、内分泌异常或缺氧等因素，使大脑发育不良或受阻，智能发育停留在一定的阶段。随着年龄增长其智能明显低于正常的同龄人。

2. 痴呆（dementia）　是一种后天获得的智能、记忆和人格的全面受损的综合征。其发生具有脑器质性病变基础，没有意识障碍。表现为创造性思维受损，抽象、理解、判断推理能力、记忆力、计算力下降，后天获得的知识丧失，工作和学习能力下降或丧失，甚至生活不能自理，并伴有精神行为症状。

（七）定向障碍

定向力（orientation）指一个人对时间、地点、人物以及自身状态的认识能力。前者称为对周围环境的定向力，后者称为自我定向力。时间定向包括对当时所处时间如白天或晚上、上午或下午的认识，以及年、季、月、日的认知。地点定向或空间定向是指对所处地点的认识，包括所处楼层、街道名称。人物定向是指辨认周围环境中人物的身份及其与患者的关系。自我定向包括对自己姓名、性别、年龄及职业等状况的认知。对环境或自身状况的认知能力丧失或认识错误即称为定向障碍（disorientation）。定向障碍多见于症状性精神病及脑器质性精神障碍伴有意识障碍时。定向力障碍是意识障碍的一个重要标志，但有定向力障碍不一定有意识障碍,如酒精性脑病患者可以出现定向力障碍,而没有意识障碍。

双重定向,即对周围环境的时间、地点、人物出现双重体验,其中一个体验是正确的,而另一个体验与妄想有关,是妄想性的判断或解释。如一患者将医院认为既是医院又是监狱,或认为这里表面上是医院而实际上是监狱等。

（八）情感障碍

情绪(emotion)和情感(affection)在精神医学中常作近义词,人们习惯于把与机体活动相联系的内心体验称为情绪,具有情景性、暂时性和明显的外部表现的特点。而把与社会活动相联系的内心体验称为情感,具有稳定性、持久性、深刻性的特点。心境(mood)是指一种较弱而持续的情绪状态,是一段时间内精神活动的基本背景。

在精神疾病中,情感障碍通常表现为三种形式,即情感性质的改变、情感波动性的改变和情感协调性的改变。

1. 情感性质的改变　可表现为躁狂、抑郁、焦虑和恐惧等。正常人在一定的处境下也可表现上述情感反应,因此只有当此种反应不能依其处境及心境来解释时方可作为精神症状。

（1）情感高涨(elation):指正性情感活动明显增强,表现为不同程度的病态喜悦,自我感觉良好,有与环境不相符的过分的愉快、欢乐。语音高昂,眉飞色舞,喜笑颜开,表情丰富。常见于躁狂发作。

（2）情感低落(depression):指负性情感活动明显增强,表现为忧愁、苦闷、唉声叹气、暗自落泪等,有时感到前途灰暗,没有希望,严重时可因悲观绝望而出现自杀企图及行为。多见于抑郁发作。

（3）欣快(euphoria):指在智力障碍基础上出现的与周围环境不协调的愉快体验。表现为患者自得其乐,似乎十分幸福,但表情比较单调刻板,往往会给人以呆傻、愚蠢的感觉。多见于痴呆。

（4）焦虑(anxiety):指在缺乏相应的客观刺激情况下出现的内心不安状态。表现为患者顾虑重重、紧张恐惧,坐立不安,严重时可表现为搓手顿足,惶惶不可终日,似有大祸临头的感觉,常伴有心悸、出汗、手抖、尿频等自主神经功能紊乱症状。多见于焦虑障碍。

（5）恐惧(phobia):指面临某种事物或处境时出现的紧张不安反应。恐惧可见于正常人。病态的恐惧是指与现实威胁不相符的恐惧反应,表现为过分害怕,提心吊胆,且常伴有明显的自主神经功能紊乱症状。恐惧往往伴有回避行为。多见于恐惧障碍。

2. 情感波动性的改变

（1）情感不稳(emotional instability):指情感活动的稳定性障碍,表现为患者的情感反应极易发生变化,从一个极端波动至另一极端,显得喜怒无常,变化莫测。多见于脑器质性损害所致的精神障碍。

（2）易激惹(irritability):指一般性的刺激引起较强烈、较短暂的情感反应常见于疲劳状态、人格障碍、神经症、躁狂发作等。

（3）情感淡漠(apathy):指对外界刺激缺乏相应的情感反应,即使对自身有密切利害关系的事情也如此。患者对周围发生的事物漠不关心,面部表情呆板,内心体验贫乏。可见于精神分裂症和痴呆。

（4）情感脆弱(emotional fragility):指轻微的外界刺激即引起患者明显的伤心体验,表现为极易伤感哭泣,泪流满面,无法克制,严重者对情绪反应完全失去控制能力。均多见于脑器质性精神障碍。

（5）情感暴发(affective outburst):指在精神刺激下突然出现短暂性的情感宣泄状态,表现为捶胸顿足,大声喊叫,号啕大哭,或兴高采烈、手舞足蹈,狂欢乱叫等。少数可有轻度意识障碍。见于分离性障碍。

（6）病理性激情(pathological affect):指一种突如其来、强烈而短暂的情感反应,常伴有意识障碍,表现为患者对情感与行为不能理解、不能自控,对行为的后果不能正确预计,发作过后遗忘。见于癫痫脑外伤后精神障碍,也可见于精神分裂症。

3. 情感协调性的改变

（1）情感倒错(parathymia):指情感表现与其内心体验或处境不相协调。如听到令人高兴的事时,反而表现伤感,或在描述他自己遭受迫害时,却表现为愉快的表情。多见于精神分裂症。

（2）情感矛盾（affective ambivalence）：指患者在同一时间对同一人或事物产生两种截然不同的情感反应，但患者并不感到这两种情感的矛盾和对立，没有痛苦和不安。常与矛盾观念、矛盾意向共同存在。多见于精神分裂症。

（3）情感幼稚（emotional infantility）：指成人的情感反应如同小孩，变得幼稚，缺乏理性控制，反应迅速而强烈，没有节制和掩饰。见于分离性障碍或痴呆患者。

（4）情感不适切（inappropriate affect）：指情感反应与外界刺激或思维活动不一致，表现为一件无关紧要的事情可能引起强烈的情绪反应。见于精神分裂症和脑器质性精神障碍。

（九）意志障碍

意志（will）是指人们自觉地确定目标，并克服困难用自己的行为去实现预定目标的心理过程。意志与认知活动、情感活动及行为紧密相连而又相互影响。认识过程是意志的基础，而人的情感活动则可能成为意志行为的动力或阻力。在意志过程中，受意志支配和控制的行为称为意志行为。常见的意志障碍有以下几种：

1. **意志增强（hyperbulia）** 指意志活动增多，表现为病态情感或妄想的支配下，患者持续地坚持某些行为，具有极大的顽固性。例如有被害妄想的患者反复报警或向有关部分求助，有夸大妄想的患者夜以继日地从事所谓的发明创造等。多见于精神分裂症、躁狂发作等。

2. **意志减退（hypobulia）** 指意志活动的减少，表现为患者动机不足，缺乏积极主动性及进取心，对周围一切事物无兴趣以致意志消沉，不愿活动，严重时日常生活都懒于料理，常与情感淡漠或情感低落有关。常见于抑郁发作或精神分裂症。

3. **意志缺乏（abulia）** 指意志活动缺乏，表现为对任何活动都缺乏动机、要求，生活处于被动状态，处处需要别人督促和管理，严重时本能的要求也没有，行为孤僻、退缩，且常伴有情感淡漠和思维贫乏。见于精神分裂症、智力发育障碍和痴呆。

4. **矛盾意向（ambitendency）** 指患者同时出现两种完全相反的、矛盾和对立的意向。但患者对此没有痛苦和不安。多见于精神分裂症。

（十）动作和行为障碍

动作（movement）指简单的随意和不随意运动。行为（behavior）是指一系列动作的有机组合，是为达到一定目的而进行的复杂的随意运动。精神疾病患者由于病态思维及情感的障碍，常可导致动作及行为的异常。

1. **精神运动性兴奋（psychomotor excitement）** 指患者的随意动作和言语显著增加。可以是全身性，也可以是局部性的。如果只有动作增加而无言语增加，则单称运动性兴奋（motor excitement）；如果只有言语增加而无动作增加，则称为言语性兴奋（verbal excitement）。精神运动性兴奋可分为以下两类：

（1）协调性兴奋（congruent excitement）：这是一类与患者思想、情感一致的全身性运动和言语普遍增加，患者的整个精神活动是协调一致的，是可以理解的。轻躁狂的言语动作增加是这类兴奋的典型表现，称为躁狂性兴奋（manic excitement）。

（2）不协调性兴奋（incongruent excitement）：与协调性兴奋相反，是一类与患者思想、情感不一致的动作和言语增加，患者的动作和言语杂乱而单调，缺乏目的和意义，令人难以理解，其整个精神活动是不协调的。有以下常见的几种类型：①青春性兴奋（hebephrenic excitement）：患者的兴奋常具有荒谬、做作的特点，如挤眉弄眼、上蹿下跳，言语则支离破碎。多见于精神分裂症。②紧张性兴奋（catatonic excitement）：多突然发生，动作单调而带冲动性，言语杂乱而不连贯，常伴有其他紧张症状、攻击和破坏性行为。多见于精神分裂症。③器质性兴奋（organic excitement）：患者言语和动作毫无目的和意义，表现为患者的行为具有冲动性、攻击性和刻板性。主要见于慢性脑器质性精神障碍和谵妄状态。

2. **精神运动性抑制（psychomotor inhibition）** 指患者的动作和言语普遍减少，可与整个精神活动的减少同时出现。常见于精神分裂症、抑郁症。

木僵状态（stupor）：是一种较深的全身性精神运动性抑制状态。患者经常保持一种固定的姿态，很少活动或完全不动。木僵状态可分为以下几类：

（1）紧张性木僵（catatonic stupor）：主要表现

为患者的全身骨骼肌不同程度的紧张，在相当长时间整个身体僵住不动，运动几乎完全消失，面部无表情，不说话，不回答问题，不主动进食，对体内、外刺激可无任何反应，口内积满唾液任其外溢，并可有大、小便潴留，以针刺其皮肤可无疼痛表情或防御动作，屈伸其颈部或肢体可引起抵抗，甚至无瞳孔扩大、缩小反应。严重时患者可呈现僵住（catalepsy）的状态，患者的肢体可任人随意摆布，如将四肢抬高并弯曲成不同的角度，即使摆在一个极不舒服的姿势，也可保持很久而不变动，这种现象称为蜡样屈曲（waxy flexibility）。有的患者可以将其头部持续悬空于枕头上方，称为空气枕头（air pillow）。常见于精神分裂症。

（2）抑郁性木僵（depressive stupor）：这类木僵是抑郁发作的最严重的表现形式，表现为患者缺乏任何自主行为和要求，反应极其迟钝，以致经常呆坐不动或卧床不起，缄默不语，在反复劝导或追问下，有时对外界刺激尚能做出相应的反应，如点头或摇头，或微动嘴唇，低声回答。在这种状态下，患者的表情、姿势和其内心体验都是相符合的。

（3）心因性木僵（psychogenic stupor）：这是一种在急速而强烈的精神创伤作用下所产生的反应状态，表现为患者的活动减少，呆滞、缄默、拒绝饮食，甚至呈现僵住状态。有时可见短暂轻度的意识障碍，事后对发病经历常有遗忘。当环境改变或外因消除后，逐渐恢复常态。

（4）器质性木僵（organic stupor）：指脑器质性损害导致的木僵状态，常见于脑炎后、脑肿瘤侵入第三脑室、癫痫、脑外伤或急性中毒等。一般可在神经系统或躯体及化验检查中发现相应的阳性所见。

3. 违拗（negativism） 指患者对别人提出的要求不仅没有相应的反应，甚至加以无意义的、不自主的抗拒。主要有两种表现：患者对要求他做的动作做出相反的反应称为主动性违拗（active negativism），患者对要求做出不反应称为被动性违拗（passive negativism）。

4. 被动服从（passive obedience） 与违拗症表现相反，指患者对任何要求和提示都无条件接受并立即执行，即使会产生痛苦，也照样去做。见于精神分裂症和处于催眠状态的人。

5. 刻板动作（stereotyped act） 指患者反复用肢体机械地重复做某种没有目标导向和无意义的动作。常与刻板言语同时出现。

6. 模仿动作（echopraxia） 指患者毫无目的，毫无意义地重复他人的动作。与模仿言语同性质。

7. 作态（mannerism） 指患者做些愚蠢而幼稚的动作和姿态，使人感到好像是故意装出来似的。见于精神分裂症。

（十一）意识障碍

意识（consciousness）是指患者对周围环境及自身的认识和反应能力。大脑皮质及网状上行激活系统的兴奋性是维持意识的解剖基础。当意识障碍时精神活动普遍抑制，表现为：①感知觉清晰度降低、迟钝、感觉阈值升高；②注意力难以集中，记忆减退，出现遗忘或部分遗忘；③思维变得迟钝、不连贯；④理解困难，判断能力降低；⑤情感反应迟钝、茫然；⑥动作行动迟钝，缺乏目的性和指向性；⑦出现定向障碍，对时间、地点、人物定向不能辨别。定向障碍为意识障碍的重要标志。

意识障碍可表现为意识清晰度的降低，意识范围的改变及意识内容的改变。

1. 意识清晰度减低 指网状上行激活系统兴奋性的下降。程度由浅到深划分为以下几种状态：

（1）嗜睡（drowsiness）：指意识清晰度水平降低较轻微的状态，表现为在安静环境下经常处于睡眠状态，但接受刺激后可以立即醒来，并能进行正常的交谈，刺激一旦消失患者又入睡。见于功能性及脑器质性疾病。

（2）意识混浊（confusion）：指意识清晰度轻度受损的状态，表现为患者反应迟钝、思维散漫，注意、记忆、理解都有困难，有周围环境定向障碍，能回答简单回答，但对复杂问题则茫然不知所措。此时吞咽、角膜、对光反射尚存在，也可出现原始动作如舔唇、伸舌、强握、吸吮和病理反射等。多见于躯体疾病所致精神障碍。

（3）昏睡（sopor）：指意识清晰度水平较前者更低的一种状态，表现为患者对环境意识及自我意识均丧失，言语消失，对一般刺激没有反应，只有强痛刺激才能引起防御性反射。此时角膜、睫毛等反射减弱，对光反射、吞咽反射仍存在，深反射亢进，病理反射阳性。可出现不自主运动及震颤。

（4）昏迷（coma）：指意识完全丧失的状态，以痛觉反应和随意运动消失为特征，表现为对任何刺激均不能引起反应，吞咽、防御、甚至对光反射均消失，可引出病理反射。多见于严重的脑部疾病及躯体疾病的垂危期。

2. 意识内容的改变　指在意识清晰度降低的背景上，出现了兴奋性或阳性精神病性症状，其解剖基础为网状上行激活系统兴奋性能有一定的保持，但上行传递的现实刺激的出现错误的反应或者大脑皮层病变导致对现实刺激产生错误的反应。

（1）谵妄（delirium）状态：指在意识清晰度降低的同时，出现大量的错觉、幻觉，以幻视多见，幻视及视错觉的内容多为生动而鲜明的形象性的情境。有的内容具有恐怖性，患者常产生紧张、恐惧情绪反应，出现不协调性精神运动性兴奋。思维不连贯，理解困难，有时出现片段妄想。患者的定向力全部或部分丧失，多数患者表现自我定向力保持而周围环境定向力丧失。谵妄状态往往夜间加重，昼轻夜重。持续数小时或数日，意识恢复后可有部分遗忘或全部遗忘。以躯体疾病所致精神障碍及中毒所致精神障碍较多见。

（2）梦样状态（oneiroid state）：指在意识清晰程度降低的同时伴有梦样体验。患者完全沉浸于幻觉幻想中，与外界失去联系，但外表好像清醒。对其幻觉内容过后并不完全遗忘。持续数日或数月，常见于感染性中毒性精神障碍和癫痫性精神障碍。

3. 意识范围的改变　指在局部的意识清晰度降低，其解剖基础为局部网状上行激活系统兴奋性下降。

（1）朦胧状态（twilight state）：指意识范围缩窄，同时伴有意识清晰度的降低。在狭窄的意识范围内，患者可以正确感知外界刺激，并做出正确反应。但对狭窄的意识范围以外的事情就不能正确认知，表现为联想困难，表情呆板或迷惘，也可表现为焦虑或欣快的情绪，有定向障碍，片段的幻觉、错觉、妄想以及相应的行为。常忽然发生，突然中止，反复发作，持续数分钟至数小时，事后遗忘或部分遗忘。多见于癫痫性精神障碍、

脑外伤、脑缺氧及癔症。

（2）走动性自动症（ambulatory automatism）：这是意识朦胧状态的一种特殊形式。它以不具有幻觉妄想为临床特点，患者在意识障碍中可执行某种无目的性的，且与当时处境不相适应的，甚至没有意义的动作。此种现象都是突然开始，持续短暂而又突然消失，清醒后丧失回忆。包括两种类型：

1）梦游症（somnambulism）：或称睡行症，患者多在入睡后1～2小时内起床，进行一些简单、无目的的行为，如在室内徘徊，甚至从事一些较简单的操作性活动，持续数分钟或数十分钟后又上床入睡，醒后完全遗忘。发作时患者并未觉醒，但眼睛睁开，眼神呆滞，面部表情呆板，对外界刺激毫无反应，很难唤醒。见于癫痫、分离转换性障碍及儿童睡眠障碍。

2）神游症（fugue）：多产生于白天或在晨起突然外出，漫无目的地游走，甚至长途漫游，对外界刺激缺乏相应的反应，随身携带的物品可以随意赠人或丢失也毫无察觉，可以有简单而无目的活动。持续数小时、数日甚至更长。常突然清醒，对病中经过大多不能回忆或有部分回忆。主要见于癫痫性精神障碍，也可见于分离性障碍和脑外伤患者。

（十二）自知力和现实检验能力

1. 自知力（insight）　是指患者对自己精神疾病认识和判断能力。自知力并不是简单的存在和缺乏，它包括几个方面，每一个方面程度又有所不同。患者知道自己有异乎常人的表现；患者知道自己哪些症状或病态行为与正常人不同；患者知道自己的精神症状和病态行为属于心理上或精神上的疾病；要求对自己的病进行治疗，且有很好的依从性。

在临床上一般以精神症状消失，并认识自己的精神症状是病态的，即为自知力恢复。神经症患者大多有自知力，能主动就医诉说病情。但精神病患者一般均有不同程度的自知力缺失，他们不认为自己有病，更不承认有精神病，因而拒绝治疗。尽管过去将自知力缺乏视为精神病区别于神经症的显著特征，但目前认为这种区别并不可靠。临床上将有无自知力及自知力恢复的程度作为判定病情轻重和疾病好转程度的重要指标。

2. 现实检验能力（ability of reality testing） 是指将内心的活动与外界现实区别开来的认知过程。现实检验能力作为临床概念主要是指把自身精神活动的内容与外界现实区别开来的认识能力。精神分裂症患者往往把自己的幻觉、妄想当作客观现实，是现实检验能力受损的典型表现。

二、精神症状的检查与量表评估

（一）精神检查

精神检查是精神科医师必须要具备的基本功，是精神障碍诊断的开始。精神检查不仅要获取必要的信息以便确立诊断，也要从完整的"人"角度了解患者，建立良好的医患关系。因此，进行精神检查的初期需要与患者或家庭成员建立起良好的治疗联盟，以便于收集整理并整合现在和过去时间段里患者的思维、情感和行为的信息资料。精神检查通过有效的言语沟通，收集精神病史和观察患者针对面谈医生和其他人的行为反应和情感反应，对患者的生理、心理和社会适应三个维度进行综合判断，提出临床诊断印象和鉴别诊断，并在后续的诊疗计划和检验中进行验证。

1. **精神检查的步骤** 精神检查首要任务是让患者放松下来，了解患者的一般情况，消除患者紧张情绪，尽可能营造一个安全可信赖的沟通环境，激发患者去表达和叙述。如果患者不能有效沟通或存在认知功能损害，需要向知情者了解病情。尽量采用开放性的交谈方式，运用心理学晤谈技巧深入沟通，掌控谈话内容，避免过多缠绕在细枝末节上。交谈临近结束时进行必要的总结和反馈。同时要做好风险评估，解答患者的困惑，告知进一步的治疗安排等。

2. **精神检查的内容**

（1）外表和行为：患者的外表和行为常常是精神障碍类型判断的重要线索之一。外表的观察包括患者的仪容、姿势、发型装束及衣着打扮等。个人卫生差、长发、外表污秽，提示精神分裂症、酒精或药物依赖及痴呆的可能；躁狂患者往往有过分招摇，染发、纹身等装扮。行为观察包括活动的量和性质。躁狂患者总是活动过多，不安分。患者与周围环境的接触情况也有助精神障碍的诊断。躁狂患者好管闲事，常常打破社会常规，给人际交往带来麻烦；而精神分裂症患者在社交行为上是退缩等。

（2）语言：语速、语量，言语的逻辑性以及言语的内容是语言关注的重点。言语的速度和量可以反映有无思维奔逸、思维迟缓、思维贫乏、思维中断等。言语的逻辑性可以反映出有无思维松弛、思维破裂、病理性象征性思维、逻辑倒错或词语新作、病理性赘述等。言语的内容可以反映是否存在幻想。

（3）感觉与情感：判断个体的感知觉体验，是否存在错觉或幻觉。错、幻觉的种类、内容、出现频率和时间，他们与其他精神症状的关系。情感活动可通过客观观察与主观询问两个方面来评估。客观表现可以根据患者的面部表情、姿态、动作、语音、语调、自主神经反应（如呼吸频率及心率等）来判定。主观的体验可以通过交谈，设法了解患者的内心世界。需要了解情感反应的强度、持续时间和性质；情感的诱发是否正常；情感是否易于变化；有无情感脆弱；情感反应是否与环境协调等。如果发现患者存在情绪低落或自杀的观念，需要进行紧急的干预并做好监护。

（4）认知功能：认知功能评估是一项复杂而又重要的内容，包括定向力、注意力、记忆力、执行功能、智能等多个方面。定向力包括自我定向，如姓名、年龄、以及对时间、地点、人物及周围环境的定向能力。注意力评定是否存在注意减退或注意涣散，有无注意力集中困难等。评估即刻记忆、近记忆和远期记忆，是否存在遗忘、错构、虚构等症状。同时也要注意患者计算力、理解力和综合分析能力及抽象概括能力。

（5）自知力：能正确认识自己的病态并愿意接受治疗称为"有自知力"；否认自己病态并拒绝接受治疗称为"无自知力"；介于两者之间称为有部分自知力或自知力不全。重性精神病患者一般有不同程度自知力缺失，通常会否认有病并拒绝治疗，随着精神症状的消失，患者自知力逐渐恢复，自知力完整是精神障碍病情痊愈的重要指标之一。神经症患者中多数有自知力并主动求治。

（6）风险评估：精神检查的过程一定要评估患者是否存在高风险因素，包括肇事肇祸风险、自伤自杀风险及冲动的观念和行为。

3. **特殊情况的精神检查**

（1）意识障碍患者：如果一个患者呈现出神

情恍惚、言语无条理、行为无目的、睡眠节律紊乱，高度提示该患者可能存在意识障碍。需要对其认知功能进行细致评估，重点关注注意力和定向力。如果存在意识障碍要评价意识障碍的严重程度，完善病史的采集及相关的检查，分析导致意识障碍的原因，以便采取紧急干预。

（2）不合作患者：对于不合作的患者，医生可以通过对以下几方面的观察进行诊断推论。一般外貌：观察患者的意识状态、仪表、接触情况、合作程度、饮食、睡眠及生活自理状况。言语：有无自言自语、缄默、模仿言语、持续言语等。面部表情：有无呆板、欣快、愉快、忧愁、焦虑、淡漠、频听、作态、恐惧的表情；对医务人员、病友的态度和反应。动作行为有无特殊动作或姿势，动作增多还是减少；有无刻板、模仿动作；动作有无目的性；有无违拗，被动服从；有无冲动伤人、自伤等行为。对有攻击行为的患者，应避免与患者发生正面冲突，必要时可以进行适当约束，确保沟通的安全。

（二）标准化的评定量表

精神科主要的诊断方法是精神检查，标准化的量表评定结果不能直接作为精神障碍的诊断依据，但是为诊断提供了重要的辅助依据，有助于某些精神障碍的鉴别，也可以作为疗效评定的客观工具。因此，通常标准化量表评定主要用于评估某种精神症状的严重程度，确定患者是否符合特定的精神症状亚型，评估治疗反应及监测治疗中的不良反应以及用于临床科研中的评定。常用的精神障碍诊断和症状评估工具包括精神疾病临床定式检查、精神症状评估量表、智力评定量表、认知功能评估量表等。

1. **精神疾病临床定式检查** 《精神疾病诊断与统计手册》第 4 版（DSM-Ⅳ）配套的临床定式检查（SCID）是精神科最常用的定式诊断工具。SCID 不仅是临床可用的定式检查工具，而且也是精神科临床科研使用最广泛的诊断工具。SCID 信度高但费时。目前衍生出 SCID 临床版本（SCID-CV）提供稍简洁的形式更适用于临床。同样为定式诊断检查的是简明国际神经精神面谈（MINI），包括反社会型人格障碍和自杀风险。相对更加紧凑和容易操作。

2. **精神症状评定量表** 阳性和阴性精神症状评定量表（positive and negative syndrome scale, PANSS）共 30 个条目，症状涵盖阳性症状、阴性症状及一般精神病理学症状。常用于评定精神分裂症和双相障碍的严重性，评分值越高，提示症状越严重。

汉密尔顿抑郁量表（Hamilton depression scale, HAMD）和汉密尔顿焦虑量表（Hamilton anxiety scale, HAMA）是临床上评定抑郁、焦虑症状严重性应用最为广泛的他评工具。HAMD 有多个版本，最常用一般是 17 项和 21 项版本。HAMA 全面评估焦虑症状。量表采用 5 级评分，评分越高，抑郁越重。

Yale-Brown 强迫量表是最常用于评定强迫症状的严重程度的量表，可以整体评定，也可以细分出强迫观念和强迫行为两个分量表。临床可以应用 Yale-Brown 强迫量表有效地针对强迫进行初评和随访观察。

临床疗效总评量表（CCI）可以用于疾病严重度（CGI-S）和治疗后改善程度（CGI-I）的评定。该量表常常用于精神障碍的严重程度和治疗疗效的评定。

3. **人格测验** 明尼苏达多相人格问卷（Minnesota multiphasic personality inventory, MMPI）共有 566 道题，包含 13 个分量表，包括疑病（Hs）、抑郁（D）、癔症（Hy）、病态人格（Pd）、男性 - 女性倾向（Mf）、妄想（P）、精神衰弱（Pt）、精神分裂症（Sc）、轻躁狂（Ma）、社会内向（Si）等。既可以了解测评者的个性特征，也可以对精神科诊断起到一定的提示作用。

4. **智力测验** 韦氏成人智力量表（Wechsler adult intelligence scale, WAIS）适用于 16 岁以上人群。包括 11 个分测验，分成言语量表和操作量表两部分。言语部分包括知识、领悟、算术、相似性、数字广度、词汇共 6 个分测验。操作部分包括数字符号、图面填充、木块图、图片排列、图形拼凑 5 个分测验。分数越高，智商越高。

三、症状分析与精神疾病的诊断思路

目前精神障碍的诊断缺乏生物学诊断指标，仍然是现象学诊断。因此，在采集到症状后需要遵循特定的原则和诊断思路对症状进行分析，以便做出相应的诊断。

（一）精神障碍诊断原则

1. **症状学诊断原则** 尽管在过去十多年中精神障碍的研究取得巨大的进展，但是大多数的精神障碍病因不明。目前 ICD-11、DSM-5 以及《中国精神障碍分类与诊断标准第三版》（CCMD-3）均采用症状学分类原则。症状学诊断是当前精神障碍诊断的主要遵循原则。症状学诊断有利于临床操作，提高诊断的一致性，避免了病因学诊断的争论。

2. **排他性诊断原则** 同一症状或症状群可见于不同的躯体疾病或精神障碍中，精神障碍的诊断是排他性诊断。因此，在做出精神障碍诊断前首先需要排除器质性疾病所致的精神障碍。例如抑郁状态既可以是抑郁症的表现，也可以是某些躯体或神经系统疾病的伴随症状如甲状腺功能低下和卒中后抑郁。在排除器质性精神障碍的同时，也要考虑不同精神障碍之间症状或症状群的重叠。如抑郁状态主要见于抑郁症，也可以出现于精神分裂症及其相关障碍中。因此，在各类的诊断体系中，都存在排除标准，不仅要排除器质性精神障碍，同时也要在精神障碍之间鉴别。

另外，需要注意的是，上述原则之外还有疾病之间共存即共病问题。有的患者可能存在精神障碍的共病，如抑郁症和焦虑障碍之间；也有的患者存在精神障碍与器质性疾病之间共存，如抑郁症共病甲状腺功能低下，双相情感障碍与物质依赖、边缘型人格障碍共病。共病不是罕见现象。准确客观的认识共病，有利于治疗方案的制订，同时也关系到患者的预后。

（二）精神障碍的诊断思路

精神障碍的诊断主要按照"症状 - 综合征 - 鉴别 - 诊断"（SSDD）的思维模式进行。精神障碍的诊断首先需要从杂乱的病史采集中提炼出患者存在症状（symptoms），其次根据症状进行综合征的构筑（syndrome），再考虑这些综合征可能见于哪些疾病或障碍，结合患者发病过程、疾病规律、病前性格社会功能等相关资料进行鉴别诊断分析（differentiated），最后做出相应的诊断（diagnoses）。这种诊断思维模式只是为精神障碍诊断提出参考性的范式，这一过程需要反复实践，不断总结，是实践、认识、再实践、再认识的不断提升的过程。

临床诊断确定以后，应继续观察和随访，通过实践检验诊断的正确性。

四、评述展望

大多数的精神障碍病因、病理机制尚未明了，精神障碍的诊断缺乏生物学诊断指标。对精神症状的定义、识别、分析是精神科医生最基本的要求，也是诊断精神障碍的关键步骤。但是目前由于精神症状的背后的生物学基础并不清楚，精神症状的诊断价值缺乏特异性，不同精神症状之间存在一些交叉。同一症状，分析的角度不同、侧重点差异，可能会定义出不同症状的概念。如何对每一个症状给出严格的定义以及症状的价值内涵是临床精神病理学亟需解决的难题之一。

精神症状的发生必然有其生物学基础，也与文化、性格、社会家庭环境等多种因素密切相关。对精神症状的理解与识别也要从多因素、多角度去进行，不能离开社会文化、离开患者的生活环境和个性、离开生物学基础去识别判断精神行为异常。因此，精神症状的识别判断是一个积极地、动态的分析过程，对精神症状的成因分析也需要多角度分析和认识。

现代科技发展日新月异，新的技术手段为深入认识精神症状背后的生物学机制提供了可能。引入新的科学技术手段必将为精神症状生物机制探索注入新的活力，是未来精神病理学研究的重要方向。

（刘铁榜 王永军）

第三节 临床综合征

一、急性脑病综合征

急性脑病综合征（acute brain syndrome）又被称为谵妄（delirium）、急性脑症状群、急性脑衰竭或急性精神错乱状态等，为一种非特异性脑器质性综合征，表现为急性的注意和全面认知障碍。现在被认为主要是一种认知障碍，而不仅仅是一种主要的觉醒障碍。该综合征往往在短时间内形成，并在一天内波动，存在昼轻夜重的节律特点。其临床表现为意识范围狭窄、时间地点人物定向错误，集中、维持和转移注意力的能力下降，伴有其他认知紊乱，如近期记忆力减退、恐怖性的幻觉、错觉、视空间障碍、思维不连贯等；其精神运动行为紊乱表现为活动过多或减少，也可出现失眠、睡眠周期颠倒、噩梦等睡眠 - 觉醒周期的紊乱；其情绪紊乱较多见的为恐惧、易激惹、焦虑、紧张、淡漠等；食欲下降和食欲不振通常是谵妄的征兆。神经递质紊乱，炎症，生理应激源，代谢紊乱，电解质紊乱和遗传因素等参与急性脑病综合征的病理生理机制。脑血管病、阿尔茨海默病、各种代谢性脑病、全身性感染、手术后、中毒、癌症晚期、多药联用等均可诱发急性脑病综合征，急性脑病综合征可增加老年科、重症监护室（ICU）、神经科和急诊科等住院患者的死亡率，也可能导致一些患者出现永久性认知能力下降和痴呆，总病程一般不超过 6 个月。

二、慢性脑病综合征

慢性脑病综合征（chronic brain syndrome）又称痴呆（dementia），是一种较为严重的、持续的认知障碍，可表现为过去已获得的认知能力的减退或丧失。临床上以认知功能缺损、社会功能减退和行为精神症状为主要表现，多起病缓慢，病程较长。痴呆主要发生于老年期，且发病率与年龄存在线性相关。在 60 岁以上的老年群体中，各类痴呆的总体的患病率为 4.2%。造成痴呆的病因有很多，流行病学研究提示：最常见原因为阿尔茨海默病性痴呆（AD），约占 50%；其次是血管性痴呆（VD），约占 20%；混合型痴呆（MD）约占 20%；其他原因所致痴呆占 10%，包括其他变性脑病、颅内感染、脑外伤、脑肿瘤、癫痫、中毒、内分泌性疾病、营养缺乏等。痴呆的主要临床表现可分为认知功能损害症状和非认知功能损害症状两大类。前者主要表现有记忆力减退、视空间障碍、言语和日常生活能力下降；后者也称为"痴呆的行为和精神症状"（BPSD），包括激越、抑郁、精神病性症状、冲动攻击行为、昼夜节律紊乱、人格改变等。目前针对痴呆的治疗包括药物治疗和心理治疗。

三、遗忘综合征

遗忘综合征（amnestic syndrome）是以近记忆

和远记忆受损为特征的精神障碍，表现为在意识正常状态下存在顺行性遗忘（不能或难以学习新事物或保留新记忆），有时也有逆行性遗忘（对在发生本障碍之前已发生的事或已知的事实不能回忆或回忆困难），常伴有定向障碍（常见为时间和 / 或空间定向障碍，如说不清"自己在哪"或"今天是星期几"）、虚构（患者将自认为正确的错误信息填补到记忆空缺中）、以及对记忆缺损缺乏自省力（患者否认自己有记忆问题，尽管有相反的证据存在）。遗忘综合征可伴有淡漠、缺乏始动性和倾向自我忽视的人格改变，而原有人格特征可能淡化。该综合征一般无即刻回忆损害、意识损害及广泛的认知损害。遗忘综合征最常见的原因是长期酗酒或严重营养不良导致大脑缺乏硫胺素（维生素 B_1）；也可由其他造成双侧颞中叶和间脑结构损害的病变或病理过程所致，如头部外伤、脑肿瘤、梗死、脑缺氧、一氧化碳中毒、单纯疱疹性脑炎、以及滥用其他精神活性物质如可卡因、鸦片类等。

四、科萨科夫综合征

科萨科夫综合征（Korsakoff syndrome）又称酒精性科萨科夫综合征（alcoholic Korsakoff syndrome，AKS），是酒依赖者 / 长期酗酒者出现的一种特殊遗忘综合征，表现为记忆障碍、虚构、定向障碍三大特征。主要为选择性认知功能障碍，包括近事遗忘、时间及空间定向障碍。患者甚至几乎完全丧失近事记忆，或对过去经历过的事件在时间、地点、情节上有回忆错误。由于记忆缺损，患者在被要求回忆时，会以想象的内容填补记忆空缺，称为虚构。此类患者常对生活中的经历片刻即忘，连虚构情节也不能在记忆中保持，在重述时多有变化，且易受暗示影响。患者还可能有幻觉、夜间谵妄等表现。

长期酗酒者由于大量缺乏硫胺素，可出现韦尼克脑病（Wernick encephalopathy），表现为眼球震颤、眼外展肌麻痹和明显意识障碍，伴有记忆障碍、定向障碍、震颤谵妄等。大量补充硫胺素可使眼球症状很快消失，但记忆障碍恢复较为困难。临床上，80% 的 Korsakoff 综合征由 Wernick 脑病转来，Wernick 脑病伴有 Korsakoff 综合征也称 Wernicke-Korsakoff 综合征。

五、甘瑟综合征

1989 年德国精神病学家 Ganser 首次报告甘瑟综合征（Ganser syndrome）（曾译为刚塞综合征）。主要表现为对患者提出的各种问题给予近似而不正确的回答。如问他："马有几条腿？"答称："5 条腿"。又问："2＋3＝?"答："4"。表明患者对问题完全能够正确理解，但对简单的问题却给予不正确的回答。行为也可出现类似错误，如把笔倒过来写字，把钥匙倒过来开门。但往往能正确应付某些复杂问题，如上网、下棋、打牌等，一般生活也能自理，给人一种故意做作的印象。患者起病前常有明显的精神创伤作为诱因，常处于朦胧状态，出现幻觉、情绪障碍或转换症状。通常在精神压力去除后可突然恢复，恢复后对发病经过不能回忆。常见于分离性障碍，也见于精神分裂症、器质性精神障碍和诈病。

六、紧张综合征

紧张综合征（catatonic syndrome）包括紧张性木僵和紧张性兴奋两种状态。紧张性木僵包括木僵、违拗、被动服从、刻板动作、模仿动作、刻板言语、模仿言语等。紧张性兴奋常表现为突然出现兴奋和冲动行为。患者一般意识清晰，紧张性木僵持续时间较长，紧张性兴奋状态持续时间较短。两者可交替出现，以紧张性木僵为核心症状。这一综合征是紧张型精神分裂症的核心症状。

七、精神自动症

精神自动症（psychic automatism syndrome）由康金斯基（Kandinsky）和克拉伦波（Clerambault）提出，故又称为康金斯基 - 克拉伦波综合征。指在意识清晰的情况下，出现假性幻觉、异己体验和各种妄想共同组成的一组复杂的临床综合征。假性幻觉包括幻听、幻视和思维化声。异己体验包括思维被夺、思维插入、强制性思维、被洞悉感、被控制感等。妄想包括被害妄想、影响妄想，也可以出现夸大妄想。这些症状交织在一起，相互联系、相互影响。以患者体验到强烈的不自主感、被动感和异己感为特点。主要见于精神分裂症偏执型。

八、阴性综合征和阳性综合征

阳性综合征（positive syndrome）和阴性综合征（negative syndrome）的描述最初源于神经病学家 H. Jackson 的观点，他认为局部脑区损害导致该区功能丧失或减退，表现为阴性症状；相反，某脑区的脱抑制，或者功能代偿或神经细胞受刺激而出现的症状为阳性症状。阴性症状有时也叫缺损性症状，阳性症状有时也叫代偿性症状。例如一侧内囊受损表现出的对侧肢体偏瘫、慢性酒精性脑损伤出现的近记忆力受损等都属于阴性症状，而肿瘤组织刺激神经组织导致异常放电继发癫痫发作等则属于阳性症状。T.J.Crow（1980）、N.C. Andreasen（1982）等借用这一概念，将精神分裂症分为 I 型和 II 型，前者以阳性症状为主，预后相对较好；后者以阴性症状为主者，预后较差。精神科临床上，阴性综合征通常是指正常心理功能的原发性缺损而出现的临床综合征，主要表现为思维贫乏、情感淡漠、意志缺乏、动作迟缓和社会性退缩。阳性综合征通常是指心理功能脱抑制或者歪曲而出现的临床综合征，主要表现为幻觉、妄想、言语紊乱、情感倒错、行为紊乱、异己体验、自我觉察障碍及紧张症状等。

九、科塔尔综合征

科塔尔综合征（Cotard syndrome）1880 年由 Cotard 首次加以描述而命名（曾译为柯他综合征），以虚无妄想或否定妄想为核心症状。患者否认自身及周围环境中人和物的存在。严重程度不一，轻度可能症状不明显，严重时认为自身内部器官和外部世界都发生了变化，甚至不复存在。患者认为自己的内脏已经腐烂，躯体只剩下空壳；或认为自己什么都没有了，家庭已经毁灭，甚至整个世界都已不复存在。有的认为自己罪孽深沉，不该活在世上或应受处罚，出现自杀行为。可伴有感觉迟钝、体感异常、疑病妄想、人格解体。本综合征多见于老年抑郁障碍，也可见于多种精神疾病如精神分裂症、意识模糊状态、脑炎、癫痫、阿尔茨海默病等。这一综合征预后一般是较好的，可以自然地恢复。如果伴发抑郁状态，病程可变得持久。

十、错认综合征

错认综合征一组以妄想性身份识别障碍为特征的精神病理现象，主要包括替身综合征（capgras syndrome）和 Fregoli 妄想综合征。严格说来，它并不是综合征而是单一的症状，是一种妄想。替身综合征是 1923 年由 Capgras 等首先描叙，当时命名为替身错觉（illusion doubles）。该类患者认为自己的亲人被一个具有同样外貌特征的人取代了。Fregoli 妄想综合征是由 Courbon 和 Fail 于 1927 年首次报道，这类患者认为身边许许多多的人其实都是同一个人的伪装，虽然两者之间的外貌并不相像，但确实就是同一个人，周围的一些人可能就是某一迫害者的化身，随时改变相貌，企图达到迫害他的目的。两者之间最主要的差别是 Fregoli 妄想综合征是外貌不同，实质相同，而替身综合征则是外表相同，实质不同，两者都属于错认综合征。该综合征常见于精神分裂症和妄想性障碍。

十一、戒断综合征

戒断综合征（withdrawal syndrome）也称为停药综合征（discontinuation syndrome），是指反复、长期和 / 或高剂量使用某种（些）物质后，停止使用或减少使用剂量、或使用拮抗剂占据相关受体后表现出特征性的、令人痛苦的心理和生理症状群。其机制是长期用药后突然停止或减少使用所引起的适应性反跳（rebound）。不同物质的戒断综合征有所不同，所表现的症状和体征一般与所用物质的药理作用相反。

戒断综合征的发生和严重程度与所使用物质的种类、剂量及持续使用时间有关；通常在停止使用物质后数天内最为严重，再次使用该物质或同类（或作用相近）物质可迅速缓解。

戒断症状可无并发症，也可伴有抽搐、谵妄等，如酒精的戒断症状。除躯体症状外，心理障碍（如焦虑、抑郁、睡眠障碍）也是常见的戒断状态。不同精神活性物质的戒断综合征特征通常不同，致幻剂、吸入剂没有戒断综合征。（表 5-3-1）

十二、克莱恩 - 莱文综合征

克莱恩 - 莱文综合征（Kleine-Levin syndrome，KLS）又称为周期性过度睡眠、反复发作性过度睡眠、睡眠贪食综合征。Kleine 和 Levin 先后描述了此病的临床表现，1942 年 Critchley 等首次应用 Kleine-Levin 综合征命名。KLS 是一种临床上较为少见的睡眠障碍，以周期性过度睡眠为特征的疾病，伴有病理性贪食以及认知、行为的异常。其发病机尚未明确，目前考虑可能与下丘脑 - 垂体轴功能紊乱、原发性皮质功能调节紊乱、额叶 -

表 5-3-1　精神活性物质的特征性戒断症状

精神活性物质	戒断症状
酒精	停止或减量使用后几小时或几天内，出现至少 2 项下列症状：①自主神经亢进（如出汗或心率 >100 次 /min）；②手的震颤加重；③失眠；④恶心或呕吐；⑤精神运动性激越；⑥焦虑；⑦强直阵挛发作；⑧一过性视、触或听幻觉或错觉
镇静剂、催眠剂或抗焦虑剂	停止或减量使用后数小时或数天内，出现至少 2 项下列症状：①自主神经系功能亢进（如出汗或脉搏超过 100 次 /min）；②手的震颤增加；③失眠；④恶心或呕吐；⑤一过性视、触或听幻觉或错觉；⑥精神运动性激越；⑦焦虑；⑧强直阵挛发作
兴奋剂或可卡因	停止或减量使用后数小时或数天内，出现心境不良和至少两项下列症状：①疲乏；②清晰的、不愉快的梦；③失眠或睡眠过多；④食欲增加；⑤精神运动性迟滞或激越
阿片类	出现在大量和持久使用的阿片类物质停止或减量使用后数分钟至数天内或给予阿片拮抗剂后，表现出下列至少 3 项：①不良心境；②恶心或呕吐；③肌痛；④流泪或流涕；⑤瞳孔扩大、竖毛或出汗；⑥腹泻；⑦哈欠；⑧发热；⑨失眠
大麻	长期持久使用大麻，出现在停止或减量使用后大约 1 周内，表现出下列至少 3 项：①易激惹、愤怒或攻击；②焦虑或神经质；③睡眠障碍；④食欲下降、体重减轻；⑤焦虑、不安；⑥心境不良；⑦以下躯体症状中至少 1 项造成显著的不适感：腹痛、震颤、出汗、发热、寒战、头痛
尼古丁	停止或减量使用后 24 小时内，表现出下列至少 4 项：①易激惹、挫败感、愤怒；②焦虑；③注意力难以集中；④食欲增加；⑤不安；⑥心境不良；⑦失眠

丘脑环路功能障碍及边缘系统功能障碍有关。病因可考虑①感染：约50% KLS患者第一次发病前都有轻微的病毒感染史，如上呼吸道感染、病毒性脑炎；②丘脑、下丘脑和垂体占位：如肿瘤、出血、梗死；③精神因素不良刺激；④内分泌代谢因素；⑤自身免疫因素；⑥其他病因：如脱水、饮酒、劳累等。KLS主要发生在青少年，男性居多，其临床表现为白天过度嗜睡，可能伴有饮食过度，行为过激和性欲亢进。每次发作持续数日或数周，无症状间隔期可为数月或数周。此病临床尚无客观的检查手段确诊，颅脑影像学检查多无异常发现，结合脑电图、多导睡眠图和睡眠潜伏试验有助于KLS的诊断。治疗方面主要为对症治疗，包括改善发病期的过度睡眠和预防症状的复发。通常采用可以提高大脑皮质的兴奋性，改善丘脑下部和高位脑干网状结构的觉醒状态的中枢神经兴奋剂来减轻患者的嗜睡，如苯丙胺、甲氯芬酯、哌甲酯等药物，部分患者在KLS发作后可出现抑郁、欣快症状，可应用心境稳定剂来治疗。多数KLS预后较好，可随年龄增长自愈，但仍有20%～30%的患者经过4～5年左右才自发缓解。

十三、闭锁综合征

Dorolle于1875年曾报告1例闭锁综合征（locked-in syndrome），当时认为是基底动脉闭塞所致。1966年Piam和Posner将其命名为"闭锁综合征"并沿用至今。1972年Plum还称之为"去输出状态"。此外，曾有"假性昏迷""闭锁状态""持久性植物状态"等称呼。闭锁综合征是由于脑桥基底部病变，致使双侧皮质脊髓束受损，外展神经核以下的传出运动神经元功能丧失，但动眼神经及滑车神经功能保留。临床上，表现为意识清晰，但言语不能、四肢运动不能，除能睁闭眼及眼球能垂直运动外，其他自主运动均丧失。多于活动中发病，诊断时要注意与昏迷、无动性缄默及去皮质综合征等病鉴别，其病理基础不同，临床表现也不一样，一般不难鉴别。本病主要是治疗原发病，但易出现并发症，肺炎多见。预后差，存活时间短，由于四肢瘫痪、吞咽不能、咳嗽及排痰功能差，多因肺炎而死亡。多数患者于病后数小时至几天内死亡，亦有报道存活5年以上者。有研究提示，重视心理治疗可延长存活时间，积极

的心理治疗和心理护理对患者具有重要的意义。

十四、缄默症

缄默症（mutism）患者表现为总是保持沉默不语，反复问话不答，但有时可用笔书写或用面部表情、手势等方式表达内心想法。这种现象不是由于脑器质性疾病损害语言中枢引起的失语表现，也没有声带、舌等发音器官的疾病。与癔症性失语也不同，后者虽不说话，但有强烈的发声要求，积极用手势与书写来表达。而缄默者并无主动发声的渴求。缄默症是精神运动性抑制的表现之一，见于精神分裂症。

十五、孟乔森综合征

孟乔森综合征（Munchhausen syndrome）又称医院成瘾综合征，于1951年由英国的内科医生Richard Asher首先命名，是指患者自我诱导、夸大或制造疾病症状，严重时甚至不惜自我伤害，以扮演"患者"角色，从而获得医务人员的关注、治疗、同情和安慰。具有三个特点：故意制造或假装躯体或心理症状；行为的动机是扮演患者的角色；患者行为表现不能用其他原因来解释。患者可能存在有童年创伤史或人格障碍。

代理型孟乔森综合征（Munchausen syndrome by proxy）是英国的儿科医生Roy Meadow于1977年首先描述。是指患者虚构或诱导他人患病，严重时患者会向所照顾对象的饮用水、食物中投放有毒药物以制造疾病，通常的对象是儿童，例如父母对自己的孩子投毒以制造疾病或其他需要照顾的患者及年老者。具有以下四个特征：由患者为受照顾的对象诱导或制造的疾病，患者积极带受照顾对象求治，患者拒绝提供与疾病有关的确切因素，当患者与受照顾对象分离时受照顾对象的病情明显好转或症状消失。

十六、日落综合征

日落综合征（sundown syndrome）又称黄昏综合征或日落现象，用来描述老年痴呆患者在一天中的黄昏时分出现的一系列情绪和认知功能的改变，临床表现为情绪障碍、焦虑、兴奋和地点定向力障碍等。发病时他们甚至记不清自己是谁，在什么地方，正在干什么。环境、季节变换、过度疲

劳、情绪激动、时差反应等常是发病诱因。日落综合征的主要发生于老年痴呆症的患者中。但痴呆与日落综合征存在一定区别,痴呆机制是由于老年性脑萎缩所致的进行性的认知功能损伤,病情呈进行性,逐步恶化,病程数年至数十年,最终会完全丧失意识。日落综合征常突发起病,出现一过性的意识丧失,一般病程在数小时、最多数日内。日落综合征是急性意识紊乱状态,目前认为病因主要是大脑急性供血不足而导致,即使大部分患者可在数小时或数日内恢复正常,但常常提示是某些严重躯体疾病,如脑血管意外、心脏疾病发作的先兆。日落综合征是以意识水平降低为突出表现,治疗中积极寻找病因,如是否存在痴呆、药物中毒、感染、电解质紊乱、酒精戒断或停用精神活性物质。密切观察、心理支持、改进环境措施、控制诱发因素、积极治疗潜在疾病、加强监护等是治疗日落综合征、降低老年人死亡率的有效方法。

十七、克 - 布二氏综合征

克 - 布二氏综合征(Kluver-Bucy syndrome,KBS)由 Kluver 与 Bucy 提出,又称双侧颞叶切除综合征,他们通过动物模型观察切除双颞叶猴子的精神、行为改变,描述了双颞叶缺损动物出现的一组症状,包括精神性失明、经口倾向、对视觉刺激的过度反应、情绪改变、性行为改变、饮食习惯改变等。人类的 Kluver-Bucy 综合征表现为:饮食行为改变,患者不加选择地将不能食用甚至有危险的东西放入口中;记忆损害,记忆损害可发展至失语、痴呆等;性行为失控;此外可见人格改变等。该综合征常见于阿尔茨海默病性痴呆、额颞叶痴呆[又称皮克病(Pick disease)]、脑炎、亨廷顿病、肾上腺脑白质病、弓形体病、低血糖症、急性间歇性卟啉症、外伤性癫痫和脑外伤、脑血管病、双侧额叶手术等。Kluver-Bucy 综合征的主要表现为饮食行为改变,需与其他有饮食行为改变的疾病相鉴别,如贪食症,但贪食症一般无记忆损害及行为改变。治疗主要针对其原发疾病,易激惹表现可采用卡马西平治疗。

十八、拳击者综合征

拳击者综合征(boxer syndrome)又称撞击性

头晕综合征(punch drunk syndrome)、Homen 综合征,系反复头部创伤所致。本综合征由 Homen 在 1890 年报道,历史上曾被称为反复脑震荡综合征(repeated brain concussion syndrome)、Friedman 综合征、脑创伤后人格(post-traumatic personality)等。其中,Friedman 综合征一般指外伤后继发的进行性亚急性脑炎后遗症。本病病因一般认为是由于反复发生慢性脑部外伤,引起豆状核变性,或者外伤后继发的脑炎后遗症。临床多见于成年男性,具有反复发生的慢性脑外伤史,早期主要表现为经常性头痛、失眠、眩晕、情绪激动等神经衰弱症状,后期可发展为慢性进行性智能衰退、言语含糊、反应迟钝和运动障碍。神经系统方面表现为:四肢强直、头痛、眩晕、步态不稳、共济失调及震颤等。CT 及 MRI 可示大脑、小脑萎缩,透明隔异常。治疗:早期可对症处理,CT 异常者(急性期)应给予适量脱水剂,以减轻脑水肿。心因性的自主神经功能紊乱及焦虑、睡眠障碍可适量给予抗焦虑药物。后期治疗困难,可试用促智药治疗。

十九、依赖综合征

在 ICD-10 诊断系统中,依赖综合征(dependent syndrome)被定义为一组生理、行为和认知症状群。个体反复和 / 或沉迷于使用某种(组)物质,将使用这种(组)物质的重要性远排在其他行为之前,成为生活中的优先活动。依赖综合征的核心特征是个体对使用这种(组)物质,如精神活性药物、酒精、烟草等的渴求(通常强烈,有时无法抵抗),表现出强迫性觅药行为(compulsive drug seeking behavior)。反复使用这种(组)物质常导致耐受性增加、戒断症状,形成躯体依赖。个体戒断一段时期后再使用这种(些)物质,依赖综合征可迅速重现。

通常情况下,依赖综合征包括躯体依赖(physical dependence,也称生理依赖)和心理依赖(psychological dependence,也称精神依赖)两方面。躯体依赖是指躯体对所用的成瘾性物质产生耐受性和出现戒断症状,是躯体对所使用物质的病理性适应状态,需要物质持续存在于体内才能维持正常的功能。心理依赖是指个体对所用的成瘾性物质失去自控或自控力受损,伴有主观的渴求。

心理依赖是依赖综合征的根本特征，躯体依赖可以不明显。

渴求（craving）是指个体有强烈的觅药和使用药物的冲动。强迫性觅药行为表现为想尽一切办法、不顾一切后果地寻觅和使用所成瘾的物质，是失去自控的表现，不是意志薄弱、道德败坏问题。耐受性（tolerance）是指个体反复使用某种（组）物质后，再使用原来的剂量达不到先前所能达到的心理或躯体效果，必须增加剂量才能获得以往的效果。

不同物质依赖症状的特点往往不同。阿片类物质的心理依赖、躯体依赖均强；酒、巴比妥和苯二氮䓬类物质的躯体依赖强，心理依赖次之；苯丙胺类物质的心理依赖强，躯体依赖性较弱；而致幻剂可能仅有心理依赖。

ICD-10中依赖综合征诊断标准：在过去一年的某些时间内表现出以下至少3条：①对使用该物质有强烈渴求或冲动感；②对物质使用行为的开始、结束以及剂量难以自控；③停止或减少使用该种（些）物质时出现戒断症状，或为避免或减轻戒断症状而使用同一类（或作用相近的）物质；④出现耐受性，如需使用较高剂量的物质才能达到之前较低剂量的效应；⑤因使用物质而逐渐忽视其他乐趣，在获取、使用或从该物质的作用中恢复过来所花费的时间逐渐加长；⑥不顾明显的危害性后果而持续性使用物质。

二十、游戏成瘾综合征

游戏成瘾综合征是DSM-5诊断系统中网络游戏障碍"internet gaming disorder"非正式描述，在ICD-11诊断系统中相应诊断名称为游戏障碍"gaming disorder"。DSM-5诊断系统将赌博障碍归于物质使用与成瘾分类中，但网络游戏障碍并未列入正式诊断中，而是列为值得临床进一步研究的内容。DSM-5提出了网络游戏障碍的初步诊断标准：在过去12个月内持续或反复玩网络游戏，导致临床显著损害或痛苦，满足以下至少5个条目：①专注于网络游戏（反复想之前的游戏，或期待接下来的游戏，网络游戏成为生活的主体）；②减少或停止网络游戏时出现戒断症状；③需要增加网络游戏的时间；④试图减少或停止网络游戏但失败；⑤因为网络游戏减少之前的兴趣或娱乐活动，对网络游戏的强烈欲望；⑥知道网络游戏会带来身体或心理问题，仍继续游戏；⑦对玩网络游戏量的描述欺骗过家人、治疗师或其他人。

游戏成瘾作为一种特殊成瘾行为，属于行为成瘾，其特征为过度或强迫性玩网络游戏以致影响社会功能或造成主观痛苦。目前游戏成瘾的定义在医学界仍极具争议。美国精神医学学会（APA）认为现有证据不足以证明游戏成瘾是一种精神疾病，而联合国世界卫生组织（WHO）则持不同态度，在2018年6月将"游戏障碍"收录至ICD-11。但WHO的这一行为也引起许多批评和不满，在ICD-11正式批准前，26位研究者撰写一封致世界卫生组织的公开信，表示其提出的诊断分类尚缺乏证据，可能造成更多害处而非好处。与此同时，诸多游戏协会亦提出反对，指出"游戏障碍"在医学界仍存在争议与不确定性。

二十一、爱丽丝梦游仙境综合征

爱丽丝梦游仙境综合征（Alice in wonderland syndrome）是一种感知觉综合障碍，表现为患者对视觉、听觉、触觉等感觉和时间的感知出现异常，如感知到周围物体大小或他们自己身体部位发生改变，如变得很大或很小，或感觉到身体发生变形，扭曲。是一种罕见综合征，见于偏头痛发作前兆、癫痫、脑损伤、药物如致幻剂中毒、发热状态、催眠状态、精神分裂症等。1955年英国精神病学家约翰·托德（John Todd）系统描述，并根据刘易斯·卡罗尔著名的儿童读物《爱丽丝梦游仙境》命名。

二十二、再喂养综合征

再喂养综合征（refeeding syndrome，RFS）是指患者长期饥饿后提供再喂养（包括经口摄食、肠内或肠外营养）所引起的、与代谢异常相关的一组表现，包括严重水电解质失衡、葡萄糖耐受性下降和维生素缺乏等。易发生于营养不良患者，如长期饥饿或禁食（绝食）、长期嗜酒、神经性厌食症患者等。

二十三、斯德哥尔摩综合征

斯德哥尔摩综合征（Stockholm syndrome）是

指在一定条件下,受害者容易对犯罪者产生依赖、好感和信任感。形成该综合征一般具备四个条件:受害者切实相信存在生命危险;犯罪者会给受害者略施恩惠;犯罪者控制受害者的信息来源和思想;受害者相信无法自救逃生,唯有听从犯罪者的安排。

二十四、Koro 综合征

Koro 综合征(Koro syndrome)也称缩阳综合征,以感知到生殖器、乳房或身体的某一部分即将缩入体内而致死,为此患者惊恐不已,呼吸急促、伴有濒死感,疾呼"救命"。具有反复发作倾向,且与文化相关,如相信有鬼神附体,多见于我国南方地区及东南亚地区。

二十五、丑角综合征

丑角综合征(clown syndrome)主要由三个方面构成:古怪的行为(即丑角行为)、瓦解的思维过程、情操消失和各种不恰当的情感。通常最引人注目的是患者的行为,远远背离人们健全的常识,令人不可理解;与古怪的行为密切联系的是显著的思维瓦解,以及不恰当的情感如独自傻笑、无故大笑、突然暴怒或恐惧。该综合征是充分发展的青春型精神分裂症的一种典型表现。需要注意的是丑角行为绝不仅仅是行为的障碍,而是整个心理活动(思维、情感和意志)的严重紊乱的表现和结果。

二十六、奥赛罗综合征

奥赛罗是莎士比亚一部著名悲剧的男主角,以嫉妒妻子移情他人著称。奥赛罗综合征(Othello syndrome)又称为病理性嫉妒综合征,是一种以怀疑配偶对自己不忠的妒忌妄想为核心特征的精神科综合征。患者经常会感到不安全,总怀疑自己的配偶对自己不忠,并不断地搜寻各种证据以证明自己的怀疑。症状可持续数年。发病年龄多为30~40岁,具有一定的家族聚集倾向。典型病例见于病态人格。

(刘铁榜 王永军 吴东辉 张迎黎)

参 考 文 献

[1] American Psychiatric Association. Conditions for Further Study. American Psychiatric Association, 2018.

[2] 郝伟,李锦,赵敏. 成瘾医学:理论与实践. 北京:人民卫生出版社,2016.

[3] Patricia C. Fish's clinical psychopathology signs and symptoms in psychiatry, third edition. S.l. Royal College of Psychiatrists, 2007.

[4] 许又新. 精神病理学. 第2版. 北京:北京大学医学出版社,2011.

[5] 李涛,徐一峰. 精神科医生手册. 北京:人民卫生出版社,2017.

[6] 郝伟,江开达. 精神病学. 第7版. 北京:人民卫生出版社,2013.

[7] 张亚林. 高级精神病学. 长沙:中南大学出版社,2009.

[8] 郑瞻培,王善澄,翁史旻. 精神医学临床实践. 第2版. 上海:上海科学技术出版社,2013.

[9] 沈渔邨主编. 精神病学. 第4版. 北京:人民卫生出版社,2003.

[10] 杨德林,刘协和,许又新. 湘雅精神医学. 北京:科学出版社,2015.

[11] 郝伟,陆林. 精神病学. 第8版. 北京:人民卫生出版社,2018.

[12] 沈渔邨. 精神病学. 第5版. 北京:人民卫生出版社,2008.

[13] 刘协和. 临床精神病理学. 北京:人民卫生出版社,2011.

[14] 陆林. 沈渔邨精神病学. 第6版. 北京:人民卫生出版社,2018.

[15] 江开达. 精神病学. 第2版. 北京:人民卫生出版社,2010.

[16] 喻东山,王翠,葛茂宏. 精神病症状学. 南京:江苏科学技术出版社,2014.

[17] 彭维. 临床综合征学. 北京:人民卫生出版社,1989.

[18] Maldonado JR. Acute Brain Failure: Pathophysiology, Diagnosis, Management, and Sequelae of Delirium. Crit Care Clin, 2017, 33(3):461-519.

[19] Chan KY, Wang W, Wu JJ, et al. Epidemiology of Alzheimer's disease and other form of dementia in China, 1990-2010: a systematic review and analysis. Lancet, 2013, 381(9882):2016-2023.

[20] 格尔德，哈里森，考恩. 牛津精神病学教科书. 刘协和，李涛，译. 第5版. 成都：四川大学出版社，2010.

[21] Davis LE，Wesley RB，Juan D，et al. "Locked-in syndrome" from diazepam toxicity in a patient with tetanus. Lancet，1972，1（7741）：101.

[22] Evans LK. Sundown syndrome in institutionalized elderly. J Am Geriatr Soc，1987，35（2）：101-108.

[23] Shi YH，Pai MC，Huang YC，et al. Sundown Syndrome，Sleep Quality，and Walking Among Community-Dwelling People With Alzheimer Disease. J Am Med Dir Assoc，2017，18（5）：396-401.

[24] Lilly R，Cummings JL，Benson DF，et al. The human Klüver-Bucy syndrome. Neurology，1983，33（9）：1141-1145.

[25] Yoneoka Y，Takeda N，Inoue A，et al. Human Kluver-Bucy syndrome following acute subdural haematoma. Acta Neurochir（Wien），2004，146（11）：1267-1270.

[26] Pearce JM. Kleine-Levin syndrome：history and brief review. Eur Neurol，2008，60（4）：212-214.

[27] Arnulf I，Rico TJ，Mignot E. Diagnosis，disease course，and management of patients with Kleine-Levin syndrome. Lancet Neurol，2012，11（10）：918-928.

第六章 精神病学伦理

第一节 概 述

1961 年耶鲁大学的心理学家 Stanley Milgram 开展了一系列研究,鉴于在二战中出现的种族灭绝的屠杀,探索人们为什么会遵从权威的指令去做明知道是残忍和不伦理的事情。该研究的招募广告如下:学习与记忆试验,需要招募 ×× 位受试者,一个小时给 4 美金,提供交通费 0.5 美金等等。该招募广告对受试者隐瞒了实际研究的内容,也没有告知研究的步骤与风险。实际上研究包含三组人:教师、学生和指导者,其中只有教师是受试者,其他人员均为研究团队成员。教师(受试者)被要求用不断增加强度的电击方式去惩罚学生中出现错误的人,电压从 45～450V 逐渐增加,研究团队的学生组会按研究要求做出对 / 错的回答,根据不同的电击强度(并没有真正的实施电击),播放相应痛苦反应的录音,目的是给受试者教师造成心理反应,研究团队的指导者当受试教师无法坚持或提出退出时,给受试者教师发出如下指令:①请继续!②这个试验要求你继续!③继续下去是绝对必要的!④你别无选择,必须继续下去。研究的目的是看这些受试者教师有多少人会服从权威残忍 / 不人道的指令。研究中 40 位受试者有 26 位(65%)完成了该研究。尽管参加该项目的受试者在研究结束后被告知该研究的真实步骤和目的,这种隐瞒也在某种程度上增加了研究结果的科学性,但是这种欺骗的性质,不尊重受试者自主决定的权利、不告知真实风险和拒绝退出的强制研究指令造成违背伦理原则的重大失误,另一方面也为国际上精神、心理与行为医学研究伦理规范的建立起到了推动作用。

一、国际伦理规范

在精神病学领域,严重精神障碍患者多缺乏自知力,比其他疾病患者有更多治疗的特殊性,精神科医生承担了一种高度专业的受托义务,造成比其他专业更大的权力、不对称的人际关系和广泛的伦理问题。为了规范精神科医生临床实践和科学研究的行为,世界精神病学协会(World Psychiatric Association,WPA)相继通过了下面的宣言:

(一)《夏威夷宣言》

Clarence Blomquist 起草的《夏威夷宣言》在 1977 年 WPA 大会上通过,针对"由于精神病学概念、知识和技术可能被滥用,而违反人道主义原则"提出了精神科医生应遵循的 10 条道德标准。除了规定应具备一般医生遵循的医学伦理准则外,它还做出了一些特殊要求:不能对患者进行违反其本人意愿的治疗,除非患者因病重不能表达自己的意愿或对旁人构成严重威胁;精神科医生不应对没有精神病的人采用强迫的精神科治疗。1993 年 WPA 更新了《夏威夷宣言》,并增加了特殊情况下的伦理指南,即为 1996 年 8 月 25 日 WPA 在西班牙马德里大会上批准的《马德里宣言》。

(二)《马德里宣言》

《马德里宣言》是对《夏威夷宣言》的发展。从 1996 年至今,WPA 又多次修订了《马德里宣言》。2011 年《马德里宣言》包括以下内容:①精神病学是医学的一个分支,宗旨是为精神障碍患者提供最佳治疗,促进精神障碍患者康复和增进精神健康;②精神科医生的职责是紧跟本专业的科学进展,传播最新知识;③在治疗过程中,患者应被看作是正常的合作伙伴;④由于精神障碍、严重残疾或失能,患者无能力和 / 或无法做出适当的判断时,精神科医生应与患者家属协商,并适时咨询法律顾问，以保证患者的人权尊严和法律权力；⑤精神科医生被要求对他人进行评估时，有责任首先向被评估者进行解释和提出建议，内容包括干预的目的、评估结果的用途和可能的反馈；⑥在治疗关系中获得的有关信息应该得到可靠的保密，并且只能专门用于改善患者精神健康；⑦不符合科学原则的研究是不道德的；⑧精神科医生与遗传研究和咨询；⑨医学心理治疗的道德规范；⑩与制药企业的利益冲突；⑪与第三方付款人的冲突；⑫逾越临床界限与精神科医生和患者的互信；⑬保护精神科医生的权利；⑭告知阿尔茨海默病和其他痴呆患者的诊断；⑮精神科医生的双重职责。

二、中华人民共和国精神卫生法

中国的伦理学发展也出现了一些有意义的事件：2010年WPA北京大会上，包括律师、大学教授、社会工作者、公共卫生工作者以及被滥用精神科治疗的受害者共17名业外人士，以及19位业内参会专家向大会主办方之一的中华医学会精神医学分会发出呼吁，要求尽快落实WPA关于职业伦理标准的《马德里宣言》，填补中国精神科医生职业伦理的空白。

2013年颁布、2018年修订的《中华人民共和国精神卫生法》除了对精神障碍患者诊疗过程中的送、诊、治、出做出了相关规定外，对保障精神障碍患者获得救治、康复的权利、接受教育和就业的权利、申请救济的权利也有明文的规定，从法律层面保护了精神障碍患者的合法权益，精神卫生工作得到了规范，临床工作具备了法律依据。

《中华人民共和国精神卫生法》第四十三条中明确规定"与精神障碍治疗有关的实验性临床医疗"应当向患者或其监护人告知医疗风险，替代医疗方案等情况，并取得患者的书面同意；无法取得患者意见的，应当取得其监护人的书面同意，并经本医疗机构伦理委员会批准。禁止对精神障碍患者实施与治疗其精神障碍无关的实验性临床医疗。

三、中国精神病学伦理理论与实践

2019年出版的《精神心理与行为障碍研究伦理审查理论与实践》是在遵循国内外精神病学、伦理学、法律、规范和指南等的基础上，结合精神医学伦理委员会的审查实践编写而成；从宏观的角度介绍了精神病学伦理学的发生、发展，在精神医学领域的任务、研究进展、评估和重要原则，并根据ICD-11中文版的疾病分类，分别阐释了不同精神与行为、神经发育和睡眠障碍的审查内容与要点，形成精神病学伦理审查的理论体系，同时也是精神病学伦理审查实践经验的科学总结。2017年出版的《精神卫生伦理审查操作指南》从伦理委员会的规范操作流程上进行了论述，并对伦理的国际认证进行了简要介绍。

（王雪芹　丛亚丽）

第二节　精神病学临床伦理

虽然精神医学领域在文化、社会、种族等方面存在差异，但是对伦理标准及不断监督伦理标准的需求是一致的。作为精神医学的实践者，精神科医生必须意识到作为一名医生的伦理责任，尤其是作为精神科医生所需遵守的伦理规范。

一、精神病学的临床伦理问题

精神病学是临床医学中特殊而重要的学科，其中最重要的特点便是其面临的重要伦理问题，分述如下：

（一）病耻感

精神障碍的病耻感是指患者及其相关人员因精神障碍所致的羞辱感和社会公众对他们所采取的歧视和排斥态度。Corrigan认为精神障碍病耻感的认知和行为特征包括：社会刻板印象、偏见及歧视三个方面。Thornicroft将病耻感的概念解析为三个维度：知识的问题（无知）、态度的问题（偏见）和行为的问题（歧视）。Link指出病耻感由被贴标签、社会刻板印象、隔离、情感反应、地位丧失、歧视6个因素构成。

近年来，精神病学病耻感问题已成为全球关注的重大公共卫生问题。2008年，我国研究者对267名精神卫生专业人员进行问卷调查发现：84.6%的接受调查者认为重性精神障碍的病耻感是个严重的问题，并且绝大多数精神卫生专业人员对病耻感的概念、重要性、产生原因、表现形式和影响等均有高度的认识。

（二）弱势群体

弱势群体是指那些在相对意义或者绝对意义上没有能力保护自己免受风险的人，根据基本的伦理准则可以确定以下群体作为弱势群体：儿童、囚犯、孕妇、残疾人等心理上或经济上处于不利地位的人。精神障碍患者属于社会生活中的弱势群体，这种弱势主要体现在他们缺乏社会资源、缺乏自主性，受到普遍的歧视，地位卑微，无法理性地维护自身权益。在临床工作中需要给予他们特殊的保护，尊重他们的自主权，避免被利用、被胁迫等情况出现。

（三）知情同意与知情同意能力

《中华人民共和国精神卫生法》中明文规定：医疗机构及其医务人员应当将精神障碍患者在诊断、治疗过程中享有的权利，告知患者或者其监护人（第三十七条）。医疗机构及其医务人员应当遵循精神障碍诊断标准和治疗规范，制订治疗方案，并向精神障碍患者或者其监护人告知治疗方案和治疗方法、目的以及可能产生的后果（第三十九条）。从临床诊疗的层面，规定了知情同意的内容和要求，尤其强调了知情权。

知情同意是指在医务人员为患者提供足够医疗信息的基础上，由患者对医务人员所提出的医学建议或是否参与某项医学研究做出自主决策（同意或拒绝）的过程，其有效的前提是个体具有知情同意能力。Appelbaum 和 Roth 制定了知情同意能力的四条法律标准，也被广泛应用：①列出选择依据的能力；②对内容真实理解的能力；③理性处理信息的能力；④鉴别所处情境性质的能力。

我国对知情同意和知情同意能力的研究开始较晚，但发展较为迅速。中国香港研究者在2005年将麦克阿瑟治疗知情同意能力评估工具（MacArthur competence assessment tool for treatment，MacCAT-T）引入，对精神分裂症患者在临床治疗前进行评估，具有良好的信度和效度。MacCAT-T 简体中文版在 2015 年完成引入，用于评估应用电休克治疗的抑郁症患者的临床决定能力。2005 年我国研究者编制了精神障碍患者知情同意能力评估问卷，应用于精神分裂症、抑郁症和神经症的患者用于临床治疗知情同意能力的评估，发现患者的年龄、首次发病年龄及住院方式与治疗知情同意能力相关。

（四）非自愿住院

非自愿住院是在精神障碍患者知情和自主决策能力缺如的情况下采取的强制措施，凡是违背患者意愿而采取的住院方式都可列入非自愿入院范畴，非自愿住院关系到患者的人身自由及健康权利，涉及社会利益和安全的保障，其重要性不言而喻。国际上有关非自愿住院的标准为：①患有精神障碍；②危及他人或自身；③治疗需要。但在标准的具体运用上各国有所不同，非自愿入院标准应考虑文化传统、社会伦理和法律规范。

（五）老年人群的伦理问题

年龄的增长并不是疾病，适用于成年人的伦理原则同样可以应用在老年人群中，但是涉及痴呆的许多医疗问题是需要特殊对待的，也是比较常见的。值得一提的是，老年人社会地位和经济状况的下降可能会引发相关的伦理问题。

老年精神科医生经常需要判断认知受损的患者是否具有医疗方面的知情同意能力，这种能力不同于老年人的综合能力，需要耐心的向患者家人和内科医生进行如下解释：患者可能具备财务能力，但是可能对自身的医学治疗是缺乏知情同意能力的。以下的情况也会影响老年患者的知情同意能力：诊断抑郁症、有睡眠剥夺、代谢失衡、药物副反应等，医生往往需要全面了解患者的情况进行综合判断。

二、处理临床伦理问题的原则与规范

精神病学伦理教育在临床工作中非常重要，精神科医生应该学习伦理学知识以指导临床实践，尤其需要注意以下的伦理问题，依据伦理原则，遵守伦理规范开展临床实践。

（一）心理治疗和心理咨询的伦理规范

在心理治疗中，核心的伦理要求主要体现在以下四个方面。第一，恰当的资质和质量。心理咨询师或心理治疗师应有恰当的资质，根据自身知识技能和专业限定的范围，为不同的治疗/咨询对象提供适宜而有效的专业心理治疗/咨询，避免对其造成伤害。第二，恰当的治疗关系。要求尊重治疗/咨询对象的人格尊严。第三，尊重自主权。在心理治疗/咨询开始和过程中，应首先让治疗/咨询对象了解心理治疗/咨询工作的目的、过程、相关技术、局限性及自身权益等相关信息，而且在征得治疗／咨询对象口头或书面同意以后才能提供相关心理治疗／咨询，这就是尊重自主权。第四，保护隐私权。未经治疗／咨询对象许可，其个人隐私内容和范围均不得泄露，法律法规和专业伦理规范另有规定的除外。如在精神科，有些严重精神障碍患者可能存在伤害他人安全的风险，法律要求对其疾病的诊治情况上报相关管理部门。

当然，还有其他很多个性化的问题，包括与治疗对象的性关系、恋爱关系等，这些问题都涉及伦理。在治疗过程中要非常敏感地去发现上述心理治疗、心理咨询准则衍生出来的一系列伦理问题；洞察自身的生活经历、态度和专业知识对患者的影响，包括宗教信仰、政治信仰。发现自身专业能力胜任范围，开展力所能及的工作，如一位以心理动力学治疗为取向的治疗师不适合治疗／咨询需要认知行为疗法的对象。在整个治疗过程中能够对威胁伦理原则的行为或危险状况，即伦理冲突进行预判；收集相关信息，寻求适当的帮助以及运用其他专业技能，平衡伦理冲突。伦理问题没有最好和唯一的答案，只有在遵循伦理原则的基础上，做出最适宜的伦理决策，为患者提供更好的帮助与临床保护。

（二）会诊 - 联络精神病学领域的伦理挑战

首先是需要对会诊的患者进行知情同意，明确治疗抉择；其次，在医生进行会诊的过程中，向患者传达的人文关怀信息也至关重要，可能对患者治疗配合程度和预后产生较大的影响；最后，评估患者躯体疾病与精神障碍的治疗风险与获益也是需要关注的问题。如何兼顾躯体疾病与精神障碍的治疗；如何在综合医院治疗精神障碍患者的过程中维护患者的尊严，遵守隐私保密的原则，同时兼顾《中华人民共和国精神卫生法》中强调的治疗自主权都是会诊医生需要面对的伦理挑战。

（三）精神外科学的伦理原则

精神外科学是精神病学伦理争议最大的领域，最近脑深部刺激的成功开展使精神外科学重新兴起，也使20世纪备受争议的受试者风险问题大大降低。这一领域的靶向治疗人群有一些是精神障碍患者，他们是需要获得额外保护的弱势群体，因此现代生物医学伦理的基本原则需要得到重视：自愿、获益、不伤害和公平。必须严格监管这一领域的临床研究，因为多种风险依然存在：不伤害受试者，获取某些患者的知情同意困难，社会内部利益冲突，应用于治疗物质成瘾及攻击行为患者方法的正当性，对服刑人员和儿童的权利保障等。为了避免像过去一样滥用这一技术、防止将来发展误入歧途，应该严格界定适应证，进行伦理审查，对于长期预后如何观察、复发患者如何处理都是不容回避的问题。促进多学科协作、实施透明的监管，确保在这一领域对生物医学伦理基本原则的尊重，对精神外科学临床实践和研究都是非常重要的。

（四）司法精神病学领域的伦理原则

司法精神病学家承担了特殊的临床治疗和评估职责，其中伦理学对评估更为关注。但是在司法精神病学领域，遵循的伦理原则具有其特殊性，与一般常规诊疗工作的伦理原则有所不同。在刑事或民事诉讼宣判前的评估中，司法精神病学家不太关注获益的原则，因为这些评估的目的并不是为了当事人的最佳医疗权益，在很多情况下，评估的结果可能是对当事人的（非医疗）财务或法律利益是不利的，这样的司法评估是为了追求公平公正。因此，司法精神病学家是致力于为法律事务或纠纷提供解决的依据，为诉讼的结果公正有效提供严格的证据。

在司法精神病学家追求公正的伦理理论基础上，还要遵守社会一般的道德规范，例如：诚实，尊重等。但是，如果试图将精神障碍治疗的医学伦理原则应用于司法领域则是不合理的。

边界限制在司法精神病学的伦理实践中也是非常重要的，以下11类边界限制可以指导司法精神病学家的实践：①检查评估者要保持客观和中立；②尊重检查对象的自主权；③为司法评估结果保密；④司法检查需要获得知情同意，除非是法律要求强制检查；⑤与检查对象进行语言交流；⑥保证与检查对象在之前、现在和将来没有私人的关系；⑦不与检查对象发生性关系；⑧司法精神病学家保持匿名评估；⑨建立透明、常规的收费政策；⑩为检查提供合适的场所；⑪明确评估的时间和长度。另外，值得一提的是提供治疗的精神科医生在诊治涉及司法问题的患者时，不应干涉司法精神病学家的工作。

（五）儿童、青少年及其家庭问题

儿童、青少年（以下统称儿童）精神障碍患者面临的伦理学挑战与成人不同，他们处于发育的过程中，需要家庭的照护，治疗往往涉及非自愿的问题。儿童处于不同发育阶段会有不同的生物学、心理学和社会学的特征，而且认知功能水平不同年龄阶段会存在差异，因此精神科医生不仅会面对诊断和治疗带来的挑战，而且面临的伦理问题也会有所不同。另外，儿童往往离不开家庭的照护，家庭的环境经常是伦理问题比较集中的地方。

1. 知情同意　儿童一般不喜欢也不愿意接受精神科的治疗，家长却希望通过医生实现他们改变孩子的愿望。同时，儿童对精神科治疗相关信息的理解能力因认知功能水平、精神症状等因素影响也会受到限制，这样就会与家长要求治疗的愿望背道而驰，所以知情同意就变得格外重要。儿童患者的知情同意既是伦理问题，也必须遵守法律的规定。《中华人民共和国民法总则》中规定：八周岁以上的未成年人为限制民事行为能力人，实施民事法律行为由其法定代理人代理或者经其法定代理人同意、追认，但是可以独立实施纯获利益的民事法律行为或者与其年龄、智力相适应的民事法律行为（第十九条）。不满八周岁的未成年人为无民事行为能力人，由其法定代理人代理实施民事法律行为（第二十条）。八周岁以上的未成年人不能辨认自己行为的，适用前款规定。在签署知情同意书的过程中，需要结合法律、疾病状态、环境因素等综合考虑。另外，国际伦理准则还需要明确两个概念：同意和意愿。同意是指法定监护人的同意；意愿是指儿童对治疗的肯定性意见，儿童年龄越大，获得他们的肯定意愿越为重要。儿童的生物学父母离异的情况下，首先需要精神科医生明确是否患儿父母均具有法定监护权，如果是的话，再和他们会谈，以期达成一致的意见。

2. 精神科药物治疗　对于儿童患者的药物治疗需要慎重决定，一方面因为精神科药物在儿童人群大多没有适应证，需要医生密切的随访监测不良反应；另一方面，儿童的父母对国家药品监督管理局或美国食品药品监督管理局（Food and Drug Administration，FDA）批准的适应证和非适应证用药会提出质疑，需要医生耐心解释。青少年往往对精神科药物治疗有自己的看法，因此精神科医生需要对这些十几岁的青少年进行药物治疗获益与风险的教育，以期获得他们的配合。值得关注的是，青少年对外貌、体型的关注、同伴压力以及精神障碍的病耻感都会给精神科医生药物治疗的知情同意带来挑战。

3. 隐私保密　儿童患者的隐私保护较成年人更为复杂，如青少年很少与父母谈论他们的心境和症状，但是可以与值得信任的精神科医生谈论上述内容，因此家长会十分急切地向精神科医生了解患儿的情况，从而给医生带来很大的压力。为了遵守隐私保密的原则，建议会谈或就诊后，医生与家长（患儿在场）共同面谈，与家长沟通患儿目前情况和治疗进展。但是，隐私保密在以下情况是例外的：患儿有自伤自杀的风险，患儿威胁他人的安全或者受到虐待。

（六）精神科急诊的伦理原则

急诊室出现的伦理冲突与其他精神科场所遇到的是非常相似的，但因在急诊情况下，为了短期、长期和潜在的不良预后，经常需要在有限信息的基础上快速做出决定，应遵循的基本伦理原则是医生应怀着同理心和对人格的尊重提供力所能及的医疗服务。慢性精神障碍患者因其外表和表达方式存在问题，容易引起内科医生不愉快的反应。在急诊，这样的精神科患者就诊往往就会被直接转诊到精神科，即使患者已经出现明确的生命体征的问题。转诊原因如下：一方面，精神障碍患者的行为表现可能比较怪异，也可能他们不愿与精神科医生以外的人沟通，或者精神病性症状突出，或者用妄想向内科医生解释自己的症状；另一方面，内科医生可能因接诊精神科患者感到焦虑，如患者有敌意，这时急诊科医生会急切的把患者转诊到精神科，需要精神科医生引起注意。在急诊室，医生通常不能获得全部的信息进行诊治，但是精神科的诊断并不是急诊室最重要的内容，因为首要的任务是挽救生命，稳定患者病情，评估患者状况，做出最好的诊治，配合急诊科医生，做好精神科的工作。在急诊不同于常规诊疗，在患者被转诊前，或者精神症状稳定，或安全出急诊之前，精神科医生需要持续治疗精神障碍患者，尊重并保障患者合法的治疗权益。

（七）非自愿住院的伦理规范

精神障碍种类繁多，轻重缓急各不相同，并非患有精神障碍就意味着完全丧失理智。所占比重较大的如神经症、轻度抑郁症等患者能够认识自己的病情、清楚自己的行为后果，往往主动就医求治；即使重性精神障碍者也有很多能够理解住院条件或者表达住院意愿，都能以自愿住院的方式就医。只有少部分病情严重患者由于精神活动受病理影响，一段时间内的行为具有不可预测性，存在伤害自身或他人的危险，往往又否认有病、拒绝就医治疗。为防止其危害自身、他人及社会，非自愿住院成为必不可少的补充方式。下面分别对非自愿住院的国际标准进行详细描述：

1. **患有精神障碍**　非自愿住院首要的标准，即诊断标准应该清晰明确。一方面便于法律实施过程中的具体操作，减少使用者的困惑，另一方面便于科学研究对比。患有精神障碍在《中华人民共和国精神卫生法》第三十条中对这一标准规定为"严重精神障碍"，在附则即第八十三条对"严重精神障碍"做出解释，即疾病症状严重，导致患者社会适应等功能严重损害、对自身健康状况或者客观现实不能完整认识，或者不能处理自身事物的精神障碍。主要包括精神分裂症、偏执性精神病、分裂情感障碍、双相情感障碍、癫痫所致精神障碍、精神发育迟滞等。需要注意的是"严重精神障碍"并非医学诊断名词。也不等同于已有的"重性精神病"的概念范畴，在操作使用中应以疾病症状的严重程度为基础，结合社会功能、自知力的受损程度以及处理自身事物的能力进行综合评估。

2. **危及他人或自身**　防止对他人或自身造成即将发生的严重伤害，或防止犯罪而需紧急治疗：为了患者的最大利益，预防自杀，或者为了保护他人的安全；根据"如果某人患有严重精神疾病，并且判断力受损"，而如果不将其收入院或留院则该患者的病情有可能恶化，或仅在精神卫生机构内才能实施的恰当治疗。在传统精神病院治疗模式基础之上，新出现的"社区非自愿治疗"制度已被很多国家采纳使用，其同样适用于前面提到的"危险性"标准和"需要治疗"标准，只不过"危险性"程度相对较低。

3. **住院必须出于治疗性目的**　治疗不仅指药物治疗，还包括各种康复项目和心理治疗等。原则上不可将纯粹需要监护性照料（也就是说目前的精神科医疗技术并不能提供非常有效的治疗）的患者当作非自愿患者收留在精神科医疗机构中，这就意味着诸如老年痴呆症、智力障碍和严重的人格障碍之类的诊断不能作为非自愿住院的理由。

公众的态度在非自愿住院的程序制订及实施方面有着重要作用，相关法律的规定及实施情况最终可体现在非自愿住院率及患者主观态度的变化上。各国精神障碍患者对非自愿住院的评价因受多种因素的影响，而呈现出支持或反对观点此消彼长的波动状况，其中非自愿住院患者的主观体验作为一个重要的可控因素也理应得到重视。

综上所述，为了平衡患者自主决定权与医生照护患者的责任、保护患者个人民事权利与维护公众安全利益，非自愿住院需要遵守《中华人民共和国精神卫生法》的条款，进行全面评估，谨慎做出决定。

（八）隐私保密的原则

精神科临床工作中需要遵守最基本的保密原则是：对患者的所有资料进行保密，精神科医生的记录，甚至包括可以识别患者的患者身份的标识都需要遵循严格保密的原则。只有在患者授权或法律强制要求的情况下，精神科医生可以在限定的范围内透露患者的隐私。另外，精神障碍的病耻感在某些文化情境下也需要考虑到。

精神障碍患者信息在应用于教学或者出版的情况下，必须要隐去参与者的身份标识，保持匿名状态。必要时，还需要进行知情同意，充分尊重患者的尊严和隐私权。如果在某既定场合需要公布信息，精神科医生应实事求是，敏感的信息尽量不必涉及。在紧急情况下，精神科医生为了保护患者或他人的安全而公布患者的隐私信息，必须熟悉相关的法律规定、公布的程序，必要时与医务部门、伦理委员会商讨决定。

（王雪芹　丛亚丽）

第三节　精神病学科研伦理

精神障碍患者因为存在某些症状，例如：幻觉、妄想、自杀行为等，获得公众较多负面的关注，因而针对精神障碍患者的研究也往往备受伦理关注。精神障碍患者参加研究项目确实存在某些特殊性：知情同意的执行问题、病耻感的应对、隐私保护的难题等，均与其他疾病/障碍的受试者存在不同，而且精神障碍患者也经常符合弱势群体的范畴，参加医学研究也需要获得额外的保护。

精神病学科处理科研伦理问题的原则与规范主要有：

一、临床研究的伦理规范

根据 Emanuel 等的观念，一个好的临床研究必须具备：①社会或者科学价值；②科学有效性；③课题选择的公正性；④有利的风险/获益比；⑤可以接受不受约束的评论；⑥获得知情同意；⑦对可能的入选对象表示尊重，保护其隐私。尽管这七条都是非常重要的，但是因为精神疾病的特殊性，其中科学有效性、有利的风险/获益比、知情同意和受试者隐私保护等在精神疾病研究的伦理评估中尤为重要。

二、科研论文发表的伦理规范

自 2005 年起中华系列杂志包括《中华精神科杂志》，均在投稿须知中增加了一项关于伦理学方面的要求，其具体内容为："当报道以人为研究对象的试验时，作者应说明其遵循的程序是否符合负责人体试验委员会所制定的伦理学标准，并得到该委员会的批准，是否取得受试对象的知情同意。"这标志着我国在临床实验研究中，尤其是在以人作为受试对象的医学人体试验中，对伦理的要求又迈出了实质性的一步。

精神障碍的基础研究往往涉及中枢神经系统，动物模型的应用较为广泛，动物伦理相关的原则不在本章阐述。我们需要重点了解涉及人的生物医学研究面临的伦理挑战。

三、我国科学研究相关的伦理政策

2016 年国家卫生和计划生育委员会颁布的《涉及人的生物医学研究伦理审查办法》（以下简称《办法》）明确规定：从事涉及人的生物医学研究的医疗卫生机构是涉及人的生物医学研究伦理审查工作的管理责任主体，应当设立伦理委员会，并采取有效措施保障伦理委员会独立开展伦理审查工作。医疗卫生机构未设立伦理委员会

的，不得开展涉及人的生物医学研究工作（第七条）。《办法》明确了伦理委员会的职责是：保护受试者合法权益，维护受试者尊严，促进生物医学研究规范开展；对本机构开展涉及人的生物医学研究项目进行伦理审查，包括初始审查、跟踪审查和复审等；在本机构组织开展相关伦理审查培训（第八条）。同时也从法律层面做出了处罚的规定，对医疗卫生机构的监管处罚措施如下：医疗卫生机构未按照规定设立伦理委员会擅自开展涉及人的生物医学研究的，由县级以上地方卫生计生行政部门责令限期整改；逾期不改的，由县级以上地方卫生计生行政部门予以警告，并可处以 3 万元以下罚款；对机构主要负责人和其他责任人员，依法给予处分（第四十五条）。同时对医疗卫生机构的监管责任和伦理委员会接受监管的责任也做出了明确的处分措施。项目研究者违反该《办法》规定，例如：①研究项目或者研究方案未获得伦理委员会审查批准擅自开展项目研究工作的；②研究过程中发生严重不良反应或者严重不良事件未及时报告伦理委员会的；③违反知情同意相关规定开展项目研究的；④其他违反本办法规定的情形。由县级以上地方卫生计生行政部门责令限期整改，并可根据情节轻重给予通报批评、警告，对主要负责人和其他责任人员，依法给予处分（第四十七条）。对《涉及人的生物医学研究伦理审查办法》，各省（自治区、直辖市）都开始制定了具体的管理制度和工作指南，北京市卫健委在 2018 年 3 月印发了两个重要文件《北京地区医疗卫生机构涉及人的生物医学研究伦理管理规范》和《北京地区医疗卫生机构涉及人的生物医学研究伦理审查工作指南》，为规范北京地区医疗卫生机构伦理委员会开展涉及人的生物医学研究伦理审查提出了指导性的意见，并要求贯彻执行，在全国起到了引领和示范作用。

四、药物临床试验应遵循的伦理原则

药物临床试验也是精神障碍伦理面临挑战较多的领域。药物临床试验应遵循药物临床试验质量管理规范（good clinical practice，GCP）的要求。GCP 是临床试验全过程的标准规定，包括方案设计、组织实施、监察、稽查、记录、分析总结和报告。制定 GCP 的目的是保证临床试验过程的规

范，结果科学可靠，保护受试者的权益并保障其安全。GCP 是以《赫尔辛基宣言》为药物临床试验的伦理基础。

为加强药物临床试验伦理审查工作的指导和监督管理，规范伦理委员会对药物临床试验的伦理审查工作，保证药物临床试验符合科学和伦理要求，根据《药物临床试验质量管理规范》(GCP)、世界医学会《赫尔辛基宣言》、国际医学科学组织理事会《涉及人的生物医学研究国际伦理准则》，2010 年国家食品药品监督管理总局制定了《药物临床试验伦理审查工作指导原则》，明确规定伦理委员会对药物临床试验项目的科学性、伦理合理性进行审查。审查药物临床试验方案，平衡风险与获益，力求风险最小化、获益最大化。审查知情同意书，需要对诸多要素逐一审查，例如：安慰剂、随机方法、备选治疗、风险获益、自愿原则、补偿赔偿、研究费用、联系方式、知情同意过程、隐私保护等等；另外，对受试者的招募方式和方法需要审核，力求公平与实事求是。值得一提的是，受试者的知情同意能力是不容忽视的问题，需要研究者重视。

药物临床试验中以下情况也需要伦理审查注意：①洗脱期的风险评估。急性期患者在药物洗脱期可能面临伦理的挑战，药物洗脱可能造成患者病情的波动，容易增加精神障碍患者的风险，如何保障受试者的安全和治疗的权益，成为令人关注的问题。②药代动力学（pharmacokinetics，PK）的研究。传统方法取血密集，考虑保护受试者的伦理因素，需要减少取血量，建议采用稀疏取血的方法。

研究的设计也是伦理关注的方面：①采用科学的方法，减少安慰剂的应用。存在证明有效疗法的情况下应用安慰剂会增加受试者不必要的风险，并且安慰剂效应的存在也使精神科治疗的疗效分析变得复杂；建议研究者采用新型试验设计，尽可能地减少安慰剂的应用，降低受试者的风险，例如：交叉设计（cross-over design）、适应性设计（adaptive trial design）等。虽然在研究的实施过程中，采用上述研究设计方法会给操作带来困难，研究质量控制也会变得困难，但考虑到受试者的风险可以降低，需要研究者优先考虑。②评估随机对照方法的风险，虽然这种研究设计

可以较为科学的证明试验干预措施是否有效，但是风险较大，因不能个体化治疗，可能增加受试者治疗的难度、好转的时间，甚至效果不佳，耽误治疗。另一方面，随机对照的方法也存在科学上的局限性，在严苛的入、排标准条件下选择受试者与真实世界的应用明显不同，那么这种外推方法是否科学便会引起质疑，同时伦理问题也会应运而生。干预方式批准在临床上应用的初期，如何控制风险需要重视，尤其是不符合入排标准的真实世界的患者，例如：RCT 研究纳入的受试者为 18～65 岁成人，那么老年人的应用是否安全、有效性是否与成人相似，需要控制哪些风险，都需要引起临床医生的重视。③盲法应用的伦理问题：在随机分组的基础上，为了避免测量偏倚，医学研究往往采用盲法。方案中说明设盲对象（如受试者、研究者、结局评估者等），单盲抑或双盲，以及如何实施盲法。那么受试者因设盲而采用模拟药物或模拟治疗可能造成的治疗风险，安慰剂效应评价方法，盲法评估等都是非常重要的伦理问题，需要重视。④阳性对照药物的选取也会涉及伦理问题，如果标准治疗药物有多种，阳性对照药物选择哪种，其中有效性、起效时间、安全性、依从性、复发风险等因素均需要综合考虑。如果阳性药物并非标准治疗药物，那么面临的科学性质疑和伦理问题将会影响该项研究的批准。⑤数据安全监察委员会的重要作用：一方面，数据安全监察委员会可以监督临床试验的质量，监督和保证研究数据的科学有效；另一方面，可以及时终止无效的试验或及早证明临床试验有效，避免让受试者承担无谓的研究风险，提高获益，降低风险，有助于临床试验的伦理评估，并且节约临床试验资源。

五、人群流行病学研究的伦理原则

人群流行病学研究需要遵循的伦理原则与生物医学研究的伦理原则是一致的，国际医学科学组织理事会（Council for International Organizations of Medical Sciences，CIOMS）1991 年发布和 2008 年修订的《流行病学研究国际伦理审查指南》(International Ethical Guidelines for Epidemiological Studies)中明确指出，所有涉及人体受试者的研究都应该遵循四个基本的伦理准则，即尊

重、有利、不伤害和公正。我国尚无专门针对流行病研究的伦理审查指南的文献，但我国已有的针对临床研究的伦理审查思路与国际规范是一致的。涉及精神障碍的人群流行病学研究在实施的过程中，更需要注意知情同意和隐私保护的原则，应尽可能地获得受试者的同意或集体同意，豁免知情同意需要慎重决定，需要伦理委员会根据具体情况做出审查决定，最大限度地尊重受试者的意愿。

六、识别弱势群体

美国国家生命伦理学顾问委员会（National Bioethics Advisory Commission，NBAC）指出了受试者脆弱性的六个类型及其相应的风险：

（1）受试者的认知或交际脆弱：不能够理解信息并主观做出决定，不会正确地获得知情同意，受试者无法保护自己的利益。

（2）制度漏洞：受试者被权威胁迫，如因犯和学生，不是真正自愿参与，可能被利用参加研究。

（3）对研究者恭敬的脆弱性：出现非正式地服从，由于性别或社会角色的关系，不是真正自愿参与研究，受试者可能被利用。

（4）医疗脆弱：患者有严重的疾病，没有满意的标准治疗方案或难以获得满意的治疗方案，在权衡风险和获益方面对治疗有误解，受试者可能被利用。

（5）经济的脆弱性：缺乏足够的收入满足住房和医疗需要／潜在的益处，可能影响并诱使受试者被迫自愿参与研究。

（6）社会脆弱性：其他人可能轻视受试者及其权益、福利、以及他们对于社会的贡献，导致对受试者的不公平待遇和歧视。

在弱势人群参加涉及人的生物医学研究的实践中，Tricha Shivas 建议基于特定的研究方案对脆弱性进行具体考查，也提出了以下四步考察弱势人群脆弱性的方法：第一步，明确该研究所涉及的风险是否可以得到合理辩护；第二步，明确是否有受试者可能处于遭受更多或更大风险的不利地位；第三步，明确谁负有避免或者最小化研究风险的义务和责任；第四步，明确应该采取什么样的行动或措施来减少或降低研究可能涉及的风险，或者通过何种合理的方式对受试者进行补偿。

七、知情同意能力的评估

知情同意能力的评估方法大致分为两种模式：一种是传统经验评估，另一种是现代工具评估。两种评估模式各有特点，经验评估是一种实体性评估方式，是医生尽职尽责的将知情同意能力的本质属性恰如其分地揭示出来，注重结果的准确性，信度与医生的临床经验密切相关；工具评估注重程序的规范化，克服了医生经验判断造成主观偏倚的风险，也更尊重精神障碍患者的话语权，体现评估过程的平等与尊重。两种模式相辅相成，实现不同的伦理价值。

2012 年我国研究者将麦克阿瑟临床研究知情同意能力评估工具（MacArthur competence assessment tool for clinical research，MacCAT-CR）引入中国，完成了简体中文版的信度和效度研究。2013 年应用简体中文版 MacCAT-CR 对精神分裂症患者进行了创新性干预和随访研究，结果发现精神分裂症受试者的理解度、鉴别度和推论能力在干预一周后均得到有统计学意义的改善；自然观察一年，上述三个维度的改善不能持续，与无干预的对照组相比，知情同意能力的两个维度（理解度和推论能力）差别无统计学意义，但是鉴别度评分却比对照组低；对精神分裂症患者知情同意能力的相关因素进行研究发现：精神分裂症患者知情同意能力比对照差，精神分裂症患者的阳性、阴性症状重、疾病严重程度高可能增加精神分裂症患者知情同意能力受损的风险；高受教育年限与高智商可能降低精神分裂症患者知情同意能力受损的风险。中国台湾的研究者在 2011 年对 MacCAT-CR 进行了繁体中文版的信度、效度研究。

1998 年美国国家生命伦理学顾问委员会（National Bioethics Advisory Commission，NBAC）呼吁由独立的评估者对可能存在认知损害的精神障碍受试者参加研究前，进行强制性的知情同意能力的评估，以明确他们作为受试者是否存在决定的能力，尊重有知情同意能力的精神障碍患者／受试者知情同意的权益。

八、人工智能的伦理指导原则

机器人在人工智能（artificial intelligence，AI）

方面不断挑战人类,1997 年机器人"深蓝"战胜了国际象棋大师卡斯帕罗夫;2015 年 DeepMind 公司开发的围棋人工智能程序 AlphaGo 赢了围棋冠军;霍金也曾经预言:"人工智能能自行发展,并且以从未有过的速度重塑自我,而人类受限于缓慢的生物进化,终将因为无法与之抗衡而被替代。"因此,人工智能的发展速度,引起人类的恐慌。

精神病学领域的研究也涉及了人工智能,双相障碍的研究中应用了语音模拟和识别系统,给科研带来方便的同时,也引发了伦理挑战。精神和心理是最复杂的领域,人工智能的发展也使得机器人逐渐掌握学习技能,可能会模仿 / 具备人类的精神活动、心理反应,突破最后一道壁垒,替代人类。为此,科学家先前一直希望以最简单的办法,确保以机器人为代表的 AI 不给人类带来任何威胁,艾萨克·阿西莫夫(Isaac Asimov)首先提出了"机器人三定律",之后不断发展,建立了AI 领域规范发展的伦理体系。

我国 2017 年 7 月发布《新一代人工智能发展规划》时就指出,建立 AI 法律法规、伦理规范和政策体系,形成 AI 安全评估和管控能力是非常重要的;2018 年 4 月,欧盟委员会发布的文件《欧盟人工智能》提出:需要考虑建立适当的伦理和法律框架,以便为 AI 技术创新提供法律保障;2019 年 2 月 11 日,美国签署行政令,启动"美国人工智能倡议",该倡议的五大重点之一便是制定与伦理有关联的 AI 治理标准。

2019 年 4 月欧盟率先发布了 AI 系统应该满足的七大伦理原则:

1. **人类代理和监督** AI 不应该践踏人类的自主性。人们不应该被 AI 系统所操纵或胁迫,应该能够干预或监督软件所做的每一个决定。

2. **技术稳健性和安全性** AI 应该是安全而准确的,它不应该轻易受到外部攻击(例如:对抗性粒子)的破坏,并且应该是相当可靠的。

3. **隐私和数据管理** AI 系统收集的个人数据应该是安全的,并且能够保护个人隐私。它不应该被任何人访问,也不应该轻易被盗。

4. **透明度** 用于创建 AI 系统的数据和算法应该是可访问的,软件所做的决定应该"为人类所理解和追踪"。换句话说,操作者应该能够解释他们的 AI 系统所做的决定。

5. **多样性、无歧视、公平** AI 应向所有人提供服务,不分年龄、性别、种族或其他特征。同样,AI 系统不应在这些方面有偏见。

6. **环境和社会福祉** AI 系统应该是可持续的(即它们应该对生态负责),并能"促进积极的社会变革"。

7. **问责制** AI 系统应该是可审计的,系统的负面影响应事先得到承认和报告。

2019 年 4 月 25 日,我国国家人工智能标准化总体组第二次全体会议在南京召开。会议发布了《人工智能伦理风险分析报告》,对 AI 伦理研究的背景与意义、国内外 AI 伦理发展现状、AI 技术的伦理风险(算法相关、数据相关、应用相关及长期和间接的伦理风险)、AI 伦理原则和伦理风险评估及其管理进行了详细论述。

(王雪芹 丛亚丽)

第四节 伦理委员会

一、介绍

与国外伦理委员会的建立过程不同,我国大陆的伦理委员会最初是以医德医风建设为主要任务的,审查只是其中的一部分工作。1987 年,全国第四届医学哲学学术会议上,中国自然辨证法研究会医学哲学委员会主任委员彭瑞骢教授首次提出建议:在一些大医院建立伦理委员会,受理关于人体试验的伦理审查。此后,我国医院伦理委员会的发展大致可分为两个阶段:第一个阶段,医院建立伦理委员会,是由多学科人员组成的医学道德决策咨询组织;第二个阶段,是规范化发展时期,国家卫生行政管理部门制定规章,要求一些医学行业或专业必须设立伦理委员会。随着国际合作的开展、我国医学科学研究的发展,伦理委员会纷纷建立,同时国家也更加重视伦理委员会的建设、监管和审查工作。

二、职责与任务

(一)涉及人的生物医学研究伦理委员会

2016 年国家卫生及健康委员会法制司颁布的《涉及人的生物医学研究伦理审查办法》(以下简称《办法》)的第八条明确规定:伦理委员会的

职责是保护受试者合法权益，维护受试者尊严，促进生物医学研究规范开展；对本机构开展涉及人的生物医学研究项目进行伦理审查，包括初始审查、跟踪审查和复审等；在本机构组织开展相关伦理审查培训。

《办法》的第十八条规定涉及人的生物医学研究应当符合以下伦理原则：

1. **知情同意原则**　尊重和保障受试者是否参加研究的自主决定权，严格履行知情同意程序，防止使用欺骗、利诱、胁迫等手段使受试者同意参加研究，允许受试者在任何阶段无条件退出研究。

2. **控制风险原则**　首先将受试者人身安全、健康权益放在优先地位，其次才是科学和社会利益，研究风险与受益比例应当合理，力求使受试者尽可能避免伤害。

3. **免费和补偿原则**　应当公平、合理地选择受试者，对受试者参加研究不得收取任何费用，对于受试者在受试过程中支出的合理费用还应当给予适当补偿。

4. **保护隐私原则**　切实保护受试者的隐私，如实将受试者个人信息的储存、使用及保密措施情况告知受试者，未经授权不得将受试者个人信息向第三方透露。

5. **依法赔偿原则**　受试者参加研究受到损害时，应当得到及时、免费治疗，并依据法律法规及双方约定得到赔偿。

6. **特殊保护原则**　对儿童、孕妇、智力低下者、精神障碍患者等特殊人群的受试者，应当予以特别保护。

（二）生物医学新技术伦理委员会

"基因编辑婴儿"事件使公众对生物医学新技术产生了负面的认知，但是基因编辑是实验室的常规技术，进行合理应用，将会推动生命科学的发展。目前，生物医学技术已经跻身生物科学领域中发展最快的技术，如果临床研究和应用不当，也会带来隐私保护、生物安全、公共安全和社会伦理等问题。为了规范生物医学新技术的健康发展，2019年2月26日，国家卫生健康委医政医管局发布《生物医学新技术临床应用管理条例（征求意见稿）》（以下简称《条例》），对生物医学新技术定义为：已完成临床前研究，拟作用于细胞、分子水平的，以对疾病做出判断或预防疾病、消除疾病、缓解病情、减轻痛苦、改善功能、延长生命、帮助恢复健康等为目的的医学专业手段和措施。《条例》规定了卫生主管部门进行学术审查和伦理审查的主要内容。

生物医学新技术包括临床研究和转化应用两个部分，临床研究实行分级管理。中低风险生物医学新技术的临床研究由省级卫生主管部门管理，高风险生物医学新技术的临床研究由国务院卫生主管部门管理（《条例》第七条）。转化应用应当通过技术评估和伦理审查（《条例》第八条）。因此，医疗卫生机构生物医学新技术伦理委员会需要根据《条例》先进行伦理审查，使生物医学新技术的临床研究和转化应用符合国家规定，沿着健康的方向发展。

三、伦理审查

伦理审查是伦理委员会的主要任务，为医学研究提供公正和客观的伦理保证，审查方式包括：会议审查、快审/简易审查、紧急会议审查。初始审查一般采用会议审查的方式，如果研究项目满足最小风险的标准，初始审查可以选择快速/简易审查的形式。研究项目未获得伦理委员会审查批准的，不得开展项目研究工作。

对已批准研究项目的研究方案作较小修改且不影响研究的风险受益比的研究项目和研究风险不大于最小风险的研究项目可以申请快审/简易审查程序。快审/简易审查程序可以由伦理委员会的两个或者几个委员进行审查。审查结果和理由应当及时报告伦理委员会。

对于涉及人的生物医学研究，伦理委员会应当对审查的研究项目做出批准、不批准、修改后批准、修改后再审、暂停或者终止研究的决定，并说明理由（《办法》第二十三条）。

值得强调的是，伦理委员会对涉及人的生物医学研究项目的审查是持续性的，对已批准实施的研究项目，伦理委员会应当指定委员进行跟踪审查。跟踪审查包括以下内容：

（1）是否按照已通过伦理审查的研究方案进行试验。

（2）研究过程中是否擅自变更项目研究内容。

（3）是否发生严重不良反应或者不良事件。

（4）是否需要暂停或者提前终止研究项目。

（5）其他需要审查的内容。

跟踪审查的委员不得少于 2 人，在跟踪审查时应当及时将审查情况报告伦理委员会（《办法》第二十七条）。

随着国际合作项目的发展，境外机构或者个人与国内医疗卫生机构合作开展涉及人的生物医学研究的，应当向国内合作机构的伦理委员会申请研究项目伦理审查（《办法》第三十条），并且如果国外与国内的伦理规范不一致时，虽然在国外已经通过伦理审查，获得批准，但是如果在我国开展，首先必须遵守中国的法律，符合中国的伦理规范和要求，并且需要注意遗传资源和知识产权的保护。《办法》还规定在学术期刊发表涉及人的生物医学研究成果的项目研究者，应当出具该研究项目经过伦理审查批准的证明文件（第三十一条）。

生物医学新技术临床研究项目申请由项目负责人向所在医疗机构指定部门提出。医疗机构成立的学术审查委员会和伦理审查委员会对研究项目的必要性、合法性、科学性、可行性、安全性和伦理适应性等进行审查。

生物医学新技术临床研究项目通过医疗机构的学术审查委员会和伦理审查委员会审查后，再提交相应卫生主管部门进行伦理审查：对于申请开展中低级风险生物医学新技术临床研究的，省级人民政府卫生主管部门应当自接到申请后 60 日内，完成学术审查和伦理审查，符合规定条件的，批准开展临床研究并予以登记。对于申请开展高风险生物医学新技术临床研究的，省级人民政府卫生主管部门进行初步审查，并出具初审意见后，提交国务院卫生主管部门。国务院卫生主管部门应当于 60 日内完成审查。审查通过的，批准开展临床研究并通知省级人民政府卫生主管部门登记。临床研究学术审查和伦理审查规范由国务院卫生主管部门制定并公布（《条例》第十八条）。

伦理审查主要包括以下内容：

（1）研究者的资格、经验是否符合试验要求。

（2）研究方案是否符合科学性和伦理原则的要求。

（3）受试者可能遭受的风险程度与研究预期的受益相比是否合适。

（4）在办理知情同意过程中，向受试者（或其家属、监护人、法定代理人）提供的有关信息资料是否完整易懂，获得知情同意的方法是否适当。

（5）对受试者的资料是否采取了保密措施。

（6）受试者入选和排除的标准是否合适和公平。

（7）是否向受试者明确告知他们应该享有的权益，包括在研究过程中可以随时退出而无须提出理由且不受歧视的权利。

（8）受试者是否因参加研究而获得合理补偿，如因参加研究而受到损害甚至死亡时，给予的治疗以及赔偿措施是否合适。

（9）研究人员中是否有专人负责处理知情同意和受试者安全的问题。

（10）对受试者在研究中可能承受的风险是否采取了保护措施。

（11）研究人员与受试者之间有无利益冲突。

四、风险与获益评估

涉及人的生物医学研究的目的，是希望获得或证实有利于人类健康的新方法、新物质，对涉及人的生物医学研究进行伦理学论证，必须是基于该研究的目的：有希望实现、有利于人类健康这一前提。

CIOMS《涉及人的健康相关研究国际伦理指南》(international ethical guidelines for health-related research involving humans)（2016）也明确规定了伦理委员会的主要职责之一是评估临床试验的风险和受益，评估原则如下：

（一）风险

风险是指事件发生与否、是否造成损害后果、以及损害后果是否具有严重的不确定性。当受试者是患者时，可能要面临两种风险：治疗风险和研究风险。治疗风险：是指不参与研究的患者也会承受的相关风险。研究风险：是指临床试验或研究中可能产生的风险。研究风险与治疗风险多相伴存，但属于不同的风险范畴，二者相对独立。

在涉及人的生物医学研究伦理审查中所评估的研究风险，还指研究目的与研究产出之间的不确定性，这种不确定性大致有两层含义：一是风险表现为研究产出的不确定性，二是风险表现为研究成本或代价的不确定性。研究风险有多种，包括身体生理伤害、心理精神危害、个人隐私和信息泄露、福利或经济危害等。伦理审查时所有这些损害均应被视为"风险"而予以考虑，进行审查。

《贝尔蒙报告》明确阐述了受试者受到伤害的五种主要形式，并举出了相应的例子：

（1）心理伤害：例如感到无聊、焦虑、尴尬或精神障碍复发。

（2）躯体伤害：例如糖尿病、高血压或死亡。

（3）法律方面的伤害：例如被罚款或被监禁。

（4）社会方面的伤害：例如产生偏见、被歧视、名誉损害或离婚等。

（5）经济方面的伤害：例如参加研究的误工损失、就业损失、发生的法律费用或在研究中受到危害从而发生医疗费用损失等。

（二）获益

获益是指得到益处，分为直接获益和间接获益。获益与研究风险并非呈线性关系，不一定成正比，受试者可能面临大的风险却可能完全没有获益。伦理审查中更多地关注研究项目到底是使谁获益，以及获益对于风险而言是否值得。在任何情况下，对人类受试者健康的考虑应优先于对科学和社会的试验利益产出的考虑。

风险和获益均无法量化，实现两者之间真正意义上的"平衡"是非常困难的，"平衡"只是一种比喻。伦理评估的意义在于对受试者的风险最小化和获益最大化，以此来保护受试者的利益。

五、权益保护

权益保护中非常重要的一点是自愿的原则，受试者在参加医学研究时，有权利拒绝参加研究，或者在参加的过程中任何时间可以要求退出，而且医生需要保证受试者继续治疗的权益，患者不参加或退出研究不应受到惩罚，不会损害就医的权益。

隐私保护的原则，受试者的身份标识和参加研究的资料不能泄露，尤其是录音、录像资料更需要相关的保密处理，专门专人管理，防止外泄。国家主管部门、伦理委员会和研究相关部门可以查阅上述资料，但是在查阅前需要签署保密协议。

六、监督与管理

（一）涉及人的生物医学研究伦理委员会的监督与管理

《办法》中明确规定：从事涉及人的生物医学研究的医疗卫生机构是涉及人的生物医学研究伦理审查工作的管理责任主体，应当设立伦理委员会，并采取有效措施保障伦理委员会独立开展伦理审查工作。医疗卫生机构未设立伦理委员会的，不得开展涉及人的生物医学研究工作（第七条）。

《办法》中规定国家卫生健康委负责组织全国涉及人的生物医学研究伦理审查工作的检查、督导；国家中医药管理局负责组织全国中医药研究伦理审查工作的检查、督导。县级以上地方卫生计生行政部门应当加强对本行政区域涉及人的生物医学研究伦理审查工作的日常监督管理（第四十条），并且要求医疗卫生机构的伦理委员会在卫生行政管理部门进行备案。国家医学伦理专家委员会应当对省级医学伦理专家委员会的工作进行指导、检查和评估。省级医学伦理专家委员会应当对本行政区域内医疗卫生机构的伦理委员会进行检查和评估（第四十一条）。医疗卫生机构应当加强对本机构设立的伦理委员会开展的涉及人的生物医学研究伦理审查工作的日常管理，定期评估伦理委员会工作质量，对发现的问题及时提出改进意见或者建议，根据需要调整伦理委员会委员等（第四十二条）。

（二）生物医学新技术伦理委员会的监督与管理

医疗卫生机构开展的生物医学新技术临床项目研究实施或临床转化过程需要进行自我管理，定期向省级人民政府卫生主管部门报告进展情况，出现严重不良反应或事件、差错或事故等要立即报告省级人民政府卫生主管部门。省级以上人民政府卫生主管部门要对辖区内临床研究项目和转化应用进行定期监督检查、随机抽查、有因检查等，发现的问题及时指导纠正，依法依规予以处置。国务院卫生主管部门建立统一的临床研究与转化应用监督管理信息平台。医疗机构应当将生物医学新技术临床研究项目申请和内部审查情况及时在平台上登记。省级以上人民政府卫生主管部门应当通过信息平台依法及时公布临床研究项目许可、转化应用审查等日常监督管理信息。建立信用档案。对违反规定开展生物医学新技术临床研究和转化应用的医疗机构和研究人员纳入黑名单，对严重失信行为，实行部门联合惩戒。

综上所述，无论是涉及人的生物医学研究，还是生物医学新技术研究和转化应用，都明确了伦理委员会的审查职责和监管部门，并且国家主管部门对伦理委员会的监管加强，对违反伦理原则的做法加大了惩罚力度，促进了伦理委员会规范化、法制化的发展，为医学的健康发展提供了有力保障。

精神病学伦理具有其特殊性，随着医学和伦理学的快速发展逐渐形成理论和实践的结构化体系，希望医学研究生，同时作为研究者，在学习《精神病学》的同时，树立"以科学精神体现人文关怀"的伦理理念，在临床医疗实践和教学科研中，自觉遵守伦理原则，为精神病学的健康发展贡献力量。

（王雪芹　丛亚丽）

参 考 文 献

[1] Jonsen AR，Siegler M，Winslade WJ. Clinical ethics. 8th Ed. New York：McGraw-Hill，2015.

[2] 全国人大常委会. 中华人民共和国精神卫生法. 司法业务文选，2012，37：2-16.

[3] Appelbaum PS，Grisso T. The MacArthur competence assessment tool-clinical research. Sarasota, FL：Professional Resource Press，2001.

[4] 徐一峰. 精神卫生伦理审查操作指南. 北京：人民卫生出版社，2017.

[5] 姚贵忠. 精神心理与行为障碍研究伦理审查理论与实践. 北京：北京大学医学出版社，2020.

[6] Wong JG WS，Cheung EPT，Chen EYH. Decision-making capacity of inpatients with schizophrenia in Hong Kong. Journal of Nervous and Mental Disease，2005，193（5）：316-322.

[7] 谢斌. 心理治疗的法律与伦理. 四川精神卫生，2016，29（6）：556-560.

[8] 王雪芹，于欣，唐宏宇，等. 麦克阿瑟临床研究知情同意能力评估工具简体中文版在精神分裂症患者中的信度和效度研究. 中华精神科杂志，2015，48（1）：17-22.

[9] Wang XQ，Yu X，Appelbaum PS，et al. Longitudinal informed consent competency in stable community patients with schizophrenia：a one-week training and one-year follow-up study. Schizophrenia Research，2016，170（1）：162-167.

[10] Lan TH，Wu BJ，Chen HK，et al. Validation of chinese version of the macarthur competence assessment tool for clinical research（MacCAT-CR）in patients with schizophrenia spectrum disorders. Psychiatry Research，2013，210（2）：634-640.

[11] Shivas T. Contextualizing the vulnerability standard. Am J Bioeth，2004，4（3）：84-86.

[12] 罗光强，李凌江. 精神分裂症患者知情同意能力评估模式的伦理分析. 医学与哲学，2010，31（12）：29-31.

[13] 勾蕾，王小平. 精神障碍患者入院方式和非自愿住院标准. 国际精神病学杂志，2014，41（3）：176-181.

[14] 美国精神病学协会. Primer Ethics. USA，2001.

[15] 陆林，孙伯民，译. 精神外科：脑疾病治疗的新技术. 北京：北京大学医学出版社，2017.

[16] 侯彩兰，李凌江，贾福军，等. 神经精神疾病治疗研究中的可论证伦理学问题. 中国医学伦理学，2005，18（4）：68-70.

[17] 唐宏宇. 自知力缺损患者的自愿医疗问题. 中国心理卫生杂志，2013，27（8）：571-572.

[18] 丛亚丽，胡林英，张海洪. 人群流行病学研究的伦理审查. 医学与哲学，2017，38（7）：6-10.

[19] 李义庭. 中国机构伦理委员会建设. 北京：中国协和医科大学出版社，2013.

[20] 中华人民共和国国家卫生和计划生育委员会. 涉及人的生物医学研究伦理审查办法 [EB/OL].（2016-10-12）. http://www.gov.cn/gongbao/content/2017/content_5227817.htm

第七章　神经发育障碍

第一节　孤独症谱系障碍

孤独症谱系障碍（autism spectrum disorder, ASD）是一类起病于发育早期，以社交交流与社交互动障碍及局限、重复的行为模式、兴趣或活动为主要临床特征的神经发育障碍。

对于该类障碍的认识，可追溯至 1943 年美国医师 Leo Kanner 的报道。Leo Kanner 医生报道了 11 个病例，并指出他们的共同特征是极端孤僻、不能与他人发展人际关系，言语发育迟缓、失去用言语进行交流的能力，游戏活动单调、重复等，并将该类疾病命名为早发性婴儿孤独症。1978 年，儿童孤独症成为一个独立的疾病实体列入 ICD-9。1980 年美国 DSM-Ⅲ 首次提出了广泛性发育障碍这一疾病分类，儿童孤独症是其亚型之一。此后，美国 DSM-Ⅲ-R 及 DSM-Ⅳ 一直将孤独症归于广泛性发育障碍，ICD-10 也将孤独症归于广泛性发育障碍之中。

广泛性发育障碍（pervasive developmental disorder, PDD）是指一组起病于婴幼儿时期，以社会人际交往和沟通模式的性质异常以及兴趣与活动内容的局限、刻板和重复为主要特征的疾病。在不同诊断分类系统中，该障碍所包含的亚类略有不同，主要包括儿童孤独症、不典型孤独症、阿斯佩格综合征（Asperger syndrome）、雷特综合征（Rett syndrome）、其他童年瓦解性障碍等。孤独症（autism）也称自闭症，是广泛性发育障碍中最常见、最具代表性的疾病，是一种起病于 3 岁之前，以社会交往障碍、沟通交流障碍和行为、兴趣和活动内容的局限、刻板与重复为主要特征的心理发育障碍。

约 20 世纪 80 年代，孤独症谱系障碍这一名称被提出，并被日益广泛使用，以期包含具有孤独症典型特征和不典型特征的所有案例。但是，该分类并未被列入诊断系统之中，也缺乏明确的定义和一致的内涵。美国疾病控制与预防中心（CDC）报道的孤独症谱系障碍包括孤独症、Asperger 综合征、未特定的广泛性发育障碍（pervasive developmental disorder not otherwise specified, PDD-NOS）。2013 年 5 月，美国 DSM-5 问世，DSM-5 取消了 DSM-Ⅳ 中的广泛性发育障碍及其亚类，代之以孤独症谱系障碍，并有具体的诊断标准，自此孤独症谱系障碍成为一个具体的疾病类别。在 DSM-5 中，孤独谱系障碍归属于神经发育障碍，不仅强调了神经发育异常在该障碍发生中的作用，同时，也体现了该障碍在成人中的延续和长期慢性特点。

与 DSM-Ⅳ 广泛性发育障碍主要亚类的诊断标准相比，DSM-5 孤独症谱系障碍诊断标准相对严格，因此不能够完全涵盖以 DSM-Ⅳ 诊断标准诊断的广泛性发育障碍患者。2019 年的一项荟萃分析显示，使用 DSM-5 孤独症谱系障碍诊断标准对用 DSM-Ⅳ 诊断标准诊断的广泛性发育障碍患者进行诊断，孤独症减少 10.1%（6.2%～16%），Asperger 综合征减少 23.3%（12.9%～38.5%），PDD-NOS 减少 46.1%（34.6%～58.0%），总体减少 20.8%（16.0%～26.7%）。同时，有关孤独症、Asperger 综合征之间不一致的脑影像学、神经心理学等研究结果也对是否可以将孤独症和 Asperger 综合征归为同一个疾病实体提出疑问。因此，DSM-5 孤独症谱系障碍的分类是否存在不足及如何进一步修订，还有待于进一步研究探讨。

因孤独症引起医学界关注比较晚，故 20 世纪 60 年代后有关孤独症患病率的研究报道才日益增多。20 世纪六七十年代的研究结果显示孤独症患病率很低，为 0.1‰～0.5‰，但是近二十年来，孤独症患病率日益增高。目前国外研究报道孤独症患病率一般为 1‰~6‰。针对广泛性发育障碍或 DSM-5 问世前的孤独症谱系障碍的患病率调查也显示同样趋势。20 世纪 80 年代，孤独症谱系障碍患病率约为 1‰，美国疾病预防控制中心于 2009 年和 2014 年进行的调查则显示，孤独症谱系障碍患病率分别为 9.1‰ 和 1.69%。孤独症及孤独症谱系障碍患病率之所以升高，原因尚不清楚，可能与多种因素有关，包括：公众意识的增强、诊断水平的提高、环境因素的影响及研究方法的不同等。

万玉美等于 2013 年对我国孤独症及孤独症谱系障碍的患病率进行系统综述，结果显示，在我国大陆地区，孤独症患病率为 0.28‰~3.04‰，平均为 1.28‰，孤独谱系障碍患病率为 0.73‰~7.53‰，平均为 2.45‰。之后的荟萃分析显示我国孤独症患病率也呈现上升趋势。

无论孤独症或孤独症谱系障碍，男孩均更易罹患。女性患者相对少见。有研究报道，女性孤独症患者症状往往相对较重，而且更易共患癫痫。

一、病因与发病机制

既往研究主要针对孤独症或 DSM-5 问世前的孤独症谱系障碍进行病因与发病机制的研究。20 世纪 50 年代，曾有研究提示孤独症与家庭环境因素相关，是"冰箱式的妈妈、机械式的抚养"导致的结果。但是，近三十年来，相关研究愈来愈多，大量研究一致表明，孤独症 / 孤独症谱系障碍是一种由生物学因素导致的神经发育障碍性疾病。

1. **遗传因素** 无论家系调查、双生子研究、细胞遗传学研究还是分子遗传学研究，结果均提示孤独症 / 孤独症谱系障碍与遗传因素密切相关。在家系调查中，孤独症谱系障碍患者的同胞罹患该障碍的风险约为 20%，明显高于普通人群。细胞遗传学研究结果中，所有常染色体和 2 条性染色体的异常均在孤独症 / 孤独症谱系障碍患者中有所报道，其中，15q11-q13、7q22-q23 研究报道最多。分子遗传学研究显示孤独症 / 孤独症谱系障碍是一种多基因复杂疾病，400~1 000 个基因与孤独症 / 孤独症谱系障碍相关，其中很多基因与神经发育相关，涉及脑神经元分化、迁移及突触发育及突触信息传递等过程，如：RELN 基因、FOXP2 基因、WNT2 基因、NRXN1 基因、NFGN3/4 基因、SHANK2 基因、SHANK3 基因、GABAA 受体基因、OXTR 基因、GLUR6 基因、ATP2B2 基因等。一些罕见的新发突变也与孤独症相关。

表观遗传学是基于非基因序列改变所致的基因表达水平的变化，其机制包括 DNA 甲基化、组蛋白乙酰化、非编码 RNA 调控、染色质重塑等，是环境与基因相互作用的最重要机制。近年来有关孤独症 / 孤独症谱系障碍的表观遗传学研究显示：孤独症 / 孤独症谱系障碍与表观遗传相关；与正常对照相比，孤独症 / 孤独症谱系障碍患者 DNA 甲基化的差异发生在多个基因位点，如：AFF2、AUTS2、GABRB3、催产素受体基因等；孤独症 / 孤独症谱系障碍患者 DNA 甲基化程度受环境因素和个体生理因素影响，多种途径如：氧化应激、环境毒素等均有可能影响 DNA 甲基化而导致基因表达的异常；孤独症 / 孤独症谱系障碍表型的严重程度可能与基因组特定部位的 DNA 甲基化相关。

MicroRNA（miRNA）是一类由内源基因编码的长度为 18~25 个核苷酸的非编码单链 RNA 分子，它们通过切断 mRNA 分子或抑制 mRNA 的翻译参与转录后基因表达的调控，在神经细胞发生、突触形成和细胞迁移中发挥重要作用。既往研究显示孤独症 / 孤独症谱系障碍患者大脑存在多个 miRNA 表达的异常，虽然这些 miRNA 表达异常在孤独症 / 孤独症谱系障碍发病中的确切作用尚不清楚，但许多 miRNA 与神经发生和突触形成相关，故可能与孤独症 / 孤独症谱系障碍患者的脑发育及脑功能异常相关。

上述研究结果均提示遗传因素在孤独症 / 孤独症谱系障碍的发病中起着重要作用，但是，遗传因素究竟是如何导致孤独症 / 孤独症谱系障碍呢？其发病机制非常复杂，至今未能阐明。目前研究显示遗传因素所导致的脑发育异常是孤独症 / 孤独症谱系障碍发生的重要机制，如：与孤独症相关的 RELN 基因编码一种分泌蛋白，该分泌蛋白与极低密度脂蛋白和 apoE 受体 2 复合物结合，参与中枢神经系统发育期的神经元迁移；FOXP2 基因则可能参与人类大脑语言相关区域的正常发育等。孤独症 / 孤独症谱系障碍儿童存在这些基因的异常，必然会通过一系列复杂的机制和过程影响其脑发育，从而导致其脑结构和功能的异常，继而产生神经心理发展的异常，最终导致孤独症症状的出现。虽然遗传因素在孤独症/孤独症谱系障碍的发病中起着重要作用，但是孤独症/孤独症谱系障碍并不是单个基因所导致，而是多个基因共同作用的结果。与此同时，环境因素也发挥一定作用，遗传因素和环境因素相互作用，最终导致疾病的发生。

2. 脑器质性因素 既往很多研究结果显示孤独症/孤独症谱系障碍患者存在脑结构和脑功能的异常。

在脑结构方面，尸检研究发现孤独症患者颞中回、小脑、海马和杏仁核存在细胞学异常；影像学研究则越来越多地显示孤独症/孤独症谱系障碍患者存在多个脑区的结构异常，如：整个大脑体积的增大，第四脑室扩大，额叶、苍白球、杏仁核、海马、侧扣带回、胼胝体、丘脑、脑干缩小，小脑蚓部小叶发育不良，尾状核体积增大等。同时，孤独症/孤独症谱系障碍患者存在脑发育轨迹的异常，在幼儿期，脑过度生长，额叶皮质、颞叶皮质、杏仁核体积大于同龄正常儿童；随后脑生长发育速度明显减慢，6～8岁时上述大脑部位的体积与正常对照持平，此后则逐渐小于正常对照。还有研究显示孤独症谱系障碍的高风险儿童在6～12个月时大脑皮层表面积过度生长，6～12个月时的大脑表面积对24个月时的孤独症谱系障碍诊断具有良好的预测效应；孤独症谱系障碍婴幼儿在12～24个月时大脑体积过度增长，大脑体积的过度增长与社会交往缺陷的出现和严重程度相关。弥散张量成像研究则显示孤独症患者存在脑白质的发育异常，包括连接不同脑区的白质及胼胝体。

在脑功能方面，静息态功能磁共振成像研究显示，孤独症/孤独症谱系障碍患者存在多个脑区的局部脑功能、不同脑区间功能连接及脑网络功能连接的异常。如：孤独症/孤独症谱系障碍患者存在由枕下回、颞上沟、梭状回、杏仁核等组成的面孔加工网络的功能异常，同时还存在执行控制网络、默认网络等功能的异常。任务态功能磁共振成像研究则显示，在给予任务刺激时，孤独症/孤独症谱系障碍患者激活的脑区与正常对照有所不同。如：在给予表情识别、情绪理解、社

交手势等社会认知任务刺激时，孤独症/孤独症谱系障碍患者颞上沟、梭状回、杏仁核等脑区功能存在异常，因此，有学者提出"社会脑"的概念，即与社会交往关系密切的脑区，包括：前额叶皮层中部、颞顶连接区、前扣带回、脑岛、杏仁核等。因社会脑功能发生异常，个体难以综合处理社交相关信息，从而产生社会交往障碍。PECT研究发现孤独症/孤独症谱系障碍患者多个脑区血流灌注明显减少，如：双侧岛叶、颞上回、左侧前额叶、右侧颞叶、枕叶、下丘脑和左侧基底节等等，也提示孤独症/孤独症谱系障碍与上述脑区功能异常相关。

近年来，基于静息态的脑电生理研究和基于任务态的诱发电位研究也提示孤独症/孤独症谱系障碍患者存在脑功能的异常。在诱发电位研究中，N170是既往孤独症/孤独症谱系障碍患者面孔识别诱发电位研究中报道最多的与面孔识别缺陷相关的ERP成分，此外，孤独症/孤独症谱系障碍患者P100、P300等也存在异常。

3. 神经生化因素 既往有关5-羟色胺（5-HT）的研究较多，但研究结果不一致。有研究发现25%以上的孤独症/孤独症谱系障碍患儿中全血5-HT水平增高；还有研究发现孤独症谱系障碍患儿母亲全血的5-HT水平与患儿的孤独症谱系障碍核心症状相关，母亲全血5-HT水平最低组，患儿的孤独症谱系障碍核心症状最严重。基于动物实验的研究提示5-HT与儿童脑发育关系密切，因此，有学者认为发育早期血脑屏障发育不完善，血中高浓度的5-HT可通过血脑屏障进入脑内，经脑内5-HT的负反馈机制而作用于5-HT神经元，影响其生长发育，从而造成儿童行为的改变。还有学者认为母亲低血浆5-HT水平可能通过影响胎儿脑发育而成为孤独症/孤独症谱系障碍的危险因素之一。

除5-HT外，还有研究探讨多巴胺（DA）和γ-氨基丁酸（γ-GABA）系统与孤独症/孤独症谱系障碍的关系，但研究结果并不一致。另有部分研究结果显示孤独症儿童脑脊液中β-内啡肽水平存在异常，但也需进一步研究探讨。

催产素（oxytocin，OXT）和精氨酸加压素（arginine vasopressin，AVP）是一种结构上高度同源的神经肽，由垂体后叶分泌和释放，作用于

相应受体而发挥其生理效应,与人类社交行为相关。目前多数研究显示孤独症/孤独症谱系障碍患者血浆催产素水平低于正常对照,还有研究显示孤独症/孤独症谱系障碍患者血浆AVP水平低于正常对照,但是研究结果并不完全一致。进一步的研究显示OXT和AVP通路相关基因与孤独症相关;血浆催产素水平与孤独症谱系障碍患者的症状严重程度相关;催产素治疗可以改善孤独症谱系患者的情感认知和目光对视。但研究结果尚不一致,均有待于进一步研究探讨。

4. **免疫学因素** 已有研究表明孤独症/孤独症谱系障碍患者存在免疫系统异常,包括:T淋巴细胞、辅助T细胞和B淋巴细胞数量减少,抑制-诱导T细胞缺乏,自然杀伤细胞活性降低;补体C4b蛋白水平明显降低;IL-6、IL-12和INF-γ水平明显高于正常对照等。还有研究报道孤独症/孤独症谱系障碍患者的针对髓鞘蛋白、轴索蛋白和胶质纤维酸性蛋白的自身抗体水平明显高于正常对照。另有研究提示孤独症/孤独症谱系障碍患者存在免疫系统相关基因的异常,如:HLA-DR4基因、HLA-A2基因等。因此,孤独症/孤独症谱系障碍的免疫炎性假说认为由于中枢神经系统的炎症反应,导致中枢神经系统发育障碍,从而引发孤独症或孤独症谱系障碍。

5. **环境因素** 已有研究表明妊娠期不利因素增加子代罹患孤独症/孤独症谱系障碍的风险,包括:父、母生育年龄大,第一胎或第四胎以后,母妊娠前肥胖和体重不足,母妊娠前和妊娠期糖尿病,母妊娠期高血压、病毒感染、服用某些药物,先兆流产,羊水的胎粪污染,难产或胎位异常,宫内窘迫,出生窒息,低出生体重等。还有研究显示母孕期暴露于环境污染、化学毒物等也均可增加子代罹患孤独症/孤独症谱系障碍的发病风险。

除上述因素外,近年来有研究发现孤独症/孤独症谱系障碍患者存在肠道菌群的失调,但其与孤独症/孤独症谱系障碍发生的关系,还有待于进一步探讨。

6. **神经心理机制** 近年来关于孤独症/孤独症谱系障碍神经心理机制的研究日益增多。目前引人关注的是心理理论缺陷理论、中央信息整合缺陷理论、执行功能障碍理论。

(1)心理理论缺陷:心理理论是指个体识别他人心理状态(如需要、信念、愿望、意图、情绪等),并由此对他人行为做出因果性解释和预测的能力。该能力在社会认知、社交互动、想象和交流中具有重要作用。目前研究显示孤独症/孤独症谱系障碍患者在识别他人心理状态方面存在缺陷,从而影响他们的社会交往。

(2)中央信息整合能力不足:是指人类大脑具有将各种局部或细节信息有机整合、综合处理而形成整体的倾向。孤独症患儿中央信息整合能力存在缺陷,他们在信息加工过程中,擅长处理信息局部特征,而不善于处理整体和关联信息,从而难以从整体的角度观察、分析和理解事物。其知觉信息加工体现了局部加工的优势,关注细节,对事物难以整体理解和把握。

(3)执行功能障碍:执行功能是指个体在实现某一特定目标时,以灵活、优化的方式控制多种认知加工过程从而协同操作的认知神经机制,是一个涵盖一系列高级认知过程的总称,包括:行为顺序的计划、操作监控和反馈、转移注意方向、冲动控制、灵活性、工作记忆等。目前研究显示,孤独症/孤独症谱系障碍患者存在执行功能的缺陷,工作记忆差,抑制控制能力、认知灵活性、计划能力受损等。有研究显示孤独症/孤独症谱系障碍患者的抑制控制能力和认知灵活性的受损与孤独症患者的刻板行为相关。还有研究显示,执行功能障碍与孤独症/孤独症谱系障碍患者的社交缺陷及社会适应障碍相关。

虽然孤独症/孤独症谱系障碍患者存在上述神经认知功能的缺陷,但是,有关孤独症/孤独症谱系障碍患者神经认知功能的研究结果并不完全一致,而且这些神经认知功能缺陷并非孤独症/孤独症谱系障碍患者所特有,其脑机制及其与孤独症/孤独症谱系障碍症状的关系也不明确。因此,需进行进一步研究探讨,以深入了解孤独症/孤独症谱系障碍的神经心理机制及其相关脑机制,为孤独症/孤独症谱系障碍的干预提供更多依据。

二、临床表现

充分了解孤独症/孤独症谱系障碍的临床表现,对早期识别、正确诊断和鉴别诊断孤独症/孤独症谱系障碍具有非常重要的意义。按照ICD-10,孤独症核心症状包括社会交往障碍,沟通交流障碍，行为、兴趣和活动内容的局限、刻板与重复。因社会交往障碍和交流障碍症状难以截然区分，DSM-5 将孤独症谱系障碍的核心症状合并为两大领域症状，即：社交交流与社交互动障碍，局限、重复的行为模式、兴趣或活动。为充分理解孤独症/孤独症谱系障碍核心症状，本节按照孤独症三大类核心症状予以描述。

（一）核心临床表现

孤独症起病于 36 个月以内，其中约 2/3 的患儿出生后逐渐起病，约 1/3 的患儿经历了 1～2 年正常发育阶段后退行性起病。DSM-5 孤独症谱系障碍不再要求起病于 3 岁之前，而是起病于发育早期。

孤独症临床表现非常复杂，主要表现可归纳为三大类核心症状，即：社会交往障碍、沟通交流障碍、行为、兴趣和活动内容的局限、刻板与重复。

1. 社会交往障碍 孤独症患儿在社会交往方面存在质的缺陷，这种质的缺陷在婴儿期即有可能开始出现。如果在婴儿期即开始起病，患儿常常表现为回避目光接触，对人的声音缺乏兴趣和反应，缺少社会性微笑和情感互动，没有期待被抱起的姿势，或抱起时身体僵硬、不愿与人靠近。到幼儿期后，患儿社会交往障碍表现更加突出。患儿缺乏与人交往、尤其是与同龄儿童交往的兴趣；常常自娱自乐，不会主动发起或回避与他人、特别是与同龄儿童的交往或游戏；常常回避他人目光，对他人的呼唤或其他言语或非言语的社交信息缺少反应；常常对他人的表情、情绪、言语和心理活动缺少关注，也难以正确理解和推断；常常缺乏社会情感的相互交流，也不能根据社交情景或社交线索调整自己的社交行为；常常不能以适合其智龄的方式进行交往和与同龄人建立伙伴关系；常常对父母缺少依恋，也常常不会与他人分享欢乐，不会安慰人或寻求安慰；常常不会玩想象性或角色扮演性游戏；同时存在共同注意的障碍，即彼此引发对第三者注意的能力的障碍。随年龄增长，患儿的社会交往能力有所改善，但仍然存在不同程度的缺陷。患儿不同程度地缺乏社会交往的兴趣和技巧，难以根据社交情景或社交线索调整自己的社交行为，难以正确理解朋友、友谊等概念，难以建立友谊，也难以建立恋爱关系和婚姻。

2. 沟通交流障碍 孤独症患儿在言语交流方面存在明显障碍。患儿言语发育迟缓，也有部分患儿 2 岁前曾有表达性言语，起病后逐渐减少，甚至消失，部分患儿终生没有语言。患儿言语理解能力不同程度受损，常常难以理解他人言语；言语运用能力也受损，不主动使用言语与他人交流，用于交流的言语少而简短，常常不会提出话题以及将交谈持续下去，或仅用简单、刻板、重复的言语进行交谈，或反复就其感兴趣的话题进行交谈，纠缠于同一话题。患儿言语形式及内容也常常异常，可能存在模仿言语、刻板重复言语，可能别出心裁地使用某些词句，有时答非所问，或说一些唐突的、与当时情景无关的内容，语法结构、人称代词常用错，语调、语速、节律、重音等也常存在异常。

尽管孤独症患儿言语发展延迟或缺如，但是他们用手势、动作补偿沟通的情况却很少。他们常常用拉着大人手走向其想要物品来表达其想法或愿望，但很少使用其他非言语交流的动作与姿势，如：点头、摇头，来进行沟通交流，也常常缺乏丰富细腻的面部表情。

3. 行为、兴趣和活动内容的局限、刻板与重复 孤独症患儿兴趣范围狭窄，常常对正常儿童感兴趣的内容不感兴趣，却迷恋于看广告或天气预报、旋转及看转动的物品、反复画某个图画、反复坐公交车或地铁以及专注于日期或路径等。常常不会用惯常的玩法玩玩具，并迷恋于玩具的某一部分或其没有功能的性质，如：汽车的车轮。对一些非生命物体，如小盒等可能产生强烈依恋，甚至随时携带，如果被拿走，则会哭闹不安。患儿还会固着于一些特殊而无用的常规或仪式，在生活的多个方面墨守成规、僵化刻板，如：要求物品放在固定位置，坚持走同一条路线，长时间内只吃少数几种食物，总是穿同一身衣服等。还会出现刻板重复的动作和奇特怪异的行为，如：重复蹦跳、将手放在眼前凝视和扑动等。对于物体的一些非主要特性可能非常感兴趣，因此会去闻不该闻的东西，或反复摸光滑的表面等。

（二）其他临床表现

除上述主要临床表现外，孤独症/孤独症谱系障碍患者还常常存在其他精神症状或障碍，或存在提示某种疾病的躯体特征或躯体疾病。当共患其他精神障碍或躯体疾病时,应同时做出诊断。

1. 其他精神症状及精神共患病 除以上核心症状外,孤独症/孤独症谱系障碍患者还常常存在其他精神症状,如:自语自笑、情绪不稳、烦躁哭闹、多动、自伤、冲动、攻击等。63%~100%的患儿共患其他精神障碍,最常见共患病包括精神发育迟滞、焦虑障碍、注意缺陷/多动障碍,还可见情感障碍、未特定的精神病性障碍、抽动障碍、对立违抗障碍、冲动控制障碍、进食障碍、遗尿症、遗粪症等。

2. 躯体共患病 孤独症/孤独症谱系障碍患者还易于共患各种躯体或神经系统疾病,包括:胃肠功能紊乱、癫痫、结节性硬化、神经纤维瘤病、脑瘫、感觉系统损害、巨头症等,还可能存在染色体异常,如:脆性X综合征、21-三体综合征、快乐木偶综合征(Angelman syndrome)、鲁宾斯坦-泰比综合征(Rubinstein-Taybi syndrome)、Mobius综合征等。伴有上述躯体病的患者可能会具有一些躯体特征,如:脆性X综合征患者高前额、眉骨突出、面长耳大、颧骨突出、颌骨前突、巨掌、扁平足、身材较高、青春期后还可见大睾丸;结节性硬化症患者皮肤色素脱失斑、面部血管纤维瘤、指甲纤维瘤等等。

三、疾病线索与量化评估

(一)疾病线索与预警征

疾病线索和预警征是早期发现孤独症/孤独症谱系障碍的重要方法。运用疾病线索和预警征在儿童出生后3个月、6个月、8个月、12个月、18个月、24个月对儿童进行筛查,可以早期发现可疑患儿。我国卫生部颁布的《儿童孤独症诊疗康复指南》(2010)提出了以下疾病线索:4个月时不会看着别人的脸微笑,6个月时没有明显的快乐情绪,12个月时听力没有问题但喊其名字不理睬,16个月不会说任何一个单词,18个月时不会用示指指点东西,18个月时目光不会跟随别人的指点看东西,18个月时不会玩假扮游戏。国家卫生和计划生育委员会2013年颁布了《儿童心理保健技术规范》,也推荐了不同月龄儿童提示孤独症/孤独症谱系障碍的预警征象,详见表7-1-1。上述疾病线索和预警征对早期识别孤独症/孤独症谱系障碍具有非常重要的作用。当婴幼儿存在疾病线索和预警征中的症状表现时,应及时到医院就诊,系统评估和诊断。

(二)筛查量表

早期筛查对早期识别孤独症/孤独症谱系障碍具有重要意义。常用筛查量表包括:改良婴幼儿孤独症量表(modified checklist for autism in toddlers, M-CHAT)中文版、中文修订版、中文简化版,改良婴幼儿孤独症量表修订版(M-CHAT-R)中文版,儿童孤独症行为量表(childhood autism behavior checklist),孤独症谱系障碍筛查量表,克氏孤独症行为量表等。

(三)诊断量表

在孤独症/孤独症谱系障碍诊断中,有些诊断量表可以辅助孤独症/孤独症谱系障碍的诊断,但是不能够替代临床诊断。这些量表包括:儿童孤独症评定量表(childhood autism rating scale, CARS),孤独症诊断访谈量表修订版(autism diagnostic interview-revised, ADI-R),孤独症诊断观察量表(autism diagnostic observation schedule, ADOS)。

表 7-1-1 《儿童心理保健技术规范》推荐使用的预警征

年龄	预警征象	年龄	预警征象
3月龄	1. 对很大声音没有反应 2. 不注视人脸,不追视移动人或物品 3. 逗引时不发音或不会笑	18月龄	1. 不会有意识叫"爸爸"或"妈妈" 2. 不会按要求指人或物 3. 与人无目光对视
6月龄	发音少,不会笑出声	2岁	无有意义的语言
8月龄	1. 听到声音无应答 2. 不会区分生人和熟人	2岁半	1. 兴趣单一、刻板 2. 不会说2~3个字的短语 3. 不会示意大小便
12月龄	1. 不会挥手表示"再见"或拍手表示"欢迎" 2. 呼唤名字无反应	3岁	1. 不能与其他儿童交流、游戏 2. 不会说自己的名字

四、诊断和鉴别诊断

（一）发育监测和早期筛查

目前，我国正逐步将孤独症 / 孤独症谱系障碍的早期筛查列入到儿童保健的发育监测之中，通过预警征、疾病线索、筛查量表的早期筛查，发现可疑患儿，及时转介诊治。

（二）诊断步骤

对于前来就诊的患儿，应采集客观而详细的病史，进行详细的精神检查，选择适当的量表对患儿的孤独症症状以及发展和智能水平进行评估，进行躯体检查和必要的辅助检查（头颅 CT 或 MRI，脑电图检查，代谢病筛查，染色体检查等），之后综合病史、精神检查、量表评定结果、躯体和神经系统检查及辅助检查结果，并结合诊断标准对患儿是否患有孤独症谱系障碍做出诊断，并尽可能做出共患疾病的诊断。

（三）诊断标准

目前 ICD-11 孤独症谱系障碍诊断标准虽已颁布，但尚未有正式中文版本可供临床诊断使用。故在临床工作中，仍使用 ICD-10 儿童孤独症诊断标准或 DSM-5 孤独症谱系障碍诊断标准进行诊断。

1. ICD-10 儿童孤独症诊断标准 ICD-10 临床用版本无详细诊断条目，研究用版本具有详细的诊断条目，具体如下：

（1）发育异常或损害在 3 岁以前就已出现，至少表现在下列领域之一：

1）社交性沟通时所需的感受性或表达性语言。

2）选择性社会依恋或相互性社交往来。

3）功能性或象征性游戏。

（2）具有 1）、2）、3）项下至少六种症状，且其中 1）项下至少两种，2）、3）两项下各至少一种：

1）在下列至少两个方面表现出相互性社交往来实质性异常：

①不能恰当地应用眼对眼注视、面部表情、姿势和手势来调节社会交往。

②（尽管有充裕的机会也）不能用适合其智龄的方式与同龄人发展涉及相互分享兴趣、活动与感情的相互关系。

③缺乏社会性情感的相互交流，表现为对他人情绪的反应偏颇或有缺损；或不能依据社交场

合调整其行为；或社交情绪与交往行为整合较差。

④不能自发地寻求与他人共享欢乐、兴趣或成就（如不向旁人显示，表达或指出自己感兴趣的事物）。

2）社交性沟通实质性异常，表现在下列至少一个方面：

①口语发育延迟或缺如，不伴有以手势或模仿等替代形式补偿沟通的企图（此前常没有呀呀学语的沟通）。

②在对方对交谈具有应答性反应的情况下，相对地不能主动与人交谈或使交谈持续下去（在任何语言技能水平上都可以发生）。

③刻板和重复地使用语言，或别出心裁地使用某些词句。

④不能进行各种自发的装扮性游戏，或（幼年时）不能进行社会模仿性游戏。

3）行为、兴趣与活动狭窄、重复和刻板，表现在下列至少一个方面：

①专注于一种或多种模式刻板、类型狭窄的兴趣之中，这种兴趣的内容或患儿对它的迷恋是异常的；或者，尽管其内容或患儿的迷恋并非异常，但其迷恋程度与局限性仍然异常。

②强迫性地明显固着于特殊而无用的常规或仪式。

③刻板与重复的运动性作态，如拍打、揉搓手或手指，或涉及全身的复杂运动。

④迷恋物体的一部分或玩具的没有功用的性质（如气味、质感或所发出的噪声或振动）。

（3）临床相不能归因于以下情况：其他类型的弥漫性发育障碍；特定性感受性语言发育障碍（F80.2）及继发的社会情感问题，反应性依恋障碍（F94.1）或脱抑制性依恋障碍（F94.2）；伴发情绪 / 行为障碍的精神发育迟滞（F70-F72）；过早发生的精神分裂症（F20.1）和 Rett 综合征（F84.2）。

2. DSM-5 孤独症谱系障碍诊断标准

（1）在多种场合下，社交交流和社交互动方面存在持续性的缺陷，表现为目前或历史上的下列情况（以下为示范性举例，而非全部情况）：

1）社交情感互动中的缺陷，例如：从异常的社交接触和不能正常地来回对话到分享兴趣、情绪或情感的减少，到不能启动或对社交互动做出回应。

2）在社交互动中使用非语言交流行为的缺陷，例如：语言和非语言交流的整合困难到异常的眼神接触和身体语言，或在理解和使用手势方面的缺陷到面部表情和非语言交流的完全缺乏。

3）发展、维持和理解人际关系的缺陷，例如：从难以调整自己的行为以适应各种社交情境的困难到难以分享想象的游戏或交友的困难，到对同伴缺乏兴趣。

（2）受限的、重复的行为模式、兴趣或活动，表现为目前的或历史上的下列2项情况（以下为示范性举例，而非全部情况）：

1）刻板或重复的躯体运动、使用物体或言语（例如：简单的躯体刻板运动，摆放玩具或翻转物体，模仿言语，特殊短语）。

2）坚持相同性，缺乏弹性地坚持常规或仪式化的语言或非语言的行为模式（例如：对微小的改变极端痛苦，难以转变、僵化的行为模式，仪式化的问候，需要走相同的路线或每天吃同样的食物）。

3）高度受限的固定的兴趣，其强度和专注度方面是异常的（例如：对不寻常物体的强烈依恋或先占观念，过度的局限或持续的兴趣）

4）对感觉输入的过度反应或反应不足，或对环境的感受方面表现出不寻常的兴趣（例如：对疼痛/温度的感觉麻木，对特定的声音或质地的不良反应，对物体过度地嗅或触摸，对光线或运动的凝视）。

（3）症状必须存于发育早期（但是，直到社交需求超过有限的能力时，缺陷可能才会完全表现出来，或可能被后天学会的策略所掩盖）

（4）这些症状导致社交、职业或目前其他重要功能方面的有临床意义的损害。

（5）这些症状不能用智力障碍（智力发育障碍）或全面发育迟缓来更好地解释。智力障碍和孤独症（自闭症）谱系障碍经常共同出现，做出孤独症（自闭症）谱系障碍和智力障碍的合并诊断时，其社交交流应低于预期的总体发育水平。

注：若个体患有已确定的DSM-Ⅳ中的孤独症（自闭症）、Asperger综合征或未在他处注明的全面发育障碍的诊断，应给予孤独症（自闭症）谱系障碍的诊断。个体在社交交流方面存在明显缺陷，但其症状不符合孤独症（自闭症）谱系障碍的

诊断标准时，应进行社交（语用）交流障碍的评估。

标注如果是：

有或没有伴随的智力损害

有或没有伴随的语言损害

与已知的躯体或遗传性疾病或环境因素有关

与其他神经发育、精神或行为障碍有关

伴紧张症

DSM-5还要求标注患儿社交交流障碍和受限的重复性行为的严重程度，严重程度分为三个水平，水平一需要支持，水平二需要较多的支持，水平三需要非常多的支持，详见DSM-5中相关内容。

（四）鉴别诊断

1. Asperger综合征 该障碍核心症状为社会交往障碍、兴趣狭窄和刻板重复的行为方式，但无具有临床意义的言语和智力发育的一般性延迟，运动功能发育稍显迟缓，动作较笨拙，可能具有发展很好的某种能力。目前，ICD-11和DSM-5已取消该疾病分类。但鉴于既往研究显示孤独症和Asperger综合征患者在神经心理、脑结构和功能等方面存在较多差异，有学者提出应保留该疾病分类，此方面尚需进一步研究探讨。

2. 童年瓦解性精神障碍（Heller综合征） 该障碍多起病于2～3岁，起病前发育完全正常，起病后智力迅速倒退到严重低下水平，其他各种已获得的能力（包括言语能力、社会交往能力、生活自理能力等）也迅速倒退，甚至丧失。之后，各种能力长期处于平台期，难以改善和进步。目前，ICD-11和DSM-5已取消该疾病分类。

3. 雷特综合征（Rett综合征） 该障碍几乎均见于女孩，起病于7～24个月，起病前发育正常，起病后头颅发育减慢，智力迅速倒退到严重低下水平，已获得的其他各种能力也迅速丧失。患儿无主动性交往，对他人呼唤等无反应，但可保持"社交性微笑"，即微笑地注视或凝视他人。已获得的手的目的性运动技能丧失，并出现明显的手部刻板动作（洗手样动作或手指的刻板性扭动）。常伴有过度呼吸、步态不稳、躯干运动共济失调、脊柱侧凸、癫痫发作。

4. 表达性或感受性语言障碍 该障碍主要表现为语言表达或理解能力的发展落后，智力水平正常或接近正常（智商≥70），非言语交流能力

发展较好，社会交往无质的缺陷，无行为、兴趣和活动内容的局限、刻板和重复。

5. **精神发育迟滞** 该障碍为孤独症谱系障碍常见共患病，患者智商<70，社会适应能力缺陷，但无社会交往质的损害，患者的社会交往水平、言语水平与其智力水平相一致，无明显的兴趣狭窄和刻板重复行为。如果患儿同时存在孤独症谱系障碍典型症状，两个诊断均需给出。

6. **注意缺陷多动障碍** 该障碍以活动过度、注意缺陷和易冲动为主要临床表现，无社会交往质的缺陷、言语和非言语交流障碍及行为、兴趣和活动内容的局限、刻板与重复。

7. **选择性缄默** ICD-11和DSM-5将该障碍归属于焦虑障碍，患儿言语发育良好，但在特定场合（如学校）缄默不语，而在家庭或其他熟悉的场合言语交流良好。

8. **儿童精神分裂症** 该障碍多起病于青春前期和青春期，学龄前期起病者很少。起病于学龄前期者常常表现孤僻离群、交流困难、自语自笑，故易与孤独症相混淆。相比于孤独症患儿，该障碍患儿还存在幻觉、病理性幻想或妄想等精神病性症状；患儿虽然交流困难，但言语功能并未受到实质性损害，随着疾病缓解，言语交流可逐渐恢复；药物治疗疗效也明显优于孤独症，部分患儿经过药物治疗后可以达到完全康复水平。

五、治疗

（一）治疗原则

1. **早诊断、早干预** 因孤独症/孤独症谱系障碍是一个严重影响患儿社会功能的慢性疾病，因此，早诊断、早干预对改善患儿预后具有非常重要的意义。通常来说，患儿2岁前，可在专业人员指导下进行家庭干预；2岁后，可进行医院、专业机构、家庭共同参与的综合系统干预。

2. **选用科学有效的治疗方法** 目前，有多种治疗方法被用于孤独症/孤独症谱系障碍的治疗，但许多治疗方法尚缺乏良好的循证医学证据或被日益充分的研究所否定。因此，在进行治疗前，应充分了解各种治疗方法的研究现状，选择具有良好循证医学证据的治疗方法进行干预。

3. **采用综合治疗的方法** 因孤独症/孤独症谱系障碍患儿不仅存在发育方面的广泛落后，也

存在情绪行为的异常，并可能存在精神共患病，因此，应根据患儿的具体情况，运用多种治疗方法，如：教育训练、行为治疗、药物治疗等对患儿进行综合系统干预。

4. **坚持长期治疗干预** 因孤独症/孤独症谱系障碍为长期慢性、甚至持续终生的疾病，因此，应坚持长期的、持之以恒的治疗干预，从而促进患者各方面能力的发展，改善其社会功能和适应能力，减轻家庭的负担，提高患者及其家庭的生活质量。

（二）治疗方法

1. **教育以及行为途径的干预训练** 在现阶段孤独症谱系障碍的病因及发病机制还未完全阐明、生物技术途径的干预还乏善可陈的尴尬局面下，面对孤独症谱系障碍人士，教育以及行为途径的干预训练是当下最主流的基础康复措施。

（1）干预目标：美国国立孤独症中心（National Autism Center）2015年发表的国家标准工程2期数据报告（national standard project, phase 2）中，提供了干预者需要注意培养和增进的10类行为技能以及4类干预者通常需要减少的问题行为或有挑战性的行为。而这些增进或者减少的目标行为，是所有干预者都应作为干预目标所追求的。

干预者希望增进的十大类行为技能（发展技能）包括：

1）学业技能：与上学或者学前准备有关的行为技能，包括但不限于学前活动（比如排序、颜色、字母、数字的识认等），反应流畅性，反应潜伏期，读、写、计算、科学、历史，以及应试技能。

2）沟通技能：包括运用言语和非言语的手段向交流伙伴传递与分享体验、情感和信息的技能，也包括影响交流伙伴的行为的技能以及理解交流伙伴意图的能力。关键变量包括但不限于提要求的能力，命名的能力，语言理解，启动和维持对话，寒暄或打招呼，非言语的交流，言语表达，语用、语法与构音，叙事能力等等。

3）高级认知功能：这些目标涉及社会领域之外的解决问题的能力。关键变量包括但不限于批判性思维（比如对热点问题了解别人的观点，也能提出自己的观点），智商，解决问题的能力，工作记忆，执行功能技巧，组织技巧，以及心理理论任务等等。

4）人际交往能力：这些目标包括与一个或者更多个体互动的能力。关键变量包括但不限于联合注意（joint attention）的能力，友谊的建立和维护，社会或假扮游戏，社交技能，社交投入以及社会性问题解决的能力，以及参与适当的小组活动的能力。

5）学习的准备技能：这些技能包括但不限于模仿能力，听从指令的能力，安坐的能力，对环境中声音的选择性注意能力。

6）动作技能：精细运动能力包括但不限于剪东西、着色、书写、打字、穿珠子等等；粗大运动能力包括但不限于坐、立、行走、抛接球等等。

7）个人自理/自立能力：包括但不限于吃饭、穿衣、睡觉、刷牙、洗脸、如厕、接电话、家庭或者社区范围内的常规活动、管理时间与钱、以及自我激励。

8）个人游戏能力：包括但不限于能够独立地功能性使用玩具玩耍，社会性游戏能力属于人际交往领域。

9）自我调节能力：该能力体现为实现目标而对自我行为进行调整的能力。该能力包括但不限于坚持的能力，努力的付出，任务流畅性，转移注意的能力，依从计划的能力，自我管理、自我监督以及自我激励，时间管理以及对环境改变的适应能力。

10）第10类是体现上述能力结果的一个变量，也就是其个人安置的情况，是跟随主流儿童，还是在特殊机构，还是局限在家庭内生活。它本身并不代表一个技能。（注：该类在美国国家标准工程报告里列在第8位）。

干预者可能希望减少或者消退的四大类问题行为或者挑战性行为包括：

1）影响到患者心理 - 教育需求的普通症状。

2）问题行为，一般表现为攻击、破坏、自伤或者其他与社会以及环境不相适应的行为。

3）局限的、重复的、非功能性的行为模式、兴趣或活动。

4）感觉或情绪失调节的行为，包括焦虑、抑郁、感觉过敏等等。

（2）孤独症谱系障碍患者教育训练中的注意事项

1）要特别熟悉孤独症谱系障碍的一般特点，如此才能更准确地把握和领会孤独症谱系障碍患者们的特殊表现和特殊困难。

2）要对该类患者进行个别化的评估。孤独症谱系障碍患者在智力、语言、动作行为等关键领域发展的个体差异很大，因此，个性化评估，不是仅仅了解其发展发育的综合能力和水平，而是要结合具体情境、具体背景了解孤独症谱系障碍患者在适应学业和社会上的储备能力和缺陷技能，人际沟通与互动中的具体问题和表现，运动技能与运动协调性发展中的具体问题和表现。对孤独症谱系障碍患者越是个体的、具体的、结合问题背景的了解，那么，对他们的教育干预越是贴近他们的实际需要，越是能够真正帮助和改变他们的行为功能。

3）需了解基本的心理治疗理论和技术，其中包括认知行为疗法、应用行为分析导向的行为治疗以及以社交技能训练为核心的训练技术和手段。这些手段和技术都是在实践中被证实有效的治疗方法。要在个体中获得训练效果，必须把握了解孤独症谱系障碍一般特点和所服务的孤独症谱系障碍患者个体的特殊性这个前提。

（3）孤独症谱系障碍患者教育训练原则：对孤独症谱系障碍患者的教育训练，除了上述介绍的注意事项以外，以下几点原则尤其值得注意：

1）一切教育训练务必首先基于包容、接纳的总原则之下：孤独症谱系障碍，其与众不同可以说是先天俱来，无法撼动。我们能改变的，是其智力允许下的行为能力的塑造和培养，以及那些不同中最妨碍他人权益和自身成长的问题行为，而不是改变孤独症谱系障碍本身。因此，包容多样、接纳不同应该是我们与这一类孩子相处的基本的、也是首要的原则。一切的教育和干预，都必须首先奠基在包容、接纳这个基本的背景态度之上。

2）一切教育训练务必遵循循序渐进、由少到多、由易到难的原则：孤独症谱系障碍，需要学习的技能很多，需要改变的行为也很多。如果我们仅仅是因为需要就要求他们学习和改变，那么，被教育者将会陷入以情绪行为问题逃避这些要求的困境，教育者也将因此而陷入欲进不能、欲退不当的困境。我们要把对孤独症患者的现实需求和他们当下基线的水平以及目前的能力起点紧密结合起来,运用任务分解、行为塑造等原理和技术,实现循序渐进、由简到繁、由易到难的能力过渡。

3)一切教育训练务必遵循始于评估、终于行为改变、有益于个体发展的原则:评估有两个好处,第一是了解当下患者的储备能力水平;第二是了解当下患者在未实施教育干预措施之前的行为基线水平。只有在经过评估,了解到这两个基础数据的基础上,我们才能为孤独症谱系障碍患者制订合理的、适当的行为教育和干预目标。目标适当,目标行为才有可能最终得以实现(改变)。我们确立行为改变的目标,除了评估患者以确立其适当性,还需要掌握另外一个原则,那就是掌握该行为,对患者的个体发展有利、有益。对个体有利、有益的原则要优先于对教育者或者他人(社会)有利、有益的原则。

4)一切教育训练措施和手段务必遵循相应的伦理规范的原则:伦理规范是保护受教育者免受以任何外衣包装的教育干预措施对实施对象的实际伤害,最大限度、最大可能保障受教育者基本权益不受侵犯,最大限度、最大可能保障受教育者得到科学、合理、人本的行为干预的最低要求,是一切教育干预的基础前提。

2. 药物治疗 尽管尚没有药物能够明确有效地改善孤独症 / 孤独症谱系障碍患者的社会交往障碍和交流障碍,但是既往研究已表明,精神药物能够有效改善患者存在的情绪行为异常,如:情绪不稳、易激惹、自笑、过度活动、刻板重复行为、自语、自伤及攻击行为等。因此,当孤独症 / 孤独症谱系障碍患者存在明显的情绪行为异常时,如行为治疗无效,应及时予以精神药物治疗,以改善患者的情绪行为症状,同时也为教育训练创造更好的条件。

在使用精神药物时,应遵从以下原则:①权衡利弊,根据患者的年龄、症状、躯体情况合理选择治疗药物。一般情况下,学龄前儿童不建议使用精神药物;②做好知情同意;③低剂量起始,根据疗效和药物不良反应逐渐增加药物剂量;达到理想疗效后,可连续服用 6 个月,然后逐渐减药,并视情况决定是否停药。停药如症状反复,则需继续服药治疗;④密切监测和及时处理药物的不良反应;⑤同时进行其他形式的治疗干预,如:教育训练、行为治疗等。

常用对症治疗药物简介如下:

(1)抗精神病药

1)利培酮:属于第二代抗精神病药物,是目前最广泛应用于孤独症 / 孤独症谱系障碍的非典型抗精神病药物,对重复刻板、冲动、攻击、自伤行为以及情绪不稳、易激惹等情绪症状具有较好效果。长期治疗可以预防异常行为的再发。有研究表明低剂量利培酮对孤独症 / 孤独症谱系障碍患者具有肯定的短期及长期疗效。由于利培酮治疗孤独症相关的情绪行为问题的循证依据充分,该药已经被美国食品药品管理局(FDA)批准用于治疗 5～16 岁孤独症患者的易激惹。

2)阿立哌唑:也属于第二代抗精神病药,对孤独症 / 孤独症谱系障碍患者的社会退缩、重复刻板行为、异常物品依恋、无意义语言等症状有疗效,对情绪不稳、易激惹、冲动、攻击、自伤等情绪行为症状具有较好效果,体重增加较少。美国 FDA 已批准用于治疗 6～17 岁孤独症患者的易激惹。

3)喹硫平:第二代抗精神病药物之一,对孤独症患者的冲动、多动及自伤行为和情绪症状有较好疗效,但有一定的镇静副作用。

(2)抗抑郁药

1)氯米帕明:属于传统的三环类抗抑郁药,可抑制神经元对突触间隙的去甲肾上腺素(NE)和 5-HT 的再摄取,其中以抑制 5-HT 再摄取为主。既往报道可以改善孤独症患者的刻板冲动行为,但部分患者出现 5- 羟色胺综合征、诱发癫痫、兴奋不安等不良反应,严重影响其在临床中的应用,已逐渐被其他药物所代替。

2)选择性 5- 羟色胺再摄取抑制药:这是一类新型且在目前临床治疗中使用最为广泛的抗抑郁药,其主要作用是阻断突触前膜对 5- 羟色胺的再摄取,提高突触间隙 5- 羟色胺浓度,从而增强 5- 羟色胺的作用。该类药对孤独症患儿的焦虑、刻板、重复行为有效。其中氟伏沙明、氟西汀的研究文献与研究样本数量相对较多,也有报道舍曲林可改善孤独症患者的焦虑、激越、易激惹、愤怒等情绪问题。

(3)用于多动症的治疗药物

1)哌甲酯:哌甲酯(methylphenidate)属于中枢神经兴奋剂,通过抑制中枢神经突触前膜多巴胺和去甲肾上腺素的再摄取来提高突触间隙的去甲肾上腺素及多巴胺水平，增强大脑皮层的觉醒程度，改善儿童的注意力不集中，减少多动、冲动等行为。主要副反应包括：食欲下降、失眠、烦躁、腹痛。有研究报道对于合并注意缺陷、多动症状的孤独症患者，该药可有效改善其注意缺陷和多动症状，但对孤独症的核心缺陷无明显作用。

2）托莫西汀：托莫西汀（atomoxetine）是一种选择性去甲肾上腺素再摄取抑制剂，是第一个被批准用于治疗注意缺陷多动障碍的非中枢兴奋剂类药物。小样本的随机双盲安慰剂交叉对照试验结果表明，该药对缓解孤独症的多动症状有一定疗效，主要不良反应有上腹部不适、恶心、乏力、心慌及血压升高等。但与以往临床试验比较，该药改善孤独症患者伴有的多动、注意力不集中，疗效不如对单纯注意缺陷多动障碍患者的疗效。

3）可乐定：可乐定（clonidine）是中枢 α_2 肾上腺素能受体激动剂，主要作用于中枢神经突触前的 α_2 肾上腺素能受体，抑制去甲肾上腺素的内源性清除。既往研究表明可乐定可减轻孤独症患者的多动、冲动、注意力不集中、睡眠紊乱等症状。但相比而言，可乐定对睡眠的疗效优于对行为问题的疗效。常见不良反应包括皮肤刺激、萎靡不振，而面色苍白、嗜睡、心动过速、低血压等少见。

3. 家庭指导和支持　因孤独症／孤独症谱系障碍是一个长期慢性、对患者社会功能产生严重影响的疾病，因此，加强家庭支持，同时使家长能够有能力在家庭中促进患儿的成长非常重要。为此，需加强以下工作：①家长的心理支持和指导。通过家长的心理支持和指导，使家长能够尽可能地面对现实，保持情绪的稳定，以积极的心态生活。目前，全国各地已成立多个孤独症家长自助团体，这些自助团体对家长间的相互支持、对家长保持良好的心态起了重要作用。②疾病知识的教育。通过疾病知识的教育，使家长能够较多地了解该障碍，从而更好地理解患儿的症状，并对患儿所需的医疗、康复等服务有较为充分的认识，对患儿的预后有一个相对现实的期望，并能够正确地寻求各种资源对患儿进行治疗和训练。③教育训练等方面的指导。通过教育训练等方面的指导，使家长掌握照管、教育训练患儿及行为矫正的基本方法，从而能够与医生、老师较好地配合，

使患儿在家庭中得到教育训练和行为治疗。

4. 其他治疗　目前，有关孤独症／孤独症谱系障碍的补充或替代治疗研究报道较多。关于饮食治疗，系统综述显示去麸类、去酪蛋白饮食对孤独症或孤独症谱系障碍并无疗效，所以建议只有在患儿对某种食物过敏或食用某种食物后出现明显的不良情绪或行为反应时，进行饮食调整。关于高压氧仓治疗或螯合治疗等，系统综述均否定了其有效性。关于 Omega 3、维生素、补充益生菌等治疗，也缺乏充分循证依据证明其有效性。目前有关 rTMS、音乐治疗、动物辅助疗法、基于计算机或机器人的辅助疗法、中医疗法（针灸、按摩等）治疗孤独症或孤独症谱系障碍的疗效，还有待于进一步研究探讨。

六、预后及影响因素

在很长一段时期内，孤独症被认为是一种终生残障。在得不到及时有效治疗的情况下，孤独症发展预后的前景确实很不乐观。但是，近一二十年来孤独症的预后状况正在好转。经过坚持不懈的训练矫治，孤独症患儿达到生活自理，甚至是独立生活，并展示出良好发展状态的个案多有报道。

与此同时，随着对孤独症／孤独症谱系障碍知识的普及和认识的提高，越来越多的智力和言语水平正常或者接近正常的儿童被发现，这些高功能孤独症儿童其未来生活状态和预后与那些经典的重度低功能的孤独症儿童，也不可等同看待。

一般来说，孤独症的预后会受多方面因素的影响。其预后的好坏与患者病情的严重程度、早期言语发育状况、智力水平、伴随疾病及教育训练状况有关。如智商较高的、五岁以前有功能性语言能力、不伴发其他疾病以及早期被发现并得到早期治疗的孩子，其预后良好。而有严重行为异常和智力发育迟滞的孤独症孩子倾向于终生具有典型的孤独症样表现，伴有其他疾病者如严重先天性心脏病、癫痫、脆性 X 综合征、结节性硬化等则预后更差。此外，家庭的社会经济状况以及父母心态，环境或社会的支持和资源均对孩子的预后产生影响。

1. 语言功能对孤独症预后的影响　在康复治疗的过程中，儿童的基础语言能力对预后有重

要的影响。研究表明早期的语言交流能力对今后的预后起着关键的作用，语言发育水平以及其症状行为可有效地预测孤独症患儿今后的转归。Luyster 等发现 ASD 患儿在 2～3 岁时的语言交流评估分数可以预测其 9 岁时的语言发育水平以及症状的转归。有报道表明，16 名不到 6 岁的、智商大于 65 的孤独症儿童，经过有效地康复训练，在后来有半数获大学文化程度，可独立生活，但罕有完全正常的适应者。这也表明早期发育较好的功能水平可以使干预更加有效。

2. 伴发疾病对孤独症预后的影响　孤独症患儿的预后还与伴发的疾病有关。脆性 X 综合征、结节性硬化、精神发育迟滞、癫痫等孤独症患儿可能伴发的疾病均可成为导致孤独症较差转归的因素。同时，这些功能障碍和缺陷可能导致这些患儿在康复训练中遇到一些困难，从而可能影响康复训练的结果。

3. 病情严重程度对孤独症预后的影响　孤独症患儿临床症状表现越严重，其预后转归可能越差。而患儿的认知水平、运动水平发育得越好，其预后转归也就越好。但是，由于目前对于孤独症症状的严重程度的评估尚无有效的量化标准，通过临床症状的严重程度来预测患儿预后转归状况还存在一定的困难。目前较为一致的观点是，刻板重复行为比社会交流障碍能更有效地预测今后症状的转归水平。高功能和轻症的孤独症有相对良好的预后。重症病例中大约有半数在青春期症状会恶化，表现为活动过度、攻击、伤人、自伤或行为刻板，无法独立生活，不能适应社会要求，甚至需要终生看护和照顾，在更大程度上依靠家庭、社会的支持才能生存。

4. 早期发现和早期治疗对孤独症预后的影响　早发现、早诊断、早干预对于改善孤独症儿童的预后至关重要。及时采用综合性教育和训练干预，辅以药物治疗，孤独症儿童的预后可以得到显著的改善，相当一部分的儿童可能获得独立生活、学习和工作的能力，尤其是轻症孤独症和高功能孤独症儿童。越来越多的文献与报告显示早期治疗是决定治疗预后的最重要因素。

国内有学者在长期临床实践基础上，结合国际、国内关于孤独症谱系障碍长期预后和结局研究文献，提出了关于孤独症谱系障碍早期干预

的 ALSO 理念。ALSO 理念中，A 代表 academic skills，即学业技能和认知技能；L 代表 living skills 和 life skills，即生存技能和生活技能；S 代表 social rules 和 social skills，即社会规则和社交技巧；O 代表 occupational skills，即职业技能。强调从长远观点着眼当下的训练，立足现在，放眼未来。主张在早期，孩子两三岁起，就考虑到他二三十岁、乃至整个全生命历程的需求，以"让孩子无干扰地独立生活"为终极目标。因此，对于家长以及专业人员来说，在设计教学方案时就要做到"现在的训练必包含未来的需求，未来的目标必在今天得以练习。"这种干预方向，可以帮助孤独症儿童在现在与未来之间架起一座桥梁，实现从"自理"到"自立"，再到"独立"的关键转变和提升。

（郭延庆　刘　靖）

第二节　注意缺陷多动障碍

注意缺陷多动障碍（attention deficit/ hyperactivity disorder, ADHD）亦被称为儿童多动症（hyperkinetic disorder of childhood）、多动障碍（hyperkinetic disorder），是一种神经发育障碍性疾病，起病于儿童期，表现为与同龄儿童相比，出现与年龄或发育水平不相称的明显的、持续的注意力不集中，活动过度，冲动，情绪不稳和学习或工作困难。研究表明，40%～65% 的儿童期 ADHD 会持续至成人，并且近 50% 的儿童期 ADHD 患者会在成年期表现出 ADHD 症状。流行病学调查显示，ADHD 患病率在学龄儿童及成人中分别约为 5% 和 2.5%。在世界范围内，一项包括 102 个研究的系统综述显示儿童 ADHD 的患病率是 5.3%；另一项按照 DSM-Ⅳ 诊断标准的 86 项研究分析儿童和青少年 ADHD 的患病率是 5.9%～7.1%。对国内包括 642 266 名儿童和青少年的 67 项研究的荟萃分析表明我国 ADHD 的总体患病率是 6.3%（95% 置信区间 5.7%～6.9%），男性患病率高于女性，学龄期儿童的男女比为 6～9:1，青春期为 2～3:1，成人期约为 1:1。ADHD 可引起儿童学习障碍、情绪障碍、适应障碍以及社会关系和家庭功能问题，针对 ADHD 患病儿童的长达 33 年的随访研究表明 ADHD 患者的学业、职业、经济、社会功能和婚姻等方面均有不同程度的受损，并且有

更高的罹患其他精神疾病的风险。同时，ADHD对成人患者有广泛的不良影响，包括导致交通事故、卫生服务资源使用增加，物质滥用、犯罪、失业、自杀、艾滋病和早年死亡等风险增加，严重影响患者的生活质量。

与其他复杂疾病一样，ADHD 的异质性体现在很多方面，包括：多个病因、大脑结构和功能异常损害较广、伴发多个共患病、临床特点方面的差异、神经认知损害方式、不同的发育轨迹、治疗效果不同等，为深入探讨 ADHD 的病因和发病机制、了解临床特点、评估治疗效果和预后结局等方面带来挑战。

一、病因与发病机制

目前对于 ADHD 的病因及发病机制的了解知之甚少。与其他精神障碍一样，ADHD 的病因复杂，包括遗传因素和环境危险因素。流行病学和临床研究表明遗传和环境危险因素、以及基因 - 环境因素的交互作用共同导致的大脑结构和功能改变是造成 ADHD 发病的主要病因。

（一）遗传因素

既往家系研究、双生子研究以及寄养子研究均提示遗传因素在 ADHD 发病中起到重要作用。30 余项双生子的研究表明 ADHD 的终生遗传度为 70%～80%。ADHD 的遗传异质性很强，是多基因遗传的复杂疾病，多个基因在 ADHD 的发病中产生交互作用。ADHD 的诊断代表了遗传特征的一个或多个极端表型。另外，家系和双生子研究表明 ADHD 和其他行为或心理精神障碍（包括反社会人格障碍 / 行为、认知障碍、孤独症谱系障碍、精神分裂症、双相情感障碍、重性抑郁障碍等）的某些遗传因素是重叠的。最新发表的一项美国哈佛大学的研究首次分析了 560 种疾病的致病主因。研究人员从 4 500 万美国人的保险数据中，选取了 5.6 万对双胞胎和 72.5 万对兄弟姐妹进行追踪研究，从遗传和环境（包括社会经济地位、空气污染水平、温度变化等）两大方面分析它们对疾病的影响。结果显示：在 560 种疾病中，58% 受到遗传因素影响，其中 40% 受影响较为显著，涉及 225 种疾病，尤其是 ADHD 等神经发育障碍疾病与遗传关系最密切。

早期的 ADHD 遗传关联研究采用候选基因方法，采用单个或者有限的遗传标记探索基因与疾病的关联。随着高通量基因分型技术的发展，全基因组水平的分子遗传学研究开始出现，并且根据不同假说，可分为单核苷酸多态性（single nucleotide polymorphism，SNP）研究与拷贝数变异（copy number variations，CNV）研究。2000 年发布的人类基因组测序工作草案标志着分子遗传学研究的新纪元，表明日益发展成熟的基因测序和基因型检测技术已经能够全面系统地检测人类全基因组，外显子组和全基因组分析方法已经可行。全基因组关联分析（genome-wide association study，GWAS）成为复杂疾病遗传风险基因检测的重要工具。

1. **候选基因关联研究**　基于疾病病理生理学过程或发病机制来选择基因进行的关联研究称为候选基因关联研究，包括病例 - 对照关联研究和家系研究。早期的候选基因研究多集中于多巴胺（dopamine，DA）、去甲肾上腺素（norepinephrine，NE）及 5- 羟色胺神经递质系统，以及代谢酶系统、突触囊泡系统。由于 ADHD 是神经发育障碍性疾病，因此涉及神经发育网络的神经生长因子等相关基因也被密切关注。有些基因在 ADHD 个体的发育过程中会持续发挥作用，而有些基因的效应则存在时间特异性。在儿童 ADHD 中，关联基因包含多巴胺能（SLC6A3、DRD4 和 MAOA）和神经发育系统（LPHN3 和 DIRAS2）基因以及 OPRM1；在成人 ADHD 中，关联基因包含昼夜节律基因、HTR2A、MAOB 以及更广泛的神经发育 / 轴突生长网络系统基因（BCHE，SNAP25，BAIAP2，NOS1/NO，KCNIP4 和 SPOCK3）。

2. **全基因组关联分析**　2019 年之前，在儿童 ADHD 及成人 ADHD 中开展了多项 SNP 的 GWAS，包括病例 - 对照 GWAS、基于家系的 GWAS、数量性状基因座 GWAS 等。虽然单独的 ADHD 的 GWAS 没有发现全基因组水平上的关联基因，但是许多基因存在与 ADHD 的关联趋势（$p \leqslant 1 \times 10^{-5}$）；通过对这些基因的功能富集分析发现了 15 个与之密切相关的生物过程，其中最显著的功能类别包括"神经系统发育""神经元投射形态发生"与"外生作用"，其次是"细胞 - 细胞通讯""谷氨酸能突触 / 受体信号转导"和"多细胞生物发育"。为克服 GWAS 具有的重复性欠佳的局限性，开展荟萃分析能够有效地提高其统计效能。2019 年的一项荟萃分析纳入了 12 个独立研究的包括 20 183 例 ADHD 患者和 35 191 名正常对照的 GWAS 数据，发现了 12 个全基因组水平显著关联的基因座，关联信号 p 值介于 $2.14 \times 10^{-13} \sim 3.07 \times 10^{-8}$ 之间，多数与生长发育过程相关。

在罕见变异研究方面，至今已有几项有关 ADHD 的 CNV-GWAS 报道。有研究发现 ADHD 儿童 *PARK2* 基因的 CNV 频率显著增加，并且该基因被认为与精神分裂症存在关联。另外两项研究发现大于 100kbp 的 CNV 在 ADHD 病例中明显过剩，并且这些 CNV 的拷贝在横跨基因的区域出现明显的增加与富集，其中包括尼古丁受体基因（*CHRNA7*）。值得注意的是，不少在 ADHD 中出现 CNV 富集的基因或位点也与孤独症谱系障碍以及精神分裂症关联。在一项结合了 SNP 与 CNV 的 GWAS 中利用基因通路与蛋白拓扑结构和功能分析发现，ADHD 的关联基因多集中于突触、细胞黏附、谷氨酸和 5- 羟色胺通路上。该研究通过结合两种 GWAS 方法，以及蛋白质结构与功能的分析，更全面、综合、有效地识别 ADHD 的关联基因，为将来 ADHD 的 GWAS 提供新的思路。

（二）环境因素

环境因素包括母孕期吸烟、酒精暴露、铅暴露和营养因素等，都与 ADHD 的发生和严重程度密切相关，尤其是母孕期吸烟对后代的影响更为重要。

1. 吸烟 母孕期吸烟摄入的尼古丁以及饮酒摄入的酒精都可以造成儿童大脑发育过程出现问题，包括大脑结构和功能异常（如尾状核和额叶区的发育出现明显异常）和 / 或相关基因的表达异常，这些异常可以导致多动、冲动、注意力不集中和行为问题等。2018 年一项荟萃分析探讨母孕期物质使用问题和后代品行问题的相关性，共纳入 36 项研究，其中母孕期吸烟的 25 项研究 OR 值为 2.06（1.67～2.54），母孕期饮酒的 9 项研究 OR 值是 2.11（1.42～3.15），吸大麻的 3 项研究 OR 值是 1.29（0.93～1.81）。

尼古丁能迅速完全地穿过胎盘，胎儿的浓度比母体高出 15%。尼古丁干扰正常的胎盘功能，减少子宫血流量。胎儿由于缺少养分和氧气，而出现缺血和营养不良，从而出现宫内发育迟缓。烟草中的 CO 及其他成分能够直接影响胎儿大脑发育。尼古丁直接激活尼古丁乙酰胆碱受体（nAChRs），该受体在胎儿脑内早期就已经存在，在孕中期和新生儿期该受体浓度在前额叶皮质、海马、小脑和脑干部位增高。尼古丁对胎儿大脑的直接影响是细胞增殖和分化异常，从而出现局部特定的细胞数目异常和大分子物质的异常。尼古丁还可以作用于不同的神经递质系统，DA 和 NE 系统会处于低活性、低反应性状态。酒精可以直接从孕妇的血液进入胎儿体内，直接进入胎盘和胎儿的血脑屏障。酒精能使突触发育异常，从而造成脑发育改变，如前脑的神经元缺失和细胞凋亡等。

2. 孕产期综合征（pregnancy and delivery complications） 研究表明与 ADHD 相关的特定综合征包括：毒血症、母孕期健康状况差、胎儿过度成熟、产程长、胎儿窘迫、低出生体重、产前出血等。孕期和分娩时的并发症使儿童易患 ADHD。与 ADHD 有关的并发症常导致缺氧，与 ADHD 相关的基底节区是大脑结构中代谢最活跃部位，对缺氧特别敏感。

3. 铅暴露 铅是最危险的环境污染物之一。长期的铅暴露可以损伤肾脏及中枢神经系统，导致成人血压升高的风险。母孕期的铅暴露可以造成流产、死产、早产和出生低体重儿的风险。成人体内的铅 90% 存储于骨骼中，没有危害。而儿童对铅吸收多、排泄少，50%～70% 储于骨骼中，其余都存储于血液及脑等软组织中，因此儿童易发生铅中毒。研究表明，儿童体内高血铅水平可能和多动、注意力不集中有关，尤其在儿童 1～3 岁期间存在铅暴露问题，这种关联就尤为明显。体内高水平的血铅有可能是 ADHD 的原因，因为动物和人体研究表明中度至高度铅暴露可以损伤大脑组织。其可能机制是铅可以改变中脑 / 纹状体的 DA 功能，以及纹状体的基因表达。

4. 社会心理因素 识别 ADHD 的社会心理不良危险因素能够帮助识别 ADHD 的病因学危险因素，同时能够识别该疾病持续存在的预测因素。Rutter 等指出与儿童精神障碍密切相关的家庭环境中的六个危险因素包括：①严重的婚姻不和谐；②社会地位低；③大家庭；④父亲犯罪行为；⑤母亲患精神障碍；⑥收养地点。尽管单一的环境危险因素不能明显增加儿童罹患精神疾病的风险，但是出现两种危险因素患病的概率增加 4 倍，四个危险因素增加 10 倍。其他危险因素还包括：家庭不和谐，家庭功能不良，长期家庭冲突，家庭凝聚力降低等。

（三）发病机制

1. ADHD 神经影像学研究 磁共振成像（magnetic resonance imaging, MRI）技术是近年来迅速发展的无创性脑成像技术之一，是探讨 ADHD 脑部异常的重要方法。一系列结构影像学研究阐述了 ADHD 大脑异常的发育通路。一项在 223 例 ADHD 患儿和 223 名正常发育对照中进行的前瞻性研究，发现整个大脑皮层的区域性有序的发育顺序在两者中是相似的，然而，50% 的 ADHD 患儿的脑皮层厚度达到顶峰的平均年龄是 10.5 岁，而正常对照是 7.5 岁，以控制一些重要的认知功能（包括注意和运动计划）的脑区，如前额叶更为明显。同一研究者的其他相关研究发现持续存在 ADHD 的患者表现出发育轨迹偏移的特点，而缓解者则表现出解剖学缺陷的趋于正常化。多个结构影像学研究发现 ADHD 患儿存在全脑体积减小。其他研究发现了 ADHD 患儿存在全脑灰质体积或全脑白质体积的异常。

近年来越来越多的证据表明前额叶纹状体网络异常可能是 ADHD 的一个重要发病机制。前额叶皮层与纹状体大范围连接，形成了前额叶纹状体网络，在执行控制中起到重要作用。ADHD 儿童的整个大脑皮层厚度变薄，尤其是与注意等执行功能关系密切的前额叶，而且 ADHD 患儿大脑皮层厚度减小程度与 ADHD 的症状严重程度密切相关，皮层变薄通常发生在皮层发育成熟后期。成人 ADHD 患者大脑也有此特点。影像学研究表明 ADHD 患儿额叶体积减小，背外侧前额叶皮层（dorsolateral prefrontal cortex, DLPFC）表面积也显著减小，并且与丘脑体积减小密切相关，丘脑体积越小，DLPFC 表面积越小。另外，有研究发现 ADHD 患儿存在前额叶灰质左右非对称性的异常，提出非对称性异常可能是 ADHD 的神经病理机制之一。有研究使用 VBM 和弥散张量成像（diffusion tensor imaging, DTI）技术探讨 ADHD 患儿大脑灰质体积和密度及白质纤维素结构完整性。研究结果发现 ADHD 患儿左侧额叶皮质密度下降，同时也发现左侧楔前叶、右侧尾状核灰质密度下降，右侧额下回、枕下回白质纤维分化程度较差或有损伤。以上研究结果也表明了前额叶在 ADHD 发病机制中的重要性。

功能影像学研究也发现 ADHD 患者存在发育异常。多项研究发现 ADHD 患者存在前额叶、颞叶、顶叶和小脑的非典型功能活动。ADHD 患者存在一些动态脑网络的功能连接异常，提示默认网络的不正确或者不完整的发育成熟参与 ADHD 的病理生理机制。多个功能影像学研究表明脑区之间的功能连接形式在 ADHD 的病理机制中起到重要作用。在儿童和成人 ADHD 患者中可见非典型的默认网络的功能连接。儿童 ADHD 患者在丘脑和基底神经节之间的静息态功能连接也是异常的。近年的一项荟萃分析纳入了 20 项功能磁共振成像（functional magnetic resonance imaging, fMRI）研究，结果发现 ADHD 患者存在额叶激活低于正常对照。功能影像学研究表明 ADHD 患儿存在默认网络异常，默认网络主要由内侧前额叶皮层、顶叶皮层以及外侧颞叶和外侧顶叶皮层组成。研究结果发现 ADHD 患儿背侧前扣带回（dorsal anterior cingulate cortex, dACC）与背内侧前额叶及后扣带回皮层之间的静息态负连接减弱，正常儿童的 dACC 与后扣带回皮层之间的连接强度随着年龄增长而减弱，但是 ADHD 儿童并没有此特点，表明 ADHD 患儿存在 dACC-DMN 发育异常。

2. ADHD 神经电生理学研究 人类中枢神经系统的功能模式是基于神经细胞的电活动来激发的，由此发明的脑电图（electroencephalogram, EEG）可以分析大脑的核心功能。EEG 可以瞬间清晰地捕捉到正在进行的神经电活动。脑电波可以直接反映突触后电位神经活动的指标。

ADHD 儿童脑电图异常率较高，达到 50%～60%。ADHD 患者具有不稳定的 EEG 警觉性调节模式。与此相符合的是，增加的 θ 波功率是 ADHD 患者嗜睡的标记物。

静息态 EEG 中一个最显著的特征是 EEG 的 α 波活动的遗传度大约超过 79%。成人 α 波活动的平均频率是 10Hz（范围是 8～13Hz），在闭眼状态下顶枕位置的波幅最大。在 ADHD 患者中

右侧前额叶 α 波功率比左侧增加，显示出 α 波功率的不对称性。相对于正常对照，ADHD 中许多研究报道出现 θ 波的过度活动，有时是 θ/β 值高（theta/beta ratio，TBR），一些研究指出 TBR 是 ADHD 的一种可靠的生物标记物。ADHD 中某些患者 β 波活动增多，而过度的 β 波活动度增加是睡眠维持问题的结果。既往研究提示 ADHD 患者存在三种电生理学异常假说，包括"脑发育迟滞假说"（ADHD 患儿脑电图较正常同龄儿童慢波增多，尤其是 θ 波；其脑电图与较小年龄儿童相似）、"脑发育偏离正常假说"（ADHD 患儿 EEG 发生偏移，向 θ 频段集中）及"觉醒不足假说"（ADHD 患儿中枢神经系统觉醒度降低，执行认知任务时 β 波减少），由此患儿出现多动、注意力不集中等核心症状。

事件相关电位（event-related potentials，ERP）是在认知任务中对一种刺激因素的锁定时间的 EEG 平均活动度的波形。一些 ERP 指数可以反映反应抑制及认知反应控制之间的关系（NoGo-P3，NGA、N200）。在 ADHD 中，ERP 成分还探讨用于 ADHD 诊断和中枢兴奋剂治疗反应的预测。有研究发现 P3 波形，尤其是右侧额叶中央区到顶叶的波幅比值可以预测各种药物的治疗反应，如哌甲酯、托莫西汀和匹莫林。

3. ADHD 神经心理学研究 执行功能（executive function，EF）是促进自我控制的心理过程，指个体在实现特定目标或者完成复杂任务时，以灵活、优化的方式控制多种认知加工过程协同操作的认知神经机制。执行功能障碍被认为是 ADHD 的核心症状之一。关于 ADHD 神经认知功能的研究发现，ADHD 患者的执行功能缺陷涵盖了抑制、定势转换、工作记忆等执行功能的各个方面。一项荟萃分析总结了利用不同工具评估的执行功能各个成分在 ADHD 中效应值的差异，其中，空间工作记忆的效应值最高，其次是抑制功能、转换功能、语音工作记忆。

大量研究表明，执行功能缺陷存在于 ADHD 患者生长发育的各个阶段，包括童年期、青少年期及成年期。一项荟萃分析结果发现 ADHD 患者在 13 项执行功能任务中的表现均比对照组差。即使是高智商的男性 ADHD 儿童在抑制、转换、工作记忆、计划、组织、监控等 8 个因子的得分均

低于高智商对照儿童以及一般对照儿童，提示高智商 ADHD 患儿生态执行功能差于健康儿童。同样在成人期 ADHD 中仍存在执行功能障碍，成人 ADHD 工作记忆显著差于正常人，其抑制、感情控制、任务启动、任务监测等生态执行功能也存在缺陷。

执行功能障碍与 ADHD 儿童的社会功能水平低密切相关。对 279 名 11～17 岁的 ADHD 儿童进行评估，发现社交障碍与工作记忆、计划能力受损密切相关。另外，执行功能障碍与 ADHD 儿童的低学业成绩、学校行为问题多相关；工作记忆与阅读技能的心理表征密切相关。

二、临床表现

（一）主要临床表现

ADHD 的主要临床表现为注意缺陷、活动过度和冲动三大核心症状，并常伴有学习或工作困难、情绪和行为方面的障碍。最重要的是不同年龄患者注意缺陷和多动冲动的具体表现差别很大。有的 ADHD 儿童表现动个不停，在不适宜的场所经常奔跑和攀爬；而青年或成人可限于不安感，走神，做事拖延，缓慢，效率低。因此，确定临床症状要根据同龄人的正常行为进行参照和对比。另外，症状常因年龄、所处环境和周围人对待态度的不同而有所不同。

1. 注意缺陷 ADHD 患者注意缺陷的特点是主动的随意注意障碍，在注意的集中性、稳定性和选择性等方面存在异常；而被动的不随意注意相对增强，对完成工作任务有不良影响的无关刺激缺乏抗干扰能力。可以从课堂、做作业、活动、生活等方面去评估注意力问题。多表现为注意集中短暂和注意力易分散。患者对来自外界的各种刺激几乎都起反应，不能滤过无关刺激，所以注意力难以集中；患者的注意力很容易受到环境的影响而分散，因为注意力集中的时间短暂。

2. 活动过度 主要表现为活动水平明显比正常儿童高，在需要坐下来或需要遵守秩序的场合表现更为突出。评价活动过度，要从活动水平、发生频率、场合以及发育水平等多方面进行考虑。多动症状受年龄影响，随年龄增长而减轻。在幼年期躯体活动明显比其他儿童多，常常表现为以跑代走、到处攀爬；学龄期主要为上课

小动作不停、招惹别人；青少年期可能只有坐立不安的主观感受。除了运动性多动之外，还有语言的增多，好插嘴，弄出噪声等。

3. 冲动 主要表现为自我控制能力差，情绪和行为失控。例如，缺乏克制能力，常对不愉快刺激做出过分反应；情绪不稳，缺乏耐心，不能等待，对挫折的耐受能力低；认知方面冲动，常导致学习失误；行为方面冲动，导致不能遵守纪律、规则，与同伴发生冲突，不受人欢迎。

（二）共患病

ADHD 的共患病比率较高，约 65% 的患儿伴有一种以上的共患病。包括其他神经发育障碍，如孤独症谱系障碍、交流障碍、特殊学习障碍（如阅读障碍）或发育性运动协调障碍、抽动障碍（tic disorder，TD）等。同时 ADHD 共患行为障碍或情绪障碍也较常见，包括对立违抗障碍（oppositional defiant disorder，ODD）、品行障碍（conduct disorder，CD）、焦虑障碍等。

来自国外的研究显示 80% 的 ADHD 儿童至少共患一种其他精神疾病，一半以上的儿童共患两种以上精神疾病，共患精神疾病的类型也多种多样。ADHD 与特殊学习障碍的共患率较高，为 31%～45%；ADHD 与计算障碍、阅读障碍、书写障碍的共患率分别为 5%～30%、15%～40%、55%～64%。约 1/2 以上的 ADHD 儿童共患对立违抗障碍，约 1/4 的 ADHD 儿童共患品行障碍。与普通人群相比，ADHD 儿童也易伴发抽动障碍、焦虑障碍、抑郁障碍、强迫性障碍等。此外，被诊断为破坏性心境失调的儿童也大多满足 ADHD 的诊断标准。在我国，对 6～16 岁 ADHD 儿童的共患病情况分析结果发现仅有 31.8% 的 ADHD 儿童无共患病；平均每个 ADHD 患儿有 1～2 项共患病；其中，共患率最高的是学习困难（37.9%）；其次依次为破坏性行为障碍（35.1%，其中对立违抗性障碍 28.2%，品行障碍 6.9%）、抽动障碍（14.4%）、心境障碍（10.1%，其中恶劣心境占 5.4%）；对共患病的性别差异分析显示女性患儿焦虑障碍（20.3%）的共病率明显高于男性（5.9%），其他共患病的男女差异没有显著性。

共患病增加了 ADHD 疾病的复杂性和治疗难度，加重了患儿的功能损害，也是预后不良的风险因素。学龄期 ADHD 儿童共患破坏性行为障碍、学习困难、焦虑障碍、心境障碍增加了 ADHD 儿童出现留级、低学业成就等学校功能损害的风险。

三、量化评估

（一）注意缺陷多动障碍评定量表

专用于 ADHD 的评定量表。该评定量表包括 18 条 ADHD 症状，包含注意缺陷、多动、冲动 3 个维度。以 DSM-Ⅳ 为依据，每个条目按照"从不""偶尔""常常""总是"依次记为 0～3 分。注意缺陷维度的条目得分之和为注意缺陷分，多动、冲动维度的条目得分之和为多动冲动分，所有条目得分之和为全量表分。得分越高，症状越严重。

（二）康氏（Conners）父母症状问卷

用于评估儿童常见的行为问题。目前已广泛用于 ADHD 的筛查与评定。48 项的修订量表由父母根据儿童最近 1 个月的情况进行填写，可得出 6 个因子分，包括行为问题、学习问题、躯体问题、多动、焦虑和多动指数。

（三）临床诊断性会谈量表

临床诊断性会谈量表（clinical diagnostic interview scale，CDIS）是由美国儿童障碍工作组编制的半定式的诊断会谈量表，由精神科医生按照量表与患儿及其父母一起进行访谈。根据 DSM-Ⅳ 的标准该量表将 ADHD 分为 3 个亚型：注意缺陷为主型（attention deficit/hyperactivity disorder，predominatly inattentive type，ADHD-I）、多动冲动为主型（attention deficit/hyperactivity disorder，predominatly hyperactive-impulsive type，ADHD-HI）和混合型（attention deficit/hyperactivity disorder，combined type，ADHD-C）。同时对共患病进行评估，包括对立违抗障碍、抽动障碍、焦虑障碍和心境障碍等。

（四）学龄儿童情感障碍和精神分裂症问卷

学龄儿童情感障碍和精神分裂症问卷（the schedule for affective disorder and schizophrenia for school age children-present and lifetime version，K-SADS-PL）是半定式的诊断会谈工具。该工具用于评定儿童和青少年当前精神障碍以及既往精神障碍史，评定依据为 DSM-Ⅲ-R 和 DSM-Ⅳ。K-SADS-PL 将 ADHD 分为 3 种临床亚型，即注意

缺陷为主型（ADHD-I）、多动冲动为主型（ADHD-HI）和混合型（ADHD-C）。另外，该工具还可以对 ODD、CD、抽动秽语综合征等儿童期行为障碍以及情感障碍、焦虑障碍、精神病性障碍等常见的精神病理现象进行诊断。

（五）智力测验

1. 中国修订韦氏儿童智力量表 为龚耀先等标化的韦氏儿童智力量表，可评定儿童的智力水平，排除精神发育迟滞儿童；

2. 瑞文标准渐进模型测验 评估个体推断演绎能力，即流体智力。该测验采用几何图形的形式，不受文化、种族、语言的限制，尤其适用于儿童及老人。

四、诊断与鉴别诊断

（一）ADHD 的诊断流程

迄今为止，尚无明确的病理指标作为诊断 ADHD 的依据，因此目前仍然主要以患儿知情人（家长、主要抚养人和老师等）提供的病史（包括临床表现特点、病程、社会功能）、精神检查、心理评估、躯体及神经系统检查、实验室检查为主要依据，采用描述性诊断方法。

（二）诊断标准

目前 ICD-11 ADHD 诊断标准虽已颁布，但尚未有正式中文版本可供临床诊断使用。故在临床工作中，依据 DSM-5 的诊断标准诊断注意缺陷多动障碍：

1. 一个持续的注意缺陷和 / 或多动 - 冲动的模式，干扰了功能或发育，以下列（1）或（2）为特征。

（1）注意障碍：6 项（或更多）的下列症状持续存在至少 6 个月，且达到了与发育水平不相符的程度，并直接负性地影响了社会和学业 / 职业活动。

注：这些症状不仅仅是对立行为、违拗、敌意的表现，或不能理解任务或指令。年龄较大（17 岁及以上）的青少年和成人，至少需要下列症状中的 5 项。

1）经常不能密切关注细节或在作业、工作或其他活动中犯粗心大意的错误（如，忽视或遗漏细节，工作不精确）。

2）在任务或游戏娱乐活动中经常难以维持注意力（例如，在停课、对话或长时间的阅读中难以维持注意力）。

3）当别人对其直接讲话时，经常看起来没有在听（例如，即使在没有任何明显干扰的情况下，显得心不在焉）。

4）经常不遵循指示以致无法完成作业、家务或工作中的职责（例如，可以开始任务但很快就失去注意力，容易分神）。

5）经常难以组织任务和活动（例如，难以管理有条理的任务；难以把材料和物品放得整整齐齐；凌乱、工作没头绪；不良的时间管理；不能遵守截止日期）。

6）经常回避、厌恶或不情愿从事那些需要精神上持续努力的任务（例如，学校作业或家庭作业；对年龄较大的青少年和成人，则为准备报告、完成表格或阅读冗长的文章）。

7）经常丢失任务或活动所需的物品（例如，学校的资料、铅笔、书、工具、钱包、钥匙、文件、眼镜、手机）。

8）经常容易被外界的刺激分神（对年龄较大的青少年和成人，可包括不相关的想法）。

9）经常在日常活动中忘记事情（例如，做家务、外出办事；对年龄较大的青少年和成人，则为回电话，付账单、约会）。

（2）多动和冲动：6 项（或更多）的下列症状持续存在至少 6 个月，且达到了与发育水平不相符的程度，并直接负性地影响了社会和学业 / 职业活动。

注：这些症状不仅仅是对立行为、违拗、敌意的表现，或不能理解任务或指令。年龄较大（17 岁及以上）的青少年和成人，至少需要下列症状中的 5 项。

1）经常手脚动个不停或在座位上扭动。

2）当被期待坐在座位上时却经常离座（例如，离开他 / 她在教室、办公室或其他工作的场所，或是在其他情况下需要保持原地的位置）。

3）经常在不适当的场合跑来跑去或爬上爬下（注：对于青少年或成人，可以仅限于感到坐立不安）。

4）经常无法安静地玩耍或从事休闲活动。

5）经常"忙个不停"，好像"被发动机驱动着"（例如，在餐厅、会议中无法长时间保持不动或觉得不舒服；可能被他人感受为坐立不安或难以跟上）。

　　6）经常讲话过多。

　　7）经常在提问还没有讲完之前就把答案吐口而出（例如，接别人的话；不能等待交谈的顺序）。

　　8）经常难以等到轮到他/她（例如，当排队等待时）。

　　9）常常打断或干扰他人（例如，插入别人的对话、游戏或活动；没有询问或未经允许就开始使用他人的东西；对青少年和成人，可能是干扰或接管他人正在做的事情）。

　　2. 若干注意障碍或多动-冲动症状在 12 岁之前就已经存在。

　　3. 若干注意障碍或多动-冲动症状存在于 2 个或更多的场合（例如，在家里、学校或工作中；与朋友或亲属互动中；在其他活动中）。

　　4. 有明确的证据显示这些症状干扰或降低了社交、学业或职业功能的质量。

　　5. 这些症状不仅仅出现在精神分裂症或其他精神病性障碍的病程中，也不能用其他精神障碍来更好地解释（例如，心境障碍、焦虑障碍、分离性障碍、人格障碍、物质中毒或戒断）。

（三）鉴别诊断

　　ADHD 可以作为独立疾病存在，也可与其他发育障碍等疾病共同存在。需要进行系统全面的病史采集、精神检查、其他相关的临床检查，做好鉴别诊断，并明确是否存在其他共患病。

　　1. 智力发育障碍（intellectual developmental disorder, IDD）　IDD 是在发育阶段发生、表现为智力和适应功能两方面缺陷的一种神经发育障碍。因认知能力有缺陷，IDD 儿童完成学业困难。两个疾病的主要区别是 IDD 儿童的智力水平低于正常水平，学习成绩与其智力水平一般相符合，而 ADHD 儿童的学习成绩则明显低于其智力水平。可以通过智力测查进一步确定或排除。

　　2. 孤独症谱系障碍（ASD）　ASD 儿童的核心症状是社会交流和互动障碍、狭窄刻板与重复的兴趣行为，但也可能会出现多动、冲动和注意缺陷等症状。在 DSM-5 中，ASD 和 ADHD 可以同时存在，如患者同时符合该两种障碍的诊断标准，应该分别做出诊断。

　　3. 抽动障碍（TD）　抽动障碍是以不自主的突发、快速、重复、非节律性的单一或多部位运动和/或发声抽动为特点的一种复杂、慢性的神经发育障碍。由于身体多部位的小动作和不自主发声，同时多数患儿也会继发注意力不集中，故可能会被误认为是 ADHD。此时，两种疾病不同的临床表现有助于鉴别。如抽动障碍和 ADHD 共病存在，应该分别做出诊断。

　　4. 对立违抗障碍（ODD）/品行障碍（CD）　ODD 是一种愤怒的/易激惹的心境模式、争辩/对抗行为，或报复模式；CD 是侵犯他人的基本权利或违反与年龄匹配的主要社会规范或规则的反复的持续的行为模式。单纯的 ODD 和 CD 无注意缺陷、多动等症状，可以进行鉴别。部分 ODD 和 CD 儿童在发病早期有 ADHD 问题，随着病情迁延而发展为 ODD 和/或 CD，此时需要做出共病的诊断。

　　5. 正常儿童活动水平高　有 15% 的学龄期儿童精力旺盛，活动水平高。与 ADHD 的鉴别要点是这些儿童在需要安静和专注的场合（如上课）可以保持安静和注意力集中，没有社会功能受损，学习成绩、伙伴关系和人际交往均正常，他们的活动过度常常是情境性的，能够自控。在鉴别的时候要同时参考老师的意见。

　　6. 除上述疾病外，ADHD 还需要与各种躯体原因（惊厥障碍、中枢神经系统创伤或感染后遗症、甲状腺功能亢进等）、睡眠障碍所致的注意力问题及精神分裂症等相鉴别。详细的病史采集，全面的精神检查，必要的辅助检查等有助于将 ADHD 与上述疾病鉴别开来。

五、治疗

　　ADHD 的治疗管理是多模式的综合治疗。治疗方法包括药物治疗和非药物治疗，其中药物治疗是 ADHD 的一线治疗。在药物治疗的同时，需要结合行为干预治疗，包括学校干预（优化的教室管理策略）、家长培训和行为管理技术等。

（一）药物治疗

　　药物治疗可以改善 ADHD 的核心症状。治疗 ADHD 的药物可以分为两大类，即中枢兴奋剂和非中枢兴奋剂。在我国目前只有哌甲酯和托莫西汀被批准用于 ADHD 的治疗。

　　1. 中枢兴奋剂（stimulants）　中枢兴奋剂在美国儿科学会（American Academy of Pediatrics,

AAP）及美国儿童和青少年精神医学会（American Academy of Child and Adolescent Psychiatry，AACAP）的指南当中被推荐作为 ADHD 患者治疗的一线手段。常用于治疗 ADHD 的中枢兴奋剂有盐酸哌甲酯、安非他明等。研究证明 80% 以上的 ADHD 儿童会对其中一种兴奋剂有肯定的疗效，如果一种中枢兴奋剂在最大剂量时仍无效，可换用其他的中枢兴奋剂。中枢兴奋剂类药物在改善注意力不集中、多动、冲动乃至破坏行为方面都有着明显的效果，也能够改善患者的人际关系及学业成就。

哌甲酯可以抑制大脑皮质和纹状体部位的多巴胺转运体，同时抑制大脑皮层的去甲肾上腺素转运体，可以提高腹侧纹状体、前额叶皮质（prefrontal cortex，PFC）和颞侧皮质的多巴胺水平，还能够将低活性状态的前额叶扣带回网络、纹状体区域正常化，提高工作记忆以及相关的前额叶顶叶的连接。其他与服用哌甲酯相关的神经生物学改变包括：提高与背侧前扣带回皮层和内侧顶叶相关的错误识别，优化与（前）运动皮层区域相关的速度 - 反应时，提高尾状核、小脑、中脑、黑质、丘脑以及其他区域的活性，增强与工作记忆相关的前扣带回、腹外侧 PFC 和楔前叶的功能连接。

目前国内中枢兴奋剂有盐酸哌甲酯片和盐酸哌甲酯控释片。盐酸哌甲酯片是短效剂型，疗效持续 3～4 个小时，通常需要每天三次服药才能控制全天的症状。特别是对有课外活动和家庭作业的高年级小学生，需要在早饭、午饭前和下午 4 点前服用（最后一次给药不要晚于入睡前 4 小时）；常用最适量在 $0.3～0.6mg/(kg \cdot d)$。盐酸哌甲酯控释片，采用的渗透释放技术能够控制药物以逐渐递增的速度释放，形成逐渐上升的血药浓度曲线，接近固定剂量哌甲酯片一天三次，克服了其他长效剂型使用中常见的急性耐受现象，同时避免了血药浓度的峰谷波动，在 12 小时内保持疗效稳定，剂量范围在 18～54mg/d。

中枢兴奋剂常见的副作用是食欲抑制、睡眠障碍（入睡延迟）、心率和血压增加、心境不稳（从爱哭到严重的抑郁样综合征）、易怒；不常见的副作用有头痛、腹部不适、疲倦等。

（1）食欲下降主要出现在早上和中午，多数儿童在傍晚食欲恢复。一些辅助药物如助消化药（多酶片等）、维生素 B_6 可以减轻厌食、恶心等不良反应，促进食欲恢复。适当的饮食调整，食用高热量的食物，少量多餐，提供足够的热量和营养可以减少或消除这类副反应对生长发育的影响。饭后服药也可以减轻食欲下降的副作用，但疗效也可能稍有下降。

（2）心率和血压的增加通常是轻微的，对大多数孩子不会造成任何危险。然而在成人可能有更大的临床意义，特别是已患有高血压者，用药期间应适当监测血压，必要时合用抗高血压药物，或换用其他药物。

（3）失眠：有些儿童服药后晚上入睡时间推迟，特别是下午服用哌甲酯片或服用哌甲酯控释片的儿童。如果出现较严重的入睡困难，应当适当调整服药剂量或方法。

（4）抽动症状：在目前中枢兴奋剂与抽动的关系尚不明确的情况下，用药之前要询问 ADHD 儿童本人或家族是否有抽动病史，如果有，建议使用其他不影响抽动的药物或以较低的剂量服药，应就患者个体权衡利弊，与患儿及家长讨论。

（5）某些患者用药中可能出现精神病性表现，特别是国外用药剂量较大，可能出现中毒性表现，另外精神分裂症的患者使用中枢兴奋剂后症状也可能加重。这两种情况应加以鉴别。中毒性精神病多表现视幻觉，出现于剂量快速增加或使用大剂量时，其表现与精神分裂症症状加重是不同的。

（6）长期用药的风险普遍关注的是对生长发育的影响。一些研究观察长期服药的孩子身高发育受阻并不明显，在 6～8 年内仅比预期身高矮 1.25cm，与正常同龄儿并无明显差异。美国儿童和青少年精神病学会 2002 年颁布的指南中指出，服用中枢兴奋剂可使短期体重增长速度下降，但不影响身高增长，不影响最终身高，建议治疗开始前测量身高和体重，治疗中规律测量体重（不包括身高），在剂量滴定和换药中每周至每月监测身高和体重。但在对 ADHD 的多模式治疗（multimodal treatment study of ADHD，MTA）样本的 36 个月随访中，中枢兴奋剂对生长的影响与未服药的 ADHD 对照组相比有显著性，随访三年平均身高相差 2cm，体重相差 2kg，提示早期中枢兴奋剂治疗可能抑制生长发育（或存在累积剂量效应），停止治疗后没有发现补偿性增长，提示药物假期无效。以往中枢兴奋剂治疗时为了减少耐药和体重下降常规使用的药物假期目前不再被倡导，原因也在于并非每个患者都会出现生长发育受限，而不服药会导致各方面行为退步，药物假期也不能消除中枢兴奋剂对生长发育的影响。因此通常建议患者坚持服药，控制晚间、周末和假期的症状。药物假期仅适用于患儿在假日内无明显行为、学习、家庭或社交问题，或停药前观察，或患儿对几种药物均有耐药发生时。如果观察到有生长发育落后的现象，一些专家也建议采纳药物假期或使用替代疗法，并认为是较谨慎的做法，但也要仔细权衡停药带来症状加重的风险。

（7）潜在的成瘾和滥用问题同样备受关注，长期以来药品说明书上都提出警示。主要原因是在动物实验中注射给药后观察到成瘾现象。成瘾的发生与药物吸收进入纹状体的速度有关。注射使用哌甲酯时，纹状体药物浓度在短时间内迅速升高，产生欣快的反应，但口服给药没有相应的反应，因而口服治疗剂量的哌甲酯没有成瘾的风险。

（8）耐药现象：耐药是指药物治疗有效，但经过一段时间后服用同等剂量的药物达不到先前的治疗效果，可在几天内也可在一年以后发生。有报告指出使用大剂量（哌甲酯＞60mg/d）治疗更容易发生耐药，也有报告使用长效制剂更容易出现。对于发生耐药的患者，通常可换用其他药物，如果替代药物不够有效，也可在一个月后重新试用哌甲酯。大多数情况下耐受可在一个月后消失，起初有效的药物疗效仍会恢复，并且恢复的疗效常常会像原来一样维持同样长的时间。但是在确定耐药和换药之前应注意两个问题：首先应考虑是否患者体重增加导致原来使用的药物剂量不够；此外暂时的耐药性也可见于考试之前，或遭受急性应激事件时。

近年来，随着确诊 ADHD 患者数量的增加，中枢兴奋剂类药物的使用量也明显上升。且当前青少年中枢兴奋剂的滥用和成瘾已经成为世界范围内的一大社会问题。除此之外，尽管很多研究结果都显示使用中枢兴奋剂类药物治疗 ADHD 是相对安全的，但失眠、食欲下降、抽动、精神症状、癫痫、阴茎异常勃起等不良反应以及显著高于非中枢兴奋剂类药物的突发心血管事件致死风险都是制约中枢兴奋剂类药物在 ADHD 治疗中应用的因素。

2. **非中枢兴奋剂** 尽管中枢神经兴奋剂类药物是 ADHD 药物治疗的一线选择，但仍有多种非中枢兴奋剂类药物被 FDA 批准用于 ADHD 的治疗。它们不仅被用于安非他明或哌甲酯治疗无效（或无法耐受其副作用）的情况，也会因为医疗费用、兴奋剂潜在的副作用、药物滥用或仅仅因为患儿父母的偏好，成为部分 ADHD 患者接受药物治疗时的选择。

近年来，FDA 批准托莫西汀（atomoxetine）及 α 受体激动剂可用于 ADHD 的单药治疗，可乐定（clonidine）、胍法辛（guanfacine）等药物也可以与中枢兴奋剂类药物联合使用。我国对 6～16 岁门诊 ADHD 患儿的多中心、随机、双盲的托莫西汀与哌甲酯疗效和安全性的对照研究结果表明，在改善 ADHD 核心症状方面托莫西汀疗效与哌甲酯相当；托莫西汀组常见的副作用是厌食、食欲下降、恶心、困倦、头晕，主要发生在双盲治疗的前两周，副作用的发生率与哌甲酯组相似且未显示出统计学差异。

托莫西汀可以增加 PFC 部位的去甲肾上腺素和多巴胺的利用率，选择性抑制突触前相关转运体。同时它也是一种 NMDA 拮抗剂，可以改变谷氨酸系统的传递。与中枢兴奋剂不同，托莫西汀对纹状体的作用不大，几乎不会造成成瘾（充分发挥作用需要 4～6 周的时间）。服用托莫西汀后的神经生物学改变包括：提高小脑皮层区域的血流，减少中脑、黑质和丘脑区域的血流。另外也可以提高抑制控制相关区域的血流以及右侧前内侧脑回的活性。

肾上腺素能 α 受体激动剂——可乐定是 α_2 肾上腺素能受体激动剂，优先作用于脑突触前 α_2 肾上腺素能受体，抑制去甲肾上腺素的内源性清除；增加肾上腺素从蓝斑到前额叶皮质的释放，直接激活皮层突触前的 α_{2A} 受体；在低剂量时激动中枢神经系统内突触前膜的抑制性自身受体；还可以降低前额叶皮质突触前谷氨酸的释放，而 ADHD 高血压自发大鼠模型的 PFC 和纹状体的信号系统存在异常的谷氨酸信号。胍法辛抑制

AMP 循环，关闭超极化激活的核苷酸门控通道循环以及提高 PFC 的功能连接。通过阻断/敲断 PFC 区域的 HCN1 离子通道，胍法辛可以改善工作记忆。胍法辛还可提高背外侧 PFC 的活性。

目前国内常用的非中枢兴奋剂如下：

（1）特异性去甲肾上腺素再摄取抑制剂（托莫西汀）：托莫西汀首先是在成人中发现对 ADHD 有效，以后发展到儿科用于 ADHD 的治疗。剂量在每天 0.8~1.2mg/kg 疗效最佳，效果与哌甲酯相当，随访一年仍然有效并且耐受性良好。对于体质量不足 70kg 的儿童、青少年患者，每天初试总量约为 0.5mg/kg，服用至少 3 天后增加剂量，逐步至目标剂量，约为每天 1.2mg/kg；可每天早晨单次服用或早晨和傍晚平均分为 2 次服用，每天最大剂量不可以超过 1.4mg/kg 或 100mg，应选择其中一个较小的剂量。对于体质量超过 70kg 的儿童、青少年和成人患者，每天初试总量可为 40mg，服用至少 3 天后增加剂量，逐步至目标剂量，约为每天总量 80mg；可每天早晨单次服用或早晨和傍晚平均分为 2 次服用，在继续服用 2~4 周，仍未达到最佳疗效，每天总剂量最大可增加到 100mg；每天最大剂量不可超过 100mg。有报道托莫西汀的药效可以持续 24 小时。

对 2007—2015 年期间的 24 篇文献（其中有 14 篇 RCT）进行综述，多数研究发现托莫西汀对治疗 ADHD 及其共患病有效；对 ADHD 症状和行为问题的效应值是 0.47~2.21；对共患病的改善与疾病类型有关，其中最有效的是共患焦虑症状的患者，效应值是 0.40~1.51，对立违抗障碍的效应值是 0.52~1.10；而对共患物质使用障碍、孤独症谱系障碍、阅读障碍、抑郁障碍、双相障碍和抽动秽语综合征的疗效研究，各项结果不一致，或者证据有限。托莫西汀不增加纹状体的多巴胺水平，不会引起抽动症状的加重，也不太可能出现滥用的风险。

托莫西汀的不良反应包括轻度的食欲抑制、恶心、呕吐、失眠、疲劳、心境不稳、眩晕、舒张压和心率增加，不改变心电图 QTc 间期，滥用的可能性小；在临床试验中，导致患者中途退出的最常见原因包括患者出现攻击性、易激惹、嗜睡和呕吐；成人患者还可出现口干、勃起功能障碍、阳痿等。用药需警惕肝损害。在批准上市以来，200 万患者中有两例严重的肝损害，这两名患者在停药后均康复。对于用药中出现黄疸或肝损害的实验室证据者应当停药，应嘱咐患者若有搔痒、黄疸、尿色加深、右上腹触痛或无法解释的流感样症状时联系医生。

有关七个严重不良反应的资料分析中，涉及托莫西汀不良反应的文献（70 篇，包括临床试验、流行病学研究和病例报告）以及欧洲产品特点概要和美国药品说明，其中 15 篇涉及自杀，3 篇涉及攻击敌意，7 篇有关精神障碍/躁狂，6 篇有关惊厥，7 篇有关肝脏方面，29 篇有关心血管方面，28 篇有关生长发育；结果发现，在接受托莫西汀治疗的儿童和青少年中，自杀、攻击敌意、精神障碍、惊厥、肝脏损伤和 QT 间期延长等不良反应是不常见或者是罕见的；目前的研究资料显示，托莫西汀和自杀或惊厥、攻击敌意无相关性；托莫西汀引起的心血管方面的不良反应在多数患者中没有显著的临床意义；生长发育（体重和身高增长）在远期是可逆的。

对于肝功能不全或者患有晚期肾病的 ADHD 患者，建议谨慎增加托莫西汀直至产生期望的临床反应。在肝功能不全的患者中，托莫西汀的清除率可能降低；在晚期肾病患者中，托莫西汀可能使高血压恶化。另外，托莫西汀主要通过 CYP2D6 途径代谢，在 CYP2D6 快代谢患者中，CYP2D6 选择性抑制剂可以使托莫西汀血浆浓度升高至 CYP2D6 慢代谢患者的水平。在服用托莫西汀的同时，如果服用其他 CYP2D6 抑制药物，或患者为 CYP2D6 慢代谢者，可能需要调整剂量或以较慢速度增加托莫西汀剂量。

（2）α₂肾上腺素能受体激动剂：包括可乐定和胍法辛。适用于抽动秽语综合征和其他抽动障碍、ADHD、ADHD 相关的睡眠障碍和发育障碍的攻击行为。对于冲动和多动有效，但对注意力不集中的疗效较弱。目前临床中主要使用可乐定透皮贴片，作用可持续一周。

（二）行为干预治疗

ADHD 儿童患病之后因其活动过多、冲动任性、自我控制力差、不能集中精力学习等问题，常常受到家长、教师及周围儿童的批评、责备和异议，长此以往 ADHD 患儿大多会有更多的心理问题或障碍，而且病程越长，病情越重，患儿的心理问题或障碍就越加明显和严重。因此，在药物治疗的同时，心理行为治疗也至关重要。

行为干预治疗（behavioural interventions）是指应用奖赏和社交学习原则及其他认知理论来指导个体改善其行为（增加预期行为和减少非预期行为）的治疗策略。包括经典的情境管理、行为治疗（主要通过调整家长或老师的方式）、认知行为疗法（如自我指导、问题解决策略或社交技能培训等）。这些治疗方法通常分为几个环节进行，主要通过培训调节者（如家长或老师）、培训儿童或者同时培训两者来进行实施。

1. **儿童行为干预治疗** 包括儿童认知行为训练、心理教育、自我管理训练等，可由医疗机构或学校提供干预措施。这些干预方法目的是矫正患儿在生活、社交、学习、自我评价、解决问题等方面的认知缺陷，教给他们自我管理技能，包括调整情绪、社交技能、时间管理、制订计划等。同时要融合表扬、惩罚、放松等行为技术，进而改善患儿的学习习惯及行为问题。

2. **父母培训（parent training）** 因ADHD儿童的表现容易导致亲子关系紧张，使父母处于应激状态，而ADHD儿童的家长对儿童管理技能常常较差，因此，父母培训是ADHD儿童多模式治疗中的一个重要组成部分。家长培训持续时间较长，通常向家长提供ADHD相关理论知识、鼓励儿童良好行为的方法和应付儿童异常行为的策略。对父母培训不仅能减少儿童的对立违抗和破坏行为，而且能提高家长的抚育技巧和自信心，减少家庭内的冲突，让所有的家庭成员都感受到尊重，能自然地表达自己的态度，积极地参与治疗。进而稳定孩子的情绪，提高其社交和学业功能。但是目前随机对照研究尚不能支持父母培训能够改善ADHD儿童的核心症状。

3. **学校干预** ADHD儿童在学校会经历学业问题，出现课堂内的破坏性行为以及不听从老师指令等行为问题，因此，需要制订学校干预措施。学校干预需要对教师进行心理教育和课堂行为管理策略（例如，积极的课堂规则、有效的教室指导、常规的奖赏系统和暂时隔离方法等）培训。通过针对ADHD儿童课堂内症状的行为干预等一系列学校干预措施，减少ADHD症状和社交行为问题，改善师生关系，进而提高ADHD儿童的学业成就和行为适应能力。

4. **神经反馈治疗（neurofeed back）** 是运用操作性条件反射原理，通过反射调节改变脑电波形，强化对大脑有利的波形，从而改变脑功能或激活某个脑区的活动，进而改善ADHD患儿的脑功能失调状态。既往有研究表明脑电生物反馈训练能改善ADHD症状，有效增加儿童集中注意力的能力，减少慢波活动，并延长需要解决问题时集中注意力的时间。但较为严格的对照研究的盲法结果不支持神经反馈治疗是ADHD的有效治疗方法。未来需要统一神经反馈治疗的实施方案，以便优化临床迁移效果。

5. **认知训练（cognitive training）** 认知训练的治疗机制主要是康复科学和当代神经科学提供的大脑可塑性的证据。执行功能训练能够有针对性地改善一系列缺陷（如工作记忆和抑制控制功能），减轻ADHD的症状，并通过定向介导改善ADHD病理生理学意义上的神经缺陷。现有计算机化执行功能训练主要针对的是工作记忆、注意力和抑制控制功能。对相关的15项随机对照研究的荟萃分析结果表明这些训练可以改善工作记忆等执行功能，但是在盲法评估的ADHD症状改善方面，认知训练的疗效有限，而涉及多个认知过程的综合性执行功能训练可以优化治疗效果。

6. **体育活动（physical activity，PA）** 体育活动（PA）是指由骨骼肌产生的需要消耗能量的身体运动，而练习（exercise）是PA的一个子类别，是有计划的、结构化的、重复的和有目的的。体育活动包括有氧运动、水上运动、瑜伽、运动技能训练或运动实践等。ADHD儿童、青少年或成人能够从体育活动中获益，体育活动可以缓解ADHD症状。有研究表明持续20~30分钟、强度是40%~70%的体育活动能够改善加工速度、工作记忆能力、计划能力和问题解决能力，上述效果会根据年龄而不同。长期的体育活动（每天超过30分钟，强度≥40%，每周≥3次，≥5周）进一步改善注意力、抑制控制能力、情绪控制、行为和运动控制能力等。

六、成人注意缺陷多动障碍

ADHD不仅仅局限于儿童期。临床研究表

明成人 ADHD 的疾病形式和神经认知缺陷类似于儿童 ADHD，但是社会功能受损的范围更广。流行病学研究表明成人 ADHD 的患病率在精神障碍中是最高的疾病之一。

（一）临床特点

1. 成人 ADHD 的症状特点 随着年龄增长，多动症状逐渐减少，但注意力不集中和冲动症状随着年龄增长而持续存在。成人期持续存在的注意缺陷症状可能会被认为是执行任务困难，如遵守约定、在规定时间内完成任务、或者是专注于单一任务等，并且，成人期注意缺陷症状可能会在多个生活的多个方面造成功能影响。因此，成人 ADHD 患者大多持续的症状包括：

（1）注意力缺陷：谈话、阅读、写作和做事时不能保持注意力，很容易被外界不重要或不相关的事物分心，因而经常拖延工作；经常丢失或错放工作或生活的必需品；忘记约会或工作任务等。

（2）多动：紧张，坐立不安；不能参加需久坐的活动，如看电视或电影、阅读报纸。患者描述自己的思想似乎不能安静下来，总是从担心一件事跳到担心另一件事。

（3）冲动控制障碍：说话不假思索，做决定过快；经常打断别人谈话；做事易厌倦，不耐心，如开车（常闯红灯、飙车）、排队等时；难与他人维持稳定的关系；无节制地参加娱乐活动或购物。

（4）情绪问题：情绪不稳定；易怒，表现为"低情感沸点""短暂的情绪暴发"；情绪调节能力差，对日常生活的应激不能正确应对，对拒绝、批评、不赞成和挫折表现过度敏感。此外，患者因反复受挫，也常出现持续的焦虑、自信心不足和自我评价低。

（5）组织安排能力差：安排工作、学习和家务困难；不能按时完成工作或其他任务，经常很随意地从一件未完成的事跳到另一件事上；安排活动、解决问题等缺乏计划性，没有时间观念。

2. 成人 ADHD 的共患病 87% 以上的成人 ADHD 终生至少患有一种其他的精神障碍，发生率是一般人群的 6 倍，主要包括情感障碍、焦虑障碍、抽动障碍、人格障碍、物质滥用等。其中 41% 的成人 ADHD 患者合并一种符合 DSM-Ⅳ 诊断标准中轴 I 的精神障碍，38% 合并两种或更多的精神障碍。成人 ADHD 共患重性抑郁障碍

的现患率是 16%～31%，终生患病率是 45%；广泛性焦虑障碍的现患率是 25%～43%，终生患病率是 59%；酒精依赖或酒精滥用障碍的终生患病率是 21%～53%。

（二）诊断及评估

1. 成人 ADHD 的诊断 诊断成人 ADHD 需要满足以下条件：①儿童期 ADHD 病史；②症状持续存在，目前部分或全部核心症状仍然持续存在，并显著影响患者的社会功能；③没有其他疾病可以解释患者的症状。

DSM-Ⅳ 中首次明确指出 ADHD 的症状会持续到成人期，并且规定 ADHD 的诊断需要明确起病于儿童期，在 7 岁之前就有显著的症状。根据 DSM-5 诊断标准，成人 ADHD 诊断要点为：①注意力不集中或多动，冲动症状在 12 岁之前出现；②症状方面需要满足注意缺陷方面 9 个条目中的 5 条，和 / 或多动冲动症状方面 9 个条目中的 5 条；③至少在两种情境下有功能损害（学习和 / 或工作、社会交往、家庭生活）。

2. 成人 ADHD 的诊断与评估量表

（1）康氏成人 ADHD 诊断会谈（Conners adult ADHD diagnostic interview）：为常用的成人 ADHD 诊断量表。适用于临床医生临床晤谈，用来评估成人患者的 DSM-Ⅳ 的 18 条症状，同时评估社会、学校和家庭功能损害情况，量表询问儿童期的发育史，包括母孕期、产程、气质、发育、环境和医疗史等危险因素，同时询问儿童期的学业、成人期的教育、职业、人际交往史，以及既往史和精神疾病史。

（2）成人 ADHD 症状自评量表（adult self-report scale v 1.1, ASRS1.1）：包括 18 个条目，由患者自评，以 DSM-Ⅳ-TR 为诊断标准。分值等级为 0～4 分，前 6 个条目主要用于社区筛查。有研究表明该量表对筛查 ADHD 患者是有效的工具。

（三）治疗

成人 ADHD 的治疗需要使用包括药物治疗和心理治疗的综合治疗方案。

1. 药物治疗

（1）中枢兴奋剂：中枢兴奋剂是治疗成人 ADHD 的一线药物。中枢兴奋剂能够明显改善 ADHD 患者的行为表现，在各年龄段的疗效基本

上是 65%～75%。中枢兴奋剂能够有效地缓解 ADHD 患者的症状，包括注意广度缺陷、注意力易分散、冲动行为、多动和心神不宁的感觉；同时还提高警觉能力、认知、反应时间、反应抑制和短期记忆能力。中枢兴奋剂还能够减少青少年和成人 ADHD 的驾驶模拟操作中的失误，降低驾驶速度，更多地使用转弯信号以及减少冲动行为。

（2）非中枢兴奋剂：非中枢兴奋剂在治疗成人 ADHD 的过程中物质滥用的风险较低。托莫西汀是选择性去甲肾上腺素再摄取抑制剂，对去甲肾上腺素转运体有高度选择性作用。美国食品药品监督管理局在 2002 年批准托莫西汀治疗成人 ADHD。

2. 心理治疗 对成人 ADHD 非药物治疗的研究显示，非药物治疗过程中的心理教育、行为训练、认识矫正等手段，在改善核心症状的同时，可以改善患者的情绪水平、社会功能和生活质量。

现阶段针对成人 ADHD 的非药物治疗方式有：个体心理治疗、家庭心理治疗、团体心理治疗、团体自助小组、心理技能训练、行为矫正、放松训练、心理健康教育、自我管理训练和环境重建等。常用的心理治疗方法包括认知行为疗法、元认知治疗、辨证行为治疗、认知矫正、正念等。

（1）认知行为疗法（cognitive behavioral therapy，CBT）：CBT 是在 60 年代发展出的一种有结构、短程、认知取向的心理治疗方法，主要着眼于患者不合理的认知，通过改变患者对自己、对他人的看法与态度，结合相应的行为技巧来解决心理问题。认知行为疗法的特点包括：多数为短程治疗，内容关注当下，治疗方案多为结构化。认知行为疗法结合了认知治疗和行为治疗的优势，既关注患者内在的认知过程，也对外显的行为方式进行矫正，因此其疗效也受到了广泛的认可。认知行为疗法对成人 ADHD 患者有效，可以显著减少成人 ADHD 核心症状、焦虑抑郁情绪、适应不良的行为，提高生活质量。

（2）辨证行为治疗（dialectical behavior therapy，DBT）：既往 DBT 是用来专门治疗边缘型人格障碍，由于成人 ADHD 患者与边缘型人格障碍患者存在一些共同的临床特征而被用于 ADHD 治疗。该治疗可以改善患者的 ADHD 症状、抑郁情绪和个人健康状况。

（3）正念冥想治疗（mindfulness meditation）：通过冥想相关练习可以提高 ADHD 患者的注意控制、对分心的意识及感情控制能力。

（钱秋谨）

第三节 抽动障碍

一、概念

抽动障碍（tic disorder，TD）是一种起病于儿童和青少年时期，以不随意的突发、快速、重复、非节律性的单一或多部位运动和 / 或发声抽动为特点的一种复杂的神经发育障碍。根据发病年龄、病程、临床表现和是否伴有发声抽动分为短暂性抽动障碍（transient tic disorder，TTD）、慢性运动或发声抽动障碍（chronic motor or vocal tic disorder，CTD）以及发声与多种运动联合抽动障碍（combined vocal and multiple motor tic disorder）[又称 Tourette 综合征（Tourette syndrome，TS）]三种主要临床类型。

抽动为不随意的、突然发生的、快速的、反复出现的、无明显目的和非节律性的运动或者发声。抽动可发生于身体的任何部位，从几乎不可分辨的眨眼到涉及多个肌肉系统的复杂运动（多组肌群同时收缩），从而表现为各种各样的动作或运动。当发声器官和膈肌收缩时则发出清喉声、咳嗽声、鸡鸣声、打嗝声、秽语等。抽动通常不可克制，但在短时间内可受意志控制。

抽动可分为运动抽动和发声抽动，根据涉及肌群的多少和症状的复杂程度，又可分为简单抽动和复杂抽动。因此，抽动通常包括以下几类：①简单运动抽动：突然的、短暂的、没有意义的动作，如眨眼、耸鼻、摇头等；②复杂运动抽动：动作稍慢、持续时间稍长、似有目的的动作或行为，如咬唇、刺戳动作、旋转、跳跃、模仿他人动作、猥亵动作等；③简单发声抽动：突然的、无意义的发声，如：吸鼻、清咽、犬吠声等；④复杂发声抽动：突然的、有意义的发声，如重复特别的词句、重复自己或者他人所说的词或句、秽语等。抽动通常首发于头面部。简单抽动多起始于 5～10 岁儿童，发声抽动多起始于 8～15 岁儿童和青少年。部分患者存在唯有抽动才能缓解的局部不适感。

表 7-3-1 各种抽动的临床表现

	简单抽动	复杂抽动
运动性抽动	眨眼、斜眼、皱眉、扬眉、张口、伸舌、噘嘴、歪嘴、舔嘴唇、皱鼻、点头、仰头、摇头、转头、斜颈、耸肩、动手指、搓手、握拳、动手腕、举臂、伸展或内旋手臂、动脚趾、伸腿、抖腿、跺脚、蹬足、伸膝、屈膝、伸髋、屈髋、挺胸、收腹、扭腰等	旋扭手指、拍手、挥舞上臂、刺戳动作、四肢甩动、用拳击胸、弯腰动作、下颌触膝、扭动躯干、跳动、下蹲、跪姿、踢腿、靠膝、踩脚、蹦、跳、扔、敲打、触摸、嗅、修饰发鬓、走路转圈、后退动作等
发声性抽动	单音、吸鼻声、吼叫、哼哼声、清嗓子、咳嗽声、吱吱声、尖叫声、喊叫声、咕噜声、吹口哨声、吸吮声、犬吠声、鸟叫声等	单词、词组、短语、短句、重复单词或短语、重复语句、模仿言语、秽语等

所有形式的抽动都可因应激焦虑、疲劳、兴奋、感冒发热而加重,在放松状态、全身心投入某事而减轻,睡眠时减少或消失。各种抽动的临床表现见表 7-3-1。

20 世纪 60 年代以前 TD 被视为原因不明、罕见、可自愈性疾病,曾有"习惯性痉挛和多动秽语综合征"等描述。近 30 年来,TD 已被认识到是一种常见的由遗传因素和不良环境因素所致的神经精神发育障碍,症状从轻至重,复杂多变。但是,非儿童精神医学专科的医生对此疾病的认识仍较混乱,把儿童的抽动症状当成"坏毛病""沙眼""结膜炎""咽炎"等现象较为常见,即使能识别者也常因持有"可自愈性"的观点而延误治疗。据调查,该障碍治疗延误或诊疗混乱者占 75%,诊断延误时间平均为 3 年。因此,更新观念,科学地研究与认识该障碍至关重要。

二、流行病学

TD 多起病于儿童期,平均起病年龄为 7 岁,多数患者在 14 岁之前起病,一般起病于 21 岁之前。起病初期多以简单运动抽动为主要临床表现。运动抽动常在 7 岁前出现,发声抽动晚于运动抽动出现,平均出现年龄为 11 岁。抽动障碍起病隐匿,病程长,男性多于女性,一般人群中的患病率为 1%～12%,近年来患病率呈持续性上升趋势。

由于研究方法、诊断标准等不同,TD 及其各临床分型的患病率差别较大。目前我国尚无全国性流行病学调查数据。对北京市大兴区的学龄儿童的调查结果显示 TD 总患病率为 2.26%,TTD、CTD 和 TS 的患病率分别是 1.05%、0.73% 和 0.47%;TD 平均发病年龄为（7.5±2.73）岁;男性患病率

高于女性,男女患病率比为 2.45:1;城区和农村儿童的患病率无显著差异。长沙市 TD 时点患病率为 6.78%,终生患病率为 12.9%,其中 TTD、CTD 和 TS 的终生患病率分别是 7.70%、4.72% 和 0.37%。

国外 TD 患病率的调查结果也不甚一致。Scahill（2014）的研究结果显示,有 11%～20% 的学龄儿童出现过短暂抽动,TS 患病率为 0.6%,0.3%～0.8% 的儿童患有 CTD。美国精神医学会统计学龄儿童的 TS 患病率为 0.38%,男性比女性更易罹患,男女比率 2～4:1。加拿大学者对 1985～2011 年 35 个流行病学调查资料进行了系统综述,结果表明 TS 患病率为 0.77%,男孩患病率高于女孩,分别为 1.06% 和 0.25%;而 TTD 患病率为 2.99%。

三、病因和发病机制

目前,TD 的病因及发病机制尚未明确,但大多数学者认为该病可能是遗传因素、神经生化因素、免疫因素、社会心理因素等多种因素共同作用的结果。

（一）TD 的遗传学研究

大量研究表明,TD 是一种具有明显遗传倾向的神经发育障碍。目前普遍认为 TD 是由多个微效基因控制的具有复杂性状的遗传性疾病,外显率存在性别差异,男性外显率高于女性。

1. 家系及双生子研究 临床研究显示 TD 具有明显的家族"集聚性"。通过家系调查发现,10%～66% 的 TD 患者存在阳性家族史。双生子研究证实单卵双生子的 TD 同病率（75%～90%）明显高于异卵双生子的 TD 同病率（8%～23%）。寄养子研究发现,TD 先证者的寄养家庭中,抽

动障碍的发生率显著低于血缘家属。还有研究显示,22 个被寄养的 TD 先证者,其被寄养家庭无抽动史;而 641 个 TD 患者的一级亲属中,35%患抽动。这些数据表明遗传因素在 TD 的发病中起重要作用,但是也说明在易感基因的表达过程中,其他因素发挥了一定的作用。

2. **染色体研究**　抽动障碍国际遗传联盟(Tourette Syndrome Association International Consortium for Genetics,TSAICG)曾进行大样本 TD 的基因连锁分析,2 项全基因组扫描研究结果显示,染色体 2p21-23、1p 和 3p 区域与 TD 相关,这些区域中可能的易感基因与 TD 的关联分析还有待开展。在 TS 同胞中利用基因扫描和对比分析,发现 4q34~35、5q35.2~35.3 和 17q25 与 TS 表型关联,但目前遗传方式尚难以确定。还有大量研究发现,TD 患者的染色体存在不同类型的畸变,包括重复、缺失、倒位、易位;在 TD 患者染色体的不同区域,如 7q22.31、8q13-8q22、18q22、17p11、22q11 上发现不同类型的畸变。

3. **候选基因研究**　随着细胞基因学技术的发展,20 世纪 90 年代开始将荧光原位杂交技术(FISH)用于 TS 候选基因的研究。其中多巴胺能系统和 5- 羟色胺能系统是研究的焦点,包括多巴胺受体家族($DRDI$-$DRD5$)、多巴胺转运蛋白(DAT)、酪氨酸 -β- 羟化酶、儿茶酚 -O- 甲基转移酶($COMT$)、单胺氧化酶(MAO)、多巴胺 -β- 羟化酶、5- 羟色胺受体家族等,研究结果显示,多巴胺受体 $DRD2$ 基因 Taq I 位点、$DRD3$ 基因 Msc I 位点、DAT 多态性与 TS 无关联,$DRD4$、单胺氧化酶 A($MAOA$)的多态性增加 TS 的患病风险,DAT 基因的 Dde I 多态性、5- 羟色胺受体 $HTR2C$ 基因($C-759T$,$G-697C$)多态性与 TS 存在关联。此外,研究未发现肾上腺素受体基因 αIC 和 αIA、去甲肾上腺素转运蛋白(NET)基因与 TS 存在关联。

尽管 TD 的遗传学研究已取得一定进展,但目前 TD 遗传方式仍不清楚,也无明确致病基因,尚须进一步研究。

(二)神经生化因素

神经生化是 TD 病因学研究中的重点和热点。大量研究表明,中枢神经递质失衡在 TD 的发病机制中起着重要作用。

在临床观察中我们可以发现神经抑制性药物优先阻断中枢多巴胺受体,能够控制大多数 TS 患者的抽动症状。相反,多巴胺能激动剂,如左旋多巴、左旋苯丙胺、哌甲酯和可卡因等往往会加重抽动症状。故研究者们从中得出结论:多巴胺系统功能紊乱、多巴胺活动过度或受体超敏及 DA 水平升高等在 TS 发病中发挥作用。

有研究发现,紧张可使患者抽动症状加重,中枢 α_2 肾上腺素能受体激动剂,如可乐定、胍法辛等药物可以缓解抽动症状和 ADHD 患者的冲动行为,TS 患者在紧张时肾上腺素交感神经系统和下丘脑 - 垂体 - 肾上腺素轴的反应性增强。这些均提示去甲肾上腺素能系统参与了 TS 的发病机制,其中去甲肾上腺素系统功能亢进、NE 水平升高可能是主要影响因素。

内源性阿片类系统(包括强啡肽、甲硫啡肽)与中枢多巴胺能神经元相互作用,对运动功能产生广泛的影响,同样参与 TS 以及其他与基底神经节相关的运动障碍发病的病理生理过程。其中,基底节和下丘脑强啡肽功能障碍是众多学者较为认可的。

除此之外,亦有研究表明,抽动障碍还可能与以下神经生化因素相关:5-HT 水平降低;兴奋性氨基酸水平升高或兴奋性氨基酸与抑制性氨基酸平衡失调,如 γ- 氨基丁酸的抑制功能降低;乙酰胆碱不足,活性降低等。

尽管目前研究得到上述研究结果,但是就神经生化因素或某一特定神经递质在 TD 发病机制中的具体作用尚不清楚,还有待于进一步研究和探讨。

(三)神经解剖因素

早期的影像学研究显示一些 TS 的成年患者基底神经节体积缩小,同时对右利手患者对照研究发现基底节左右两侧体积不对称。最近的一些针对 TS 患儿的研究发现,部分患儿尾状核、苍白球等体积减小,基底节神经元活性降低,而前额叶、顶叶、颞叶活性增加。使用正电子发射断层扫描(PET)技术发现,患儿双侧基底节、额叶皮质和颞叶的糖代谢率较正常组明显升高。而通过单光子发射计算机断层成像(SPECT)技术则发现,该病患儿左侧尾状核、扣带回、右侧小脑及左侧前额叶背外侧等区域脑血流灌注值显著低于对照组。这些研究均提示患儿可能存在皮质 - 纹

状体 - 丘脑 - 皮质环路的异常和脑的侧化异常。亦有学者使用弥散张量成像（DTI）技术发现，该障碍患儿左侧苍白球和双侧丘脑各向异性分数（FA）降低，双侧尾状核、壳核和丘脑表观弥散系数（ADC）值增高，提示该障碍患儿基底节存在微结构异常，且与该障碍患儿的症状严重程度相关。

在 TS 患者中除了基底神经节体积异常外，还发现大脑皮质的体积亦有异常。有研究发现，少数该障碍患儿存在脑萎缩。部分患儿背侧前额叶和顶枕部皮质体积增大，而枕下叶皮质体积减小。眶额部和顶枕部体积缩小与抽动症状的严重程度相关。功能磁共振成像技术（fMRI）研究发现 TS 患者腹侧前额叶和尾状核的激活与双侧壳核和苍白球的失活相关，而这很可能激发抽动的发作。

（四）神经免疫因素

目前关于 TD 神经免疫因素的研究主要集中在以下几个方面。

1. 与感染相关的免疫病理损害 与感染相关的免疫病理损害和抽动障碍之间存在相关性，这已得到较多的研究证实。其中研究最多并且被认为最重要的是 A 组 β 溶血性链球菌（GABHS）感染。Swedo 提出基底节靶细胞和 GABHS 抗原分子非常相似，GABHS 感染后的交叉抗原抗体反应会损害基底节细胞，故产生了抽动障碍的症状。

在此基础之上，Swedo 定义了"链球菌感染相关的儿童自身免疫性神经精神障碍（pediatric autoimmune neuropsychiatric disorder associated with streptococcal infections，PANDAS）"。几十年来有许多研究支持了 Swedo 的假说，如 Muller 发现，抗链球菌 M 蛋白作为 GABHS 的主要毒性蛋白，其在抽动障碍儿童中的 M12、M19 蛋白抗体滴度显著高于对照组。此外，也有研究者认为，肺炎支原体（MP）感染、人类巨细胞病毒（human cytomegalovirus，HCMV）感染、人微小病毒 B19-IgM（HPV-B19IgM）感染、EB 病毒（EBV）感染等可能是抽动障碍的病因之一，但这一结论还需进一步研究。

2. 免疫功能障碍 首先是细胞免疫。免疫细胞基因表达异常会引起机体免疫系统的紊乱，从而产生免疫疾病。在机体的免疫系统中存在着 T 淋巴细胞亚群，机体的免疫效应就是由其中的效应性 CD4$^+$T 细胞通过分泌细胞因子来调节的，而免疫应答则由 CD8$^+$T 细胞通过负性调节机制来抑制。细胞免疫和体液免疫平衡就是由这两种细胞相互作用来调节的。另外，NK 细胞可以产生细胞毒，这种细胞毒可以杀伤被病毒、细菌感染的细胞和肿瘤细胞。有研究者通过对 TD 儿童和健康儿童的对照研究发现，TD 儿童 CD4$^+$T 细胞和 NK 细胞比正常儿童显著降低，CD8$^+$T 细胞比正常儿童显著升高。这些结果提示 TD 儿童存在 T 淋巴细胞亚群的失衡和紊乱，这可能是抽动障碍的病因之一。

其次是体液免疫。补体在血清中含量比较稳定，补体 C3 一般在细菌感染的早期就参加反应，其含量变化显示了免疫自稳关系的变化。相关研究提示 TD 儿童比正常儿童补体 C3 显著减少，但研究结果并不一致，故体液免疫是否是抽动障碍的病因之一还需进一步研究探讨。

最后为细胞因子。IL-6 形成的免疫复合物如果大量沉淀在血管壁上，就会使补体激活，导致免疫损伤。国内外学者都曾发现 TD 儿童的 IL-6 水平较正常儿童显著增高，这可能提示个体的内分泌 - 免疫网络与抽动障碍的发病有关。

（五）社会心理因素

作为一种复杂的精神疾病，抽动障碍的发生是遗传因素和环境因素（包括社会心理因素）相互作用的结果，社会心理因素在该病的发生和发展中同样有着重要的影响。

1. 人格因素 TD 患者具有回避型和冲动型人格，行为问题发生率较高。艾森克人格问卷（EPQ）调查表明，抽动障碍患者神经质和精神质 T 分高，而掩饰 T 分偏低，表明抽动障碍患儿存在自控力差、易激惹、焦虑、抑郁和心理成熟度偏低等特点。

2. 心理因素 TD 患者的疾病严重程度与情绪状态有关。当患者处于愤怒和高兴状态时，抽动症状的严重程度最低；当患者处于焦虑、情绪波动或情绪低落状态时，抽动症状加重。抽动障碍患者较健康人群在生活中更易遭受心理社会应激，可利用心理社会因素来预测抽动严重程度。

3. 社会环境 TD 与不良的社会环境相关，不良的家庭环境、教养方式和学校环境，均是加重和诱发抽动障碍的主要因素。具体包括：①不良的家庭环境,如:不和谐、多冲突、少娱乐、亲密度低、缺乏情感交流、父母离异、亲人亡故等;②不良的家庭教育方式,如:管教过严、过于挑剔、苛刻、过分干涉和期望过高等;③不良的学校环境,如:教师要求过高、过于严格、受到同学嘲笑、欺凌等,有时考试和课堂提问也会加重抽动症状。

(六)其他因素

1. 围生期因素 孕早期(怀孕后第一周到十三周末)是胎儿神经系统发育的关键期,若在此期间母亲感染、受惊吓、营养不良等,则有可能导致胎儿大脑发育不良,使大脑皮质与基底神经节、丘脑及中脑的神经通路联系产生障碍,从而产生行为运动的改变以及杏仁核纹状体通路的障碍。早产、脐带绕颈等也会造成胎儿的大脑损伤。出生时有窒息、吸入羊水、难产等情况的胎儿,长大后 TD 的发生率显著高于健康的儿童。其他研究显示孕期母亲的吸烟行为是抽动障碍的强危险因子,并且与抽动的严重程度呈显著相关,还增加抽动障碍与强迫症共病的概率。其他因素,如父母亲年龄大、出生时体重低也与抽动障碍的严重程度相关。因此有学者推断,母孕期和围生期的一些有害因素会影响儿童的高级中枢神经系统发育,从而导致抽动障碍。

2. 微量元素 微量元素和 TD 的关系目前主要集中在铅、锌、铁这几种元素上。一些学者认为铅沉积会损害大脑的海马和皮层,而丘脑基底神经核、海马回、额叶皮层、肢体运动中枢是 TS 的主要病变部位。许多临床研究发现,TS 儿童的血铅含量明显高于正常儿童,而通过排铅药物治疗后,抽动障碍儿童的血铅水平降低,抽动症状也有改善。

锌是中枢神经系统的一种神经递质,其在白质中含量最低,在海马中含量最高。既往研究发现 TD 儿童锌水平显著低于正常对照组,而缺锌可能导致中枢神经系统的功能紊乱,所以有学者推测缺锌可能是抽动障碍的病因之一。另有研究发现 TD 儿童血清铁明显低于正常儿童。推测缺铁导致单胺氧化酶活性受抑制,使多巴胺、5-羟色胺、去甲肾上腺素等单胺类神经递质的功能和数量产生异常,从而产生相应症状。

3. 过敏 TD 患儿多数首发症状为眨眼、清

嗓,首诊时常被诊断为变应性结膜炎、咽炎、变应性鼻炎,且在春夏时发病较多或者加重,若给予抗过敏药物,则症状会有所缓解,这种情况与 I 型超敏反应的特点非常相符。临床中发现 TD 儿童过敏原也有阳性,并且用生物共振法脱敏可以减轻 TD 儿童的临床症状。还有研究对 RD 儿童的血清总 IgE 抗体和特异性变应原进行检测,结果发现 83.87% 的 TD 儿童血清总 IgE 抗体阳性。血清特异性变应原 sIgE 检测阳性率为 70.97%,吸入性变应原 sIgE 阳性率高于食物变应原。故得出结论,血清特异性变应原和高总 IgE 抗体也许是抽动障碍的病因之一。还有研究显示,TD 患儿较同龄健康儿童鼻病(主要指过敏性鼻炎、鼻炎、鼻窦炎,此类疾病多与变态反应相关)患病率高,认为过敏性反应可能为引发 TD 发生的因素。

4. 饮食因素 饮食因素可能在 TD 的病因学中所起作用不大,但是对 TD 的严重程度有影响,含有咖啡碱(咖啡因)、精制糖、甜味剂成分的食品和饮料的过量摄入与 TD 的病情恶化之间存在显著相关,这可能与这些食物中的成分经消化吸收后,与多巴胺能系统的相互作用有关。

5. 药源性因素 抗精神病药物或者中枢兴奋剂被长期使用,有可能导致 TD。

四、临床特点

(一)临床分类及其主要临床表现

TD 是起病于儿童或青少年时期、以一个或多个部位运动抽动和 / 或发声抽动为主要特征的一组综合征。国际精神疾病分类第十版(ICD-10)、美国 DSM-Ⅳ 及 DSM-5 均将抽动障碍分为短暂性抽动障碍(TTD)、慢性运动或发声抽动障碍(CTD)以及发声和多种运动联合抽动障碍(TS)三个主要类型。在即将使用的 ICD-11 中,抽动障碍的分类与上述分类相似,但去除短暂性抽动障碍,抽动障碍也同时被归为神经系统疾病,在神经系统疾病中分出的亚型更多,还包括成年期起病的抽动障碍。

抽动障碍起病年龄为 2～21 岁,多见于学龄前期和学龄期儿童,以 5～10 岁最多见。起病初期多以简单运动抽动为主要临床表现,之后,部分患儿症状逐渐加重,并呈慢性化,社会功能受

到不同程度甚至很大程度的影响，并可能出现情绪方面的问题，影响健康相关的生活质量。

根据临床症状、病情轻重、病程长短的不同，抽动障碍分为以下三个主要类型：

1. 短暂性抽动障碍（TTD） 又称暂时性抽动障碍，是儿童期的一种最常见的抽动障碍类型。大多起病于5～7岁，以简单运动抽动为主要表现，如：挤眼、耸鼻、张嘴、摇头、耸肩等。症状常常局限于颜面及头颈部。少数患儿可出现简单发声抽动，如清嗓、哼哼声等。抽动症状常常此起彼伏，频度不一。大多数患儿症状较轻，对日常学习和生活无明显影响。该障碍预后良好。治疗效果较好，部分病例症状自行缓解，病程持续1年以下。

2. 慢性运动或发声抽动障碍（CTD） 表现为简单或复杂的运动或发声抽动，但运动抽动和发声抽动两种症状不同时存在。常发生于儿童少年时期，在成人中多见。抽动症状相对固定，一般以运动抽动为多见。抽动频度不一，病程持续一年以上。虽然该障碍对患儿学习、生活影响较短暂性抽动障碍大，治疗反应较短暂性抽动障碍差，且不易完全控制，有些患者症状甚至可能持续终生，但总体讲，该障碍预后相对较好。尽管症状迁延，但对患者社会功能影响较小。

3. 发声和多种运动联合抽动障碍 由Gilles de la Tourette于1985年首次描述，这种类型临床沿用的名称较多，包括抽动秽语综合征、多种抽动症、多发性抽动症、冲动性抽动症等。该类型是TD中较重的一型，高发年龄为5～8岁，病程1年以上。常常表现为自头面部开始的简单运动抽动，如：眨眼、咧嘴，之后逐渐波及颈部、肩部、上肢、躯干和下肢。抽动形式也往往从简单逐渐变得复杂，如：踢腿、下蹲、弯腰、走路旋转、触摸物体及他人等，严重者可有自伤行为，如：咬唇、拔牙、戳眼等。并逐渐出现发声抽动，可为简单发声或复杂发声抽动，10%～30%的患儿出现秽语。患儿运动抽动和发声抽动同时存在。部分患儿症状持续加重，部分患儿症状起伏波动，9～11岁抽动症状达高峰，多数患儿在少年期和少年期后症状有所减轻，但仅仅8%的患儿症状完全缓解，部分患儿症状持续终生。该类型患儿尚存在多种共患病，20%～60%的患儿共患强迫

障碍，50%的患儿共患注意缺陷多动障碍，部分患儿还伴有情绪障碍、睡眠障碍等。50%～60%的患儿还存在脑电图异常，主要为慢波增多或棘波。25%的患儿存在头颅CT异常，但临床发现似乎较此报告为低。该障碍预后较差，抽动症状持续时间长，涉及部位广，发生较频繁，共患病多，可不同程度地损害认知功能和社会功能，对患儿学习、生活和身心健康产生较大影响，停药后症状易加重或复发，因此积极治疗和干预非常重要。

（二）抽动障碍共患病

在TD中，共患病主要出现在CTD和TS中。其中，共患ADHD最常见，在儿童和成人患者中占60%以上；其次是强迫障碍，此外还有情绪障碍、品行障碍、孤独症谱系障碍等。

1. ADHD TD共患ADHD最为常见。ADHD典型症状如注意力不集中、多动、冲动等常先于抽动症状出现，多数患者的ADHD症状持续至成年期。ADHD症状与抽动症状会共同对患者的学业、社会交往等产生不良影响。

2. 强迫障碍 也是TD常见共患病之一，且女性TD患者的家庭成员中OCD发生率较普通人群有增加倾向。研究显示与无共患OCD的个体相比，5～10岁共患OCD的患者共存其他共患病的发生率增高；10～17岁共患OCD的患者内化性障碍，如焦虑、心境恶劣等发生率明显升高。

五、诊断与评估

临床诊断依赖于详细的病史询问、精神检查、量表评估、体检、实验室检查和相关辅助检查。YGTSS量表可以对抽动症状的严重程度进行评估。辅助检查可根据患者具体情况进行选择，包括脑电图检查、神经影像学检查等。综合患者上述结果，若起病于18岁之前，重复出现运动抽动或发声抽动，且不能归因于某种物质的生理效应或其他躯体疾病，则可诊断为抽动障碍。

（一）诊断指征

根据抽动障碍研究和临床工作，专家Shapiro提出了TS的诊断指征：

1. 诊断的主要指征

（1）典型的临床症状：有反复出现、不自主、重复、快速、无目的的单一或多部位运动抽动和／

或发声抽动。

（2）起病于儿童和青少年时期，年龄多在4～15岁。

（3）症状呈慢性过程，但可波动，亦可有周期性改变，或由新的症状代替旧的症状，或在原有症状的基础上增加新的症状。

2. 辅助诊断的指征 ①秽语；②猥亵行为；③重复言语；④模仿言语；⑤模仿动作。

3. 伴发症状或共患疾病指征 ①儿童注意缺陷多动障碍或行为问题；②强迫观念和行为；③非特异性脑电图异常；④轻微的神经系统异常体征；⑤器质性病变的精神症状。

4. 排除诊断指征 ①使用中枢兴奋剂；②锥体外系病变；③肌阵挛及精神运动性癫痫；④脑炎等中枢神经系统感染。

（二）诊断标准

虽然精神疾病有不同的分类诊断体系及诊断标准，但是，在不同诊断体系中，抽动障碍的诊断标准基本一致。目前ICD-11抽动障碍诊断标准虽已颁布，但尚未有正式中文版本可供临床诊断使用。故在临床工作中，仍使用ICD-10抽动障碍诊断标准进行诊断，另有美国精神医学学会出版的DSM-5可供参考。

1. ICD-10抽动障碍诊断标准 ICD-10临床用版本无详细诊断条目，研究用版本具有详细的诊断条目，具体如下：

（1）一过性（短暂性）抽动障碍

1）单一或多种运动或发声抽动，或者两者兼有的抽动在大多数日子每天发生多次，至少持续4周。

2）病程不超过12个月。

3）没有Tourette综合征病史，也不是躯体情况或药物副作用所致。

4）18岁以前发病。

（2）慢性运动或发声抽动障碍

1）运动或发声抽动，但只有其中之一，在大多数日子每天发生多次，至少持续12个月。

2）在这一年当中没有持续2个月以上的缓解期。

3）没有Tourette综合征病史，也不是躯体情况或药物副作用所致。

4）18岁以前发病。

（3）发声与多种运动联合抽动障碍

1）在某些时期具有多种运动抽动与一种或几种发声抽动，但不要求同时存在。

2）抽动频率必须每天多次，几乎天天都出现，持续一年以上，在这一年当中没有持续达2个月以上的缓解期。

3）18岁前起病。

2. DSM-5抽动障碍诊断标准

（1）Tourette综合征

1）在疾病的某段时间内存在多种运动和一个或更多的发声抽动，尽管不一定同时出现。

2）抽动的频率可以有强有弱，但自第一次抽动发生起持续超过1年。

3）于18岁之前发生。

4）这种障碍不能归因于某种物质（例如，可卡因）的生理效应或其他躯体疾病（例如，亨廷顿氏舞蹈病、病毒后脑炎）。

（2）持续性（慢性）运动或发声抽动障碍

1）单一或多种运动或发声抽动持续存在于疾病的病程中，但并非运动和发声两者都存在。

2）抽动的频率可以有强有弱，但自第一次抽动发生起持续至少1年。

3）于18岁之前发生。

4）这种障碍不能归因于某种物质（例如，可卡因）的生理效应或其他躯体疾病（例如，亨廷顿氏舞蹈病、病毒后脑炎）。

5）从不符合Tourette综合征的诊断标准。

（3）暂时性抽动障碍

1）单一或多种运动和/或发声抽动。

2）自第一次抽动发生起持续少于1年。

3）于18岁之前发生。

4）这种障碍不能归因于某种物质（例如，可卡因）的生理效应或其他躯体疾病（例如，亨廷顿氏舞蹈病、病毒后脑炎）。

5）从不符合Tourette综合征或持续性（慢性）运动或发声抽动障碍的诊断标准。

（三）抽动障碍常用评估量表

除抽动症状外，TD患儿还存在较多情绪行为问题，精神障碍共患率高，因此有必要对其进行全面系统评估，使诊断与治疗更加全面准确。

1. 耶鲁综合抽动严重程度量表（Yale Global Tic Severity Scale，YGTSS） 由美国耶鲁大学

Leckman 等（1989 年）编制，是目前应用最为广泛的抽动严重程度量表。该量表是一个半定式访谈工具，分 3 个部分：第 1 部分为问诊条目，包括运动性抽动和发声性抽动的主要症状表现；第 2 部分分别评估运动性抽动和发声性抽动的数量、频度、强度、复杂性、对正常行为的干扰 5 个方面，每项按照 0～5 分 6 级评分，得分越高越严重；第 3 部分评估 TD 所导致的损害，按 10～50 分评分，加入抽动分中，最后得出量表总分。

使用 YGTSS 要求评定者具有对抽动症状评估的临床经验。抽动严重程度判断：＜25 分属轻度，25～50 分属中度，＞50 分属重度。该量表还可用于疗效判断：减分率＞60％ 为显效；减分率在 30％～60％ 之间为好转；减分率＜30％ 为无效。

2. Tourette 综合征总体量表（Tourette syndrome global scale，TSGS）　为评估抽动症状严重程度和社会功能受损程度的多维量表，其中抽动方面主要包括 4 个单维量表：简单运动抽动、复杂运动抽动、简单发声抽动、复杂发声抽动，每个单维量表用于评估抽动的频率（0～5 级）和功能影响的程度（0～5 级）；社会功能方面主要包括行为问题、运动不宁、学习问题和工作情况问题 4 个方面。社会功能测评由 0（无损害）至 25（严重损害）6 个连续等级分组成。抽动和社会功能评估分最后通过数学公式转换成一个总分。

3. Hopkins 抽动量表（Hopkins Motor and Vocal tic Scale，HMVTS）　该量表包括抽动症状评定及伴随问题评定两部分。抽动症状分为运动抽动和发声抽动，前者根据部位分为眨眼、面部抽动、颈部抽动、肩部抽动、臂部抽动、手指抽动及腿部抽动。各部位抽动的严重度按 5 级 4 分进行评定：无——0 分，轻度——1 分，中度——2 分，较严重——3 分，最严重——4 分。由家长根据患儿过去一周的情况进行填写，并记录有无伴随学习问题、品行问题及其他问题。

4. 其他量表

（1）阿肯巴克儿童行为量表（Achenbach Child Behavior Checklist，CBCL）：为美国心理学家 Achenbach 编制的父母用儿童行为评定量表，用于评定儿童行为和情绪问题。共包括社会能力和行为问题两部分。社会能力包括：活动情况、社交情况、学校情况，社会能力总分高表示社会功能好；行为问题共 120 项，按 0、1、2 分 3 级评分。对于 4～11 岁男性或女性儿童，共 9 个分量表：退缩、躯体主诉、焦虑或抑郁、社交问题、思维问题、注意问题、违纪行为、攻击性行为、性问题；对于 12～16 岁少年，共 8 个分量表（除"性问题"外的其余 8 个分量表）。计算内化性行为问题和外化性行为问题及行为问题总分。对儿童行为障碍和情绪障碍有较好的识别能力。

（2）康氏儿童行为量表（Conners Children Behavior Scale）：修订版通过父母、教师对儿童的行为问题进行评定，适用于 3～17 岁儿童。量表分为三个部分，父母问卷、教师问卷和学生自我报告问卷。量表可以从不同角度对儿童在家庭和学校的行为表现进行较全面的评估。

（3）耶鲁 - 布朗强迫量表（Yale-Brown Obsessive-Compulsive Scale，Y-BOCS）：为评定强迫症状严重程度的敏感、有效的评定工具。全量表共包括 19 个单项，前 10 项为评定强迫症状之用，计分；后 9 项为量表的补充部分，旨在帮助全面评定病情，不计分。前 10 项中 1～5 项针对强迫思维，6～10 项针对强迫行为。采取 5 级 4 分制的评分原则。全量表分数越高，表明患者的强迫症状越重。

综上，抽动症状可采用 YGTSS、TSGS、HMVTS 进行评估。共病的症状可使用阿肯巴克儿童行为量表、耶鲁 - 布朗强迫量表、康氏儿童行为量表等进行评定。

（四）鉴别诊断

1. 风湿性舞蹈病　又称为小舞蹈症，其特征性的舞蹈样动作易与 TD 患儿的运动抽动相混淆，且风湿性舞蹈病也可出现皱眉、眨眼、缩颈及耸肩等动作，故二者需加以鉴别。风湿性舞蹈病与 TD 的主要鉴别点如下：风湿性舞蹈病无不自主发声或秽语，常伴风湿热的其他表现，可合并风湿性心脏病，实验室检查可见链球菌感染证据，抗风湿及激素治疗有效。

2. 亨廷顿舞蹈病　又称慢性进行性舞蹈病，是一种常染色体显性遗传病，运动功能障碍是亨廷顿舞蹈病患者最突出表现，为不随意运动障碍和随意运动障碍。亨廷顿舞蹈病与 TD 的主要鉴别点如下：亨廷顿舞蹈病患者发病年龄多在 25～40 岁；影像学检查可见脑萎缩、脑代谢异常；多有舞蹈病家族史，基因检查可明确诊断。

3. 肝豆状核变性 又称 Wilson 病。临床上主要表现为进行性加重的锥体外系症状，可见手舞足蹈样动作、肌张力不全改变、精细动作（吃饭、穿衣、写字）困难及帕金森病样症状等。肝豆状核变性与 TD 的主要鉴别点包括：肝豆状核变性常有肝损害症状，可见黄疸、肝肿大、腹水等肝病症状，实验室检查可见肝功能损害，血浆铜蓝蛋白低于正常，可见角膜凯 - 弗环（Kayser-Fleisherring）。

4. 肌阵挛型癫痫 肌阵挛型癫痫所表现的症状应与 TD 中的运动抽动症状相鉴别，主要鉴别点为：肌阵挛型癫痫在同一患者身上发作形式比较固定，发作次数远较 TD 少，无法用意志控制，发作时 EEG 表现为癫痫样放电，无发声抽动，只能用抗癫痫药物治疗。

5. 急性肌张力障碍 为抗精神病药的副反应，表现为突发的局部肌群的张力增高，持续一段时间后缓解，以颈面部为多，也可发生在肢体，易与 TD 相混淆。急性肌张力障碍与 TD 的主要鉴别点如下：有抗精神病药服用史，肌肉收缩顶峰状态存在短时持续，因而呈现特殊姿势或表情，异常运动的方向及模式较为恒定。但应注意，抽动障碍患者在服用氟哌啶醇治疗过程中也可能出现急性肌张力障碍，此时应仔细鉴别，以免将药物副反应误认为抽动症状的加重而增加药物剂量，导致更严重的副作用。

6. 强迫障碍 强迫障碍中的强迫动作与具有重复刻板特点的运动抽动相似。强迫障碍与 TD 的主要鉴别点包括：强迫行为是有意识的动作或行为，患者感到重复行为是为了应对强迫思维或根据必须严格执行的规则而被迫执行的，其目的是防止或减少焦虑或痛苦，或防止某些可怕的事件或情况发生。患者主观上知道自己的动作无意义，有克服的愿望，但无法控制。由于这种自我强迫和反强迫的同时存在，使患者感到痛苦。而 TD 无此类特点。

六、治疗

TD 的治疗提倡综合治疗，包括药物治疗和非药物治疗。其中，非药物治疗包括健康教育、心理治疗、神经调控治疗、手术治疗、饮食调整和环境治疗等。治疗之前必须对患者的病情进行全面的了解和评估，并详细了解患者的心理社会因素，对患者的自我意识、家庭和同伴的意见等也需要进行仔细的评估。

（一）健康教育、心理支持与治疗

TD 是一种复杂的、病因未明的神经发育障碍，部分患儿的病情呈现进行性发展、反复迁延的特点，对患者及其家庭身心健康影响很大，故应积极进行健康教育、心理支持与治疗。

健康教育对于 TD 患儿及其家庭非常必要。对 TD 特征、病程、治疗干预方法等的健康教育可以帮助家长及患儿理解 TD 症状，学会分辨抽动和共患病症状，了解如何进行治疗干预，学会如何避免症状波动等，从而帮助家长和患儿能够更好地积极配合治疗，促进患儿病情更快更好的康复，同时，也缓解患儿及其家庭因对 TD 的不了解而带来的压力，缓解父母常常因为疾病遗传于自己而带来的自责。针对学校教师，也需要进行健康教育，从而帮助教师了解 TD 患儿的症状是一种神经发育障碍的临床表现，而不是孩子的故意挑衅或发狂，同时帮助教师了解如何科学管理抽动障碍儿童，并帮助患儿获得必要的特殊教育。

除健康教育外，因 TD 患儿及其家庭常常受到疾病的困扰，TD 患儿还可能受到同伴的嘲笑，家庭冲突也较多，因此，加强心理支持和心理治疗非常重要。对于需要心理治疗的患儿，可根据患儿及其家庭的具体情况，选择适合于患儿及其家庭的治疗方法，包括支持性心理治疗、家庭治疗、人际关系治疗等进行治疗。通过对患儿及其家庭的心理支持和治疗，消除患儿及其家庭的病耻感，改善患儿的情绪和自尊，改善亲子及家庭关系等，从而促进患儿更好更快的康复。目前普遍认识到抽动障碍并非由心理因素单独所导致，但是情绪紧张焦虑常常会加重抽动症状，同时，抽动又会加重患者的心理压力。而心理治疗在缓解患者压力，改善患者自尊，缓解由抽动引起的家庭和内心冲突方面发挥重要作用，因此可以改善 TD 患者的症状，并且对改善 TD 患者的预后和防止病情的恶化有着重要的影响。

除上述心理治疗方法外，行为治疗是一种基于证据的干预措施，对改善 TD 患者的抽动症状、降低抽动症状的严重程度具有明确的疗效。目前，一系列行为治疗的方法已用于 TD 治疗，主要包括正性强化（positivereinforcement，PR）、消退法（extinction）、密集练习（massed practice，MP）、放松训练（relaxation training，RT）、自我监督（self-monitoring，SM）、基于功能或情境管理（contingency management，CM）方法、习惯逆转训练（habit reversal training，HRT）、暴露与反应预防（exposure and response prevention，ERP）疗法、认知行为疗法（cognitive behavioral therapy，CBT）等。目前有关 HRT 和 CBT 治疗 TD 的研究最多，治疗效果也最确切。国际指南建议将习惯逆转训练、综合行为干预以及暴露和反应预防作为抽动障碍的一线治疗方法。心理行为治疗也已经被写入欧洲、加拿大和美国的抽动障碍治疗指南中，并推荐作为一线治疗。

（二）药物治疗

TD 为一种共患病较多的疾病，故其药物治疗包括针对抽动症状的药物治疗和针对共患病的药物治疗。具体选择何种症状为药物治疗的首要目标症状，需要全面了解和评估患者的症状表现及每种症状的严重程度及其对社会功能的损害程度来综合考虑，应优先处理程度严重、对功能损害严重的症状。

药物治疗 TD 的重要原则包括：①根据患者的年龄、症状、躯体情况合理选择治疗药物；②做好知情同意；③低量起始，根据疗效和药物不良反应逐渐增加药物剂量；④达到理想疗效后，应做好巩固治疗，然后逐渐缓慢减药，防止抽动症状反复或加重，并视情决定是否停药。如停药后症状反复，则需继续进行治疗；⑤监测和及时处理药物不良反应；⑥同时进行其他形式的治疗干预。

1. 针对抽动症状的治疗 因 TS 常呈现进行性加重病程，故对于 TS 患者，或 TTD、CTD 患者抽动症状较频繁，对其社会功能产生不良影响时，应进行药物治疗。用于抽动障碍治疗的药物主要包括抗精神病药和 α_2 肾上腺素能受体激动剂，具体如下：

（1）硫必利（tiapride）：有效率为 70%～80%，其特点是锥体外系不良反应较少，常见副作用为嗜睡、胃肠道反应。起始剂量为 50～100mg/d，治疗剂量为 100～300mg/d，分 2～3 次服用，适用于轻、中度抽动障碍患者。

（2）氟哌啶醇（haloperidol）：属第一代抗精神病药物，有效率为 70%～80%，主要有镇静和锥体外系副作用。起始剂量为 0.25～0.5mg/d，治疗剂量一般为 0.5～6.0mg/d，分 1～2 次服用。适用于重症抽动障碍患者。

（3）哌咪清（pimozide）：属第一代抗精神病药物，药效与氟哌啶醇相当，起始剂量为 0.5～1.0mg/d，治疗剂量为 1.0～10mg/d，睡前服。该药镇静作用及锥体外系副作用较轻，但约 10% 患儿出现心脏传导阻滞。

（4）可乐定（clonidine）：为 α_2 肾上腺素能受体激动剂，有效率为 50%～86%，有口服和贴片两种治疗剂型，目前临床上主要使用透皮贴剂。可乐定口服起始剂量为 0.05mg/d，疗效不明显时可每 7 天增加 0.05mg，一般治疗剂量为 0.05～0.30mg/d，分 2～3 次服用。可乐定透皮贴剂按患儿体重给药，体重 20～40kg 者使用 1mg/片，41～60kg 者使用 1.5mg/片，>60kg 者使用 2mg/片，该贴剂使用一次即可连续 7 天向体内恒速释放药物，每 7 天更换一次。该药副作用较小，有减慢心率的作用，但药物对血流动力学无影响，偶见直立性低血压或心电图 P-R 间期延长。长期大量服用停用时应逐渐停药，以免引起血压急剧增高。可乐定起效速度较氟哌啶醇慢，不良反应低于氟哌啶醇。

（5）胍法辛（guanfacine）：为 α_2 肾上腺素能受体激动剂，对注意力、工作记忆均有改善。起始剂量为 0.5mg/d，总量在 0.5～3.0mg/d，每天分 2～3 次口服。常见不良反应有轻度镇静、疲劳、头痛。

（6）阿立哌唑（aripiprazole）：属第二代抗精神病药物，服药后患者抽动症状显著改善。初始剂量为 2.5mg/d，最大剂量通常为 20mg/d，分 1～2 次服用。副作用较轻，如一过性胃肠不适、心悸和睡眠不稳，且无明显镇静作用。

（7）利培酮（risperidone）：属第二代抗精神病药物，可有效控制抽动症状。起始剂量为 0.25mg/d，总量通常为 1.0～3.0mg/d，每天分 2～3 次口服。常见的不良反应为体重增加、锥体外系副反应。

（8）奥氮平（olanzapine）：属第二代抗精神病药物，可有效控制抽动症状。起始剂量为 2.5mg/d，总量通常为 2.5～15mg/d，每天分 2～3 次口服。常见的不良反应为体重增加、静坐不能。

2. 针对共患病的治疗 共患病会引起患者更大的功能损害，往往比抽动症状本身更需要治疗，因此，在制订治疗方案时，选择合适的治疗目标至关重要。

（1）注意缺陷多动障碍：为抽动障碍最常见的共患病。目前有三类药物可用于该共患病的治疗，包括：α₂ 肾上腺素能受体激动剂（可乐定和胍法辛）、兴奋剂（安非他明和盐酸哌甲酯）、选择性去甲肾上腺素再摄取抑制剂（托莫西汀）。临床证据表明，托莫西汀不增加患者大脑纹状体部位的多巴胺水平，不诱发抽动，可显著改善 ADHD 症状，且不良反应少，因此，可首选托莫西汀，也可选用可乐定、胍法辛。

（2）强迫障碍：可选用 5- 羟色胺再摄取抑制药（如舍曲林、氟伏沙明和氟西汀等）进行治疗。一般情况需与治疗抽动症状的药物联合应用。

（3）自伤行为：治疗抽动障碍的药物对导致自伤的抽动症状有改善作用。应用氟西汀治疗可减少自伤行为，其机制尚未明确。也有报道应用阿片受体拮抗剂纳洛酮或纳曲酮治疗自伤行为有效。

（三）神经调控治疗

1. 脑深部刺激（deep brain stimulation，DBS） 该治疗方法可改善药物治疗和心理治疗均不能取得良好疗效的难治性 TS 的抽动症状，减轻其致残性，但属于有创侵入性治疗，有报道随访一年，35% 存在并发症。故对于年龄小于 18 岁的患者，应该获得额外的机构批准才能进行 DBS 治疗。对于一部分难治性和严重 TS 患者来说，DBS 是一种具有一定前景的治疗方法。

2. 脑电生物反馈治疗 该治疗方法可以改善 TD 患儿的抽动症状，无创，无不良反应。但是对于病程较长、症状较重或有其他伴随症状的患者，疗效不理想。

3. 重复经颅磁刺激（repeated transcranial magnetic stimulation，rTMS） 既往研究显示，rTMS 对 TD 患儿的抽动症状具有改善作用。其作用机制可能是通过促进某些抑制性神经递质的释放而发挥作用。

（四）手术治疗

对于难治性 TD，在药物治疗和心理治疗不能取得良好疗效的情况下，手术治疗也是其治疗方法之一，具体包括扣带回切开术、丘脑下毁损术、扣带回切开术、丘脑和丘脑下毁损术等。手术治疗应很慎重，并特别注意避免并发症。

七、抽动障碍预后

TD 预后相对乐观，大部分 TD 患者进入成年期后可正常生活，也可胜任所从事的任何工作。

来自于临床和人口学研究表明，起病于 10 岁前的 TD 患者，80% 在青春期症状明显减少或减轻；至 18 岁时，50% 抽动可停止；18 岁后，尽管可能残留抽动症状，但延续至成年的 TD 严重性可明显减轻，患者抽动强度和频度多数会下降至不影响其社会功能的程度。但是，也有部分难治性病例，尤其是伴精神行为障碍的 TD 患儿，其治疗仍然存在较大困难。既往研究显示，20% 的 TD 患儿抽动强度不会减弱，并存在中等程度总体功能损害，甚至部分患儿成年期症状加重，进而可能出现严重并发症。

影响 TD 患者预后的因素多种多样，其中病情严重程度、既往病史、共患病和病情反复次数为较为一致的影响因素。

（贾艳滨）

参 考 文 献

[1] American Psychiatric Association. Diagnostic and statistical manual of mental disorders.5th ed. Arlington, VA: American Psychiatric Publishing, 2013.

[2] AlbajaraSáenz A, Villemonteix T, Massat I. Structural and functional neuroimaging in attention-deficit/hyperactivity disorder. Dev Med Child Neurol, 2019, 61（4）: 399-405.

[3] Azeredo A, Moreira D, Barbosa F. ADHD, CD, and ODD: Systematic review of genetic and environmental risk factors. Res Dev Disabil, 2018, 82: 10-19.

[4] Brown KA, Samuel S, Patel DR. Pharmacologic management of attention deficit hyperactivity disorder in children and adolescents: a review for practitioners. Transl Pediatr, 2018, 7（1）: 36-47.

[5] Barger BD, Campbell JM, McDonough JD. Prevalence and onset of regression within autism spectrum disorders: a meta-analytic review. J Autism Dev Disord, 2013, 3(4): 817-828.

[6] Bonvicini C, Faraone SV, Scassellati C. Common and specific genes and peripheral biomarkers in children and adults with attention-deficit/hyperactivity disorder. World J Biol Psychiatry, 2018, 19(2): 80-100.

[7] Bos-Veneman NGP, Olieman R, Tobiasova Z, et al. Altered immunoglobulin profiles in children with Tourette syndrome. Brain Behavior & Immunity, 2011, 25(3): 532-538.

[8] Cortese S, Ferrin M, Brandeis D, et al. Neurofeedback for Attention-Deficit/Hyperactivity Disorder: Meta-Analysis of Clinical and Neuropsychological Outcomes From Randomized Controlled Trials. J Am Acad Child Adolesc Psychiatry, 2016, 55(6): 444-455.

[9] Daley D, Van Der Oord S, Ferrin M, et al. Practitioner Review: Current best practice in the use of parent training and other behavioural interventions in the treatment of children and adolescents with attention deficit hyperactivity disorder. J Child Psychol Psychiatry, 2018, 59(9): 932-947.

[10] Demontis D, Walters RK, Martin J, et al. Discovery of the first genome-wide significant risk loci for attention deficit/hyperactivity disorder. Nat Genet, 2019, 51(1): 63-75.

[11] Espil FM, Capriotti MR, Conelea CA, et al. The Role of Parental Perceptions of Tic Frequency and Intensity in Predicting Tic-Related Functional Impairment in Youth with Chronic Tic Disorders. Child Psychiatry Hum Dev, 2014, 45(6): 657-665.

[12] Faraone SV, Larsson H. Genetics of attention deficit hyperactivity disorder. Mol Psychiatry, 2019, 24(4): 562-575.

[13] Felling RJ, Singer HS. Neurobiology of Tourette Syndrome: Current Status and Need for Further Investigation. Journal of Neuroscience, 2011, 31(35): 12387-12395.

[14] Godar S C, Bortolato M. What makes you tic? Translational approaches to study the role of stress and contextual triggers in Tourette syndrome. Neuroscience & Biobehavioral Reviews, 2016, 76: 123-133.

[15] Gong B, Naveed S, Hafeez DM, et al. Neuroimaging in Psychiatric Disorders: A Bibliometric Analysis of the 100 Most Highly Cited Articles. J Neuroimaging, 2019, 29(1): 14-33.

[16] Guifeng Xu, Jin Jing, Katherine Bowers, et al. Maternal Diabetes and the Risk of Autism Spectrum Disorders in the Offspring: A Systematic Review and Meta-Analysis[J]. J Autism Dev Disord, 2014, 44(4): 766-775.

[17] Janik P, Mariusz Berdyński, Safranow K, et al. The BTBD9 gene polymorphisms in Polish patients with Gilles de la Tourette syndrome. Acta neurobiologiae experimentalis, 2014, 74(2): 218-226.

[18] Joaquín F, Muideen B, Kerim M, et al. Autism Spectrum Disorders. In: Joseph M. Rey(Ed). IACAPAP e-Textbook of Child and Adolescent Mental Health. International Association for Child and Adolescent Psychiatry and Allied Professions, Geneva, 2012.

[19] Huang L, Wang Y, Zhang L, et al. Maternal Smoking and Attention-Deficit/Hyperactivity Disorder in Offspring: A Meta-analysis. Pediatrics. 2018, 141(1): e20172465.

[20] Harvey S Singer. Tourette's syndrome: from behaviour to biology. Lancet Neurol, 2005, 4: 149-159.

[21] Hutchison SL, Ghuman JK, Ghuman HS, et al. Efficacy of atomoxetine in the treatment of attention-deficit hyperactivity disorder inpatients with common comorbidities in children, adolescents and adults: a review. Ther Adv Psychopharmacol, 2016, 6(5): 317-334.

[22] Lakhani CM, Tierney BT, Manrai AK, et al. Repurposing large health insurance claims data to estimate genetic and environmental contributions in 560 phenotypes. Nat Genet, 2019, 51(2): 327-334.

[23] Liu A, Xu Y, Yan Q, et al. The Prevalence of Attention Deficit/Hyperactivity Disorder among Chinese Children and Adolescents. Sci Rep, 2018, 8(1): 11169.

[24] Luo Y, Weibman D, Halperin JM, et al. A Review of Heterogeneity in AttentionDeficit/Hyperactivity Disorder(ADHD). Front Hum Neurosci, 2019, 13: 42.

[25] National Autism Center.(2015). Findings and conclusions: National standards project, phase 2. Randolph, MA: Author.

[26] Olbrich S, Van DR, Arns M. Personalized Medicine: Review and Perspectives of Promising Baseline EEG Biomarkers in Major Depressive Disorder and Attention Deficit Hyperactivity Disorder. Neuropsychobiology, 2015, 72(3-4): 229-240.

[27] O'Rourke JA, Scharf JM, Yu D, et al. The genetics of Tourette syndrome: A review. Journal of Psychosomatic Research. 2009, 67(2): 533-545.

[28] Pineda-Alhucema W, Aristizabal E, Escudero-Cabarcas J, et al. Executive Function and Theory of Mind in Children with ADHD: a Systematic Review. Neuropsychol

Rev, 2018, 28（3）: 341-358.

[29] Ruisch IH, Dietrich A, Glennon JC, et al. Maternal substance use during pregnancy and offspring conduct problems: A meta-analysis. Neurosci Biobehav Rev, 2018, 84: 325-336.

[30] Rubia K. Cognitive Neuroscience of Attention Deficit Hyperactivity Disorder（ADHD）and Its Clinical Translation. Front Hum Neurosci, 2018, 12: 100.

[31] Knight T, Steeves T, Day L, et al. Prevalence of tic disorders: A systematic review and meta-analysis. Pediatr Neurol, 2012, 47（2）, 77-90.

[32] Reed VA, Buitelaar JK, Anand E, et al. The Safety of Atomoxetine for the Treatment of Children and Adolescents with Attention-Deficit/Hyperactivity Disorder: A Comprehensive Review of Over a Decade of Research. CNS Drugs, 2016, 30（7）: 603-628.

[33] Rommel AS, Lichtenstein P, Rydell M, et al Is Physical Activity Causally Associated With Symptoms of Attention-Deficit/Hyperactivity Disorder? J Am Acad Child Adolesc Psychiatry, 2015, 54（7）: 565-570.

[34] Scharf JM, Miller LL, Gauvin CA, et al. Population prevalence of tourette syndrome: a systematic review and meta-analysis. Movement Disorders, 2016, 30（2）, 221-228.

[35] Scahill L, Specht M, Page C. The prevalence of tic disorders and clinical characteristics in children. Journal of Obsessive-Compulsive and Related Disorders, 2014, 3（4）, 394-400.

[36] Seuchter SA, Hebebrand J, Klug B, et al. Complex segregation analysis of families ascertained through Gilles de la Tourette syndrome. Genetic Epidemiology, 2015, 18（1）: 33-47.

[37] Suarez-Manzano S, Ruiz-Ariza A, De La Torre-Cruz M, et al. Acute and chronic effect of physical activity on cognition and behaviour in young people with ADHD: A systematic review of intervention studies. Res Dev Disabil, 2018, 77: 12-23.

[38] Wu S, Wu F, Ding Y, et al. Advanced parental age and autism risk in children: a systematic review and meta-analysis. Acta Psychiatr Scand. 2017. 135（1）: 29-41.

[39] Yael D, Vinner E, Bar Gad I. Pathophysiology of tic disorders. Mov Disord, 2015, 30（9）, 1171-1178.

[40] Yumei WAN, Qiang HU, Ting LI, et al. Prevalence of autism spectrum disorders among children in China: A systematic review. Shanghai Archives of Psychiatry, 2013, 25（6）: 70-80.

[41] 郭延庆. 应用行为分析与儿童行为管理. 北京: 华夏出版社, 2012.

[42] 鞠俊, 李尔珍, 马秀清, 等. 血清特应性变应原及总IgE 抗体与抽动障碍发病的关系. 中华实用儿科临床杂志, 2012, 27（9）: 658-660.

[43] 李洪华, 董涵宇, 王冰, 等. 儿童抽动障碍的心理教育与行为干预治疗的研究进展. 中国当代儿科杂志, 2018, 20（11）: 94-99.

[44] 李凌江, 陆林. 精神病学. 第 3 版. 北京: 人民卫生出版社, 2015.

[45] 李宁, 杜建军, 郑华, 等. 抽动秽语综合征和 ASO、IL-6 及 IL-8 水平关系研究. 中国儿童保健杂志, 2013, 21（7）: 688-690

[46] 陆林, 沈渔邨精神病学. 第 6 版. 北京: 人民卫生出版社, 2018.

[47] 刘智胜. 儿童抽动障碍. 北京: 人民卫生出版社, 2015.

[48] 刘永翼, 郑毅, 韩书文, 等. 北京市大兴区学龄儿童抽动障碍相关危险因素的病例对照研究. 中国心理卫生杂志, 2010, 24（1）: 47-50.

[49] 陶国泰, 郑毅, 宋维村. 儿童少年精神医学. 南京: 江苏科学技术出版社, 2008: 190-201.

[50] 杨春松, 张伶俐, 俞丹, 等. 中国抽动障碍患者基因组学研究现状的循证评价. 中国儿童保健杂志, 2018, 26（1）: 55-58

[51] 余益萍, 田永波, 卢玉龙, 等. 贵州黔南地区 7～15 岁儿童抽动障碍患病现状及危险因素分析. 中国公共卫生, 2018, 34（3）: 42-45.

[52] 张道龙. 美国精神医学学会精神疾病诊断与统计手册. 北京: 北京大学出版社, 2014.

[53] 郑毅. 儿童抽动障碍药物治疗. 中国实用儿科杂志, 2012, 27（07）: 491-494.

[54] 郑毅. 中国注意缺陷多动障碍防治指南. 第 2 版. 北京: 中华医学电子音像出版社, 2015.

第八章　精神分裂症及其他精神病性障碍

第一节　精神分裂症概述

一、定义

精神分裂症（schizophrenia）是指一组病因未明的重性精神病，具有感知（包括认知）、思维、情感、行为等多方面精神活动的显著异常，并导致明显的职业和社会功能损害。多起病于青壮年（16～25 岁），发病的高峰期男性在 20 岁左右，女性约 25 岁左右。病程特点是多缓慢起病，在症状明朗化达到诊断标准之前有约 1～3 年的前驱期，疾病反复发作并迁延慢性化，疾病不良结局是社会功能损害与精神衰退。临床上主要表现为妄想、幻觉、思维（言语）紊乱、动作与行为紊乱、阴性症状这五大症状的一种或多种，阴性症状主要包括情感淡漠与意志力缺乏。大多数患者发病时缺乏对疾病的自知力（insight），否认自己的精神症状是一种病态，不承认自己有病，不接受治疗。

二、历史沿革

早在约 1896 年，现代精神病学的奠基人克雷丕林（Emil Kraepelin）医师将这组精神症状定义为"早发性痴呆（dementia praecox）"，强调其是一种早发的慢性退行性精神疾病，这是最早对精神分裂症的描述。其后，瑞士精神病学家布鲁勒（Eugen Bleuler）在 1911 年提出了"精神分裂症（schizophrenia）"这个诊断名词，他强调这组患者以明显思维和情感的障碍为主要表现，用 4"A"症状来描述，包括：思维联想障碍（association），情感淡漠（apathy），矛盾意向（ambitendency）和内向性（autism）。之后在精神疾病诊断分类中就一直沿用"精神分裂症"这个疾病诊断。1940 年德国精神科医师施奈德（Kurt Schneider）提出了 11 条精神分裂症一级症状（first rank symptom），这些一级症状都是阳性症状，多年来在诊断标准中一直强调阳性症状的重要性。因为"精神分裂症"给患者带来病耻感，社会对患者产生歧视，有些国家建议改用新的疾病名称以减少对患者的歧视，但国际上仍未有统一使用的新的疾病名称。

三、流行病学数据

精神分裂症在成人中的终生患病率约 1% 左右（0.5%～1.6%），年患病率 0.26%～0.45%，男女发病率相似。国内近年来的流调数据见表 8-1-1。2019 年 *The Lancet Psychiatry*（《柳叶刀 - 精神病学》）发表了我国精神分裂症及其他精神病性障碍终生患病率为 0.7%，患病率农村高于城市，且 18～34 岁年龄组患病率最高。我国精神分裂症的患病率与其他国家近似。5%～6% 的精神分裂症患者死于自杀，约 20% 的患者有一次以上的自杀企图。精神分裂症患者遭受意外伤害的概率也高于普通人群，平均预期寿命缩短约 10～15 年。据估算我国目前有 700 万左右的精神分裂症患

表 8-1-1　精神分裂症国内流调数据

调查名称	终生患病率 /%	现（时点）患病率 /%	发表年份
浙江省（15 岁以上）	—	0.96	2005
北京市（18 岁以上）	0.72	0.66	2012
河北省（18 岁以上）	—	0.63	2006
广西壮族自治区（15 岁以上）	0.98	—	2010
中国四省市调查	—	0.8	2009
贵州省（15 岁以上）	0.38	0.33	2003
西藏（15 岁以上）	0.37	0.34	2004
江西省（15 岁以上）	0.78	0.58	2004
海南省（15 岁以上）	1.37	—	2014
全国第二次流调	0.7	0.6（12 个月）	2019

者。由此每年所造成的医疗费用支出、患者及照料者的生产力损失是十分惊人的，是疾病负担前5位的疾病。精神分裂症预后不良，大约2/3患者长期存在明显的慢性精神病性症状，社会功能损害明显，精神残疾率高。全国残疾人流调数据显示精神分裂症约占精神残疾人数的70%，是导致精神残疾的最主要疾病。

四、全病程治疗管理的新理念

精神分裂症具有慢性反复发作的特点，首次发病后如果不进行维持治疗，一年的复发率约60%，两年的复发率约80%。多次反复发作的患者会出现人格明显改变、社会功能严重下降，呈现不同程度的精神残疾。此外，精神分裂症阴性症状对患者的社会功能和生活质量的不良影响比阳性症状更大。阴性症状通常比阳性症状持续时间长，更难治疗及导致更差的社会功能。因此，对精神分裂症患者进行全病程的治疗管理，是根据该病具有症状反复发作，慢性衰退病程的特点而制订的，对精神疾病进行长期治疗以预防复发，提高治疗依从性，加强社会心理康复，防止精神活动衰退，促进社会功能康复和回归社会是治疗精神分裂症的最主要目标。

全病程治疗和康复的模式不仅强调控制急性期症状，同时也非常强调对首发患者要预防复发和改善患者的社会功能和预后，提高治疗依从性是保证患者全病程干预的关键，因此，在药物治疗有效的基础上进行有效的心理社会康复可以进一步改善精神分裂症的不良结局。全病程治疗原则强调抗精神病药物治疗是治疗精神分裂症最有效和最基本的治疗手段，一旦诊断精神分裂症，就需要尽早地实施有效的足剂量、足疗程的全程抗精神病药物治疗，全病程治疗包括急性期、巩固期和维持期的治疗目标与措施。

（赵靖平）

第二节　病因与发病机制探索

一、病因认识的过程与启示

目前，精神分裂症的确切病因和机制仍不清楚，探索病因和机制是一个不断知识更新的历史过程。最早的文字记载，希波克拉底曾把精神疾病分为7类。至公元30年，已认识到精神疾病可能与脑部病变有关，其中一部分可能就是属于精神分裂症范畴。到了中世纪，精神疾病被认为是罪恶和魔鬼附身，患者受到非人折磨。到了19世纪晚期，克雷丕林定义"早发性痴呆"是一种早发的慢性退行性疾病，与躁狂抑郁性精神病不同。布鲁勒在20世纪初创造了精神分裂症这个术语。在20世纪的大部分时间里，由于精神分析理论占主导地位，该理论研究重视"心灵（mind）"而忽视了大脑，认为精神分裂症是一种心灵反应，是由于本体的排斥或矛盾而导致的自我分裂。到20世纪下半叶，随着抗精神病药物的出现，关注的天平开始向另一个方向摆动——重视了大脑的化学变化。精神分裂症被认为是一种"多巴胺神经递质障碍"。对认知症状的关注导致了一种假设，即精神分裂症是一种"谷氨酸障碍"，该理论认为，精神分裂症尤其是认知症状的紊乱，可能是由于前额叶皮质NMDA受体功能低下。由于人类大脑结构和功能活动的高度复杂性，人们对精神分裂症的本质认识尚存在较大的争议。然而，目前比较肯定的观点认为精神分裂症是一种神经发育性疾病，遗传因素影响较大且有强有力的证据支持，环境因素的影响在个体出生前就已经开始，与个体的遗传易感性相互作用，导致个体脑结构发育异常和功能紊乱，并出现多巴胺、谷氨酸、5-羟色胺等神经递质功能活动的改变。在某些情况下，精神分裂症也能通过氧化应激和炎症机制发病。社会心理因素也可能是精神分裂症发病的促发因素，它们对疾病的发生发展有着显著影响。因此在精神分裂症病因与发病机制方面仍有很多问题亟待探索。

二、遗传因素

家系调查、双生子及寄养子研究均发现遗传因素起重要作用。研究显示精神分裂症属于复杂的多基因遗传性疾病。家系调查发现，精神分裂症患者一级亲属的患病平均终生风险为5%～10%。同卵双生子或父母双方均为精神分裂症的子女患病率上升到40%～50%，较一般人群高40多倍，推算该病的遗传度约为80%。寄养子研究发现精神分裂症母亲所生子女从小寄养生活在正常家庭环境中,成年后仍有较高患病率。

近年来随着分子遗传学技术的进步,使易感基因定位有了可能,单核苷酸多态性(SNP)、拷贝数变异(CNV)及基因组扫描(GWAS)研究已经报道了与精神分裂症相关的染色体区域为:6q24-p22、6q13-q26、10p15-p11、13q32、22q12-q13、1q32-q41、5q31、6q25.2、8p21、8p23.3、10q22 和10q25.3-q26.3 等。几项大样本连锁不平衡定位研究支持精神分裂症与 neu 基因调节剂 -1(NRGI,8p21-p12)、dysbindin(DTNBPI, 6p22.3)、脯氨酸脱氢酶(PRODH2, 22q11.21)、G72(13q34)等基因存在连锁,以及与 G72 相互作用的 D- 氨基酸氧化酶(DAO, 12q24)和儿茶酚 -O- 甲基转移酶(COMT, 22q11.21)存在关联。2014 年由精神病基因组学协会精神分裂症工作组报道了一项 GWAS 研究,该研究纳入了 36 989 例精神分裂症和 113 075 名对照,确定了 108 个与精神分裂症发病、治疗有关的位点,其中 83 个以前未报道过。与这些位点关联的基因包括 DRD2 相关基因、谷氨酸能活动相关基因(如 GRM3、GRIN2A、SRR、GRIA1)、突触可塑性相关基因、钙离子通道蛋白亚型相关基因(如 CACNA1C、CACNB2、CACNA11)和组织相容性复合体(MHC)中多个高度相关的基因。由于存在样本诊断的异质性和遗传的异质性,致病基因目前并未有一致公认的结果。

遗传学研究中仍存在一些问题。精神分裂症有家族遗传性,临床有多种表现型,要明确导致精神分裂症的致病基因有几大难点:首先是遗传模式不明,目前假定的遗传模式(单基因显性或隐性、多基因、潜隐模式)均不能很好地解释已有的发现;其次是缺乏一致的表现型和家系的遗传同源性,而这是确定一种假定的遗传学疾病的遗传模式所必需的;此外,基因的表现型可以有多个特征,受多个基因位点控制,也可以是基因相互作用的结果。即使是确定的基因型,由于其他遗传或环境因素的作用也可以有多个表现型。由于上述原因,使得精神分裂症的遗传研究变得异常复杂。

未来几年的研究重点是确定更多罕见和常见的风险等位基因。一个关键的挑战是确定遗传风险何时、何处以及如何影响大脑的发育和功能。运用遗传工程技术,诱导从患者获得的多能干细胞和神经元细胞在体外衍生,引入风险等位基因,可以部分了解神经发育过程。其次要解决的问题是提高患者样本的同质性,选择同质性高的研究对象,是获得可靠结论的基础。在遗传研究中,结合神经病理学和神经心理学特征来区分表现型(phenotype),比以诊断分类和临床症状等这些疾病的外部特征来选择样本要好,因为神经生物学特征比精神症状与脑结构和脑功能的关系更为密切。应用神经病理学、神经心理学等特征来选择患者样本,有可能得到与精神分裂症关系密切的易感基因或致病基因。在进行精神分裂症遗传研究时,目前可以用一些比较恒定的内表型指标来选择样本或进行样本分组,包括:①结合神经心理、神经生理和解剖测量指标作为入组标准,如眼追踪运动、脑影像学及感觉门控等指标(表 8-2-1);②精神分裂症患者的亲属可以有与精神分裂症患者类似的神经生物学异常,这些异常可以作为一个有用的遗传学标记来进行连锁研究,在儿童和他们的父母身上发现的某些特征有助于确定他们将来发展为精神分裂症的风险度;③针对患者的某些特异症状选择入组患者。在选择合适入组标准的基础上,未来有关精神分裂症的病因、病理机制的研究有望取得突破。

表 8-2-1　精神分裂症的生物学标记(可能的内表型)

遗传因素	冬季或春季早期出生、出生在城市、其他环境压力
神经发育	异常神经发育(表现为轻度)、查体异常、智力衰退、高危人群的 fMRI 异常
神经生理与解剖	前脉冲抑制、听力异常、脑结构 / 功能的 MRI 研究、眼追踪运动异常、神经电生理参数异常
表型	轻度查体异常、分裂样人格、一级亲属(精神病史)、短暂反应性精神病、精神分裂样障碍
功能磁共振	前额叶、颞中回后部在认知任务下有反应降低

对于精神分裂症这样的多基因病,定位克隆(positional cloning)是用于发现病理机制不明疾病易感基因的重要策略。基本原理是采用 DNA 标记对多发家系的个体进行全基因组扫描,并分析患病亲属是否遗传了相同的遗传标记等位基

因，以了解致病基因和遗传标记的关联。基因组扫描（genome scan）一般只能将候选基因定位在10～30cm区域内，在此区域内进一步使用相距1～2cm的定位标记进行精细定位（fine-mapping），可缩小候选区域。连锁不平衡定位（LD mapping）的原理是，大多数基因组DNA序列变异在进化过程中只增加了一次或数次，群体中一些看似无关的疾病个体可能是从同一祖先继承了增加疾病风险的同一DNA片段，故可应用与致病基因位点足够近（10～50kb）的遗传标记进行基因扫描和分型，进一步缩小候选区域。由于费用昂贵，不可能对每位患者都检测全部DNA序列但可以研究无关病例候选区域内许多相隔0～50kb的变异（SNP），以寻找疾病个体中常见的"单体型"。在大样本人群中应用SNP进行基因扫描，可发现如精神分裂症等多基因疾病的易感基因片段。易感基因确定后，接下来进行功能基因组学（functional genomics）研究，以确定候选基因的功能及其与疾病的相互关系。随着基因组扫描与微阵列技术的应用，单体型结构图谱（HapMap）和SNP图谱的完成以及全基因组芯片检测技术的发展，将会促进精神分裂症致病基因的精细定位和克隆。

三、生物学相关因素

（一）脑结构和功能异常

由于缺乏有效模拟疾病的动物模型，在患者活体上研究脑结构和脑功能的无创技术就显得极为重要。影像学技术如：CT、MRI、正电子发射断层成像（positron emission tomography，PET）、单光子发射计算机断层成像（single photon emission computed tomography，SPECT）、功能磁共振成像（functional MRI，fMRI）、磁共振波谱（magnetic resonance spectroscopy，MRS）等技术的发展，使在活体上研究脑结构和脑功能、神经环路成为可能。这些技术结合神经生物学研究有可能深入探索精神分裂症的发病机制。

精神分裂症患者的大脑发育异常有脑结构影像学研究证据的支持。回顾基于体素的形态测量（voxel-based morphometry，VBM）方法的27个研究和32个不同感兴趣脑区随访一到十年的荟萃分析结果显示，精神分裂症患者较健康对照组在全脑体积（0.7%）、全脑灰质（0.59%）、前额叶的灰质和白质（0.32%）、颞叶白质（0.39%）、顶叶白质（0.32%）均存在不同程度的减少，而双侧侧脑室增大（0.36%），提出了精神分裂症是一个进展性脑发育异常的疾病。另一个荟萃分析显示首发未用药的精神分裂症患者比健康者的大脑体积减小，在前额叶皮质、海马、杏仁核、基底节灰质有不同程度的减少。有研究发现发病前的超高危人群有前额叶、颞叶和前扣带回的体积减小。弥散张量成像（diffusion tensor imaging，DTI）研究也提示精神分裂症主要存在额叶和颞叶的白质纤维异常，并涉及连接左右大脑半球的连接纤维异常，如胼胝体，以及大脑半球内的联络纤维异常如扣带、钩束和弓状束等，支持精神分裂症的"连接异常假说"，即精神分裂症存在多个脑区内部和脑区之间的连接异常。

功能性影像技术则可以对脑功能连接和脑网络环路及神经生化活动进行动态观察。静息态fMRI发现精神分裂症患者的脑功能存在广泛失连接。任务态fMRI研究显示，精神分裂症患者对认知任务存在异常的网络反应，网络连接的异常部位主要涉及中内侧前额叶，网络间主要表现在与双侧额下回眶部的功能连接增强。精神分裂症的病理生理基础与任务负激活网络（task-negative network，TNN）和任务正激活网络（task-positive network，TPN）的功能连接增强有关，而TNN的功能连接增强可能与精神分裂症的遗传易感性有关。精神分裂症的脑网络与脑功能连接出现了紊乱，这种紊乱可部分解释精神分裂症的认知和行为缺陷。精神分裂症的认知缺陷与前额叶失激活有关，有学者提出前额叶皮质激活失常可能是早发精神分裂症的生物学标记。磁共振波谱（MRS）研究结果显示精神分裂症的认知缺陷与谷氨酰胺和谷氨酸水平相关，尤其谷氨酸峰值作为神经元密度和活动性的一个功能指标，它的缺失是神经退化的标志。N-乙酰天冬氨酸/肌酸（NAA/Cr）值可作为轴突功能损害和变性的替代指标。无论首发和慢性精神分裂症患者，还是具有分裂症状疾病谱的儿童（早发分裂症和分裂人格者）前额叶背外侧，中颞叶和扣带前回的NAA值和NAA/Cr值均下降，这提示精神分裂症可能在发病早期阶段存在神经元异常。

对精神分裂症神经生物病理机制的理解可能需要整合多种模态的影像学方法，进行更为深入的脑结构、功能和连接的研究。如果多模态的磁共振研究发现均指向同一脑区或者脑网络的结构、功能和连接的异常，则有助于发现诊断精神分裂症的特异性生物学标记。多模态磁共振技术结合的研究趋势已经成为精神分裂症影像学研究的前沿。Benedetti 等结合了 sMRI 和 fMRI 两种方法探索了精神分裂症患者脑结构和脑功能的异常，发现患者在执行心理（mind）和共情（empathy）的任务时出现颞上回的激活异常，同时 VBM 分析发现同一脑区出现灰质体积下降。Chan 等采用 sMRI 和 DTI 的研究方法在首发精神分裂症中发现了颞叶 - 顶叶的白质体积异常，同时采用纤维追踪发现了颞叶 - 顶叶区的平面各向异性（planar anisotropy）和线性各向异性（linear anisotropy）两个反映白质完整性指标的异常。最近一个研究结合了三种模态的磁共振研究为额叶、颞叶的结构和功能异常提供了更为一致的神经生物学证据，特别是前额叶与颞上回可能在精神分裂症的生物病理性机制中扮演了重要的角色。

（二）神经生化方面的异常

1. 多巴胺假说　20 世纪 60 年代提出了精神分裂症的多巴胺假说，即认为精神分裂症患者中枢 DA 功能亢进。长期使用可卡因或苯丙胺，会在无任何精神障碍遗传背景的人身上产生幻觉和妄想。苯丙胺和可卡因的主要神经药理学作用是升高大脑神经突触间多巴胺的水平。而阻断多巴胺 2（D_2）受体的药物可以治疗精神分裂症的阳性症状。PET 研究发现未经抗精神病药物治疗的患者纹状体 D_2 受体数量增加，推测脑内多巴胺功能亢进与精神分裂症阳性症状有关。经典抗精神病药物均是通过阻断 DA 受体发挥治疗作用的。研究进一步证实经典抗精神病药物的效价与 D_2 受体的亲和力有关。为了明确抗精神药物的纹状体多巴胺 D_2 受体占有率与药物疗效与副作用之间的关系，Kpu 等对 22 名精神分裂症患者在药物治疗 2 周后对患者行 PET 显像，对纹状体多巴胺受体占有率进行研究，发现患者多巴胺受体占有率在 38%～87% 之间，并且与药物剂量高度相关。多巴胺受体占有率超过 65% 时，可达到满意的临床治疗效果；占有率超过 72% 时，血清中的泌乳素浓度显著增高；超过 78% 时，可出现明显的锥体外系副作用。表明与多巴胺 D_2 受体结合是抗精神药物起效及锥体外系副作用的重要中介。

2. 谷氨酸假说　中枢谷氨酸功能不足可能是精神分裂症的病因之一。谷氨酸是皮层神经元重要的兴奋性递质。使用放射配基结合法及磁共振波谱技术，发现与正常人群相比，精神分裂症患者大脑某些区域谷氨酸受体亚型的结合力有显著变化，N- 甲基 -D- 天冬氨酸（NMDA）谷氨酸受体的拮抗剂如苯环己哌啶（PCP）可在受试者身上引起幻觉及妄想，但同时也会导致情感淡漠和退缩等阴性症状。非典型抗精神病药物的作用机制之一就是增加中枢谷氨酸功能。作用于 N- 甲基 -D- 天冬氨酸（NMDA）谷氨酸能受体甘氨酸位点的药物已经被认为是治疗中度到重度阴性症状及认知功能损害有希望的药物。有关精神分裂症谷氨酸假说的理论有三个方面：第一，"NMDA 受体功能下调模型"理论，认为 NMDA 受体功能低下是精神分裂症的重要致病因素之一；第二，精神分裂症的多巴胺异常继发于谷氨酸能神经元功能紊乱；第三，精神分裂症易感基因与谷氨酸传递有关。

3. 5- 羟色胺假说　早在 1954 年 Wolley 等就提出精神分裂症可能与 5-HT 代谢障碍有关的假说。最近 10 年来，非典型（新型）抗精神病药在临床上的广泛应用，再次使 5-HT 在精神分裂症病理生理机制中的作用受到重视。非典型抗精神病药物氯氮平、利培酮、奥氮平等除了对中枢 DA 受体有拮抗作用外，还对 $5-HT_{2A}$ 受体有很强的拮抗作用。$5-HT_{2A}$ 受体可能与情感、行为控制及调节 DA 的释放有关。拮抗 $5-HT_{2A}$ 受体药物利坦舍林通过拮抗 $5-HT_{2A}$ 受体激活中脑皮质 DA 通路，改善阴性症状和认知功能。非典型抗精神病药既拮抗 D_2 受体，又拮抗 $5HT_{2A}$ 受体，故对阳性症状有较好的疗效，对阴性和认知症状也有部分疗效。而传统抗精神病药物仅拮抗 D_2 受体，不拮抗 $5HT_{2A}$ 受体，故只对阳性症状有效，对阴性和认知症状缺乏疗效。

（三）脑电生理异常

精神分裂症患者中出现异常 EEG 的百分比是 20%～40%，而在正常人群中，出现异常 EEG 的百分比是 0～10%。慢性精神分裂症患者具有慢波增加等广泛性异常的比例较高,而急性精神分裂症患者具有颞叶局限性异常的比例相对增高。有研究比较了精神分裂症患者伴幻听和不伴幻听时间框中的脑电图差异,发现在幻听存在期间,患者左颞上皮层和右颞上皮层之间的 α 波一致性增加。也有研究发现精神分裂症患者的幻听症状评分与听觉皮质间的 γ 波同步呈正相关。在事件相关电位(event related protential,ERP)研究中,面孔及面部表情加工可大致分 3 个阶段:视觉加工起始阶段,面孔特征编码以及表情内涵解码阶段,ERP 成分波 P100、N170 以及 N250 分别与之一一对应。利用非面孔刺激的研究显示精神分裂症患者 P100 有缺陷。N170 波溯源分析显示其神经发生源位于梭状回,该区域可选择性地被面孔刺激所激活,有研究显示精神分裂症患者在面孔及面部表情情绪加工时 N170 波幅下降。既往研究提示精神分裂症患者在情绪编码上的缺陷源于患者对面孔特征结构编码的缺陷。

(四)神经发育不良假说

英国的一项研究对一组儿童追踪观察至成年,对确认发生了精神分裂症的患者的既往成长记录进行回顾。发现患者在童年期学会行走、说话的时间均晚于正常儿童;同时有更多的言语问题和较差的运动协调能力;智商较低,在游戏活动中更愿独处,回避与其他儿童交往。特别是近年来采用神经心理学测验证明精神分裂症患者存在认知功能缺陷。据此 Weinberger 和 Murray 提出了精神分裂症的神经发育假说:由于遗传因素和母孕期或围生期损伤,在胚胎期大脑发育过程就出现了某种神经病理改变,主要是新皮质形成期神经细胞从大脑深部向皮层迁移过程中出现了细胞结构紊乱,但不一定有神经胶质增生(胎儿期 6 个月以后神经损伤时会发生神经胶质增生),随着进入青春期或成年早期,在外界环境因素的不良刺激下,导致心理整合功能异常而出现精神分裂症的症状。神经发育障碍假说还包括以下一些证据,如:起病时就存在结构性脑病变和认知功能损害;细胞结构紊乱但无神经胶质增生;儿童期的认知和社交能力损害;神经系统"软"体征等。

神经营养因子参与了从神经管闭合到最终成熟的整个过程,包括神经细胞增殖、星型胶质细胞增殖、神经元迁移、轴索增殖、神经元凋亡、轴突磷脂化、树突剪切等。这些过程均开始于母孕期,但轴索增殖、轴突磷脂化和树突剪切将持续到出生后。主要的神经营养因子有神经生长因子(nerve growth factor,NGF)、神经营养素 -3(neurotrophin-3,NT-3)和脑源性神经营养因子(brain-derived neurotrophic factor,BDNF)。有研究发现精神分裂症可能与某些神经营养因子的基因编码有关,在日本样本中发现精神分裂症患者 NT-3 基因启动区二核苷酸重复等位基因片段 A3/147bp 杂合或纯合的机会增加;NT-3 基因编码区的错义突变 Cly63-Clu63 与严重的精神分裂症(发病年龄小于 25 岁,病期持续 10 年以上者)有关,在白人群体中的研究得到了近似的结果。此外,人们还试图探索其他神经营养因子及有关生长因子如睫状节神经营养因子(ciliary neurotrophic factor,CNTF)和胶质神经营养因子(glial-derived neurotrophic factor,GDNF)等的基因编码与精神分裂症的关系。

(五)炎症反应理论

越来越多的证据表明,感染和免疫功能异常与精神分裂症的发生、发展有密切关系,抗炎药物可以改善精神分裂症的部分症状。研究证实,母孕期曾受病原体感染如流感、单纯疱疹病毒、巨细胞病毒和刚地弓形虫,或孕期母体出现 C 反应蛋白浓度升高的新生儿,在成年后发生精神分裂症的风险增高。更有研究认为,感染可能增加神经精神疾病风险的阶段并不局限于产前阶段,在儿童期患中枢神经系统病毒感染的成年幸存者患精神分裂症的风险几乎翻了一番。一些关于精神分裂症患者出生季节的研究发现在精神分裂症患者中冬春季节(12 月至 3 月)出生者所占比例比其他季节出生者高 10%。研究报道,精神分裂症患者血液或脑脊液中抗病毒抗体显著增加,同时,大脑中的抗炎因子也增加。而促炎因子增加与小胶质细胞及其他支撑性中枢神经细胞的保护功能下降有关,也与促炎因子如 TNF-α、自由基、补体和喹啉酸(quinolinic acid,QUIN)的产生增加有关。大脑中的炎症状态可能从影响神经递质通路、神经退行性变和神经发育三个方面导致患者大脑功能的异常。高炎症水平导致大脑中吲哚胺 2,3 双加氧酶的异常活化,进而造成犬尿酸代谢异常,脑中的 QUIN 浓度升高。QUIN 是一种特异的 NMDA 受体激动剂,被认为是造成精神障碍的重要因子之一。此外,研究发现组织相容性基因(*MHC*)的某些位点与精神分裂症的遗传易感性有关。MHC Ⅰ类分子也参与调控大脑的发育,包括轴突的生长和突触的形成。这些均提示免疫、炎症和精神分裂症之间的关系。未来的研究的关键是解释多巴胺异常、NMDA 受体功能低下和大脑促炎状态之间的内在关系。

四、社会心理因素

社会心理因素包括文化、职业和社会阶层、移民、孕期饥饿、社会隔离与心理社会应激事件等,这些社会心理因素可能与精神分裂症的发生有关。临床上还发现,大多数精神分裂症患者的病前性格多表现为内向、孤僻、敏感多疑,很多患者病前 6 个月可追溯到相应的生活事件。国内调查发现,精神分裂症发病有精神因素者占 40%～80%。这些社会心理应激因素对精神分裂症的复发也有重要的诱发作用(表 8-2-2)。

表 8-2-2　与精神分裂症有关的环境因素

胎儿时期可能的环境因素:
1. M+:孕期并发症,尤其是胎儿缺氧和胎儿烟酸缺乏
2. M+/-:孕期感染、孕期应激、孕期烟酸缺乏
3. M+:胎儿的父方年龄过大(>45 岁)
4. M-:孕期接触某些化学物质(如:铅)

生长早期可能的环境因素:
5. M-:早期培养环境的质量(学校,父母)
6. M+/-:孩童时期的创伤(虐待或疏忽)

青少年时期的环境因素:
7. M+:发育时期的成长环境(包括人口密度、城市大小、5 到 15 岁期间成长的地方)
8. M+:滥用大麻
9. M+:移民
10. M+/-:生活应激事件
11. M-:创伤性大脑损伤

社会环境:
12. M-:社会分化,社会阶层以及社会剥夺

M+:至少一项荟萃分析的阳性结果;M+/-:没有确定的荟萃分析结果;M-:没有进行荟萃分析。

(黄满丽)

第三节　诊断与鉴别诊断的难点

一、诊断方法介绍

任何一种疾病的诊断分类方法,必须要适用于不同文化的人群。客观上讲,临床医生要认同精神分裂症的诊断就必须首先认同组成综合征的症状以及诊断前症状存在的时间。由此不难得出结论:用于诊断精神分裂症的症状范围愈窄,诊断结论便愈可靠。

目前,精神分裂症的诊断标准有:美国 DSM-Ⅳ和 DSM-5、世界卫生组织制定的 ICD-10 和 ICD-11 和《中国精神障碍分类与诊断标准第三版》(CCMD-3)。三个诊断系统关于精神分裂症的分类和描述大体上近似,而 ICD 系统更加注重描述性症状,DSM 系统和 CCMD 系统更具有临床的实用性和易操作性。

二、诊断中的困惑及可能的解决方案

目前对于精神分裂症的诊断主要基于症状和体征,而在青春后期或成年早期出现的精神异常表现不是疾病发作的开始,而是疾病中后期的表现。精神分裂症的神经发育假说认为,该病起始于围生期,可以分为危险期(risk stage)、前驱期(prodromal stage)、精神病期(psychosis stage)和慢性残疾期(chronic disability stage)。目前临床上在精神病期才诊断并提供药物和心理社会干预措施,那么如何对疾病的危险期或前驱期尽早识别和干预,是精神分裂症诊断的困惑和难点之一。绝大多数精神分裂症患者在首次发病前的一段时间内就已存在感知、思维、言语、行为等多方面的异常(也可称为"亚临床状态"),这段时间称为精神分裂症前驱期,此时期常见的症状包括:猜疑、奇特想法、抑郁、焦虑、情绪不稳、易激惹、记忆障碍、注意力不集中、对自我他人及外界感知的变化以及睡眠障碍、躯体不适等。有前驱期表现的人发展为精神分裂症的可能较大,这类人群被称为"超高危人群"(ultra high risk for psychosis,UHR)。国外对 UHR 临床识别标准的研究已进行了近 20 年,有多个纵向研究使用一些诊断标准在普通人群中进行精神病发病风险的精

神病转化风险研究,结果发现超高危人群在1~2年随访期内转化为精神分裂症的比例高达30%~35%。现代影像和神经认知检测等技术的开发使用,疾病生物学标记的发现以及对细微临床特征的确认,使我们有可能对处于疾病危险期、前驱期的患者予以识别,使我们对疾病的早期诊断成为可能。通过前驱期症状定式晤谈问卷、认知评估及脑影像检查可以识别此类个体,可以提供认知训练、家庭支持和补充不饱和脂肪酸等干预措施。

精神分裂症的诊断还需要考虑文化和社会经济因素,特别是个体与临床工作者的文化和社会经济背景不一致的时候。在一种文化中,看起来像妄想的观念(例如,巫术)在另一种文化中可能是常见现象。因此,各级精神症状一定要考虑到在不同社会和文化背景上的差异,在一个多文化的世界中,关键是对多文化给予研究、关注和重视。

诊断中还需要考虑共病问题。精神分裂症与物质相关障碍如烟草使用障碍等共病率较高。精神分裂症与强迫症、惊恐障碍的共病也逐步被报道。有时,在精神分裂症发病之前,存在分裂型或偏执型人格障碍。另外,与普通人群相比,有精神分裂症的个体,体重增加、糖尿病、心血管疾病、代谢综合征、肺部疾病等更常见。

诊断精神分裂症应结合病史、临床症状、病程特征及体格检查和实验室检查的结果来综合考虑。诊断精神分裂症必须考虑的因素有:

(一)起病年龄及形式

大多数精神分裂症患者初次发病的年龄在青壮年。起病多较隐袭,急性起病者较少。

(二)前驱期症状

在出现典型的精神分裂症症状前,患者常常伴有不寻常的行为方式和性格的变化。由于这种变化较缓慢,可能持续几个月甚至数年,或者这些变化不太引人注目,一般并没有马上被看作是病态的变化,有时是在回溯病史时才能发现。

(三)病程与预后特点

精神分裂症大多为持续性病程,仅少数患者在发作间歇期精神状态可基本恢复到病前水平,既往有类似发作者对诊断有帮助。符合精神分裂症诊断标准的症状存在时间 ICD-11 为 1 个月,DSM-5 为 6 个月。精神分裂症在初次发病缓解后可有不同的病程变化,大约 1/3 的患者可获临床痊愈,即不再有精神病理症状。但即使在这些"康复者"中,由于分裂症状深刻地影响了患者的正常生活和体验,患者在病愈后也会发现自我感受与过去有所改变。一些患者可呈发作性病程,其发作期与间歇期长短不一,复发的次数也不尽相同,复发与社会心理因素有关,患者在反复发作后可出现人格改变、社会功能下降,临床上呈现为不同程度的精神残疾状态。残疾状态较轻时,患者尚保留一定的社会适应能力和工作能力。一部分患者病程为渐进性发展,或每次发作都造成人格的进一步衰退和瓦解。病情的不断加重最终导致患者长期住院或反复入院治疗。有利于预后的一些因素是:起病年龄较晚,急性起病,明显的情感症状,人格正常,病前社交与适应能力良好,以及病情发作与心因关系密切。通常女性的预后要好于男性。

(四)重视精神分裂症的阴性症状

虽然诊断标准强调阳性症状,但有些患者起病隐袭,以阴性症状为主,早期容易被忽视而延误诊断。对这样的患者应尽早诊断与治疗,因为,阴性症状比阳性症状更难治疗且社会功能更差。

(五)鉴别诊断

除了精神分裂症具有分裂症性症状之外,其他精神疾病也可以出现分裂症性症状。所以,精神分裂症需要与以下疾病进行鉴别:①脑器质性及躯体疾病所致精神障碍;②精神活性物质所致精神障碍;③分裂情感障碍;④急性短暂的精神病性障碍;⑤妄想性障碍;⑥分裂型人格障碍;⑦具有精神病性症状或紧张症症状的双相障碍或重性抑郁障碍;⑧强迫症。

三、诊断指标(症状)的变迁与思考

在 20 世纪 80 年代初,Crow 根据前人与自己的研究,将精神分裂症的临床症状分为阳性症状群与阴性症状群,并分为阳性精神分裂症与阴性精神分裂症两型。这样划分,更有利于研究精神分裂症的疾病本质和病因学因素,判断患者的功能状态与预后结局,指导选择抗精神病药物治疗和社会心理康复治疗。阳性症状指精神活动的异常或亢进,包括幻觉、妄想、明显的思维形式障碍、反复的行为紊乱和失控。阴性症状指精神活动的减退或缺失，包括情感平淡、言语贫乏、意志缺乏、无快感体验、注意障碍。Ⅰ型精神分裂症（阳性精神分裂症）以阳性症状为特征，对抗精神病药物反应良好，无认知功能改变，预后良好，生物学基础是多巴胺功能亢进；Ⅱ型精神分裂症（阴性精神分裂症）以阴性症状为主，对抗精神病药物反应差，伴有认知功能改变，预后差，脑细胞丧失退化（额叶萎缩），多巴胺功能没有特别变化；混合型精神分裂症包括不符合Ⅰ型和Ⅱ型精神分裂症的标准或同时符合的患者。

1982 年 Andreasen 在 Crow 工作的基础上制订了阴性症状评定量表和阳性症状评定量表。1992 年 Stanley 等制订了阳性和阴性症状评定量表（PANSS），对阳性、阴性症状的定量化评定和研究提供了较好的工具。按照阳性与阴性症状分型，优点在于将生物学、现象学结合在一起，且对临床治疗药物的选择和疗效评估有一定的指导意义和临床实用价值。近来随着非典型抗精神病药物的应用与发展，更倾向于将精神分裂症的临床表现分为阳性症状、阴性症状、认知功能缺陷和情感症状 4 个维度。阴性症状和认知功能缺陷与精神分裂症的社会功能损害、不良预后和结局的关系更为密切。DSM-5 诊断系统将精神分裂症症状分为 5 个维度：妄想、幻觉、思维（言语）紊乱、明显紊乱或异常的运动行为（包括紧张症）及阴性症状。

最新的 ICD-11 则从以下 6 个维度描述当前症状以及严重程度：阳性症状、阴性症状、抑郁症状、躁狂症状、精神运动性症状和认知症状。其中：①阳性症状指当前阳性精神病性症状的严重程度，包括妄想、幻觉、思维紊乱、行为紊乱以及被动体验和被控制。尽管精神运动行为通常被列入精神分裂症的阳性症状，但实际上这类行为并不在阳性症状限定中，而应被划入精神运动性症状领域。②阴性症状指当前阴性精神病性症状的严重程度，包括情感缩窄、情感迟钝或情感贫乏、失语或少语、意志活动缺乏、社会性减退和快感缺乏。阴性症状可能由其他原因引起，这种继发阴性症状不应被包括在当前阴性症状严重程度的评级中。此外，紧张症，包括紧张性缄默，应被归于精神运动性症状领域进行评级。③抑郁症状

指当前抑郁情绪症状的严重程度。这种等级限定仅考虑患者自我报告的抑郁情绪症状或是作为抑郁情绪症状的信号表现出来的反应。除了抑郁症状，抑郁病程中相关联的非情绪症状的严重程度不应列入评级考虑。但自杀观念是一个特例，一旦出现则表示需考虑中度或重度抑郁症状。④躁狂症状指当前躁狂情绪症状的严重程度，包括高涨的、易怒的或是膨胀的情绪，也包括在不同情绪状态中快速变化和精力、活动增加。躁狂或轻躁狂病程中相关联的非情绪症状的严重程度不应列入评级考虑。无目的的精神运动活动增多应纳入精神运动性症状的限定评级，而非本领域。⑤精神运动性症状指精神运动性症状当前的严重程度。精神运动性症状包括精神运动激动或是活动增加，通常为无目的的动作行为，例如坐立不安、移动、乱动、无法久坐或久站不动、紧握双手、机械重复、扮鬼脸等。精神运动性症状也包括精神运动性迟滞和紧张性精神症状，例如极端的不安状态伴随无目的的活动直至精疲力竭，如紧张性姿势、蜡样屈曲、缄默、麻木。该症状应无法归于已存在的神经发育、神经系统疾病，或物质、药物的直接生理作用，包括戒断反应。如果患者表现出紧张综合征，需做出紧张症的诊断。⑥认知症状指认知症状当前的严重程度。认知障碍可能表现在加工速度、注意 / 集中、定向、判断、抽象、言语或视觉学习、工作记忆方面，不包括由于神经发育障碍、谵妄、神经认知障碍、物质或药物对中枢神经系统的直接作用所引起的认知损害。

四、精神分裂症诊断标准的变迁与思考

（一）国际诊断分类 ICD 系统

精神与行为障碍分类 ICD-10 中的类别"精神分裂症、分裂型障碍和妄想性障碍（schizophrenia, schizotypal and delusional disorder）"在 ICD-11 中被命名为"精神分裂症和其他原发性精神障碍（schizophrenia and other primary psychotic disorder）"。ICD-11 对精神病性障碍进行了简化，修正了 ICD-10 中一些存在争议的类型以及一些不存在显著差异的亚型。原本在 ICD-10 中存在争议的两种形式的急性而短暂的精神病性障碍（acute and transient psychotic disorder, ATPD）在 ICD-11 中被合并为单一的急性短暂性精神障碍；妄想性

障碍的亚型也被归并为单一的类型：妄想性障碍（delusional disorder）。分裂情感障碍（schizoaffective disorder）和分裂型障碍（schizotypal disorder）则大体保持不变。在 ICD-10 中，精神病性障碍的多种诊断类型引用了"非器质性（nonorganic）"这一术语。ICD-11 取消了这一术语，而用"原发性（primary）"来替代。

ICD-10 在精神分裂症症状诊断方面，重视施奈德（Schneider）一级症状，症状标准中包括了基本人格改变、特征性思维联想障碍、被控制感、评论性幻听、思维剥夺或插入、阴性症状和社会退缩。ICD-10 病程标准要求特征性症状至少在一个月以上的大多数时间肯定存在；疾病严重程度的标准为社会功能的受损、无法与患者进行有效交谈；排除标准是诊断精神分裂症时要求严格排除其他精神障碍。ICD-11 取消了精神分裂症传统分型，从以下 6 个维度描述当前症状的严重程度：阳性症状（包括幻觉和妄想）、阴性症状（包括失语症、情感淡漠和快感缺乏）、抑郁症状、躁狂症状、精神运动性症状（如焦虑不安、精神运动性阻滞或紧张症）和认知症状（如加工速度、注意/集中、定向、判断、抽象、言语或视觉学习、工作记忆）。ICD-11 中精神分裂症的诊断仍需要满足 2 种症状，至少其中 1 种症状是妄想、幻觉、思维紊乱或者感到被影响 / 被动 / 被控制。此外，ICD-11 增加了症状严重程度评定，症状必须持续至少 1 个月的要求没有改变。

ICD-11 精神分裂症的诊断标准为：

1. 基本特征：至少具有下述症状中的 2 项。至少有 1 项症状为 A~D。持续时间≥1 个月。

　　A. 持续的妄想

　　B. 持续的幻觉

　　C. 思维紊乱（思维形式障碍）

　　D. 被动体验，被影响或被控制体验

　　E. 阴性症状

　　F. 明显的行为紊乱（可以出现在任何形式的有目的的活动中）

　　G. 精神运动性症状（兴奋或抑制）

2. 这些症状不是其他躯体疾病（如脑肿瘤）所致，也不是物质滥用或药物（如皮质类固醇）作用于中枢神经系统的结果，包括戒断反应（如酒精戒断）。

3. 精神分裂症的起病形式

前驱期（通常精神病性症状出现之前数周或数月）。

残余期（急性发作间期）。

4. 精神分裂症患者常常感到明显的精神痛苦，个人、家庭、社交、学习、职业或其他重要功能损害。

5. 病程衡量标准（首发 / 复发、单次 / 多次发作）。

6. 与正常状态的界限（阈值）：普通人群也可出现精神病样症状或异常的主观体验，但性质上通常是短暂的，并且不伴有精神分裂症的其他症状或心理社会功能衰退。

（二）美国诊断分类 DSM 系统

美国 DSM-Ⅳ 将症状学标准简化合并为 5 条，即妄想、幻觉、言语紊乱、明显紊乱的或紧张症的行为以及阴性症状。在疾病发作期需要上述症状中的两个或两个以上。但如果患者存在古怪的妄想内容和评论性或言语性幻听时，只要有显著的、其中之一的症状就可以诊断精神分裂症。要求这种障碍的体征至少持续 6 个月，并规定症状学标准 A 中的症状至少持续 1 个月。允许孤独症和精神发育不全的患者，只要存在典型突出的妄想或幻觉并至少持续 1 个月，可以同时诊断精神分裂症。DSM-5 症状诊断标准主要有两处改变：第一，去除了怪异妄想和 Schneider 一级症状幻听在诊断中的特殊贡献；第二，在诊断标准 A 症状中增加了一项需求，即必须满足下列三项症状之一：妄想、幻觉和言语紊乱，即强调诊断精神分裂症至少具备一个核心的阳性症状。DSM-5 取消了精神分裂症的各种亚型（偏执型、紊乱型、紧张型、未分化型和残留型），取而代之的是一个基于症状的维度评估方法，将精神分裂症症状分为 5 个维度：妄想、幻觉、思维（言语）紊乱、明显的紊乱行为（包括紧张症）以及阴性症状，强调精神分裂症与精神病性障碍的定义是必须具有以上 5 个异常维度中的一个或以上。

DSM-5 精神分裂症诊断标准：

1. 2 项（或更多）下列症状，每一项症状均在 1 个月中有相当显著的一段时间里存在（如经成功治疗，则时间可以更短），至少其中一项必须是（1）（2）或（3）：

（1）妄想

（2）幻觉

（3）言语紊乱（例如，频繁地思维脱轨或联想松弛）。

（4）明显紊乱的或紧张症的行为。

（5）阴性症状（即，情绪表达减少或意志减退）。

2. 自障碍发生以来的明显时间段内，1 个或更多的重要方面的功能水平，如工作、人际关系或自我照顾，明显低于障碍发生前具有的水平（或当障碍发生于儿童或青少年时，则人际关系、学业或职业功能未能达到预期的发展水平）。

3. 这种障碍的体征至少持续 6 个月。此 6 个月应包括至少 1 个月（如经成功治疗，则时间可以更短）符合诊断标准 A 的症状（即活动期症状），可包括前驱期或残留期症状。在前驱期或残留期中，该障碍的体征可表现为仅有阴性症状或有轻微的诊断标准 A 所列的 2 项或更多的症状（例如，奇特的信念、不寻常的知觉体验）。

4. 分裂情感障碍和抑郁或双相障碍伴精神病性特征已经被排除，因为没有与活动期症状同时出现的重性抑郁或躁狂发作；或如果心境发作出现在症状活动期，则它们只是存在此疾病的活动期和残留期整个病程的小部分时间内。

5. 这种障碍不能归因于某种物质（例如，滥用的毒品，药物）的生理效应或其他躯体疾病。

6. 如果有孤独症（自闭症）谱系障碍或儿童期发生的交流障得的病史，除了精神分裂症的其他症状外，还需有显著的妄想或幻觉，且存在至少 1 个月（如经成功治疗，则时间可以更短），才能做出精神分裂症的额外诊断。

（1）标注如果是：

以下病程标注仅用于此障碍 1 年病程之后，如果它们不与诊断病程的标准相矛盾的话。

1）初次发作，目前在急性发作期：障碍的首次表现符合症状和时间的诊断标准。急性发作期是指症状符合诊断标准的时间段。

2）初次发作，目前为部分缓解：部分缓解是先前发作后有所改善而现在部分符合诊断标准的时间段。

3）初次发作，目前为完全缓解：完全缓解是先前发作后没有与障碍相关的特定症状存在的时间段。

4）多次发作，目前在急性发作期：至少经过

2 次发作后，可以确定为多次发作（即，第一次发作并缓解，然后至少有 1 次复发）。

5）多次发作，目前为部分缓解。

6）多次发作，目前为完全缓解。

7）持续型：符合障碍诊断标准的症状在其病程的绝大部分时间里存在，阈下症状期相对于整个病程而言是非常短暂的。

8）未特定型。

（2）标注如果是：

伴紧张症（其定义参见"与其他精神障碍有关的紧张症"的诊断标准）。

（3）标注如果是：

严重程度是用被量化的精神病主要症状来评估，包括妄想、幻觉、言语紊乱、异常的精神运动行为，及阴性症状。每一种症状都可以用 5 分制测量来评估它目前的严重程度（过去 7 天里最严重的程度），从 0（不存在）到 4（存在且严重）。（注：精神分裂症的诊断可以不使用严重程度的标注。）

五、诊断方法的局限与不足

精神分裂症的诊断依据目前仍然局限在自觉症状和可观察到的临床症状上，而缺乏客观的诊断指标，精神分裂症诊断的效度与信度问题至今远未解决，目前的注意点仅停留在概念和理论层面上。这导致一些人认为精神病学处于危机之中，或者 DSM 中对精神障碍的描述与临床观察不符。修订 DSM-5 的过程尝试了新的想法，强调症状维度而不是分型。然而，神经科学尚未发展到依靠生物标记物定义诊断类别，因此修订 DSM-5 的过程必须继续进行其他类型的验证证据。实际上，最终，DSM-5 没有实施范式转换，而是在整体结构和某些类别的诊断标准中进行了渐进式变更。

DSM 和 ICD 系统都为精神障碍的生物学研究做出了贡献，该系统允许进行严格的生物学和药物治疗研究。另一方面，批评者强调神经生物学与临床现象学之间存在着真正的距离。新神经科学方法的出现加剧了这个问题。我们现在有大量关于结构和功能成像，基因分型和蛋白质组学的数据，这些数据很难映射到定义的疾病。有学者提出需要关注内表型或中间表型。

美国国家心理健康研究所在 2009 年启动了

一项"精神病学领域的精准医学（precision medicine for psychiatry）"研究域标准（research domain criteria, RDoC）项目，RDoC 旨在为理解精神障碍提供有效的生物框架。RDoC 试图通过在遗传学、神经科学和行为科学方面的现代化研究方法来解决精神疾病问题，通过确定基因、神经化学改变和大脑网络损伤来重新分类精神障碍。一方面通过行为及神经生物指标，为精神疾病的分类提供新方法；另一方面针对某些疾病的研究提出基于基因组学、认知维度、生理特征或影像学信息的分类方法，希望通过综合性的、多维度的审视精神疾病的科学研究，检测个体的遗传背景、神经、生理指标和行为状态，帮助精准诊断。RDoC 主要包含以下几个方面：负价系统（恐惧、焦虑、失落、挫败）；正价系统（奖励学习、奖励估价、习惯）；认知系统（注意、知觉、陈述性记忆、工作记忆、认知控制）；社会系统（依恋形成、社会交往、自我感知、他人感知）；觉醒/调节系统（昼夜节律，睡眠和觉醒）。每个方面均可使用不同的变量（或分析单元）来进行研究，分别为：基因、分子、细胞、神经回路、生理学、行为、自我评估七个单元。RDoC 不是从疾病的定义出发，寻求其神经生物学基础，而是从目前对行为-大脑关系的理解出发，并将其与临床现象联系起来。研究发现不同患者之间存在着明显的基因组变异和大脑回路水平的差异，但是这些研究发现只是打破了现有的诊断分界线，并未证明这些分界线的有效性。它可能为未来的研究提供一个有用的框架，可能会产生一个神经科学知识分类系统，但目前仍处于起步阶段。

（黄满丽）

第四节 治疗的难点与解决途径

一、全病程治疗管理模式

（一）重视全病程治疗管理理念

精神分裂症需要尽早地进行有效的足剂量、足疗程的抗精神病药物治疗。精神分裂症的首次发病是治疗的关键，对抗精神病药的治疗反应最好，所需剂量也少。如能获得及时、正确及有效治疗，患者康复的机会最大，长期预后也最好。

影响精神分裂症预后的关键治疗期是首次发病后的 3～5 年期间，此阶段如果治疗得当，能很好地预防症状复燃与复发，则精神功能的损害可以降低在最低程度，多数患者可以获得良好的预后。因此，全病程治疗管理模式是将急性期控制症状与维持治疗预防复发密切结合，提高治愈率，降低复发率和再住院率，减少社会功能损害，促进回归社会。

（二）全病程治疗分期与措施

精神分裂症的药物治疗可分为急性期、巩固期、维持期治疗三个阶段。

1. 急性期治疗 精神分裂症急性期是指精神症状非常明显和严重的时期。急性期治疗的目标：尽快缓解精神分裂症的症状：包括阳性症状、阴性症状、激越兴奋、抑郁焦虑和认知功能减退，争取最佳预后。预防自杀及防止危害自身或他人的冲动行为。在急性期就需要给患者考虑维持治疗的计划，以减少复发风险，监测并降低不良反应的程度。

急性期治疗的注意事项：①治疗开始前应详细询问病史，进行躯体、神经系统和精神检查，同时进行各项实验室检查包括血尿常规、肝肾功能、血糖、血脂、心电图等，了解患者的躯体状况。②若患者为首次使用抗精神病药物，应为患者选择一个能控制症状，又能很好依从进行维持治疗的药物，这就要求医师能详细了解各种药物的疗效和不良反应。首次用药从小剂量开始，逐渐加量，避免严重不良反应。③单一抗精神病药物治疗，除非单一药物治疗无效时考虑联合用药，不宜长期联合使用抗精神病药物。④避免频繁换药，抗精神病药物的起效时间一般在 2～4 周，所以不应短于 4 周就换药，除非患者出现严重的、无法耐受的不良反应。⑤根据疾病的严重程度、家庭照料情况和医疗条件选择治疗场所，决定患者住院、门诊、社区或家庭病床的治疗场所。当患者具有明显的危害社会安全和严重自杀、自伤行为时，应通过监护人同意紧急收住院治疗。

2. 巩固期治疗 在急性期的精神症状有效控制之后，患者进入一个相对的稳定期，此期如果过早停药或遭遇应激，将面临症状复燃或波动的危险，因此，此期治疗对预后好坏非常重要，称为巩固期治疗。

巩固期治疗的目的：防止已缓解的症状复燃或波动；巩固疗效；控制和预防精神分裂症后抑郁和强迫症状，预防自杀；促进社会功能的恢复，为回归社会做准备；控制和预防长期用药带来的常见药物不良反应的发生，如迟发性运动障碍、闭经、溢乳、体重增加、糖脂代谢异常、心脏及肝肾功能损害等。

巩固期治疗的药物剂量：原则上维持急性期的药物剂量，除非患者因药物不良反应直接影响服药的依从性和医患关系，或出现较为明显的、无法耐受的不良反应时，可以在不影响疗效的基础上适当调整剂量。巩固期治疗的疗程一般持续3～6个月。除非患者因药物不良反应无法耐受或其他原因时，可以在不影响疗效的基础上适当缩短疗程。

3. **维持期治疗** 在巩固期治疗稳定后进入维持期预防复发治疗。此期治疗的目的是预防和延缓精神症状复发，以及帮助患者改善他们的功能状态。维持期治疗能有效降低复发率。有研究证实维持用药组复发率（16%～23%）明显低于未维持用药组（53%～72%）。症状复发会直接影响患者的工作和学习功能，降低复发有利于患者社会功能的维持。维持治疗在药物治疗的基础上要加强社会心理治疗，减少患者的"病耻感"，提高治疗依从性，加强社会技能训练。

维持期治疗的剂量调整：维持期在疗效稳定的基础上可以减量。减量可以减轻患者的不良反应，增加服药的依从性以及改善医患关系，有利于长期维持治疗。减量宜慢。逐渐减至原巩固剂量的1/3～1/2。也可以每6个月减少原剂量的20%，直至最小有效剂量。一旦患者的病情稳定，并且能够耐受药物的不良反应，则抗精神病药物的维持治疗最好是每天单次给药，增加对治疗的依从性。较低的剂量同样可以成功地预防复发。维持期假若患者服药的依从性差，监护困难，不能口服药物或口服用药肠道吸收差时，建议使用长效制剂，长效制剂同时也可作为急性期治疗的辅助药物。第一代抗精神病药的副作用较多，患者对药物的耐受性和依从性较差。第二代抗精神病药物的疗效不亚于第一代药物或更好，优点是副作用小。第二代抗精神病药物已经成为治疗精神分裂症的主要一线药物。这些药物对阳性和阴性症状均有效，有利于精神分裂症伴有的情感症状和认知障碍的改善；不良反应较少，耐受性好，服药依从性也好，有利于药物维持治疗。因此，有利于提高总体疗效，增加康复水平，减低复发率，减少社会功能衰退。

维持期治疗的疗程：《中国精神分裂症防治指南》第2版中规定维持期的长短根据患者的情况决定，首发患者一般不少2年。对有严重自杀企图、暴力行为和攻击行为病史的患者，维持期的治疗应适当延长。一次复发的患者需要维持3～5年，多次复发与慢性患者建议维持治疗5年以上或长期维持治疗。

二、抗精神病药物的分类与特性

抗精神病药物具有抗精神病作用，对阳性症状的疗效优于阴性症状，常用的抗精神病药见表8-4-1。

（一）第一代抗精神病药物（经典抗精神病药物）

指主要作用于中枢D_2受体的一类抗精神病药物，包括：吩噻嗪类氯丙嗪、甲硫哒嗪、奋乃静、氟奋乃静及其长效制剂、三氟拉嗪等；硫杂蒽类的氟哌噻吨及其长效制剂、氟哌噻吨及其长效制剂、氯普噻吨等；丁酰苯类如氟哌啶醇及其长效制剂五氟利多；苯甲酰胺类如舒必利等。第一代抗精神病药物主要作用于脑内D_2受体，为D_2受体拮抗剂。其他药理作用包括对α_1、α_2肾上腺素能受体、毒蕈碱能M_1受体、组胺1受体具有阻断作用。临床上治疗幻觉、妄想、思维障碍、行为紊乱、兴奋、激越、紧张综合征具有明显疗效。对阴性症状及伴发抑郁症状的疗效不确切。

第一代抗精神病药物可引起多种不良反应，如：①最常见是锥体外系症状（extra-pyramidal symptoms，EPS），包括类帕金森病、静坐不能（发生率在60%左右）、迟发性运动障碍（发生率5%左右），影响患者的社会功能及生活质量，继而影响患者治疗的依从性，导致复发带来不良的预后；②其他不良反应有过度镇静、中枢和外周的抗胆碱能样作用，直立性低血压、心动过速与心电图改变；③血泌乳素水平增高相关障碍如溢乳和闭经、性功能改变和体重增加。

第一代抗精神病药物的局限性：①不能改善

认知功能,如药物改善执行功能、工作记忆、视觉运动、精细运动功能的效果不明显,虽然能改善注意力的某些指标,但药物的抗胆碱能作用或使用抗胆碱药物对抗 EPS 都可能会使记忆恶化;②对阴性症状的疗效微小;③约有 30% 的患者阳性症状不能有效缓解;④锥体外系和迟发性运动障碍的比例高,常导致患者用药的依从性不佳;⑤药物对患者社会功能的改善作用较小,甚至由于过度镇静,而影响工作效率和生活质量。

(二)第二代抗精神病药物(非经典抗精神病药物)

第二代抗精神病药物具有较高的 5- 羟色胺 2 型(5-HT$_2$)受体和相对较低的 D$_2$ 受体的阻断作用,即多巴胺(DA)-5-HT 受体拮抗剂,对中脑边缘系统的作用比对纹状体系统作用更具有选择性,主要包括氯氮平、利培酮、奥氮平和喹硫平等,它们不但对阳性症状疗效较好,而且对阴性症状、认知症状和情感症状也有效,EPS 不良反应明显减少。

第二代抗精神病药物按药理作用分为四类:5- 羟色胺和多巴胺受体拮抗剂(serotonin-dopamine antagonists,SDAs),如利培酮、帕利哌酮、齐拉西酮(ziprasidone)、舍吲哚(sertindole);多受体作用药(multi-acting receptor targetedagents,MARTAs),如氯氮平、奥氮平、喹硫平、左替平(zotepine);选择性 D$_2$/D$_3$ 受体拮抗剂,如氨磺必利(amisulpride,又称阿米舒必利)、瑞莫必利(remoxipride);D$_2$、5-HT1A 受体部分激动剂和 5-HT2A 受体拮抗剂,如阿立哌唑(aripiprazole)。近几年又有一些新的药物上市,如布南色林和鲁拉西酮等。一个月注射一次的长效针剂有帕利哌酮(最近三个月注射一次的产品已经上市)、阿立哌唑、奥氮平,但有些长效针剂目前我国无产品。总体来说,第二代抗精神病药物之间的疗效并无显著差异。

第二代抗精神病药物的安全性:各种第二代抗精神病药物之间的药理机制不尽相同,对神经递质受体的作用也有差异,所以不良反应也各不相同。主要不良反应有 EPS,第二代抗精神病药物比第一代的 EPS 要少而轻,并且与剂量的关系密切,即在治疗剂量的高端会出现 EPS,此类药物有利培酮、氨磺必利、奥氮平、齐拉西酮、阿立哌唑,而氯氮平和喹硫平的 EPS 发生率很低。血

泌乳素升高引起月经失调或泌乳,主要见于利培酮、帕利哌酮和氨磺必利。心电图 QTc 间期延长,主要见于齐拉西酮。QTc 延长可能是发生尖端扭转室性心动过速(TdP)的警告,临床一般将 QTc 延长 >500 毫秒,或比基础值增加 >60 毫秒,看成有引起 TdP 的危险,以及发展为心源性猝死的可能。体重增加与糖脂代谢异常,体重增加以氯氮平和奥氮平最明显,利培酮与喹硫平居中,齐拉西酮与阿立哌唑较少。体重增加容易并发糖尿病、高脂血症、高血压等。对体重增加明显者应该进行生活方式干预,也可考虑用口服降糖药二甲双胍减轻体重增加。

氯氮平治疗需特别重视的问题是白细胞计数,治疗初期应每星期复查血常规白细胞计数,4 周后可适当延长检查的间隔。以下是出现白细胞减少时的处理原则:①如果白细胞计数 $<2×10^9$/L 或者绝对中性粒细胞计数(ANC)$<1×10^9$/L,应该即刻停用氯氮平治疗,每天复查 WBC 计数和分类,考虑骨髓穿刺,如果粒细胞生成缺乏,应考虑保护性隔离预防感染;②如果白细胞计数是 $(2\sim3)×10^9$/L 或者绝对中性粒细胞计数$(1.0\sim1.5)×10^9$/L,应该即刻停用氯氮平治疗,每天复查 WBC 计数和分类,密切关注感染体征。

近年来,非典型抗精神病药物中氯氮平、奥氮平等引起高血糖、2 型糖尿病(T2DM)以及酮症酸中毒的报道引起了广泛的关注。Sernyak 等报告了大样本、门诊治疗的精神分裂症患者使用经典与非经典抗精神病药后 2 型糖尿病发生率为 18%,发病率随年龄而上升,在 60~69 岁年龄组高达 25%。这些药物引起血糖增高或糖尿病的机制并不是药物直接对胰岛 β 细胞的毒性作用,而是与体重的增加有关;推测其内在机制可能是产生了胰岛素抵抗。关于抗精神病药物引起 T2DM 的机制有以下几方面:①引起胰岛素抵抗(insulin resistance,IR),早期为胰腺 β 细胞代偿性增生,引起胰岛素分泌增加(即血胰岛素增高),最后当 β 细胞逐渐耗尽时,IR 和胰岛素分泌减少两者作用在一起,减少了以胰岛素作为中介的肌肉细胞对糖的摄入和利用,并阻止了以胰岛素为媒介对肝糖生成的抑制作用;②抗精神病药通过拮抗 5-HT$_{1A}$ 受体而降低胰腺 β 细胞的反应性,导致胰岛素水平下降和高血糖症;③抗精神病药引起进

表 8-4-1 常用抗精神病药的分类、主要副作用特点及剂量范围

分类及药名	镇静作用	直立性低血压	抗胆碱作用	锥外系反应	高泌乳素血症	剂量范围
第一代抗精神病药						
吩噻嗪类（phenothiazines）						
脂肪胺类（aliphatics）						
氯丙嗪（chlorpromazine）	高	高	中	中	中	200～800/(mg·d⁻¹)
哌啶类（piperidines）						
硫利达嗪（thioridazine）	高	高	高	低	低	200～600/(mg·d⁻¹)
哌嗪类（piperazines）						
奋乃静（perphenazine）	低	低	低	中	中	8～60/(mg·d⁻¹)
三氟拉嗪（trifluoperazine）	低	低	低	高	中	5～40/(mg·d⁻¹)
氟奋乃静（fluphenazine）	低	低	低	高	高	2～20/(mg·d⁻¹)
氟奋乃静癸酸酯（FD）	低	低	低	高	高	12.5～50mg/2周
硫杂蒽类（thioxanthenes）						
氯丙噻吨（chlorprothixene）	高	高	中	中	高	50～600/(mg·d⁻¹)
氟哌噻吨（flupenthixol）	低	低	低	高	高	2～12/(mg·d⁻¹)
氯哌噻吨（clopenthixol）	中	中	中	高	高	20～150/(mg·d⁻¹)
丁酰苯类（butyrophenones）						
氟哌啶醇（haloperidol）	低	低	低	高	高	6～20/(mg·d⁻¹)
癸氟哌啶醇（HD）	低	低	低	高	中	50～200mg/4周
五氟利多（penfluridol）	低	低	低	高	中	20～100mg/周
苯甲酰胺类（benzamides）						
舒必利（sulpiride）	低	低	低	中	高	200～1 500/(mg·d⁻¹)
第二代抗精神病药						
5-HT₂ₐ/D₂ 受体拮抗剂						
利培酮（risperidone）	低	中	低	中	高	2～6/(mg·d⁻¹)
帕利哌酮（paliperidone）	低	中	低	中	高	3～12/(mg·d⁻¹)
齐拉西酮（ziprasidone）	低	中	低	低	低	40～160/(mg·d⁻¹)
多受体拮抗剂						
氯氮平（clozapine）	高	高	高	低	低	100～500/(mg·d⁻¹)
奥氮平（olanzapine）	中	中	中	低	低	5～20/(mg·d⁻¹)
喹硫平（quetiapine）	中	高	中	低	低	150～800/(mg·d⁻¹)
DA 受体部分激动剂						
阿立哌唑（aripiprazole）	低	中	低	低	低	5～30/(mg·d⁻¹)
D₂/D₃ 受体拮抗剂						
氨磺必利（Amisulpride）	低	低	低	中	高	100～800/(mg·d⁻¹)

食增加，精神分裂症患者常选择高脂肪、高糖的食物而导致药源性肥胖，一些非经典抗精神病药对多巴胺和 5- 羟色胺受体的阻断作用也会引起食欲增加；④导致血瘦素（leptin）水平升高以及产生瘦素抵抗：leptin 由脂肪细胞产生，作用于下丘脑导致食欲下降；肥胖的人常常对 leptin 的作用产生抵抗。目前对肥胖和糖尿病的治疗与预防主要通过生活方式干预和药物干预的方法。行为干预方法有运动疗法和饮食控制，行为干预治疗能使患者摄食减少、活动增加，从而能减轻患者的体重。口服降糖药二甲双胍能增加肌肉组织对葡萄糖的摄取，从而达到减轻体重和改善胰岛素抵抗的作用。目前多数治疗指南推荐使用二甲双胍联合行为干预治疗体重增加与代谢综合征。

三、根据发作与病程制订治疗方案

（一）首发患者

首发患者的治疗非常重要，它直接关系到患者的预后和康复。应该做到：①早发现、早确诊、早干预、早治疗；②积极采用全程治疗的概念；③根据精神症状的特点及经济状况，尽可能选用疗效确切、症状作用谱广泛、不良反应轻、便于长期治疗、经济上能够负担的抗精神病药物；④积极进行家庭健康教育宣传，争取家属重视、建立治疗联盟，配合对患者的全程治疗。选择适合患者的药物与疾病教育对维持治疗的依从性非常重要。

（二）复发患者

对复发患者，要了解患者复发的原因，特别注意患者是否有治疗依从性不良的情况，了解患者停药的因素。选用药物开始治疗前仔细了解过去的用药史，参考患者既往疗效最好的药物和有效剂量，了解以前服药出现的不良反应及对药物的偏好，在此基础上可适当提高药物的剂量和适当延长疗程，如果有效则继续治疗；如果治疗无效，应考虑换药或合并用药。复发患者的维持治疗应尽可能延长。同时进行家庭教育，宣传长期治疗的意义，以取得患者和家属的积极配合，提高服药依从性，有效预防复发。维持治疗中推荐使用安全性高且耐受性好的抗精神病药物，及时处理药物不良反应，提高患者药物治疗的依从性。治疗依从性差导致疾病多次复发的患者考虑使用长效剂型。

（三）慢性精神分裂症治疗

患者病情反复发作，症状控制不理想，导致患者的病程迁延发展成慢性，症状未能完全控制，常残留阳性症状及情感症状包括抑郁及自杀。阴性症状和认知功能受损是慢性精神分裂症患者的主要临床表现，且多伴有明显的社会功能缺陷。治疗中应注意：①进一步控制症状，提高疗效。可采用换药、加量、联合治疗等方法治疗顽固的阳性症状和阴性症状，阴性症状是治疗的难点。②加强随访，以便随时掌握病情变化，调整治疗。③进行家庭教育，强化患者及其家属对治疗的信心。④特别要加强社会功能训练，例如：家庭作用训练，各种工疗训练，人际交往训练等。

（四）难治性精神分裂症患者的治疗

1. **难治性精神分裂症的概念**　指按通常方法进行治疗而不能获得理想疗效的一部分患者。包括：过去五年对三种药物剂量和疗程适当的抗精神病药（三种中至少有两种化学结构是不同的）治疗反应不佳；或不能耐受抗精神病药的副作用；或即使有充分的维持治疗或预防治疗，病情仍然复发或恶化的患者。

2. **避免难治性精神分裂症发生的方法**　改善治疗依从性，有文献报道精神分裂症患者对药物治疗的依从性是比较差的，估计 40%～65% 的患者依从性不好，尤其是门诊患者的过早停药，药物所致的运动障碍是患者自行停药的主要原因。有效提高依从性的措施包括：①使用适宜的药物剂量；②使用副作用小的第二代抗精神病药；③依从性差的患者可使用长效制剂；④提高对长期用药的认识与依从性；⑤减少合并用药：临床上合并用药是很普遍的现象，但不建议合并用药。因为这会使情况变得非常复杂。除非有证据表明合用药物对患者是有益的。

3. **难治性精神分裂症的治疗**

（1）氯氮平治疗：氯氮平是目前公认的治疗难治性精神分裂症最有效的药物。常规治疗剂量：200～600mg/d。疗程一般在 3 个月以上。如果单一服用氯氮平仍不能获得满意疗效时，或者出现明显的、无法耐受的副作用时，应合并用药或换药。

（2）其他非典型抗精神病药治疗：在不能耐受氯氮平治疗的难治性精神分裂症患者也可以考虑使用其他新型非典型抗精神病药物，在一些利培酮与氯氮平治疗难治性患者的对照研究中，利培酮与氯氮平的疗效相当或略逊于氯氮平。奥氮平在较高剂量（30mg/d）时，也能改善难治性患者的症状，但在高剂量时不良反应如 EPS、体重增加和糖脂代谢异常的发生率也会相应增加。喹硫平、齐拉西酮等非典型抗精神病药尚缺乏治疗难治性精神分裂症的对照研究，疗效尚需进行验证。临床上也可以考虑两种非典型抗精神病药联合使用或传统抗精神病药与非典型抗精神病药联合使用来治疗难治性精神分裂症，有时也能使部分难治性患者的症状改善。

（3）合用增效剂或辅助治疗：在原用抗精神

病药的基础上加用抗抑郁药或锂盐。精神分裂症患者常常伴有抑郁症状，而且难以与阴性症状和EPS（尤其是静坐不能）鉴别。加用抗抑郁药对部分患者是有效的，但同时要权衡是否会影响精神症状。有研究证实合用锂盐可以促进精神症状的改善。

（4）改良电休克治疗（MECT）：MECT大约能缓解5%～10%难治性精神分裂症的症状，但改善往往是短暂的，症状又会重现，所以需要较长的持续治疗。要特别注意MECT带来的记忆损害。

四、非药物治疗的研究

非药物治疗包括心理治疗与物理治疗，物理治疗方法主要有改良电休克治疗（MECT）、重复经颅磁刺激（repeated transcranial magnetic stimulation，rTMS）及经颅直流电刺激（transcranial direct current stimulation，tDCS）。这些治疗方法目前主要用于难治性精神分裂症的辅助治疗。

重复经颅磁刺激（rTMS）具有无痛、无创、操作简便和安全可靠等优点，在临床上，rTMS能影响认知功能、言语功能和情绪等，也被用于精神分裂症的治疗。用高频10Hz的rTMS刺激左侧前额叶，发现rTMS对患者的焦虑、紧张、坐立不安有效，同时对精神分裂症患者的阴性症状也有效，初步提示左侧前额叶是阴性症状的治疗区域。低频rTMS（通常是1Hz）被用来治疗幻听，已经被一些研究证实，但是也有与之相矛盾的结果。因此，有必要进行设计良好的研究进一步验证其治疗阴性症状、认知症状、顽固性幻听的疗效。

经颅直流电刺激（tDCS）是近年来发展起来的新型物理干预手段，具有非侵入性特点，利用恒定的低强度直流电调节大脑皮层神经元活动，目前一些研究揭示该技术可以改善或提高精神疾病患者的认知功能，也有少数针对幻觉妄想等精神病性症状的研究。有一项研究纳入了28例持续存在言语性幻听，且长期治疗效果欠佳的精神分裂症患者。患者随机接受为期4周的tDCS真刺激治疗或伪刺激治疗，刺激电流为2mA，其中阳性电极置于左侧前额叶，阴性电极置于左侧听觉中枢/左侧颞顶联合区。应用阳性和阴性症状量表（PANSS）、幻听评定量表（auditory hallucina-

tions rating scale，AHRS）、临床总体印象量表评定患者的精神症状及MATRICS认知成套测验（MCCB）评定患者的认知功能。此外，还应用听觉灵敏度等来测试安全性。结果发现tDCS对顽固性幻听具有一定改善作用，虽然效应值不大，但具有极大的临床意义，值得进一步探索。因此，对精神分裂症患者有必要开展对刺激部位、刺激强度及治疗时间等治疗参数的进一步研究，还需要研究tDCS与药物联合应用的可能性。

五、治疗研究方法学的探讨

精神分裂症的治疗目的是缓解症状，预防复发与慢性化，减少社会功能损害，促使患者回归社会。所以需要综合治疗与康复的治疗模式，但目前治疗棘手的问题主要有：阴性症状与认知症状的治疗效果不理想，预防复发和回归社会的效果也不理想。研究理想的综合治疗与干预模型是当务之急，这里介绍两个大型研究，希望在此基础上发展更好的研究。

（一）抗精神病药物治疗有效性的研究

"临床抗精神病药干预效果试验"（the clinical antipsychotic trials of intervention effectiveness，CATIE）是由美国国立卫生研究院资助的一项大样本前瞻性研究。研究于2000年12月开始在美国的57个试验中心进行。

1. 研究背景 新型抗精神病药（氯氮平、奥氮平、喹硫平、利培酮、齐拉西酮）的不断出现，使人们对精神分裂症的治疗有了更大信心，因为药物的疗效更佳及耐受性更好。但在进行CATIE研究之前，还没有充分的证据表明，这些昂贵的新型抗精神病药与那些老药或第一代抗精神病药相比较，是否可以在有效性（effectiveness）方面存在差异，也就是指在疗效、耐受性、安全性、治疗依从性、药物治疗经济学等方面是否存在差异。

CATIE研究的重点是考察药物有效性及更为全面的结局，药物成本-效果分析，影响药物的外部因素，药物治疗依从性，药物对共患其他精神障碍、合并药物滥用或躯体疾病患者的效果。

2. 研究方法

（1）研究对象：为使本研究结果具有更广泛的代表性，研究者制订的入组标准较宽，合并躯体疾病及其他精神障碍及合并用药的患者也包含在内,而排除标准则较少。研究对象为慢性或复发性精神分裂症患者,首发或难治性精神分裂症被排除在外。

入组标准:患者年龄 18～65 岁;符合 DSM-Ⅳ 精神分裂症诊断标准;能够接受口服抗精神病药治疗;患者必须有足够的决定能力参与本研究,必须提供受试者知情同意书。

(2)研究设计:CATIE 项目研究目的是探讨干预的有效性,因此,在设计本研究时采用了实效性临床试验的方法(pragmatic RCT)。实效性临床试验用来回答在现实条件下干预措施的有效性。在现实条件下,精神分裂症患者接受服务的水平不一,可能共病有其他精神障碍、躯体疾病或物质滥用,对于治疗的依从性也不确定。但是实效性临床试验也是可以采用双盲的方法。

CATIE 项目是一项多阶段随机对照研究(表8-4-2),入组 1 500 例慢性精神分裂症患者随访18 个月,包括 3 个治疗阶段和 1 个自然随访阶段。如患者能够继续入组时的治疗方案,则被随访治疗 18 个月。如某一阶段治疗失败,则进入下一阶段接受新的治疗。在第一及第二阶段,治疗均为双盲,但氯氮平除外,因为氯氮平需要监测白细胞。

第一阶段为随机双盲研究,患者都被要求使用一种典型抗精神病药物(奋乃静)或四种非典型抗精神病药物中的任意一种(奥氮平、喹硫平、利培酮、齐拉西酮)。有 TD 的患者绕过阶段(不随机到奋乃静),而被安排到奥氮平、喹硫平、利培酮、齐拉西酮任一种药物治疗(阶段 A)。在第

一阶段,服用奋乃静中断的患者随机到奥氮平、喹硫平、利培酮三种药物之一治疗(阶段 B)。

第二阶段,在阶段 A、B 中接受非典型抗精神病药治疗中断患者,推荐以下两种方案之一治疗。

第一种方案:以 50∶50 比例随机到齐拉西酮或一种非典型抗精神病药(奥氮平、喹硫平、利培酮),非典型抗精神病药为该患者在第一阶段未使用过的药物。

第二种方案:以 50∶50 比例随机到氯氮平或一种非典型抗精神病药(奥氮平、喹硫平、利培酮),非典型抗精神病药为该患者在第一阶段未使用过的药物。服用非典型抗精神病药因疗效不佳而中断患者,优先进入本研究。

第三阶段为开放研究,研究者分析第一阶段及第二阶段中断的原因,由医师及患者共同选择治疗药物。在此阶段选择用下列药物中的一种进行开放治疗:氟奋乃静癸酸酯、奥氮平、奋乃静、喹硫平、利培酮、齐拉西酮、阿立哌唑(该药只在第 3 阶段使用),或上述药物中的任意两种。

(3)治疗药物包括:一种典型抗精神病药物(奋乃静)或四种非典型抗精神病药物(奥氮平、喹硫平、利培酮、齐拉西酮)。开放阶段增加了氯氮平、氟奋乃静癸酸酯、阿立哌唑。药物剂量:奥氮平 7.5～30mg/d,喹硫平 200～800mg/d,利培酮1.5～6mg/d,齐拉西酮 40～160mg/d,奋乃静 8～32mg/d,氟奋乃静癸酸酯 12.5～50mg/2w,氯氮平200～600mg/d,阿立哌唑 10～30mg/d。在本研究中,将上述药物制成外形相同的胶囊,每颗胶囊剂量:奥氮平 7.5mg 或喹硫平 200mg 或利培酮

表 8-4-2 CATIE 的设计流程

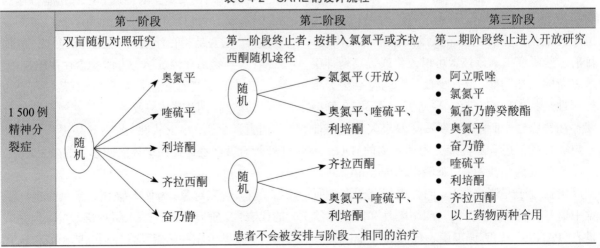

	第一阶段	第二阶段	第三阶段
1 500 例精神分裂症	双盲随机对照研究 → 随机 → 奥氮平 / 喹硫平 / 利培酮 / 齐拉西酮 / 奋乃静	第一阶段终止者,按排入氯氮平或齐拉西酮随机途径 随机 → 氯氮平(开放) / 奥氮平、喹硫平、利培酮 随机 → 齐拉西酮 / 奥氮平、喹硫平、利培酮	第二期阶段终止进入开放研究 • 阿立哌唑 • 氯氮平 • 氟奋乃静癸酸酯 • 奥氮平 • 奋乃静 • 喹硫平 • 利培酮 • 齐拉西酮 • 以上药物两种合用
		患者不会被安排与阶段一相同的治疗	

1.5mg 或齐拉西酮40mg 或奋乃静8mg。因此处方时每天1～4颗胶囊。

（4）结局指标：本研究的主要结局指标为所有原因导致的停药率（all cause treatment discontinuation）和停药前用药时间（time to discontinuation, TTD），次要结局指标包括临床症状的改善、药物安全性、社会功能、认知功能、生活质量、药物经济学指标等。次要指标包括临床症状、药物安全性、社会功能、认知功能、生活质量及药物治疗费用等。引起停药的原因包括：疗效不佳，不能耐受不良反应，患者不能或拒绝继续服用所研究的药物及与研究管理相关的原因（如患者搬离研究所在区域）。如果研究结果显示不同药物间停药率存在差异，进一步分析停药的主要原因。

3. 研究结果 CATIE 研究在57个观察点对1 493名精神分裂症患者进行了历时18个月的观察。研究发现，奥氮平的停药前平均治疗时间为9.2个月，喹硫平为4.6个月，利培酮为4.8个月，齐拉西酮为3.5个月，奋乃静为5.6个月。奥氮平的治疗时间最长，奋乃静次之。服用奥氮平的患者因复发住院的情况比服用其他药物的患者少。各组的阳性症状和阴性症状量表（PANSS）总分都随时间延长而改善，但服用奥氮平的患者在最初阶段改善的幅度更大。研究还发现，服用奥氮平的患者与服用其他抗精神病药物的患者相比，体重增加比较多见，糖和脂质代谢指标异常升高。因不良事件而停止服用奥氮平的患者中，较多患者是因为体重增加和代谢事件而停药。因此，即使在停药率最低的一组（即服用奥氮平的患者）中，一半以上的患者也在18个月内停止了治疗。使用奋乃静后引起的锥体外系不良反应，如行动减缓、身体僵硬、肌肉震颤等，并没有明显多于另外几种新药，患者对奋乃静的耐受性与另外4种新药相当，其疗效与喹硫平、利培酮和齐拉西酮相当。

第二阶段研究结果1：随机对照比较奥氮平、喹硫平、利培酮及齐拉西酮对在第一阶段中非典型抗精神病药治疗中断者的疗效。共444例患者被随机分配到另一种非典型抗精神病药。结果发现停药前平均治疗时间，利培酮7.0个月，奥氮平6.3个月，喹硫平4.0个月，齐拉西酮2.8个月。在以前治疗中因疗效不佳中断的184例患者中，奥

氮平较喹硫平及齐拉西酮更有效，利培酮较喹硫平更为有效。但在因耐受性而中断的168例患者中，3药差异无统计学意义。作者认为，因非典型抗精神病药治疗中断的慢性精神分裂症患者，利培酮及奥氮平较喹硫平及齐拉西酮更有效。

第二阶段研究结果2：随机对照比较奥氮平、喹硫平及利培酮对因奋乃静治疗中断者的疗效。114例第一阶段分配于奋乃静且治疗中断的精神分裂症患者进一步双盲随机接受奥氮平、喹硫平或利培酮之一种药物治疗。结果显示：停药前平均治疗时间喹硫平9.9个月、奥氮平7.1个月大于利培酮的3.6个月。作者认为，因奋乃静治疗中断的慢性精神分裂症患者，喹硫平及奥氮平比利培酮更有效。

CATIE 项目比较了奥氮平、奋乃静、喹硫平、利培酮和盐酸齐拉西酮对817例慢性精神分裂症认知功能的影响，主要指标为治疗2个月后的神经认知综合评分的改变，次要指标为继续治疗6个月及18个月后认知功能评分的改变。结果显示神经认知综合评分从基线至2个月时各个治疗组均有较小改善，并且治疗组之间无总体差异。神经认知综合评分改善也见于6个月和18个月时，6个月时改善较小，18个月后奋乃静组改善程度大于奥氮平及利培酮。经过2个月治疗，认知功能均有改善，尽管改善程度较小。不同药物间没有显著性差异。

CATIE 项目采用生活质量量表评价上述药物对慢性精神分裂症患者心理社会功能结局的影响。455例患者完成了一年的随访研究，一年后患者的心理社会功能均有一定程度的改善。在6个月、12个月及18个月，各组生活质量量表总分及分量表分较基线变化值均无显著性差异。在各研究阶段，各药物组心理社会功能均有一定程度的改善，在6个月、12个月及18个月改善程度差异无显著性。心理社会功能改善有赖于心理社会康复治疗。

CATIE 项目根据第一阶段的研究数据，完成了奋乃静与第二代抗精神病药的治疗精神分裂症的成本-效果分析。成本分析包括治疗药物的费用及健康服务利用情况。根据PANSS 分量表分及不良反应计算质量调整生命年（QALYs）。研究发现：18个月后奋乃静组及非典型抗精神病药组

QALYs、PANSS 总分及生活质量均有中等程度改善，但两组差异无显著性。奋乃静组月平均费用较非典型抗精神病药组低 300～600 美元，主要因为奋乃静组药费较低。服用奋乃静治疗分裂症的花费少于非典型抗精神病药，但治疗效果两者无显著差异。

4. 研究特点及存在问题 CATIE 项目由美国国立卫生研究院资助的一项大样本前瞻性研究，采用了实效性临床试验的方法，具有研究时间长，评估指标客观、评估内容全面，研究对象的代表性较好（较宽的入组标准）等特点。因此，其研究结果能够反映现实临床条件下药物的治疗效果，研究结论能够较好推广到临床一般人群，较其他研究更能指导临床。但是有学者对本研究也提出了一些问题。如药物剂量，研究持续时间、遗传学及依从性等问题。

本项目的药物经济学研究部分也有人提出疑问。如本研究对象没有限定为急性发作的精神分裂症患者，实际情况是这些患者的治疗与国家公共医疗补助系统或医疗保险政策密切相关。研究的三个阶段所得到的结果存在一些互相矛盾之处，药物之间的疗效并没有发现存在优劣，而不良反应各有特点，以停药率作为反映有效性（effectiveness）的指标虽然结合分析了疗效与不良反应，但也未能证明孰优孰劣。最重要的发现是抗精神病药物治疗，包括非典型抗精神病药物有很高的治疗中断率，中断率从 64%～82%，平均 74%。因此，提高患者治疗的依从性是药物成功治疗的关键因素，提高治疗依从性有药物本身的因素（有效性、安全性、耐受性、经济性与服药的便利性），综合性社会心理治疗干预也是十分重要的。

（二）美国首发精神分裂症康复管理项目"导航"模式的启示

2008 年，美国国家精神健康研究所（National Institute of Mental Health，NIMH）启动了一项"首发精神分裂症康复管理（recovery after an initial schizophrenia episode，RAISE）"的大型研究项目。该项目研究目的之一是在"真实世界"研究下寻找适合美国医疗支付体制的、为首发精神分裂症患者提供早期有效的治疗康复模式。"NAVIGATE"模式是该项目下的子项目，在英文意为"导航"，是依据美国国情设计、帮助首次发作的精神分裂症患者及其家属成功地找到恢复精神健康和社会功能的方式，并获得精神卫生系统中所需服务的一个综合项目。

1. NAVIGATE 模式的四种治疗方式

（1）个性化的药物治疗（individualized medication treatment）：NAVIGATE 的药物治疗遵从于共同决策。这种共同决策基于一个名为 COMPASS 的程序，该程序是 NAVIGATE 团队针对为首发及早期患者提供用药指南而开发的计算机化临床决策支持系统。COMPASS 程序根据输入的患者的信息（症状、服药后的副反应、患者对治疗的偏好及其他问题）提供用药指南，将不同的备选药物进行分级，由处方医生与患者及家属共同讨论后制订个性化的治疗方案。

（2）支持就业和教育（supported employment and education，SEE）：支持就业和教育的主旨是帮助首发或早发精神分裂症患者实现他们的职业或教育的目标。与通过广泛评估并给予泛化的职业前期强化培训的传统康复方法不同，SEE 专家首先与患者共同确定他或她对工作和学校目标的个人喜好，包括职业兴趣，支持患者在自己感兴趣的领域中拓展，并在患者的工作或学习中提供长期的支持以达到自己的目标。

（3）个人心理弹性训练（individual resiliency training，IRT）：个人心理弹性训练的目标是帮助患者提高对疾病的自我管理和提高心理社会功能。每周 1 次或两周 1 次在临床医生的指导下完成，通过帮助患者提高个人的心理弹性、如何管理自己的疾病及提高自己的社会功能来更好地达到个人目标。IRT 由 7 个标准化的模块及 7 个个性化的模块共同组成，前 7 个标准模块分别为 IRT 简介、初始目标的设定、精神疾病的教育、预防复发的计划、处理精神病性症状发作、开展适应力标准的课程和建立通往目标的桥梁。后 7 个模块依据患者的具体情况而进行个性化的设定，包括有：处理负性体验、应对症状、避免物质滥用、建立和发展令人愉快的人际关系、对吸烟问题做出选择、注意营养和锻炼、开展个人心理弹性训练。

（4）家庭教育（family education program）：患者的家人在治疗同盟中起到重要的作用，家人可以为患者提供社会支持和对患者产生潜在的影响。在 NAVIGATE 计划中，家庭工作分为四个阶段：①参与、导向和评估；②帮助稳定和恢复；③巩固治疗成果；④康复期后。

2. NAVIGATE 模式的社会效益　自 NAVIGATE 模式试行以来，Raise 项目在美国的 21 个州共 34 个研究中心共纳入了 404 名患者进行了大规模的随机对照研究，以评估 NAVIGATE 的社会效益。通过两年的随访显示，NAVIGATE 模式中患者总体的远期康复率、对治疗的依从性、社会功能的恢复、PANSS 总分和抑郁分量表分的改善程度远优于传统的社区康复模式。

NAVIGATE 模式对首发精神分裂症患者的工作及就业状况的改善与对照组相比具有显著性差异，NAVIGATE 组的参与工作或上学人数的比例增长率为 58.2%，而对照组的增长率仅为 6.1%。对于参加 NAVIGATE 组的个体而言，患者每个月回归工作和学习的比例较上个月增加 1.9 倍。此外，共同决策这一原则让临床医生在用药上更遵循治疗指南，更具有科学性及规范性，90% 以上患者的用药是医生通过指南推荐并与患者及家属沟通后选择的，共同决策后再使用药物同时也增加了患者对所有治疗的依从性，NAVIGATE 组患者接受药物治疗的平均月数为 23 个月，长于对照组仅 17 个月的治疗平均月数。NAVIGATE 注重与患者社会支持人员结成治疗同盟，将家庭教育列入治疗方式，这一理念符合之前的文献报道以及 Raise 研究中关于家庭教育重要性的研究结果，即家庭成员的积极参与有助于患者疾病转归。

3. 建立符合中国国情的康复模式　美国的 NAVIGATE 模式没有照搬其他国家现成的模式，而是纳入自己的治疗技术并改良其他国家的模式而制订。我国目前对早期精神分裂症的识别、诊断、治疗及康复的技术已较成熟并在临床上证明有效，同样可以借鉴国外的模式，植入自身运用成熟的防治技术，建立符合我国国情的康复模式。虽然 Raise 研究中表明，NAVIGATE 模式中成本效益值大于传统康复模式，但与美国昂贵的人工成本不同，我国的人工成本相对低下，故通过增加人工投入达到康复效果的模式在我国切实可行。此外，与美国大部分的精神分裂症患者居住于社区或各个康复中心的情况不同，我国的患者绝大部分除住院外绝大部分与家属共同居住，这为康复模式中家属参与对患者的评估及治疗提供了更有利的条件，家庭成员参与治疗与康复过程的共同决策这一方式，值得考虑借鉴。

（赵靖平）

第五节　研究的热点与重点方向

一、诊断技术的发展

自 20 世纪末以来，由于生命科学的飞速发展，一些新技术、新方法的广泛运用，人类对有些疾病的认识已达到分子水平。精神分裂症的诊断一直依据临床症状，缺乏生物学标记物的诊断指标。因此，尚有待于脑影像学、基因芯片、蛋白质组学、脑电生理等技术与生物信息分析技术的创新与发展，结合神经生理、神经生化、神经药理、神经解剖、内分泌、神经认知等方面的生物学标记的研究结果，有针对性地研究可能与精神分裂症有关的神经递质、受体、脑影像结构特征与功能连接等，这些阳性发现可能具备精神分裂症的诊断、预测和监控的效能，用于精神分裂症发病危险度的早期预测或用于治疗疗效预测。

生物精神病学对于神经功能失常与特定精神神经障碍的关联研究正处于快速发展阶段，如：代谢率和皮层血流反映神经冲动模式（neuronal firing patterns）（也能反映受体的功能状态），可通过 PET 对此方面进行活体观察。神经递质受体也可用选择性药物探针进行间接研究，选择性药物探针可引起激素释放入血，而激素可被测量，这些可作为脑受体被激动的反映。脑结构与功能连接异常可用 MRI 检查。脑电活动功能性异常可用脑电图（EEG）、诱发电位（evoked potentias）或脑磁图进行检查。基因物质可以利用各种不同的躯体组织进行研究，因为所有细胞（包括脑细胞）都包含有相同的 DNA。所以某个细胞的 DNA 异常表明同种异常也存在于脑细胞 DNA 中。多组学与多模态的研究技术的发展与应用将有助于发现精神疾病包括精神分裂症的生物学诊断基础与发病机制。

二、新型抗精神病药物发展

（一）改变基因变异研发的药物

相当多的证据表明，精神分裂症的发生与多个染色体区有关。精神分裂症的多基因特征及有效药物的多作用机制表明需要广泛的途径去确定作用的靶受体。通过对正常人与患者脑组织的比较能提供异常基因表达的"疾病信号"。而"药物信号"则是人类或动物神经元经过精神药物治疗所引起的基因表达的变化，以及动物或人类经过这些药物的慢性治疗后的结果。从"疾病信号"和"药物信号"中选择的基因能产生一系列作用靶，这些作用靶的改变能较好地预测疾病的特征及有效治疗药物的选择。应用多参数高产出的筛选方法（multi-parameter high throughput screening, MPHTS）来评估培养的细胞对多种候选药物的 mRNA 表达类型，这些药物能够使精神分裂症患者异常改变的基因变得正常，也能很好的解释精神分裂症潜在的病因学机制。

（二）与谷氨酸递质和受体有关新药的研发

在精神分裂症和双相障碍患者脑内一致性地发现有谷氨酸脱羧酶的同工酶 GAD（67）的表达下降。GAD（67）水平将成为精神病易患性的一个替代标志，升高 GAD（67）的表达水平可能作为精神疾病治疗的新的作用靶。动物研究表明：激动 $mGlu_{2/3}$ 受体能使特定脑区（前额叶/边缘系统）的谷氨酸能神经突触释放谷氨酸减少，这一现象表明 $mGlu_2$ 和/或 $mGlu_3$ 受体的功能是抑制谷氨酸兴奋，同时也说明这样一个机制，即病理状况下的谷氨酸兴奋性降低可能源于谷氨酸释放过多所致。由于 PCP 具有拟精神病的作用，过度或病理性的谷氨酸释放与精神病有关。动物实验表明，$mGlu_{2/3}$ 受体激动药，如 LY354740 和 LY379268 对 PCP 引起的行为反应有阻断作用，且这种阻断作用能被小剂量的选择性 $mGlu_{2/3}$ 受体拮抗药所拮抗，这一现象表明这些作用是通过 $mGlu_{2/3}$ 受体调节。另外，$mGlu_{2/3}$ 受体激动药潜在性地抑制鼠前额叶皮层谷氨酸的释放，其机制是通过作用于 $5\text{-}HT_{2A}$ 受体所诱发的突触后兴奋（EPSPs）反射性地引起，这一作用同样能被选择性的 $mGlu_{2/3}$ 受体拮抗药所阻滞。非典型抗精神病药，如氯氮平在脑区也能抑制 5-HT 诱导的突触后兴奋（EPSPs），表明非典型抗精神病药物和 $mGlu_{2/3}$ 受体激动药有共同的作用通路。由于谷氨酸功能异常与精神分裂症的症状和病因学机制有关，对 $mGlu_{2/3}$ 受体激动药的临床研究很有必要，有可能成为一类新的抗精神病药物。精神分裂症可能由于 NMDA 受体功能低下所致，谷氨酸通路、谷氨酸的代谢酶与受体、AMPA、NMDA 受体被认为与精神分裂症的病因学有关。NMDA 受体拮抗药，如氯胺酮、PCP 等能产生精神分裂症的所有症状和生理表现，这一观察结合生化研究提示 NMDA 受体活性不足与精神状态有关，通过激动 NMDA 受体上的氨基乙酸 B（GLYB）位点的药物很有可能成为新的抗精神病药物。

三、早期诊断与干预的发展

（一）早期诊断及早期治疗的探索

目前的研究显示，从出现前驱期精神病症状到开始治疗的时间间隔（drug under-treat period, DUP）为 2~5 年，DUP 的长短与结局密切相关，DUP 越短，即越早开始治疗，患者的预后与结局更好，社会功能越完善。但目前没有能确定治疗开始的标准的确切指标，需要发现一些生物学标记能用于预测发病的危险度以确定是否能进行早期治疗干预，还可使用这些生物学标记对疗效进行监控和预测。

（二）对儿童精神分裂症的治疗

在儿童和青少年为主的首发精神分裂症治疗中必须适应广泛的临床需要，保证获得最佳预后，提供满意的疗效、恢复社会功能、减少疾病的负担。需要考虑的因素有临床症状的改善、耐受性、日常功能的恢复、主观感受、家庭/社会负担和治疗的依从性。大量研究显示，儿童和青少年对抗精神病药物治疗的副作用更敏感。发育的变化无疑会影响治疗反应、药物耐受性和依从性。因此，对于儿童和青少年既要考虑临床疗效又要关注药物治疗对神经和精神发育的影响。

四、发展社会心理干预方法以改善精神分裂症的预后

心理社会干预（psychosocial intervention）是治疗精神分裂症的另一种重要手段。它是指应用心理学和社会学的方法、策略及技巧，减轻或

消除患者在认知、心理和社会方面的功能损害以及因病造成的残疾和功能障碍，促进患者重返社会。研究证实药物结合心理社会干预可以降低复发率、促进功能恢复、提高生活质量，改善结局。

（一）家庭干预

30%～60%的精神分裂症患者与家庭成员生活在一起，家庭对于患者的康复非常重要，这就需要对精神分裂症家属进行教育、指导与支持。家庭干预（family intervention）主要采用家属教育与解决问题训练相结合的方法，主要目的是降低家庭内的应激与疾病复发危险性。干预的内容有：①提供基本的疾病知识及管理本病的心理教育；②与精神分裂症治疗小组及照料者合作；③增加家庭成员参与和解决问题的能力；④减少家庭愤怒与内疚情感的表达；⑤减轻家庭成员的心理应激和负担。目前发展出了许多种家庭干预的模式，如单个家庭干预、集体家庭干预、家庭危机干预等。家庭干预主要结局指标为预防疾病复发与减少再住院。Glynn总结了11项包含895名精神分裂症患者及其家属家庭干预的随机对照研究发现接受家庭干预患者其2年积累复发率为28.0%，显著低于只接受标准治疗患者（2年积累复发率为63.3%）。接受家庭干预的患者依从性好，没有发现家庭干预的疗效与家庭特征（如高情感表达）和患者的特征（如起病年龄）有关。

（二）社会技能训练

精神分裂症患者、特别是有大量阴性症状的患者，常常存在社会功能、工作能力等方面的障碍。社会技能训练（social skill training）主要应用学习的理论，纠正患者在日常生活、就业、休闲、交往等方面问题，提高或重获他们的社会技能。社会技能训练包括基本模式和社会问题解决模式。基本模式，也叫运动技能模式，是把复杂的社会问题分解为几个简单的部分，治疗师反复讲解、演练以及患者角色扮演。多项研究证实基本模式对改善特殊社会技能有效，疗效可以持续12个月。社会问题解决模式包括几方面问题解决，如药物管理、症状处理、娱乐、基本交流、自我照料等。Marder等比较了问题解决模式与支持疗法2种干预措施的强度、频率及时间对精神分裂症结局的作用，结果发现，2年后接受社会问题解决模式训练的患者较接受支持疗法的患者表现出更好的社会适应性。Liberman等给予精神分裂症患者6个月的问题解决模式训练或同等强度的职业治疗并随访2年，结果表明，接受问题解决模式训练的患者有3项独立生活技能得到了明显改善，与职业治疗组差异显著。Hogarty进行了一项较大样本的社会技能训练研究发现，社会技能训练对于预防复发具有一定的疗效。

（三）职业康复训练（vocational rehabilitation）

由于社会歧视和功能损害等原因，精神分裂症的竞争性就业（拥有稳定的社会工作，而不是就业于康复机构）率少于20%。近10年来，精神卫生工作者与公共卫生决策者通过开设庇护工场和组织就业前培训项目帮助精神分裂症患者发展他们需要的职业技能。这些技能包括学习一些与工作相关的正式或非正式制度（如休假与病假制度、如何认识自己的上级、为什么要按时上班）以及完成特殊任务的技能，其目标是增加患者竞争性就业的机会。研究发现传统的职业康复模式（训练与安置模式）可以促进患者适应庇护工厂的工作，但是对获得社会稳定工作的效果不明显。因此有学者发展了安置与训练模式，这种方法重点是尽最大可能支持竞争性就业。有3项支持性就业训练项目的随机对照研究，将支持性就业作为主要结局指标，结果显示，支持性就业训练较对照干预在促进患者就业方面具有优势，技能性项目组平均就业率为65%，而采用其心理社会干预的对照组为26%。支持性就业训练对非就业纬度的效果不明显。

（四）认知行为疗法

近20年来，认知行为疗法（cognitive behavioral therapy，CBT）开始应用于治疗精神分裂症，特别是对于那些药物治疗仍残留精神症状的患者。治疗主要目标是针对药物不能消除的症状，减轻幻觉与妄想症状及这些症状产生的困扰。精神分裂症的认知行为疗法大致步骤如下：①建立并维持良好的治疗关系，形成治疗联盟，以及对患者进行评估；②针对导致症状持续存在的因素，发展应对策略；③应用"应激易感模式"帮助患者理解疾病及其症状；④帮助患者应对幻听和妄想等症状，减轻症状带来的应激与困扰；⑤识别患者的自动思维，处理患者的情感症状与对自我的负性评价；⑥发展应对症状恶化的策略，降低复发危险性，改善患者社会功能。认知行为疗法分为个体治疗与小组治疗两种形式，以个体认知行为疗法为主，小组认知行为疗法需要有经验的治疗师才能完成。精神分裂的认知行为疗法有时间限定，通常患者需要接受每次 15～45 分钟，每周 1 次或每 2 周 1 次，共 15～20 小时的治疗，对于难治性患者则需要更长的时间。认知行为疗法主要结局作用在于消除精神症状、特别是阳性症状及预防复发方面。

（五）认知康复治疗（cognitive remediation）

认知功能障碍是精神分裂症的核心症状，常见的是记忆、注意、问题解决与执行功能的障碍。认知功能的改善可以带来生活质量的改善，也可以增加其他心理社会干预效果，产生更好的功能结局。可用于改善精神分裂症认知功能的措施包括新型抗精神病药和认知康复技术。认知康复技术可采用个体或小组形式，每位患者接受不少于 10 节、通常超过 20 节的认知康复训练来改善患者认知功能。精神分裂症的认知康复治疗包括几种不同的治疗模式，如认知增强治疗（cognitive enhance therapy，CET），包括重点在记忆、注意及问题解决能力训练和小组形式的社会认知训练两种训练；神经认知增强治疗（neurocognitive enhance therapy，NET），与 CET 相似，还包括工作能力康复；个体执行功能训练（individual executive training），包括认知适应性、工作记忆及计划三方面的训练；以及其他一些认知康复技术。

（六）积极性社区治疗

积极性社区治疗（assertive community training）是由精神病学家、护士、社会工作者和职业治疗师等组成多学科团队，为患者提供治疗、康复和支持性活动。与一般的精神卫生服务相比，积极性社区治疗有几个特点：治疗在社区进行，强调团队服务，提供全面整体服务（包括用药、居住、生活费用以及其他任何与个人成功生活有关的重要因素）。积极性社区治疗中每位治疗者通常负责 12 名患者，而在一般的个案管理中每位治疗者负责的患者多达 30 名。有关积极性社区治疗研究结果较为一致。Wisconsin 比较了采用积极性社区治疗 14 个月与标准治疗的慢性精神障碍患者的疗效，结果显示：在住院率、庇护性就业率、独立生活、家庭负担方面，积极性社区治疗要

优于标准治疗。Bond 等总结 25 项有关积极性社区治疗的随机对照研究显示：与一般社区服务相比，积极性社区治疗降低了患者的住院次数与住院天数，增加了居住稳定性，改善了精神症状与生活质量。

（七）多元化干预

多元化干预（multi-element interventions）是为（首发）精神分裂症患者提供专业化、住院或门诊综合干预服务，重点在于症状的控制与功能恢复。国内进行了"单用抗精神病药物与联合心理社会干预治疗对早期精神分裂症结局的影响——1 年随机研究"，该研究对 1 268 例早期精神分裂症患者中的 633 例患者给予药物以及心理社会干预治疗（包括健康教育、家庭干预、技能训练和认知行为治疗 4 部分）；另外 635 例患者只接受药物治疗。结果显示：①综合治疗组治疗中断率（32.8%）显著低于单用药物组（46.8%）；②综合治疗组复发率（14.6%）显著低于单用药物治疗组（22.5%）；③与单用药物组相比，综合治疗组患者自知力、社会功能、日常生活能力和生活质量等方面也得到了更显著的改善，患者就业（就学）率更高；④两组的不良反应无显著差异。该研究表明，接受综合治疗的患者就业或上学比例明显较高，研究结果支持精神分裂症患者接受药物结合心理社会干预综合治疗较单纯的药物治疗可得到更好的预后结局。特别是在疾病转化为慢性和残疾前的早期阶段，实施药物结合心理社会干预的综合治疗方法可改善其长期预后。

五、精准治疗与人工智能医疗技术的发展

近 5 年来精准医疗备受关注，希望能综合个人的遗传背景、生活环境与行为方式等方面的信息对疾病进行精准的个体化治疗。对精神分裂症来说，目前能用的技术主要是药物基因组学技术，希望通过检测药物代谢酶的基因突变来选择适宜于患者的药物种类与剂量，同时可以用于预测药物不良反应等，但目前还处于初级研究阶段。另外结合个体神经影像或脑电的定向导航 rTMS 技术在改善精神分裂症的幻听方面也在进一步研究阶段。近年来，人工智能技术在精神疾病领域的运用也发展迅速，在影像学、眼动等方

面,运用机器学习等技术能对精神分裂症进行早期识别和区分,达到较高的准确率。同时,人工智能技术也广泛运用到精神分裂症的神经功能康复中,结合可穿戴技术和深度学习技术的社交训练工具能显著提升患者的认知功能和日常生活能力。通过获取高质量的精神疾病临床数据,设计功能明确、贴近临床的人工智能产品能改善精神障碍患者的护理质量,提高医疗流程效率。在精神医学领域中,人工智能正日益成为一股强大的推动力量,促进精神医学的创新改革,实现跨越式发展。

(赵靖平)

第六节　其他精神病性障碍

一、分裂情感障碍

根据 ICD-11 的定义,分裂情感障碍(schizoaffective disorder, SAP)是一种在同一次疾病发作期内同时满足精神分裂症和心境障碍诊断要求的发作性疾病,精神分裂症症状和心境障碍症状可以同时出现或相隔几天出现。典型的精神分裂症症状(如妄想、幻觉、思维形式障碍及被动体验等)与典型的抑郁发作(如情绪低落、兴趣丧失、精力减退)或躁狂发作(如情绪高涨、躯体和精神活动的增加)或混合发作相伴出现。精神运动性障碍,包括紧张症症状群也可出现,症状必须持续至少 1 个月以上。

分裂情感障碍多在青少年期或成年期发病,平均发病年龄为 29 岁,较抑郁症和双相障碍的发病年龄小。男女之比的差别不大,与精神分裂症相似。终身患病率为 0.5%～0.8%。年发病率为 0.3%～5.7%/10 万,相当于精神分裂症年发病率的 1/4。

(一)病因与发病机制

分裂情感障碍的明确病因迄今仍未明确,其本身是否是一类独立的精神疾病目前尚存争议。目前来自神经精神病学、神经影像学、分子神经病学遗传流行病学以及包括激素神经生化和神经心理学检测研究的资料并没有发现精神分裂症、分裂情感障碍、情感障碍之间存在明确的分界。相反,趋同的证据支持精神病性障碍与情感障碍在遗传、病理生理上存在重叠。Meer 等回顾了关于分裂情感障碍的相关研究结果,发现分裂情感障碍和情感障碍有一些相似之处,如 5-HT 重吸收减少,REM 潜伏期缩短及生长激素对可乐定反应迟钝等。Krishnan 等回顾了 DST(地塞米松抑制试验)研究,所有的结果均显示分裂情感障碍介于精神分裂症和情感障碍之间。最近,Wahby 等使用了抑郁症的两种标记物进行研究,通过 DST 和 TRH 催乳素抑制实验,发现分裂情感障碍患者的反应更接近于精神分裂症,与情感障碍相差较大。

分裂情感障碍患者的一级亲属中,出现分裂情感障碍的比例很小。但一级亲属发生精神障碍的比例大于精神分裂症和情感障碍一级亲属的比例,且一级亲属的情感障碍发生比例较高。Maj 等在一项盲法对照研究中发现,不管先证者为精神分裂症或分裂情感障碍,家族中精神分裂症的患病危险率相同。Tsuan 的研究发现家族成员患分裂情感障碍的危险程度介于精神分裂症和情感性障碍之间。他认为分裂情感障碍有两型,其中抑郁型靠近精神分裂症,双相情感型靠近传统的情感障碍;而且这两型是一个疾病的连续谱,精神分裂症和分裂情感障碍有遗传学上的关系。

有学者认为分裂情感障碍是精神分裂症与情感障碍的共病体,而有的学者则把分裂情感障碍看作是精神分裂症与情感障碍连续谱系上的一个中点。另有学者认为,分裂情感障碍实际上是伴有精神病性症状的情感障碍,而并非一类独立的疾病。因此可见,分裂情感性精神障碍在疾病分类中的地位仍存较大争议。

(二)诊断与鉴别诊断的难点

分裂情感障碍的诊断主要依靠完整的病史采集、深入细致的精神检查及严谨的临床诊断思维。典型的临床症状是诊断本病的最基本条件。

1. ICD-11 诊断标准

(1)在疾病的同一次发作中,明确的分裂性症状和情感性症状同时出现或只差几天,因而该发作既不符合精神分裂症也不符合抑郁发作或躁狂发作的标准。

(2)有些患者出现反复发作的分裂情感性发作,可为躁狂型或抑郁型,也可为两型之混合,即混合型,此时应诊断为分裂情感障碍。

（3）如果在疾病的不同发作中分别表现出分裂性症状和情感性症状，则分别根据当时症状进行诊断，不诊断为分裂情感障碍。

（4）有些患者可在典型的躁狂发作或抑郁发作之间插入一到两次分裂情感发作，这种偶然出现的分裂情感性发作并不能推翻双相情感障碍或反复发作性抑郁障碍的诊断。

（5）不同亚型分裂情感障碍诊断要点

躁狂型：在疾病的同一次发作中分裂性症状和躁狂症状均突出。

抑郁型：在疾病的同一次发作中分裂性症状和抑郁性症状都很突出。

混合型：精神分裂症症状与混合型双相障碍同时存在。

2. 鉴别诊断　精神分裂症和情感障碍鉴别诊断中涉及的疾病均需要与分裂情感性精神障碍进行鉴别。

（1）精神分裂症：分裂情感性精神障碍躁狂型需与精神分裂症相鉴别。部分精神分裂症患者以不协调的精神运动性兴奋为主要临床表现，但情感色彩不鲜明，不具有感染力，言语内容零乱，令人费解，行为多具有冲动性，知、情、意三者互不协调，无明显的间歇期或间歇期存有残留症状，病程迁延，可很快进入精神衰退阶段。

（2）精神分裂症后抑郁：分裂情感性精神障碍抑郁型需与精神分裂症后抑郁鉴别。部分精神分裂症患者在经过抗精神病药物治疗后，精神症状得到适当控制时，可出现持续时间较长的抑郁症状。患者抑郁症状的产生，可能与抗精神病药物的使用有关（药源性抑郁），或可能与患者的病情明显好转后出现对所患疾病的担心及考虑今后的前途（包括生活、学习、工作与社会交往等）有关，也可能是精神分裂症症状的一部分。患者自精神分裂症症状出现后无缓解期，具有典型的知、情、意三者互不协调的症状。

（3）双相障碍躁狂相：分裂情感性精神障碍躁狂型需与双相障碍躁狂相鉴别。躁狂患者的情感活跃、生动、有感染力，无思维逻辑障碍，无情感不协调或怪异的行为。虽然躁狂症患者可出现类似精神分裂症症状，但其严重程度及特征并不成为主要的临床相，不足以诊断为精神分裂症。

（4）抑郁症：抑郁症具有典型的情感低落、思维迟缓和言语行为减少等症状，精神症状在相应的情感基础上产生，其严重程度及特征并不成为主要的临床相，不足以诊断为精神分裂症。

（5）应激相关障碍：患者在不良的社会心理因素的影响下起病，可出现情绪低落、言行减少或兴奋冲动等症状，情感反应强烈且鲜明。精神症状与心理创伤密切相关，随不良的社会心理因素的消除而逐渐缓解，无间歇期，且在痊愈后极少复发。

（三）治疗的难点与解决途径

分裂情感障碍作为一种慢性反复发作性的精神疾患，其特点在于同时出现精神分裂症和情感障碍（躁狂相或抑郁相）的表现。明确诊断，确定目标症状以及症状的严重程度、风险及功能损害是治疗前评估的重点。

分裂情感障碍急性发作期需要快速控制精神病性症状和情感症状，首选药物治疗。但由于其临床表现的复杂性，治疗的目标多是针对目标症状，包括精神病性症状、躁狂症状和抑郁症状，药物治疗应采用抗精神病药、心境稳定药、抗抑郁药以及镇静催眠药相结合的联合用药方案。药物治疗方案需要兼顾急性期的疗效和安全性以及长期维持治疗的安全性。

对于分裂情感障碍躁狂相来说，现有证据显示第二代抗精神病药（second generation antipsychotics, SGAs）单药治疗或联合心境稳定剂均有疗效。个体化治疗应考虑临床症状的严重程度，轻度患者可以采用 SGAs 单药治疗起始，足量足疗程，若疗效不佳可以考虑换用另一种 SGAs，或联合心境稳定剂治疗。严重的患者推荐以联合治疗作为初始治疗。心境稳定剂与抗精神病药联用时需要注意药物相互作用，如锂盐和氟哌啶醇合用可能会增加血清锂浓度，导致中枢神经系统中毒症状，而卡马西平、丙戊酸钠会对肝药酶有诱导或抑制的作用从而影响抗精神病药的血药浓度。

分裂情感障碍抑郁相可以采用第二代抗精神病药单药治疗，或合并抗抑郁药或心境稳定剂。若足量足疗程 SGAs 单药治疗后，抑郁症状仍突出，则可以考虑合并治疗。合用 SSRI 或 TCAs 会与抗精神病药产生药代动力学和药效动力学两方面的相互作用，临床应用时应注意药物剂量，严密监测药物不良反应。病情严重的患者，如自杀风险高、拒食危及生命、伴有紧张症特征、严重兴奋或难治性的患者可以首选电休克治疗，研究显示 ECT 对于此类患者的疗效有优势。

分裂情感障碍需要长期维持治疗，但由于治疗依从性不佳，维持期治疗期间应加强心理社会干预，包括健康教育、家庭干预等有利于改善治疗的依从性和长期预后。有研究显示抗精神病药的长效针剂单药治疗或联合心境稳定剂对分裂情感障碍维持治疗有疗效，且安全性好。分裂情感障碍预后介于情感性精神障碍和精神分裂症之间，预后不及情感性障碍，但较精神分裂症要好。存在与情感不协调的分裂症状、间歇期有残留症状、慢性迁延性病程、家族史阳性常常预示着预后较差。

二、急性短暂性精神病性障碍

急性短暂性精神病性障碍是指一组突然起病、性质和强度波动剧烈的以精神病性症状为特点的精神病性障碍，在两周及两周内从缺乏精神病性特征的状态发展为有显著异常的精神病性状态，表现为迅速变化的、多样的和多形态的精神病性症状，病程短暂，大部分病例在 2～3 个月内完全缓解，预后好。

（一）病因与发病机制

急性短暂性精神病性障碍的可能病因有生物因素和社会文化因素。家族研究发现，急性短暂性精神病性障碍患者一级亲属急性短暂性精神病性障碍的发生率是精神分裂症患者一级亲属的 3 倍，而精神分裂症的发生率仅是后者的 1/4。

流行病学调查发现，其发病与女性、社会经济地位低下、居住农村、丧亲、结婚、失业、监禁、事故、分娩、移民和社会隔离（语言和文化因素）等生活事件以及不明原因的非特定的短期发热以及夏季等因素有关。其他因素包括病毒感染、自身免疫应答失调、大脑损伤、营养不良等，也可能参与到急性短暂性精神病性障碍的发病过程。但与精神分裂症发生于个体的成长发育期不同，这些因素对于急性短暂性精神病性障碍患者则发生在成年期。有学者认为，环境因素是否导致个体患病、患哪一种精神疾病除与个体的遗传易感质有关外，还取决于以下因素：环境因素作用的时间，如发生在大脑的生长发育期，则倾向于患

精神分裂症，如发生在成年期，则倾向于患急性短暂性精神病性障碍；环境因素对大脑的损伤程度，急性短暂性精神病性障碍患者大脑损伤程度往往较轻。

关于急性短暂性精神病性障碍与生物化学、生理学和解剖学的关联，目前的资料很有限，而且可供参考的数据也没有揭示出任何能支持一种确切病因学的明显异常。发展中国家急性短暂性精神障碍的发病率高，这可能与社会文化因素有关。目前已经表明，发展中国家快速的文化改变和现代化将人们暴露于地位丧失和角色混乱带来的压力中，使得人们对精神病性反应更加易感。

此外，特定的人格类型（如偏执型、边缘型、表演型）与急性短暂性精神病性障碍相关；发病年龄在发达国家更晚一些；女性更常见。

（二）诊断与鉴别诊断的难点

1. ICD-11 诊断标准

（1）急性起病，无前驱症状，可以在 2 周内从无精神症状快速发展为存在明显的精神症状。

（2）精神病性症状包括妄想、幻觉、思维紊乱、被动体验、精神运动性症状（如紧张症）等。

（3）症状的性质和强度均可快速发生变化。

（4）在发作期间不会出现阴性症状（如情感平淡、失语或言语贫乏、意志缺乏、社交隔离、兴趣缺失等）。

（5）症状持续时间不超过 3 个月，绝大多数情况下持续数天到 1 个月。

（6）不是身体疾病或某种物质的生理效应所致，也不能用另一种精神障碍来更好地解释。

2. 鉴别诊断

（1）急性应激障碍：急性应激障碍发病急、可有一过性妄想体验，预后良好。患者在病前有剧烈的或持久的不良社会心理因素存在。妄想内容与心理创伤体验密切相关而甚少变化，可有不同程度的意识障碍。在不良的社会心理因素消除后，病情即可获得改善。

（2）分裂情感性精神障碍：本病亦可急性发病，临床表现分裂样和心境障碍为主，两组症状同时出现，又同样明显。病程较急性妄想发作为长，且容易复发。

（3）精神活性物质所致精神障碍：使用乙醇或精神活性物质可引起急性精神症状，有的表现

类似急性妄想发作。只要能仔细询问病史，鉴别即可迎刃而解。

以突发精神病性症状为主，且病程不足1个月的患者可能会被诊断为急性短暂性精神病性障碍，随着治疗和病程进展，诊断有可能修改为其他精神分裂症谱系障碍，或者情感障碍伴有精神病性症状。诊断过程中也需要详细了解病史中是否存在其他的精神病性症状发作或情感发作，以及物质使用情况。

（三）治疗的难点与解决途径

对首发精神分裂症的药物和非药物治疗方案同样适用于对此类障碍的对症治疗，尤其需要注意冲动及自伤风险、躯体并发症的识别和处理。推荐首选抗精神病药治疗急性短暂性精神病性障碍，如果存在明显激越或情感症状也可以合并使用苯二氮䓬类药物和心境稳定剂。急性应激性生活事件可能与该障碍的发作有关，和缓处理应激、对创伤进行稳定化处理、提供更多支持和资源的支持性心理治疗可能有益。在症状稳定后可以根据需要具体评估是否适合对创伤进行进一步的专业干预。

抗精神病药的用药剂量可以参考首发精神分裂症的治疗，应注意个体化的策略。急性治疗力图获得临床痊愈。痊愈患者在急性治疗后进行数月的巩固治疗，可以考虑缓慢停用药物。若存在残留症状则巩固治疗的时间更长。

经过巩固治疗痊愈的患者如果计划停药，需要在数周内逐渐将药物减量直至停用。在减量过程和停药后的数月内，均需要严密监护患者的精神状况，及时发现复发的迹象，如果一旦出现症状波动应及时处理，包括重新使用药物治疗。经过巩固治疗仍存在残留症状的患者则需要重新评估和诊断，优化治疗方案，进行更长时间的治疗。

三、妄想性障碍

妄想性障碍以妄想的出现或一系列相关的且相对稳定的妄想为特点，这些妄想必须持续至少3个月。尽管患者通常不存在其他精神病性症状，但可能产生一些特定的与妄想一致的幻觉。若存在幻觉但历时短暂且不突出，病程演进缓慢，患者可在不涉及妄想的情况下，具有一定的工作和社会适应能力。

国内无确切的发病率和患病率。目前美国普通人群中患病率估计为0.2%～0.3%，年新发患者数为(1～3)/10万人。由于诊断概念的变化以及此类患者不会主动就医，故确切的发病率与患病率资料难以获得。大多起病年龄为中年期，平均发病年龄约为40岁，但发病的年龄范围可以是18岁到90多岁。女性略多于男性，男性以被害型多见，女性则以情爱型(erotomania)多见。大多数为已婚和从业者。

（一）病因与发病机制

多数学者认为，其发病通常是在性格缺陷的基础上遭遇社会环境因素中的应激性事件后发展而来。患者多具有偏执性人格特征，包括固执己见、敏感多疑、自我中心、人际关系差、易将别人的行为误解为有敌意或轻视的含义。

Kraepelin描述妄想症是第三种形式的精神病，区别于精神分裂症和心境障碍，妄想是慢性，涉及自我的和系统化的，同时不伴有早发痴呆症状。Kraepelin等认为偏执状态最易发生于病前是偏执性人格的人。妄想障碍患者的一级亲属中偏执型人格障碍发病的风险增高。

遗传因素与本病的关系尚需进一步研究。妄想障碍与精神分裂症的家系关系尚不清楚，然而，在家族调查中表明妄想障碍和精神分裂症是彼此独立的。持久妄想性障碍患者家族成员的精神分裂症患病率(0.6%)要明显低于精神分裂症患者家族成员(3.8%)。而持久妄想性障碍患者一级亲属的偏执型人格障碍发生率(4.8%)要明显高于内科疾病以及精神分裂症患者的一级亲属，但其精神分裂症、分裂样人格障碍、情感疾病的发病率并无增加。Miller调查了400例有明显偏执观念患者的家属，2%曾患偏执性精神病。徐韬园报道30例偏执状态患者中2例有偏执型精神分裂症家族史。精神分裂症患者一级亲属患妄想障碍的风险增加了，但妄想障碍的亲属患精神分裂症或分裂型人格的风险并未增加。

结构性MRI研究提示，妄想障碍的老年患者存在类似精神分裂症患者的脑室扩大。这两组患者在眼跟踪测试中也有类似的异常。生化研究提示，妄想障碍与多巴胺能活动亢进有关。关于妄想障碍与多巴胺基因多态性关联的研究尚无一致性的结果和结论。

认知和实验心理学认为，妄想障碍患者倾向于选择性地提取现实中可获得的信息，在信息不充分的前提下做出结论，并且不能够设身处地地理解别人的意图和动机。尽管做出可能性结论所需要的资料明显缺乏，但这丝毫不影响妄想障碍患者对自己所作结论的确信程度。

Freud 指出，偏执症状来源于防御机制的否认和投射。从精神动力学的观点看，偏执被认为是对可能威胁到患者自尊或自我的应激或挫折的一种保护性防御反应。此外，社会隔离也与其发生有关，犯人、难民或移民都容易产生偏执。

（二）诊断与鉴别诊断的难点

诊断主要依靠完整的病史采集、可靠细致的临床评估诊断时需排除伴有妄想的其他精神障碍。本组精神障碍最突出的或唯一的临床特征是出现一种或一整套相互关联的持久性妄想，妄想必须明确地为患者的个人观念，而非亚文化观念，妄想系统且较固定，疾病过程无幻觉或幻觉不突出，且与妄想的主题相关，随时间迁移社会功能相对良好，人格保持较完整，无精神衰退。可间断性地出现抑郁症状甚至完全的抑郁发作，但没有心境障碍时妄想仍持续存在。DSM-5、ICD-11、CCMD-3 三个诊断标准内容类似，只是在病期标准上，DSM-5 强调妄想时间持续一个月或更长，ICD-11、CCMD-3 则强调妄想必须存在至少 3 个月。

1. ICD-11 诊断标准

（1）存在一个（或多个）妄想，妄想是最突出的或唯一的临床特征，妄想持续存在至少 3 个月。

（2）除了受妄想本身或其结果的影响，患者的功能没有明显损害，行为没有明显的离奇或古怪行为。

（3）从不符合精神分裂症、心境障碍的诊断标准，妄想不是身体疾病或某种物质的生理效应所致，也不能用另一种精神障碍来更好的解释。

2. 鉴别诊断

（1）精神分裂症：精神分裂症偏执型也多表现各种妄想，鉴别要点在于精神分裂症以原发性妄想多见，内容既不系统而又荒诞，且往往有泛化现象，更谈不上妄想的结构和逻辑性。在妄想的同时，常伴有各种幻觉，情感表现和社会功能也都严重受损。随着病情迁延而导致精神衰退。

（2）偏执人格障碍：要了解其个性特点的发展史，往往表现猜疑，对人不信任、冷淡，难以接触，易激惹等特点。此外，要除外器质性精神障碍（如内分泌疾病、脑退行性病变）、药源性引起的精神症状和心境障碍（如躁狂的夸大妄想）等，后者从病史和疾病过程中是较易鉴别的。

（三）治疗的难点与解决途径

通常妄想性障碍的患者很难主动就诊，更不愿意服药治疗。医生需要先就患者的整体情况与患者商讨，尝试改善伴随的焦虑抑郁情绪和躯体不适，鼓励患者寻求帮助，减少伤害性行为，这些工作有利于与患者达成初步的合作，为患者接受系统抗精神病药治疗做准备。

妄想性障碍的首选治疗是抗精神病药治疗，目前缺乏抗精神病药治疗妄想性障碍的随机对照研究，病例报告显示药物治疗有显著效果，但多数患者的症状无法完全消失，因此治疗的目标是减轻症状，降低精神症状对心身状况和社会功能的影响。第一代和第二代抗精神病药均可减轻妄想性障碍的症状，但由于患者多对治疗疑虑，故药物选择和初始剂量需仔细权衡不良反应和获益，以免早期出现的不良反应增加患者的反感，造成治疗的中断。治疗过程中缓慢增加药量使得患者能够耐受药物，剂量和疗程应个体化。有报道显示长效抗精神病药注射针剂也可以适用于妄想性障碍的患者。

心理干预常配合药物治疗进行，有效的心理干预有助于良好医患关系的建立，提高治疗的依从性。可以给患者和家属进行疾病和治疗方面的家庭干预，包括健康教育，建立医患联盟，可以教育患者的家属和照料者不要就妄想观念的内容与患者辩驳，鼓励家庭以稳定患者情绪，配合治疗为主要目标。此病病程多为持续性，部分患者可终生不愈。有些患者年老后由于体力和精力的日趋衰退，症状可有所缓解。少部分患者经治疗后可有较好的缓解。

四、分裂型障碍

根据 ICD-11 定义，分裂型障碍（schizotypal disorder）持久地（通常为数年以上）表现为语言、外表和行为的古怪，伴有感知和认知障碍，不寻常的信念，常使人感到不舒服并导致人际关系不良为特征。症状包括情感不恰当或情感受限制（constricted affect）以及快感缺失（阴性分裂型障碍）；或表现为偏执观念、牵连观念，或其他精神病性症状，如各种形式的幻觉可以出现（阳性分裂型障碍）。包括以下症状：①情感不恰当或受限制（患者显得冷酷和淡漠）；②古怪或独特的行为或外表；③人际关系差，倾向于社会退缩；④不寻常的信念或思维影响其行为并与亚文化规范不符；⑤猜疑或偏执观念；⑥无内在抵抗的强迫性穷思竭虑，常伴畸形恐怖的、性的或攻击性的内容；⑦不寻常的知觉体验，包括躯体感觉异常或其他错觉、人格解体或现实解体；⑧思维模糊、赘述、隐喻性的、过分琐碎或刻板，表现为离奇的言语或其他形式，但无严重的言语不连贯；⑨偶尔有短暂的精神病发作，伴错觉、幻听或其他形式的幻觉以及妄想样观念，起病往往没有外界诱因。但症状的强度或持续的时间都不足以诊断为精神分裂症、分裂情感障碍及妄想性障碍。

ICD-11 将分裂型人格障碍与此条目合并，放在精神分裂症及其他原发性精神病性障碍中分类。本症为慢性病程，病情波动，少数可发展成精神分裂症。无明确的起病时间，其病程演化类似于人格障碍。本症在精神分裂症患者的亲属中更为多见，故认为与精神分裂症有遗传学同源性。本症与单纯型精神分裂症及偏执型人格障碍无确切界限。要诊断此病，要求患者至少在 2 年及以上的时间里持续或发作性地存在上述①～⑨中的 3～4 个典型症状。

五、其他原发性精神病性障碍

其他原发性精神病性障碍以精神病性症状为特征，这些症状具有与精神分裂谱系和其他原发性精神病性障碍这组疾病相同的临床特征（例如妄想、幻觉、思维障碍、严重行为紊乱或紧张性行为）。但症状的强度或持续的时间都不足以诊断为精神分裂症、分裂情感障碍及妄想性障碍等。另一种精神和行为障碍不能更好地解释患者的症状。患者的症状和行为不能从发育的角度或从文化的角度给出合理解释。除外器质性精神障碍（如内分泌疾病、脑退行性病变）、药源性引起的精神症状和心境障碍（如躁狂的夸大妄想）等。这些症状在个人、家庭、社会、教育、职业或其他重要领域引起显著痛苦或严重功能损害。

（黄满丽）

参 考 文 献

[1] Laakso A，Vilkman H，AlakareB，et al. Striatal dopamine transporter binding in neuroleptic-naive patients with schizophrenia studied with positron emission tomography. Am J Psychiatry，2000，157：269-271.

[2] 赵靖平，主译. GABBARD 精神障碍治疗学. 北京：人民卫生出版社，2010.

[3] Weinberger DR，Egan MF，Bertolino A，et al. Prefrontal neurons and the genetics of schizophrenia. Biol Psychiatry，2001，50：825-844.

[4] Brzustowicz LM，Hodgkinson KA，Chow EW，et al. Location of a major susceptibility locus for familial schizophrenia on chromosome 1q21-q22. Science，2000，288：678-682.

[5] Straub RE，MacLean CJ，Ma Y，et al. Genome-wide scans of three independent sets of 90 Irish multiplex schizophrenia families and follow-up of selected regions in all families provides evidence for multiple susceptibility genes. Mol Psychiatry，2002，7：542-559.

[6] Steel RM，Whalley HC，Miller P，et al. Structural MRI of the brain in presumed carriers of genes for schizophrenia，their affected and unaffected siblings. J Neurol，Neurosurg Psychiatry，2002，72：455-458.

[7] Hunt MJ，Kopell NJ，Traub RD，et al. Aberrant Network Activity in Schizophrenia. Trends Neurosci，2017，40（6）：371-382.

[8] Chan MS，Chung KF，Yung KP，et al. Sleep in schizophrenia：A systematic review and meta-analysis of polysomnographic findings in case-control studies. Sleep Med Rev，2017，32：69-84.

[9] Khandaker GM，Cousins L，Deakin J，et al. Inflammation and immunity in schizophrenia：implications for pathophysiology and treatment. The Lancet Psychiatry，2015，2（3）：258-270.

[10] Muller N. Inflammation in Schizophrenia：Pathogenetic Aspects and Therapeutic Considerations. Schizophr Bull，2018，44（5）：973-82.

[11] 赵靖平. 精神分裂症. 北京：人民卫生出版社，2012.

[12] Renrong WU, Jingping Zhao, Hua Jin, et al. Lifestyle Intervention and Metformin for Treatment of Antipsychotic-induced Weight Gain: A Randomized Controlled Trial. JAMA, 2008, 299（2）：185-193.

[13] Stroup TS, McEvoy JP, Swartz MS, et al. The National Institute of Mental Health Clinical Antipsychotic Trials of Intervention Effectiveness（CATIE）project：schizophrenia trial design and protocol development. Schizophrenia Bulletin, 2003, 29（1），15-31.

[14] Lieberman J, Stroup TS, McEvoy J, et al. Effectiveness of antipsychotic drugs in patients with chronic schizophrenia. New England Journal of Medicine, 2005, 353（12），1209-1223.

[15] Stroup TS, Lieberman JA, McEvoy JP, et al. Effectiveness of olanzapine, quetiapine, risperidone, and ziprasidone in patients with chronic schizophrenia after discontinuing a previous atypical antipsychotic. American Journal of Psychiatry, 2006, 163, 611-622.

[16] Insel T. Rethinking schizophrenia. Nature, 2010, 468（11），187-193.

[17] Curcic-Blake B, Ford JM, Hubl D, et al. Interaction of language, auditory and memory brain networks in auditory verbal hallucinations. Prog Neurobiol, 2017, 148：1-20.

[18] American Psychiatry Association. Diagnostic and statistical manual of mental disorder. 5th ed. Arlington, VA：American Psychiatric Publishing, 2013.

[19] 陆林. 沈渔邨精神病学. 第6版. 北京：人民卫生出版社，2018.

第九章　双相及相关障碍

第一节　概　述

一、基本概念

在 ICD-11 中，双相及相关障碍（bipolar or related disorder）包括双相 I 型障碍、双相 II 型障碍、环性心境障碍、其他特定的双相及相关障碍和未特定的双相及相关障碍。

双相障碍（bipolar disorder）又被称为双相情感障碍，是指既有躁狂或轻躁狂发作，又有抑郁发作的一类心境障碍。典型躁狂发作时，患者表现情感高涨、思维奔逸和意志行为增强的"三高"症状；典型抑郁发作时，患者则出现情绪低落、思维迟缓和意志行为减退的"三低"症状。这两种发作通常被认为处于心境障碍谱系中的两极。病情严重的患者可出现幻觉、妄想或紧张症等精神病性症状。双相障碍患者常共病其他精神障碍，如物质滥用、焦虑障碍及人格障碍等；躯体共病也较为常见，包括代谢综合征、心脑血管疾病和偏头痛等。

双相障碍一般呈发作性病程，躁狂、轻躁狂、抑郁交替或反复出现，有时也以混合方式存在。疾病有反复发作倾向，多次发作之后会出现发作频率加快、病情复杂化。有的患者间歇期能完全缓解，但也有相当多的患者可有残留症状或转为慢性，对患者的日常生活和社会功能产生不良影响。

二、双相障碍的命名及分类发展史

双相障碍的命名发展史见表 9-1-1。

自 20 世纪 80 年代后，心境障碍的分类基本上是在 Leonhard 的分类理论基础上进行。DSM-III 将双相障碍病程中伴有短期精神病性症状的躁狂或抑郁发作与精神分裂症进行了区分。最新的 DSM-5、ICD-11 在双相障碍的诊断上基本接近，对临床亚型进行了更细致的临床描述性划分。

2013 年 5 月，DSM-5 发布，它将"心境障碍"拆分为"双相及相关障碍"和"抑郁障碍"两个独立章节，并将双相及相关障碍章节放在精神分裂症谱系及其他精神病性障碍与抑郁障碍这两章之

表 9-1-1　双相障碍的命名发展史

年份	学者	观点	命名
1854 年	Falret Baillarger	分别观察到躁狂状态和抑郁状态可于同一患者身上反复交替出现	双相精神病和环性精神病
1882 年	Kahlbaum	首先指出躁狂状态和抑郁状态是同一疾病的两个阶段	病理程度轻且可恢复者称为循环性精神病；严重持续者称为环性躁狂症
1896 年	Kraepelin	躁狂状态和抑郁状态有共同点，明显的遗传因素；以情绪障碍为主要症状；可以相互转变；多次发作，终无痴呆出现	躁狂抑郁性精神病；同时将更年期抑郁症和环性气质都包括其中，扩大了本病的范围
1951 年	Bleuler	涵盖内容更广，适用性更强	情感性精神病
1957 年	Leonhard	只有首发抑郁连续三次以上发作，没有躁狂发作，方可认作单相抑郁	首先提出关于单双相情感障碍的分类理论
1980 年	夏镇夷	要求病程 8 年以上，没有躁狂发作才能诊断为单相抑郁	提出情感性精神病单相与双相的划分标准

间，因为基于症状学、家族史和遗传学，双相及相关障碍如同这两个诊断类别之间的桥梁。

2018年6月，世界卫生组织（WHO）发布了ICD-11，与以往不同，我国参与了整个ICD-11精神及行为障碍章节的修订、研究及发布过程。预计未来，我国各级各类医疗机构会全面使用ICD-11进行疾病分类和编码。

在ICD-11中，心境障碍章节分类依据是心境发作的特点、次数和变化模式，因此ICD-11中双相障碍并未独立成章，双相障碍仍作为心境障碍类目下的一个亚组。ICD-11取消了单次躁狂发作和单次轻躁狂发作的独立诊断条目，如果患者仅表现出躁狂发作或混合发作，就应归类为双相Ⅰ型障碍；如果患者具备至少1次轻躁狂发作和至少1次抑郁发作，就应诊断为双相Ⅱ型障碍；如果患者仅表现出轻躁狂，尚无抑郁发作，应诊断为特定的双相及相关障碍。与DSM-5相似的是，ICD-11也对双相障碍的附加限制条件（特征）进行了描述，包括伴焦虑特征、伴混合特征、伴快速循环、伴忧郁特征、伴非典型特征、伴精神病性症状、伴紧张症特征、伴围生期发作、伴季节特征等。

三、流行病学及研究进展

由于疾病概念、诊断标准、流行病学调查方法和工具的不同，以及被调查人群的种族、社会、文化的差异，不同国家和地区以及不同时间的双相障碍患病率相差甚远，东西方差异巨大。

（一）全球双相障碍患病情况

西方国家20世纪70～80年代的流调显示，双相障碍终生患病率为3.0%～3.4%，90年代上升到5.5%～7.8%。Goodwin等（1990）报道双相Ⅰ型障碍患病率为1%，加上双相Ⅱ型为3%，加上环性心境则超过4%。世界卫生组织（WHO）协调的世界心理健康调查报道双相Ⅰ型障碍、Ⅱ型和阈下双相障碍的终生患病率依次为0.6%、0.4%和1.4%，12个月患病率依次为0.4%、0.3%和0.8%，其中美国最高（双相谱系障碍终生患病率和12个月患病率分别为4.4%和2.8%），印度最低（患病率均为0.1%）。Ferrari等（2016）对全球疾病负担研究（burden of disease，GBD）2013年的系统回顾显示，估计1990年全球有3 270万双相障碍患者，

2013年则达到4 880万，病例数增加了49.1%，并归因于1990—2013年间人口规模和年龄构成的变化。从1990年（0.7%，95%置信区间0.6%～0.7%）到2013年（0.7%，95%置信区间0.6%～0.8%）来看，双相障碍的年龄标化患病率保持不变。2013年男性与女性患者的比例为0.8∶1。双相障碍患病率从青春期开始增加，在20岁早期达到高峰，此后随着年龄的增长逐渐下降。

（二）中国双相障碍患病情况

新中国成立后我国曾长期缺乏对双相障碍的全国范围的流行病学系统调查，1984—2013年的中国大陆地区流调数据的荟萃分析显示，双相障碍的时点患病率、12个月患病率和终生患病率依次为0.09%、0.17%和0.11%，其中双相Ⅰ型的患病率依次为0.06%、0.08%和0.09%，双相Ⅱ型的时点和终生患病率均为0.04%。受社会发展、疾病定义和流调方法变化的影响，2010年前后报告的患病率相比差异明显，分别为0.12%和0.26%。中国台湾地区2000年的健康保险数据显示双相障碍12个月患病率为0.16%。中国香港地区2009年报道的社区调查结果显示双相障碍Ⅰ型、Ⅱ型、软Ⅱ型（轻躁狂病程2～3天）的终生患病率分别为1.4%、0.5%和1.8%。

2013—2015年黄悦勤教授团队牵头进行的中国精神障碍疾病负担及卫生服务利用的研究（CMHS）是首次全国规模的精神障碍流行病学调查。结果显示双相障碍终生患病率和12个月加权患病率分别为0.6%和0.5%，其中双相Ⅰ型的加权患病率分别为0.4%和0.3%，双相Ⅱ型终生和12个月患病率均<0.1%，双相未特定的终生患病率和12个月患病率均为0.1%。双相障碍12个月加权患病率男性高于女性（0.5% vs 0.4%），年龄分布上，35～49岁年龄组患病率为0.6%，高于18～34岁组的0.5%和50～64岁组的0.4%。地区分布上，农村地区患病率为0.5%，高于城市地区的0.4%。

四、疾病负担

1990年，双相障碍导致的疾病负担居于全球伤残调整生命年（disability-adjusted life year，DALY）的第76位（占总DALYs的0.3%）和伤残生命年（years lived with disability，YLDs）第19位

（占总 YLDs 的 1.2%）。2013 年，其疾病负担成为全球 DALYs 第 54 位（占总 DALYs 的 0.4%）和 YLDs 第 16 位（占总 YLDs 的 1.3%）。在全球疾病负担 2013 年（GBD, 2013）的评估中，双相障碍是精神和物质使用障碍中导致 DALYs 的第五大原因，排在抑郁症、焦虑症、精神分裂症和酒精使用障碍后，占因精神和物质使用障碍造成的负担的 5.7%。按照英联邦的高、中、低收入进行国家分组，2013 年高收入国家 10.7% 的总疾病负担是由精神和物质使用障碍造成的，而中收入国家和低收入国家的这一比例分别为 5.0% 和 5.2%。

在疾病负担的研究中，主要是对双相障碍导致的间接经济成本进行评估，这里间接经济成本包括劳动能力损害所致的缺勤、旷工、生产效率下降、自杀导致的生产力损失。英国的研究数据显示双相障碍每年的间接经济成本达 17.7 亿英镑，占疾病总成本的 86%。2015 年美国双相 I 型障碍疾病总费用高达 2021 亿美元，主要花费在照料（36%）、直接医疗费用（21%）和失业（20%）方面。与之对应的是双相障碍的治疗率很低，直接费用消耗也相对较少。在低收入国家，仅有约 0.5% 的卫生预算用于精神卫生，而在中等收入国家和高收入国家，这一比例分别为 2.4% 和 5.1%，预算投入远低于精神和物质使用障碍造成的疾病负担的实际需要。这种状态可能是双相障碍导致的疾病间接负担比例过大的原因。

流行病学数据报道，约 25% 双相障碍患者曾自杀未遂，临床实际数据可能更高。荟萃分析显示，双相障碍患者的全因和自杀导致的标准化死亡比（standardized mortality ratio, SMR）为 17.1，与抑郁障碍的 19.7 接近，高于精神分裂症的 12.9。因此在双相障碍中，积极治疗也是降低自杀的重要手段。

（张 玲）

第二节 病因及发病机制研究进展

一、遗传因素

本病病因和发病机制尚不清楚，大量研究提示遗传因素对本病的发生有明显影响，目前多倾向于多基因遗传模式。

（一）家系研究

双相障碍患者的生物学亲属的患病风险明显增加，同病率为一般人群的 10～30 倍，血缘关系越近，患病风险也越高，父母兄弟子女发病一致率为 12%～24%，堂兄弟姐妹为 2.5%；有早发遗传现象（即发病年龄逐代提早、疾病严重性逐代增加）；双亲之一患有双相情感障碍，其子代的患病风险是 25%，如双亲均患有双相情感障碍，则子代的患病风险高达 50%～75%。

（二）双生子与寄养子研究

单卵双生子共患双相障碍的一致率（80%）远高于单相障碍（54%）；异卵双生子共患双相障碍的一致率为 24%，单相障碍的一致率为 19%。寄养子研究显示，患有双相障碍的亲生父母所生寄养子的患病率高于正常亲生父母所生寄养子的患病率。这些研究充分说明了遗传因素在双相障碍发病中的影响远甚于环境因素。

（三）分子遗传学研究

分子遗传学研究目前尚无肯定的研究结论。全基因组关联分析（genome-wide association study, GWAS）和感兴趣基因的深入研究发现在精神分裂症、双相障碍和抑郁症间有较多的易感基因重叠，在由 53 555 个病例（20 129 例双相障碍, 33 426 例精神分裂症）和 54 065 个健康对照组成的遗传数据中，鉴定出 114 个基因位点，暗示在两种疾病之间共享的突触和神经通路。进一步比较鉴定出 4 个基因组区域，包括一个与症状无因果关系的钾离子反应基因，这些基因差异可能导致了疾病间的生物学差异。并发现区分双相障碍和精神分裂症的特定基因座，确定潜在的多基因成分与症状维度的相关性，这些结果显示遗传学在解释症状学和引导潜在治疗方向的作用。

目前，双相障碍基因相关研究兴趣主要集中在 2 个基因（ANK3 和 CACNA1C）上，ANK3 编码锚蛋白 G，其将轴突电压门控钠通道与细胞骨架耦联，并在树突和胶质细胞中起作用；另一种风险基因 TRANK1 包含多个锚蛋白重复结构域，表明其具有一些共同的功能。一系列研究报道了与双相障碍有可重复关联的 6 个信号通路，包括谷氨酸和钙信号、第二信使和激素，这些发现支持了双相障碍至少部分是离子通道病的可能性，其中异常的钙信号非常重要。CACNA1C 基因除与双相障碍相关外，还与精神分裂症和抑郁症相关，而 *CACNB2* 则与多种精神疾病有关。在双相障碍相关表型的大规模基因组研究中也报道了 *VGCC* 基因的参与，例如工作记忆和相关的激活模式，及一般的认知功能。还有小样本的研究表明 *CACNA1C* 遗传变异对脑影像表型和认知领域的影响。

此外，双相障碍的易患性和治疗疗效与脑源性神经营养因子（brain-derived neurotrophic factor，*BDNF*）基因的多态性 rs6265 相关，但与 BDNF 血浆浓度的相关性不明显；双相障碍的易患性与酪氨酸激酶受体-2（neurotrophic tyrosine kinase receptor type 2，*NTRK2*）基因位点 rs1387923、rs2769605 多态性相关。

（四）遗传与环境的相互作用

研究提示应激、负性生活事件（如丧偶、离婚、婚姻不和谐、失业、严重躯体疾病、家庭成员患重病或突然病故）及社会经济状况欠佳等因素与本病的发病有关系，说明环境因素与遗传表达有交互作用，相关调控机制需要进一步研究。

二、神经生理生化机制

神经递质在双相障碍中的病理生理机制不清。

（一）5-羟色胺

既往认为 5-羟色胺（5-HT）功能活动降低可能与双相躁狂和抑郁发作有关，但应用 SSRI 治疗双相抑郁的效果不佳，作用单一的 SSRI 也易诱发躁狂发作。

（二）去甲肾上腺素

在 5-HT 下降的基础上，去甲肾上腺素（noradrenaline，NE）功能活动降低可能与抑郁发作有关，NE 功能活动增高可能与躁狂发作有关。含 NE 再摄取抑制的药物（如 SNRIs）可能引发躁狂发作。

（三）多巴胺

多巴胺（dopamine，DA）功能活动降低可能与抑郁发作有关，DA 功能活动增高可能与躁狂发作有关。多巴胺受体激动剂（溴隐亭）、多巴胺前体（L-多巴）可导致躁狂发作，但 DA 再摄取抑制的药物（安非他酮）很少导致双相障碍转为躁狂。

（四）γ-氨基丁酸

单相抑郁症患者的中枢和外周 γ-氨基丁酸（GABA）水平在现患抑郁的患者中减少，与抑郁状态相关；但未治疗的双相障碍患者 GABA 水平降低，药物治疗后正常化。

（五）乙酰胆碱

连续使用锂盐 10 天后可发现乙酰胆碱（Ach）的合成、转运和释放增加，Ach 活性增加有利于躁狂的缓解。锂盐使躁狂与抑郁的转化与脑内 NE-Ach 的平衡假说相关，躁狂相 Ach 减少且 NE 增加，而抑郁相 Ach 增加且 NE 减少。

（六）谷氨酸受体

谷氨酸受体分为两类：一类为离子型受体，包括：N-甲基-D-天冬氨酸受体（NMDAR）、海人藻酸受体（KAR）和 α-氨基-3 羟基-5 甲基-4 异噁唑受体（AMPAR），它们与离子通道耦联，形成受体通道复合物，介导快信号传递；另一类属于代谢型受体（mGluRs），它与膜内 G 蛋白耦联，这些受体被激活后通过 G 蛋白效应酶、脑内第二信使等组成的信号转导系统起作用，产生较缓慢的生理反应。双相障碍患者的广泛代谢变化，涉及谷氨酸能神经传递，膜转换和神经元完整性。受体后信号转导系统如第二信使环腺苷一磷酸（cyclic adenosine monophosphate，cAMP）和磷脂酰肌醇（phosphatidylinositol，PI）的改变也参与心境障碍的发病。如 cAMP 系统功能亢进，PI 系统功能相对减退导致躁狂，反之则导致抑郁。锂盐作为心境稳定剂，既能抑制 Ach 使 cAMP 生成减少，从而起到抗躁狂作用，又能抑制肌醇磷酸酶，下调 PI 系统功能，有利于预防抑郁，对心境起到双向调节的作用。

（七）氧化应激

双相障碍患者存在氧化能量代谢功能异常，躁狂症患者大脑能量代谢增加，而抑郁症患者能量代谢下降。氧化应激（oxidative stress，OS）损伤机制可能是双相障碍生物学改变之一，在双相障碍患者中脂质过氧化、DNA/RNA 损伤、氮氧化生物标志物有明显的增加。

（八）线粒体

线粒体（mitochondria）在神经元功能中起着至关重要的作用，特别是在能量产生、活性氧的产生和钙信号转导。多种证据表明线粒体缺陷可能参与主要的精神疾病的发病机制，如精神分裂症和双相障碍。线粒体生物能量学的阶段性失调可能在双相障碍中起作用，包括线粒体呼吸、高能磷酸盐和 pH 降低、线粒体形态的变化、线粒体 DNA 多态性增加并下调参与线粒体呼吸的核 mRNA 分子和蛋白质等。越来越多的证据表明双相躁狂发作中线粒体呼吸和 ATP 产生增加，这与患者在正常或抑郁阶段的线粒体功能降低形成对比。

双相躁狂发作中的氧化应激，促炎细胞因子和细胞内钙离子的水平均高于间歇期和抑郁阶段。增加的钙离子水平可部分解释氧化磷酸化的增加，如 ATP 合成酶 F1-FO 的元件调节；氧化应激和促炎细胞因子水平的增加导致 AMPK、SIRT-1、SIRT-3 和 NAD＋ 的上调，直接激活氧化磷酸化。双相躁狂时尿酸和褪黑素也有不同水平的升高，均刺激 ATP 的产生。在尿酸水平升高和 BDNF 降低的环境中，p53、Bcl-2、PI3K 和 Akt 的基础水平和活性较高，可以抵消升高的谷氨酸、多巴胺和 GSK-3 在双相躁狂中的促细胞凋亡、神经毒性和细胞毒性作用。

三、神经内分泌

过度活跃的下丘脑 - 垂体 - 肾上腺轴（HPA 轴）是双相障碍中众所周知的现象，研究发现双相障碍与皮质醇（基础和地塞米松抑制试验后）和促肾上腺皮质激素（ACTH）水平显著升高有关，但与促肾上腺皮质激素释放激素（CRH）无关；同时，皮质醇降低与双相障碍患者的抑郁、低生活质量和心血管疾病危险因素有关。皮质醇降低与慢性应激暴露有关，并且在诱导皮质醇的初始升高后，长期应激可能导致向皮质醇降低的转变，而双相障碍患者一生都经常暴露于慢性压力，故 HPA 轴的活动与双相障碍患者的年龄呈负相关。此外，研究发现患双相障碍父母的子代易出现创伤相关的日间 HPA 轴活动变化，这也是其情绪障碍风险增加的原因之一。

四、脑电生理变化

与其他技术比较，脑电生理在双相障碍中的研究较少，也缺乏一致性结果。双相障碍和精神分裂症患者脑电图（EEG）振荡异常是可遗传的，并可在其亲属中表达。进一步结合遗传研究发现 θ 波和 δ 波活动性与不同的基因组显著相关，包括广泛参与大脑发育、神经发生和突触发生的基因。双相障碍和精神分裂症均存在 δ 波和 θ 波异常，但两种疾病的 θ 波有差异，并由与谷氨酸通路、钙黏附蛋白和基于突触接触的细胞黏附过程的基因簇介导。

在睡眠 EEG 研究中发现，双相障碍患者夜间非快速眼动睡眠慢波活动紊乱可能导致次日情绪不佳。

五、脑影像学改变

双相障碍的神经影像学研究包括脑结构影像和脑功能影像。双相障碍患者的大脑结构异常的神经影像学研究结果不一致，应用 MRI 进行的迄今为止最大的灰质厚度和表面积测量研究显示，与 2 582 例健康对照比较，1 837 例双相障碍患者双侧额叶、颞叶和顶叶脑灰质较薄，影响最大的脑区为左侧额盖部、左侧梭状回、左侧喙侧中额叶皮质；较长的病程与前额、内侧顶叶和枕叶皮质厚度减少有关；使用锂盐显示皮质厚度和表面积显著增加，而抗癫痫药和抗精神病药却相反。由于锂盐是双相障碍的主要治疗药物，其是否有效可能取决于其在大脑中的分布，而锂盐可以在短时间通过 3D ^{7}Li-MRI 扫描显示双相障碍患者脑内锂盐浓度，可能实现脑内锂盐浓度的磁共振直接检测，为未来相关研究积累了技术。

在一项基于体素的抑郁症（50 个样本，4 101 例）和双相障碍（36 个样本，2 407 例）的结构 MRI 的荟萃分析中，与健康对照比较，两组患者均有明确的脑灰质体积减少，主要分布在前扣带、双侧岛叶、背内侧和腹内侧前额叶；与对照组相比，抑郁症患者右侧背外侧前额叶皮质和左侧海马区灰质体积更小，小脑、颞叶和顶叶区域灰质体积更大。但还未发现从脑结构成像进行两个疾病的鉴别诊断的特异性标记。

功能 MRI 研究结果提示，与情绪调节相关的皮质边缘系统通路（包括前额叶皮层部分、前扣带回皮质、杏仁核、丘脑和纹状体等）过度激活可能最终导致了双相障碍的情感症状发作。一项小样本研究显示伏隔核与腹内侧前额叶皮层之间的功能连接增加可能是双相障碍的内表型。对有或没有自杀企图史的双相障碍青少年和青年进行研究，结合结构、弥散张量成像和功能 MRI，比较各组处理情绪刺激时的区域灰质体积、白质完整性和功能连接，发现双相障碍的青少年和青年自杀未遂者的脑灰质体积更小，有助于情绪调节的额叶腹侧 - 边缘系统的结构和功能连接减少、杏仁核 - 前额叶功能连接减少可能与自杀意念的严重程度和自杀企图的致命性有关。

在全基因组关联分析中发现锚蛋白 G（*ANK3*）基因单核苷酸多态性 rs9804190 与双相障碍相关，基因影像学研究发现 C 等位基因纯合子组和携带高风险 T 等位基因组比较，高风险双相障碍患者组脑钩束 FA 值减小，且与年龄无关。这种研究范式提供了我们认识遗传风险对脑结构影响的途径。

综上所述，双相障碍的影像学改变主要涉及额叶、基底节区、扣带回、杏仁核、海马等与认知和情感调节关系较密切的神经环路损害，也涉及这些脑功能区皮质下白质的微观结构变化，从而出现皮质和皮质下连接损害和脑功能连接损害，最终导致双相障碍的情感症状发作。

六、免疫学研究

双相障碍的免疫学研究是近年来的热点。包括血清炎症因子水平和中枢神经系统炎症水平的研究，后者的人体研究主要是对脑脊液中的炎症因子水平进行相关研究。在外周血研究中发现，双相障碍在不同疾病状态和不同病程中的炎性因子的变化不一，TNF-α、IL-1β、IL-2、IL-4、IL-6、IL-8 等在不同研究中都发现升高，并与认知功能下降相关；尸检时在患者前额叶皮质发现 IL-1β 及其受体的 mRNA 和蛋白水平均有显著增加；背外侧前额叶皮质的 TNFR2 蛋白水平降低，而前扣带回的 TNF-α 蛋白水平上调。已知背外侧前额叶和前扣带回皮质是情绪调节和认知功能疾病常涉及的脑区，故上述研究结果支持了炎症反应在双相障碍中发挥重要作用的观点。小胶质细胞表面识别受体可以被炎性因子激活，随后激活核转录因子 κB（nuclear factor kappa B，NF-κB）和丝裂原活化蛋白激酶（mitogen-activated protein kinase，MAPK），进而释放炎症细胞因子（如 TNF-α、IL-1β、IL-6）和趋化因子。虽然小胶质细胞的激活是先天免疫的重要组成部分，可保护中枢神经系统免遭有害刺激，但小胶质细胞过度激活可导致神经毒性和神经变性，TNF-α 作用于 TNFR1 通过激活凋亡蛋白酶启动凋亡机制，从而加速神经元凋亡，上述过程最终可能使双相障碍患者额叶的体积减少、功能降低；细胞因子 IL-1β 可增加 N- 甲基 -D- 天冬氨酸受体（N-methyl-D-aspartate receptor，NMDAR），参与谷氨酸所致神经毒性，导致炎症和细胞死亡，这又反过来进一步激活小胶质细胞并形成一个反馈环。细胞因子 TNF-α、IL-6 激活肾上腺轴使皮质醇水平增加，可减少突触后膜 5-HT 受体，降低 5-HT 功能和脑源性神经营养因子水平，从而影响神经递质调节和神经可塑性。TNF-α 对少突胶质细胞有直接的毒性作用，可能导致细胞凋亡和髓鞘脱失，但双相障碍小胶质细胞过度活化的机制尚不明确。

在动物和体外研究中发现，锂、丙戊酸盐、部分抗精神病药和抗抑郁药也能抑制促炎细胞因子的生产和 / 或合成。故免疫系统可能是双相障碍药物治疗很有前途的潜在靶点，抗 TNF-α 单克隆抗体英夫利昔单抗可以改善双相躁狂症状，躁狂发作时，联合使用塞来昔布的缓解率高于常规治疗，塞来昔布也可以更快地改善双相抑郁和双相混合发作患者的抑郁症状。

七、肠道微生物与双相障碍

肠道微生物群在肠道和中枢神经系统之间的双向通信中起重要作用，越来越多的证据表明，肠道微生物群可以通过神经免疫和神经内分泌途径以及神经系统影响大脑功能。基因测序技术的进步进一步促进了肠道微生物群与精神疾病之间潜在关系的研究。近年来的研究表明，情感障碍患者肠道内产生短链脂肪酸的细菌属减少，而抑郁发作患者的促炎属和脂质代谢菌群增加。有趣的是，在患有双相障碍或抑郁症的患者中，放线杆菌、肠杆菌科的丰度增加，并且大肠杆菌持续降低。一些研究表明，特定细菌与临床特征、炎症特征、代谢标志物和药物治疗相关。这些研究通过脑 - 肠 - 微生物群轴提供了肠道微生物群在情绪障碍中的重要作用的初步证据，可作为未来疾病诊断和治疗有希望的靶标。

（许秀峰）

第三节 临床表现及相关谱系障碍

在ICD-11和DSM-5中，双相及相关障碍分为双相Ⅰ型障碍（bipolar Ⅰ disorder）、双相Ⅱ型障碍（bipolar Ⅱ disorder）、环性障碍（cyclothymic disorder）、物质/药物引发的双相及其相关障碍（substance/medication-induced bipolar and related disorder）、其他躯体疾病所致双相及其相关障碍（bipolar and related disorder due to another medical condition）、其他特定的双相及其相关障碍（other specified bipolar and related disorder）和未特定的双相及其相关障碍（unspecified bipolar and related disorder）。两者不同的是ICD-11将抑郁障碍和双相障碍置于心境障碍中，而DSM-5将双相障碍单列一章。

一、典型的临床表现

在以下双相Ⅰ型障碍和双相Ⅱ型障碍典型临床表现的描述中主要涉及躁狂和轻躁狂，对于躁狂发作的定义，ICD-11的变化更贴近DSM-5。基本特征中除情感高涨和易激惹之外，加入了与情绪一致的精力或活动增加。对于轻躁狂发作的定义，其核心症状与躁狂发作一致，不同之处在于程度较轻，不会导致显著的功能损害或导致入院治疗，并且强调不能伴有精神病性症状。

抑郁相关临床表现的描述相对简洁，并请参考抑郁症章节的相关内容。

双相Ⅰ型障碍和双相Ⅱ型障碍典型的躁狂（轻躁狂）和抑郁发作可以有明确的发作起始日期，也可以是一个逐渐的发作，大多数患者有明确的症状缓解期，这也是临床区分不同发作次数的重要标记。

（一）双相Ⅰ型障碍

1. 躁狂发作 双相Ⅰ型障碍中的躁狂、轻躁狂或抑郁发作的首次发病年龄平均大约18岁，任何年龄段都可能发病。躁狂发作的基本特征是明显有一段时间出现异常持久的高涨或易激惹的心境，活动或精力持续增多，这种现象在几乎每天大部分时间都存在，持续至少一周（必须要入院治疗的可以少于一周时间）。

患者的心境高涨经常被描述为愉快的、过分开心的、高涨的、或者"感觉高兴到了极点"，常常具有感染性，并且可能以人际交往、性活动或职业交往中表现出无限制和随意的热情为特征，如患者会在公共场所自发地与陌生人大量交谈，挑逗追求异性；当患者的期望被拒绝时或者遇到不顺意处境时更容易表现为易激惹，此时极易出现激越行为；患者常常短期内发生情绪的快速转换，即在愉快、烦躁和易激惹之间转换，表现为情绪不稳定。儿童期的躁狂可表现为重复出现的、与情境不相称的、且不符合该年龄段儿童的期望发展水平的过分开心、"疯疯癫癫"、情绪过度波动等。

患者的自尊心膨胀可表现从盲目自信到狂妄自大，甚至可能会达到妄想程度。患者可能会同时进行多项计划，从事复杂的工作如写小说或进行不切实际的发明，通常这些计划都是在几乎没有该领域知识的情况下开始的，且都是患者无法实现的；夸大妄想是常见的，患者常常认为自己拥有巨额财富，是名门后裔。儿童会认为自己在班级里最聪明，最有能力。

躁狂患者最常见特征是睡眠需求减少，睡眠需求减少通常也是躁狂发作的征兆。他们可能睡得很少，或者可能比以往早醒几个小时，仍然感觉已经休息好了且充满活力。严重时，患者可能很多天不睡觉，却不感觉疲劳。这与失眠症不同，失眠症患者想要睡觉或感觉需要睡眠但无法入睡。

患者说话时可能语速快、有紧迫感、声音大、且难以打断。患者可能会不管其他人是否想要交流而持续讲话，笑话、双关语、与话题不相关的玩笑话和戏剧性表达为其说话的特点，可伴随戏剧性的举止、唱歌和过度的肢体表现。说话的音量和力度具有感染力。如果患者的情绪是易激惹，抱怨、敌对评论、或愤怒的长篇大论是其说话的特点，尤其是在企图打断患者的时候。

患者的思维速度要快于他们能够表达思维的语速，称为思维奔逸。为跟上思维速度，他们的语速加快到几乎连续涌出，讲话会突然从一个话题转移到另一个话题。当思维奔逸严重时，谈话会变得无条理、不连续，使得交流非常困难，常常会被误判为思维散漫。

患者因为注意随境转移到无关紧要的外界刺

激如别人的打扮、环境的噪声或谈话声音、室内陈设等，出现注意力分散，此时会影响患者不能进行理性对话或接受指令。

有目的活动的增多通常包含过度计划和同时参加多种活动，包括性活动、职业、政治或宗教活动。性冲动、幻想和行为的增多经常出现。患者常表现出社交活动的增多而不理会这些交际是否扰人，并在社交中可能有专横及过分的要求。可见患者来回踱步或同时进行多项对话的方式表现出精神运动性激越和无目的运动。

高涨的情绪、过分的乐观、狂妄自大和错误的判断经常导致患者鲁莽行事，而不考虑这些行为的后果，例如无节制的消费、随意赠送财产、莽撞驾驶、愚蠢的事业投资、轻率的性行为等。患者可能会将他们的着装、妆容，或个人形象变得更具有性暗示或风格华丽。患者会花钱买很多不需要、甚至是支付不起的东西，还会把它们送给别人；性行为可能包括背叛性或者不加区分地与陌生人发生性行为，而不在乎是否危害人际关系、造成性传播疾病的后果。有些患者可能会变得敌对和喜欢对别人进行人身威胁，当处于妄想的状态时，可能会喜欢进行人身攻击或自杀。

躁狂发作会导致社交或职业功能的显著损害，或者需要住院治疗以防止患者伤害自身或他人（如经济损失、违法行为、失业、自我伤害行为）。在躁狂发作期间，患者通常无自知力，无法认识到他们生病或需要治疗并且会激烈地抵抗治疗。

2. 轻躁狂发作 在双相Ⅰ型障碍躁狂症状出现时，有时发作达不到躁狂发作标准，主要表现是持续时间超过4天，但达不到1周；发作可伴有明显的功能改变，但未严重到产生社交或职业功能的显著缺损，或严重到需要住院的程度，并且无精神病性表现。

3. 抑郁发作 双相Ⅰ型障碍抑郁发作（depressive episode）与抑郁症的抑郁发作在症状上几乎是一致的，但双相Ⅰ型障碍的诊断并不需要有抑郁发作。

情绪低落是抑郁发作的主要症状，低落的情绪几乎在每天中的大部分时间均存在，可以是主观的体验，自觉情绪低沉，自称"高兴不起来"，苦恼忧伤，感到悲伤或空虚，感到度日如年；也可以是他人观察到的，患者看上去愁眉苦脸、忧心忡

忡、郁郁寡欢。典型患者的情绪低落常有晨重夜轻节律改变的特点。

对事物丧失兴趣或乐趣是抑郁发作的另一重要症状。患者几乎在每天中的大部分时间对几乎所有活动的兴趣或快感都显著减低，常自觉兴趣索然，几乎放弃病前的所有爱好。

患者可能有显著的体重减轻或体重增加（一月内体重变化超过原体重的5%），或几乎每天均有食欲减退或增加；几乎每天出现失眠或嗜睡；几乎每天均有精神运动性激越或迟滞；几乎每天疲倦乏力或缺乏精力；几乎每天感到没有价值感，或过分地不恰当地自责自罪，患者常常将自我和环境评价为无望、无助和无用，觉得自己连累了家庭和社会，给别人带来的只有麻烦，甚至出现自责自罪，严重者达到罪恶妄想；几乎每天都感到思考或集中注意力困难，决断能力减退；患者频繁出现自杀意念，感到生活中的一切都没意义，有生不如死之感，认为死是最好的归宿，严重者会认为活着的亲人也非常痛苦，可在杀死亲人后再自杀，称为"扩大性自杀"，常导致极其严重的后果。

这些症状产生了临床上明显的痛苦烦恼，或在社交、职业、或其他方面的重要功能缺损。

女性在病程中更可能产生抑郁症状。儿童和老年患者的抑郁障碍症状常不典型，儿童患者多表现为兴趣减退，不愿参加游戏，退缩，学习成绩下降等；老年患者除抑郁心境外，焦虑、易激惹、敌意、精神运动性迟缓、躯体不适主诉等较为突出，病程较冗长，易发展成为慢性。

双相抑郁发作起病较急，病程较短，反复发作较频繁；抑郁症状特征包括情绪的不稳定性、易激惹、精神运动性激越、睡眠增加、肥胖/体重增加、注意力不集中、更多的自杀观念和共病焦虑及物质滥用（烟草、酒精、毒品等）。

4. 双相Ⅰ型障碍的共病 双相Ⅰ型障碍患者常常共病各种焦虑障碍（如惊恐发作、社交焦虑障碍、特殊恐惧症），大约四分之三患者存在上述共病；超过一半以上双相Ⅰ型障碍患者存在共病注意缺陷多动障碍（ADHD）、各种破坏性、冲动控制或品行障碍（如间歇性狂暴症、对立违抗性障碍、品行障碍）；物质滥用障碍（如酒精滥用障碍）者有一半共病双相Ⅰ型障碍，双相障碍与酒精

滥用共病者具有更高的自杀风险。与一般人群相比，双相障碍患者更可能出现代谢综合征和偏头痛。

5. 预后　据估计，双相障碍患者的终生自杀风险比一般人群高 15 倍。成功自杀人群中双相障碍占四分之一。其中具有自杀企图史、抑郁症状严重、年轻的患者、终生病史、有儿童期病史者风险更高。

尽管很多双相障碍的患者在发作间歇期社会功能水平能够得到完全恢复，但仍有大约 30% 的患者表现出严重的职业功能损伤。功能的恢复晚于症状的恢复，导致他们比其他同等教育水平的人经济水平更低。双相 I 型障碍患者认知功能比健康人群差，这会导致他们职业和人际交往障碍，且终生持续。

(二) 双相 II 型障碍

双相 II 型障碍的特征是反复出现的情绪障碍发作，包含一次或多次达到诊断标准的抑郁发作和至少一次达到诊断标准的轻躁狂发作。在达到诊断标准的情况下，抑郁发作必须持续至少 2 周，轻躁狂发作必须持续至少 4 天。情绪障碍发作中，必要的症状几乎每天出现，并且出现在每一天中的大多数时间，引起日常行为和功能的显著改变。抑郁发作必须引起临床明显的痛苦或社会、职业及其他重要领域的功能损害。轻躁狂发作可能对社会功能影响不明显，患者通常不认为双相 II 型障碍的轻躁狂发作是病态的；如果轻躁狂发作明显影响社会功能，就判定为躁狂发作，此时诊断就要更改为双相 I 型障碍。

轻躁狂发作不能与抑郁发作缓解后持续几天情感正常及精力体力恢复状态相混淆。尽管躁狂发作和轻躁狂发作的重要区别在于症状的严重程度和持续时间，双相 II 型障碍并不是严重程度更轻的双相 I 型障碍。与双相 I 型障碍相比，双相 II 型障碍更易慢性化，抑郁发作的时间更长和症状更加严重，对社会功能影响更大。抑郁症状与轻躁狂发作并存、轻躁狂症状与抑郁发作并存在双相 II 型障碍中较为常见。经历过具有混合特征的轻躁狂发作的患者常常不认为自己有过轻躁狂发作，通常认为自己经历了伴有易激惹和精力旺盛特征的抑郁发作。

虽然双相 II 型障碍开始于青春后期并贯穿于整个成年期，但其平均发病年龄是 25 岁左右，略晚于双相 I 型障碍，而早于抑郁症。这种疾病最常见的是以抑郁发作开始，但直到有轻躁狂发作出现才能确认为双相 II 型障碍，在初次诊断为抑郁症的个体中约 12% 出现这种情况。在确诊之前，焦虑、药物滥用或进食障碍可能也会较早出现，而这些会使诊断更加复杂。很多人首次轻躁狂发作前有多次抑郁发作。

双相 II 型障碍终生发作次数（轻躁狂发作和抑郁发作）较 MDD 或双相 I 型障碍更多。虽然轻躁狂发作对双相 II 型障碍诊断具有特征性的意义，然而双相 I 型障碍患者比双相 II 型障碍患者更易于出现轻躁狂发作。随着年龄的增长，双相 II 型障碍的间歇期是逐渐缩短的。随着病情发展，抑郁发作持续时间越来越长，引起的功能损害更加明显。

尽管总病程以抑郁发作表现为主，但一旦出现轻躁狂发作，就要诊断为双相 II 型障碍，并且不能恢复抑郁症的诊断。

在过去 12 个月内，被诊断为双相 II 型障碍的人中有 5%～15% 的人有多次（4 次或更多的）情绪发作。如果这种模式存在，则考虑为"快速循环"。按照定义，精神病性症状不会出现在轻躁狂发作，精神病性症状在双相 II 型障碍抑郁发作中出现的频率低于在双相 I 型障碍中出现的频率。

抑郁症在其自然病程或治疗过程中，有可能会转变为躁狂或轻躁狂发作（伴或不伴混合特征）。5%～15% 的双相 II 型障碍最终会出现躁狂发作，更改诊断为双相 I 型障碍。

对于儿童的诊断往往是一个挑战，尤其是对于非发作性（缺乏明确的发作界限）的易怒、过度警觉等表现。青年期出现易激惹会增加成年期患焦虑症和抑郁症风险，但与成年出现双相障碍无关。与成年发病的双相 II 型障碍相比，童年或青春期发病者往往有更严重的终生病程。在 60 岁以上的首发老年患者中，双相 II 型障碍的 3 年发病率为 0.34%。然而，对于超过 60 岁的患者来说，通过发病年龄早晚来区分单双相抑郁并没有任何临床实际意义。

双相 II 型障碍往往共病一个或多个精神障碍，其中 75% 焦虑障碍，儿童和青少年的双相 II 型障碍患者比双相 I 型障碍合并焦虑症的比例更高。37% 双相Ⅱ型障碍共病物质使用障碍,常与躁狂发作相关。约14%的双相Ⅱ型障碍患者一生中出现一次以上的进食障碍,暴饮暴食比神经性贪食症和神经性厌食症更常见。

(三)环性心境障碍

在ICD-11中,环性心境障碍取代了ICD-10中的环性心境,与DSM-5一致。

环性心境障碍通常发病于青春期或成年早期,隐匿起病,基本特征是一种以反复发作的周期性轻躁狂症状但未达到轻躁狂发作的诊断标准以及反复出现周期性抑郁症状但未达到抑郁发作的诊断标准。周期性轻躁狂症状和抑郁症状呈慢性、持续性、波动性发作,病程至少2年,并且至少有1年在儿童和青少年期,且2年中至少一半时间处于疾病状态,任一缓解期均不超过2个月。总病程常常较为持久。

环性心境障碍常常导致患者的社会功能、职业行为或其他重要领域具有显著临床意义的苦恼或损害,这与疾病的循环周期延长、有不可预测的情绪改变有关。有些个体在轻躁狂症状时功能良好,常常被忽视。

有15%~50%的环性心境障碍者可发展为双相Ⅰ型障碍或双相Ⅱ型障碍。若患者出现达到诊断标准的抑郁发作、躁狂发作、轻躁狂发作或患者的心境障碍归因于其他诊断,将分别按照其达到的相应诊断标准进行修正,原来的诊断不再成立。

(四)双相障碍及其相关特征标注

1. 伴有焦虑特征 患者在目前或最近出现的躁狂、轻躁狂或抑郁发作的大部分时间里至少出现以下2个症状:①感觉不自在或紧张;②不安的活动;③因为担心而注意力不能集中;④害怕一些可怕的事情发生;⑤感觉自己要失控。其中有2个症状为轻度焦虑,3个症状为中度,4~5个症状为中重度焦虑,最重者伴运动性激越。焦虑程度越高其自杀风险越大,病程越长,治疗效果越差。因此,指出是否伴有焦虑及其严重程度,对于制订治疗计划和监测治疗效果具有重要的临床价值。

2. 伴有混合特征 混合特征适用于双相Ⅰ型障碍及双相Ⅱ型障碍的躁狂、轻躁狂或抑郁发作。

(1)躁狂或轻躁狂发作,伴混合特征:患者的临床主要表现满足躁狂发作或轻躁狂发作的全部标准,但目前或最近的躁狂或轻躁狂发作的大部分时间里至少具有以下3项症状:①患者的主观感受或被他人觉察到有明显的抑郁情绪;②对大部分甚至全部的活动丧失兴趣及乐趣;③几乎每天都有精神运动性迟滞;④感到疲乏、精力减退;⑤有无价值感、过分的罪恶感;⑥反复出现死的想法、自杀念头、自杀企图、自杀计划等。

(2)抑郁发作,伴有混合特征:患者的临床表现满足抑郁发作的全部诊断标准,同时在目前或近期抑郁发作的大多数时间至少伴发以下3项躁狂/及轻躁狂发作的症状:①情感高涨;②自我评价高,有夸大;③话多,言语急迫;④思维奔逸或主观感到有很多的想法;⑤精力充沛,活动增多;⑥为贪图一时享乐而过多参加有可能带来痛苦后果的活动,如疯狂购物、轻率的性行为及不理智的投资;⑦睡眠需求减少。

伴有混合特征的重性抑郁发作(MDE)发展为双相Ⅰ型障碍及双相Ⅱ型障碍的风险性很大,指出这一特征对于制订治疗计划及监测治疗效果有重要的临床指导意义。

3. 伴有快速循环特征 在过去12个月的时间里至少有4次发作符合躁狂、轻躁狂或者抑郁发作的诊断标准,可发生于双相Ⅰ型或双相Ⅱ型障碍,每次发作之间至少有2个月时间症状部分或完全缓解、或者存在转相。

4. 伴忧郁特征 忧郁特征是指抑郁情绪更严重,通常在早晨尤甚,持续的时间更长,或者是毫无原因的。在疾病发作最重的阶段,多有愉快感完全丧失,包括对通常能引起愉悦的刺激也缺乏反应。有过分或不恰当的罪恶感,精神运动性迟滞或激越非常常见,伴有早醒、有严重的食欲下降及体重减轻。

5. 伴有非典型特征 指患者的非典型症状占据目前或最近重性抑郁发作的大部分病程中。这些患者在遇到正性事件时情绪好转,并可以持续一段时间;有显著的体重增加或者食欲增加,可有嗜睡,整天睡眠时间合计至少十小时;感到四肢如铅管样沉重,难以移动,并导致动作缓慢,这种感觉通常可持续数小时;对人际关系病理性敏感,这种敏感很早出现,在抑郁和非抑郁时期持续存在,在抑郁发作期间会加重,几乎贯穿一个人的大多数成年时期。

6. 伴精神病性症状　在一次发作中的任何时间存在幻觉或者妄想。并可以与心境障碍发作协调或者不协调。前者的幻觉及妄想的内容具有典型躁狂发作时的夸大，伴行为冲动、不顾危险等特点，也可伴多疑、偏执等特点。后者的幻觉、妄想的内容不具有上述特点。

7. 伴紧张症特征　是指紧张症症状存在大多数躁狂或抑郁发作中。

8. 伴围生期发作　患者的情绪障碍可发生于孕期或者产后，研究显示 3%～6% 的妇女在孕期或产后数周或数月内会经历抑郁发作，其中 50% 的产后抑郁发作实际在产前即已存在，故将这些发作统称为"围生期抑郁症"。

围生期抑郁发作的患者常有严重的焦虑，甚至惊恐发作。这些焦虑或惊恐发作增加了产后抑郁发作的风险。

围生期发生的情绪障碍可以表现为伴有或者不伴有精神病性症状，杀婴事件经常与产后精神障碍相关，如杀死婴儿的命令性幻听及婴儿是恶魔缠身的妄想等。

9. 伴季节特征　指患者终生情绪障碍发作中至少一种类型的情绪障碍发作（即躁狂、轻躁狂或抑郁发作）遵循一定规律的季节模式，与一年中特定时间才发作相关，季节性发作次数要多于非季节性发作次数，完全缓解或转相也发生在一年中特定的时间，这种发作 - 缓解模式至少持续两年；其他类型发作可不具有此特征。

伴季节特征更多见于双相 II 型障碍。在冬季型季节模式中，高纬度的年轻患者罹患冬季抑郁发作的风险更高。

二、双相谱系障碍

（一）双相谱系概念的变迁

1921 年 Kraepelin 提出情感障碍是一个连续的谱系。1976 年 Dunner 等提出将双相障碍分为有抑郁和轻躁狂发作的双相 II 型障碍和有抑郁和躁狂发作的双相 I 型障碍。1978 年，Angst 等提出了轻躁狂、环性心境障碍、躁狂、躁狂伴轻度抑郁、躁狂伴重度抑郁、重度抑郁伴轻躁狂的谱系。1981 年 Klerman 将双相障碍按照躁狂发作的程度分为 6 个亚型，分别是躁狂、轻躁狂、药源性

躁狂、环型人格、双相障碍家族史阳性的抑郁症、单纯躁狂发作。1987 年美国精神病学家 Akiskal 和 Pinto 针对双相障碍 I 型、II 型障碍，又提出软双相（soft bipolar spectrum）的概念，将药源性轻躁狂、伴有旺盛气质和循环气质的重度抑郁发作等列为软双相障碍。2002 年，Ghaemi 等将情感障碍谱系中处于抑郁发作到双相障碍 II 型之间的疾病命名为双相谱系障碍（bipolar spectrum disorder），并给出了相应的诊断标准，他们发现 1/3 的抑郁患者满足双相谱系的定义。2013 年正式发布的 DSM-5 中，双相障碍的诊断也发生了重要变化：首先，双相障碍独立成章，其次，情感障碍谱系中加入药物所致双相障碍，最后，混合发作从状态降级为混合特征。在 ICD-11 中，双相障碍依旧在心境障碍章节中，维系了从单相抑郁向双相障碍的联系，同时又接受了 DSM-5 对于双相障碍的上述变化。从理论上来说，任何一个单次发作的抑郁后都可能出现躁狂发作，因此从单次或单相抑郁到双相障碍的抑郁发作之间的广泛地带，都可能是这种谱系障碍的表现形式。

（二）双相谱系障碍临床特征

在 DSM-5 和 ICD-11 关于心境障碍的章节中，从抑郁症伴有混合特征到双相障碍抑郁发作伴有混合特征使得从抑郁症到双相障碍的谱系达到无缝连接：在 DSM-5 中，要求在抑郁发作的大部分日子里，几乎每天都存在下列至少 3 个躁狂或轻躁狂症状：

1. 心境高涨、膨胀。
2. 自尊心膨胀或夸大。
3. 比平时更健谈或有持续讲话的压力感。
4. 意念飘忽或主观感受到思维奔逸。
5. 精力旺盛或有目标的活动增多。
6. 增加或过度地参与那些痛苦结果可能性高的活动。
7. 睡眠需求减少。

上述 7 条标准同样列于双相障碍抑郁发作混合状态，因此是否归为双相障碍就取决于是否达到躁狂发作的诊断标准。如果达到躁狂或轻躁狂诊断标准，且又伴抑郁症状，则可诊断躁狂 / 轻躁狂发作，伴混合特征。

同时，环性心境障碍一旦达到双相障碍的诊断标准，则直接诊断双相障碍；药源性躁狂也归

类到双相障碍中,这样从抑郁症到双相障碍就形成了不间断的谱系。

三、双相障碍中的认知功能障碍

研究发现,比较精神分裂症、双相障碍和抑郁症,双相障碍患者的认知功能受损程度在二者之间。与抑郁症比较,双相障碍的认知受损可能更加广泛,持续注意力损害存在于双相障碍的各种时相(抑郁相、躁狂相、缓解期)中,并在他们的一级亲属中也发现同样的现象。双相障碍对负性信息的注意偏向是双相障碍疾病发生和维持的重要因素,结合影像学推测双相障碍的认知功能下降与胼胝体体积减小和脑白质纤维脱髓鞘相关。双相障碍患者执行功能的损害与抑郁发作次数及躁狂发作次数呈正相关,显示患者疾病发作次数越多,双相障碍患者记忆力、注意力、执行功能损害越严重。

社会认知功能损害是双相障碍患者更易表现出来的部分。在双相躁狂急性发作期,对患者的情绪认知(emotion recognition)研究发现对所有表情识别均较健康对照组差,尤其是对恐惧和厌恶表情的识别差,即对中立、积极情绪的识别优于对消极情绪的识别,对恐惧面孔的人采取持续亲近行为而不是回避,可能产生人际关系问题。而抑郁状态患者对消极情绪的识别优于对积极情绪的识别,倾向于识别消极灰暗的事物,易导致易激惹和冲动行为。同时双相障碍患者无论在发作期还是在缓解期,都存在与抑郁症患者相似的消极心理认知归因模式。

Gross 的情绪调节加工模型认为情绪的产生发展是一个动态过程,在该过程的不同阶段有五种情绪调节策略:情景选择,情景修正,注意分配,认知重评和表达抑制。认知重评和表达抑制是个体最常用且最有效的调节策略,使用认知重评的个体负性情绪体验较低,而且各项情绪生理指标(如:心率、皮肤电反应和呼吸频率等)都相应较低,认知重评水平较高的被试在面对情绪刺激时的情绪反应更具有适应性,在调节负性情绪时更具有灵活性和有效性;表达抑制虽然也可以降低个体对情绪刺激的外在反应,但在主观情绪体验和生理指标方面却不能起到有效的调节作用。注意分散虽然也能达到调节情绪的效果且消

耗较少的认知资源,但会影响个体对该情绪事件的记忆,使得随后的认知任务需消耗更多认知资源,因而较适用于高强度情绪刺激条件下。有效的情绪加工和调节需要前额叶各区域和杏仁核发挥正常作用,且需要前额叶 - 杏仁核良好的功能连接。然而双相障碍患者的前额叶某些功能区域如腹外侧前额叶和眶额叶的激活存在显著异常,其他脑区也存在激活减弱且伴随有杏仁核的反应过强,同时前额叶 - 杏仁核的功能连接减弱。即双相障碍的情绪功能受损和这种杏仁核激活异常及杏仁核 - 前额叶连接减弱的现象之间存在密切关系。

(许秀峰)

第四节　双相障碍的诊断与鉴别诊断

双相障碍的诊断应根据详细全面的病史采集和精神检查,结合体格检查和实验室检查,遵守国际通行的诊断标准(DSM-5 或 ICD-11)。迄今为止,双相障碍的临床诊断依然有赖于医生对临床现象学的把握。典型躁狂及抑郁交替发作的患者临床诊断并不困难,但由于双相障碍疾病现象十分复杂,当症状不典型或者病情程度较轻时,容易被忽视;而发作期患者的认知水平受到疾病的影响,可能过分强调某些症状,也可能对某些病态表现轻描淡写;加上医生精神检查经验不足、临床观察不够等因素,导致疾病误诊率和漏诊率较高。

双相障碍的诊断标准涉及躁狂发作、轻躁狂发作、抑郁发作、不同分型和不同附加特征的描述,篇幅较长,读者可查阅相关诊断标准手册,本章不再对具体诊断条目进行赘述,主要陈述诊断时需要关注的重点问题。

在 DSM-5 和 ICD-11 中,双相 I 型障碍和双相 II 型障碍的主要诊断区别在于双相 II 型仅有轻躁狂发作和抑郁发作,一旦患者有过 1 次躁狂发作,就应归类于双相 I 型。因此明确患者是否有过轻躁狂发作或者躁狂发作,不仅是区分单相抑郁与双相抑郁的标准,也是双相障碍正确分型的标准。

双相 I 型障碍的诊断标准代表了典型躁狂 - 抑郁障碍,或 19 世纪描述的情感性精神病的现代理解。与传统描述的区别在于,它既不一定是精神

病，也不要求个体一生必须经历一次重性抑郁发作。然而，绝大多数症状完全符合躁狂发作诊断标准的个体，在一生中也经历了重性抑郁发作。双相Ⅱ型障碍要求个体一生至少经历一次重性抑郁发作和一次轻躁狂发作，它不再被认为比双相Ⅰ型障碍更轻，是由于双相Ⅱ型障碍患者处于抑郁的时间较长，同时由于心境的不稳定，通常伴有职业或社会功能的严重损害。

一、诊断

（一）诊断的延迟

50%以上的双相障碍患者以抑郁发作起病，经反复多次抑郁发作后才出现首次躁狂或轻躁狂发作。在临床医生得到躁狂或轻躁狂发作的证据之前，患者无法被确诊为双相障碍。因此对于任何一位以抑郁症状进行就诊的患者，医生都应该常规询问躁狂和轻躁狂发作史，避免误诊和漏诊。双相障碍患者还常常共病其他精神障碍，如焦虑障碍、人格障碍、物质使用障碍和ADHD等。在躁狂或抑郁发作期，患者可能伴有显著的精神病性症状。上述原因均增加了临床现象的复杂性，导致诊断难度加大，确诊延迟。Hirschfeld等（2003）研究发现从第一次出现心境症状到被确诊为双相障碍的时间平均为7～10年，69%的患者曾被诊断为其他疾病，包括单相抑郁（60%）、焦虑障碍（26%）和精神分裂症（18%）等。

（二）诊断原则

诊断双相障碍时，要遵循症状学诊断和病程诊断并重的原则。双相障碍临床症状表现复杂，除了躁狂和抑郁两种截然不同的临床相外，混合症状也比较常见，躁狂发作的患者可能伴有一部分抑郁症状，反之亦然。此外，阈下症状、持久的心境障碍以及各类精神疾病共病，不同程度地分布在整个病程。典型的双相障碍为发作性病程，但相当数量的患者病程复杂，有的为快速循环甚至超快速循环，有的症状迁延不愈，因此纵向了解整个病程，对全面评估患者病情十分重要。

针对双相障碍的共病进行诊断，即患者存在多种临床综合征且达到各自诊断标准时，应分别做出诊断。

（三）轻躁狂的识别

躁狂发作时患者症状显著，容易引起关注，患者和知情人往往能主动报告。但轻躁狂发作却容易被患者和周围人忽视，尤其是患者从抑郁发作转相时，思维活跃、活动增多等轻躁狂症状常被误认为是病情好转，患者本人也多享受轻躁狂带来的正性影响，不认同处于疾病状态。

临床医生采集轻躁狂发作史时，不仅要向患者询问，也要向知情人询问。为了信息尽可能准确，可以向多位不同时期的病史知情人询问，对轻躁狂症状与正常愉悦心境的区别进行必要的解释，避免知情人提供错误信息。

一些轻躁狂筛查工具可以帮助医生获取有效信息，常用的有33项轻躁狂症状清单（the 33-item hypomania checklist，HCL-33）和心境障碍问卷（mood disorder scale，MDQ）。这类量表使用简单，医生不仅可以从量表回答中进一步核实病史，划界分也可作为医生诊断的重要参考。

（四）双相障碍的共病

双相障碍与其他精神障碍的共病率高，终生共病率为50%～70%。调查显示双相Ⅰ型患者最常见的共病为焦虑障碍，约占75%。ADHD、任何破坏性冲动控制或品行障碍及物质使用障碍共病率达50%以上；38%的双相患者共病人格障碍，常见自恋、边缘性人格障碍。与普通人群相比，代谢综合征和偏头痛在双相患者中更为常见。

在双相Ⅱ型患者中，60%符合3种及以上的精神障碍共病诊断，75%有焦虑障碍，37%有物质使用障碍，14%有进食障碍。儿童和青少年共病焦虑障碍的比例更高。

共病现象的存在，给双相障碍的诊断和鉴别诊断带来很多困难，医生应该谨慎考虑双相障碍与共病出现的先后顺序和相互影响，避免漏诊或者过度诊断。

（五）抗抑郁治疗转躁的诊断

由抗抑郁治疗（如抗抑郁药物、电休克治疗）可引起的完整的躁狂或轻躁狂发作，但若持续存在的全部症状超过了治疗的生理效应（即药物已完全排出体外，电休克治疗的影响已完全消失），则应考虑诊断为双相障碍。需要注意的是，通常1项或者2项症状，特别是使用抗抑郁药物后出现的易激惹性增高、急躁或激越，并不足以做出轻躁狂发作的诊断，也并不一定表明个体有双相障碍的素质。

二、鉴别诊断

在做出双相障碍的鉴别诊断时，应注意可能造成躁狂或抑郁状态的精神疾病、躯体疾病或药物，临床上需要依据病史、体格检查和实验室检查结果，仔细分析精神症状与上述因素的发生、发展与转归之间的关系以进行鉴别。

（一）双相抑郁与单相抑郁

双相障碍最常见的误诊为单相抑郁，原因是双相障碍患者多以重性抑郁发作方式发病，经反复多次抑郁发作后才出现躁狂或轻躁狂发作，少数患者甚至长达数年之后才展露其双相本质。当患者轻躁狂发作时，持续时间较短、症状程度较轻、对社会功能影响较小，有时难以与正常心境的境遇性变化明确分开；患者对这种异常心境的自觉程度也很低，而家属也难以引起足够重视，提供病史时易于被忽略，使那些本质上属双相Ⅱ型的患者，因轻躁狂发作漏诊而误诊为单相抑郁。

实际上，临床中有诸多线索值得重视，这些线索越多，越提示患者可能为双相障碍或者未来进展为双相障碍，包括：青少年起病，情感旺盛人格，抑郁发作频繁、好转速度快，伴精神病性症状，伴不典型症状（如灌铅样麻痹、睡眠偏多、体重增加、暴饮暴食等），易激惹或阈下躁狂症状，病程迁延，难治性抑郁，产后抑郁，季节性抑郁，抗抑郁药物治疗后有快感体验，共病物质滥用或边缘性人格障碍，以及双相障碍家族史等。

需要注意的是，即使患者具备较多上述特征，但没有获得躁狂或轻躁狂的确切证据之前，患者是不能被诊断为双相障碍的。掌握这些疾病特征，可帮助医生提高双相障碍的识别率。

（二）焦虑障碍

焦虑障碍患者的焦虑情绪可能被误认为是易激惹，减轻焦虑的行为可能被误认为是冲动行为，焦虑严重的患者还可能出现激越。在鉴别诊断时，要仔细完善病史，评估症状的发作性质和诱发因素，鉴别患者是心境高涨还是焦虑障碍。

（三）物质/药物所致的双相障碍

许多精神活性物质、药物可能诱发轻躁狂或躁狂症状。原发双相障碍的诊断，必须基于不再使用物质/药物后残留的症状仍然满足诊断标准时才可做出。依靠病史和尿液药物筛查可以进行鉴别，一旦患者住院后药物所致的状态一般很快消失。可能导致躁狂的药物有：各种抗抑郁药、苯丙胺、巴氯芬、溴剂、溴隐亭、卡托普利、西咪替丁、可卡因、皮质类固醇、环孢素、双硫仑、致幻剂、肼屈嗪、异烟肼、左旋多巴、哌甲酯、甲泛葡胺、鸦片类、苯环己哌啶、丙卡巴肼、普环啶、育亨宾等。

（四）躯体疾病所致的双相障碍

一些躯体疾病，尤其是神经系统疾病可能出现躁狂或轻躁狂发作表现，但此类患者一般没有心境高涨、愉快的特点，而是以情绪不稳定、欣快、焦虑、紧张为主，有时可能伴有意识障碍、智能减退和人格改变。情绪变化与原发病的病情密切相关。详细的体格检查、实验室检查、影像学检查、脑脊液检查等有助于鉴别。可能导致躁狂的神经系统和躯体疾病在表9-4-1中列出。

表9-4-1 可能导致躁狂的神经系统和躯体疾病

分类		疾病名称
神经系统疾病	锥体外系疾病	亨廷顿病、脑炎后帕金森病、Wilson病
	中枢感染	神经梅毒、病毒性脑炎
	其他	脑肿瘤、脑损伤、丘脑切开术、右侧颞叶切除术、脑血管意外、多发性硬化、颞叶癫痫、皮克病、Kleine-Levin综合征、Klinfelter综合征
躯体疾病		尿毒症、透析性痴呆、甲状腺功能亢进、糙皮病、类癌综合征、Addison病、库欣病、维生素B_{12}缺乏症、分娩后躁狂、感染或术后、HIV感染、流感

（五）精神分裂症

双相障碍患者躁狂或抑郁发作期常伴有幻觉、妄想等精神病性症状，精神分裂症的一级症状亦有可能出现。鉴别主要从以下几方面进行：①病程不同，双相障碍通常为发作性病程，而精神分裂症多为慢性持续病程。②双相障碍的精神病性症状的产生与情绪的鲜明变化相一致，具有一定的现实性，且持续时间不长，经过治疗可以很快消失。精神分裂症的心境症状继发于思维障碍，且与思维和意志行为通常不相协调。③社会功能，精神分裂症的社会功能往往持续显著受损，而双相障碍患者间歇期社会功能多保持完好。其他方面的区别还包括伴随症状和家族史可供参考。

（六）分裂情感障碍

分裂情感障碍因兼具心境发作和精神分裂症的症状，常需要与伴精神病性症状的双相障碍进行鉴别。该病的分裂性症状与心境症状在整个病程中多同时存在。

（七）注意缺陷多动障碍

注意缺陷多动障碍（ADHD）与双相障碍都有言语速度快、活动增多、行为冲动、注意力不集中、睡眠需求减少等表现。二者主要区别在于 ADHD 多起病于儿童期，双相障碍起病于青壮年；ADHD 病程为慢性，而双相障碍为发作性；ADHD 极少出现精神病性症状或自杀。需要注意的是，ADHD 可从儿童期延续至成人，与双相共病率较高。

（八）人格障碍

双相障碍多起病于青壮年，病程为发作性；而人格障碍起病于儿童期或青春期，缓慢逐渐起病，病程为持续性。双相障碍与人格障碍共病率也非常高，症状相互影响。双相Ⅱ型障碍常需与边缘性人格障碍相鉴别：前者心境变化显著，发作持续数天或更长时间；后者心境变化只持续数小时；前者可见到心境高涨，而后者很少见；前者冲动行为为发作性，后者为慢性；前者自杀行为与抑郁发作有关，后者更多受到内外诱因的影响；前者自残少见，后者自残多见；前者可见到心境障碍家族史，后者家族史常阴性。

（张　玲）

第五节　双相障碍的治疗与疾病管理

一、指南中的治疗原则及证据

（一）双相障碍的治疗原则

双相障碍是一种慢性、高复发性的精神疾病，因此在各大指南中，均强调全病程综合治疗和疾病管理。

在 2015 年《中国双相障碍防治指南》（第 2 版）中，双相障碍的治疗原则包括以下方面：

1. 充分评估、量化监测原则　全面评估患者的症状及疾病特点，躯体状况、精神科共病、用药情况、治疗依从性及社会心理应激等因素，定期应用实验室检查及精神科量表进行治疗反应及耐受性、安全性、社会功能、生活质量及药物经济负担的量化监测。

2. 综合治疗原则　应采取药物治疗、物理治疗、心理治疗和危机干预等措施的综合运用，在疾病的不同治疗阶段因需组合、主次有序，使患者全面康复。

3. 全病程治疗原则　全病程治疗可分为 3 个治疗期，具体内容见表 9-5-1。

4. 全面治疗原则　不能只针对抑郁发作、躁狂发作对症处理，需要考虑以全面提高情绪稳定性作为治疗要点。具有心境稳定作用的药物是针对各种发作类型的核心选择。

5. 提高治疗依从性原则　治疗依从性是维持疾病持续缓解的关键，不良反应、自知力差、病耻感、经济因素及药物简便性、易获取性等因素都会影响患者依从性。尽可能消除社会心理应激、合理用药、健康教育、鼓励药物与心理治疗结合可提高患者依从性。

6. 优先原则　急性期对病情严重的患者，如妊娠期妇女、自杀风险高、伴精神病性症状或躯体状态危及生命者，经系统评估后可以优先考虑 MECT 治疗。对存在谵妄、明显精神病性症状、严重躁狂症状、高度自杀风险及攻击风险、拒食行为的患者优先考虑精神科住院治疗。

7. 患方共同参与治疗原则　强调患方共同参与治疗，治疗中积极取得患方的认同与合作，进行患者及家属教育，共同商讨治疗方案，使其了解长期治疗的必要性和重要性，提高患者依从性，维护良好的医患关系。

8. 治疗共病原则　积极治疗与双相障碍共病的物质依赖、强迫障碍、焦虑障碍和躯体疾病等。

（二）规范化治疗程序

以 2018 年加拿大情绪和焦虑治疗网络（Canadian Mood and Anxiety Therapy Network，CANMAT）双相障碍指南为例，将双相障碍急性期和巩固、维持治疗的规范化程序列在表 9-5-2，《中国双相障碍防治指南》（第 2 版）（表格中简写为中国指南）中的主要不同点在括号中进行注明。

表 9-5-1　双相障碍全病程治疗原则

分期	治疗目标	疗程	要点
急性治疗期	控制症状、缩短病程	6～8 周（难治性除外）	药物治疗为主，充分治疗并达到完全缓解，以免症状复燃或恶化
巩固治疗期	防止症状复燃、促使社会功能恢复	抑郁发作 4～6 个月，躁狂或混合发作 2～3 个月	主要治疗药物剂量应维持急性期治疗水平不变；配合心理治疗
维持治疗期	防止复发，维持良好社会功能，提高生活质量	尚无定论；多次发作者，可考虑在病情稳定达到既往发作 2～3 个循环的间歇期或 2～3 年	确诊患者在第二次发作缓解后即可以给予维持治疗，密切观察下适当调整药物剂量；去除潜在社会心理不良因素，给予心理治疗，更能有效提高抗复发效果

资料来源：《中国双相障碍防治指南》（第 2 版）

表 9-5-2　双相障碍不同发作阶段的规范化治疗程序

规范化治疗程序	躁狂发作急性期	抑郁发作急性期（双相Ⅰ型/Ⅱ型）	巩固/维持阶段
第 1 步：评估阶段	评估患者安全性、自知力和依从性 共病 心理社会支持系统 体格检查和实验室检查 确定患者治疗环境 排除躯体疾病、药物和物质因素 停用抗抑郁药 停用咖啡因、酒精等精神活性物质 评估当前和既往治疗情况 疾病知识教育	症状性质和严重程度 自杀自伤风险 依从性 心理社会支持系统 评估功能损害 排除躯体疾病、药物和物质因素 完善检查 停用咖啡因、酒精等精神活性物质 评估当前和既往治疗情况 疾病知识教育	精神和躯体状况 急性期药物治疗效果 复发征兆 血药浓度（如适用）
第 2 步：开始或优化治疗，观察依从性	选用或换用一线推荐方案（中国指南：MECT 为一线治疗）*	选用或换用一线推荐方案#	维持急性期有效方案，可降低剂量&
第 3 步：联合治疗或换用一线推荐药物治疗	联合治疗或换用一线推荐中的其他方案	联合治疗或换用一线推荐中的其他方案	联合治疗或换用一线推荐中的其他方案
第 4 步：联合治疗或换用二线推荐药物治疗	换用二线推荐方案或在原方案中替换或增加 1～2 种药物（包括 MECT 治疗）	联合治疗或换用二线推荐方案（包括 MECT 治疗）	联合治疗或换用二线药物治疗（中国指南中包括 MECT 治疗）
第 5 步：联合治疗或换用三线推荐药物治 （中国指南：重新评估与分析）	联合治疗或换用三线药物治疗 （中国指南：重新评估与分析）	联合治疗或换用三线药物治疗 （中国指南：重新评估与分析）	联合治疗或换用三线药物治疗 （中国指南：重新评估与分析）

资料来源：2018 年 CANMAT 指南及《中国双相障碍防治指南》（第 2 版）

*：从第 2 步起，如无效或疗效不佳则进入下一步，如有效则进入巩固维持治疗。"无效"指药物剂量加至足量治疗 2 周后症状无改善，且排除其他影响疗效的因素。

#：从第 2 步起，如无效或疗效不佳则进入下一步，如有效则进入巩固维持治疗。"无效"指药物足量足疗程，但症状无改善，且排除其他影响疗效的因素。

&：从第 2 步起，如无效或疗效不佳则进入下一步，如有效则继续巩固。"无效"指药物剂量已优化，但症状持续或疾病复发，且排除依从性差的因素。

（三）双相障碍的治疗证据

1. 双相躁狂 从 20 世纪 70 年代开始，进行了一系列关于锂盐、氯丙嗪的药物试验，之后的八九十年代，关于各类抗癫痫药物（如丙戊酸盐和卡马西平）治疗躁狂的试验也不断进行。一项纳入 68 项随机对照研究、涉及 16 073 名被试者的荟萃分析，比较了 13 种药物治疗躁狂的疗效和耐受性，结果显示抗精神病药物似乎比锂盐和抗惊厥药物的疗效更佳，其中奥氮平、利培酮、氟哌啶醇的疗效最优。因此，抗精神病药物经常作为短期临床治疗的恰当选择。在我国指南中，以心境稳定剂（锂盐和丙戊酸盐）、非典型抗精神病药物（奥氮平、利培酮、喹硫平、阿立哌唑、齐拉西酮、阿塞那平和帕利哌酮）和部分典型抗精神病药物（氟哌啶醇和氯丙嗪）、MECT 作为双相躁狂的主要推荐治疗。上述药物可以单用，也进行联用，如在心境稳定剂基础上联用非典型抗精神病药物，或者两种心境稳定剂联用，或者抗精神病药物联合 MECT 治疗。二线治疗包括单用其他抗惊厥药物（卡马西平和奥卡西平）、抗精神病药物氯氮平以及 ECT。联合治疗方法包括锂盐合并卡马西平，抗精神病药物合并 ECT，或者在上述基础上加用苯二氮䓬类药物。

2. 双相抑郁 双相抑郁的治疗是一项重要挑战，被验证有效的治疗方法不多，而且抗抑郁药物的使用至今仍存在争议。指南编写者们常常需要思考为什么抗抑郁药物对双相抑郁的疗效证据不足，但临床仍普遍使用的问题。不过有研究发现双相抑郁从现象学和生物学上，都与单相抑郁相似。而且直到 20 世纪 90 年代，关于抗抑郁药物的临床研究的入排标准中，通常都没有特别排除双相抑郁，和安慰剂相比，SSRI 类抗抑郁药物更加有效，且没有增加转相躁狂的可能性；和三环类药物相比，导致躁狂的可能性更小。2007 年的一项大型研究结果发现，在心境稳定剂上附加帕罗西汀或安非他酮并没有带来更多益处；另一项研究发现帕罗西汀在持续疗效方面，并没有优于安慰剂。

CANMAT（2018）提出，对于双相Ⅰ型抑郁急性期，SSRI 和安非他酮仅可以作为二线治疗，与心境稳定剂或非典型抗精神病药物进行联合使用，避免单独应用。对于双相Ⅱ型抑郁发作急性

期，安非他酮只能作为联合治疗的二线药物，舍曲林、文拉法辛单独使用仅作为二线药物，氟西汀单独使用仅作为三线药物应用于那些纯粹的抑郁发作状况，且避免应用于有混合症状的患者，或者既往有抗抑郁药物转躁病史者。处方抑郁药的患者必须接受有关轻躁狂早期预警信号的教育，并对其进行仔细监测。

抗癫痫药物拉莫三嗪治疗双相抑郁的研究也进行了多项。从 5 项来源于个体患者水平数据的拉莫三嗪相关研究的荟萃分析结果显示，拉莫三嗪治疗双相抑郁有一定的疗效。但是，没有一项单独的研究表明拉莫三嗪的疗效与安慰剂相比有统计学差异。因此，拉莫三嗪在双相抑郁急性期的地位尚有争议。在我国指南中，拉莫三嗪被作为双相Ⅰ型抑郁发作急性治疗期的首选推荐之一。

非典型抗精神病药物治疗双相抑郁的研究很多，但结果差异较大。与安慰剂、帕罗西汀和锂盐相比，喹硫平呈现出更多的症状改善。急性期使用喹硫平有效的双相抑郁患者，继续使用喹硫平与更换为安慰剂相比，复发风险可降低。因此，那些可以耐受药物不良反应如镇静和体重增加的患者，持续用药可带来临床获益。喹硫平兼有抗精神病、抗躁狂和抗抑郁作用，在单相或双相抑郁的不同诊断下均有效，在我国指南中，喹硫平是唯一一种同时作为双相Ⅰ型和双相Ⅱ型抑郁发作急性期的首选药物。

奥氮平和氟西汀联用比单独使用奥氮平或安慰剂可带来更多症状改善，可能提示氟西汀对急性双相抑郁是一种有效治疗，或者联合治疗有协同作用。我国指南中，奥氮平单药和奥氟合剂均被作为双相Ⅰ型抑郁发作急性期治疗的首选推荐之一。

一些证据表明鲁拉西酮对双相抑郁有效，而阿立哌唑似乎疗效不佳。非典型抗精神病药物与 SSRI 类抗抑郁药物的组合，或与拉莫三嗪的组合，在临床实践中经常使用。鲁拉西酮加心境稳定剂（锂盐 / 丙戊酸盐）、或者鲁拉西酮单药治疗在 2018CANMAT 指南中已作为双相Ⅰ型抑郁急性期治疗的一线推荐。

双相Ⅱ型抑郁急性期的一线治疗仅有喹硫平一种药物，二线治疗包括锂盐、拉莫三嗪、丙戊酸盐、以及非典型抗精神病药物和抗抑郁药物的组

合，抗抑郁药物舍曲林和文拉法辛主要用于单纯的抑郁状态而非混合性抑郁。ECT 可用于改善那些难治性和需要快速起效的患者。

在真实世界研究中，有超过三分之一的双相患者对治疗无效，这些数字可能还低估了难治性抑郁患者的比例。即使接受适当药物治疗的患者，在发作后也会出现长时间的阈下抑郁症状。纵向研究估计，双相 I 型障碍患者的（轻）躁狂和抑郁发作时间比例为 1:3，而双相 II 型患者的这一比例为 1:37。阈下抑郁症状增加社会功能损害和复发概率。

3. 维持治疗 锂盐是双相障碍长期治疗的最佳选择，对 5 项锂盐与安慰剂对照的维持期试验的荟萃分析（$n=770$）表明，锂盐降低了 38% 的躁狂复发风险（RR 0.62，95% 置信区间 0.50~0.84），同时，降低了 28% 的抑郁复发风险（RR 0.72，95% 置信区间 0.40~0.95）。锂盐是唯一一种已知的抗自杀治疗药物，随机研究证据表明，锂盐能将自杀风险降低 50% 以上。然而，锂盐的益处受到副作用和低治疗指数的限制。尽管几乎没有证据表明大多数患者的肾功能在临床上有实质性的下降，但终末期肾功能衰竭的风险仍不清楚。在怀孕期间服用锂的母亲所生婴儿的先天性畸形风险尚不确定。除了已知的锂盐对甲状腺的影响，甲状旁腺功能亢进的风险也有增加。

两项随机化的拉莫三嗪与安慰剂试验的联合分析显示，拉莫三嗪在 18 个月内复发的风险降低了 36%。尽管在过去的二十年中丙戊酸盐的使用显著增加，但是安慰剂对照的丙戊酸盐长期预防的证据仍然缺乏。此外，BALANCE 试验发现，锂盐在预防情绪发作方面优于丙戊酸盐（RR 0.71，95% 置信区间 0.51~1.00），但综合分析发现研究之间存在异质性。锂盐联合丙戊酸盐治疗优于丙戊酸盐单药治疗（RR 0.59，95% 置信区间 0.42~0.83）。

一项纳入 2 438 例患者的临床研究中，接受喹硫平治疗 4~24 周后，对治疗有反应的 1 226 例患者随机分配至继续服用喹硫平组，或换用安慰剂组，或锂盐组（0.6~1.2mmol/L）。在接下来的 104 周内，服用喹硫平和锂盐的患者比服用安慰剂的患者发生任何情绪事件的复发时间显著延长，表明喹硫平和锂盐均有维持治疗作用。

由于抗精神病药物是治疗急性躁狂最有效的药物，在许多临床情况下，在急性发作缓解后继续使用抗精神病药物似乎是合理的。然而，很少有针对抗精神病药物的长期试验，而且没有一项试验的疗效具有与锂盐同等程度的独立可重复性。因此，抗精神病药物作为长期情绪稳定剂的作用仍不确定。

在中国指南中，锂盐、拉莫三嗪和喹硫平都被作为双相 I 型和双相 II 型障碍巩固维持期的首选推荐。对于双相 I 型障碍，还有双丙戊酸盐、奥氮平、利培酮长效针剂、阿立哌唑和齐拉西酮单药，或者锂盐 / 双丙戊酸盐联合上述抗精神病药的组合被作为首选推荐。在 CANMAT 指南中，一线推荐还包括阿塞那平和阿立哌唑长效针剂。

4. 双相障碍快速循环型的治疗 双相障碍快速循环型（RC）被看作是双相障碍中的恶性病程形式，其治疗较为困难。由于其每一次发作均可自发缓解，治疗的焦点在于阻断其反复循环发作。治疗要点包括几个方面：①如果是药物促发的 RC，尽可能停用抗抑郁药，有可能使 15% 的 RC 者病程缓解。对 RC 者继续使用抗抑郁药，可使 95% 患者的病程进一步恶化。②应用足够剂量的心境稳定剂，如丙戊酸盐或卡马西平。锂盐作为传统的心境稳定剂对双相障碍有效，但对 RC 却不能阻断或预防其反复发作。③激素类如甲状腺素、雌激素，以及非典型抗精神病药物，如氯氮平、利培酮及奥氮平先后在临床单用或与其他心境稳定剂合用，能阻断或减少 RC 循环发作。④对于一切治疗均无法阻止发作者，电休克治疗应是最后有效手段。一旦缓解，停用电休克，继续原药物治疗观察。

5. 心理社会治疗 在各国治疗指南中，越来越重视将药物治疗与目标心理治疗的结合作为双相障碍的最佳管理措施。附加心理治疗的主要目标包括患者教育，如果可能的话，对照料者进行有关压力管理策略的教育，识别和干预复发的早期迹象，以及如何保持有规律的生活方式（如睡眠和锻炼）。此外，由于对药物不依从的比例很高（急性发作后高达 60%），社会心理治疗还需强调对药物治疗的配合。

以证据为基础的心理治疗模式包括认知行为疗法、以家庭为中心的疗法、人际和社会节律疗法、群体心理教育和系统护理管理。尽管这些模型有共同的目标，但是它们的方法、假设和结构有很大的不同，在本节不再赘述。

二、药物治疗研究进展

1. 卡利拉嗪（cariprazine） 是一种非典型抗精神病药物，是优先与多巴胺 D_3 受体结合的多巴胺 D_3/D_2 受体强效部分激动剂和 5-HT_{1A} 受体部分激动剂。同时有部分激动剂和拮抗剂的性能，当内源性多巴胺水平较高时，卡利拉嗪作为拮抗剂通过阻断多巴胺受体而起效；当内源性多巴胺水平偏低时，卡利拉嗪主要作为激动剂，使多巴胺受体活性增加。现已被美国食品药品监督管理局（FDA）批准用于治疗精神分裂症和双相I型障碍的躁狂或混合发作。最近的研究表明，卡利拉嗪对双相抑郁也有效，且能改善快感缺乏和认知障碍。

2. 洛沙平（loxapine） 是第一代抗精神病药物，但具有非典型的神经递质受体亲和力，因为它对 5-HT 受体的活性远多于对 DA 受体的活性。2012 年，吸入性洛沙平被美国 FDA 批准用于成人精神分裂症或双相I型障碍激越的急性期治疗。2013 年，欧洲药物管理局（European Medicines Agency）批准吸入性洛沙平用于对患有精神分裂症或双相I型障碍的成年人轻度至中度激越的急性期治疗。

3. 依匹哌唑（brexpiprazole） 是 5-HT_{1A} 受体和 D_2/D_3 受体的部分激动剂，被称为"血清素-多巴胺活性调节剂"（SDAM）。该药于 2015 年获得 FDA 批准用于治疗精神分裂症，并用于抑郁症的辅助治疗。2019 年发表的一项纳入 21 例成人双相抑郁患者使用依匹哌唑治疗的开放性研究结果显示，患者的抑郁症状得到改善。

4. 伊潘立酮（iloperidone） 是一种非典型抗精神病药物，主要对 5-HT_{2A} 受体和 D_2/D_3 受体有拮抗作用。2017 年发表的一项为期 5 个月的开放性研究表明，伊潘立酮对双相障碍混合发作的躁狂症状、抑郁症状和激惹均有改善作用。

5. 氯胺酮（ketamine） 有证据表明双相障碍患者的谷氨酰胺能系统中的 NMDA 受体复合物功能障碍，两项交叉试验发现，输注 NMDA 拮抗剂氯胺酮可迅速缓解双相障碍患者的抑郁症状。

这些发现为药物开发开辟了一条新途径，并提供了新的神经生物学观点。

6. 依布硒啉（Ebselen） 最近发现一种在卒中治疗研究中失败的抗氧化剂依布硒啉是一种潜在的锂盐模拟剂。依布硒啉是从美国国立卫生研究院临床收集的 450 种化合物的筛选中获得，在健康成人中的研究发现，依布硒啉可增加情绪认知，减少慢波睡眠。依布硒啉可影响磷酸肌醇循环，并对可能与双相障碍治疗相关的替代标记物具有中枢神经系统效应。目前仍需要进一步临床评估。

综上所述，双相障碍药物治疗的进展主要来自于对其他神经精神疾病药物的重新利用，而不是针对该疾病的情绪不稳定特征。多巴胺拮抗作用似乎是抗躁狂治疗的一个潜在靶点，但增加血清素能传递可改善双相抑郁症的症状尚缺乏有力的证据，这表明有必要开发双极特异性验证靶点，用于新的治疗。对现有的治疗方法（特别是锂盐）和对双相障碍神经生物学的认识不断进步，不断提供潜在的靶点。一些新方法如诱导多能干细胞的使用来提供神经系统的体外模型，遗传和表观遗传因素的识别，利用光遗传学发展更精确的动物模型也在利用中。此外，面对该疾病的神经生物学复杂性，现有的药物发现和再利用方法除了需要使用氧化损伤等新靶点外，还需要使用现有靶点。阐明不同情绪稳定剂和非典型抗精神病药物影响睡眠和昼夜节律的机制及其与每天情绪波动的关系，也可能有助于为个别患者选择治疗方案。

三、物理治疗研究进展

近些年来，以脑刺激技术、神经调控技术为代表的物理治疗方法在双相障碍的治疗中得到了越来越多的验证和应用。主要包括经颅磁刺激（transcranial magnetic stimulation，TMS）、经颅直流电刺激（transcranial direct current stimulation，tDCS）、迷走神经刺激（vagus nerve stimulation，VNS）和脑深部刺激（deep brain stimulation，DBS）。

（一）经颅磁刺激

经颅磁刺激（TMS）是近三十年来出现的一种非侵入性脑刺激手段，与电刺激不同，颅骨对磁场没有阻抗，因此刺激相对集中，是一种具有研究和治疗潜力的无创脑刺激技术。重复经颅磁刺激(repetitive TMS, rTMS),利用从 1~20Hz 不等的各种刺激频率,重复发送多个脉冲,通常高频 rTMS(≥5Hz)增加皮质兴奋性,而低频降低皮质兴奋性。鉴于假设左右半球在情绪控制的效应是相反的,治疗用的 rTMS 一般都遵循使用高频范式激活左前额叶皮层,低频范式抑制右前额叶皮层用于治疗抑郁,或高频范式激活右侧前额叶皮层治疗躁狂。

Praharaj 等(2009 年)的研究发现,对于成年双相患者,20Hz rTMS(n=21)与假性 rTMS(n=20)作用于右侧的背外侧前额叶区(DLPFC)上,连续 10 天使用,可以显著改善躁狂症状。治疗耐受性良好,但在研究期间,其中一名接受积极 rTMS 治疗的患者出现轻度抑郁,而在假刺激对照组,则没有人出现抑郁。相反,在青少年受试者中使用类似的设计,Pathak 等(2015 年)的研究结果表明,在 12~17 岁的患者中,研究组并没有比对照组的躁狂评分下降更多。由于样本量小,无法确定差异是由于年龄还是其他因素造成。目前,还没有令人信服的证据表明 rTMS 在躁狂中的应用。在临床推荐 rTMS 治疗躁狂之前,需要有足够的随机对照试验证明 rTMS 的益处。

相比 rTMS 治疗躁狂,对双相抑郁治疗的研究更多,证据更充分。Fitzgerald 等(2016 年)进行的研究将双相抑郁患者分为 rTMS 组(n=23)和伪刺激组(n=23),先在右侧 DLPFC 进行 1Hz rTMS,然后左侧 DLPFC 进行 10Hz rTMS,治疗剂量为 110% 运动阈值(motor threshold, MT),在 4 周内进行 20 次治疗。4 周时,两组患者症状均有明显改善,但两组间未发现差异。胡少华等(2016 年)对双相Ⅱ型抑郁患者进行了一项研究,将 38 例双相Ⅱ型抑郁症患者随机分为三组:左侧 DLPFC 10Hz 高频(n=12),右侧 DLPFC 1Hz 低频(n=13)及伪刺激(n=13),同时使用喹硫平进行为期 4 周的治疗,rTMS 剂量为 80%MT,4 周内进行 20 次,每次 1 200 脉冲。治疗结束时,三组的抑郁评分均有显著下降,但组间无差异,研究结果表明,在改善双相Ⅱ型抑郁症患者的抑郁症状或认知功能方面,rTMS 联合喹硫平并不优于喹硫平单药治疗,阴性结果可能与使用低剂量有关。2017 年,Tavares 等发表了一项 rTMS 治疗双相抑郁的随机对照研究。他们使用了 H1 线圈,可以进行真伪刺激,使用的参数为 18Hz,剂量 120% MT,每天脉冲 1 980 次,刺激部位为左侧 DLPFC,共进行 20 次治疗。参与者被随机分为真刺激组(n=25)和伪刺激组(n=25)。真刺激组在 4 周治疗结束时,抑郁评分比伪刺激组有显著改善,但在 4 周后再随访时,两组差异消失。在试验中没有观察到躁狂发作的报告。针对双相障碍的长期治疗,Rapinesi 等(2015 年)的一项 rTMS 用于单相和双相抑郁维持治疗的研究表明,急性期 rTMS 治疗 4 周后,rTMS 维持治疗组在 6 个月和 12 个月能继续保持情绪正常。

间歇性暴发性 θ 波刺激(intermittent theta burst stimulation, iTBS)是重复经颅磁刺激(rTMS)的一种新的形式,能够在十分之一的时间内提供相同的效果。典型的 rTMS 治疗持续 37.5 分钟,新形式的 iTBS 治疗可允许临床医生在一天内治疗更多的患者。少量研究表明 iTBS 对双相抑郁也有效。

荟萃分析结果表明,rTMS 治疗可能诱发抑郁患者出现转相,尤其是那些正在服用抗抑郁药物的患者。虽然有一些支持 rTMS 对双相抑郁症的急性和长期有效,但大多数证据不是随机对照研究。到目前为止的随机对照研究实际上并没有显示出这种益处,或者只是提供了短暂的益处。这可能与设计中的方法学问题有关,如剂量不足或疗程不足。

(二)经颅直流电刺激

经颅直流电刺激(tDCS)是一种新兴的非侵入性神经调节技术,它通过两个头皮电极(阳极和阴极)将微弱的直流电应用于目标皮层区域。虽然 tDCS 的效应仍然是有争议的,研究显示阳极电流增加神经元的活动,而阴极电流减少神经元的活动。这种神经调节可能影响突触可塑性机制,如长时程增强或抑制。来自 10 项研究的荟萃分析表明,双额 tDCS 刺激左侧 DLPFC、抑制右侧 DLPFC 可显著改善双相障碍患者的抑郁症状,双额 tDCS 对双相抑郁患者的亚临床躁狂症状也有一定的控制作用。而反向操作刺激作为附加治疗时,可能改善躁狂患者的症状。前额叶-小脑 tDCS 对双相障碍的其他临床症状也有明显的效应,包括神经认知障碍、神经软体征和睡眠。这些初步结果表明 tDCS 是一种潜在的双相障碍无创治疗方案,与 rTMS 等其他无创治疗方案相比,tDCS 具有体积小、成本低、患者可穿戴等优点。

(三)迷走神经刺激

与直接脑刺激技术相比,迷走神经刺激(VNS)通过刺激颅神经,间接调节脑网络活动,提供了一种不同的方法。VNS 原则上有两种不同的方式:一种是目前最常用的直接侵入性刺激(iVNS),另一种是间接经皮非侵入性刺激(tVNS)。Olin 等(2012 年)进行了一项观察性、开放性多中心研究,纳入 636 例单相及双相难治性抑郁患者,接受 60 周的 iVNS 治疗,全因死亡率和自杀率均有明显下降。Aaronson 等(2013 年)针对单相或双相难治性抑郁($n = 331$)进行了一项多中心双盲对照研究,患者接受 iVNS 随机分入 3 个治疗组:低刺激组(电流 0.25mA,脉冲 130μs),中刺激组(0.5~1.0mA,250μs)和高刺激组(1.25~1.5mA,250μs),患者接受 22 周的急性期治疗,并随访至 50 周。结果显示 VNS 治疗耐受性好,各组均有明显症状改善,但组间无差异。随访发现抑郁评分仍持续改善,急性期有疗效的中刺激组和高刺激组患者,疗效保持时间更久。Albert 等(2015 年)报道了 5 例接受 iVNS 植入的难治性抑郁患者(2 例诊断为双相)自然随访 5 年的结果,1 年时的有效率和缓解率均为 40%,5 年时达到 60%。

(四)脑深部刺激

脑深部刺激(DBS)治疗难治性精神障碍的研究在不断进行,已经初步建立了治疗难治性抑郁症的疗效信号。但用于治疗双相障碍患者的 DBS 研究还很少,集中于难治性双相抑郁的个案报道,不过接受治疗的患者抑郁症状几乎都得到了改善。Holtzheimer 等(2012 年)报道的研究包括 7 名双相 II 型患者和 10 名重度抑郁症患者,刺激胼胝体下扣带回白质。已有研究表明,DBS 可能诱发躁狂或轻躁狂状态;但在该研究中,双相障碍患者没有发生轻躁狂现象。双相患者的抗抑郁作用与单相抑郁患者相似。在研究过程中,经过几个月的开放刺激后,方案中引入了一个单盲伪刺激阶段。然而,前 3 名患者的症状发生恶化,该阶段不得不终止。在 7 名双相患者中,只有 3 名患者完成了第二年的治疗,因此需要更大的样本来评估双相障碍患者使用 DBS 的疗效和安全性。

四、疾病管理

(一)建立治疗联盟

治疗联盟是医师与患者相互作用过程中建立的互动性、操作性和建设性的合作关系。治疗联盟本身就具备一定的治疗作用,是所有精神科治疗的核心之一。

1. **良好的医患沟通** 是建立治疗联盟的必要手段,良好的医患沟通能建立良好的医患关系,既能对患者产生积极的治疗作用,也能提升医师对自己工作的满意度。

2. **以患者为中心的医疗护理** 在对双相障碍患者实行管理和治疗时,需要考虑患者偏好和个体化需求。患者享有知情同意的权利,当医生与患者及照料者沟通时,应使用通俗易懂的语言对疾病和治疗进行解释,确保他们理解这些信息。

3. **双相障碍管理的一般建议** 医师应当与患者和照料者建立并维护合作性的医患关系,尊重患者对自身疾病的经验和知识,并对疾病的评估、诊断和治疗提供相应信息及知情同意书,建议他们规律仔细地进行症状自我监测,培养良好生活方式。对严重的双相患者,治疗计划应当进行书面告知,在合作情况下对精神症状和躯体症状的治疗给出建议。患者和照料者有权加入自助和互助组织,医师需鼓励他们共同参与评估和治疗计划的制订,确保患者在危机状态下能够得到帮助。

4. **特殊双相障碍患者疾病管理建议** 伴学习困难、伴人格障碍的患者应当接受与其他患者同样标准的健康服务。共病药物或酒精滥用的患者,要有针对性的心理社会干预。社区医疗机构对老年双相患者的转诊应制订相应方案,治疗老年患者时,应当注意用药安全性和相互作用,及时识别和处理躯体病。

(二)个案管理

双相障碍的个案管理包括以下 7 个环节:现况评估、问题明确、目标确立、指标制订、策略选择、责任明确、进度检查。这些工作由不同分工的人员进行,包括精神科医师、精神科护士、街道办事处工作者及志愿者等。

1. **现况评估** 对患者进行全方位评估,包括精神症状、躯体状况、对自身和他人的风险、社会支持系统、社会功能受损状况和经济状况等。

2. **问题明确** 通过现况评估找出患者精神康复方面的主要问题，为实施康复策略提供依据。在疾病的不同阶段，主要问题不尽相同。一般设定的主要问题3~4个为宜。

3. **目标确立** 明确主要问题后，需确立康复治疗的目标。不同角色人员一共讨论决策，共同设定可行的近期目标和远期目标。目标的确立要考虑可行性。

4. **指标制订** 根据确立的近期及远期目标，制订细化的客观指标来衡量康复治疗的效果，指标要切合实际，遵循个体化原则，并具备可操作性。

5. **策略选择** 个案管理分为医疗和生活职业能力康复两个部分，个案管理策略应当充分注意个体化原则，并且首先从保证医疗开始，在条件允许的范围内，逐步增加生活职业功能康复。

6. **责任明确** 个案管理中的医师是个案管理团队的领导者，负责全面管理；患者既是个案管理的服务对象，又是团队成员，他们应当按照既定计划执行，做得好可以受到表扬和奖励，做不好则要接受批评或"惩罚"。家属或照料者负责在个案管理员指导下，监督计划的实施，调节家庭情感表达。个案管理员要对计划的科学性、可行性负责，提供服务，并对计划实施监督和检查。

7. **进度检查** 医师应根据患者特点和病情，数周或数月检查一次进度，评估所指定指标的完成情况，并制订下一步计划。考评进度以鼓励为主，没有完成时进行询问和分析原因；进度检查应重点分析个案管理计划制订是否合理，团队成员是否尽职尽责，最后进行目标调整，每3~6个月评估一次。

（三）护理管理

双相障碍的护理管理随着医学发展，不断演化，护理人员角色从生活照料者逐步发展为生理、心理、社会文化兼顾的整体性照料者、治疗者和教育者。护理范围也从疾病的防治拓宽到社会心理卫生。

1. **整体护理** 随着医学模式的发展，整体护理取代了传统的功能制护理模式，为患者提供了包括生理、心理、社会文化等全方位的护理服务和护理教育。整体护理对护理人员提出了更高的要求，护理人员不再是简单的医嘱执行者，而是

要担负起健康教育、心理护理的责任。

2. **分级护理** 按照双相障碍患者病情的轻重和不同阶段特点，制订不同等级的护理。通常分为四级：特级护理适用于急症、重症患者，如极度兴奋冲动或悲观消极的患者，以及合并严重躯体疾病的患者；一级护理钊对病情程度较特级护理略轻的患者；二级护理适用病情处于缓解阶段，但仍存在明显情绪波动的患者，也包括年老体弱、行动不便的患者；三级护理主要针对情绪已基本稳定、生活能够自理、等待出院的恢复期患者。

（四）服药管理

由于双相障碍的慢性、高复发性的特点，维持治疗对改善患者长期预后十分重要。在个案管理的基础上还要做好服药管理，有助于预防复发，减轻疾病负担，减少药物不良反应，改善依从性。服药管理中的患者需严格遵医嘱按时按量服药，养成良好的生活方式。家属需要妥善保管药物，不要将全部药物交给患者，监督患者每次服药，防止藏药。若发现患者有复发征兆，应及时就诊。

（五）家庭管理

双相障碍患者需要有良好的家庭支持和管理系统。家庭管理包括维持用药、病情观察、心理支持、生活照料和功能锻炼五个部分。好的家庭管理可以对患者进行良好的监护和督促，及时发现病情的变化，减少病情复发，降低家庭经济负担，节约卫生资源，还能促进患者社会功能的全面康复，增强执行，回归社会。

（六）疾病教育

对双相患者来说，如能充分认识和理解疾病本质、了解疾病表现和有效治疗手段，学会如何预防疾病复发，可以有效提高患者依从性，降低疾病负担。疾病教育过程中应强调以下内容，包括：积极参与治疗的重要性，双相障碍的本质和病程，治疗的潜在获益和可能的不良反应，识别复发的早期症状，行为干预（规律作息、避免物质滥用）可降低复发风险。

（张　玲）

第六节　未来研究展望

尽管寻找简洁的生物标记来诊断双相障碍是研究人员的理想，但这种成功似乎遥不可及。有

证据表明,精神症状维度的效用可以比 DSM 诊断分类更准确地预测双相障碍、精神分裂症及中间过渡精神疾病表型,这一研究结果进一步提示在维度精神病理学表型和精神病理学的基本神经生物学维度的界面上进行研究是有希望的途径。

尽管如此,双相障碍在精神疾病中症状相对特异,在上述生物标记研究基础上,在随访队列中进行生物标记确认,并寻找临床症状变异、疾病转归、治疗效果的相关症状表型与生物学标记的关联。因此,大样本、前瞻性、多种生物学标记组学结合是未来双相障碍危险因素研究的方向。然后再结合基础研究,构建双相障碍的危险因素和疾病形成机制,并寻找早期诊断、早期治疗的方法。

机器学习技术为我们提供了在个体水平上预测诊断和临床结果的新方法。鉴于双相障碍患者样本的临床异质性,对纳入研究使用多个水平的生物学数据来区分双相情感障碍与其他精神疾病或健康对照的诊断的研究进行评估,用机器学习技术为临床医生和研究人员提供诊断、个性化治疗和预后等领域也是未来研究的方向。

精准治疗依赖于与疾病发病机制相关的特异靶标的明确,实现这一目标需要大量的研究。在群体治疗学研究的基础上,细分不同患者群,在疾病亚组进行深入的药代和药理研究,有研究发现双相障碍患者若负荷较高的精神分裂症可能的易感基因,则对锂盐的疗效不佳。对其他治疗方法如物理治疗也进行更为细化的研究,可能对改善目前的治疗效果有一定帮助。

疾病分期广泛用于多种医学学科,以帮助预测疾病过程或预后,并优化治疗。在双相障碍中,其病程经历数十年,明确诊断常常滞后数年,前驱症状的识别模型的实用性和有效性取决于是否能链接到临床。分期暗示疾病过程的重要性,如果在早期不积极治疗,意味着神经系统的退变,临床则表现为恶性疾病过程和功能衰退。在双相障碍在不同阶段,影响可操作生物元件包括遗传素质、身体和心理创伤、表观遗传变化、改变的神经发生和细胞凋亡、线粒体功能障碍、炎症和氧化应激等。这些治疗方法覆盖到危险人群的预防、前驱早期干预策略、新诊断的个体、联合治疗迅速复发的疾病、晚期姑息治疗。因此,双相障碍的分期研究显得非常重要。

在疾病的管理和康复过程中,如何进行心理行为治疗也是未来研究的重要方向。

(许秀峰)

参 考 文 献

[1] 于欣,方贻儒. 中国双相障碍防治指南. 第 2 版. 北京:中华医学电子音像出版社,2015.

[2] 马辛. 精神病学. 第 2 版. 北京:人民卫生出版社,2014.

[3] 陆林. 沈渔邨精神病学. 第 6 版. 北京:人民卫生出版社,2018.

[4] Yatham LN, Kennedy SH, Parikh SV, et al. Canadian Network for Mood and Anxiety Treatments (CANMAT) and International Society for Bipolar Disorders (ISBD) 2018 guidelines for the management of patients with bipolar disorder. Bipolar Disord, 2018, 20(2): 97-170.

[5] American Psychiatric Association. Diagnostic and Statistical Manual of Mental Disorders, Fifth Edition. Washington, DC: American Psychiatric Association, 2013.

[6] First MB, Reed GM, Hyman SE, et al. The development of the ICD-11 Clinical Descriptions and Diagnos-tic Guidelines for Mental and Behavioural Disorders. World Psychiatry, 2015, 14(1): 82-90.

[7] Ferrari AJ, Stockings E, Khoo JP, et al. The preva-lence and burden of bipolar disorder: findings from the Global Burden of Disease Study 2013. Bipolar Disord, 2016, 18(5): 440-450.

[8] Zhang L, Cao XL, Wang SB, et al. The prevalence of bipolar disorder in China: A meta-analysis. J Affect Disord, 2017, 207: 413-421.

[9] Chien IC, Chou YJ, Lin CH, et al. Prevalence of psy-chiatric disorders among National Health Insurance enrollees in Taiwan. Psychiatr Serv, 2004, 55(6): 691-697.

[10] Lee S, Ng KL, Tsang A. A community survey of the twelve-month prevalence and correlates of bipolar spec-trum disorder in Hong Kong. J Affect Disord, 2009, 117(1-2): 79-86.

[11] Huang Y, Wang Y, Wang H, et al. Prevalence of mental disorders in China: a cross-sectional epidemiological study. Lancet Psychiatry, 2019, 6(3): 211-224.

[12] Walker ER, McGee RE, Druss BG. Mortality in mental disorders and global disease burden implications: a systematic review and meta-analysis. JAMA Psychiatry, 2015, 72(4): 334-341.

[13] Merikangas KR, Jin R, He JP, et al. Prevalence and correlates of bipolar spectrum disorder in the World Mental Health Survey Initiative. Arch Gen Pschiatry, 2011, 68(3): 241-251.

[14] Horwitz T, Lam K, Chen Y, et al. A decade in psychiatric GWAS research. Mol Psychiatry, 2019, 24(3): 378-389.

[15] Harrison PJ, Geddes JR, Tunbridge EM. The Emerging Neurobiology of Bipolar Disorder. Trends Neurosci, 2018, 41(1): 18-30.

[16] Morris G, Walder K, McGee SL, et al. A model of the mitochondrial basis of bipolar disorder. NeurosciBiobehav Rev, 2017, 74(Pt A): 1-20.

[17] Scaini G, Rezin GT, Carvalho, et al. Mitochondrial dysfunction in bipolar disorder: Evidence, pathophysiology and translational implications. NeurosciBiobehav Rev, 2016, 68: 694-713.

[18] Hibar DP, Westlye LT, Doan NT, et al. Cortical abnormalities in bipolar disorder: an MRI analysis of 6503 individuals from the ENIGMA Bipolar Disorder Working Group. Mol Psychiatry, 2018, 23(4): 932-942.

[19] Smith FE, Thelwall PE, Necus J, et al.3D 7Li magnetic resonance imaging of brain lithium distribution in bipolar disorder. Mol Psychiatry, 2018, 23(11): 2184-2191.

[20] Wise T, Radua J, Via E, et al. Common and distinct patterns of grey-matter volume alteration in major depression and bipolar disorder: evidence from voxel-based meta-analysis. Mol Psychiatry, 2017, 22(10): 1455-1463.

[21] Whittaker JR, Foley SF, Ackling E, et al. The Functional Connectivity Between the Nucleus Accumbens and the Ventromedial Prefrontal Cortex as an Endophenotype for Bipolar Disorder. Biol Psychiatry, 2018, 84(11): 803-809.

[22] Goodwin GM, Haddad PM, Ferrier IN, et al. Evidence-based guidelines for treating bipolar disorder: Revised third edition recommendations from the British Association for Psychopharmacology. J Psychopharmacol, 2016, 30(6): 495-553.

[23] Geddes JR, Miklowitz DJ. Treatment of bipolar disorder. Lancet, 2013, 381(9878): 1672-1682.

[24] Cipriani A, Barbui C, Salanti G, et al. Comparative efficacy and acceptability of antimanic drugs in acute mania: a multiple-treatments meta-analysis. Lancet, 2011, 378: 1306-1315.

[25] Ragguett RM, McIntyre RS. Cariprazine for the treatment of bipolar depression: a review. Expert Rev Neurother, 2019, 12: 1-7.

[26] Brown ES, Khaleghi N, Van Enkevort E, et al. A pilot study of brexpiprazole for bipolar depression. J Affect Disord, 2019, 249: 315-318.

[27] Singh N, Sharpley AL, Emir UE, et al. Effect of the Putative Lithium Mimetic Ebselen on Brain Myo-Inositol, Sleep, and Emotional Processing in Humans. Neuropsychopharmacology, 2016, 41(7): 1768-1778.

[28] Tavares DF, Myczkowski ML, Alberto RL, et al. Treatment of Bipolar Depression with Deep TMS: Results from a Double-Blind, Randomized, Parallel Group, Sham-Controlled Clinical Trial. Neuropsychopharmacology, 2017, 42(13): 2593-2601.

[29] Rapinesi C, Bersani FS, Kotzalidis GD, et al. Maintenance Deep Transcranial Magnetic Stimulation Sessions are Associated with Reduced Depressive Relapses in Patients with Unipolar or Bipolar Depression. Front Neurol, 2015, 6: 16.

[30] Kozel FA. Clinical Repetitive Transcranial Magnetic Stimulation for Posttraumatic Stress Disorder, Generalized Anxiety Disorder, and Bipolar Disorder. Psychiatr Clin North Am, 2018, 41(3): 433-446.

[31] Gippert SM, Switala C, Bewernick BH, et al. Deep brain stimulation for bipolar disorder-review and outlook. CNS Spectr, 2017, 22(3): 254-257.

[32] Dondé C, Neufeld NH, Geoffroy PA. The Impact of Transcranial Direct Current Stimulation(tDCS)on Bipolar Depression, Mania, and Euthymia: a Systematic Review of Preliminary Data. Psychiatr Q, 2018, 89(4): 855-867.

[33] Clementz BA, Sweeney JA, Hamm JP, et al. Identification of Distinct Psychosis Biotypes Using Brain-Based Biomarkers. Am J Psychiatry, 2016, 173(4): 373-384.

[34] Berk M, Post R, Ratheesh A, et al. Staging in bipolar disorder: from theoretical framework to clinical utility. World Psychiatry, 2017, 16(3): 236-244.

第十章 抑郁障碍

第一节 概 述

抑郁障碍（depressive disorder）是指由各种原因引起的以显著和持久的抑郁症状群为主要临床特征的一类心境障碍。抑郁症状群包括抑郁心境、兴趣丧失、精力缺乏、精神运动性迟滞或激越、思考或注意力减弱或难于做决定、自责或无价值感、体重与睡眠的变化、自杀意念或行为等，其中核心症状是与处境不相称的心境低落和兴趣丧失。在抑郁症状群的基础上，患者常常伴有焦虑或激越症状，各种与抑郁有关的躯体不适症状，严重者可以出现幻觉、妄想等精神病性症状。这些症状群至少持续两周以上，对个体的社会功能常常造成严重影响。而且可以确定这种状况不是由于其他精神活动损害所致，比如精神分裂症谱系障碍或者双相障碍。

根据 2013 年正式发布的 DSM-5，抑郁障碍包括破坏性心境失调障碍、重性抑郁障碍（或称抑郁症）、持续性抑郁障碍（心境恶劣）、经前期心境恶劣障碍、精神活性物质所致的抑郁障碍、躯体疾病所致的抑郁障碍等亚型。其中，重性抑郁障碍（major depressive disorder，MDD）往往与焦虑障碍、精神活性物质使用障碍、人格障碍和冲动控制障碍等共病。例如美国一项对 18 岁或以上者的共病调查发现，一生中曾诊断过重性抑郁障碍的患者中有 72.1% 至少还有过另一项精神障碍的诊断，59.2% 共病焦虑障碍，24.0% 共病物质使用障碍，64.0% 共病冲动控制障碍；1 年内诊断为重性抑郁障碍的患者中 64.0% 同期至少还符合另一项精神障碍的诊断，57.5% 共病焦虑障碍，8.5% 共病物质使用障碍，16.6% 共病冲动控制障碍。荷兰在 2004—2007 年的调查发现，重性抑郁障碍患者中 67% 在调查当时共病焦虑障碍，75%当时或曾经共病焦虑障碍，抑郁障碍与焦虑障碍

共病的患者中 20.3% 同时存在酒精依赖。

根据 2014 年 *Nature* 杂志报道，全球重性抑郁障碍的患病率在 3%～10% 之间（除阿富汗外）（Smith K, 2014），我国（Yueqin Huang et al, 2019）完成的全国流调结果表明，中国抑郁障碍的终生患病率为 6.8%，其中 MDD 为 3.4%。与 WHO 的最新预估，即平均每 20 个人中就有 1 个曾患或目前患有重性抑郁障碍的结果比较一致（2017）。有调查报道，破坏性心境失调障碍的患病率约为 3%，经前期心境恶劣障碍的患病率为 2%～5%，物质 / 药物所致抑郁障碍的终生患病率为 2.6%。不同躯体疾病所致的抑郁障碍患病率也存在差异。例如，调查发现，抑郁障碍在帕金森病患者中的发生率为 25.5%～70%；卒中后抑郁障碍发生率为 30%～64%，这类患者的死亡率较无抑郁症状者高 3～4 倍；约 45% 的心肌梗死患者伴有抑郁症状，且其死亡率比无抑郁症状者高 4 倍；25%～47% 的癌症患者伴有抑郁障碍。

根据 WHO 全球疾病负担的研究，抑郁障碍占非感染性疾病所致失能（disability）的比例为 10%，预计到 2020 年，将成为仅次于心血管病的第二大疾病负担源。因此，抑郁障碍是一类异质性比较大、病情比较复杂的精神障碍，其中最典型的亚类为重性抑郁障碍或称抑郁症。

本章分节介绍了抑郁障碍的分类、评估、诊断、治疗，这些内容是作为一个研究生毕业的精神科医师必须要掌握的临床基本原则和知识点。最后一节重点介绍了抑郁障碍临床研究的主要科学问题，包括抑郁障碍的病因与发病机制、诊断与生物学标记物、难治性抑郁、自杀。这几个问题是抑郁障碍的临床难点与研究热点，应该是研究生在临床研究工作中需要面对和探索的，希望能为研究者们提供一点研究的思路。

（李凌江）

第二节 抑郁障碍的诊断与分类

一、临床特征

抑郁障碍（depressive disorder）表现为抑郁心境（如，感到悲伤、易激惹、空虚）、或愉悦感的丧失，伴有其他认知、行为或自主神经性的症状，对个体功能水平有显著影响。抑郁发作的起病年龄、严重程度、持续时间、发作频率等均无固定规律。一般而言，抑郁发作晚于双相障碍，平均起病年龄为 40～49 岁。每次发作同样持续 3～12 个月，但复发频率低些。发作间期一般缓解完全，但少数患者可发展为持续性抑郁，主要见于老年。不同严重程度的一次发作一般都是由应激性生活事件诱发。目前认为，抑郁发作应至少持续 2 周，并且不同程度地损害社会功能，或给本人造成痛苦或不良后果。典型病例病情有晨重暮轻的特点。

1. **抑郁心境** 自觉情绪低落、悲观忧伤、痛苦难熬、郁郁寡欢，有度日如年、生不如死感，自称"高兴不起来""活着没意思"等，愁眉苦脸、唉声叹气。

2. **兴趣减少** 对以前感兴趣的或喜欢的事物提不起精神，甚至对任何事都不感兴趣。

3. **精力减退** 自感乏力、困倦想睡、没精神，懒得动，常感到精力不足，体力下降，能力下降。

4. **思维迟缓** 思维联想速度缓慢，反应迟钝，思路闭塞，自觉愚笨，思考问题困难。表现为主动言语减少，语速慢，语音低，严重者应答及交流无法顺利进行。

5. **认知功能损害** 注意力集中困难，记忆力下降，反应时间延长，学习困难，抽象思维能力差，语言流畅性差，警觉性增高，空间知觉、思维灵活性及眼手协调等能力减退。认知功能损害影响患者生活、学习、工作等社会功能，环境适应能力下降。

6. **运动性迟滞或激越** 迟滞表现为活动减少、动作缓慢、工作效率下降、生活被动懒散，不想做事，不愿与周围人交往，常独坐一旁或整日卧床，少出门或不出门，回避社交。严重时不修边幅、蓬头垢面，甚至发展为不语、不动、不食，

可达木僵或亚木僵状态，即"抑郁性木僵"。激越则与之相反，脑中反复思考一些没有目的的事情，思维内容无条理，烦躁不安，易紧张，注意力不集中，难以控制自己，易怒，甚至出现冲动毁物、伤人行为。

7. **焦虑** 焦虑与抑郁经常伴发，主要表现为无明确对象的紧张、担心、坐立不安，甚至恐惧。可伴发一些躯体症状，如心慌、尿频、出汗、失眠等。

8. **自责自罪或无价值感** 自我评价低，自觉一无是处，过度而不适当的内疚自罪，自觉连累家人、朋友、亲戚，对社会也是负担，对以往的轻微过失或错误责备不已。严重者可达到罪恶妄想，自感犯了罪，罪孽深重，不可原谅。

9. **消极观念和自杀行为** 无望感，认为前途暗淡悲观，反复的死亡或自杀的想法，自感生活中的一切或生活本身无意义无希望，活着累，想结束自己的生命，认为"自己活在世上是多余的"，可有自杀计划和行为，甚至反复寻求自杀。自杀行为是抑郁障碍最危险的因素。

10. **精神病性症状** 患者可以在一段时期出现幻觉和妄想，内容可与抑郁心境相协调，如罪恶妄想，伴嘲弄性或谴责性的幻听，也可与抑郁心境不协调，如关系、贫穷、被害妄想、没有情感色彩的幻听等。

11. **躯体症状** 主要有食欲减退或增加、睡眠障碍、乏力、体重减轻或增加、便秘、周身不适感、阳痿、性欲减退、月经失调等。躯体不适的主诉可涉及各脏器，如恶心、呕吐、心慌、胸闷、出汗、尿频、尿急等，既非诊断之依据，又非每例所具。睡眠障碍主要表现为早醒，一般比平时早醒 2～3 小时，早醒后不能再入睡；有的表现为入睡困难、易醒、睡眠不深；少数患者表现为睡眠过多。

12. **其他** 抑郁发作时也可出现现实解体、人格解体及强迫症状。

儿童和老年患者的抑郁障碍症状常不典型。儿童抑郁障碍患者少见，除遗传易感因素外，多与亲人、家庭关系有关，多表现为兴趣减退、不愿参加游戏、退缩、学习成绩下降、食欲减退和睡眠障碍等。老年患者除抑郁心境外，焦虑、易激惹、敌意、精神运动性迟缓、躯体不适主诉、类似痴呆表现等较为突出，病程较冗长，易发展成为慢性。

二、评估

1. 临床评估 为了明确诊断，首先应对患者进行全面的评估，包括心理、社会、生物学方面的评估，详细询问病史，包括患者的性格特点、发病诱因、个人史、既往躯体疾病史、家族史、以往及目前的治疗情况等；还应进行全面的体检和实验室检查、辅助检查，主要包括：常规检查如心电图、血常规、尿常规、粪常规、肝肾功能等，传染病筛查如甲型肝炎、乙型肝炎、丙型肝炎、艾滋病、梅毒等；内分泌检查如甲功、激素测定等，依据临床需要进行头颅 CT 或 MRI 检查、胸片、彩超、脑电图等；最后评估目前自伤自杀的风险、冲动伤人的风险等，依据病情及检查结果进行症状学诊断及鉴别诊断。

2. 量表评估 常用来评价抑郁障碍的严重程度和治疗效果。常用的量表有汉密尔顿抑郁量表 -17 项（HAMD-17）、蒙哥马利 - 艾斯伯格抑郁评分量表（MARDS）、贝克（Beck）抑郁量表（BDI）、抑郁自评量表（SDS）、抑郁和躯体化症状量表（DSSS）等。评价疗效的级别包括临床治疗有效和临床治愈，临床治疗有效：抑郁症状减轻，MARDS 减分率≥50% 或者 HAMD-17 减分率≥50%。临床治愈：抑郁症状完全消失的时间 >2 周，社会功能恢复良好，MARDS≤10 分或者 HAMD-17≤7 分。临床痊愈：抑郁症状完全缓解的时间 >6 个月。

三、诊断与鉴别诊断

（一）分类的变化

现今国际上影响最大、且为很多国家所采用的有世界卫生组织公布的 ICD 和美国精神病学会公布的 DSM。目前国内诊断标准有 CCMD-3，CCMD 的编写主要是依据国际标准。目前 DSM 更新到 DSM-5，DSM-Ⅳ分类中的心境障碍在 DSM-5 中被分开为"抑郁障碍"和"双相障碍"两个独立的章节。ICD 最新版是 ICD-11，相比于 ICD-10，修订后的分类强调疾病的同质性并趋于精简。ICD-11 中的"心境障碍"分类进行了简化，使其更适应临床的需要，"心境（情感）障碍"更改为"心境障碍"，将"混合性抑郁和焦虑障碍"和"恶劣心境"归入到"抑郁障碍"分类中。

（二）诊断标准

依据 ICD-11，抑郁障碍的诊断标准为：典型症状有心境低落、兴趣和愉快感丧失、导致劳累感增加和活动减少的精力降低及倦怠。其他常见症状有：①集中注意和注意的能力降低；②自我评价和自信降低；③自罪观念和无价值感（即使在轻度发作中也有）；④认为前途暗淡悲观；⑤自伤或自杀的观念或行为；⑥睡眠障碍；⑦食欲下降。病程要求至少持续 2 周，但如果症状格外严重或起病急骤，时间标准可适当缩短。

根据抑郁障碍发作的次数、严重程度、伴发症状等，分为以下类型：

1. 单次发作的抑郁障碍 分为轻度、中度和重度，若再有抑郁发作，应归于复发性抑郁障碍的亚型中。

（1）单次发作的抑郁障碍，轻度：特点是所有抑郁症状都不应达到重度，整个发作至少持续 2 周。患者通常为症状所困扰，继续进行日常工作和社交活动有一定困难，但不是相当大的困难，而且没有妄想或幻觉等精神病性症状。

（2）单次发作的抑郁障碍，中度，伴（或不伴）有精神病性症状：特点是抑郁症状中等严重，几乎每天情绪低落或至少持续 2 周的活动减少、兴趣降低，同时伴有其他症状，如注意力不集中、无价值感、自责、绝望、食欲或睡眠变化、精神运动激越或迟滞、精力减少或疲劳。在中度抑郁发作中，一次抑郁发作的几个症状都有明显的表现，或者有较轻的大量抑郁症状同时出现。中度抑郁患者继续进行工作、社交或家务活动有相当困难。依据发作期间是否伴有妄想、幻听等精神病性症状，注明伴或不伴精神病性症状。

（3）单次发作的抑郁障碍，重度，伴（或不伴）有精神病性症状：特点是抑郁症状是严重的，几乎每天情绪低落或至少持续 2 周的活动减少、兴趣降低，同时伴有其他症状，如反复出现自杀念头等。在严重的抑郁发作中，许多或大多数症状都十分显著，或少数症状特别严重。重度抑郁患者除了在有限的范围内，几乎不可能继续进行社交、工作或家务活动。依据发作期间是否伴有精神病性症状，注明伴或不伴精神病性症状。

（4）单次发作抑郁障碍，未特指严重程度：抑郁发作的病情信息不足，无法确定目前抑郁发作的严重程度。抑郁发作的特点是几乎每天情绪低落或至少持续两周的活动减少、兴趣降低，同时伴有其他症状。患者难以继续从事工作、社交或家务活动。

（5）单次发作抑郁障碍，目前为部分缓解：抑郁症状部分缓解，不符合单次发作抑郁障碍的定义，但仍然存在一些重要的抑郁症状。

（6）单次发作抑郁障碍，目前为完全缓解：目前处于完全缓解状态，曾经有抑郁发作病史，但目前没有任何明显的抑郁症状。

（7）其他特指的单次发作抑郁障碍。

（8）单次发作抑郁障碍，未特指的。

2. 复发性抑郁障碍 特点是反复出现抑郁发作，发作间期有数月明显缓解期，不符合躁狂发作标准的心境高涨和活动增多。就复发性抑郁障碍的患者而言，无论已发生过多少次抑郁，出现躁狂发作的危险始终不能完全排除，一旦出现了躁狂发作，诊断就应改为双相情感障碍。诊断首先符合复发性抑郁障碍的特点，目前抑郁发作严重程度分类同单次抑郁发作，具体如下：

（1）复发性抑郁障碍，目前为轻度发作。

（2）复发性抑郁障碍，目前为伴（或不伴）有精神病性症状的中度发作。

（3）复发性抑郁障碍，目前为伴（或不伴）有精神病性症状的重度发作。

（4）复发性抑郁障碍，目前发作，严重程度未特指。

（5）复发性抑郁障碍，目前为部分（或完全）缓解状态。

（6）其他特指的复发性抑郁障碍。

（7）复发性抑郁障碍，未特指的。

（三）临床分型

1. 抑郁障碍 抑郁障碍以显著而持久的心境低落为主要临床特征，并且不同程度地损害社会功能，或给本人造成痛苦或不良后果。抑郁发作是最常见的抑郁障碍，表现为单次发作或反复发作。多数患者有反复发作的倾向，大多数发作可以缓解，发作间歇或可能存在不同程度的残留症状，病程迁延，或转为慢性病程。

2. 恶劣心境障碍 是一种以持久的心境低落为主的轻度抑郁，从不出现躁狂或轻躁狂发作。通常起病于成年早期，持续数年，与生活事件及

个人性格有密切关系，患者生活不受严重影响，一般有求治意愿。心境低落的严重程度和一次发作的持续时间均未达到轻度或中度复发性抑郁障碍的标准，但曾经可以符合轻度抑郁发作的标准。病程持续时间通常为 2 年以上，期间完全缓解期一般不超过 2 个月。

3. 混合性抑郁和焦虑障碍 混合性抑郁和焦虑障碍主要表现为抑郁症状和焦虑症状同时存在，可持续几天，但不足 2 周。该障碍通常会给患者带来相当程度的痛苦体验和社会功能的受损。抑郁症状群或焦虑症状群的持续时间和 / 或严重程度均不符合相应的诊断，此时应考虑为混合性抑郁和焦虑障碍。若是严重的抑郁伴有程度较轻的焦虑，则应诊断为抑郁障碍；若是严重的焦虑伴有较轻的抑郁，则应考虑焦虑障碍的诊断。若抑郁症状和焦虑症状同时存在，且各自符合相应的诊断，应该同时给予两个障碍的诊断，不应采用混合性抑郁和焦虑障碍的诊断。

（四）鉴别诊断

1. 精神分裂症 精神分裂症早期常可出现抑郁症状，或在精神分裂症恢复期出现抑郁症状，抑郁障碍也可同时出现精神病性症状。鉴别要点：

（1）原发症状：抑郁障碍出现抑郁症状一般在前，精神病性症状在后，精神分裂症与之相反。

（2）临床表现：抑郁障碍以心理症状为基础，精神活动之间存在一定的协调性；而精神分裂症的精神活动之间协调性缺乏，阴性症状为情感平淡及淡漠，无情感反应和刻板思维。抑郁性木僵与紧张性木僵外表十分相似，却有不同，抑郁障碍的情感是低沉而不是淡漠，与周围人仍有情感上的交流；紧张性木僵不能引起情感上的共鸣或应答性反应，患者表情呆板，淡漠无情，有时可伴有违拗。

（3）病程：复发性抑郁障碍完全缓解期基本处于正常状态；而精神分裂症缓解期常有残留症状；另外患者的家族史、治疗的反应、预后等有助于鉴别。

2. 双相情感障碍 双相情感障碍的躁狂 / 轻躁狂发作期往往伴随有抑郁症状，抑郁发作期抑郁症状明显，诊断抑郁障碍既往经历中无持续性情感高涨病史；双相情感障碍相对单相抑郁患者

发病年龄小；有家族史的患者多为双相情感障碍；使用抗抑郁药诱发躁狂时需结合病史、治疗反应考虑是否属于双相情感障碍；抑郁障碍患者如果以后出现持续性情感高涨症状，排除药物因素，应考虑更改诊断为双相情感障碍。

3. 创伤后应激障碍 创伤后应激障碍是在创伤后所产生的一种情绪上的反应，常伴有抑郁症状，而抑郁障碍的发生通常是在生活过程中逐渐形成的。鉴别要点：

（1）起病诱因：创伤后应激障碍的患者起病前经历了严重的、灾难性的、或有生命威胁的创伤性事件，对患者造成了常人所难以忍受的强烈痛苦，抑郁障碍虽然也有一定的痛苦经历，但非创伤性事件。

（2）临床特征：创伤后应激障碍以创伤事件的闯入性记忆反复出现在意识或梦境中为临床特征性表现，通常回避与创伤事件有关的人和事，抑郁症状不是主要的临床相，睡眠障碍多为入睡困难，与创伤有关的噩梦多见，病情加重多出现在晚上，而抑郁障碍患者睡眠障碍多为早醒，情绪低落有晨重暮轻的特点。

4. 躯体疾病所致抑郁障碍 躯体疾病与抑郁障碍之间关系密切，主要表现在：

（1）躯体疾病是抑郁障碍的直接因素，也就是作为抑郁障碍发生的生物学原因，比方说内分泌疾病所致的抑郁发作。

（2）躯体疾病是抑郁障碍发生的诱因，也就是躯体疾病作为抑郁障碍的心理学因素存在。

（3）躯体疾病和抑郁障碍伴发没有直接的因果关系，但是两者之间具有相互促进的作用。

（4）抑郁障碍是躯体疾病的直接原因，比如抑郁所伴随的躯体症状。诊断的时候应将上述情况进行区分，进行完善的病史追问、详细的神经系统检查、辅助检查等有助于鉴别。需要注意的是：抑郁可出现在疾病过程中的任何阶段，抑郁情绪的改善亦有助于躯体疾病的治疗。以躯体症状来表现的抑郁障碍易被忽视，反复检查未发现器质性疾病，这种抑郁被躯体不适的主诉所掩盖，应早期识别和积极干预。

（孙洪强　张绿凤）

第三节　抑郁障碍的治疗

一、治疗概述

抑郁障碍的治疗目标包括控制症状，达到临床痊愈，努力恢复患者的整体功能到病前水平，提高患者的生活质量，最大限度减少病残率和自杀率，防止复燃及复发。

抑郁障碍的治疗过程包括建立和维持良好的治疗同盟，确定适宜患者的治疗场所，在规范化治疗原则的基础上和患者及家属共同制订个体化治疗方案，进行全面和定期的评估，给患者和家属提供医学教育等。医患间治疗同盟的建立要引起治疗者特别重视。因为要做出正确的诊断，制订和实施有效的最适合该患者的治疗方案，首先要了解患者的需求和影响诊断治疗的有关因素，如果不能建立一个让患者和家属觉得舒适、轻松、开放的表达内心体验和思想的氛围，来讨论患者的恐惧、关切的事物、对治疗计划的看法和偏好等，就很难消除诸如患者的无助、无价值感、对家人的内疚、患病的羞耻感、既往治疗的负性体验、和他人的距离感、医患之间的移情和反移情等等影响诊断和治疗的因素。要建立这种良好的氛围，医患同盟的建立是基础。此外，对患者的临床症状、安全性、功能状态、转躁风险、治疗的副反应、依从性等进行全面的、前瞻性的、定期的评估，然后根据评估结果及时修正治疗方案，以提高疗效，是整个治疗过程中非常重要的环节。

目前主张对重性抑郁障碍进行全病程治疗，包括急性期治疗、巩固期治疗、维持期治疗和停药期的定期随诊。其他抑郁障碍的治疗过程依病情变化而定，如躯体疾病所致抑郁障碍则包括了躯体疾病的治疗和抑郁症状的治疗，如果抑郁症状经过治疗达到缓解，一般继续巩固治疗三个月左右可以缓慢减停抗抑郁药，不一定需要全病程治疗。

药物治疗、心理治疗、物理治疗依然是当前抑郁障碍治疗的主要方法，其次运动疗法、光照治疗等辅助治疗也有一定疗效。药物治疗适合于轻、中、重各种程度的抑郁障碍患者。心理治疗可以单独应用于轻、中度的抑郁障碍患者，但不主张单独应用于重度抑郁障碍患者。同时，推荐心理治疗联合药物治疗应用于所有抑郁障碍患者。物理治疗中 MECT 主要应用于难治性抑郁障碍或者疾病非常严重，自杀意念非常明显或者伴有精神病性症状的患者。

精准治疗目前主要是指针对个休特质的治疗，比如生物学上的基因治疗。目前，有关抑郁障碍的精准治疗研究主要集中在药代与药效上，比如 CYP450 酶的多态性，5-HT 转运体多态性的研究。RH Perlis（2016 年）认为抑郁障碍的治疗正在从个体化治疗的模式向精准治疗模式转换，但他认为精准治疗不仅仅是针对生物学标记物特质的治疗，而至少应该包括下述六个方面的考虑：充分利用我们所知道的患者所有的信息而不是仅仅是技术；要充分重视症状特征，如抑郁症不同亚型、症状维度、临床和社会人口特征；要利用基因/基因组作为疗效预测因子；要善于利用其他生物标志物如炎性因子的特点开展治疗；要对临床医生和患者进行充分有效地教育；要将患者进行分组，而并非为每位患者匹配相应的治疗。也就是精准治疗不仅仅是针对生物学标记物的治疗，而是针对整个患者或者整组患者所有病理特征的治疗。

二、治疗模式——全病程治疗

重性抑郁障碍复发率高达 50%～85%，其中 50% 的患者在疾病发生后 2 年内复发。为使这种高复发性疾病预后良好、防止复燃及复发，目前倡导全病程治疗。

（一）急性期治疗

临床治愈是急性期治疗的目标，以最大限度减少病残率，自杀率和复燃复发风险。急性期优化治疗策略的首要步骤是对症状的评估，包括评估症状严重程度和疾病进展，以及既往药物和其他治疗方式及疗效的全面回顾。在此基础上采取多元化的治疗方式，包括：药物治疗、心理治疗和物理治疗（如 MECT、rTMS）、补充或替代药物治疗等。影响治疗方式选择的因素很多，如：临床症状特点、伴随症状和既往用药情况、患者的意愿和治疗费用、治疗依从性等。治疗实施过程中对疗效的充分评估是非常重要的一步，因为即使存在轻度的残留症状也会明显损害社会心

理功能，残留症状比抑郁复发史更能预测抑郁的复发，对部分有效的患者，不能过早地结束急性期治疗。治疗中监测的项目包括：①症状严重程度，是否有残留症状，包括社会功能及生活质量；②对自己或他人的"危险"程度；③转躁的线索；④其他精神障碍，包括酒依赖或其他物质依赖；⑤躯体状况；⑥对治疗的反应；⑦治疗的副反应；⑧治疗的依从性。

（二）巩固期治疗

巩固期的治疗目标是防止复燃。在急性期治疗达到症状缓解后的 4～9 个月期间，有报道在坚持治疗的患者中，仍然有 20% 的复燃率，而停止治疗的患者，复燃率高达 85%。为了降低复燃风险，对经过急性期治疗达到临床治愈的患者，均应继续巩固治疗 4～9 个月，原则上应继续使用急性期治疗有效的治疗方法，治疗剂量不变。

目前的研究显示抗抑郁药物均能有效预防复燃。锂盐对于预防复燃也有一定的作用。心理治疗，如认知行为疗法，作为巩固期治疗的合并治疗，能有效降低复燃风险。在急性期接受电休克治疗有效的患者，应该继续使用药物治疗。那些使用药物和心理治疗无效的患者建议继续给予无抽搐电休克治疗。

指导患者及家属来识别抑郁复燃的特殊症状对预防复发很有帮助，这些症状常出现于抑郁再发作初期（比如，对以前感兴趣的事情不感兴趣了）。此外，在这一阶段，有任何残留症状、症状恶化或再现，社会功能下降等迹象，也提示患者可能复燃。如果复燃发生，第一步常常是增加药物治疗剂量或是 MECT 治疗。对于接受心理治疗的患者，增加治疗频度或者转为心理治疗合并药物治疗。同时有必要找出复发的诱因，如新的应激性事件、物质滥用、与抑郁相关的躯体疾病变化等。治疗依从性不佳也可能导致复燃，需要对患者进行血药浓度监测来明确，血药浓度还可能受药物相互作用及吸烟的影响。

（三）维持期治疗

维持期的治疗目标是防止复发。经过巩固期治疗，有 20% 的患者可能复发，每个人复发的时间不一致，通常在 2～3 年内；抑郁症的终生发作次数与其复发率高度相关，每多发作一次，其复发风险增加 16%。

为了降低复发风险，在巩固期疗程结束后，复发特征明显的患者应该继续坚持维持期的治疗。这些患者包括既往有三次及三次以上的抑郁发作者，存在复发风险的附加因素者（如存在残留症状、早年起病、有持续的心理社会应激、有心境障碍家族史、共病）及慢性抑郁患者，均需维持治疗。

维持期治疗推荐继续使用在急性期及巩固期有效的治疗方法。如抗抑郁药在维持期应当继续使用足剂量的治疗。目前尚不清楚是否由于对治疗的抵抗导致一些患者在维持期复发，但更多的复发可能是与药物预防作用不佳有关。因此，当患者抑郁复发时，临床医生应使用同样的方法来治疗，比如增加药物剂量、换药、合并用药或使用心理治疗来增加疗效。一些研究结果显示，维持期合并用药比单一使用更能有效地预防复发。如果在急性期和巩固期治疗时应用过心理治疗，维持治疗可以考虑继续使用，但需减少频率。如果在急性期和巩固期药物治疗无效，但是电休克治疗有效，维持期可以考虑继续使用电休克治疗。

有关维持治疗的时间意见不一致。WHO 推荐仅发作一次（单次发作），症状轻，间歇期长（≥5年）者，一般可不维持治疗。接受维持期治疗的患者，维持的时间尚未有充分研究，一般至少 2～3 年，多次复发者主张长期维持治疗。有资料表明以急性期治疗剂量作为维持治疗的剂量，能更有效防止复发。

（四）终止治疗

一般建议患者尽量不在假期前，重大的事件（比如结婚）及应激性事件发生时结束治疗。当停止药物治疗时，需要在几周内逐步减药，将撤药反应的可能性降到最低，应当建议患者不要突然停药，在旅行或外出时随身携带药物。当减量或停用抗抑郁药物时，缓慢减量或是改为长半衰期的抗抑郁药可能会降低撤药综合征的风险。撤药反应包括对情绪、精力、睡眠及食欲的影响，可能被误认为是复发的征兆。撤药反应较常出现在药物半衰期短的药物中。医生应当告知患者这类反应会在短期内消失，缓慢减量可以避免撤药反应的发生。

停止治疗之前，应告知患者存在抑郁症状复发的潜在危险，并应确定复发后寻求治疗的计划。复发概率最高的时间是在结束治疗后的 2 个月内。停药后，应对患者进行数月的监督随访，若症状复发，患者应该重新接受一个完整疗程的全病程治疗。对于接受心理治疗的患者，虽然不同心理治疗的方法有不同的具体过程，但应在结束治疗之前，告知患者下一步要停止治疗。

三、治疗方法

（一）药物治疗

抗抑郁药治疗主张使用安全性高、疗效好的第二代抗抑郁药物（例如：选择性 5-羟色胺再摄取抑制药，选择性 5-羟色胺和去甲肾上腺素再摄取抑制剂，去甲肾上腺素能和特异性 5-羟色胺能抗抑郁药等）作为首选。疗效不好时可以考虑使用二线抗抑郁药如三环类（TCAs）药物治疗（表10-3-1）。对于轻度、中度抑郁发作患者也可以选择植物类药物如圣•约翰草提取物片（路优泰）、舒肝解郁胶囊、巴戟天寡糖胶囊等。抗抑郁药物的选择应该考虑患者的症状特点、年龄、是否有共病、抗抑郁药的药理作用（半衰期、P450 酶作用、药物耐受性、潜在的药物间作用等）、患者既往的治疗、对药物的偏好以及治疗成本等。

应尽量单一用药，从小剂量开始，根据病情需要和患者耐受情况，逐步递增剂量至足量和足够长的疗程（至少 4 周）。药物治疗一般 2～4 周开始起效，如果使用某种药物治疗 4～6 周无效，可考虑换用同类其他药物或作用机制不同的另一类药物。换药无效时，可考虑联合使用 2 种作用机制不同的抗抑郁药，建议不要联用 2 种以上抗抑郁药物，且用药期间需要注意药物不良反应（表 10-3-2）。

（二）心理治疗

心理治疗对于轻度抑郁症患者可单独使用，尤其适用于不愿或不能采用药物治疗或电休克治疗的患者。中、重度抑郁症患者推荐联合药物治疗。心理治疗在解决心理问题、改善人际关系方面的疗效较好，特别是那些存在心理社会应激源、人际关系困难等因素的患者。若首选单一心理治疗，则建议临床医生需定期监测和评估患者的症状反应。轻度抑郁症患者急性期单用心理治疗 6 周后无疗效或 12 周后症状缓解不完全，则应

表 10-3-1 常用的抗抑郁药推荐

抗抑郁药	药理机制	日剂量范围（中国）/mg	FDA 批准适应证	CFDA 批准适应证
A 级推荐药物				
氟西汀（Fluoxetine）	SSRI	20～60	是	是
帕罗西汀（Paroxetine）	SSRI	20～50	是	是
氟伏沙明（Fluvoxamine）	SSRI	100～300	是	是
舍曲林（Sertraline）	SSRI	50～200	是	是
西酞普兰（Citalopram）	SSRI	20～60	是	是
艾司西酞普兰（Escitalopram）	SSRI	10～20	是	是
文拉法辛（Venlafaxine）	SNRIs	75～225	是	是
度洛西汀（Duloxetine）	SNRIs	60～120	是	是
米氮平（Mirtazapine）	NaSSA	15～45	是	是
米那普仑（Milnacipran）	SNRIs	100～200	是	是
安非他酮（Bupropion）	NDRI	150～450	是	是
阿戈美拉汀（Agomelatine）	MT_1 和 MT_2 激动剂；$5\text{-}HT_2$ 拮抗剂	25～50	是	是
B 级推荐药物				
阿米替林（Amitriptyline）	TCAs	50～250	是	是
氯米帕明（Clomipramine）	TCAs	50～250	是	是
多塞平（Doxepine）	TCAs	50～250	是	是
丙米嗪（Imipramine）	TCAs	50～250	是	是
马普替林（Maprotiline）	四环类	50～225	是	是
米安色林（Mianserin）	四环类	30～90	是	是
曲唑酮（Trazodone）	SMA	50～400	是	是
瑞波西汀（Reboxetine）	NRIs	8～12	是	是
噻奈普汀（Tianeptine）	SARIs	25～37.5	是	是
C 级推荐药物				
吗氯贝胺（Moclobemide）	RIMAs	150～600	是	是

资料来源:《中国抑郁障碍防治指南》(第 2 版)

该重新评估病情、根据不同心理治疗方法的特点考虑调整心理治疗的频度或不同的治疗方法与方案（包括药物治疗和其他物理治疗等）。

目前循证证据较多、疗效肯定的心理治疗方法包括：认知行为疗法（CBT）、人际心理治疗（IPT）和行为心理治疗（如行为激活），这些对轻到中度抑郁障碍的疗效与抗抑郁药疗效相仿，但对严重的或内源性抑郁往往须在药物治疗的基础上联合使用；而其他心理治疗（如精神动力学治疗）有效的证据较少。对于慢性抑郁，CBT 和 IPT 的疗效可能逊于药物治疗，但心理治疗可有助于改善慢性抑郁症患者的社交技能及其与抑郁相关的功能损害。如 Pim Cuijpers（2017 年）在一项最终纳入 144 篇研究报告涉及 11 030 例≥18 岁的受试者荟萃分析研究发现，CBT 对抑郁障碍有肯定的疗效。

（三）物理治疗

物理治疗包括改良电休克治疗（modified electro-convulsive therapy，MECT）、经颅磁刺激治疗，还有一些目前在国内开展较少的物理治疗，如迷走神经刺激、脑深部刺激等。这些治疗方法均有疗效比较肯定的临床研究证据。如重复经颅磁刺激（repeated transcranial magnetic stimulation，rTMS），是一种无创的电生理技术，对抑郁症状有肯定的缓解作用。在不良反应方面，rTMS 不会像电休克治疗那样影响患者的记忆功能，因此安全性更高。目前我国只有改良电休克治疗获得 CFDA 抑郁障碍的适应证。

表 10-3-2 抗抑郁药物常见不良反应及处理措施

常见不良反应	相关药物	处理措施
心血管系统		
心律失常	TCAs	心功能不稳定或心肌缺血者慎用；会与抗心律失常药产生相互作用
高血压	SNRIs，安非他酮	监测血压；尽量使用最小有效剂量；加用抗高血压药
高血压危象	MAOIs	紧急治疗；如果高血压是严重的，需使用静脉内抗高血压药（如，拉贝洛尔，硝普钠）
直立性低血压	TCAs，曲唑酮，MAOIs	加用氟氢可的松；增加食盐的摄入
消化系统		
便秘	TCAs	保证摄入充足水分；泻药
口干	TCAs，SNRIs，安非他酮	建议使用无糖口香糖或糖果
胃肠道（GI）出血	SSRI 类药物	确定合并用药是否会影响凝血
肝毒性	阿戈美拉汀	提供有关的教育和监测肝功能
恶心，呕吐	SSRI，SNRIs，安非他酮	饭后或分次给药
泌尿生殖系统		
排尿困难	TCAs	加用氯贝胆碱
性唤起、勃起功能障碍	TCAs，SSRI，SNRIs	加用西地那非，他达拉非，丁螺环酮，或安非他酮
性高潮障碍	TCAs，SSRI，文拉法辛，MAOIs	加用西地那非，他达拉非，丁螺环酮，或安非他酮
阴茎异常勃起	曲唑酮	泌尿科紧急治疗
神经精神系统		
谵妄	TCAs	评估其他可能导致谵妄的病因
头痛	SSRI，SNRIs，安非他酮	评估其他病因（如咖啡因中毒，磨牙，偏头痛，紧张性头痛）
肌阵挛	TCAs，MAOIs	氯硝西泮
癫痫	安非他酮，TCAs，阿莫沙平	评估其他病因，并加用抗惊厥药物
激越	SSRI，SNRIs，安非他酮	早晨服用
静坐不能	SSRI，SNRIs	加用 β- 受体拮抗剂或苯二氮䓬类药物
失眠	SSRI，SNRIs，安非他酮	早晨服用；加用镇静催眠药；增加褪黑素；提供睡眠卫生教育或 CBT 治疗
镇静	TCAs，曲唑酮，米氮平	睡前给药，添加莫达非尼或哌甲酯
其他		
胆固醇增加	米氮平	加用他汀类药物
体重增加	SSRI，米氮平，TCAs，MAOIs	鼓励运动，咨询营养师，更改抗抑郁药物，可考虑使用仲胺基（如 TCA）或其他较少引起体重问题的药物（如安非他酮）
视力模糊	TCAs	加用毛果芸香碱滴眼液
磨牙症	SSRI	若有临床指征，需牙科医生会诊
多汗	TCAs，某些 SSRI 类药物，SNRIs	加用 α$_1$- 肾上腺素能受体拮抗剂（如，特拉唑嗪），中枢 α$_2$- 肾上腺素能受体激动剂（如，可乐定），或抗胆碱能药（如，苯扎托品）
跌倒风险	TCAs，SSRI	监测血压；评估镇静作用，视力模糊，或精神错乱；改善环境
骨质疏松	SSRI	进行骨密度监测，并添加特殊的治疗，以减少骨质流失（如，钙和维生素 D，双膦酸盐，选择性雌激素受体调节剂）

资料来源：《中国抑郁障碍防治指南》（第 2 版）

MECT 对伴有精神病性症状、紧张综合征、拒食、有自杀风险、或者需要快速控制症状的患者，可以作为治疗的首选。对于那些心理治疗和 / 或药物治疗疗效欠佳的重度抑郁障碍患者，特别是那些伴有明显功能缺损、而对多种药物治疗效果均不明显的患者而言，可以考虑采取 MECT 治疗。对于合并多种躯体疾病、并接受其他药物治疗的老年抑郁障碍患者，以及既往对电休克治疗有效，或者更愿意接受这种物理治疗的患者而言，MECT 治疗也是有效和安全的。此外，据国外文献报道，对于妊娠期抑郁障碍患者而言，只有当其伴有明显精神病性症状、有严重自杀风险且其他治疗均无效的情况下，才考虑将 MECT 作为治疗的最后手段，而且必须经过严格临床适应证评估后才能实施，因为 MECT 会导致胎心率下降、子宫收缩、新生儿早产等诸多副作用。

一般而言，MECT 每周 2～3 次，急性期治疗从每天 1 次过渡到隔天 1 次，或起始就隔天 1 次，一般是 8～12 次一个疗程，通常不超过 20 次。在症状完全缓解或者达到平台期之前，不要中断治疗，否则，不仅病情更容易复发，而且症状可能反跳。具体治疗方法详见治疗学部分。

（四）其他治疗

对于抑郁障碍的治疗，除了以上治疗方法外，还有一些其他治疗方法，如光照治疗、运动疗法、针灸、阅读疗法以及 ω-3 脂肪酸等。这些治疗方法作为抑郁障碍的辅助治疗已在临床上开始使用，但目前尚缺乏有力的研究证据，在中国也未获得抑郁障碍治疗的适应证。

四、特定人群抑郁障碍的治疗

抑郁的发生风险与性别、年龄也有一定关系，如：儿童和青少年、老年、孕产期女性。这部分人群除具有抑郁障碍的一般临床特征外，还具有其特征性症状及病理生理改变。因此，在临床治疗中应给予更多的关注。在确定治疗方案时应多方面综合考虑，真正做到个性化最优治疗。

（一）儿童和青少年

儿童和青少年抑郁障碍的治疗，应坚持抗抑郁药与心理治疗并重的原则。

心理治疗适合不同严重程度的儿童和青少年抑郁障碍患者，有助于改变认知、完善人格、增强应对困难和挫折的能力，最终改善抑郁症状、降低自杀率、减少功能损害。规范、系统的 CBT 和 IPT 对于儿童和青少年抑郁障碍有效，支持性心理治疗、家庭治疗也有一定疗效。如果 6～12 周心理治疗后抑郁症状无明显改善，通常提示需合并抗抑郁药物。

目前还没有一种抗抑郁药对儿童和青少年绝对安全。舍曲林、氟西汀和西酞普兰是国外儿童和青少年抑郁障碍的一线用药，其疗效和安全性得到了证实。舍曲林在我国已有 6 岁以上儿童强迫症的适应证。西酞普兰对 QTc 间期的影响具有剂量依赖性的特点，日剂量不宜超过 40mg。其他类抗抑郁药物，如文拉法辛、米氮平、三环类抗抑郁药等，因缺乏对于儿童和青少年抑郁障碍疗效与安全性的充分证据，应慎用。如果单独用药效果不明显，可合用增效剂，但在青少年抑郁患者中尚缺乏充分的临床证据。

用药应从小剂量开始，缓慢加至有效剂量。由于儿童和青少年个体差异很大，用药必须因人而异，尽可能减少、避免不良反应的发生。抗抑郁药与 18 岁以下儿童和青少年的自杀相关行为（自杀企图和自杀观念）和敌意（攻击性、对抗行为、易怒）可能有关，使用时应密切监测患者的自杀及冲动征兆。

对于病情危重、可能危及生命（如自杀倾向或木僵、拒食等）、采用其他治疗无效的青少年患者（12 岁以上）可采用 MECT 治疗。

（二）老年

老年抑郁障碍治疗除遵循抑郁障碍的一般治疗原则外，要特别注意老年人的病理生理改变以及社会地位改变的影响，定期监测患者躯体功能状况。

治疗老年抑郁的 SSRI 类药物，如舍曲林、西酞普兰、艾司西酞普兰等临床研究证据比较多。除了抗抑郁疗效肯定，不良反应少，其最大的优点在于其抗胆碱能及心血管系统不良反应轻微，老年患者易耐受，可长期维持治疗。SNRIs 类药物亦可用于老年抑郁障碍治疗，其代表药物为度洛西汀、文拉法辛。其不足之处在于高剂量时可引起血压升高，在使用时需逐渐增加剂量，并注意监测血压的改变。NaSSA 类药物米氮平能显著改善睡眠质量，适用于伴失眠、焦虑症状的老年抑郁障碍患者。阿戈美拉汀通过调节生物节律也可改善老年患者的抑郁情绪。老年人应慎用三环类抗抑郁药，此类药物有明显的抗胆碱能作用及对心脏的毒性作用，易产生严重的不良反应。

目前对于老年人联合用药的相关证据尚不充分。可结合个体情况慎重选用，对难治性的老年抑郁障碍患者可优先考虑。可小剂量联合应用非典型抗精神病药物，如奥氮平、喹硫平、利培酮、阿立哌唑等，但应同时监测肝、肾功能以及血糖、血脂等指标，同时注意药物间的相互作用。

老年患者的起始剂量一般低于相对年轻的成人患者，但滴定至有效剂量或有必要。需注意药物的蓄积作用，老年人对药物的吸收、代谢、排泄等能力较低，因此血药浓度往往较高，易引起较为严重的不良反应。

心理治疗能改善老年抑郁障碍患者的无助感、无力感、自尊心低下以及负性认知，常用的方法包括 CBT、IPT、心理动力以及问题解决等方法。

MECT 适用于老年抑郁障碍中自杀倾向明显者、严重激越者、拒食者以及用抗抑郁药无效者，同时无严重的心、脑血管疾患；也可适用于老年抑郁的维持治疗。

（三）孕产期女性

孕产期抑郁障碍是指女性在妊娠期或产后4 周内出现抑郁情绪，严重患者可出现精神病性症状。

处理妊娠期抑郁时，症状较轻的患者给予健康教育、支持性心理治疗即可，如既往有过轻到中度抑郁发作，可给予 CBT 和 IPT 治疗。重度或有严重自杀倾向的患者可以考虑抗抑郁药治疗，此时应该权衡治疗和不治疗对母亲和胎儿的风险，向患者及家属讲清楚抗抑郁药物治疗与不治疗的利弊。治疗应根据抑郁的严重程度、复发的风险、孕妇和家属的意愿来进行调整。目前抗抑郁药在孕期使用的风险与安全性尚无最后定论（表 10-3-3）。当前孕妇使用最多的抗抑郁药是 SSRI 类，应尽可能单一药物并考虑患者既往治疗情况。

妊娠期使用抗抑郁药后产生的不良事件主要涉及胎儿发育、新生儿发育和长期发育 3 个问题。除帕罗西汀外，孕期使用 SSRI 类抗抑郁药目前并未发现可增加患儿心脏疾病和死亡风险；但可

能增加早产和低体重风险。SNRIs 类药物和米氮平可能与发生自然流产有关。此外，队列研究显示，孕晚期使用抗抑郁药可能与产后出血有关。

对于药物治疗无效或不适合的重度、伴精神病性及高自杀风险的患者可根据患者情况选用 MECT 治疗。

表 10-3-3 妊娠期抗抑郁药使用分类等级（FDA）

分类	说明	药物名称
A	随机对照研究显示无风险	无
B	在人群中尚无风险性证据	安非他酮、马普替林
C	风险性尚未排除	西酞普兰、艾司西酞普兰、舍曲林、氟西汀、氟伏沙明、度洛西汀、去甲文拉法辛、米氮平、曲唑酮、阿米替林、多塞平、氯米帕明、地昔帕明
D	有风险性证据	帕罗西汀、丙米嗪、去甲替林

资料来源：《中国抑郁障碍防治指南》（第 2 版）

（李凌江）

第四节 抑郁障碍临床研究的主要科学问题

一、发病机制的研究现状与困境

目前，对抑郁障碍病理机制的研究主要基于"单胺类神经递质功能失调假说"，认为抑郁障碍的发生与单胺类神经递质包括 5- 羟色胺（5-HT）、去甲肾上腺素（NE）和多巴胺（DA）的缺乏及功能失调有关。现有的抗抑郁药主要是通过抑制转运体阻断再摄取，从而增加突触间隙的递质浓度，缓解抑郁症状。但是其疗效并不理想，只有 60%～70% 的患者对现有的抗抑郁药物治疗有效，且疗效滞后，需连续规律服用 2～4 周才能起效，这些证据表明，单胺类神经递质功能失调假说只能解释抑郁障碍的部分发病机制。促使人们进一步寻找抑郁障碍新的发病机制及治疗靶点。目前关于抑郁障碍病理机制的假说主要有以下几个方面：

1. 神经营养因子假说 抗抑郁药物疗效延迟与两个因素有关。首先，受体敏感性的适应

性调节需要两到三周时间，如突触前 5-HT1A 受体的脱敏。因此抑制 5-HT1A 受体的功能，以促进其快速脱敏是抗抑郁药物发展的主要方向之一。其次，cAMP 反应元件结合蛋白（CREB）和脑源性神经营养因子（BDNF）的合成增加通常需要 2~3 周，这与抗抑郁药物疗效延迟时间一致，表明 CREB 与 BDNF 可能是抗抑郁药延迟起效的关键机制。现有证据表明，神经营养因子（NTFs）的降低，尤其是 BDNF 水平的下降，以及突触可塑性受损可能是抑郁障碍的病理机制之一。临床和动物研究发现未治疗的抑郁障碍患者血清 BDNF 水平降低，海马和大脑皮层神经元萎缩或缺失，*BDNF-Met* 等位基因与抑郁障碍患者自杀风险增加有关，尤其是女性及老年抑郁障碍患者。抑郁模型动物海马 BDNF mRNA 水平下降。体内和体外动物实验表明长期使用抗抑郁药治疗后，边缘系统和血浆中的 BDNF 水平增加。此外，给动物大脑注射 BDNF 具有抗抑郁行为效应。BDNF 主要作用于海马、大脑皮质、小脑和基底前脑的神经元，与学习记忆等高级功能有关。BDNF 通过促进神经元细胞增殖和分化，具有抗凋亡功能，调节突触形成、信息传递和可塑性，从而改善抑郁症状。所有这些发现表明，BDNF 可能与抑郁障碍的病理机制及治疗机制有关。BDNF 水平的变化有望作为抑郁症的生物标志物。目前对 BDNF 的抗抑郁作用机制了解不透彻，因此迫切需要研究其合成和释放机制，以此为靶点开发新的抗抑郁药物。

2. 炎性细胞因子假说 细胞因子是免疫系统分泌的一类信号多肽，广泛分布于免疫和神经系统。当免疫系统对疾病、伤害、感染或心理社会因素等应激源做出反应时，分泌细胞因子来调节身体功能。现有证据表明，炎症细胞因子的变化与抑郁障碍的发生密切相关，即"抑郁障碍的细胞因子假说"，抑郁障碍通常与免疫紊乱、炎症反应系统的激活以及应激条件下炎症细胞因子的升高有关。在心理压力或躯体疾病状态下，炎性细胞因子的释放明显增加，导致白细胞介素 -1（IL-1）、IL-2、IL-6、α- 肿瘤坏死因子和 C 反应蛋白的显著增加。IL-1 和 IL-2 水平升高可导致细胞凋亡加速、减弱神经元分化、抑制突触传递。这种抑制的长期增强与维持，最终导致抑郁障碍。抗

炎药塞来昔布（一种 COX-2 的特异性抑制剂）具有协同抗抑郁作用。与单独使用抗抑郁药相比，联合使用塞来昔布和抗抑郁药的治疗已显示出更高的应答率和症状缓解率。此外，炎性细胞因子是糖皮质激素抵抗、谷氨酸兴奋性毒性和 BDNF 表达降低的重要原因，而这些因素均与抑郁障碍的病理机制有关。

3. 谷氨酸受体功能异常假说 离子型谷氨酸受体 NMDARs 和 AMPARs 与抑郁障碍的发生密切相关。在谷氨酸过量刺激下，突触后膜 NMDARs（主要是 NR2B 受体亚型）的激活会导致一系列不良事件，包括 Ca^{2+} 超载、氧化应激损伤和凋亡或变性。最近研究发现抑郁障碍患者和抑郁动物模型的 AMPARs 和 NMDARs 水平均下降，这可能是由于 GRS 过度激活和谷氨酸受体降解所致。突触后膜中的 AMPARs 降低可导致谷氨酸受体相关级联反应即对细胞存活和突触形成的损害，并进一步诱导抑郁障碍。

4. 下丘脑 - 垂体 - 肾上腺轴（HPA 轴）高活性假说 HPA 轴高活性假说基于这样一个假设：当机体暴露于应激源时，HPA 轴活性增强是导致抑郁障碍的关键机制。据报道，抑郁障碍患者脑脊液中 CRH、ACTH 和糖皮质激素分泌增加。高浓度糖皮质激素可产生长期的不良反应，包括：① HPA 轴负反馈失衡；②中枢神经系统 GRS 靶细胞过度活化，导致神经细胞凋亡和变性。此外，高浓度的糖皮质激素水平增强海马、额叶皮质、杏仁核、中缝背核和其他脑区 5-HT 转运体的表达，导致突触间隙 5-HT 水平降低，诱发及加重抑郁症状。因此，抑郁障碍治疗的策略可以从恢复 HPA 轴的负反馈或阻止过度激活的 GRS 着手。

5. 昼夜生物节律紊乱假说 大量研究表明，多达 80% 的抑郁障碍患者存在不同程度的睡眠问题。主要表现为早醒，醒后无法继续入睡。提示抑郁障碍患者可能存在睡眠 - 觉醒周期节律紊乱。此外，大多数抑郁障碍患者症状呈晨重暮轻节律变化。所有证据表明昼夜生物节律的紊乱与抑郁障碍的发生密切相关。目前，重塑抑郁障碍患者的正常生物节律是治疗抑郁障碍的一种新方法。这包括非药物治疗，如光疗和睡眠剥夺，以及药物治疗，如褪黑素和阿戈美拉汀等。褪黑素抑制促肾上腺皮质激素介导的皮质醇分泌，降低

皮质醇的释放，并增强 HPA 轴的负反馈，从而恢复 HPA 轴、昼夜生物节律系统的正常生物活性。

6. 神经环路假说 随着大脑成像技术的出现以及足够的空间和时间分辨率来量化体内神经连接，越来越多的证据表明抑郁障碍存在异常脑网络连接模式。目前与抑郁障碍症状相关的功能障碍的神经回路有默认网络、突显网络、负性情感网络、正性情感（奖励）网络、注意网络和认知控制网络。如静息态功能磁共振研究显示了重性抑郁障碍中默认模式网络环路（内侧前额叶皮层、扣带回前部、后扣带回与楔前叶及两侧顶下小叶等）存在功能的过度活跃和超连接性，这与抑郁反刍有关，且结构影像学也发现抑郁障碍患者默认网络内的灰质和白质破坏。抑郁症患者的右侧前脑岛（突显网络重要的节点之一）和后顶叶皮层的功能连接增高，脑岛功能连接增高可能暗示着抑郁症患者对突显信号过高的敏感性，这说明抑郁症患者需要更多的认知努力才能将注意从负性刺激上转移开。抑郁障碍患者面对负面情绪刺激时杏仁核、腹侧纹状体和内侧前额皮质活动异常增加，而接受正性情感刺激时，腹侧纹状体活动明显减少，这些发现表明抑郁障碍患者对负性情绪刺激的过度关注，而对积极情绪和奖励相关刺激的关注减少。背外侧前额叶与前运动皮层、眶额叶以及外侧颞叶有丰富的双向连接，该脑区主要负责执行控制特别是抑制功能。研究发现静息状态下，相对于正常被试，抑郁症患者的背外侧前额叶活动强度偏低且与皮质下的海马和杏仁核的功能连接强度减弱。

因此，抑郁障碍神经环路研究推进了人们关于抑郁症发病机制的认识，而且为抑郁障碍的临床诊断和治疗提供了新的分子靶点。

二、诊断分类的困境与标记物研究

目前关于抑郁障碍的诊断主要基于症状层面，尚缺乏明确的有助于诊断与鉴别诊断的生物学标记物。这给抑郁障碍的诊断与鉴别诊断带来了一定的困境与挑战。这些困境与挑战主要体现在两个方面：一是将其他精神障碍误诊为抑郁障碍，或是将抑郁障碍误诊为其他精神疾病；二是缺乏指导临床治疗策略选择的生物学指标。尤以前者在临床中最为突出。双相障碍常常被误诊为

抑郁障碍的具体原因主要有以下几点：①双相障碍常以抑郁发作形式起病，经多次抑郁发作后或数年后才出现躁狂/轻躁狂发作，并且抑郁症状相严重，持续时间长，在其漫长的病程中，抑郁相与躁狂相的时间比例为 3～5:1；②轻躁狂症状与正常心境之间缺乏明确界限，并且轻躁狂对患者的社会功能影响较少，有些甚至是正面的影响，患者及家属不认为轻躁狂是一种病态，有时甚至认为轻躁狂状态是他们所追求；③双相障碍临床表现复杂，共病率高，常与焦虑障碍、人格障碍及物质依赖/滥用等共病，共患疾病常掩盖躁狂/轻躁狂症状，使临床诊断变得更为艰难。现在虽然有一些诊断及评估工具有助于鉴别诊断，但其临床价值仍然非常有限。

过去 10 年，在抑郁障碍的遗传、分子和神经影像学研究方面有了长足发展，这有助于我们对抑郁障碍神经生物学基础的理解，但是神经生物学研究的结果在多大程度上有助于改善抑郁障碍患者的临床症状和功能结局及诊断仍不确定。因此，目前关于抑郁障碍的神经生物学研究主要基于两个目的：①了解抑郁障碍的病理生理学；②确定指导诊断与治疗选择的神经生物学标记物。

由于精神障碍可能受到多基因的影响，并且遗传变异和环境因素之间存在相互作用，因此很难确定与抑郁障碍相关的单一候选基因。遗传学研究发现携带 *5HTTLPR* 长等位基因者对选择性 5- 羟色胺再摄取抑制药（SSRI）的反应增强，相对副反应较少；携带 *5HTTLPR* 短等位基因者接受帕罗西汀治疗时，副反应增多。其他研究也发现抑郁障碍与糖皮质激素受体基因 *NR3C1*、单胺氧化酶 A 基因、糖原合成酶激酶 -3β、代谢性谷氨酸受体基因（*GRM3*）的多态性有关。这些基因多态性有助于预测抗抑郁药物治疗的反应，但是否有助于鉴别诊断尚需进一步证实。

神经内分泌学研究发现至少有三类外周激素型因子与抑郁障碍的病理生理有关：①神经营养因子和其他生长因子；②炎症细胞因子；③ HPA 轴相关激素。

在最新的一项综述中提出了神经环路分类法假说，即根据不同功能障碍的神经回路将抑郁障碍分为八种生物型，即反刍、焦虑回避、负性偏向、威胁失调、快感缺乏症、环境不敏感性、注意

力不集中、认知失调。不同的生物型可能对药物治疗有指导作用，如相比认知行为疗法，静息代谢期间的前岛叶超活化可能作为治疗选择西酞普兰的生物标志物，而杏仁核过度活跃的个体可能不太能对 5- 羟色胺和去甲肾上腺素再摄取抑制剂做出反应，这些脑功能区与负性偏向生物型有关。在内隐情绪调节任务期间杏仁核 - 前扣带回功能性耦联的改善与氟西汀治疗有关；同样的，治疗前内隐情绪威胁处理过程中杏仁核的低反应性可以预测随后对艾司西酞普兰和舍曲林的反应（与威胁失调生物型相关）。纹状体介导的快感缺乏症生物型功能障碍患者可能受益于有助于纹状体多巴胺通路可塑性的抗抑郁药物如普拉克索、安非他酮。

上述有关抑郁障碍的遗传学、神经内分泌、神经影像学研究结果有助于我们更好地了解抑郁障碍的病理机制及预测治疗反应，基于精准医疗的理念，未来对疾病诊断分类我们可能需要根据患者对疾病易感性、生物学基础或预后、以及对某种特定治疗的反应等方面的差异，将患者分为不同亚群，从而将预防和治疗的重点放在疗效、高性价比和副作用少上。

三、难治性抑郁障碍的研究

在抑郁障碍患者中，有 20%～30% 经抗抑郁药物治疗无效或效果不佳。一般认为，难治性抑郁（treatment-resistant depression，TRD）或治疗抵抗性抑郁是指经过 2 种或多种抗抑郁药足量足疗程的治疗后，汉密尔顿抑郁量表减分率小于 20% 的抑郁患者。目前国内外难治性抑郁障碍研究热点和重点主要集中在以下 2 个方面：

（一）病因和发病机制研究

近年，关于 TRD 的机制研究包括许多和以往不同的神经生物学新视角，例如谷氨酸能系统、神经元可塑性和神经营养因子功能、免疫 / 炎症系统（HPA 轴功能失调）和表观遗传学。根据欧洲难治性抑郁研究工作组（European Group for the Study of Resistant Depression，GSRD）近 10 余年的研究报告，和 TRD 显著相关的临床表型包括：焦虑障碍共病、恐怖障碍共病、目前自杀风险、本次发作的严重程度、精神专科住院次数、发病年龄过早（<18 岁）、伴有精神病性症状、伴人格障碍、本次抑郁发作持续时间长、门诊状况、一级和二级亲属精神病家族史、治疗过程中不良事件的发生等。近年研究显示和 TRD 相关的兴趣基因主要涉及谷氨酸能、单胺神经递质和突触可塑性等，例如和 NMDA 受体拮抗剂 - 氯胺酮以及 ECT 疗效相关的基因。

（二）治疗策略研究

目前 TRD 的治疗策略主要包括：增加抗抑郁药物的剂量、换药（switch）治疗、增效（augment）治疗以及合并心理治疗和物理治疗等。

1. **药物治疗策略** 当回顾检查 TRD 患者病史，发现抗抑郁药物治疗剂量还没有达到上限时，提高药物剂量是合理的选择（2/B），对治疗表现出部分反应的患者，尤其是对具有人格障碍和显著的心理社会应激事件的患者，可以考虑延长治疗的时间（2/B）。但近来也有一些研究认为没有足够证据显示对初始治疗无效的患者，增加剂量会带来获益。最新指南也认为增加剂量不应该再作为 TRD 的常用循证医学治疗策略。

抑郁症序贯治疗研究（sequenced treatment alternatives to relieve depression，STAR*D）是美国国立精神卫生研究所（NIMH）资助的一项全国性公共卫生临床研究，为期 7 年，纳入 4 000 余例年龄在 18～75 岁的门诊抑郁症患者。研究的主要目的是为初始治疗未获缓解的抑郁症患者推荐一种序贯治疗方案。研究包括四个阶段，第一阶段是西酞普兰治疗；第二阶段提供 7 种不同的治疗方法，包括 4 种"转换治疗"（采用新的药物舍曲林、安非他酮、文拉法辛或认知行为疗法）和 3 种"增效治疗"（在西酞普兰基础上加用安非他酮或丁螺环酮或认知行为疗法）；第三阶段在原有药物基础上随机接受锂盐或三碘甲状腺原氨酸。在前 3 个阶段中没有实现完全缓解的患者，他们可以中止所有治疗药物，随机进入第 4 阶段，包括单胺氧化酶抑制剂反苯环丙胺或联合使用文拉法辛和米氮平。研究结果表明在一种 SSRI 治疗失败后，无论转换成与 SSRI 作用机制相同或不同的药物，疗效相当；而对于 SSRI 治疗失败后增效治疗，不同种类的抗抑郁药物或非抗抑郁药物的最终差别不大。一项最新的随机对照研究的荟萃分析表明换药并不优于维持原来药物的治疗。换药仅适用于那些对先前抗抑郁治疗完全无效或不能耐受药物不良反应的 TRD 患者。对最初的抗抑郁药物的审慎选择以及维持治疗时的药物监测将使风险降到最低。

增效治疗中目前证据最强的是第二代新型抗精神病药物（SGAs）和锂盐。一项纳入 16 个安慰剂对照的增效研究（$n = 3\,480$）荟萃分析显示：联合使用阿立哌唑、奥氮平、喹硫平或利培酮组的好转率、缓解率都显著高于安慰剂组。不少研究证实锂盐作为增效剂在难治性重性抑郁发作中的疗效，治疗指南也一致推荐这种策略。但是无疑，锂盐作为 TRD 患者增效剂的使用并不像 SGAs 那样普遍，主要原因考虑是治疗中需要长期的血药浓度监测以避免严重不良反应。一些研究表明合并 SGAs 增效治疗特别推荐给有精神病性症状的重性抑郁发作患者，而锂盐则倾向于推荐给有严重自杀风险的重性抑郁发作患者。

近年有一些新药研发针对 TRD，涉及和传统抗抑郁药物不同的作用机制，如谷氨酸能系统，代表药物是 N- 甲基 -D- 天冬氨酸（NMDA）受体拮抗剂氯胺酮，最新的一项随机临床研究（$n = 67$）显示鼻腔内使用氯胺酮抗抑郁作用起效快，而且是剂量依赖性。较低的剂量频率下症状好转能维持 2 个月以上，建议进一步大样本研究。氯胺酮为难治性抑郁提供了一个新的治疗方法，但由于其神经精神科的不良反应，其长期使用的安全性还未可知。其他的新药研发还包括作用于炎症系统、阿片系统、胆碱能系统、多巴胺系统或神经营养信号通路的药物。

2. 非药物治疗策略 主要指心理治疗和物理治疗。一些荟萃分析显示，心理治疗和药物治疗联合对难治性抑郁障碍的疗效优于任一种单一的治疗（1/A）。常用的心理治疗方法有认知行为疗法（CBT）、支持性心理治疗、婚姻治疗和家庭治疗等。一项前瞻性随机对照多中心研究纳入 469 名 TRD 患者，年龄在 18~75 岁，随访时间 12 个月，采用 Beck 抑郁量表进行评定，结果发现合并 CBT 治疗的患者好转率显著高于常规对照组（46% vs 22%，OR 值 3.26，95% 置信区间 2.10~5.06）。

对于药物治疗效果不佳的患者，电休克治疗（ECT）是最有效的治疗方式（1/A），MECT 是目前使用的主要形式。最近的一项关于美国 ECT 和药物治疗、心理治疗的成本效果分析比较的研究结果表明在美国 ECT 是 TRD 的有效和成本效果好的治疗选择。尽管许多因素可能影响采用 ECT 的决策，该研究的数据表明从卫生经济学立场而言，对于使用 2 种或多种药物治疗 / 心理治疗无效的抑郁症患者应该考虑 ECT 治疗。

近年关于重复经颅磁刺激治疗（repetitive transcranial magnetic stimulation treatment，rTMS）、迷走神经刺激（vagus nerve stimulation，VNS）和脑深部刺激（deep brain stimulation，DBS）在难治性抑郁障碍患者中的应用也逐渐引起研究者的注意。一项 5 年的多中心、开放、非随机研究对 795 名 TRD 患者观察了合并迷走神经刺激治疗是否较常规治疗有长期获益。结果显示 VNS 组的 5 年累积好转率（67.6% vs 40.9%）和缓解率（43.3% vs 25.7%）显著高于常规对照组。进一步分析那些既往对 ECT 有疗效的患者的数据，结果显示 VNS 组的 5 年累积好转率（71.3% vs 56.9%）显著高于常规对照组；既往对 ECT 没有疗效的患者中 VNS 组的 5 年累积好转率（59.6% vs 34.1%）仍然显著高于对照组。

四、抑郁障碍的自杀研究

抑郁障碍患者中估计有 50% 会出现自杀意念，25% 在其一生中有自杀企图，15% 最终自杀成功。与精神障碍相关的自杀者中，50%～70% 患有抑郁障碍。现有研究发现临床症状的严重程度、5- 羟色胺系统和 HPA 轴功能紊乱、血浆 BDNF 及胆固醇水平下降与抑郁障碍患者的自杀行为关系密切。自杀与抑郁障碍患者抑郁症状的严重程度和负性自我评价等因素密切相关。有研究报道抑郁障碍的严重程度与治疗过程中自杀意念的出现和加重有关，是自杀的重要预测变量。绝望与自杀意念呈正相关，与抑郁症状的缓解无关，表明绝望可能是自杀意念的独立影响因素。5- 羟色胺系统功能失调被公认与抑郁情绪密切相关，尸脑研究发现自杀死亡者的中枢神经系统 5- 羟色胺功能异常与自杀行为密切相关。脑脊液 5- 羟吲哚乙酸低水平组的自杀风险是高水平组的 4.5 倍。神经营养假说表明，神经可塑性降低与抑郁障碍有关。BDNF 可能与突触的可塑性有关。尸脑研究发现抑郁障碍自杀死亡者海马和前额皮质 BDNF 蛋白水平及 mRNA 水平降低。

外周研究也提示伴自杀企图的抑郁障碍患者血浆 BDNF 浓度显著低于不伴自杀抑郁障碍患者和健康对照者，血清 BDNF 浓度和自杀因子得分呈负相关。表明 BDNF 蛋白水平及 mRNA 水平降低可能是抑郁障碍患者自杀行为的危险因素之一。临床研究显示抑郁障碍患者血清总胆固醇水平明显低于健康对照组并且与自杀意念、自杀行为呈负相关，提示血清总胆固醇水平降低可增加抑郁障碍患者的自杀危险，总胆固醇水平可能是预测抑郁障碍患者自杀的生物标志物，180mg/dl 时的敏感性为 82%，150mg/dl 时的特异性为 72%。脑影像学研究发现有自杀意念、行为的抑郁患者存在脑结构及脑功能的异常。结构性磁共振研究提示伴自杀意念的抑郁障碍患者的海马体积、左侧角回和右侧小脑的灰质体积显著降低，且左侧角回的灰质体积与贝克绝望量表（Beck hopelessness scale，BHS）得分呈负相关，提示左侧角回灰质体积减少可能是抑郁障碍患者自杀意念的神经生物学标志物。功能性磁共振研究发现伴有自杀未遂的抑郁症患者对正性表情刺激的反应相对不足，而负性表情刺激则更容易进入此类患者的初级感觉皮层，并引起大脑前扣带回 - 背外侧前额叶注意控制环路的过度激活。

（潘集阳）

参 考 文 献

[1] 徐韬园. 我国现代精神病学发展史. 中华精神科杂志, 1995（3）：168.

[2] 江开达. 精神病学. 第 2 版. 北京：人民卫生出版社, 2011.

[3] 郝伟, 陆林. 精神病学. 第 8 版. 北京：人民卫生出版社, 2018.

[4] 沈渔邨. 精神病学. 第 5 版. 北京：人民卫生出版社, 2008.

[5] 黄晶晶, 赵敏, 肖泽萍, 等. ICD-11 精神与行为障碍（草案）诊断类别与标准修订进展. 中华精神科杂志, 2017, 50（5）：340-344.

[6] 李凌江, 陆林. 精神病学. 第 3 版. 北京：人民卫生出版社, 2015.

[7] 李凌江, 马辛. 中国抑郁障碍防治指南. 第 2 版. 北京：中华医学电子与音像出版社, 2015.

[8] Huang YQ, Wang Y, Liu ZR, et al. Prevalence of mental disorders in China: a cross-sectional epidemiological study. Lancet psychiatry, 2019, 6（3）：211-224.

[9] American Psychiatric Association. Diagnostic And Statistical Manual Of Mental Disorders, Fifth Edition. American Psychiatric Publishing, Inc. Washington DC, 2013.

[10] Smith K. Mental health: a world of depression. Nature, 2014, 515（7526）：181.

[11] Collins PY, Patel V, Joestl SS, et al. Grand challenges in global mental health. Nature, 2011, 475（7354）：27-30.

[12] Phillips MR, Zhang J, Shi Q, et al. Prevalence, treatment, and associated disability of mental disorders in four provinces in China during 2001-2005: an epidemi-ological survey. Lancet. 2009, 373（9680）：2041-2053.

[13] Kupfer DJ, Frank E, Phillips ML. Major depressive disorder: new clinical, neurobiological, and treatment perspectives. Lancet, 2012; 379（9820）：1045-1055.

[14] Drysdale AT. Resting-state connectivity biomarkers define neurophysiological subtypes of depression. Nat Med, 2017, 23（1）：28-38.

[15] Cuijpers P, Cristea IA, Karyotaki E, et al. World Psychiatry, 2016, 15：245-258.

[16] Perlis RH. Abandoning personalization to get to precision in the pharmacotherapy of depression. World Psychiatry, 2016, 15（3）：228-235.

[17] 江开达. 精神病学. 北京：人民卫生出版社. 2009.

[18] Caraci F, Calabrese F, Molteni R, et al. International Union of Basic and Clinical Pharmacology CIV: The Neurobiology of Treatment-resistant Depression: From Antidepressant Classifications to Novel Pharmacological Targets. Pharmacol Rev, 2018, 70（3）：475-504.

[19] Strawbridge R, Carter B, Marwood L, et al. Augmentation therapies for treatment-resistant depression: systematic review and meta-analysis. Br J Psychiatry.2019, 214（1）：42-51.

[20] Daly EJ, Singh JB, Fedgchin M, et al. Efficacy and Safety of Intranasal Esketamine Adjunctive to Oral Antidepressant Therapy in Treatment- Resistant Depression: A Randomized Clinical Trial. JAMA Psychiatry.2018, 75（2）：139-148.

[21] Otto MW, Wisniewski SR. CBT for treatment resistant depression. Lancet, 2013, 381（9864）：352-353.

[22] Ross EL, Zivin K, Maixner DF. Cost-effectiveness of Electroconvulsive Therapy vs Pharmacotherapy/Psychotherapy for Treatment-Resistant Depression in the United States. JAMA Psychiatry, 2018, 75(7): 713-722.

[23] Yesavage JA, Fairchild JK, Mi Z, et al. Effect of Repetitive Transcranial Magnetic Stimulation on Treatment-Resistant Major Depression in US Veterans: A Randomized Clinical Trial. JAMA Psychiatry, 2018, 75(9): 884-893.

[24] Bergfeld IO, Mantione M, Hoogendoorn ML, et al Deep Brain Stimulation of the Ventral Anterior Limb of the Internal Capsule for Treatment-Resistant Depression: A Randomized Clinical Trial. JAMA Psychiatry, 2016, 73(5): 456-464.

[25] Aaronson ST, Sears P, Ruvuna F, et al. A 5-Year Observational Study of Patients With Treatment-Resistant Depression Treated With Vagus Nerve Stimulation or Treatment as Usual: Comparison of Response, Remission, and Suicidality. Am J Psychiatry, 2017, 174(7): 640-648.

[26] Williams LM. Precision psychiatry: a neural circuit taxonomy for depression and anxiety. Lancet Psychiatry, 2016, 3(5): 472-480.

[27] 刘耀中, 柳昀哲, 林碗君, 等. 抑郁障碍的核心脑机制——基于 fMRI 元分析的证据. 中国科学: 生命科学, 2015, 45(12): 1214-1222.

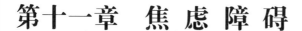

第十一章 焦虑障碍

第一节 国内外研究进展

一、流行病学研究进展

（一）国际研究

焦虑障碍是精神疾病中非常常见的一类精神障碍。现代流行病学调查中第一个完全应用结构化研究诊断访谈问卷来操作 DSM 标准的是于 1980—1985 年间美国进行的研究。该研究发现焦虑障碍发生率高达 4.3%。美国的另一项研究包含了 DSM 诊断焦虑障碍的所有类型，该研究指出焦虑障碍是精神疾病中患病率最高的一类。后来由世界精神卫生调查发起的一项跨国拓展研究显示在多个国家焦虑障碍患病率（2.4%～18.2%）高于心境障碍（0.8%～9.6%）、物质使用所致障碍（0.1%～6.4%）、强迫性障碍（0.0%～6.8%）。同时该研究还发现焦虑障碍患病率在国与国之间存在明显差别，如焦虑障碍终生患病率在尼日利亚为 0.1%，在新西兰为 6.2%。对于这种差异，有五种可能的原因：①个体对精神疾病症状认识和接受态度不同；②精神疾病表现形式不同，有时正常与异常界限很模糊；③诊断性访谈本身在国与国之间存在一些错误和偏倚；④调查研究本身各种条件控制不一致，比如访谈者的评估质量、研究中的质量控制方法、样本量不同等；⑤确实存在疾病患病率的不同。世界精神卫生调查采用多种方法来解决这个问题，目前使用的严格设计的复合性国际诊断交谈检查表（Composite International Diagnostic Interview，CIDI）能使受访者答案准确性最大化。CIDI 特点就是提高数据的真实性和有效性，临床再评价研究支持 CIDI 的有效性，并且目前版本和临床焦虑障碍诊断有很好的一致性。Haro JM 等人发现中等 - 良好的个体 DSM-Ⅳ 结构化临床访谈（the structured clinical interview for DSM-Ⅳ，SCID）一致性可用来评估精神障碍终生或 12 个月的患病率，数据显示对于在调查中按照 DSM-Ⅳ 诊断的焦虑障碍、心境障碍及物质使用所致障碍 ROC 曲线下面积（AUC）是 0.76，并且用 CIDI-SCID 一致性对 12 个月发病率评估最有力的只有两类精神障碍，即焦虑障碍（AUC＝0.88）和心境障碍（AUC＝0.83），CIDI 12 个月患病率的估计相对于 SCID 的估计是无偏倚的。但是来自中低等收入国家的流行病学数据有时存在不合理的偏低，需要谨慎解释。

2010 年全球疾病负担研究指出焦虑障碍是高等和低等收入国家第六大致残原因，特别是 15～34 岁人群。对于女性来说，与焦虑相关烦恼和损害更大。近些年的系统评价及荟萃分析证实焦虑障碍患病率在全球存在差异。目前全球焦虑障碍患病率为 7.3%（95% 置信区间 4.8%～10.9%）。世界范围内女性患病率是男性的 2 倍，55 岁以上成人焦虑障碍患病率可能低于 35～54 岁人群。美国及欧洲发病趋势高于世界其他国家。来自不同国家流行病学数据发现特定的恐怖是焦虑障碍中最常见一种，终生患病率为 6%～12%。第二常见的是社交性焦虑障碍（social anxiety disorder，SAD），发生率约 10%，北美 SAD 患病率高于西欧。焦虑障碍其他亚型患病率均低于 SAD（3%～5%），惊恐障碍（panic disorder，PD）（2%～5%），分离性焦虑障碍（2%～3%），广场恐怖（2%）。青年人中（小于 19 岁）常见的是特定的恐怖、SAD 和分离性焦虑障碍。选择性缄默症较少（0.7%～0.8%）。回顾性研究发现大部分分离焦虑障碍、特定的恐怖在儿童时期发生，大部分 SAD 在青少年甚至更早儿童时期发生。PD、广场恐怖和广泛性焦虑障碍（generalized anxiety disorder, GAD）发病年龄分布比其他类型焦虑障碍更分散。前瞻性研究发现焦虑障碍发病年龄越来越小，如不进行治疗，可能发展为慢性疾病，反复发作。

焦虑障碍共病很常见。与抑郁症共病最常见的是 GAD，其次是 PD、广场恐怖和 SAD。酒精依赖和物质使用所致障碍也常共病焦虑障碍，但明显低于共病抑郁症。焦虑障碍与人格障碍共病也很常见。由于强迫性障碍和应激相关障碍与焦虑障碍共病率很高，因此在 ICD-10 中将它们归为一类"神经、应激相关及躯体形式障碍"，在 DSM-5 中将它们放在毗邻位置。

尽管流行病学数据存在国与国之间差异，对于焦虑障碍我们需要知道：①某些焦虑障碍患病率较高，某些相对较低；②焦虑障碍较其他精神疾病发病年龄早；③全球焦虑障碍的发生率与社会人口学特征，如年龄、性别有关；④焦虑障碍共病率高；⑤焦虑障碍患者接受首次治疗时间较晚，往往在发病 10 年之后，甚至在经济发达的国家也是如此。

（二）国内研究

国内第一次全国性精神疾病流行病学研究是 1982 年参照 ICD-9 和 DSM-Ⅲ诊断标准进行 12 个地区协作调查，该调查显示在 15～59 岁人群，焦虑症的患病率为 1.48%，占全部神经症病例的 6.7%，惊恐障碍为 0.59‰，强迫性障碍为 0.3‰。接着在 1993 年进行全国 7 个地区调查，神经症调查结果其患病率为 1.5%。按照 DSM-Ⅳ诊断标准，2001—2005 年 1 项包括山东、浙江、青海和甘肃 4 个省 96 个城市和 267 个农村地区的全国性调查显示，焦虑障碍的月患病率为 5.6%。焦虑障碍在女性比在男性更普遍，在 40 岁以上的个体中比在 40 岁以下的个体中更普遍。按照 DSM-Ⅲ-R、DSM-Ⅳ或 ICD-10 诊断标准，2001—2006 年全国多个省（自治区、直辖市）进行的地方区域性横断面调查结果显示，焦虑障碍的患病率为 5.5%，1 年患病率为 9.1%，终生患病率为 6.3%～14.5%。按照 DSM-Ⅳ诊断标准 2013—2015 开展中国精神卫生调查，是国内第一次全国范围的精神疾病流行病学调查，范围包括除港澳台之外的 31 个省（自治区、直辖市），调查数据显示焦虑障碍 1 年患病率为 5.0%，终生患病率为 7.6%，是精神疾病中患病率最高的。其中特定性恐怖在焦虑障碍中患病率高于其他亚型焦虑障碍，其次是强迫性障碍、SAD、PD 和广场恐怖。发病高峰在 50～64 岁，65 岁以后患病率逐渐下降。城市患病率高于农村。

1982 年以来国内学者做了大量流行病学工作，有来自省（自治区、直辖市）小规模的，也有来自全国性大规模的，研究者们发现国内焦虑障碍患病率明显高于 1982 年全国 12 个地区和 1993 年 7 个地区的流行病学数据。而且发现国内焦虑障碍患病率不同于国外的研究结果，甚至国内省（自治区、直辖市）之间也有不同，可能的原因：①病耻感和症状的否认，导致检出率不准确；②采用的访谈工具不同；③工作压力及社会支持系统不同。国内昆明市焦虑调查结果显示 16.4% 焦虑障碍患者同时合并另一种焦虑障碍。国内研究者发现焦虑障碍患者社会生活功能明显受损，其中 PD 受损最明显，创伤后应激障碍次之，特定的恐怖社会生活功能受损最轻。

二、病因、发病机制研究进展

（一）社会心理因素

与焦虑障碍病因学相关的社会心理压力源包括童年或青少年时期的创伤经历，例如与父母分居、父母婚姻不和谐、儿童时期疾病、来自性或身体的暴力、精神病史。尽管长期以来，不正常的养育方式一直被视为焦虑障碍的主要原因，但有证据表明，父母的态度（对孩子惩罚程度、脾气好坏、家庭主导地位、爱的程度）对焦虑障碍的病因学有一定的影响。除了童年的不幸，成年期的创伤事件如离婚或家庭成员的丧失，也被认为是焦虑障碍的可能原因。

幼儿时期从亲密的依恋关系中分离引起的焦虑是正常和适应性的。因此，分离性焦虑障碍可能仅仅来自创伤性分离事件。但分离性焦虑与实际的分离体验似乎并不密切相关。在一项调查广场恐怖患者和对照组儿童分离性焦虑障碍的回顾性研究中，报告的实际分离事件与分离性焦虑干预措施之间的相关性接近于零，这意味着个体可能在没有痛苦分离经历的情况下发展为分离性焦虑，可能与基于神经生物学的易感性有关。

虽然严重的创伤性事件普遍被认为是创伤后

应激障碍的病因，但除了创伤本身，还需要一系列因素来充分解释这种疾病的发病机制。并非所有经历过严重创伤的人都会患上创伤后应激障碍。而且创伤后应激障碍的发生率还与创伤类型有关，涉及事故的比例为 9%，强奸等性虐待的比例为 53%。尽管男性更有可能经历创伤，但女性患创伤后应激障碍可能性更高。创伤后应激障碍患者在经历创伤之前，其他精神疾病的比例增加，如先前就存在情感、焦虑或物质滥用障碍。创伤应激易感性或恢复力可能与遗传、神经生物学因素有关。

（二）生物学因素

焦虑障碍有很强的遗传学基础，绝大多数焦虑障碍亚型遗传概率为 30%～40%。目前全基因组关联分析（genome-wide association study，GWAS）发现 NPSR1、TDAG8、GLRB、TMEM123D、COMT、CRHR1、ACCN2、HLA-DRB1 等位基因与 PD 发生相关。尽管目前有大量基因和 PD 相关，但具体位点及作用机制尚有待进一步研究。此外，研究还发现 BDNF（Val66Met）、PSMD9、RGS2、NYP、MAOA、5-HTTLPR 变异与 GAD 相关。但相对于候选基因方法，一般来说 GWAS 方法设定的假设相对中立，因为候选基因方法假阳性率较高。来自大规模精神障碍 GWAS 研究数据显示基因变异常常和焦虑障碍相关，特别是抑郁障碍共患病，这将会丰富我们对焦虑障碍遗传因素的理解。

为基因与焦虑障碍建起桥梁的一个重要补充是研究遗传对神经系统的影响，包括基因活性和焦虑障碍相关的脑区连接性，对于我们理解某些基因如何通过改变威胁处理脑区来增加焦虑障碍风险很有价值，这些脑区包括腹正中前额叶皮层（the ventromedial prefrontal cortex）和杏仁核。例如 FKBP5 基因编码糖皮质激素受体调控分子，FAAH 基因编码内源性大麻素降解酶，以及 PACP 基因这三者都和杏仁核活性增加相关，杏仁核活性降低和其他脑区如海马有关。有研究者寄希望于机制分析的大规模 GWAS 研究，认为未来重点应该放在介导焦虑障碍遗传调节的神经生物学基础。

遗传风险因素对于在一定环境背景下的焦虑障碍有调节作用，遗传与环境相互作用的方式很多。来自双生子研究显示绝大多数环境应激包括教养方式、负面生活事件容易受到遗传影响。相比其他精神障碍，焦虑障碍的遗传环境相互作用的研究偏少。来自一个双生子研究发现三种恐惧症（广场恐怖、社交焦虑障碍、特定焦虑障碍）和易感性 - 应激假设无相关性。同样的，另一个研究调查儿童和青少年 GAD、PD、SAD 和分离性焦虑障碍症状，该研究仅仅提供了中等强度证据认为基因效应会随着负面生活事件的程度而变化。基因环境相互作用的研究更多的是通过候选基因的方法进行的。检测最为广泛的基因变异体是 SLC6A4 的 5-HTTLPR 多态性。5-HTTLPR 多态性与焦虑障碍相关的特征有关，并与虐待和其他负面生活事件相互作用，从而增加抑郁的风险。有研究显示 5-HTTLPR 与虐待相互作用产生更高的焦虑敏感性，增加焦虑障碍患病风险。这些结果和临床前研究有很好的一致性。

另一个研究方向是描述生物过程，环境因素通过表观遗传机制可以改变基因表达，从而改变大脑功能、行为和患焦虑症的风险。例如，越来越多的证据表明应激通过表观遗传过程（或"标记"）在几代人之间进行传递。可能受应激表观遗传变化影响的特定基因包括 NR3C1（编码糖皮质激素受体）和其他调节糖皮质激素功能基因（如 FKBP5）。

神经生化研究提示 5- 羟色胺（5-HT）、γ- 氨基丁酸（GABA）等神经递质可能在焦虑障碍的发生中发挥作用。5-HT 能抑制导水管周围灰质介导的对威胁的战斗 / 逃跑反应，同时也能促进杏仁核介导的焦虑反应；后者与动物和人类的在体研究结果一致。这些差异可能部分解释人类出现的不同类型情绪和焦虑障碍。最近有研究采用急性色氨酸耗竭技术显示焦虑障碍之间 5-HT 的功能差异，该技术可暂时降低大脑 5-HT 水平。在该研究中，在临床缓解的患者中使用色氨酸消耗技术使 5-HT 系统的功能降低导致广场恐怖、SAD 和创伤后应激障碍患者对应激源的心理和生理反应加剧，而 GAD 和强迫性障碍患者则没有。这种情况下，急性 5-HT 耗竭不会造成这样的结果。动物和人类的遗传和神经成像研究表明，$5-HT_{1A}$ 受体在焦虑的神经处理过程中发挥作用。最近，对 $5-HT_{2C}$ 受体的研究表明，这种受体可能在焦虑中发挥重要作用。GABA 是中枢神经系统主要的抑制性神经递质，苯二氮䓬类的抗焦虑作用提示 GABA 系统在焦虑的病理生理机制中起到重要作用。芝加哥大学 Abraham 团队通过人工转基因小鼠模型发现乙二醛酶 1（Glo1）基因的高度表达能调节丙酮醛（MG）和 GABA 受体增加焦虑，阻抑 Glo1 表达减轻焦虑。神经肽在中枢神经系统中也可能发挥重要作用，包括胆囊收缩素（CCK）、神经激肽、心房肽、催产素。还有研究者关注 HPA 轴在各种亚型焦虑障碍中的作用。

研究发现 HPA 轴皮质醇基线水平在广场恐怖症中水平不一，HPA 轴变化与惊恐发作、其治疗的反应及神经营养因子相关。神经营养因子参与神经发生。虽然大脑中的大多数神经元是在出生前形成的，但成人大脑的某些部分仍有能力从神经干细胞中形成新的神经元，这一过程被称为神经发生。神经营养因子包括神经生长因子、脑源性神经营养因子、神经营养因子 -3、神经营养因子 -4 和自分泌神经营养因子（artemin），这些营养因子在焦虑障碍病因和机制研究中均有报道，其中研究较多的是脑源性神经营养因子，目前各研究数据不一。焦虑障碍的神经生物学研究表明，神经可塑性和炎症过程可能与该疾病的病理生理过程有关。焦虑障碍与多种炎症性疾病的高共病率被解释为焦虑障碍是特定炎症途径的结果。

目前有关焦虑障碍和炎症之间关系的研究较少。有研究提示某些炎症标志物在焦虑障碍中水平升高。有研究者提出促炎细胞因子 TNF、IL-1 和 IL-6 水平升高可能是焦虑症的生物学标志物。TNF、IL-1、IL-6 同时激活 HPA 轴和交感神经系统可延长炎症状态。目前有研究显示抗炎药物有助于焦虑障碍的治疗。

2012 年 Petrik 提出神经再生是个体应激应对与适应性调节的生物学基础，研究证据也提示焦虑障碍可能是以海马神经元再生为基础的内在表型。Kheirbek 团队用光遗传技术研究了海马回与焦虑的关系，他们把光敏感蛋白基因转接入小鼠脑神经元，通过插入的光纤维实时控制微小区域脑神经元的兴奋或静息，结果发现海马齿状回的背侧区域主要参与学习，而腹侧区域主要参与焦虑调控，选择性地兴奋腹侧区域可减轻焦虑。

研究者还发现乳酸钠和育亨宾可以诱发惊恐发作，而且在惊恐患者身上比健康人更容易诱发。CO_2 吸入可诱发惊恐发作，动物实验发现与对照组相比，敲除 TDAG8 导致小胶质细胞激活减少，炎性因子下降，这提示 CO_2 吸入触发惊恐行为可能是通过 TDAG8 依赖的一种特有的酸性化学感受器介导的。研究还发现 α_2 去甲肾上腺素受体激动剂可乐定具有抗焦虑作用，提示 PD 患者有中枢去甲肾上腺素调节障碍。新近研究发现去甲肾上腺素转运体基因与 PD 相关。而药物治疗学提示 5-HT 机制在 PD 中很重要，氯丙米嗪、丙米嗪、氟伏沙明、帕罗西汀等选择性 5-HT 再摄取抑制药具有控制惊恐发作的作用，而选择性去甲肾上腺素再摄取抑制剂马普替林则疗效不明显。

神经影像学、分子遗传学领域的一些研究引起了人们的注意。结构影像学研究表明 GAD 患者大脑有明显的解剖学变化，特别是焦虑神经环路相关区域。比如在 GAD 患者中，杏仁核灰质体积增加，尤其是右侧杏仁核体积增加更明显。性别对 GAD 患者脑区结构无影响。工作记忆受损的 GAD 患者大脑背内侧前额叶皮质、内囊前肢及中脑白质体积显著减少。青少年 GAD 表现为右下侧皮质（right inferolateral）、腹内侧前额叶皮质、左下、中颞叶皮质和右侧枕叶皮质厚度增加。GAD 患者的弥散张量成像（DTI）研究显示额 - 边缘结构连接性（frontolimbic structural connectivity）降低。以上揭示了 GAD 患者情绪调节障碍的神经结构基础。与对照组相比，广场恐怖患者表现多个脑区的结构改变，如双侧杏仁核体积减小、海马回灰质密度降低、右后侧眶额叶皮层脑区体积减小、右背侧和喙部前扣带回皮层体积下降、垂体体积显著变小、豆状核灰质体积减小等；右侧基底神经节改变与广场恐怖症状严重程度相关。有研究者综述广场恐怖患者的结构磁共振研究，认为该疾病结构变化脑区主要包括杏仁核、海马回和海马旁回以及脑干核（the brainstem nuclei）。然而，大量研究发现的广场恐怖患者的脑区结构变化结果不一，很难得出可靠的结论，不确定这些变化（脑区体积减少或增加）在多大程度上与焦虑障碍的症状或病因有关。

功能影像学研究发现和焦虑环路、情感调节有关的脑区包括杏仁核、前扣带回、内侧前额叶皮层、腹外侧前额叶皮层、背侧前额叶皮层等，在

GAD 中显示出功能改变。儿童 GAD 患者中杏仁核激活程度增加，与 GAD 严重程度呈正相关。在成人中也有类似发现。前扣带回与杏仁核连接性与 GAD 情绪调节有关。内侧前额叶皮层和右腹外侧前额叶皮层（right ventrolateral prefrontal cortex）连接性改变与青年 GAD 相关。Nitschke 的研究显示 GAD 患者连接前额叶、前扣带回与杏仁核的双侧钩状纤维束功能活动显著减弱，提出前额 - 边缘的功能连接异常可能是 GAD 情绪调控缺陷尤其是预期性焦虑的神经功能基础。

SAD 的神经影像学研究通常主要在杏仁核，一个关键广泛环路部分，称为扩展杏仁核，其中包括杏仁核亚核（amygdala sub-nuclei）如基底中央核和基底外侧复合体（the central nucleus and basolateral complex），终纹床核和伏隔核壳部。尽管这些亚区在功能上存在异质性，但人类过去绝大多数的科学成像工作都是基于整个杏仁核区域。我们通常认为杏仁核可探测潜在威胁的线索，而且杏仁核功能的个体差异和焦虑障碍病因学相关。研究显示个体面对新面孔时杏仁核活动性增高，说明杏仁核与社交有关。有研究显示杏仁核激活增加与 SAD 特定症状的触发项目有关，比如参加演讲、读一些含有自我参考批评的句子、接受同伴的反馈、进行非特定任务如期待或感知负面图像的情景下。研究发现成人和青少年 SAD 患者杏仁核活动都明显增高，提示 SAD 患者杏仁核活动紊乱。当然杏仁核不是单独起作用，而是和其他脑区进行连接而发挥功能的。静息态 fMRI 研究发现杏仁核与颞下回、眶额叶皮层及前扣带回脑区呈连接性降低。情绪表情任务下的研究显示杏仁核和梭状回连接性增高，杏仁核和内侧前额叶皮层正连接增加。杏仁核功能变化还具有一定的特性，比如性情多变的性格杏仁核功能和连接性可能不同。面对应激时克制性情者杏仁核活性增高；在行为克制的年轻人中，杏仁核亚基与前额叶皮质、纹状体、前岛叶和小脑之间的静息态功能连接发生变化（既有增加，也有减少）。此外，高度的社交抑制与表面杏仁核（the superficial amygdala）和喙部扣带皮层之间以及中央内侧杏仁核和背侧前扣带皮层之间的静息态功能连接减少有关。

功能影像学研究显示，广场恐怖患者在呈现具有潜在威胁内容的单词后，与对照组相比，其左后扣带回、左内侧额叶皮质、右侧杏仁核及右侧海马区的活动增强。害怕挑衅和与焦虑相关的图像和额下叶皮层、海马、前部及后部扣带回和眶额叶皮层功能活动增强相关。面对焦虑表情时杏仁核和前扣带回活性降低，而面对高兴表情时双侧前扣带回活性增加，而杏仁核活性无改变。广场恐怖与健康对照组不同，面对恐惧相关相对中性词反应时左额下回活性增加。广场恐怖患者对恐惧刺激不一定表现出异常反应，除非刺激是恐惧特异性的。因此，在功能磁共振成像研究中，作者为每个患者预先确定了哪些刺激被认为是最可怕的。他们对惊恐反应或者比较惊恐和中性图片的反应时发现广场恐怖症患者的岛叶皮质、左额下回和背内侧前额叶、左侧海马形成区、左尾状核的激活程度高于对照组。

影像学技术的发展为无创性地研究焦虑障碍患者提供了可能。研究者应用各种方法探讨基线水平、治疗前后、大脑功能与代谢和症状改善间的相关性。除了磁共振技术，还有单电子发射计算机断层扫描、正电子发射等技术研究焦虑障碍患者神经递质受体及转运体密度变化。这些研究发现脑血流、5-HT、GABA 及 NK-1 浓度及功能变化与焦虑症相关，当然这方面技术相关研究还很少，还有待进一步深入研究。

（三）心理学理论研究

"焦虑"概念最早由 Freud 提出，他试图用焦虑来解释许多异常心理现象如歇斯底里的发生机制和来源。焦虑是精神动力学理论的核心。童年的创伤性经历、不安全依恋关系是未来发展成 GAD 的重要易感因素。精神分析理论认为，在广泛性焦虑障碍中，自我易于被压制是由于幼年期成长失败使其受到削弱，分离和丧失可能是这种失败的重要原因。童年早期的焦虑是与母体的分离相关的。婴儿通常是通过与父母（照顾者）间的安全关系来克服这种焦虑，如果他们得不到这种安全感，在成年后体验分离时就容易出现焦虑。Freud 认为，在童年后期，焦虑与同父亲的竞争有关，他使用了术语"阉割焦虑"，并将竞争描述为俄狄浦斯冲突，未能成功地度过这一发育阶段也被认为是成年后易于出现焦虑的另一个原因。认知行为理论认为，GAD 的产生是由于对问题不必要的忧虑和对潜在的威胁环境过分关注所致。有关的研究和认知行为疗法的疗效都支持这一解释。

惊恐障碍患者对躯体症状常有着不同于常人的灾难化思维，当他们面临问题时，往往会夸大问题的严重性，而低估自己的应对能力，容易担心失控。有人提出惊恐障碍的焦虑为螺旋式上升或滚雪球式的增加，焦虑的躯体反应进一步激活了患者的灾难化思维，从而导致了更多的焦虑。也有研究发现有早期创伤经历的儿童成年后更容易罹患惊恐障碍。

恐惧性障碍是童年俄狄浦斯情结未解决的冲突的结果，童年期的性本能驱力不能被压抑时，自我倾向于选择其他防御机制，恐怖性焦虑障碍患者主要使用了替代机制，即性的冲突从诱发冲突的人转向了不重要的无关的客体和情景，导致这些客体和情景可以唤起焦虑，患者以逃避令其恐惧的客体从而达到减轻焦虑的目的，因此精神分析认为恐惧性障碍是使用替代和回避的防御机制对抗俄狄浦斯情结的性驱力和阉割焦虑的结果。

行为理论以条件反射和操作性条件反射来解释恐怖性焦虑障碍的发生，即自然的恐惧性刺激与中性刺激多次耦合出现，导致中性刺激变成了诱发恐惧的条件刺激，个体采取回避行为来减轻焦虑，回避行为不断被固定下来而变成临床症状。

三、诊断与分类研究进展

除了医学检验用于不同疾病的诊断，成人焦虑障碍经典诊断依据是结构化临床访谈，如世界卫生组织复合性国际诊断交谈检查表、小型国际神经精神访谈及用于 DSM-5 的结构化临床访谈，在年幼儿童中焦虑障碍患者的诊断通常依靠对父母、照看者或老师的访谈。

焦虑障碍可以通过自我报告问卷进行筛选，如广泛性焦虑障碍 7 项量表（generalized anxiety disorder 7-item scale，GAD-7），总体焦虑严重性及损害量表（the overall anxiety severity and impairment scale）。有的自我报告量表基于诊断标准编制而成，并可以提供临时的诊断，如 Spence 儿童焦虑量表（Spence children's anxiety scale，SCAS）的儿童及父母版本、成人的广泛性焦虑障碍问卷

Ⅳ（generalized anxiety disorder questionnaire Ⅳ）。自我报告量表可以测量多个重要维度，对于评估疾病严重性和治疗相关的变化很有用，如应该规避的广场恐怖情景数目、恐惧的情景和惊恐障碍相关的活动、恐惧强度、在社交情景下躲避和生理性唤醒、过度和不可控的担忧（即 GAD 的典型特征）以及一些大的物体陈列和特定恐惧障碍相关情形的恐惧和规避等等。

不同的诊断系统将焦虑障碍区别于其他精神疾病和其他医学情形。DSM-Ⅰ 分类系统 1952 年发布，这一版焦虑障碍定义最接近的是精神神经障碍，精神神经障碍主要特征是患者本人的主观感觉和诉求，被认为是各种心理防御机制无意识的控制。依据明显的临床表现分为焦虑反应、分离反应或转换反应、恐惧症、强迫反应、抑郁反应。DSM-Ⅱ 诊断标准将焦虑症状群总的分类称为"神经症"，认为焦虑障碍和神经症是同义词；焦虑障碍能被直接感受和表达，也可能被转换、替代或者其他各种精神医学机制无意识的控制；神经症分类主要包括焦虑神经症、歇斯底里神经症（分为转换型和分离型）、强迫神经症、抑郁神经症、神经衰弱神经症等。从 DSM-Ⅲ 开始焦虑障碍这一章节分类有了较大变化，其中焦虑神经症被分为 PD 和 GAD。PD 被分为广场恐怖症伴有惊恐发作或不伴有惊恐发作、社交焦虑障碍、单纯恐惧症。还新增了创伤后应激障碍。混合性焦虑和抑郁障碍出现在 ICD-10 诊断标准分类中，主要指焦虑和抑郁这两种症状并存。在 DSM-Ⅳ 中混合性焦虑和抑郁障碍出现在附录 B 中，并且在 DSM-Ⅳ 中新增急性应激障碍。DSM-5 的分类主要基于各亚型的神经生物学、遗传学和心理学特征，保留了 DSM-Ⅳ 的三个亚型（焦虑障碍、强迫障碍、创伤或应激相关障碍），但是在 DSM-5 诊断标准关于焦虑障碍这一章节中不包括强迫相关障碍、创伤后应激障碍和急性应激障碍，后二者出现在新的章节中即创伤和应激相关障碍。目前 ICD-11 已颁布，ICD-11 诊断分类与 DSM-5 基本一致，已将强迫性障碍与创伤和应激相关障碍独立出焦虑障碍章节。本章节按照 ICD-11 进行编写，焦虑障碍这种分类学上的变化反映了人们对焦虑障碍认识和研究的发展过程，能让临床医师更好地识别和治疗焦虑障碍。

四、临床治疗研究进展

（一）药物治疗

药物治疗对所有焦虑障碍都是有效的，能够减少焦虑症状，对于改善健康相关的生活质量和降低致残率有明显的效果。抗抑郁药对于绝大多数焦虑障碍（除了特定的恐怖）都是一线治疗药物，总的安全性高，无成瘾风险。此外，很多焦虑症患者合并有抑郁症，因而能起到联合治疗作用。在众多抗抑郁药物中最常用于焦虑障碍治疗的是选择性 5- 羟色胺再摄取抑制药（the selective serotonin reuptake inhibitor，SSRI）、选择性 5- 羟色胺 - 去甲肾上腺素再摄取抑制剂（serotonin-noradrenaline-reuptake inhibitors，SNRIs）。但不是所有的 SSRI 和 SNRIs 治疗焦虑障碍都通过了美国食品与药品管理局和欧洲药物管理局认证，因为这些药物多能有效治疗成人、青少年焦虑障碍，而儿童研究证据还较少。目前尚无任何证据显示某种抗抑郁药比其他 SSRI 和 SNRIs 治疗焦虑障碍更有效。因此，一种特定药物的选择需要依据先前用药反应性（如果先前药物治疗比较成功）、患者的偏好（基于患者从家人、朋友、媒体宣传获取的信息）和临床医师对药物的熟悉程度。非精神科医师并不需要熟悉每一种抗抑郁药。医师对部分药物熟悉（如某种 SSRI 或 SNRIs）、有着自己倾向的剂量、预期疗效及副作用管理，可能有利于医师治疗焦虑症或抑郁症。

焦虑障碍和抑郁障碍患者药物治疗的区别主要是起始剂量，焦虑障碍患者对于药物副作用往往更加敏感。所以对于焦虑障碍起始治疗推荐剂量只是抑郁症治疗量的一半。这个起始剂量应维持 1～2 周，如果能耐受，剂量可翻倍。尽管抗焦虑起始治疗剂量是抗抑郁的一半，但抗焦虑治疗的药物剂量和抗抑郁相当或者更高。临床上有一个共同的错误就是不能将抗抑郁药滴定至治疗剂量。一旦获得一个比较好的治疗反应，这个治疗剂量应维持 9～12 个月，12 个月之后可考虑尝试间断使用。这种间断的治疗是以每月不高于四分之一的剂量，获得最小撤药反应，比如恶心、眩晕，这通常发生在停服 SSRI 和 SNRIs，而且降低复发风险。

三环类抗抑郁药和单胺氧化酶抑制剂一直都有很强的证据支持治疗焦虑障碍的有效性，但它们的安全性限制了使用。吗氯贝胺作为单胺氧化酶 A 抑制剂在社交焦虑障碍中已被证实有效，但它对其他焦虑障碍是否有效还未研究。维拉佐酮和阿戈美拉汀是例外，这两种药都用于治疗广泛性焦虑障碍，尽管它们还没通过这个使用指征的认证，这两种药已有很多随机对照试验证实其有效性。目前没有证据显示维拉佐酮、阿戈美拉汀或其他新型抗抑郁药治疗焦虑障碍比市场上的 SSRI 和 SNRIs 更有效、安全。因此，临床医师多倾向于处方 SSRI 和 SNRIs 治疗焦虑障碍。

关于苯二氮䓬类药物治疗焦虑障碍的争议仍在持续。有专家认为苯二氮䓬类药物被滥用，并有潜在的危险结局，可能会导致痴呆长期风险增加。但苯二氮䓬类药物治疗焦虑障碍，不论短期治疗还是长期治疗其有效性都是明确的，而且起效快。多数指南推荐苯二氮䓬类药物作为抗焦虑治疗的二线或三线药物，作为单药或联合抗抑郁药用于既往酒精或其他物质滥用障碍合并焦虑障碍的治疗。

其他药物经常作为苯二氮䓬类替代药物用于治疗焦虑障碍，如加巴喷丁和普瑞巴林。有证据支持普瑞巴林治疗 GAD 的有效性。非典型抗抑郁药物如喹硫平同样有证据支持用于广泛性焦虑障碍治疗，但是喹硫平的代谢副反应限制了其临床使用。丁螺环酮是非苯二氮䓬类抗焦虑药物，可有效治疗 GAD，但可能不能治疗其他亚型焦虑障碍。β 受体拮抗药如普萘洛尔（心得安），有证据支持可用于演出焦虑障碍（SAD 一种亚型）的急性预防，但不能用于其他焦虑障碍。

（二）心理治疗

认知行为疗法（cognitive behavioral therapy，CBT）被经验性地认为是用于青少年及成人焦虑障碍最有效的心理治疗。CBT 是短期的（如 10～20 周）、以目标为导向、以技能为基础的治疗，减少了由焦虑驱动的对模糊解释、偏见刺激具有的威胁性，采用一定方法及应对措施取代逃避等寻求安全行为，通过一些策略减少过度的自主神经兴奋，这些策略包括放松或呼吸练习。多项荟萃分析表明，CBT 是一种有效的治疗焦虑障碍的方法。对于老年及儿童焦虑障碍，CBT 与积极心理治疗相比，效果欠佳。

在过去的十年里，计算机辅助及以互联网为基础的治疗（网络干预）快速发展。这给一些特殊的人群提供了健康保健，比如住在农村的、等待 CBT 需要很长时间、经济条件有限的以及偏好匿名治疗的患者。治疗焦虑障碍的绝大多数网络干预是 CBT。来自荟萃分析结果证实至少与不治疗相比，网络干预治疗成人及青年人焦虑障碍是有效的，尽管这些研究质量偏低。对于大龄儿童（8～13 岁）焦虑障碍的治疗，家庭成员（包括父母在内）的附加获益目前仍是不清楚的。对于很小的儿童（5～7 岁），单独对父母进行训练就足够了。

一项纳入 87 项成人焦虑障碍 CBT 治疗研究结果显示症状下降到标准水平的患者比例：特定的恐怖（52.7%），SAD（45.3%），惊恐障碍或广场恐怖（53.2%）以及 GAD（47.0%）。在儿童中，基于父母观察研究显示，基于研究证据的治疗（如 CBT 或药物）与儿童学习成绩提高相关。弥补焦虑障碍和其他精神障碍功能损害，比如抑郁症，物质使用所致障碍，以这种方式进行早期预防被认为代价是很大的。对于有焦虑障碍风险的青年人通过对一些因素如亲代焦虑，进行 CBT 干预，可减轻焦虑症状和焦虑障碍发作风险。

相比 CBT，其他心理治疗方式证据支持相对较少。在临床样本中，网上的关于认知偏见修正的训练项目受到了焦虑症状小效应的挑战，训练项目包括将注意力从威胁相关刺激中移走，或者能中立或积极地解释一些模糊的症状。正念和基于接受的方法越来越受欢迎，但试验结论却因为纳入研究的质量不高，随机对照试验较少而受到怀疑。一项纳入 6 项随机对照试验比较正念方法、不治疗及积极控制的荟萃分析显示正念认知疗法效果更好。很少有随机对照研究分析动力性心理治疗对焦虑障碍的疗效。

对于 PD 伴随广场恐怖症患者，CBT 相对于人际治疗效果更好，人际关系治疗是动力性心理治疗的一种短期衍生。在三个低风险偏倚研究中发现选择性疗法效应比人际关系疗法大，尽管这三个研究指出与不积极的情况相比，人际关系疗法对于焦虑障碍更有效。另有研究显示，对于惊恐障碍动力性治疗比 CBT 更好。

来自循证医学结果提示，未经治疗的焦虑障碍儿童和青少年进行有氧锻炼能改善其焦虑症状，但是目前没有针对接受治疗儿童进行有氧锻炼治疗焦虑障碍的研究数据。对于成人焦虑障碍的研究，尚不支持有氧锻炼的有效性。此外，催眠、自我训练、生物反馈等被推荐用于临床焦虑症治疗，但有标准方法学的对照研究目前尚缺乏。

（三）物理治疗

目前应用于焦虑障碍的非侵入性治疗主要包括重复经颅磁刺激（repeated transcranial magnetic stimulation，rTMS）和经颅直流电刺激（transcranial direct current stimulation，tDCS）。TMS 是一种神经刺激技术，主要基于电磁感应和电磁转换原理，刺激线圈瞬变电流产生磁场变化，继而产生感应电流，刺激神经元引发一系列生理、生化反应，如脑电活动、脑血流、代谢和大脑功能状态改变而治疗焦虑障碍等精神疾病。tDCS 也是非侵入性的神经刺激方法，在头皮两个电极间应用微弱直流电（1～2mA）调控皮层兴奋性，可能改变神经元静息电位。tDCS 增加或降低皮层兴奋性取决于电极极性和刺激强度；正极刺激也许会使神经元膜去极化，增加神经元兴奋性，负极则相反。这两种技术的刺激效果取决于大脑位点和刺激参数。

rTMS 和 tDCS 已被应用于治疗多种精神疾病，如抑郁症和创伤后应激障碍、还有神经疾病如帕金森病、癫痫和疼痛综合征等。在焦虑障碍领域，非侵入性刺激已被应用于科研和临床治疗，主要是刺激额叶；不过目前这方面的研究还不多，特别是 tDCS 治疗焦虑障碍的临床研究较少。Laura 等人最近对这两种技术在 GAD 的应用做了系统评价，指出 tDCS 治疗 1 个月、rTMS 治疗 6 个月可使焦虑症状减少。绝大多数研究刺激点位于背外侧前额叶皮层区域，但是也有研究在顶叶皮层。Balaoni 和 Ferrari 于 2013 年应用 rTMS 来调控轻度焦虑或高度焦虑患者的左侧背外侧额叶皮层区域活性，结果提示 rTMS 对记忆恢复的影响在焦虑程度较高的参与者中表现得尤为明显，这类受试者记忆力恢复结果分析发现负偏差（实际值低于预测值）及干扰效应较低。Sagliano 等人发现单脉冲刺激左侧背外侧额叶皮层区域，每次刺激 100ms，确定高度焦虑个体的脱离偏差，确定了低度焦虑障碍个体的注意回避。这些研究提示不论是高频 rTMS 还是单脉冲 TMS 都和焦虑水平调控有关，为焦虑障碍患者应用 TMS 调控面临威胁时注意力偏差提供了一致性的发现。Ironside 等的双盲研究将 tDCS（2mA 持续 20 分钟）应用于具有威胁性刺激的特质焦虑个体的背外侧额叶皮层，结果显示，在受到威胁刺激时，受试者双侧杏仁核的活性下降，同时与注意力控制相关的皮质区域的激活增加（通过功能磁共振成像评估），支持非侵入性神经刺激对焦虑障碍有治疗效果。

五、研究方向展望

本章按照 ICD-11 进行疾病分类，所涉及的精神障碍种类较多，在这里就近年来的研究热点与难点以及可能的研究方向进行简要介绍。

（一）焦虑障碍的诊断与评估

焦虑障碍很容易为大众忽略，2012 年京、湘、沪三地焦虑抑郁大众知晓度调查显示超过 90% 的城市公民认为焦虑障碍不是病。在医疗机构中焦虑障碍也容易被忽略，美国的调查显示综合医院急诊室中胸痛就诊者中 17%～32% 实际为惊恐障碍，但绝大多数都不能被识别。因此有理由推测，公民和医疗机构对焦虑障碍的认识及识别不足很容易导致焦虑障碍患者对专业服务的利用不足，但目前尚缺乏这方面内容的研究证据。

大量研究证据发现，焦虑障碍不仅与抑郁症、酒药滥用之间呈现高共病，与人格障碍的共病更为突出。2012 年 Rosenvinge 对过去 30 年有关文献的荟萃分析发现焦虑障碍与人格障碍的共病为 35%～52%，其中最易于合并 C 型人格障碍。而可能由于文化和诊断体系的差异，国内对于焦虑障碍的共病存有不同的观点。此外，为什么会有如此高比例的某些精神疾病共病现象目前仍然未有公认肯定的解释，仍需要更多的研究。

人们一直在探索焦虑障碍的评估工具和方法，其中 GAD-7 近年渐受关注，综合医疗机构使用 GAD-7 筛选焦虑障碍患者和用于失能评估都具有较好的敏感性和特异性，国内研究显示有着很高的信度和效度。不过有必要继续研究和改善临床评估工具的敏感性和特异性。

2018 年 ICD-11 正式发布，ICD-11 对本章所列焦虑性障碍的诊断标准有了许多重要的变化，

可以预见的是标准的改变肯定会带来诊断和评估方面的研究热点。

（二）焦虑障碍的病因学研究

近年来，基因学、影像学以及认知神经科学技术的快速发展让人们更为深刻地认识到环境应激、基因以及两者交互影响在焦虑形成中的重要作用。

关于焦虑障碍社会心理学因素目前研究还比较少，并且结果不一致，未来我们可以加强临床、理论及个体化治疗。遗传因素与焦虑障碍的相关性很强，目前已发现 NPSR1、TDAG8、GLRB、TMEM123D、COMT、CRHR1、ACCN2、HLA-DRB1 等位基因与 PD 发生相关。此外研究还发现 BDNF（Val66Met）、PSMD9、RGS2、NYP、MAOA、5-HTTLPR 变异与广泛性焦虑障碍相关。尽管目前有大量基因和焦虑障碍相关，但具体位点及作用机制尚有待进一步研究。其次关于遗传与环境相互作用的研究还很少，作用方式、作用位点及机制需进一步探索。

2012 年发表于 Neuroscience 的一项研究发现，儿童经历的应激事件强度与空间工作记忆成绩、前扣带回体积成反比，认为早期应激干扰了大脑尤其是前额叶的发育进程。美国第一次世界大战后士兵 PTSD 研究显示 PTSD 的罹患取决于童年期有无创伤而非战斗创伤。2012 年 Plos ONE 发表的双酚 A（BPA）动物试验研究提示生命早期的 BPA 暴露会导致小鼠杏仁核两种激素受体基因的表达显著减少而焦虑水平显著增高，提示早期有害环境暴露也是罹患焦虑障碍的重要因素。

神经肽、神经营养因子、神经免疫因素的变化与焦虑障碍发生发展及治疗预后密切相关，然而目前这方面的研究还很缺乏，并且目前研究结果各异，因此，未来需要更多工作来研究它们在焦虑障碍中的作用，期望开发出相应有效的药物。

人工转基因小鼠模型的焦虑障碍分子遗传学研究显示乙二醛酶 1（Glo1）基因的高度表达能调节丙酮醛（MG）和 GABA 受体增加焦虑，阻抑 Glo1 表达则减轻焦虑。基因敲除小鼠模型的研究发现 KIF13A 等位基因敲除的小鼠在同等应激条件下焦虑显著增加，提示神经递质的突触前胞内运输分子动力机制参与了焦虑情绪的调节。最近，Kheirbek 团队使用光遗传技术研究了海马与

焦虑的关系,他们把光敏感蛋白基因转接入小鼠脑神经元,通过插入的光纤维实时控制微小区域脑神经元的兴奋或静息,结果发现海马齿状回的背侧区域主要参与学习,而腹侧区域主要参与焦虑调控,选择性地兴奋腹侧区域可减轻焦虑,这对开展焦虑障碍的物理治疗方法可能具有重要价值。

Nitschke 的 fMRI 研究显示 GAD 患者连接前额叶、前扣带回与杏仁核的双侧钩状纤维束功能活动显著减弱,提出前额 - 边缘的结构连接功能缺陷是 GAD 情绪调控缺陷尤其是预期性焦虑的神经基础。

神经影像学为焦虑障碍的研究提供了很多研究手段,应用比较多的是磁共振技术,此外单电子发射计算机断层扫描、正电子发射等技术研究甚少,它们主要研究神经递质受体及转运体功能,希望能有更多的研究者关注这方面研究,为探索临床焦虑障碍的治疗靶点提供更多选择。

新技术和测量方法的快速发展为人们研究探索焦虑障碍的病因提供了可能,可以预见的是借助于这些新技术、新方法开展的焦虑障碍基础研究会成为该领域的主流和热点,尤其是多种技术联合展开的多模态研究。

(三)焦虑障碍的治疗学研究

尽管人们对于焦虑障碍在理论上已经有了深刻地理解,但临床上对于焦虑障碍的治疗有效率并未明显提高,抗抑郁药是目前焦虑障碍的主要治疗方法之一。

英国的调查显示焦虑障碍患者中 63% 服药治疗,而抗抑郁药占 80%。SSRI 等抗抑郁药的抗焦虑疗效已获临床验证,但其作用机制仍未明。Phan 发现有效的舍曲林治疗可显著降低社交恐惧症患者杏仁核对恐惧面孔的异常高水平活动和增强腹中侧前额叶对愤怒面孔的异常低活动反应,疗效与前额 - 边缘网络功能的逆离散变化相关。不过处方 SSRI 时应谨慎驾驶,因为新近研究证明 SSRI 会增加服用者驾车交通事故的风险。近期有研究提示用于抗抑郁治疗的阿戈美拉汀对于焦虑可能有治疗作用,但有效证据太少,需要更多研究支持。

苯二氮䓬类药物由于其快速抗焦虑作用一直备受关注,尽管已知 GABA-A 受体是其作用靶点,但其脑内抗焦虑作用靶区及具体过程仍不清楚。2012 年 Leicht 团队利用 fMRI 发现阿普唑仑可以使前扣带回尤其是喙部(rACC)的功能活动显著减弱,使前扣带回(ACC)、前额叶与杏仁核之间的功能连接显著增强,作者提出 rACC 是苯二氮䓬类药的作用靶区。美国 NIH 资助的研究利用分子工程学技术制造的神经 -HEK 细胞人工突触观察不同 GABA-A 受体亚结构组合方式对 GABA-A 受体行为的影响,发现亚结构 Aα2 能使 GABA-A 受体向突触内膜聚集,而 Aα6 使受体向突触外胞膜聚集,即 GABA-A 受体亚结构的组合方式决定了 GABA-A 受体在细胞膜的定位和激活反应,这一发现为开发辅助抗焦虑药物打开了一扇崭新的大门。

一些精神活性物质的抗焦虑作用也是近年来的研究方向之一。例如大麻,研究显示吸食大麻焦虑减轻可能与内源性大麻素的增加有关,而拮抗脂肪酸酰胺水解酶(FAAH)可以提高内源性大麻素水平,人类 FAAH 低表达基因携带者在重复恐怖图片暴露下杏仁核活动衰减显著加快,提示 FAAH 低表达个体能更好地调适恐惧反应。

基于神经再生理论的神经可塑性近年也成为焦虑障碍研究的热点。Van Minnen 的研究发现 D- 环丝氨酸(D-serine,DCS)有加强 PTSD 暴露治疗疗效的作用,DCS 本身无直接 PTSD 治疗作用,作者认为它通过提高中枢神经可塑性促进了脑神经环路适应性改变,这项研究具有重要理论价值,它为那些可能源于神经可塑性差异而难治的焦虑障碍患者燃起了新希望。此外,有些证据表明东莨菪碱也有类似提高神经可塑性的作用。

心理治疗尤其是 CBT 治疗是公认有效的抗焦虑治疗,但并非所有患者都能从中获益,而疗效预测研究成为近年渐受关注的热点。最近,JAMA 报告的一项研究采用 fMRI 对进行 12 周标准 CBT 治疗的 39 例社交焦虑患者分析发现脑功能活动对面孔图片反应强烈者 CBT 治疗疗效更好,尤其涉及视觉面孔信息初级加工的两侧枕颞区反应与 CBT 治疗疗效呈正相关,结合临床信息、基因、认知功能、行为等其他生物学标记预测疗效的效率远大于基线临床评估。可以预见,随着技术的发展,人们将实现对抗焦虑治疗策略的疗效预测,从而大大减少低效率的尝试而提高预后。

此外，正念疗法是近年来新兴起的日渐受到关注的心理治疗疗法，循证研究证据表明正念疗法的抗焦虑治疗效应要大于抗抑郁治疗效应，但仍需要更多地研究来明确其疗效及其机制。

基于神经认知科学的心理治疗方法研究也是近年来的新研究方向。*Psychological Science* 发表了 Craske 的研究成果，他们采用随机对照设计比较了恐惧症暴露治疗中情绪的不同表达方式对暴露效果的影响，发现在暴露治疗中直接陈述并命名情绪者疗效更显著且负性词汇描述越多效果越明显，这明显背离了人们认为负性评价会加重焦虑情绪的常识，实际上，表达命名情绪体验的右腹外侧前额叶与腹中侧前额叶相邻并有密切联系，后者与杏仁核形成前额 - 边缘通路，可能的机制是情绪命名激活或强化了腹中侧前额叶对杏仁核活动的调控。这一发现对开发更有效的治疗技术具有深刻意义。

进入 21 世纪以来，技术发展极大地推动了人们对焦虑障碍的理解，无论是病因学解释还是治疗方法应用，原有传统方法积累的知识已远远不足，多学科多技术的联合与融合是当下焦虑障碍乃至精神障碍研究的主流趋势。

（王高华）

第二节　焦虑障碍及相关问题

一、惊恐障碍

惊恐发作（panic attack）是一类急性严重焦虑发作，这是一种突如其来的惊恐体验，表现为严重的窒息感、濒死感和精神失控感。患者宛如濒临末日，或奔走、或惊叫，惊恐万状、四处求救。惊恐障碍（panic disorder，PD）又称急性焦虑障碍。其主要特点是突然发作的、不可预测的、反复出现的、强烈的惊恐体验，一般历时 5～20 分钟，伴濒死感或失控感，患者常体验到濒临灾难性结局的害怕和恐惧，并伴有自主神经功能失调的症状。

（一）流行病学与病因学

1. 流行病学　惊恐障碍的发病年龄呈双峰模式，第一个高峰在青少年晚期或成年早期，其次为 45～54 岁。女性患病率高于男性。依据诊断标准不同，流行病学调查结果存在一定差异。Kessler 1994 年采用 DSM-3-R 标准的调查显示普通人群中惊恐障碍的年患病率大约为 1.3%，女性大约为 3.2%。据 Grant 等 2006 年报道美国 2001—2002 年的一项流行病学调查显示惊恐障碍的年患病率为 2.1%，终生患病率为 5.1%。黄悦勤教授 2019 年最新发表在 *THE LANCET Psychiatry* 杂志的中国精神障碍患病率调查结果显示惊恐障碍的终生患病率未加权为 0.5%（0.4～0.6），加权为 0.5%（0.3～0.6）；12 个月患病率为 0.3%（0.3～0.4），加权为 0.3%（0.3～0.4）。

2. 病因学　惊恐障碍的病因尚不清楚。以下因素可能增加患病风险：

（1）遗传因素：惊恐障碍患者的一级亲属中惊恐障碍的患病率是正常对照组的 4～8 倍，20 岁以前发病的患者其一级亲属患病率更高，而同卵双生子的研究发现，惊恐障碍的同病率也高于双卵双生者，同卵双生子惊恐障碍的患病率范围为 14%～31%，提示遗传因素对惊恐障碍的发病有影响。

（2）神经生物学因素：研究发现，动物对条件性恐惧的刺激反应和患者的惊恐发作反应在生理和行为后果之间表现出惊人的相似性。在动物中，这些反应由脑内的"恐惧网络"传递，以杏仁核为中心，涉及下丘脑和内侧额叶前部皮质的互相作用；从杏仁核到下丘脑和脑干位置的投射解释了条件性恐惧反应许多外显的特征。研究者发现乳酸钠和育亨宾可以诱发惊恐发作，且惊恐障碍患者比健康人更容易诱发。而 α_2 去甲肾上腺素受体激动剂可乐定具有抗惊恐发作的作用。提示惊恐障碍患者有中枢去甲肾上腺素调节障碍。Gorman JM 等学者近年来提出了有关惊恐发作的神经生物学假说，抗抑郁药物（尤其是影响 5-HT 系统的药物）可使由杏仁核到下丘脑和脑干的投射网络脱敏，从而起到控制惊恐发作的作用，提示 5-HT 机制在惊恐障碍中很重要。

（3）心理社会因素：惊恐障碍患者对躯体症状常有不同于常人的灾难化思维，当他们面临问题时，往往会夸大问题的严重性，而低估自己的应对能力，容易担心失控。有研究发现有早期创伤经历的儿童（如：躯体和性虐待）成年后更容易罹患惊恐障碍。Stein 等也提出，儿童期与抚养者情感依恋关系的破裂或丧失可能是惊恐发作的危险因素之一。与躯体健康和心理健康有关的压力事件,同样可增加惊恐障碍的风险。

（二）临床表现

惊恐障碍的症状特点是反复而不能预测的惊恐发作以及对发作的焦虑。

1. **惊恐发作** 惊恐障碍的核心症状是惊恐发作,它在没有预警的情况下反复出现。惊恐发作是突发的强烈恐惧和不适,一般持续数十分钟便自行缓解。惊恐发作的常见症状包括:气促和窒息感、濒死感、哽噎感、心慌心悸或心跳增快、胸闷胸痛或胸部不适感、出汗、眩晕感或感到要失去平衡或要晕厥、失控感、极度恐惧或崩溃感或害怕发疯、恶心或腹部不适、皮肤尤其是四肢或头皮麻木感或针刺感、身体潮热或湿冷感、震颤或发抖、全身瘫软、人格解体或现实解体。发作期间始终意识清晰。惊恐发作有时可以把个体从睡眠中唤醒。

有惊恐发作的个体经常先去寻求对躯体症状的治疗,当首次惊恐发作时,它引起巨大的警觉,通常会呼叫急救车到急诊就诊,而就医后体检结果显示正常。

2. **预期焦虑** 60%的患者对再次发作有持续性的焦虑和关注,害怕发作产生不幸后果。患者在发作后的间歇期仍心有余悸,担心再发,不过此时焦虑的体验不再突出,而代之以虚弱无力,需数小时到数天才能恢复。

3. **回避行为** 患者发作后会出现与发作相关的行为改变,如回避工作或学习场所等。

（三）诊断与鉴别诊断

1. **诊断** DSM-5诊断标准如下:

（1）反复出现不可预期的惊恐发作,一次惊恐发作是突然发生的强烈的害怕或强烈的不适感,并在几分钟内达到高峰,发作期间出现下列症状中的4项及以上(注:这种突然发生的惊恐可以出现在平静状态或焦虑状态)。

1）心悸、心慌或心率加速

2）出汗

3）震颤或发抖

4）气短或窒息感

5）哽噎感

6）胸痛或胸部不适

7）恶心或腹部不适

8）感到眩晕、走路不稳、头晕或昏厥

9）寒战或发热感

10）皮肤感觉异常(麻木或刺痛感)

11）现实解体(感觉不真实)或人格解体(感觉脱离了自己)

12）害怕失控或"发疯"

13）濒死感

注:可能观察到与特定文化有关的症状(例如,耳鸣、颈部酸痛、头疼、无法控制的尖叫或哭喊),此类症状不可作为诊断所需的4个症状之一。

（2）至少在1次发作之后,出现下列症状中的1～2种,且持续1个月(或更长)时间:

1）持续地担忧或担心再次的惊恐发作或其结果(如,失去控制、心脏病发作、"发疯")。

2）在与惊恐发作相关的行为方面出现显著的不良变化(例如,设计某些行为以回避惊恐发作,如回避锻炼或回避不熟悉的情况)。

（3）这种障碍不能归因于某种物质(例如滥用的毒品、药物)的生理效应,或其他躯体疾病(例如,甲状腺功能亢进、心肺疾病)。

（4）这种障碍不能用其他精神障碍来更好地解释。

2. **鉴别诊断**

（1）躯体疾病:需要注意的是,惊恐障碍在许多躯体状况下如心律失常、甲亢、哮喘、慢性支气管炎、肠易激惹综合征等都可以合并惊恐障碍,因此诊断惊恐障碍应当首先做常规医疗评估排除是否是躯体疾病引起的焦虑症状(如心脏病、甲亢)。

（2）其他精神障碍:惊恐障碍常常与其他焦虑性障碍合并出现,尤其是广场恐怖,与重性抑郁症、双相障碍、酒精使用障碍等的共病也较为常见。抑郁患者的惊恐发作是相对短暂的,形容自己"整天惊恐"的患者在临床表现上是非常焦虑的心情而不是惊恐发作。

（3）物质/药物所致焦虑障碍或其他焦虑障碍:一般需要了解详细的病史和全面的体检和实验室检查,排除精神活性物质使用或药物因素。

（四）治疗

防治指南建议惊恐障碍的治疗目标是降低惊恐发作的发生频率和发作严重度,即达到"零惊恐发作";缓解预期性焦虑、恐惧性回避,治疗相关的抑郁症状；最大限度地降低共病率、减少病残率和自杀率；恢复患者的功能，提高生存质量。治疗原则为综合治疗、足量足疗程治疗、个体化治疗。

1. 药物治疗 药物治疗可以缓解惊恐发作的频率和发作的严重程度，也可降低预期性焦虑及恐惧性回避，改善抑郁症状和总体功能。

（1）抗抑郁药：抗抑郁药尤其是选择性5-羟色胺再摄取抑制药（SSRI）是目前治疗惊恐障碍的主要药物。5-羟色胺与去甲肾上腺素再摄取抑制剂（SNRIs）和去甲肾上腺素和特异性5-羟色胺能抗抑郁药（NaSSAs）目前选择的也较多，但由于SSRI类不良反应较少故应用较多，某些疗效不理想患者才考虑使用氯米帕明或丙米嗪。通常抗抑郁药使用建议症状控制后应继续治疗至少6个月，之后适当减量维持治疗12个月，如果是病程较长反复发作者，可考虑维持治疗2～3年。

（2）苯二氮䓬类：苯二氮䓬类药物对于惊恐发作具有疗效好、显效快、无抗胆碱能反应等优点，常用来与抗抑郁药合用以短期快速控制症状。但苯二氮䓬类药物需要注意合理使用，应避免过度镇静和依赖。

2. 心理治疗 除药物治疗外，心理治疗应当作为惊恐障碍的长期治疗策略。通过认知行为技术帮助患者察觉到自身的病态认知与焦虑之间的关系并积极改变。暴露治疗是相对常用而且有效的方法，暴露的设计以模拟或激发引发焦虑的线索，结合呼吸技术和松弛训练重塑惊恐发作过程，使患者主动适应并掌握有效的应对方法。

二、广泛性焦虑障碍

广泛性焦虑障碍（generalized anxiety disorder，GAD）是一种以焦虑为主要临床表现的精神障碍。以慢性持续的缺乏明确对象和具体内容的显著紧张不安和担心，伴有自主神经功能兴奋和过分警觉为特征。患者长期感到紧张和不安。做事时心烦意乱、没有耐心；与人交往时紧张急切、极不沉稳，遇到突发事件时惊慌失措、六神无主，极易朝坏处着想；即便是休息时，也可能坐卧不宁，担心出现飞来横祸。患者如此惶惶不可终日，并非由于客观存在的实际威胁，纯粹是一种连他自己也难以理喻的主观多虑。患者常常因自主神

经症状就诊于综合性医院，进行过多的检查和治疗。GAD是一种慢性焦虑障碍，可逐渐发展和波动，病程可持续，时轻时重。

（一）流行病学与病因学

1. 流行病学 流行病学调查发现广泛性焦虑障碍的年患病率为0.3%～4%，终生患病率约6%，女性多于男性（2～3倍）。此障碍经常在30岁左右的人群中被诊断。很少发生在青春期之前。如果发生在青少年身上，他们的担心经常聚焦于能否很好地完成学业和运动。按照DSM-Ⅳ标准，美国普通人群中广泛性焦虑障碍的一年患病率为2.1%，终生患病率为5.1%（Grant等，2005年）。国内山东省居民流调结果显示广泛性焦虑障碍的月患病率为5.5%，青海省居民广泛性焦虑障碍月患病率为1.40%。黄悦勤教授2019年最新发表在 *THE LANCET Psychiatry* 杂志的中国精神障碍患病率调查结果显示广泛性焦虑障碍的终生患病率未加权为0.3%（0.2～0.4），加权后为0.3%（0.2～0.4）；12个月患病率为0.2%（0.1～0.2），加权后为0.2%（0.1～0.3）。

2. 病因学 目前，广泛性焦虑障碍的确切病因尚不清楚，但一些因素可能起作用，具体如下：

（1）遗传学：遗传荟萃分析表明广泛性焦虑障碍有家族聚集性，遗传度大约为32%，单卵双生子的同病率为50%。但后来的研究发现，GAD在代际之间遗传的是焦虑易感素质，而非GAD本身。焦虑障碍分子遗传学领域方面，芝加哥大学Abraham团队通过人工转基因小鼠模型发现乙二醛酶1（*Glo1*）基因的高度表达能调节丙酮醛（MG）和GABA受体增加焦虑，阻抑Glo1表达则减轻焦虑。

（2）生物学因素：研究提示广泛性焦虑障碍与生物学因素相关。有研究发现，神经再生是个体应激应对与适应性调节的生物学基础，焦虑障碍可能与海马神经元再生相关。Kheirbek团队用光遗传技术研究了海马与焦虑的关系，他们把光敏感蛋白基因转接入小鼠脑神经元，通过插入的光纤维实时控制微小区域脑神经元的兴奋或静息，结果发现海马齿状回的背侧区域主要参与学习、而腹侧区域主要参与焦虑调控，选择性地兴奋腹侧区域可减轻焦虑。Nitschke的研究显示GAD患者连接前额叶、前扣带回与杏仁核的双侧钩状

纤维束功能活动显著减弱，提出前额 - 边缘的结构连接功能缺陷是 GAD 情绪调控缺陷尤其是预期性焦虑的神经基础。神经生化学的研究提示 5-HT、GABA、NE 等神经递质可能在焦虑障碍的发生中有作用。

（3）心理社会因素：经常离开或回避未知情境，以及有悲观思维模式的个体风险更高。儿童期负性生活事件和过度保护的养育模式可能发生在有广泛性焦虑障碍个体中。现代 GAD 概念模型认为，童年的创伤性经历、不安全依恋关系是未来发展成 GAD 的重要易感因素。另外，GAD 的发生常和生活应激事件相关，特别是有威胁性的事件如人际关系问题、躯体疾病以及工作问题。生活应激事件的持续存在可导致 GAD 的慢性化。

（二）临床表现

1. 精神性焦虑 患者难以控制这种担心和忧虑，而且这些担心忧虑持续并且程度超过了大多数人担忧的程度，其所涉及的范围也很广，并不局限于某一特定事物或情境，通常涉及家庭、健康、财务状况、和学校或工作等多方面。患者在焦虑的困扰下，终日心烦意乱，注意力难以集中，容易暴躁，兴趣减退，失眠，工作效率下降等。

2. 躯体性焦虑 主要包括坐立不安、搓手顿足、全身发抖、全身肉跳、肌肉紧张性疼痛及舌、唇、指肌震颤等。

3. 自主神经功能失调 表现为心悸、出汗、胸闷、呼吸急促、口干、便秘、腹泻、尿频尿急、皮肤潮红或苍白。有的患者还可能出现阳痿、早泄、月经紊乱等症状。

（三）诊断与鉴别诊断

1. 诊断 DSM-5 中 GAD 的诊断标准如下：

（1）在至少 6 个月的多数日子里，对于诸多事件或活动（例如，工作或学校表现），表现出过分的焦虑和担心（焦虑性期待）。

（2）个体难以控制这种担心。

（3）这种焦虑和担心与下列 6 种症状中至少 3 种有关（在过去 6 个月中，至少一些症状在多数日子里存在）：儿童只需 1 项。

1）坐立不安或感到激动或紧张

2）容易疲倦

3）注意力难以集中或头脑一片空白

4）易激惹

5）肌肉紧张

6）睡眠障碍（难以入睡或保持睡眠状态，或休息不充分的、质量不满意的睡眠）

（4）这种焦虑、担心或躯体症状引起有临床意义的痛苦，或导致社交、职业或其他重要功能方面的损害。

（5）这种障碍不能归因于某种物质（例如，滥用的毒品、药物）的生理效应，或其他躯体疾病（例如，甲状腺功能亢进）。

（6）这种障碍不能用其他精神障碍来更好地解释。

2. 鉴别诊断

（1）抑郁障碍：焦虑抑郁症状常常相伴出现，通常是根据焦虑和抑郁两组症状的程度和出现的先后顺序来决定诊断。

（2）精神分裂症：患者有时会以焦虑为主诉，但焦虑多继发于患者的精神病性症状，如认为周围有威胁性的影响。

（3）物质使用相关焦虑：精神活性物质（含酒精）的撤药反应或者咖啡因的滥用均可导致焦虑。应充分询问病史来明确焦虑状态是否与以上因素相关。

（4）躯体疾病：绝大多数躯体疾病都会伴随着焦虑的出现，有些躯体疾病的早期主诉就是焦虑，而有些躯体疾病本身就会造成焦虑尤其是自主神经系统功能改变，因此焦虑障碍的诊断必须要有明确的完善的躯体检查进行鉴别。

（四）治疗

GAD 是一种慢性高复发性疾病，指南推荐综合治疗并坚持全病程联合治疗。全病程治疗即：急性期治疗、巩固治疗和维持治疗。其中急性期治疗主要是控制焦虑症状，尽量达到临床治愈；巩固期治疗一般持续 2～6 个月，在此期间患者病情不稳，复燃风险较大，因此预防复燃；维持期治疗一般需要维持治疗至少 12 个月以防止复发。

荟萃分析显示，心理治疗的疗效在结束疗程后可维持 13 年。因此治疗应药物治疗联合心理治疗。

1. 药物治疗 恰当的药物治疗可以使 GAD 症状很快得到控制，一般药物治疗起效较心理治疗快。根据患者年龄、既往治疗史、患者的意愿、自杀风险、治疗成本选择药物。

（1）抗抑郁药：大多数抗抑郁药有抗焦虑作用，如 SSRI、SNRIs、NaSSAs、三环类药物等。一线选择文拉法辛、帕罗西汀、艾司西酞普兰，二线选择度洛西汀。

（2）苯二氮䓬类：本类药物起效较快，能够快速缓解 GAD 患者症状，适用于 GAD 的短期治疗。但不宜长期应用，一般连续使用超过 6 个月精神依赖和躯体依赖的发生率为 5%～50%。其次该类药物宜规律服用，当症状稳定后应循序渐进缓慢减量。

（3）盐酸丁螺环酮与盐酸坦度螺酮：选择性的 5-HT$_{1A}$ 受体部分激动剂，具有较弱的多巴胺受体阻断作用，无明显镇静作用，该药物可以有效缓解焦虑。

（4）其他药物：抗癫痫药（普瑞巴林）、喹硫平均有一定抗焦虑作用。需要注意，目前不推荐 β 受体拮抗药（普萘洛尔等）治疗 GAD。

2. 心理咨询与心理治疗　精神分析理论认为，在 GAD 中自我易于被压制是由于幼年期成长失败使其受到削弱，分离和丧失可能是这种失败的重要原因，因为童年早期的焦虑是与母亲分离相关的。儿童通常是通过与父母间的安全关系来克服这种焦虑的，如果他们得不到这种安全感，在成年后体验分离时就容易出现焦虑。因此，心理动力学取向的心理治疗能够有效帮助患者处理分离和丧失，从而减轻焦虑症状。

认知行为理论认为，GAD 的产生是由于对问题不必要的忧虑和对潜在的威胁环境过分关注所致。认知行为疗法（CBT）被认为是广泛性焦虑的有效心理治疗方法，其疗效和抗焦虑药物相当。有 50% 的患者可以通过 CBT 得以恢复，并且在以后的半年到一年的随访中疗效稳定。

3. 其他辅助治疗　对部分 GAD 患者而言，可以考虑使用其他一些治疗方法，如经颅磁刺激（rTMS）、有氧运动、针灸，以及联合冥想和瑜伽等治疗，但研究资料不多或缺乏随机对照研究等，需要今后更多证据。

三、恐惧症

恐惧症（phobia），即恐怖性焦虑障碍。是一种以过分和不合理地惧怕外界某种客观事物或情境为主要表现。患者对外界某些处境、物体，或与人交往时，产生异乎寻常的恐惧与紧张不安，可致脸红、气急、出汗、心慌、血压变化、恶心、无力，甚至昏厥等，因而出现回避反应。患者明知客体对自己并无真正威胁，明知自己的这种恐惧反应极不合理，但在相同场合下仍反复出现恐惧情绪和回避行为，难以自制，以致影响其正常活动。

恐怖性焦虑障碍的核心症状是焦虑，但这些焦虑仅见于特殊的情境中。恐惧症的两个核心特征是对引起焦虑的情境的回避和即将要遭遇这些情境时的预期性焦虑。DSM-5 标明恐怖性焦虑障碍包括三类亚型：特定的恐怖、广场恐怖、社交恐怖。ICD-11 则在焦虑障碍部分将三种类型与其他焦虑障碍并列列出。

（一）流行病学与病因学

1. 流行病学　恐惧症以青年及女性居多。美国人群中特定的恐怖年患病率为 10%～11.3%，社交恐怖的终生患病率为 13.3%；场所恐怖症年患病率为 1.7%，女性高于男性。国内深圳市 2005 年的流调采用 ICD-10 标准结果显示恐怖性焦虑障碍终生患病率为 5%，年患病率为 2.85%。黄悦勤教授 2019 年最新发表在 *THE LANCET Psychiatry* 杂志的中国精神障碍患病率调查结果显示广场恐惧障碍的终生患病率未加权为 0.4%（0.3～0.5），加权后为 0.4%（0.3～0.5）；12 个月患病率为 0.3%（0.2～0.3），加权后为 0.3%（0.2～0.3）。特殊恐惧症的终生患病率未加权为 2.8%（2.6～3.0），加权后为 2.6%（2.2～3.1）；12 个月患病率为 2.2%（2.0～2.3），加权后为 2.0%（1.7～2.4）。社交恐惧症的终生患病率未加权为 0.7%（0.6～0.8），加权后为 0.6%（0.5～0.8）；12 个月患病率为 0.4%（0.4～0.5），加权为 0.4%（0.3～0.5）。

2. 病因学

（1）遗传学：恐惧症具有高度家族聚集性，与遗传基因相关。Fyer 等发现特定恐惧症 31% 的患者一级亲属中有同样的问题。

（2）生物学因素：脑神经影像学研究发现恐惧症患者存在前扣带回皮质、杏仁核和海马区域的血流增强。一项脑影像学的研究表明，特定恐惧症患者前额叶皮质激活增强，经过认知行为疗法则这些脑区激活减弱，提示本病具有神经生物学基础。

（3）社会心理因素：恐惧症存在显著的家庭

因素影响，除遗传因素外，部分是后天习得性影响，如：父母有精神病史、父母婚姻冲突、父母过分保护或遗弃、儿童期虐待、儿童期缺乏与成年人的亲近关系、儿童期经常搬迁、学习成绩落后等。

（二）临床表现

1. 特定恐惧症（specific phobia） 个体对某种特定的物品、生物，如昆虫、鼠、蛇、高空、雷电、针、血液、注射、损伤等，产生的异乎寻常的紧张害怕畏惧状态，伴有回避反应，常伴有自主神经症状。个体虽知道，其害怕超出了任何实际的危险，但仍难以控制。这类患者害怕的往往不是与这些物体接触，而是担心接触之后会产生可怕后果。强烈的恐惧经常令有此障碍的个体改变他们的生活和日常安排，以回避处于害怕的场所或靠近害怕的物品。例如：患者不敢接触尖锐物品，害怕会用这种物品伤害他人；害怕各种小动物会咬自己等。害怕血液—注射—创伤类型的恐惧表现为血管舒张，心跳减慢，甚至晕厥。有飞行恐怖症的个体可能拒绝乘飞机旅行。害怕的物体或情境既可能是实际存在的，也可能发生在对它的预期之中，表现预期的焦虑，预期的惊恐发作。

2. 广场恐怖症（agoraphobia） 也叫场所恐怖症，特征是在多种情况下出现明显的过度恐惧或焦虑，比如乘坐公共交通工具，在人群中，独自呆在屋外（例如，在商店、剧院或排队）。由于对特定的负面结果（例如，惊恐发作、其他丧失能力或令人尴尬的身体症状）有一种危机感或恐惧感，个体对这些情况始终感到焦虑。这些情况是极力避免的，只有在特定的情况下才进入，或忍受着强烈的恐惧或焦虑。这些症状持续至少几个月，其严重程度足以在个人、家庭、社会、教育、职业或其他重要功能领域造成重大痛苦或严重损害。

3. 社交恐惧症（social phobia） 又称社交性焦虑障碍（social anxiety disorder，SAD），多数患者只在少数社会交往情境或当众演讲时发作。社交焦虑障碍的特征是明显的、过度的恐惧或焦虑，这种恐惧或焦虑持续发生在一个或多个社交场合，如社交互动（如交谈）、被观察（如吃饭或喝酒）、或在他人面前表演（如演讲）。这个人担心他或她的行为，或表现出的焦虑症状，会受到他人的负面评价。社交场合总是被避免或忍受极度的恐惧或焦虑。

患者会有不同程度的紧张、不安和恐惧，常伴有脸红、出汗和口干等自主神经症状；其中尤以害羞脸红是社交恐怖最突出的自主神经表现。患者在与人相遇时会过度关注自己的表情和行为，不敢对视他人的目光，并对自己的表现评价过低。严重的社交恐怖者，极度紧张时可诱发惊恐发作。有些患者对任何社交场合都会感到紧张，甚至与过去非常熟悉的亲人面对面都会感到焦虑恐慌，这类患者常害怕出门，不敢与人交往，甚至长期脱离社会生活，无法工作。有的患者可同时伴有回避型人格障碍。严重的社交恐怖可导致患者完全与社会隔离，病程常常漫长迁延，遇到压力过大或应激时，症状会加重。这些症状持续至少几个月，其严重程度足以在个人、家庭、社会、教育、职业或其他重要功能领域造成重大痛苦或严重损害。

（三）诊断与鉴别诊断

1. 诊断

（1）明确指向无危险的情境或物体（存在于个体之外）的焦虑是核心的诊断要点之一。特定恐惧的焦虑局限于面对特定的恐惧客体或情境，广场恐惧则必须局限于（或主要发生在）至少以下情境中的两种：人多拥挤场所、空旷场所、离家旅行或独自在家，社交恐惧则限于特定的社交情境。

（2）对恐惧对象的回避是另一核心的诊断要点。回避可以是隐蔽的心理动作或是非常突出的外显行为，也可以是曾经突出的，极端情况下可以是完全的社会隔离，但一定是引起患者痛苦造成其功能限制的。

（3）指向外部客体的焦虑反应包括心理、行为或自主神经症状必须是原发的，而非继发于其他症状，如妄想、强迫思维等。

2. DSM-5 三类恐惧症的诊断标准

（1）特定恐怖症：当发生以下症状时，可诊断此病：

A. 对于特定的事物或情况（例如，飞行、高处、动物、接受注射、看见血液）产生显著的害怕或焦虑。

注：儿童的害怕或焦虑也可能表现为哭闹、发脾气、惊呆或依恋他人。

B. 恐惧的事物或情况几乎总是能够促发立即的害怕或焦虑。

C．对恐惧的事物或情况主动回避，或是带着强烈的害怕或焦虑去忍受。

D．这种害怕或焦虑与特定事物或情况所引起的实际危险以及所处的社会文化环境不相称。

E．这种害怕、焦虑或回避通常持续至少6个月。

F．这种害怕、焦虑或回避引起有临床意义的痛苦，或导致社交、职业或其他重要功能方面的损害。

G．这种障碍不能用其他精神障碍的症状来更好地解释。

（2）场所恐惧症：当发生以下症状时，可诊断此病：

A．对下列5种情况中的两种及以上感到显著的恐惧或焦虑：a．乘坐公共交通工具（例如，汽车、公共汽车、火车、轮船或飞机）；b．处于开放的空间（例如，停车场、集市或桥梁）；c．处于密闭的空间（例如，商店、剧院或电影院）；d．排队或处于拥挤人群之中；e．独自离家。

B．个体恐惧或回避这些情况是因为想到一旦出现惊恐样症状时或其他失去功能或窘迫的症状（例如，老年人害怕摔倒，害怕大小便失禁）时害怕难以逃离或得不到帮助。

C．广场恐惧情况几乎总是促发害怕或焦虑。

D．个体总是主动回避广场恐惧情况，需要人陪伴或带着强烈的害怕或焦虑去忍受。

E．这种害怕或焦虑与广场恐惧情况和社会文化环境所造成的实际危险不相称。

F．这种害怕、焦虑或回避通常持续至少6个月。

G．这种害怕、焦虑或回避引起有临床意义的痛苦，或导致社交、职业或其他重要功能方面的损害。

H．即使有其他躯体疾病（例如，炎症性肠病、帕金森病）存在，这种害怕、焦虑或回避也是明显过度的。

I．这种害怕、焦虑或回避不能用其他精神障碍的症状来更好地解释。

（3）社交焦虑障碍：存在以下症状时，可诊断为此障碍：

A．个体由于面对可能被他人审视的一种或多种社交情况时而产生显著的害怕或焦虑。例如，社交互动（对话、会见陌生人），被观看（吃、喝的时候），以及在他人面前表演（演讲时）。

注：儿童的这种焦虑必须出现在与同伴交往时，而不仅仅是与成年人互动时。

B．个体害怕自己的言行或呈现的焦虑症状会导致负性的评价（即被羞辱或尴尬；导致被拒绝或冒犯他人）。

C．社交情况几乎总是能够促发害怕或焦虑。

注：儿童的害怕或焦虑也可能表现为哭闹、发脾气、惊呆、依恋他人、畏缩或不敢在社交情况中讲话。

D．主动回避社交情况，或是带着强烈的害怕或焦虑去忍受。

E．这种害怕或焦虑与社交情况和社会文化环境所造成的实际威胁不相称。

F．这种害怕、焦虑或回避通常持续至少6个月。

G．这种害怕、焦虑或回避引起有临床意义的痛苦或导致社交职业或其他重要功能方面的损害。

H．这种害怕、焦虑或回避不能归因于某种物质（如，滥用的毒品、药物）的生理效应，或其他躯体疾病。

I．这种害怕、焦虑或回避不能用其他精神障碍的症状来更好地解释，例如，惊恐障碍、躯体变形障碍或孤独症（自闭症）谱系障碍。

J．如果其他躯体疾病（例如，帕金森病、肥胖症、烧伤或外伤造成的畸形）存在，则这种害怕、焦虑或回避则是明确与其不相关或过度。

3．鉴别诊断

（1）惊恐障碍：惊恐障碍的焦虑指向往往弥散，发作间歇的焦虑更多指向发作过程本身，而恐惧症的焦虑则集中指向固定的对象。

（2）疑病症：此类患者的焦虑对象明确指向自身健康或身体内部，以担心自身健康威胁为主，而恐惧症则是对外部明确有形客体的恐惧回避。

（3）分离性焦虑障碍：分离性焦虑障碍患儿与亲人的分离是引发焦虑的关键，在不分离的情况，患儿不表现出回避和焦虑即可区分。

（四）治疗

心理治疗和药物治疗对恐惧症均有效，其中尤以心理治疗为著。

1．心理治疗 精神分析理论：恐惧症是童年俄狄浦斯情结未解决的冲突的结果。童年期的性本能驱力不能被压抑时，自我倾向于选择其他防御机制。因此精神分析认为恐惧症是使用替代和回避的防御机制对抗俄狄浦斯情结的性驱力和阉割焦虑的结果。

认知理论：对他人负性评价的害怕是社交恐怖最基本的认知，认知疗法可以纠正不合理的认知信念，改变患者的认知，从而有助于减轻或缓解患者的焦虑。认知治疗通常联合行为技术会取得更好的效果。

行为主义理论：以条件反射和操作性条件反射来解释恐惧症的发生，即自然的恐惧性刺激与中性刺激多次耦合出现，导致中性刺激变成了诱发恐惧的条件刺激，个体采取回避行为来减轻焦虑，回避行为不断被固定下来而变成临床症状。暴露治疗是治疗恐惧症最重要的治疗方法。

2. 药物治疗

（1）抗抑郁药：选择性 5- 羟色胺再摄取抑制药（如帕罗西汀、舍曲林、氟西汀、艾司西酞普兰等）通常作为一线药物使用。此外，双通道再摄取抑制剂文拉法辛、度洛西汀和米氮平也对恐惧症有效。

（2）苯二氮䓬类药物：此类药物可以在一定程度上减轻患者的焦虑情绪，但患者容易产生对此类药物的心理依赖而习惯性使用，因此不适合单独长期使用。

四、分离焦虑障碍

分离焦虑障碍（separation anxiety disorder）是指个体离开熟悉的环境或与依恋对象分离时存在与年龄不适当的、过度的、损害行为能力的害怕或焦虑。过分担心亲人的健康或自己发生意外，不愿意或拒绝单独外出，极度害怕独处。预计将离开家或与主要依恋对象分离时，或当这些情况真实发生时，可能反复出现表达个体分离焦虑内容的梦（如火灾、谋杀或其他破坏自己家庭的灾难）、躯体症状（例如，头疼、腹部不适，恶心呕吐）。

（一）流行病学与病因学

1. 流行病学 在美国青少年中，年患病率有1.6%。从儿童期到青少年期和成年期，分离焦虑障碍的患病率呈现下降趋势，而且在 12 岁以下儿童中是最常见的一种焦虑障碍。在美国成年人

中，分离焦虑障碍年患病率为 0.9%～1.9%。儿童6～12 个月的患病率估计为 4%，国内暂未查到相关文献。

2. 病因学 分离焦虑障碍的病因尚不清楚。以下因素可增加患此障碍的风险：

（1）遗传学与生物学因素：儿童分离焦虑障碍可能具有遗传性。在 6 岁双胞胎的社区样本中，遗传性被评估为 73%，女孩更高一些。

（2）心理社会因素：分离焦虑障碍通常出现在涉及了与亲人分离的压力性生活事件之后。这些情况涉及了亲人或宠物的死亡，转学，父母离异，自然灾害，或搬家到新的社区或其他国家。在青年中，生活压力可能涉及离开父母的家或成为父母。过度保护或侵入性的养育模式也可增加患此障碍的风险。对分离的容忍程度随着文化的不同而变化，需要将分离焦虑障碍与一些文化中强调家庭成员间的相互依赖进行区分。

（二）临床表现

主要症状表现为与依恋对象分离、离家外出或离开熟悉的环境时出现焦虑情绪症状体验、自主神经功能失调、运动性不安等，临床表现为急性焦虑发作与慢性焦虑状态。分离焦虑障碍通常存在家中缓解的时期。

分离焦虑障碍的表现随着年龄的不同而变化。分离焦虑的儿童可能显示出社交退缩、冷淡、悲伤或难以集中注意力于学习或玩耍中；可能缠着父母，无法独自前往或独自待在一个房间；他们可能难以在上床睡觉的时间独自入睡，他们也会拒绝上学；分离时可能会表现愤怒或偶尔攻击那些强迫其分离的人。随着儿童年龄的增长，担忧不断出现；通常担忧特定的危险（如意外、绑架、抢劫、死亡）或模糊地担忧不能与依恋对象团聚。对于成年人，分离焦虑障碍可能限制他们应对环境变化（如搬迁、结婚）的能力。有该障碍的成年人通常过度担心他们的后代和配偶。

（三）诊断与鉴别诊断

1. DSM-5 具体诊断标准

（1）个体与其依恋对象离别时，会产生与其发育阶段不相称的、过度的害怕或焦虑，至少符合以下表现中的三种：

1）当预期或经历与家庭或与主要依恋对象离别时，产生反复的、过度的痛苦。

2）持续和过度地担心会失去主要依恋对象或担心他们可能受到例如疾病、受伤、灾难或死亡的伤害。

3）持续和过度地担心会经历导致与主要依恋对象离别的不幸事件（例如，走失、被绑架、事故、生病）。

4）因害怕离别，持续表现不愿或拒绝出门离开家、去上学、去工作或去其他地方。

5）持续和过度地害怕或不愿独处或不愿在家或其他场所与主要依恋对象不在一起。

6）持续地不愿或拒绝在家以外的地方睡觉或主要依恋对象不在身边时睡觉。

7）反复做内容与离别有关的噩梦。

8）当主要依恋对象离别或预期离别时，反复地抱怨躯体性症状（例如，头疼、胃疼、恶心、呕吐）。

（2）这种害怕、焦虑或回避是持续性的，儿童和青少年至少持续4周，成人则至少持续6个月。

（3）这种障碍引起有临床意义的痛苦，或导致社交、学业、职业或其他重要功能方面的损害。

（4）这种障碍不能用其他精神障碍来更好地解释。

2. 鉴别诊断

（1）广泛性焦虑障碍：分离焦虑障碍患者占主导地位的担心是与依恋对象分离，即使发生其他担忧，也不会成为临床表现的主导。

（2）惊恐障碍：与分离有关的威胁可能导致极端焦虑，甚至引发惊恐发作，但焦虑的担心专注于可能离开依恋对象，担忧意外降临在他们的身上，而不是担心由于意外的惊恐发作而失能。

（3）儿童品行障碍：此类儿童或青少年回避上学（逃学）通常不是想回到家，而是待在家外的某处且有更多的品行问题。

（4）创伤后应激障碍：在创伤事件后害怕与所爱的人分开很常见，核心症状是与创伤事件有关记忆的侵入和回避。分离焦虑障碍中，是担心和回避涉及依恋对象的健康和与其分离。

（5）社交焦虑障碍：社交焦虑障碍的患者回避上学是因为害怕被他人负面评价，而非担心与依恋对象分离。

（6）人格障碍：边缘型人格障碍的特点是害怕被所爱的人抛弃，身份、自我方向感、人际功能和冲动性方面的问题构成了该障碍的核心特点，

而他们并非分离焦虑障碍的核心特点。依赖型人格障碍特点是不加选择地依赖他人，而分离焦虑障碍涉及希望主要依恋对象在附近以及对其安全的关注。

（7）其他精神障碍：抑郁与双相障碍等患者，可能也存在不情愿离家的状况，但主要关注点不是担忧或害怕意外降临到依恋对象身上，而是参与外界活动的动机较低。不同于精神病性障碍中的幻觉，发生在分离焦虑障碍中的不寻常的直觉体验通常是基于某种实际刺激的错觉，仅仅发生在特定情境下（如夜间），而当一个依恋对象出现时，就会逆转。

（四）治疗

1. 药物治疗 对于有严重焦虑症状，影响到饮食和睡眠并且躯体症状明显的患者，可以考虑使用抗焦虑药物进行治疗。这些药物包括抗抑郁药、苯二氮䓬类药物、小剂量抗精神病药等。

2. 心理治疗 针对疾病相关的心理社会因素，应积极进行心理学干预，包括家庭治疗、认知行为疗法、动力性心理治疗等。对于高发群体的儿童，家长需要培养孩子合群和与人相处的能力，并提前做好分离焦虑障碍的防治工作。对已经出现明显焦虑症状的患儿，可以通过放松治疗、生物反馈疗法、音乐疗法等，消除由焦虑引起的肌肉紧张、自主神经功能紊乱引起的心血管系统与消化系统症状。

五、其他焦虑问题

（一）特殊人群的焦虑障碍

1. 儿童期和青少年期的焦虑问题 儿童期最常见的焦虑障碍是分离性焦虑障碍、特定恐惧症、社交焦虑障碍。与成年人不同，儿童的语言发育尚未完善，难以很好地表达自己的情绪体验。随着年龄增大表现为对父母和周围环境不满意，或过分的胆怯、害怕，如不愿独处、依恋父母、怕见生人等；常伴有食欲下降、睡眠不好、易惊醒、排便习惯紊乱等；在幼儿园或学校难以安静，注意力不集中，学习成绩下降。以上表现在其生活模式或生活环境改变时会更为突出。

在最新的ICD-11和DSM-5中选择性缄默症（selective mutism）也被列为焦虑障碍的亚型，是指具有正常或接近正常言语表达能力的儿童，在

某些特定场合明显由于情绪因素导致言语能力丧失。多在3～5岁起病，女孩比较多见。选择性缄默症是相对罕见的障碍，尚未包含在儿童障碍患病率的流行病学研究中。该病的标志是高度的社交障碍。有选择性缄默症的儿童经常拒绝在学校发言，造成学业或教育方面的受损，老师们通常很难评估这些个体的技能情况，例如，阅读技能。寡言可阻碍社交交流，虽然患此病的儿童有时使用无言的、非语言性的方式来交流，他们在不需要语言的场合（例如，不使用语言的游戏）可能愿意、渴望或参与社交。

儿童焦虑障碍提倡综合干预策略，深入了解并减轻相关的心理社会因素的影响。心理治疗是儿童情绪障碍的主要治疗手段。包括改善亲子关系、支持性心理治疗、认知行为疗法、家庭治疗（干预父母的焦虑、减少家庭冲突）、集体心理治疗等。早期干预危险因素、发展保护因素，是预防儿童焦虑障碍的关键。药物治疗不应被应用做儿童焦虑障碍的唯一干预措施，药物治疗为辅，从小剂量开始，逐步调整。

2. 老年期的焦虑 老年期躯体状况的改变和心理压力常常成为焦虑障碍的诱因。老年期身体功能的下降、躯体疾病的困扰、退休后生活状态的改变、独居、亲友生病或离世等负性生活事件都会增加老年人的失落和无助感，从而产生焦虑情绪。

2011年对中国人群老年焦虑障碍患病率进行荟萃分析，结果显示中国老年焦虑症的患病率为6.79%（5.61%～7.96%），焦虑症状的发生率为22.11%（16.8%～27.2%）。研究表明，老年焦虑障碍患者的7年死亡风险增加87%，其原因可能是焦虑症状和心理社会因素导致其自主神经敏感性增加，如应激相关的心血管系统功能障碍。在老年期焦虑障碍中以广泛性焦虑障碍和场所恐惧障碍最为常见，临床表现以预期性焦虑恐惧性回避以及继发抑郁症状较为多见，严重的患者有自杀风险。老年焦虑障碍患者与躯体疾病共病率明显较年轻人群高，冠心病和高血压人群中的焦虑障碍发生率分别为45.8%和47.2%，在痴呆、帕金森病患者中焦虑症状也很常见。

健康教育、支持性心理治疗、认知行为疗法、放松训练、生物反馈治疗等可以帮助老年焦虑障碍患者减轻精神负担、提高治疗的信心和增强对治疗的依从性。但针对年轻人疗效确切的治疗对于老年人群需要调整策略。另外，药物治疗也是必要的，应注意根据药理特性和代谢特点合理选药，从小剂量起始缓慢加量，注意药物不良反应（抗胆碱能作用及心血管不良反应），把握治疗时限。注意：苯二氮䓬类药物具有肌肉松弛、过度镇静、呼吸抑制、认知功能损害及成瘾性；SSRI、SNRIs等抗抑郁药应从常用量的1/3～1/2起始。

3. 妊娠期、围生期和哺乳期焦虑 对妊娠期、围生期和哺乳期的治疗应该首选对胎儿、婴儿没有损害的心理治疗，常用认知行为疗法。如果临床症状急需处理或心理治疗没有达到理想效果，可考虑短期药物治疗。如需要药物治疗，需选用安全证据相对较大的药物（如氟西汀、舍曲林、西酞普兰、帕罗西汀）。妊娠期焦虑障碍的治疗一般不推荐将苯二氮䓬类药物作为单一或辅助治疗。

（二）焦虑与躯体疾病共病

焦虑患者在日常医疗实践中特别多见，有相当一部分患者的焦虑是躯体疾病所伴发或导致的。有研究显示，综合性医疗机构中门诊就诊者焦虑障碍的检出率为8.6%，抑郁和焦虑共病的检出率为4.1%，亚型中以广泛性焦虑障碍检出率最高（42%）；焦虑障碍和抑郁障碍之间的共病比例（49.4%）以及焦虑障碍亚型间共病比例（56.0%）较高；神经内科的焦虑障碍检出率最高（11.7%），其次是消化内科（9.4%）和心血管内科（7.8%）。黄悦勤教授2019年最新发表在 *THE LANCET Psychiatry* 杂志的中国精神障碍患病率调查结果显示躯体疾病所致焦虑障碍的终生患病率未加权为0.1%（0.1～0.2），加权为0.1%（0.0～0.1）；12个月患病率为0.1%（0.1～0.1），加权为0.1%（0.0～0.1）。

许多内科疾病时的疼痛、患者对疾病的知识缺乏及疾病所带来相关消耗等因素可引起心因性焦虑并且有的疾病在病情变化时如甲亢危象时的突出临床表现就是焦虑，在使用某些药物如茶碱时可出现焦虑等药物反应。此外，有焦虑障碍发作史的患者，患糖尿病、心脏病、心律失常等内科慢性疾病的比例高于一般人群。此类患者治疗时应充分考虑躯体疾病对药物治疗的影响。

（唐利荣 马 辛）

参 考 文 献

[1] Stein DJ, Scott KM, de jonqe P, et al. Epidemiology of anxiety disorders: from surveys to nosology and back. Dialogues Clin Neurosci, 2017, 19(2): 127-136.

[2] Craske MG, Stein MB. Anxiety. Lancet, 2016, 388 (10063): 3048-3059.

[3] Phillips MR, Zhang J, Shi Q, et al. Prevalence, treatment, and associated disability of mental disorders in four provinces in China during 2001-05: an epidemiological survey. Lancet, 2009, 373(9680): 2041-2053.

[4] 地区精神疾病流行学调查协作组. 国内 12 地区精神疾病流行学调查的方法学及资料分析. 中华神经精神科杂志, 1986, 19: 65-67.

[5] 沈渔邨. 精神病学. 第 4 版. 北京: 人民卫生出版社, 2003.

[6] 李淑然, 沈渔邨, 张维熙, 等. 中国七个地区神经症流行病学调查. 中华精神科杂志, 1998, 1: 80.

[7] Huang YQ, Wang Y, Wang H, et al. Prevalence of mental disorder in China: a cross-sectional epidemiological study. Lancet Psychiatry, 2019, 6(3): 211-224.

[8] Bandelow B, Baldwin D, Abelli M, et al. Biological markers for anxiety disorders, OCD and PTSD: A consensus statement. Part II: Neurochemistry, neurophysiology and neurocognition. World J Biol Psychiatry, 2017, 18(3): 162-214.

[9] MARON E, LAN C, C. NUTT D. Imaging and Genetic Approaches to Inform Biomarkers for Anxiety Disorders, Obsessive-Compulsive Disorders, and PSTD. Curr Top Behav Neurosci, 2018, 40: 219-292.

[10] Michelle G. C, Murray B. S, Thalia C. E, et al. Anxiety disorders. Nat Rev Dis Primers, 2017, 3: 17024.

[11] Davies MN, Verdi S, Burri A, et al. Generalised Anxiety Disorder--A Twin Study of Genetic Architecture, Genome-Wide Association and Differential Gene Expression. PLoS One, 2015, 10(8): e0134865.

[12] Kheirbek MA, Drew LJ, Burghardt NS, et al. Differential Control of Learning and Anxiety along the Dorsoventral Axis of the Dentate Gyrus. Neuron. 2013, 77(5): 955-968.

[13] Vollmer LL, Ghosal S, Mcguire JL, et al. Microglial Acid Sensing Regulates Carbon Dioxide-Evoked Fear. Biol Psychiatry, 2016, 80(7): 541-551.

[14] Bas-hoogendam JM, Blackford JU, Bruhl AB, et al. Neurobiological candidate endophenotypes of social anxiety disorder. Neurosci Biobehav Rev, 2016, 71: 362-378.

[15] Grambal A, Hlustik P, Prasko J, et al. What fMRI can tell as about panic disorder: bridging the gap between neurobiology and psychotherapy. Neuro Endocrinol Lett, 2015, 36(3): 214-225.

[16] Ravindran LN, Stein MB. Anxiety disorders: somatic treatment // Sadock BJ, Sadock VA, Ruiz P, eds. Kaplan & Sadock comprehensive textbook of psychiatry. Philadelphia: LippincottWilliams & Wilkins, 2009: 1906-14.

[17] Crocq MA. A history of anxiety: from Hippocrates to DSM. Dialogues Clin Neurosci, 2015, 17(3): 319-325.

[18] Kupfer DJ. Anxiety and DSM-5. Dialogues Clin Neurosci, 2015, 17(3): 245-246.

[19] Sagliano L, Atripaldi D, Devita D, et al. Non-invasive brain stimulation in generalized anxiety disorder: A systematic review. Prog Neuropsychopharmacol Biol Psychiatry, 2019, 12; 93: 31-38.

[20] 陆林. 沈渔邨精神病学. 第 6 版. 北京: 人民卫生出版社, 2018.

[21] 美国精神病学学会. 精神障碍诊断与统计手册. 第 5 版. 张道龙, 译. 北京: 北京大学出版社, 2015.

[22] 吴文源. 焦虑障碍防治指南. 北京: 人民卫生出版社, 2010.

[23] 马辛. 精神病学. 第 2 版. 北京: 人民卫生出版社, 2010.

[24] American Psychiatric Association: Diagnostic and Statistical Manual of Mental Disorders(DSM-5). Washington DC: American Psychiatry Association, 2013.

[25] 江开达. 精神病学. 第 7 版. 北京: 人民卫生出版社, 2017.

[26] Eaton WW, Kessler RC, Wittchen HU, et al. Panic and panic disorder in the United States. The American Journal of Psychiatry, 151(3): 413-420.

[27] Gorman JM, Liebowitz MR, Fyer AJ, et al. A neuroanatomical hypothesis for panic disorder. The American journal of psychiatry, 146(2): 148.

[28] Beck AT, Emery G, Greenberg RL. Anxiety disorders and phobias: A cognitive perspective. New York: Basic Books, 2005.

[29] Craske MG, Barlow DH. Panic disorder and agoraphobia. Clinical handbook of psychological disorders: A step-by-step treatment manual, 4, 1-64.

[30] Bögel SM, Zigterman D. Dysfunctional cognitions in children with social phobia, separation anxiety disorder, and generalized anxiety disorder. Journal of Abnormal

Child Psychology, 28(2): 205-211.

[31] Silove D, Alonso J, Bromet E, et al. Pediatric-onset and adult-onset separation anxiety disorder across countries in the World Mental Health Survey. American Journal of Psychiatry, 172(7): 647-656.

[32] North MM, North SM, Coble JR. Effectiveness of virtual environment desensitization in the treatment of agoraphobia. International Journal of Virtual Reality (IJVR), 1(2): 25-34.

[33] Yonkers KA, Gilstad-Hayden K, Forray A, et al. Association of panic disorder, generalized anxiety disorder, and benzodiazepine treatment during pregnancy with risk of adverse birth outcomes. JAMA psychiatry, 74(11): 1145-1152.

第十二章　强迫及相关障碍

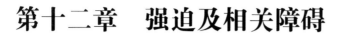

第一节　概　　述

一、基本概念

在汉语中，强迫的含义是施加压力迫使服从。在精神病学中，强迫强调的是某些心理过程呈现的形式特征，即患者感到自己的某些观念、冲动、意向、想象或行为违背理智被迫地不停重复以消除某些内心恐惧或避免令人恐惧的结果，心理冲突是形成强迫的原型，伴随心理冲突的焦虑也贯穿于强迫过程之中。强迫的观念、冲动或想象内容大多具有"闯入性和不适当性"，患者会形成整套的安全行为应对并试图消除由"闯入性和不适当性"所带来的焦虑，患者能充分认识到强迫的不必要性，但却无法以主观意志加以控制，患者对强迫常有强烈的反强迫倾向。

早在 1838 年 Esquirol 报道了首例强迫性怀疑病例，1861 年 Morel 首先用"强迫观察"一词描述相关病例，后正式提出了强迫障碍名称，随后 Freud 在神经症的分类中将强迫障碍作为独立的疾病。全球强迫障碍的终生患病率为 0.8%～3.0%，中国精神卫生调查数据显示中国强迫障碍的终生患病率为 2.4%。由于强迫症的高发病率以及症状慢性致残性的特点，WHO 将其定为十大带病生存致残疾病之一。随着 DSM-5 和最新公布的 ICD-11 中将强迫障碍归属于强迫及相关障碍的独立疾病分类单元，强迫障碍的治疗和研究也越来越受到精神医学界和社会的重视。

二、诊断变迁

1. DSM-5 诊断标准　随着对强迫障碍临床现象学及病理生理和心理学的研究不断深入，2013 年发布的 DSM-5 中将强迫障碍从焦虑障碍独立出来成为一组独立的疾病单元，与躯体变形障碍、囤积障碍、拔毛癖和抓痕障碍共同组成的强迫及相关障碍（obsessive-compulsive and related disorder，OCRD）。

从焦虑谱系中移除主要考虑到，尽管焦虑是上述强迫及相关障碍（OCRD）中常见的症状，但强迫观念和强迫行为才是上述障碍中的核心特征。将强迫障碍、躯体变形障碍、囤积障碍、拔毛癖和抓痕障碍归为同一谱系最主要的原因还是在临床现象学上。强迫和相关障碍的核心症状是思维、行为的重复，DSM-5 介绍中突出了谱系内障碍的重复性，手册指出其他的强迫相关障碍也存在对于专注事物的重复性行为或精神活动，并不断尝试减少或停止这种行为。例如：躯体变形障碍和强迫障碍都以侵入性想法或表象以及重复行为为特征；囤积障碍与强迫障碍在现象学上也存在相似性，即囤积障碍的患者为了减少或避免痛苦，存在过度积攒、避免丢弃物品的行为；拔毛癖和抓痕障碍则存在反复的拔毛、抓皮肤，并反复尝试停止或减少上述行为。

2. ICD-11 诊断标准　经过十余年的修订，ICD-11 在 2018 年正式发布，在 ICD-11 中采用了与 DSM-5 类似的观点，将强迫障碍归属于强迫及相关障碍的独立疾病分类单元。ICD-11 的 OCRD 与 DSM-5 疾病分类大部分一致，且概念方面也较为相似，不同的是，ICD-11 将嗅觉牵涉障碍及疑病症纳入 OCRD，ICD-11 将这些不同的诊断单元纳入到 OCRD 中成为 1 组疾病，有以下 3 个方面的原因：①它们都存在不想要的想法和重复的行为这两大核心症状；② OCRD 具有较高的家族性、遗传危险因素、潜在的神经环路异常及神经生化异常；③它们对特定的药物和心理治疗的反应有部分相似之处。

三、病因、发病机制研究进展

1. 遗传因素 OCD 是一种复杂的遗传性疾病,它可能涉及许多基因。在过去十年中,大量的假说驱动的 OCD 候选基因研究主要集中于血清能和谷氨酸神经递质系统。不幸的是,这些研究的结果并不能得到复制。而全基因组关联分析(GWAS)发现编码谷氨酸突触发育和分化的关键蛋白基因与 OCD 相关。基因敲除小鼠模型的研究也有助于理解基因在 OCD 的病理生理中的作用。GWAS 和 OCD 的动物研究已经一致发现涉及谷氨酸神经传递和突触功能的基因。未来研究表观遗传效应、药物遗传学和自身免疫的工作将有助于进一步阐明强迫症的遗传学,并达到改善治疗方案的最终目标。

2. 神经生物因素 基于选择性 5-羟色胺(5-HT)再摄取抑制药和氯米帕明治疗强迫的有效性,OCD 一直被认为是一种血清素功能障碍相关的疾病。神经生化代谢研究也表明 OCD 皮质-纹状体-丘脑-皮质环路(CSTC)中的 5-HT 水平异常。然而,临床上大约一半的患者用选择性 5-羟色胺再摄取抑制药(selective serotonin reuptake inhibitor,SSRI)治疗后并没有反应,因此,5-HT 以外的神经递质系统可能也参与了 OCD 的病理生理过程。新近研究表明多巴胺系统、谷氨酸系统及 γ-氨基丁酸(GABA)都参与了 OCD 的病理生理过程,临床研究也支持利培酮通过调节多巴胺,美金刚、利鲁唑通过调控谷氨酸而有望成为 SSRI 治疗 OCD 的增效剂。另外,应用氯胺酮快速缓解强迫症状与内侧前额叶的 GABA 浓度迅速升高相关。

3. 神经免疫学 在儿童时期,A 组链球菌(GAS)感染与一组以神经精神症状为特征的临床综合征[称为"儿童自身免疫性与链球菌相关的神经精神疾病"(PANDAS)]的发展之间的关系受到了很多重视。在成年强迫症患者中,不同的免疫参数被描述为与健康对照组不同,虽然 OCD 与免疫过程之间的确切关系仍不清楚,但已有文献支持其在 OCD 病理生理学中的作用,同时为 OCD 可能的免疫治疗提供了线索。

4. 神经影像学 多项脑影像学研究强烈提示 OCD 患者在眶额叶皮质、前扣带回和纹状体存在着脑代谢异常。皮质-纹状体-丘脑-皮质环路(cortico-striato-thalamo-cortical circuits,CSTC)是目前最为广泛接受的关于 OCD 的神经环路模型,这一环路过度活跃或超连接,成为失控的自激反馈回路,导致了冲动增加。暴露与反应阻止治疗(exposure and response prevention therapy,ERP)正是通过行为训练打破患者的链条,在 OCD 治疗中具有重要作用。基于 CSTC 环路假说,还发展出直接和间接调控该环路神经元活动的外科手术治疗和物理治疗。

5. 心理社会因素 心理社会因素是强迫及相关障碍发病基础的重要部分。精神分析理论认为隔离防御机制和仪式性动作和反应形成是形成强迫的主要机制;认知治疗理论认为强迫障碍患者存在认知失调,OCD 患者存在以危险、责任和自责特征突出的认知模式或信念系统。行为主义理论则提出,中性的事物、情境、想法或想象等本身并不引起焦虑,但与能激发焦虑的事物或刺激同时发生建立了条件反射,形成了操作性条件反射。

童年期遭受躯体虐待或性虐待以及其他一些应激或创伤性事件可能会增加 OCRD 的患病风险。如囤积障碍患病与童年期经历有关,如童年早期的创伤、不安全依恋以及压力生活事件等。抓痕障碍大多数存在焦虑、压力、创伤经历等;拔毛癖的患者相比于正常人有更多的童年期创伤性和负性生活事件,如儿童期性虐待。躯体变形障碍,常存在童年经历如家人的情感忽视、有关外表的负性评价、因外貌而遭受的挫折。

四、临床治疗研究进展

强迫及相关障碍(OCRD)是一组慢性迁延性疾病,复发率、致残率高,社会功能明显受损,严重影响患者及家庭的生活质量。OCRD 的治疗是临床上的一大难题。现有的治疗方法主要包括药物治疗、心理治疗、物理治疗和精神外科治疗。

目前强迫障碍一线药物治疗主要为 SSRI 类药物,但尽管部分强迫症患者对 SSRI 类药物治疗有效,但仍有 40%～60% 的强迫症患者对其疗效较差,需换药、增大剂量或联合抗精神病药治疗,对于药物治疗有效的患者中症状仅仅改善 30%～60%,因此加强研究并及早发现如何选择有效的、针对性强的抗强迫药物是当前迫切需要解决的问题。

心理治疗，尤其是暴露与反应阻止治疗（ERP）和包含 ERP 的认知行为疗法（CBT），是 OCRD 治疗中的一线治疗方式，大量的荟萃分析表明认知行为疗法联合药物治疗强迫障碍的效果优于单药物治疗，不优于单独应用认知行为疗法。随着 CBT 第三浪潮的兴起，正念认知疗法（MBCT）、接纳承诺疗法（ACT）、辨证行为治疗（DBT）、元认知治疗、家庭治疗、计算机辅助干预、结合虚拟现实的暴露治疗等逐渐得到发展。

除药物和心理治疗外，针对 OCRD 患者，尤其是难治性 OCRD，物理治疗、手术治疗在近些年也取得了一定进展。研究报道改良电休克治疗能有效改善强迫障碍患者共病情绪问题，但并不能有效改善强迫症状本身，甚至可能导致强迫症状恶化。研究表明，经颅磁刺激（rTMS）能有效减轻强迫症状。Dunlop 等采用 fMRI 预测强迫症患者脑区之间的异常连接，应用 rTMS 刺激强迫症患者背内侧前额叶可有效降低皮质与纹状体之间功能连接，进而改善强迫症状。rTMS 有助于阐述难治性强迫症的神经环路，但目前相关研究较少，仍需大样本的临床试验进一步研究其有效性及治疗靶点的准确性。

五、研究方向展望

1. 临床特征的研究　强迫障碍的临床特征表现为强迫观念和强迫行为，但越来越多的证据显示强迫障碍本身并不是一种单一的疾病，可能存在不同的异质性亚型或表现形式。不同特点的强迫障碍患者在发病机制、治疗反应、预后转归等方面可能存在自身的特点。因此未来可以从亚型为出发点，探讨 OCD 症状亚型之间的心理机制及生物学差异。

2. 强迫障碍机制的研究　在强迫障碍心理机制的研究中涉及闯入性思维的灾难化、责任夸大、不能容忍不确定性等认知评价、条件性学习、认知决策过程、认知功能等方面。尽管认知行为疗法对于强迫症有明显疗效，支持目前强迫障碍认知和行为模型假说，但涉及强迫障碍具体认知加工过程仍有很多值得深入探究的问题，如强迫症患者的工作记忆、症状诱发的注意偏向、躯体

感觉现象等特征及其内在的神经电生理、免疫内分泌、脑功能影像等生物学机制研究。

3. 治疗学展望　基于越来越多的证据支持谷氨酸功能障碍在强迫障碍中的作用，寻找新的谷氨酸调节干预措施治疗强迫障碍是未来研究的重要方向。

最后，持续改进和完善神经治疗 / 神经刺激方法，是强迫障碍治疗的一个极具潜力的领域。

（李晓虹）

第二节　强 迫 障 碍

一、概述

强迫障碍（obsessive-compulsive disorder，OCD）又叫强迫性神经症，是一类以反复持久出现强迫观念（obsession）和 / 或强迫行为（compulsion）为主要临床特征的神经症性障碍。强迫观念是以刻板形式反复出现带有闯入性和非意愿性的想法、冲动或意象，强迫行为则是反复出现的刻板行为或仪式行为。患者明知这些观念和行为没有必要，违反自己主观意愿，并有强烈的摆脱欲望，但却无法控制，强迫与反强迫的内心冲突使患者感到焦虑和痛苦。这类疾病病因复杂、表现形式多样、病程迁延，社会功能严重受损，是一种慢性致残性精神障碍。

二、流行病学

世界范围内报告的强迫障碍终生患病率为 0.8%～3.0%，加拿大强迫障碍终生患病率 1.6%～3.0%，美国强迫障碍终生患病率 2.3%，我国报告的强迫障碍终生患病率 0.26%～0.32%，个别研究终生患病率高达 2.50%，总体上低于西方国家。美国全国共患疾病调查（national comorbidity survey，NCS）结果显示，强迫障碍是仅次于抑郁症、酒精依赖和恐惧症的第四个常见精神障碍。

强迫障碍平均发病年龄在 19～35 岁，至少有 1/3 的患者在 15 岁以前发病。其发病有两个高峰期，青少年早期和成年早期。男性和女性的发病高峰分别在 18～24 岁和 35～44 岁，随着年龄增大，患病率有所降低。童年发病者有较高的家族倾向和遗传风险，常合并抽动、破坏性冲动行为

和精神发育迟滞，预后较差。

强迫障碍位列世界卫生组织排名第十位的致残性疾病，在15～44岁女性中甚至成为前五位致残性疾病。尽管强迫障碍致残性较高，但流行病调查显示只有34%的强迫障碍患者主动寻求医治，从症状出现到确诊平均需要经历17年。

三、病因及发病机制

（一）遗传因素

强迫障碍有明显的家族遗传倾向。最早来自Griesing的家系研究显示，强迫障碍先证者的父母及同胞具有强迫人格障碍者占14%～37%。强迫障碍患者一级亲属的患病风险是正常对照者的2～5倍，而童年或青少年期发病的强迫障碍患者一级亲属的患病风险是正常对照者的10倍。单卵双生子的强迫障碍同病率是双卵双生子的两倍多。双生子研究显示强迫障碍是部分遗传的，在儿童的遗传度估计为45%～65%。

强迫障碍为多基因遗传，并强调多基因背景下的主基因作用。候选基因的研究集中在血清素基因和多巴胺能通路，但除了谷氨酸转运体的基因异常，其他均不具有全基因组意义或是研究结论不能被重复。强迫障碍遗传连锁研究发现 *1q*、*3q*、*7p*、*9p*、*10p*、*15q* 有染色体易感基因位点的证据。另外，对强迫障碍与抽动障碍关系的研究显示强迫障碍与多巴胺功能缺陷有关。分子遗传学研究发现，5-羟色胺转运体基因（*5-HTTLPR*）*SLcbA4* 多态性的 *L* 等位基因与强迫障碍呈正相关，提示该多态性的 *L* 等位基因是强迫障碍患病的风险因素，遗传度可能由于原发症状的不同而相异。

（二）神经生化因素

强迫障碍的神经生化研究主要围绕5-羟色胺、多巴胺和谷氨酸三个系统的假说开展。其中，5-羟色胺系统的功能异常是强迫障碍发病机制中最为公认的假说之一，其直接证据来自于SSRI可有效治疗强迫障碍，不仅改变了突触间隙的5-羟色胺浓度，也提高了突触间5-羟色胺的神经传递。

强迫障碍的多巴胺功能异常假说源自左旋多巴治疗迟发型运动障碍，可诱发患者出现强迫症状，在临床实践中SSRI联合抗精神病药物（DA

受体拮抗药）可增效治疗难治性强迫障碍，尤其是伴有抽动障碍者。

谷氨酸系统是近年来被关注的另一个神经递质系统，有证据显示强迫障碍患者存在皮质-纹状体-丘脑-皮质环路（CSTC环路）谷氨酸神经传递异常。

（三）神经影像学研究

多个脑影像学研究显示强迫障碍患者在眶额叶皮质、前扣带回和纹状体存在脑代谢异常，提示强迫障碍可能是由于眶额皮质-纹状体-丘脑环路的结构和功能异常引起，这与强迫障碍的病理生理机制密切相关。研究该环路脑功能的结果显示，静息状态下强迫障碍患者眶额皮质、前扣带回、纹状体和丘脑的代谢率或活动性明显提高；强迫症状被诱发后，这些脑区的脑功能兴奋性增强；经药物有效治疗后，相应脑区的代谢率或血流量明显下降。

（四）心理学理论的解释

1. **精神分析理论** 精神分析理论认为强迫障碍是心理冲突与心理防御机制相互作用的结果。其心理冲突源自两种力量，一种力量来自个体成长过程中"本我"的本能力量，即攻击性和冲动性，另一种是"自我"和"超我"中对自我控制和约束的力量。强迫障碍患者在早年生活经历中常有某些精神创伤，在创伤事件中情感的需要无法得到满足而产生了心理压抑，被压抑的情感体验会通过转移、置换等心理防御机制而转化成强迫症状。强迫症状形成的心理机制包括：固着、退行、孤立、解除、反应形成，以及对不容许的性和攻击冲动的置换。

另有研究显示，父母过度保护的教养方式、不安全的依恋模式与强迫症状之间存在相关性。在不安全的矛盾依恋型模式中，孩子不确定自己是否被无条件地爱与接纳，为了获得他人对自己的认可和自我价值感、安全感，采用追求完美的过度行为代偿，以缓解焦虑。

2. **认知行为理论** Beck的认知治疗理论认为强迫症状的产生是由于强迫障碍患者存在功能失调性认知模式，存在以危险、责任特征突出的认知图式或信念系统，比如"头脑里想到什么行为，这个行为就会被付诸行动""人应该完全控制自己的思想，如果控制不住就说明你很无能"等等。强迫障碍患者的认知模式刻板、僵化、追求完美，在现实生活中容易对威胁刺激产生灾难化解释，低估自己应对危险的能力，导致产生病理性焦虑，而强迫行为和回避、寻求反复保证等"安全"行为可暂时缓解焦虑，但却导致强迫症状不断被维持和强化下来。

行为主义理论认为所有的行为都是基于学习原理而习得，强迫症状的形成是构成焦虑反应的经典条件反射和强迫动作/行为的操作条件化的结果，强迫动作或行为通过降低条件性焦虑的负强化而得以维持。中性刺激如情境、想法、言语、意象等本身并不引起焦虑，但与能激发焦虑的事物或刺激同时发生，便建立了条件反射，形成了患者对中性刺激的恐惧、焦虑，强迫障碍患者会尝试回避或逃避这些想法、情境和事物等，回避让他们的焦虑暂时得到缓解，这会诱导患者更多地回避和逃避。

（五）社会心理因素

1. **人格因素** 多项研究表明强迫障碍可与人格障碍共病，共病率高达33%～87%。强迫障碍患者具有敏感、胆小、认真、过分追求完美、循规蹈矩、刻板、优柔寡断等人格特质，有些学者甚至认为强迫障碍是强迫性人格的进一步发展。童年期明显的内向性、明显的负性情感特性和行为抑制可能会是强迫障碍的气质风险因素。森田疗法认为，神经质发生的基础是某种共同的素质倾向，即疑病素质倾向，表现为追求完美和精神内向性，特别关注自己躯体和精神方面的不适、异常、疾病等，并为此忧虑和担心，被自我内省所束缚。

2. **早年经历与环境因素** 童年期遭受躯体虐待、性虐待以及其他一些应激或创伤性事件者，强迫障碍的患病风险相对较高。一些感染和感染后自身免疫综合征可能导致儿童突然出现强迫症状，如链球菌感染诱发儿童体内的免疫反应，损伤基底神经节而导致强迫障碍的发生。

3. **诱发因素** 大部分强迫障碍患者起病有一定的诱因，如日常生活中的各种压力挫折、躯体疾病等，青少年起病者常见的诱发因素有学习压力、同学关系、恋爱受挫等，家庭不和以及父母教养方式过分严厉、父母教育模式有分歧等。对于女性而言，主要的诱因包括怀孕、流产、分娩和家庭关系的冲突等。

四、临床表现

强迫障碍的核心症状为强迫思维和强迫行为。

（一）强迫思维

强迫思维是头脑中反复出现一些不适当的想法、表象或冲动，令人感到不愉快，或者这些想法、冲动具有闯入性和非自愿性，患者尝试去否定或压抑，或者试图通过另外一种想法或动作来抵消它，导致强烈的痛苦或焦虑。常见的强迫思维包括：怕脏，怕给自己和他人带来伤害，要求对称、精确、有序，对宗教或道德的关注等。具体分类如下：

1. **强迫怀疑** 对自己已完成的事情感到不确定，不放心，如反复怀疑房门是否锁好、煤气是否关闭等。

2. **强迫回忆** 反复回忆自己做过或经历过的事情，直到自己觉得想清楚了才能停止。如反复回忆对某人说过的话在用词、语气上是否恰当，如果中途思维被打断，又得重新回忆。

3. **强迫性穷思竭虑** 反复思考一些毫无意义的问题，刨根问底。如"人为什么要吃饭""为什么每天是24小时""为什么人要被称为人，狗要被称为狗"等等。

4. **强迫联想** 反复联想一些无意义的事情。比如看到某个词或事物就会联想到另外一个特定内容，往往联想到的内容是不愉快的或令人尴尬的，如看到女性就联想到性爱场景等。

5. **强迫恐惧** 对某些事物感到厌恶、担心或恐惧，对这些内容尤其敏感和关注，如怕脏，怕被细菌感染而患病，担心传染自己和家人。

6. **强迫表象** 在头脑里反复出现过去感受到的某种体验（如一些画面、表情、声音等），常常是令患者不快甚至厌恶的内容。如患者脑中不断闪现以前看过的广告牌、与同性恋相关的画面、与性爱相关的画面、听过的歌声等，越是极力控制，越频繁闪现，为此非常苦恼。

7. **强迫对立思维** 两种对立的词句或概念反复在头脑中相继出现，明知毫无意义，却不能控制，为此非常痛苦。如想到"高尚"立即想到"卑鄙"，说到"白天"时想到"黑夜"等。

（二）强迫行为

强迫行为是患者基于强迫思维或在僵化标准

下被迫重复做的行为或心理动作，目的是阻止、抵消和控制强迫观念所带来的不适感和焦虑。常见的强迫行为包括：

1. 强迫清洗　患者由于怀疑自己或家人被污染或弄脏，为了消除对污染物、病毒或细菌污染的担心，常反复洗手、洗澡、洗衣服，次数和时间远多于正常人。有的患者不仅自己反复清洗，而且要求家人也必须按照其要求清洗、消毒。

2. 强迫检查　强迫检查常与强迫怀疑同时出现，患者对已完成的动作或做过的事情感到不确定，怀疑是否已经做好，需要反复检查确认。如反复检查门窗是否关好锁好、反复核查账单等。

3. 强迫计数　患者在某些情境下反复数台阶、电线杆、门窗、地板砖，做一定次数的特定动作，否则感到不安，若怀疑遗漏，被打断或未按照自己的程序实施，就需要重新开始计数。患者往往对数字赋予某种象征意义，比如"4"就是意味着"死"。

4. 强迫动作或仪式行为　对于某些特定事物，患者要求自己必须按照固定程序实施，否则就会感到不安。强迫动作或仪式行为包括外显和内隐两种形式，外显性强迫动作或仪式表现有反复清洗/检查、保持有序和整洁、询问等，内隐性强迫动作或仪式行为表现为计数、祈祷、默默地重复字词等等。如洗完澡后回卧室，一定要先迈左脚，迈左脚时数 1，迈右脚时数 2，如果走到卧室的步数是奇数则会感到焦虑恐惧，需要回到卫生间重新走起，结果患者花了 3 小时才走回到卧室。

5. 强迫性囤积　患者会喜欢收集、储藏、囤积一些物品在家里，这些东西可能正常人看起来毫无用处，如过期报纸、标签、瓶子、不穿的衣物等，各种物品泛滥成灾，占据了所有空间，但是拒绝丢弃。

6. 强迫性注视　患者注视某种自己认为不该看的物体，明知不应该看，但是控制不住地注视。例如与人交往时注视对方的隐私部位等，越想控制自己不去注意，越是想看。

（三）强迫意向

在某种情境下，患者出现一种与自己主观意愿相违背，却不能控制的冲动意象，这种冲动意向从未付诸行动，但是患者担心自己会实施，为

此非常恐惧和痛苦。如母亲抱着孩子在厨房看到菜刀，有一种冲动想要用刀去砍孩子，走在大街上看到汽车开过来，反复出现冲上去撞车的冲动。

（四）强迫情绪

强迫障碍患者除了强迫思维和强迫行为之外，也会伴有负性情绪，担心自己会失控、发疯，会做出违反道德或法律的事情，会伤害自己、伤害他人。患者可能会体验到严重焦虑、类似惊恐发作的体验、无力感、无助感以及抑郁情绪。

五、诊断及鉴别诊断

（一）诊断

强迫障碍的诊断要点是对强迫观念、强迫行为的界定和强迫症状严重程度的判定。DSM-5 强迫障碍的诊断标准中，对强迫行为进行了更为严格及细化的规定，强调强迫行为的目的是减少焦虑或痛苦，或防止某些可怕的事情发生，且这些重复行为或精神活动与所涉及的或预防的事件或情况缺乏现实连接，或者明显为过度的，并强调强迫症状不能归因于某种物质的生理效应或其他躯体疾病，DSM-5 诊断标准具体如下：

1. 有强迫观念、强迫行为或两者皆有

（1）强迫观念应符合如下两点：

1）为反复和持续出现的想法、冲动或想象，这些症状在病中有时被体验为闯入性的和违背意愿的，并会引起大多数个体明显的焦虑或痛苦。

2）患者有试图去忽略或抑制这些想法、冲动或想象，或者尝试采取一些其他的想法或动作来抵消它们（例如通过做强迫动作）。

（2）强迫行为应符合如下两点：

1）为应对强迫观念或在某些僵化准则支配下患者感到被迫去做的重复性行为（例如：洗手、排列、检查）或心理动作（如：祈祷、计数、反复默念某些字句）。

2）行为或心理动作的目的是防止或减少焦虑或痛苦、或是预防某种可怕的事件或情况的发生，这些行为或心理动作实际上并不能真正抵消或预防什么，或者反应过度。

2. 强迫观念或强迫行为导致明显的痛苦、时间耗费（如每天占用 1 小时以上），或导致社会功能、职业功能或其他重要功能的显著损害。

3. 强迫症状不是由于某种物质（如滥用毒品、

药物)或其他医学状况的直接生理反应所致。

4. 强迫障碍不能用另外一种精神障碍的症状解释。

ICD-11 中强迫障碍的诊断要点保留了 ICD-10 的主要特点，即存在强迫思维和/或强迫动作，并将强迫思维定义为反复的、持续的、侵入性和不必要的想法(如与污染相关)、表象(如暴力场景)或冲动/渴望(如想刺伤某人)，通常伴有明显焦虑；将强迫动作定义为反复的行为(如清洁、检查)或精神活动(如反复默念词语)，个体往往感觉强迫动作是为应对强迫思维而被迫根据严格规则执行，或需要达到"完美"的感觉。

ICD-10 将强迫动作定义为"反复出现的刻板行为"。刻板行为是指非自愿的、形式化的、重复的、协调的、有节奏的行为，在健康人群中亦可见，与刻板行为相比，强迫行为则更为复杂，且通常是为应对强迫思维或根据特定规则而实施，因此 ICD-11 进一步调整，将"刻板"一词删除。

此外，ICD-11 考虑强迫动作是否仅限于行为。DSM-IV 的现况研究显示，大多数强迫障碍患者均存在精神及行为仪式，如果仍沿用 ICD-10 的诊断标准，这些精神仪式很有可能会被归入强迫思维，一方面会破坏评估量表的可靠性，不利于对强迫障碍的进一步研究。因此，ICD-11 将精神活动纳入强迫动作的定义中。

ICD-11 的诊断标准中阐明了强迫思维和强迫动作两者的关系，强调"个体常试图忽略或抵制强迫思维，或通过强迫动作来中和它们"；而强迫动作则是"为应对强迫思维而被迫执行的"，这是基于强迫障碍的认知行为疗法模型而修订，有助于与其他精神疾病鉴别。

对于病程的要求：ICD-11 要求患者必须在连续 2 周的大部分时间里存在强迫症状；不再强调最短病程，而是更注重强迫症状的日常耗时(例如，每天至少花费 1 小时)，并造成痛苦和社会功能的损害。

（二）鉴别诊断

1. 焦虑障碍 焦虑障碍患者也会有反复思虑、寻求他人保证、和回避行为，但是这些症状所涉及的通常是患者关注的现实生活中的内容，而强迫障碍患者的强迫思维常脱离现实，往往伴有强迫行为。恐怖性焦虑障碍患者会有针对某些特定对象或情境的恐惧情绪，但是其恐惧的对象很局限，而且不会有仪式行为。广泛性焦虑障碍中的过度担忧，虽然也存在重复的、令人不快的想法，但并不引起强迫动作。临床实践中，强迫障碍与焦虑障碍的共病率高达 76%。

2. 抑郁发作 强迫障碍中的强迫思维需要与抑郁发作中的思维反刍鉴别，抑郁发作主要表现为情绪低落、兴趣减退、乐趣丧失，其思维反刍常与抑郁情绪一致，不会带有闯入性体验，并不引起强迫动作。

强迫障碍患者可以有抑郁体验，抑郁发作患者也可以有强迫症状，而二者常同时存在，抑郁障碍患者的强迫症状可以随抑郁情绪的缓解而消失，强迫障碍患者的抑郁情绪也可以因强迫症状的减轻而好转，应从发病过程区分原发和继发的关系。流行病学研究显示，强迫障碍通常出现在抑郁障碍之前，且相比于抑郁发作，强迫障碍更容易慢性化，病程持续时间更长。如抑郁症的临床症状在整个病程中占主要地位，应诊断为抑郁症。抑郁症状和强迫症状均达到临床诊断标准，应做出两种诊断。强迫障碍与心境障碍共病率达 63%，其中与重性抑郁发作共病率占 41%。

3. 抽动与刻板动作 抽动是突然的快速的重复的无节律的肌肉运动或发声，而刻板动作是一种重复的、不自主的、无功能的肌肉动作。抽动和刻板动作通常要比强迫动作简单而且无目的，抽动之前常常会有感觉异常先兆；强迫障碍的强迫动作往往会在强迫观念之后出现。临床实践中，超过 30% 的强迫障碍患者共病抽动障碍。

4. 精神分裂症 强迫障碍与精神分裂症的关系十分复杂，从临床追踪观察及随访研究发现，部分精神分裂症患者在发病早期、症状活跃期或者恢复期出现强迫症状，部分强迫障碍患者后来也有可能被诊断为精神分裂症伴有强迫症状。在临床鉴别中需注意，有些强迫障碍患者的强迫形式和内容表面看来十分荒谬离奇，但一经追根溯源发现其症状是可以理解的。精神分裂症患者强迫症状的范围较强迫障碍更窄，而且可能与精神病性症状相关。精神分裂症和强迫障碍共病患者具有独特的脑结构和功能改变，预后更差。

5. 强迫型人格障碍 强迫型人格障碍是人格或者性格上的缺陷与不足，是随着性格形成而发展出来的；强迫障碍则是有临床症状表现，相对来说有明确的病程界限。

6. **强迫谱系的其他障碍**　拔毛症、抓痕障碍、囤积障碍、冲动控制障碍等这些疾病虽然都属于强迫谱系障碍，与强迫障碍有着诸多共同的内在特征，但是专注点有所不同，如拔毛症专注于拔毛，抓痕障碍专注于剥皮，囤积障碍专注于储藏而无法丢弃和部分持有，冲动控制障碍的体验主要是冲动控制不住。

六、临床评估

临床评估贯穿整个诊断、治疗和康复的全过程，涉及诊断、治疗决策和疗效评估、康复、预后等方面。

（一）采集病史

对强迫障碍的发生、发展、既往治疗过程和心理因素等进行全面评估，包括现病史（发病年龄、发病诱因、不同阶段的症状内容、严重程度、症状的演变等病程变化）、治疗史（药物治疗、心理治疗）、既往史、与其他疾病共病情况、心理社会因素等。共病双相情感障碍、抽动障碍、冲动控制障碍、酒精使用障碍和注意缺陷多动障碍等疾病，会使治疗复杂化。

（二）精神检查

评估强迫症状的严重程度，每个症状的日常耗时以及设法摆脱强迫的努力程度及抵抗行为、最终的效果等等。还需要记录患者因强迫症状而产生的回避行为，以及强迫对社会功能的影响，对情绪的影响等。其次要考虑症状对患者的影响，评估患者及他人的安全性，是否有潜在的自伤、伤人或自杀风险。第三要评估患者对疾病的自知力，治疗动机和依从性。

（三）量表评估

强迫症状评估目前最常用的是耶鲁 - 布朗强迫量表（Yale-Brown obsessive compulsive scale，YBOCS），是针对各种强迫症状和严重性的临床评估、半结构化、他评量表。该量表有十个条目，包括症状检查表和严重性量表两个部分。症状检查表包括 62 种强迫思维和强迫行为，严重性量表中强迫思维（5 项）和强迫行为（5 项）的严重性通过痛苦、频率、冲突、抵抗等维度来评估，每个条目都是 0~4 分，所有的条目合成总分（范围为 0~40）。轻度为 8~15 分，中度为 16~23 分，重度为 24 分以上。其次，可采用焦虑自评量表、抑郁自评量表、汉密尔顿焦虑量表、汉密尔顿抑郁量表评估焦虑、抑郁症状的严重程度。第三，可采用社会功能缺陷筛选量表（social disability screening schedule，SDSS）、简明生活质量幸福与满意度问卷（quality of life enjoyment and satisfaction questionnaire, short form，Q-LES-Q-SF）或生活质量评价量表（the short form health survey questionnaire，SF-36）评估患者的生活质量和社会功能。

七、治疗

（一）治疗原则

强迫障碍往往是慢性波动性病程。治疗上首先需要和患者构建稳固的治疗联盟，以提高治疗依从性；其次要给患者创建安全、舒适的治疗环境；第三，要全面评估患者的症状严重程度、共患其他疾病的状况、自伤自杀风险、心理社会因素、躯体状况、潜在药物相互作用、既往疗效和不良反应、文化程度、人格特征、患者治疗偏好、治疗动机、治疗依从性、对心理治疗的领悟能力等；第四，根据全面评估的结果，给患者制订个体化的治疗方案，尤其要关注儿童、老年、妊娠期妇女的患者；第五，有必要针对患者及家属开展疾病相关的心理教育，提高治疗的依从性，引导家属如何配合治疗，提高协同治疗的能力。

（二）药物治疗

1. **治疗原则**　强迫障碍的药物治疗需要在全面评估患者之后选择适合的药物，足剂量足疗程治疗。治疗过程中应密切监测并及时处理药物治疗的不良反应，停药需要逐渐减量停药，同时要观察症状复燃或恶化，停药前要进行全面评估，并定期随访。

2. **氯米帕明与 SSRI**　氯米帕明是第一个被证明对强迫障碍有效的三环类抗抑郁药，至今仍在使用，目前仍然是治疗强迫障碍的"金标准"。大量的临床试验证明氯米帕明和 SSRI 对强迫障碍的疗效，其中氯米帕明、氟西汀、氟伏沙明、帕罗西汀和舍曲林被美国食品和药物监督管理局批准用于治疗强迫障碍。西酞普兰、艾司西酞普兰尚未获得 FDA 的适应证批准，但是有临床随机对照研究等高质量证据支持该药物的有效性。

氯米帕明的副作用相对较大,日剂量大于200mg时,心律失常和癫痫发作的风险也随之增加,服用期间需要监测血药浓度、心电图、肝肾功等。SSRI类药物的抗胆碱能不良反应相对较小,惊厥、心脏不良反应和认知功能损害的风险也相对较低,是治疗强迫障碍的一线药物。临床实践指南表明,治疗强迫障碍的剂量通常要大于治疗抑郁,起效相对较慢,最佳治疗是以最大耐受剂量使用SSRI至少8~12周。该类药物的有效率为65%~70%,但症状仅能缓解30%~60%,高剂量(如氟西汀60mg/d、舍曲林200mg/d)可以产生更好的抗强迫效果。任何时候停用SSRI类药物都可能带来复发风险。

此外,少数研究显示5-羟色胺和去甲肾上腺素再摄取抑制剂(文拉法辛,剂量为225~350mg/d,超量使用需慎重)、去甲肾上腺素能与特异性5-羟色胺能抗抑郁药(米氮平)对强迫障碍有效,但目前证据尚不充分。

3. **联合用药治疗** 尽管SSRI为临床医生治疗强迫障碍提供了好的选择,但仍然有40%~60%患者治疗反应欠佳。当足量足疗程单药治疗疗效不佳时,可考虑联合用药治疗。目前氯米帕明适合对SSRI类药物无效的强迫障碍患者的联合用药。基于循证研究,与抗精神病药联合SSRI类药物相比,氯米帕明联合SSRI类药物疗效上有优势,但是安全性有劣势,由于SSRI类药物能升高氯米帕明血药浓度达两倍以上,血药浓度升高有可能会引起谵妄、癫痫发作或心脏传导阻滞。因此SSRI类药物联合氯米帕明仅适于难治性强迫障碍,而且氯米帕明剂量要小,并注意监测血药浓度。

研究显示强迫障碍患者存在多巴胺功能亢进,多巴胺激动剂不仅会诱发动物的刻板行为,也会加重强迫障碍患者的强迫症状和抽动症状。因此,作为多巴胺受体拮抗剂的抗精神病药有可能是难治性强迫障碍的增效剂,尤其适用于伴有抽动障碍、冲动障碍或分裂样人格障碍的患者。

第一代抗精神病药如氟哌啶醇与SSRI类药物联用,由于过度削弱多巴胺功能,导致该药的锥体外系不良反应被放大,患者耐受性差,而且对强迫障碍的疗效并不确切。第二代非典型抗精神病药因其耐受性较好,副作用小,近年来作为

难治性强迫障碍的增效药物逐步得到研究。目前SSRI类药物联合低剂量利培酮的强化方案得到了最有力的证据支持,阿立哌唑作为增效剂治疗强迫障碍的研究尚未取得一致结果。齐拉西酮研究样本量少,至今尚无临床随机对照评估其疗效。

初步数据表明,谷氨酸拮抗剂(利鲁唑)、美金刚、氯胺酮、拉莫三嗪、锂盐、托吡酯等这些药物均可作为SSRI类药物的联合用药,对治疗难治性强迫障碍有一定疗效,但是证据都欠充分。

苯二氮䓬类药物是临床医生治疗强迫障碍时的习惯性用药之一,但是认知行为疗法采用的暴露治疗的视角来看,该类药物的使用虽然可以暂时缓解焦虑,但是会强化患者对焦虑和恐惧情境的回避,降低对心理治疗的动机,成为患者从心理治疗中获益的潜在阻碍,且长期使用苯二氮䓬类药物易产生依赖。

(三)心理治疗

根据循证等级,心理治疗尤其是认知行为疗法(cognitive behavioral therapy,CBT)、暴露与反应预防(exposure and response prevention,ERP),是强迫障碍的一线心理治疗方法。药物治疗与心理治疗联用建议应用于以下情况:患者对单一疗法疗效不佳、有共病或者有明显的心理社会因素等。

认知行为疗法是治疗强迫症最有效的循证心理疗法,它在个体治疗和小组认知行为疗法都显示出有效性,它包括两个部分:认知重组和行为干预,这两个组成部分可以联用,也可以独立使用,暴露与反应预防是最常用的方法。

认知干预的目标在于识别、挑战和矫正对闯入性思维的灾难化解释、功能失调性认知,减少强迫思维的持续循环,聚焦于改变患者对强迫思维的认知模式,最大程度提高患者对暴露与反应预防的依从性。另外,对思维的过度关注、想法-现实融合、控制想法的需求、过高估计威胁和高度责任感、追求确定感和完美主义的需求,一些隐秘的关于性和攻击行为的内容,都是强迫障碍认知治疗的靶向症状。

暴露与反应预防通过引导患者暴露于可诱发焦虑恐惧的刺激情境中,而反应预防是预防或阻止原来用于缓解焦虑、恐惧等情绪的强迫动作、回避行为、仪式化行为等。大量循证研究显示,认知行为疗法尤其是暴露与反应预防能有效治疗

强迫障碍,可以显著缓解症状,且具有远期疗效。

目前,没有明确的证据表明精神动力性治疗对强迫障碍有效。随着心理治疗的发展,认知行为疗法第三浪潮的兴起,基于正念的认知治疗、接纳承诺疗法(acceptance and commitment therapy,ACT)、辨证行为治疗(dialectical behavior therapy,DBT)、元认知治疗、计算机辅助的认知行为疗法等得到发展,在强迫症的心理治疗中逐步发挥重要作用。

(四)物理治疗

除心理治疗外,针对强迫障碍患者,尤其是难治性强迫障碍,开展不同形式的物理治疗、如改良电休克治疗、重复经颅磁刺激(repeated transcranial magnetic stimulation,rTMS)、脑深部刺激(deep brain stimulation,DBS)、神经外科消融治疗也取得一定进展。

(刘 竞)

第三节 强迫相关障碍

一、躯体变形障碍

躯体变形障碍(body dysmorphic disorder,BDD)是一种对轻微的或想象的外表缺陷的先占观念,且这种观念的原因无法用其他精神障碍来解释。这种先占观念会极大地损伤患者的社会心理功能和生活质量,而且有很高的自杀率。在ICD-10中,躯体变形障碍并不是一个独立的诊断单元,但鉴于其独特的症状和在普通人群中较高的患病率,ICD-11将其作为一种独立的精神障碍,并强调对身体某部位"缺陷"的持续关注必须伴有重复的行为(如照镜子)、伪装或改变(手术或其他办法),或者回避引起焦虑的场景。

流行病学研究报道在普通人群中的患病率为0.7%~2.4%,在成年学生中为2%~13%。另有研究报道了其在相关科室的患者中具有更高的患病率:如皮肤科(2%~9%),整形外科(3%~53%),社交恐惧症(11%~13%),拔毛症(26%),非典型重度抑郁症(14%~42%)。然而,实际上这些患病率可能被低估了,因为有许多患有BDD的患者会隐瞒他们的症状。从发展心理学的观点出发,BDD通常始于青少年。

(一)病因及影响因素

关于BDD的病因,学术界尚无统一意见,结合已有的资料,其成因可能有以下几个方面:

1. **遗传倾向** 躯体变形障碍患者中,一级亲属的患病率高于普通人群,且患社交恐惧、抑郁等其他心理疾病的概率均高于普通人群。躯体变形症状和强迫症状有共同的遗传学基础,其中65%的相关表型可以通过其共享的遗传因素解释。

2. **神经解剖脑影像学** 研究显示,BDD患者的大脑额叶-纹状体和颞顶枕通路受损。大脑边缘系统和视觉处理皮层,左侧杏仁核、眶额皮层、前扣带回、左侧丘脑、半球间胼胝体的连接以及枕叶和颞叶皮层间的连接(通过下纵束)可能存在异常,但现有结果一致性较差,需要进一步验证。

3. **心理社会因素** 童年经历如家人的情感忽视、有关外表的负性评价、因外貌而遭受的挫折;社会媒体影响;青年时有皮肤或外貌上的缺陷;某些受过艺术方面教育的患者,有更高的审美标准。

4. **认知行为模式假说** 不同学者提出了不同的BDD认知行为理论,但相同的是他们都认为个体对自身经验的解释方式决定了个体的感受和行为,并且可以通过改变个体的不当信念来改变其行为。第一步,假设每个个体都会出现对于自己身体的负面的评价,而BDD患者做出和正常人群不一样的反应,过度关注这些负面评价,并且给出不当的解释。第二步,不当的解释和过度关注引起了负面的情绪,如焦虑、羞耻、抑郁等。之后模型患者会启动自我防御机制来应对负面情绪,出现了社交回避、掩盖身体的缺点(镜面检查、过度化妆)等行为。这些行为减轻了BDD患者的情绪,又进一步强化了患者的错误信念。这样患者就陷入了恶性循环。在上述过程中,患者的生活经验、人格特质和核心信念、生理和基因因素及其他触发因素也发生着作用。

(二)临床特征

BDD患者会持续关注自身的外表,并认为自己外表的某部分在某些方面是丑陋的、不吸引人的、畸形的、有缺陷的或不足的。这种关注可集中在身体的任何部位,但较常见于皮肤(73%)、头发(56%)和鼻子(37%)。这种关注常常集中在特定的部位，但也可以涉及全貌，正如肌肉变形症（总觉得自己身体太柔弱或不够苗条、不够强壮）。男性困扰于其生殖器、体型以及头发稀疏或秃顶的情况较多见，而女性则更多关注她们的体重、皮肤、腹部、乳房、臀部、腿部以及旺盛的体毛或面部毛发。相比于男性，女性关注的身体部位更多，存在更多的重复行为及伪装修饰，亚临床症状出现年龄更早，并常合并有进食障碍。患者常因此苦恼，并花费大量的时间进行重复行为，如照镜子检查自己、用化妆品进行伪装修饰等。患者常常希望自己能和想象的样子不同或是能对他们的外表满意，为此甚至到皮肤科治疗或进行整容手术，导致患者的生活质量和社会心理功能明显降低。研究显示，27%～39%的患者常常坚信他们的缺陷是真实存在的，周围的人注意到了他们的"缺陷"并因此对他们进行负面评价或羞辱。BDD患者常会伴有羞耻、妄想、抑郁、焦虑和自杀观念，一般不会寻求医疗帮助。BDD患者自杀观念和自杀未遂的发生率高，有研究显示，79.5%的BDD患者曾有过自杀念头，27.6%曾企图自杀，0.3%自杀成功。BDD患者自杀的概率高于正常人群的45倍。

（三）诊断及鉴别诊断

1. 诊断标准 根据DSM-5，诊断躯体变形障碍需符合下述标准：

（1）具有一个或多个感知到的或他人看起来微小或观察不到的外貌方面的缺陷或瑕疵的先占观念。

（2）在此障碍病程的某些时间段内，作为对关注外貌的反应，个体表现出重复行为（如照镜子过度修饰、皮肤搔抓、寻求肯定）或精神活动（如对比自己和他人的外貌）。

（3）这种先占观念引起具有临床意义的痛苦或导致社交、职业或其他重要功能方面的损害。

（4）外貌先占观念不能用符合进食障碍诊断标准的个体对身体脂肪和体重的关注的症状来更好地解释。

2. 鉴别诊断

（1）正常状态下对外表的关注：在正常人群，尤其是青少年，也可出现对外表的关注，但正常人对外表不满意或对身材的关注程度、相关重复行为的发生频率以及这些症状对个体造成的痛苦

和干扰程度与躯体变形障碍的患者是不同的。

（2）进食障碍：躯体变形障碍的患者临床表现为肌肉变形时，常出现一些不正常的摄食行为（如摄入过量的蛋白质）和/或进行过度的锻炼（如举重）。但进食障碍的关注常局限于对身材或身体的担心，而躯体变形障碍所关注的范围更广。如果理想化低体重是症状的中心，则更应该考虑诊断为进食障碍。

（3）抑郁障碍：伴有精神病性症状的重度抑郁发作患者可能会自我贬低，过分关注自己的缺陷，同时躯体变形障碍患者也常因其症状带来痛苦而继发抑郁情绪。而两者的本质区别在于抑郁发作的患者，对身体外表缺陷的不认同与情绪关系密切，呈共消长的现象。

（4）精神分裂症：精神分裂症患者也可出现有关躯体变形的妄想，但这类患者往往同时伴随有其他精神分裂症的核心症状。

（四）治疗

关于BDD治疗方法的实验研究数量较少、样本较小，但研究的一致结果是认知行为疗法（CBT）和药物治疗均有效，并且有初步的证据表明在治疗结束之后，认知行为疗法对BDD患者有持续的作用。

1. 药物治疗 SSRI类药物对BDD有效，且耐受性较好，但需要高剂量、长疗程服药。有研究显示未持续服药的BDD患者在38周后的复发率高达83.8%。三环类抗抑郁药也有一定的效果，且氯米帕明疗效优于地昔帕明。有研究显示，文拉法辛对BDD也有效。一项小样本的研究显示，52.9%的患者对左乙拉西坦治疗有应答，表明抗癫痫药对BDD可能有效，但仍需大样本研究进行验证。虽然BDD存在妄想性症状，但抗精神病药与安慰剂并无明显差异。

2. 认知行为疗法 随机对照实验研究表明，BDD患者在进行CBT治疗之后症状减轻（51%～53%）。CBT对BDD的治疗核心元素包括心理教育、激励性的干预措施、认知干预、暴露于回避场景和对仪式的预防以及正念培训。

二、疑病症

疑病症作为一个精神病学概念，在长达几个世纪里饱受争议。17世纪时，普遍的观点认为这

种表现与忧郁性人格特质有关,由躯体消化紊乱引发。18世纪晚期,在对疑病症的理解中,心理观念越发重要,这种表现被认为是抑郁的"病态"状态对躯体意识的改变。19世纪时,疑病症被认为是神经症的一种。对疾病的恐惧成为关键特征,消化系统症状不再是必要症状,躯体的先占观念和过度警觉以及异常的疾病性行为也开始受到关注。如今,疑病症被认为是一种精神障碍。

目前不同诊断体系,对疑病症的归类方法有所区别。在DSM-5中,大多数有疑病症的个体被归类为躯体症状障碍,少数病例则应归类为疾病焦虑障碍,两者均属于躯体症状及相关障碍这一疾病分类。因该诊断是DSM-5中的新疾病分类,所以其病因尚不明确。

其中躯体症状障碍的诊断标准为:

1. 1个或多个的躯体症状,使个体感到痛苦或导致其日常生活受到显著破坏。

2. 与躯体症状相关的过度的想法、感觉或行为,或与健康相关的过度担心,表现为下列至少一项:

(1)与个体症状严重性不相称和持续的想法。

(2)有关健康或症状的持续高水平的焦虑。

(3)投入过多的时间和精力到这些症状或健康的担心上。

3. 虽然任何一个躯体症状可能不会持续存在,但有症状的状态是持续存在的(通常是6个月)。

疾病焦虑障碍的诊断标准为:

1. 患有或获得某种严重疾病的先占观念。

2. 不存在躯体症状,如果存在,其强度是轻微的。如果存在其他躯体疾病或发展为某种躯体疾病的高度风险(例如,存在明确的家族史),其先占观念显然是过度的或不成比例的。

3. 对健康状况有明显的焦虑,个体容易对个人健康状况感到警觉。

4. 个体有过度的与健康相关的行为(例如,反复检查他或她的躯体疾病的体征)或表现出适应不良的回避(例如,回避与医生的预约和医院)。

5. 疾病的先占观念已经存在至少6个月,但所害怕的特定疾病在此段时间内可以变化。

6. 与疾病相关的先占观念不能用其他精神障碍来更好地解释,例如,躯体症状障碍、惊恐障碍、广泛性焦虑障碍、躯体变形障碍、强迫症或妄想障碍躯体型。

而在ICD-10中,疑病症包括一组躯体病样精神障碍,分为原发性疑病症和其他精神疾病的继发疑病症状(例如幻觉障碍和抑郁)。确诊需满足以下两个诊断条目:

1. 长期相信表现的症状隐含着至少一种严重躯体疾病,尽管反复的检查不能找到充分的躯体解释;或存在持续性的先占观念,认为有畸形或变形。

2. 总是拒绝接受多位不同医生关于其症状并不意味着躯体疾病或异常的忠告和保证。

在ICD-11中,将疑病症定义为个体对于本身患有一种或更多的严重的、进展性的、甚至威胁生命的疾病的先占观念,或者是对此观念的恐惧。这种先占观念与躯体信号或躯体症状的灾难性曲解有关,包括正常或常见的感觉,相应的表现是重复、过度的健康相关行为或与健康相关的非适应性回避行为。这种先占观念或恐惧不单纯是对患者某种特殊情况的合理担心,患者在得到恰当的医学评估和保证后,这种情况仍然持续存在或反复发生。这些症状会导致显著痛苦或涉及个人、家庭、社会、教育、职业及其他领域的功能受损。

鉴别诊断包括:其他躯体疾病、适应障碍、惊恐障碍、广泛性焦虑障碍、抑郁障碍、转换障碍、妄想障碍、躯体变形障碍等。

在治疗方面,首先,此类患者往往经历了诸多挫折,与很多医生有关不成功的交流经验,所以最为重要的是与患者建立真正的治疗关系。其次,医生要注意聆听患者,与其共同探讨症状。第三,在能够建立治疗关系的基础上,可采用认知行为疗法,帮助患者处理"灾难化""以偏概全"等歪曲认知,并指导患者用积极的行动改善应对方式,提高精神生活品质。最后,可采用精神科药物进行辅助治疗,明确治疗靶点,以抗抑郁药物、抗焦虑药物等进行对症治疗。

三、囤积障碍

囤积障碍(hoarding disorder,HD),又称强迫性收藏(compulsive hoarding)、强迫收藏综合征(compulsive hoarding syndrome);历史名称还有"收藏狂(syllogomania)""collyer兄弟综合征(collyer brothers syndrome)"和"处置恐惧症（disposopho-bia)"等。在 ICD-10 诊断系统中,囤积障碍并不是一个独立的诊断单元,隶属于强迫性障碍的一种亚型,但由于其在人群中的高患病率,而患者却无法得到有效识别和治疗,最新的 ICD-11 将其单独列为一种精神障碍。由于其与强迫障碍在现象学上的相似性,即囤积障碍的患者为了减少或避免痛苦,存在过度积攒、避免丢弃物品的行为,将囤积障碍归为强迫及相关障碍章节。

（一）流行病学情况

目前美国和欧洲社区调查显示,囤积障碍的时点患病率为 2%～6%,高于强迫症的患病率。囤积障碍对不同性别人群均有影响,流行病学研究显示男性患病率高于女性,而临床样本则女性高于男性,女性比男性显示出更过度的索取,特别是过度购物。囤积障碍症状发作后,病程通常呈慢性,于 11～15 岁开始出现,20 岁中期开始干扰个体的日常功能,30 岁中期引起临床显著损害。囤积障碍在 55～94 岁人群中症状出现概率比 34～44 岁人群高 3 倍以上。研究显示,囤积障碍与抑郁症(50.7%)共病率最高,其次分别为冲动控制障碍(28%)、强迫型人格障碍(29.5%)、回避型人格障碍(8.8%)、边缘型人格障碍(5.4%)。因目前在中国尚无全国范围的样本抽查,其流行情况也无从知晓。但基于国外研究可推断出,囤积障碍在人群中可能是比较普遍的。

（二）发病机制

囤积障碍的发病机制主要体现在以下三个方面:①囤积障碍患病与童年期经历有关,如童年早期的创伤、不安全依恋以及压力生活事件等。②在神经机制方面,囤积障碍可能与腹内侧前额叶、前扣带回和岛叶等脑区激活异常有关。神经心理学研究发现,患者多有注意、记忆、执行功能及自我控制等认知损害。额叶-纹状体介导的执行功能缺陷多见于老年 HD 患者,表现为认知灵活性异常及决策困难等,但也有不一致报道。③囤积障碍可能具有遗传性,囤积障碍患者倾向于有相同问题的亲属。囤积障碍双生子研究发现,同卵双生子在囤积障碍的两个主要症状—难以丢弃及过度获取上的同病率均显著高于异卵双生子,分别为 45% 及 49%,该病的总体遗传度约为 51%。

（三）临床特征

囤积障碍主要包含三个核心特征:①持续收集或难以丢弃没有实际价值的物品(最常见的为囤积纸、旧衣服、包、书和文书工作等);②持续感觉到这些囤积物品将来可能有用;③囤积的物品占据了生活空间,导致安全与健康隐患。临床常表现为过度收集,丢弃或放弃显然无价值的对象存在持续困难;大量物品(可以是垃圾甚至动物)凌乱堆积、填满家中生活活动区域或工作场所,不可能再使用;其症状可能不会被注意,直至它涉及大部分生活空间。极端情况下,患者完全无法摆脱包括废物和明显的污物和垃圾。多数人与周围隔离,害怕被别人嘲笑、看到他们如何恐惧地生活。对其生活方式感到羞耻、不遗余力掩盖。当被发现,通常试图为混乱寻找借口甚至证明。如没有一定帮助和干预,常常难以停止。症状常导致临床显著的痛苦或社会、职业或其他重要功能(包括维护自身和他人的安全环境)损害。

（四）诊断与鉴别诊断

1. **诊断标准** 根据 DSM-5,诊断囤积障碍需符合下述诊断标准,其中 ABC 为症状标准,D 为痛苦程度标准,EF 为排除标准。

A. 持续地难以丢弃或放弃物品,不管它们的实际价值如何。

B. 这种困难是由于感到积攒物品的需要及与丢弃它们有关的痛苦。

C. 难以丢弃物品导致了物品的堆积,以致使用中的生活区域拥挤和杂乱,且显著地影响了其用途。如果生活区域不杂乱,则只是因为第三方的干预(如家庭成员、清洁工、权威人士)。

D. 这种囤积引起具有临床意义的痛苦,或导致社交、职业或其他重要功能方面的损害(包括为自己和他人保持一个安全的环境)。

E. 这种囤积症状不能归因于其他躯体疾病(例如,脑损伤、脑血管疾病、肌张力减退-智力减退-性腺功能减退与肥胖综合征)。

F. 这种囤积症状不能用其他精神障碍来更好地解释(如强迫症中的强迫思维,抑郁症中的能量减少,精神分裂症或其他精神病性障碍中的妄想,重度神经认知障碍中的认知缺陷,孤独症谱系障碍中的兴趣受限等)。

如果满足诊断标准需标注：

伴过度收集：如果难以丢弃物品伴随在没有可用空间的情况下过度收集不需要的物品。

伴良好或一般的自知力：个体意识到与囤积相关的信念和行为（与难以丢弃物品、杂乱物或过度收集有关）是有问题的。

伴差的自知力：尽管存在相反的证据，个体仍几乎确信与囤积相关的信念和行为（与难以丢弃物品、杂乱物或过度收集有关）没有问题；缺乏自知力；尽管存在相反的证据，个体仍完全确信与囤积有关的信念和行为（与难以丢弃物品、杂乱物或过度收集有关）没有问题；考虑为妄想信念。

2. 鉴别诊断

（1）继发于脑器质性疾病的囤积症状：脑外伤、脑血管疾病、中枢神经系统感染等脑器质性疾病均可能导致囤积症状的产生。腹内侧前额叶、前扣带回皮质以及内侧颞区已被证实是与囤积有关的生理基础。与囤积障碍不同，继发于躯体疾病的囤积者中有一部分对囤积物本身并无兴趣、能够做到轻易丢弃它们或者不在乎他人是否丢弃它们，而另一部分患者难以丢弃任何物品，囤积症状的发生与躯体疾病间有明确的时间联系。

（2）神经发育障碍：此类患者可因兴趣狭窄或认知功能缺陷表现刻板的囤积行为。鉴别要点是孤独症患者同时具有语言发育障碍、社交障碍，智力障碍的患者智能发育全面低下。

（3）精神分裂症：患者可在妄想支配下发生囤积行为，或者因为生活疏懒等阴性症状为主要表现的精神分裂症患者可表现出囤积。但这类患者往往不为囤积症状感到苦恼，没有主动克制的愿望，对症状无自知力。与囤积症状相伴的可能为显著的妄想、幻觉及情感反应的不协调。

（4）抑郁障碍：抑郁症患者可因缺乏动力、疲乏及精神运动型迟缓造成囤积。而囤积患者也可产生抑郁情绪，需要识别哪些症状是原发的。

（5）强迫症：囤积障碍与强迫症患者的主要不同之处是其没有强迫症的典型特征：反复出现的，不受欢迎的，令人苦恼的闯入性想法、观念、冲动等。此外，强迫行为被认为是一种注重行为表现形式大于结果的刻板行为，而囤积者则更注重是否获取物品本身，而非行为动作的步骤或具体细节。囤积障碍患者虽反复体验到难丢弃及其带来的痛苦，这种体验在旁人看来也完全符合"强迫性"的特征。然而其与强迫症患者的强迫特征的区别是多方面的。在体验的持久性上，囤积障碍患者较为短暂，因为他们能够在很大程度上说服自己，没有难丢弃方面的困难，而强迫症患者的强迫体验是强烈而持久的。在体验的闯入性方面，囤积障碍患者没有这种体验。在体验的苦恼性方面，由于囤积障碍患者经常能够说服自己，因此其频率与苦恼程度也更低。

（6）正常收藏：正常收藏是一种协调一致的、能给参与者心理带来受益的休闲活动，多有集中的主题，例如收集钱币、邮票等，这些物品多有收藏或纪念价值，其收藏行为具有计划性，摆放及储存均有秩序或按照特定艺术风格保存，不会影响收藏者的日常生活及社会功能。这类行为不会造成患者的痛苦及社会功能的下降。

（五）治疗

在囤积障碍独立出来之前，临床工作中一直将其与强迫症同等对待，HD 有限的治疗研究多源自对 OCD 收藏症状因子的治疗研究。伴收藏症状的 OCD 患者对 OCD 传统治疗反应可能远远低于没有收藏症状的 OCD 患者。针对 HD 的治疗研究资料有限，药物治疗和多种认知行为疗法可有一定疗效。但总体而言，HD 临床治疗仍有较多困难。收藏症状的严重程度常预示功能残疾的严重程度。治疗 HD 患者时，临床医生必须考虑症状对日常生活的影响，必须运用一个多学科团队处理收藏症状的广泛后果。目前，HD 的治疗同 OCD，治疗方案主要是药物治疗与认知行为疗法（cognitive behavioral therapy，CBT）。

（1）药物治疗：目前对囤积障碍的药物治疗研究较少，大多是以伴有囤积行为的强迫症患者为被试者，常用 SSRI 缓解部分症状，很少根据最新的囤积障碍诊断标准来筛选被试者。最近，Saxena 和 Sumner 用文拉法辛缓释片对 24 例囤积障碍患者进行 12 周治疗，结果显示囤积症状得到显著改善，提示文拉法辛可能是治疗囤积障碍的有效药物之一。

（2）认知行为疗法：囤积障碍患者对物品存在不合理的信念，难以控制其囤积行为。有学者认为，治疗的关键是改变患者的错误认知和对囤积行为进行控制，使其行为得到改善。治疗方案包括教育、目标设定、动机激励技术、组织与决策技巧训练、物品的归类与丢弃、抵制获取、以及改变"物品很重要"之类不良信念的认知技术。

四、躯体相关的重复行为障碍

躯体相关的重复行为障碍是 ICD-11 新增的独立疾病单元，该精神障碍包括拔毛症和抓痕（皮肤搔抓）障碍，两者具有较多的相似性，都以反复的、习惯性的拔毛发或抠皮肤为特征，并导致毛发缺失或皮肤破损；患者必须存在停止或减少这类强迫行为的意图。拔毛症在 ICD-10 中归属于"成人人格与行为障碍"中的"习惯与冲动障碍"，而抓痕（皮肤搔抓）障碍则是 ICD-11 新提出的诊断单元。ICD-11 指出，躯体相关的重复行为障碍可能与情绪的调节、减少紧张、愉悦感有关，而这些体验均可进一步增强重复行为。不同于 OCRD 的其他精神障碍，躯体相关的重复行为障碍的症状发生前很少出现认知问题（如侵入性的想法或先占观念），而主要是感官体验。ICD-11 将其纳入 OCRD 的原因有以下三点：与强迫障碍存在共同的现象学，例如行为实施后可缓解焦虑；神经生物学层面，两者均存在皮质 - 纹状体环路的异常；与强迫障碍共病率较高。

（一）抓痕障碍

抓痕（皮肤搔抓）障碍［excoriation（skin picking）disorder，SPD］也称病理性皮肤搔抓症，据美国的社区流行病学调查研究显示，SPD 的发病率为 1.4%～5.4%，其中 3/4 以上的患者为女性。SPD 最常起病于青春期，且常以皮肤病变作为诱因，如痤疮等。

1. 病因及影响因素　关于 SPD 的病因目前尚无定论，遗传及心理社会因素对 SPD 的发病具有不可忽视的作用。

（1）遗传因素：目前研究发现，皮肤搔抓障碍可能具有家族遗传性，Monzani 等对 2518 对同卵及异卵双胞胎进行研究，发现约有 1.2% 的双胞胎符合抓痕障碍的诊断，其中遗传方差约为 40%。Odlaug K 及 Neziroglu 等发现抓痕障碍患者的一级亲属同病率为 28.3%～43.0%。动物实验发现，*SAPAP3* 基因缺陷可能与皮肤搔抓障碍、拔毛症、病理性咬指甲间存在联系。除此以外，*Slitrk55* 基

因敲除小鼠及 *HOXB8* 基因敲除小鼠也被发现存在过度的理毛和搔抓行为，造成皮肤的破损。

（2）神经影像学研究：弥散张量成像（diffusion tensor imaging，DTI）发现，在不考虑共病的情况下，SPD 患者的脑白质束自顶向下运动生成和抑制出现异常，这提示脑白质损伤可能是该病的神经生物学机制之一。

（3）心理易感因素：SPD 的易感因素可谓多种多样，但大多数是常见因素，如焦虑、压力、创伤经历等。在大规模的社区调查中发现，童年遭受的性骚扰或强奸可能是年轻女性发生抓痕障碍的预测因素之一。搔抓行为同样也可以被个体的触觉（肿块或粗糙不平）和视觉（缺陷或变色）所触发，所以原本就存在皮肤病变的个体更容易患 SPD。

2. 临床特征　SPD 的核心症状是反复、强迫地搔抓皮肤导致组织损伤，最常见的搔抓部位是脸、手臂和手，一系列的皮肤疾病可能是搔抓的诱因，但这种不必要的过度搔抓则更像是一种强迫性仪式动作。患者可能寻找特定种类的结痂来抠剥，然后检查、玩弄或者吞咽抠剥下来的皮肤。大多数患者使用指甲搔抓，也有一些使用镊子、针或其他工具；除搔抓外，还有其他方式如皮肤摩擦、挤压、切割和牙咬等，但是搔抓伴皮肤疼痛者少见。搔抓行为可能先于或者伴随于各种情绪状态而产生，如焦虑、厌烦感或持续增加的压力，这些情绪很可能在患者尝试抵抗搔抓冲动时产生。此外，搔抓皮肤或结痂时还可以出现满足感、快感或放松感。有患者称搔抓在一定程度上减轻了皮肤的不规则感或身体的不适感。

3. 诊断及鉴别诊断

（1）诊断标准：根据 DSM-5，诊断抓痕障碍需符合下述标准。

A. 反复搔抓皮肤而导致皮肤病变。

B. 重复性地试图减少或停止搔抓皮肤。

C. 搔抓皮肤引起具有临床意义的痛苦，或导致社交、职业或其他重要功能方面的损害。

D. 搔抓皮肤不能归因于某种物质（如可卡因）的生理效应或其他躯体疾病（如疥）。

E. 搔抓皮肤不能用其他精神障碍的症状来更好地解释（例如，像精神病性障碍中的妄想或幻触，像躯体变形障碍中试图改进外貌方面感受

到的缺陷或瑕疵,像刻板运动障碍中的刻板行为,或像非自杀性自我伤害中的自我伤害意图)。

(2)鉴别诊断

A. 精神分裂症:精神分裂症患者可在妄想或幻触支配下发生搔抓行为,但这类患者往往不为搔抓症状感到苦恼,没有主动克制的愿望,对症状无自知力,同时伴随有其他精神分裂症的核心症状。

B. 其他强迫及相关障碍:强迫症患者可能因为怕脏而过度洗手,可造成皮肤损伤。躯体变形障碍患者可能因为感觉自身外表有瑕疵而采用抠皮的方式企图消除瑕疵,均需与抓痕障碍做出鉴别。

C. 神经发育障碍:神经发育障碍所致的一些刻板行为可能是会伴随有搔抓皮肤的症状,如在普拉德 - 威利综合征(Prader-Willi syndrome)中,早期患者就可表现出反复的抠皮,但与此同时,患者还存在生长发育迟缓、身材矮小、手足小、智力低下、肌张力低下等其他表现。Tourette综合征患者的发作性抽动有时也可造成皮肤破损,但该病的主要临床特征为头部、肢体和躯干等多部位肌肉的突发性不自主多发抽动,同时可能发出怪异的声音或咒骂。

D. 非自杀性自伤:非自杀性自伤患者可能采用割、刮和烫等方式伤害自己,造成皮肤破损,因此需与抓痕障碍鉴别,两者的本质区别在于抓痕障碍的不以伤害自己为最终目的。

E. 继发于皮肤疾病的搔抓:皮肤病造成的搔抓与皮肤病共病抓痕障碍,两者的鉴别要点在于患者的搔抓范围及程度能否用所患有的皮肤病解释。

4. **治疗** 全面的躯体和精神检查对于疾病评估非常必要。躯体检查的主要目的有两个:第一,评估抓伤的严重程度,并根据皮肤损伤情况给予适当干预;第二,评估是否存在皮肤病或传染病以及其严重程度,包括病理检查和细菌培养等。目前,SPD 的治疗方式主要是认知行为疗法和药物治疗。

认知行为疗法中的习惯逆转疗法(habit reversal)及接纳承诺疗法均对搔抓障碍有效。2011 年,Schuck 等采用简易 CBT 对搔抓障碍患者进行治疗。治疗分为四个阶段,患者需完成共计 4 次,每次 45 分钟的面谈及面谈结束后的家庭作业。

主要步骤如下:第一阶段,心理健康教育。第二阶段,进行认知干预,纠正患者的歪曲认知。如用"我相信搔抓冲动很快就会消失"取代"我无法抵抗搔抓皮肤的冲动"的观念,用"看或者触摸都可能增加搔抓的可能性"取代"我只是看一眼,只是轻轻摸一下"。第三阶段,行为干预,强化自我控制。如用手套来隔离手指与皮肤,采用转移注意力的方法延缓搔抓皮肤,如打扫房间,出去散步,和朋友聚会。第四阶段,预防复发,学会自我识别复发迹象。结果表明,与对照组患者相比,接受治疗的患者皮肤搔抓的严重程度、搔抓所引起的心理 - 社会影响及认知功能受损程度等方面均得到显著改善。

SPD 的药物治疗方面,目前主要以 SSRI 类药物为主,但 SSRI 类药物的研究结果仍不一致。一项应用氟西汀治疗 SPD 的研究显示,参与试验的 17 例患者(6 例服用氟西汀,11 例服用安慰剂)在服用平均剂量 55mg/d 氟西汀治疗 10 周后,氟西汀组只有 1/3 的受试者反馈有效,但没有一例是完全缓解的。在一项纳入 45 例患者的双盲试验中,治疗组患者服用西酞普兰 20mg/d 治疗 4 周,结果治疗组耶鲁 - 布朗强迫问卷评分显著降低,安慰剂组则变化不大。SSRI 类药物试验结论不一致可能是因为各试验的药物剂量、患者纳入标准和疗效评定标准不同以及样本量太小所致。抗惊厥药拉莫三嗪也被用于治疗 SPD 的研究,虽然在开放性研究中显示出一些效果,但是在随后的双盲试验中并没有比安慰剂组展现出更大的优势。动物研究显示阿片受体拮抗剂对 SPD 有效,但阿片受体拮抗剂在人类的研究则仅限于个案报道。此外,N- 乙酰半胱氨酸作为氨基酸半胱氨酸的前体,发挥着谷氨酸能调节器的作用,病例报告中显示其对 SPD 治疗有效。

(二)**拔毛症**

拔毛症(trichotillomania),是以反复拔除自己或他人的毛发为主要表现的一种强迫相关障碍。患者常因此导致斑秃或脱发,感到焦虑和痛苦,并干扰了正常的社会功能。国外流行病学资料显示,在大学生中,拔毛症的终生患病率为 0.6%,时点患病率为 0.5%~4.0%;在普通人群中,拔毛症则会对 1%~3% 的人造成影响。2013 年美国精神病学会公布的数据显示,该病预计将影响

1%～2% 的青少年和成年早期的人群。目前我国的患病率尚缺乏大样本流行病学调查数据。

1. 病因及发病机制 遗传对拔毛症的发生具有重要作用,其患者一级亲属的终生患病率达 5%,而一项研究显示同卵双生子的同病率为 38.1%,异卵双生子为 0。神经影像学研究显示,拔毛症患者左侧壳核灰质体积异常,小脑灰质体积减小;右侧额中回和额下回(BA11 和 47)、右舌回(BA18)、左顺叶皮层(BA21)、左前叶(BA7)灰质体积增加。纹状体、左侧杏仁核、海马、额叶、扣带回皮层和辅助运动皮层等多个皮质区域有灰质密度增加,但也有研究表明与健康对照并无差异。功能影像学研究发现,拔毛症患者进行奖励任务时,伏隔核活动异常,表明其可能与奖赏回路有关。而在针对双生子的 ASPECT 研究发现,拔毛症状严重的患者在左侧顶叶的前外侧存在更严重的灌注缺损。精神压力是拔毛症的一项重要诱因,拔毛症患者相比于正常人有更多的童年期创伤性和负性生活事件,如儿童期性虐待。儿童拔毛症常发生于家庭环境变迁时,如乔迁、住院、与亲人分离等。

2. 临床表现 本病可见于三个年龄段的患者:学龄前、青春前期、成人期,以 9～13 岁的青少年最为多见。学龄前男女比例相近,而学龄后女性多见,与男性的比例约为 2:1。临床上根据发病年龄和自知力程度可分为三型:早发型、自动型和主动型。早发型为学龄前儿童的拔毛症行为,多为短期性、良性经过;自动型指患者的拔毛行为是下意识的、无自知力;主动型则为患者的主动行为。本病病程慢性,发生过程多隐匿,往往不易被同住者察觉,动作除拔发外,有捻发、手指绕卷毛发、用梳子梳发等,毛干由于长时间的物理拉力而断裂、脱出毛囊管道。受累部位最常见为头顶部,其次为颞部、枕部、额部;也可发生于眉毛、睫毛和阴毛。临床表现为形状不规则脱发斑,可呈完全性或不完全性脱发。完全性脱发的脱发斑边界较清,形状多怪异。然而,临床上以不完全性脱发多见,脱发斑边界不清,脱发部位毛发长短不一,部分毛发迂曲盘折,可有外伤性表皮剥脱和出血点。

3. 诊断及鉴别诊断

(1)诊断:详细的体检、既往病史尤其是精神心理病史,对诊断拔毛症很有帮助,DSM-5 诊断标准如下:

A. 反复拔自己的毛发而导致脱发。

B. 重复性地试图减少或停止拔毛发。

C. 拔毛发引起具有临床意义的痛苦,或导致社交、职业或其他重要功能方面的损害。

D. 拔毛发或脱发不能归因于其他躯体疾病(如皮肤病)。

E. 拔毛发不能用其他精神障碍的症状来更好地解释(如躯体变形障碍中的试图改进感受到的外貌方面的缺陷或不满)

(2)鉴别诊断

A. 其他脱发性疾病:本病易误诊为其他脱发性疾病,如斑秃、头癣、牵拉性脱发、雄性激素性脱发等,需进一步询问,了解脱发的原因及背后的心理因素。

B. 精神分裂症:精神分裂症患者可见拔毛行为的症状,但多因幻觉或妄想支配,此为两种疾病的鉴别点。

C. 刻板行为:是一种重复的,看似被动地,无功能的运动行为(如撞头、摇摆身体、咬自己)。这些行为很少包括拔毛的行为,但如果确实有这样的行为,那它可能是有模式的、可预测的一连串行为的一个组成部分。此外,刻板行为更易于出现在生命早期(即 <2 岁时出现),而拔毛症通常在青春期早期出现。

4. 治疗 学龄前儿童的拔毛症行为多为短期性,无需特殊处理。对青春前期和成人患者,主要进行药物治疗及心理治疗,其中包括家庭治疗、行为治疗及支持性会谈治疗。

(1)药物治疗:SSRI 和其他抗抑郁药能改善部分症状,但其效果并不确切,有研究也显示 SSRI 类药物疗效与安慰剂在拔毛症的治疗上并无显著差异。虽然 SSRI 可能对伴随焦虑或抑郁的拔毛症可产生疗效,但针对拔毛的主要症状,SSRI 不作为首选推荐。奥氮平、抗癫痫药托吡酯、心境稳定药拉莫三嗪、N-乙酰半胱氨酸可能有效,但均需进一步验证。多巴胺能药物(安非他酮缓释片和纳洛酮)也在一些研究中显示有较好的疗效。

(2)家庭治疗:了解患儿精神压力的缘由,与家长一道商讨解决方法,并告诫患儿尽量不用手触及头发。让患者适当增加娱乐、外出或其他活动，以分散注意力。

（3）行为治疗：对较大年龄的患儿和成人，可使用行为治疗，如强化训练、惩罚、习惯逆转训练（habit reversal training）。习惯逆转训练主要包括：①自我监测：对拔毛行为进行记录；②意识训练：某些情景可以引起拔毛行为，旨在提高对于这些情景以及拔毛行为本身的意识；③刺激控制：包括防止或干扰拔毛行为实施的一些方法；④竞争反应训练：运用一些与拔毛行为完全不同且能阻止其继续的躯体行为，例如将拳头握紧。

五、嗅觉牵连障碍

嗅觉牵连障碍的概念起源于 18 世纪晚期，以嗅觉牵连综合征的形式首次在案例集中得以描述。ICD-10 和 DSM-Ⅳ中描述了散发异味的妄想更可能被识别为妄想障碍的症状。DSM-Ⅳ的社交恐惧症，与文化相关的综合征等，都曾提及嗅觉牵连综合征。其中，与文化相关综合征的描述中，对人恐惧症（taijin kyofusho）提及了嗅觉牵连障碍。虽然在超过一个世纪的时间里，许多文化都将嗅觉牵连障碍作为独立的综合征或者疾病加以描述，但在 ICD-11 以前，并没有关于嗅觉牵连障碍的独立诊断条目。相对于妄想性障碍而言，对于那些有一定自知力，具有嗅觉牵连综合征的个体也没有适合的诊断。

在 DSM-5 中，嗅觉牵连障碍作为一个示例出现在其他特定的强迫及相关障碍中，但是没有独立的诊断条目。临床学家从现象学的角度对其症状进行归纳总结，因以下支持点，将嗅觉牵连障碍归类于强迫相关障碍：

（1）从先占观念和重复行为的角度来看，两者现象学的相似性。

（2）嗅觉牵连障碍常常伴发强迫障碍。

（3）相较妄想性障碍的患者，嗅觉牵连障碍患者更愿意接受连续的药物和心理治疗。

（4）此类诊断虽然似乎并不常见，可能是因为患者对此类症状感到高度羞耻，并呈现出更容易接受的症状，如抑郁、强迫障碍或社交焦虑。

（5）独立的诊断会鼓励对该临床问题及其患者的关注。

嗅觉牵连障碍是在 ICD-11 中首次提出的独立诊断，其特征及症状学表现为：

（1）对难闻、强烈的体味或呼吸的持久的先占观念，而这种气味对别人来说是不明显的或只能轻微注意到的。个体对于感知到的气味会体验到过度的自我察觉，通常伴有牵连观念（例如，个体会确信人们注意到了这种气味，并对此加以批评和议论），如患者相信别人揉鼻子或转身离开都是因为嗅到了异味而感到恶心。

（2）个体会表现出重复和过度的行为来回应这些先占观念，反复检查体味、检查气味的来源或反复寻求自我安慰，伪装、改变或预防这些味道的过度尝试。如过度使用香水、口香糖、除臭剂、薄荷糖或漱口、频繁的洗澡、洗衣服等。当先占观念是关于排气的异味时，患者可能会控制饮食或食用非常规食品。为了降低被闻到异味的风险，他们通常会避免与他人距离过近，避免出现在公共场合，或者回避社交。

（3）这些气味可能来自于口腔（口臭）、生殖器、肛门（包括排气和粪便）、足、腋下、尿液或汗液。偶尔也有案例报道这些气味是非体味性的（如过熟奶酪、坏鸡蛋或氨气）。

嗅觉牵连障碍的症状严重程度足以导致明显的痛苦或明显的个人、家庭、社会、教育、职业或其他重要领域的功能受损。患者会恐惧或确信闻到了这些气味的人会排斥或羞辱自己。在临床中，有时对冒犯他人的恐惧会使患者闻到异味，特别是在一些亚洲文化中。这些患者有明显的社交回避，或回避能够嗅到污秽、侵略性气味所致痛苦增加的触发事件。

因嗅觉牵连障碍是在 ICD-11 中首次提出的独立诊断，故目前缺乏鉴别诊断和治疗建议。

六、其他特定的强迫及相关障碍

适用于强迫及相关障碍的特征症状引起具有临床意义的苦恼，或社交、职业、或者其他重要功能的损害；不符合任何其他的强迫及相关障碍诊断分类的诊断标准。主要包括：躯体变形障碍伴实际缺陷，无重复行为的躯体变形障碍，聚焦于躯体的重复性行为障碍，强迫性嫉妒。

（罗　佳）

参 考 文 献

[1] 马辛. 精神病学. 第 2 版. 北京：人民卫生出版社，2014.

[2] 陆林. 沈渔邨精神病学. 第 6 版. 北京：人民卫生出版社，2018.

[3] 崔玉华. 强迫障碍. 第 2 版. 北京：北京大学医学出版社，2016

[4] Huang Y，Wang Y，Wang H，et al. Prevalence of mental disorders in China: a cross-sectional epidemiological study. Lancet Psychiatry，2019；6（3）：211-224.

[5] 曹瑞想，张宁. 美国精神障碍诊断与统计手册第 5 版的变化要点. 临床精神医学杂志，2013，23（4）：289-290.

[6] 张道龙等译. 美国精神医学学会精神障碍诊断与统计手册. 第 5 版. 北京：北京大学出版社，2015.

[7] American Psychiatric Association. Diagnostic and statistical manual of mental disorders. 5th ed. Arlington: American Psychiatric Publishing，2013.

[8] 赵青，Dan Stein，王振. ICD-11 精神与行为障碍（草案）关于强迫及相关障碍诊断标准的进展. 中华精神科杂志，2017，50（6）：420-423.

[9] Abramowitz JS，Jacoby RJ. Obsessive-Compulsive and Related Disorders: A Critical Review of the New Diagnostic Class. Annual Review of Clinical Psychology，2015，11（1）：165-186.

[10] Donatella Marazziti，Federico Mucci，Leonardo F. Fontenelle，Immune system and obsessive-compulsive disorder，Psychoneuroendocrinology，2018，93（7），39-44.

[11] 李占江. 强迫症研究中值得重视的三个方面. 中华精神科杂志，2018，51（5）：285.

[12] 司天梅，杨彦春. 中国强迫症防治指南. 北京：中华医学电子音像出版社，2016.

[13] 周萍，张宁，柳娜，等. 强迫症的非药物治疗研究进展. 中华精神科杂志，2018，51（5）：293.

[14] 陈松，杨甫德. 强迫障碍药物循证治疗进展. 中华精神科杂志，2015，48（1）：46-49.

[15] 柳娜，张宁，周萍. 强迫症的非药物治疗研究进展. 中华精神科杂志，2018（5）：293-296.

[16] Robbins TW，Vaghi MM，Banca P. Obsessive-Compulsive Disorder: Puzzles and Prospects. Neuron，2019，102（1）：27-47.

[17] 郝伟，于欣. 精神病学. 第 7 版. 北京：人民卫生出版社，2013.

[18] Dougherty DD，Brennan BP，Stewart SE，et al. Neu-roscientifically Informed Formulation and Treatment Planning for Patients With Obsessive-Compulsive Disorder: A Review. JAMA Psychiatry，2018，75（10）：1081-1087

[19] Lins-Martins，Natália M，Yücel，et al. Electroconvulsive Therapy in Obsessive-Compulsive Disorder: A Chart Review and Evaluation of Its Potential Therapeutic Effects. The Journal of Neuropsychiatry and Clinical Neurosciences. 2015，27（1）：65-68.

[20] Hirschtritt ME，Bloch MH，Mathews CA. Obsessive-Compulsive Disorder: Advances in Diagnosis and Treatment. JAMA. 2017，317（13）：1358-1367.

[21] Noyes R Jr. The transformation of hypochondriasis in British medicine. Social History of Medicine. 2011，24：281-298.

[22] Phillips K，Gunderson C，Gruber U，et al. Olfaction and the Brain: Delusions of Body Malodour: The Olfactory Reference Syndrome. Olfaction and the Brain. Cambridge: Cambridge University，2006.

[23] Feusner JD，Phillips KA，Stein DJ. Olfactory reference syndrome: issues for DSM-V. Depression and Anxiety，2010，27：592-599.

[24] Phillips KA. Body dysmorphic disorder: common，severe and in need of treatment research. Psychotherapy and Psychosomatics，2014，83（6）：325-329.

[25] Fang A，Wilhelm S. Clinical Features，Cognitive Biases，and Treatment of Body Dysmorphic Disorder. Annual Review of Clinical Psychology，2015，11（1）：187-212.

[26] Nordsletten AE，Mataix-Cols D. Hoarding versus collecting: where does pathology diverge from play?. Clinical Psychology Review，2012，32（3）：165-176.

[27] Tolin DF，Stevens MC，Villavicencio AL，et al. Neural mechanisms of decision making in hoarding disorder. Archives General Psychiatry，2012，69（8）：832-841.

[28] LandauD，Iervolino AC，Pertusa A，et al. Stressful life events and material deprivation in hoarding disorder. Journal Anxiety Disorders，2011，25（2）：192-202.

[29] Williams M，Viscusi J A. Hoarding Disorder and a Systematic Review of Treatment with Cognitive Behavioral Therapy. Cognitive Behaviour Therapy，2016：1-18.

[30] Chamberlain S R. Hampshire A，Menzies L A，et al. Reduced Brain White Matter Integrity in Trichotillomania. Archives of General Psychiatry，2010，67（9）：965.

[31] Grant J E. Review of Psychopharmacological Approaches for Trichotillomania and Other Body-Focused Behaviors. Current Treatment Options in Psychiatry, 2015, 2(4): 422-431.

[32] Snorrason I, Stein D J, Woods D W. Classification of excoriation (skin picking) disorder: current status and future directions. Acta Psychiatrica Scandinavica, 2013, 128(5): 406-407.

第十三章　应激相关障碍

第一节　国内外研究进展

压力(stress)在生物学和心理学领域译为"应激"。它最早由生理学家Cannon于1925年引入,用于描述个体面临危险时出现的"战斗或逃跑"(fight or flight)反应,后来塞里(Selye)进一步将其引申为机体对各种内外环境刺激的非特异性反应。早期的应激概念主要关注生理应激,后来社会、心理因素也被逐步纳入到应激范畴,如拉扎罗斯(Lazarus)认为应激是个体对外界环境施加于自身的各种损害、威胁、挑战等进行认知评价后所产生的复杂的生理、心理和行为的反应;恩杰提出应激是一个复杂的不断变化、失衡又平衡的动态过程。

一般来说,适度的应激可以提高个体的警觉水平,有利于个体的生存与创造;然而,超出个体承受能力的应激则易形成精神创伤,直接或间接导致某些疾病的发生。过度的精神创伤可以影响某些疾病的发展与预后,对个体的生理、心理发育产生不同程度的影响,从而造成某些疾病或行为易感素质的形成。应激相关障碍的发生、临床表现和病程受到许多因素的影响,大致可归纳为三个方面:①应激源即创伤及应激性事件或不愉快的处境;②个体的易感性;③社会文化背景以及个体的认知能力等。人类暴露于创伤或应激性事件后的症状多种多样,有些人以焦虑和恐惧为主要表现,有些人则表现为快感缺失,烦躁不安,明显的愤怒和攻击行为或分离症状等。

应激相关障碍(stress related disorder),又称反应性精神障碍或心因性精神障碍,是一组主要由心理、社会(环境)因素引起异常心理反应而导致的精神障碍。应激相关障碍自DSM-5和ICD-11成为一个独立的疾病单元。DSM-5分类系统基于循证医学证据制定,而2018年颁布的ICD-11分类也与DSM-5保持一致,这些重大变化提示,创伤与应激所致精神障碍可能是一类有独特病因、发病机制、临床表现与结局的疾病,值得进一步深入研究。

DSM-5中涉及应激相关障碍的重大变化有两个:第一,该类别从原来的焦虑障碍中分离出来作为独立的一个章节;第二,亚类中除了原有的急性应激障碍、创伤后应激障碍(posttraumatic stress disorder,PTSD)、适应性障碍外,新增加了反应性依恋障碍和脱抑制性社会参与障碍2个亚类。新增的两个疾病诊断病因均为社会忽视,即童年期缺乏足够的心理关爱,但前者表现为抑制性的情感退缩,后者表现为脱抑制的社会交往行为。

ICD-11也把应激相关障碍从"神经症性、应激相关的及躯体形式障碍"中分离出来,成为"精神、行为与神经发育障碍"一章中单独的疾病单元,主要包括PTSD、复杂性创伤后应激障碍(complex post-traumatic stress disorder,C-PTSD)、延长哀伤障碍(prolonged grief disorder,PGD)、适应障碍、反应性依恋障碍(reactive attachment disorder)、脱抑制性社会参与障碍(disinhibited social participation disorder)、其他特指的应激相关障碍、应激相关障碍未特指的。考虑到刚经历创伤性事件后的正常反应也可能是急性应激反应的表现,因此在ICD-11中急性应激反应不再是一种精神障碍,而是被归于"影响健康状况的因素与创伤"有关问题中。此外,ICD-11增加了延长哀伤障碍、复杂性创伤后应激障碍、反应性依恋障碍、脱抑制性社会参与障碍等新的疾病诊断。

本章以ICD-11框架为主,同时结合DSM-5,主要介绍以下内容:急性应激障碍、创伤后应激障碍、适应障碍、反应性依恋障碍、脱抑制性社会参与障碍、适应性障碍、持续性复杂丧痛障碍等。这一类精神障碍统称为应激相关障碍。

（王学义 王 岚）

第二节 急性应激障碍

急性应激障碍（acute stress disorder，ASD），又称急性应激反应（acute stress reaction），是由突发的、异乎寻常的、强烈的精神创伤事件引起的一过性精神障碍。精神刺激因素之后数分钟至数小时之内起病，发作数天或数周，经及时治疗，预后良好，精神状态可完全恢复正常。如病程超过1个月，有可能发展为创伤后应激障碍（PTSD）。

本病可发生于任何年龄，女性多于男性。遭受不同类型创伤的患病率与所遭受的创伤事件的类型有关，车祸幸存者 ASD 的患病率为 13%～21%；攻击、强奸或群体枪击案中幸存者的患病率在 20%～50% 之间。如果既往有精神疾病和躯体疾病史，罹患急性应激障碍的风险可能更高。

一、病因及发病机制

强烈的精神创伤是导致本病发生的直接原因，当精神刺激因素达到一定强度，超过个人的耐受阈值时，即可造成强烈的精神崩溃，使个体失去自我控制能力，继而产生一系列精神运动兴奋或抑制状态。

（一）病因学

1. 创伤事件（应激源） 应激性生活事件或不愉快的处境应激源是引起应激反应的主要因素，对个体而言是难以承受的创伤体验或对生命安全具有严重的威胁性的突发性创伤事件。如严重的生活事件（重大交通事故、矿难、火灾、亲人突然死亡、遭遇歹徒袭击、被虐待、强奸等），重大自然灾害（如特大洪水、地震）和战争。

2. 患者的个体易感性 个体易感因素按照精神创伤事件发生前后的时间划分，可分为创伤前变量，围创伤期变量和创伤后变量。创伤前变量比较肯定的因素有焦虑、抑郁个人史或家族史，童年期受忽略及虐待等。围创伤期变量主要包括创伤性事件发生后个体的心理和生理反应状况等。创伤后变量还包括事后干预的及时性和有效性等。对应激的耐受性与抗压能力是导致

ASD 的重要因素，遭受异乎寻常的事件后只有部分人发病，这就表明个体的耐受性和抗压能力有一定差异。另外，创伤的类型与强度、既往有精神疾病史、个性特征、免疫力下降、哺乳期、月经期等也与 ASD 发生有关。

3. 社会文化背景和支持系统 个体的社会文化背景及人格特征、应对能力等因素也与 ASD 密切相关，个体遭遇应激创伤后，先通过初级评价判断是否与自己有利害关系，再通过次级评价，判断是否通过个人的能力进行应对与改变。总体来说，遭受创伤的个体认为强烈负性的、不可控制和预测的、具威胁性的事件更容易引起应激反应。其他社会文化背景因素还包括个体的经历与适应性、社会支持系统、社会环境等因素。

（二）发病机制

急性应激会激活下丘脑-垂体-肾上腺（HPA）轴，个体与环境适应通过两种复杂的交互作用影响行为反应，第一种是应激反应的唤醒阶段（初级反应），包括对威胁做出觉醒反应，增强认知敏锐度；第二种是与应激终止有关，这与体内抑制过度反应（继发性反应）的稳态过程有关。HPA 轴紊乱降低了正常行为对应激的应对方式策略，也降低了与应激、情绪反应相关的两个关键脑区，即下丘脑室旁核（PVH）和丘脑室旁核（PVT）的正常活动，出现一系列与应激相关的焦虑与抑郁情绪。此外，杏仁核/海马复合体和前额叶中脑皮质环路以及中脑边缘多巴胺系统等主要的区域被应激过度激活并产生焦虑恐惧反应。

二、诊断与鉴别诊断

（一）诊断

ASD 的诊断主要依靠临床特征、心理评估、实验室及其他辅助检查等。ICD-11 将 ASD 放到"影响健康状况的因素与创伤有关问题"的条目下，主要是认为 ASD 并非一个疾病实体，而是疾病的一个过程，而且没有一个明确的诊断标准。在 DSM-5 中，ASD 仍作为一个疾病诊断实体，DSM-5 中 ASD［308.3（F43.0）］的诊断标准为：

1. 以下述一种（或多种）方式暴露于实际的或被威胁的死亡、严重的创伤或性暴力：

（1）直接经历创伤事件。

（2）亲眼看见发生在他人身上的创伤事件。

（3）知道亲密的家庭成员或亲密的朋友身上发生了创伤事件。

（4）反复经历或极端暴露于创伤事件的令人作呕的细节中（如急救员收集遗体；警察反复暴露于虐待儿童的细节中）。

注：此标准不适用于通过电子媒体、电视、电影或图片的暴露，除非此暴露与工作相关。

2. 在属于侵入性症状、负性心境、分离症状、回避症状和唤起症状这 5 个类别的任一类别中，具有下列 9 个（或更多）症状，在创伤事件发生后开始或加重。

侵入性症状

（1）创伤事件反复的、非自愿的和侵入性的痛苦的记忆。注：儿童可能通过反复玩耍与创伤事件有关的主题或某方面来表达。

（2）反复做内容和 / 或情感与创伤事件有关的痛苦的梦。注：儿童可能做可怕但不认识内容的梦。

（3）在分离性反应中，患者的感觉或举动好像创伤事件再次出现（这种反应可能连续的出现，最极端的表达是对目前的环境完全丧失意识）。注：儿童可能在游戏中重演特定的创伤。

（4）对象征或类似创伤事件的某方面的内在或外在的线索，产生强烈或延长的心理痛苦或显著的生理反应。

负性心境

（5）持续性地无法体验正性的情绪（如无法体验快乐、满足或爱的感受）。

分离症状

（6）患者对环境或自身的真实感发生改变（从旁观者的角度来观察自己，处于恍惚之中、时间过得非常慢）。

（7）无法记住创伤事件的某个重要方面（典型的是分离性遗忘症，而不是诸如脑损伤、酒精、毒品等其他因素所致）。

回避症状

（8）尽量回避关于创伤事件或与其密切相关的痛苦的记忆、思想或感觉。

（9）尽量回避能够唤起关于创伤事件或与其密切相关的痛苦的记忆、思想或感觉的外部提示（人物、地点、对话、活动、物体、情景）。

唤起症状

（10）睡眠紊乱（如难以入睡或保持睡眠，或休息不充分的睡眠）。

（11）激惹的行为和愤怒的暴发（很少或没有挑衅的情况下），典型表现为对人或物体的言语或躯体攻击。

（12）过度警觉。

（13）注意力障碍。

（14）过分的惊跳反应。

3. 这种困扰的持续时间（诊断标准 B 的症状）为创伤暴露后的 3 天至 1 个月。

注：症状通常于创伤后立即出现，但达到障碍的诊断标准需持续至少 3 天至 1 个月。

4. 这种困扰引发了临床上明显的痛苦，或导致社会、职业或其他重要方面的功能受损。

5. 这种困扰并非某种物质（如药物、酒精）或另一种躯体状况（如轻度的创伤性脑损伤）的生理反应，也不能用"短暂精神病性障碍"加以解释。

（二）鉴别诊断

1. **器质性精神障碍** 某些中枢神经系统疾病、躯体疾病等所致精神障碍可表现精神运动性兴奋、恐惧、紧张、精神错乱等症状，此时应与 ASD 加以鉴别。器质性精神障碍患者通常无重大精神创伤，且有相应的器质性疾病基础，可见意识障碍和定向力障碍，意识障碍特点昼夜波动，夜间加重，白天减轻，临床症状也多在夜晚加剧，丰富生动的幻视和错觉也常见。

2. **抑郁障碍** 抑郁障碍也可能发生在某些应激事件后，表现为精神运动性抑制，兴趣下降，意志行为减退等，需与 ASD 相鉴别。抑郁障碍是以情感低落为基础，思维、行为等症状与情感低落明显相关，病程一般较长，常反复发作。应激事件常常是抑郁障碍的诱因，而非发病的直接因素。

3. **分离性障碍** 分离性障碍常在精神应激性事件后发病，且症状表现短期内有时难与 ASD 区别。但分离性障碍表现较 ASD 更为多样化，表现具有夸张性和戏剧性，给人以做作的感觉，患者病前具有癔症人格基础，如自我为中心、暗示性强、富于幻想等特点；在日常生活事件下即可发病，常反复发作。

4. **惊恐发作** 惊恐发作时患者常常在无诱因的情况下突然产生强烈的紧张、恐惧、害怕，伴濒死感或失控感等痛苦体验，此外还有严重的自主神经症状，并担心害怕下一次发作；而 ASD 虽有类似症状,但均发生在异乎寻常的应激性事件后,并没有濒死体验。惊恐障碍单次发作一般不超过1小时,1个月发生3次以上,而ASD单次发作时间为24～48小时以上,脱离应激环境后很少再次发作。

5. PTSD ASD与PTSD同样是由重大的应激事件引起的,同样可表现出闪回、回避、警觉性增高等症状,但ASD症状持续的时间短;当ASD症状持续超过1个月时,即诊断为PTSD。如不及时合理干预,ASD患者约50%可能发展为PTSD。

三、治疗

急性应激障碍的治疗包括创伤事件后危机干预和患病后的治疗与康复。首先脱离创伤环境,保障安全和生理的需求,其次是对症治疗(如抑郁、焦虑、失眠等)。心理干预的主要目的是尽早消除创伤个体应激的生理心理反应,减少之后发生PTSD的可能性。治疗干预的策略是心理干预为主、药物治疗为辅。

(一) 心理治疗

1. 心理救援(psychological relief,PR) 该理论认为所有个体都具有从痛苦事件中恢复的能力,这种能力与生俱来,特别是如果重新满足其基本需求,并且根据所需获得支持时,能够加快其复原速度。心理救援是一种遭遇精神创伤后即刻干预的方法,为遭受创伤的个体或群体提供人文情怀的支持,目的是缓解创伤后的即刻压力,易化心理和行为适应能力,并根据需要提供进一步的心理健康教育和服务。

2. 紧急事件应激晤谈(critical incident stress debriefing,CISD) CISD的理论基础是经历创伤事件的个体存在应激反应或PTSD的风险,并存在可以被分享或接受的情绪,在团体或小组中通过沟通与发泄情绪,分享经验,学习他人的应激体验并从中获益。CISD是一种包括心理疏泄的结构式回想方法,常以小组方式进行,通过讨论对灾难的应激体验,来减轻精神创伤事件的负性影响,帮助个体在经历事件后尽早恢复日常功能。

3. 聚焦创伤的认知行为疗法(trauma-focused cognitive behavioral-therapy,TF-CBT) TF-CBT治疗理论基于对导致恐惧反应的创伤记忆进行加工,在正常环境中消退创伤性线索或刺激与恐惧反应之间的连接,缓解由恐惧反应带来的强烈痛苦。有证据表明,认知行为疗法(CBT)对早期ASD有着很好的疗效,可预防之后的PTSD发生。这种疗法包括关于心理创伤的教育、焦虑管理技能、事后治疗(包括创伤记忆的重新唤起以及对回避情景的逐步暴露脱敏)和认知重建。

(二) 药物治疗

药物治疗主要是对症治疗,原则上小剂量、短程治疗。常用药物主要有抗抑郁药、抗焦虑药、心境稳定剂和抗精神病药物等,可改善抑郁、焦虑和失眠等症状,还能够减轻回避症状,便于心理治疗的开展和奏效。选择性5-羟色胺再摄取抑制药(SSRI)常被应用于ASD患者的治疗,对患者的回避、闯入症状以及抑郁焦虑状态有明显的改善作用。另外,ASD患者可能出现攻击行为,心境稳定剂也可用于易激惹和冲动攻击行为,但只有少数研究证实卡马西平等对激惹情绪或攻击行为有效。另外遭受创伤后的患者自杀风险较高,抗抑郁药物SSRI可以用来防止患者自伤和自杀行为。另外,卡马西平、锂盐也被证实可以用于自我伤害行为的防治。

(金圭星)

第三节 创伤后应激障碍

创伤后应激障碍(posttraumatic stress disorder,PTSD)是指个体经历、目睹或遭受一个或多个涉及自身或他人的实际死亡,或受到死亡、严重的伤害、躯体完整性受到威胁后,延迟出现并持续存在的一类精神障碍。重大的创伤性事件是PTSD发生的基本条件,具有极大的不可预期性,包括战争、重大自然灾害、交通和安全生产事故、暴力犯罪事件、亲人去世、严重躯体疾病等。PTSD发生率报道不一,与个体经历创伤性事件的性质不同有关,美国老兵中战争相关PTSD的患病率为2%～17%,终生患病率为6%～31%。海地大地震30个月后PTSD患病率为36.75%。美国世贸大厦"9·11"恐怖袭击事件后1～2个月,幸存者PTSD患病率在7.5%～11.2%。家庭暴力受害女性的PTSD患病率为19%。在高危职业人群中,8.9%的警察满足PTSD的诊断标准。我国唐山大地震所致孤儿18年后PTSD患病率为

23%，30 年后仍有 12% 的个体满足 PTSD 的诊断标准。汶川大地震 5 年后 PTSD 患病率为 13.8%。至少 1/3 的 PTSD 患者会出现疾病迁延不愈，丧失劳动能力。PTSD 患者的自杀率较高，约为普通人群的 6 倍。

PTSD 与其他精神障碍的共病率较高，常与抑郁障碍、焦虑障碍、物质依赖等共病，也可共病高血压、糖尿病、支气管哮喘等心身疾病。据估计，在受灾人群中，发生酒依赖者约占 35.5%，发生药物依赖约占 22.9%。存在共病的 PTSD 患者无论在诊断、治疗及预后方面都要比单纯 PTSD 患者复杂，治疗困难以及预后不佳。

一、病因和发病机制

PTSD 与创伤性事件关系密切，如果没有经历强烈的创伤性事件，不管个体易感性多高，都不会发生 PTSD。但 PTSD 的发生又存在个体差异，只有 8% 的个体经历精神创伤后才发展为 PTSD。

目前认为，创伤性事件导致 PTSD，不仅与事件本身的强度有关，还取决于个体对创伤性事件的主观体验和应对能力。同样的创伤性事件与不同人群（如年龄、性别、职业等不同的社会背景）的影响及认知行为能力有关。因此，从个体的易感素质上讲，按照创伤性事件发生前后的时间来划分，即创伤前变量（pre-traumatic variables）、围创伤期变量（peri-traumatic variables）和创伤后事件变量（post-traumatic variables）。

创伤前变量：包括女性、病前的认知功能（低智商）、人格特征（神经质、高敌对性、自卑、疑病）等。围创伤期变量：除了创伤事件本身的特点和强度外，还包括个体对创伤性事件的态度和评价、应对方式、社会和家庭支持等。研究表明，围创伤期出现类似急性应激障碍的分离症状（如现实解体和时间歪曲感、情感麻木、人格解体），警觉性增高，创伤性体验等可部分预测后续的 PTSD 发生。同时，个体对创伤性事件、PTSD 症状及自我的不良评价，持久的消极应对方式，创伤暴露时的主观痛苦体验过于强烈等均是 PTSD 发病的高危因素。创伤事件后变量：包括事件发生后干预的及时性与有效性，事件后又遭受其他生活事件等。对儿童和青少年来说，围创伤期和创伤事件后的变量干预是决定个体是否发展为

PTSD 的主要因素。

（一）遗传学生物标记物

外周血单核细胞糖皮质激素受体（glucocorticoid receptors，GR）数量增加对 PTSD 发生有一定预测性，GR 抑制剂 FK506 结合蛋白 5（FKBP5）mRNA 低水平和糖皮质激素诱导亮氨酸拉链（GILZ）mRNA 高水平是 PTSD 症状的独立危险因素。促肾上腺皮质激素释放激素 1 型受体基因（CRHR1）多态性可预测外伤患者 PTSD 的发生。FKBP5 基因多态性将通过调节功能性糖皮质激素受体反应元件中的等位基因特异性以及儿童期创伤依赖性 DNA 脱甲基，增加成年期应激相关精神障碍如 PTSD 的发病风险。女性经历创伤后发展为 PTSD 的风险是男性的 2 倍，除遗传易感性外，神经肽 PAC1，一种神经肽垂体腺苷酸环化酶激活肽（PACAP）的受体，也与 PTSD 易感性有关。PAC1 多态性可能存在于一种假定的雌激素反应元件中，因此女性具有特异性风险。PTSD 患者外周血单核细胞（PBMCs）中 p11 信使 RNA 较健康对照组低，提示 PTSD 可能与 p11 表达水平的特异性改变显著相关。PBMC 中 p11 基因的低表达可能是 PTSD 的一个特异性标志。

（二）神经内分泌

PTSD 存在下丘脑 - 垂体 - 肾上腺皮质（HPA）轴功能紊乱，PTSD 个体基线皮质醇水平较低，创伤事件幸存者皮质醇水平低与后期发展为 PTSD 风险升高有关。但基线皮质醇水平及面对应激源时皮质醇反应性的结果并不一致，这可能与皮质醇水平昼夜节律和性别差异有关。然而，在急性应激源暴露下皮质醇反应低下与增加 PTSD 的风险有关。

其他神经内分泌因素如月经周期和妊娠，表明卵巢类固醇激素是 PTSD 易感性和症状表现的重要调节机制。低水平雌二醇与 PTSD 恐惧消退的受损有关，高水平垂体腺苷酸环化酶激活肽（一种与应激相关行为和生理有关的肽）仅与女性 PTSD 有关。此外，在患 PTSD 的女性中，中枢抗焦虑神经活性类固醇异孕烯酮（一种有效的 γ-氨基丁酸抑制调节剂）的水平降低。而男性睾酮水平低与 PTSD 发生率和 PTSD 风险增加有关。外周血神经肽 Y（NPY）在慢性和重大应激后由交感神经元细胞大量释放，调节外周血单核细胞

(PBMCs)的功能和儿茶酚胺的释放,减轻炎症反应,外周血 NPY 水平降低将导致 PTSD 的易感性,NPY 水平高则保护个体不发展为 PTSD。胃促生长素(ghrelin)是一种从胃中分泌促进食欲的肽,可增强啮齿动物的恐惧效应,可作为 PTSD 的生物标志物。

(三)炎性因子

有关研究显示 PTSD 患者的白细胞介素 -1(IL-1)、白细胞介素 -2(IL-2)、白细胞介素 -6(IL-6)水平升高,这些炎性标记物与 PTSD 症状严重程度呈正相关。在 PTSD 患者中 C 反应蛋白水平也升高,并且 C 反应蛋白水平与 PTSD 症状加重,以及面对安全信号恐惧引起的惊跳反应抑制受损有关。此外,PTSD 患者免疫细胞对糖皮质激素的敏感性改变,导致炎症反应加剧。

(四)心理生理标记物

过度的惊跳反应是一种高度觉醒症状,是 DSM-5 诊断 PTSD 的核心症状。突然听到巨大声响心率明显加快(皮肤电导和肌电图不明显)能有效鉴别 PTSD 与非 PTSD 的警觉反应症状,这是发展为 PTSD 后的警觉焦虑表现,并非是 PTSD 的易感因素。有些研究者采用习得性恐惧来探索创伤后的高度警觉,创伤事件幸存者中 PTSD 患者对创伤相关剧本显现心率加快。条件性恐惧是 PTSD 常用的研究指标,在最初习得之后,条件性恐惧会经历巩固、消退和再巩固等过程,而 PTSD 患者这一过程受到影响。

(五)大脑结构及功能

杏仁核是神经网络的重要区域,主要调节恐惧相关的条件反射和非条件反射。PTSD 患者在暴露于创伤相关刺激、非创伤性情绪刺激及静息状态下,杏仁核激活增加。功能影像学研究表明,静息状态下杏仁核局部血流和活动相对增加,杏仁核与后扣带回的功能连接与随访期临床用 PTSD 诊断量表(clinical-administered PTSD scale,CAPS)评分呈正相关,提示杏仁核激活增加是 PTSD 重要的病理基础之一。PTSD 患者的海马体积小于未经历创伤的受试者和经历创伤未发生 PTSD 者(创伤对照组)。一项纳入 215 例 PTSD 患者和 325 例对照者的荟萃分析发现成年 PTSD 患者左侧海马体积平均减少 6.9%,右侧海马体积平均减少 6.6%。正电子发射断层成像(positron emission tomography,PET)显示 PTSD 患者静息状态下海马活化增加,以上研究均提示 PTSD 患者存在海马结构的异常。除此之外,神经影像学研究报道 PTSD 大脑前额叶皮质(prefrontal cortex,PFC)体积显著缩小,特别是内侧 PFC(medial PFC,mPFC)。弥散张量成像(diffusion tensor imaging,DTI)作为一种新方法也被用于 PTSD 患者的研究,发现患者内侧额叶存在白质异常。

二、临床表现

(一)成人 PTSD 的临床表现

PTSD 的核心症状有三维经典症状,即创伤性再体验症状、回避和麻木症状、警觉性增高症状。儿童与成人的临床表现不完全相同,且有些症状是儿童特有的表现。

1. **创伤性再体验症状** 主要表现为患者的思维、记忆或梦中反复、不自主地闯入与创伤有关的情境或内容,也可表现为超出正常的触景生情,或在接触创伤性事件相关的情景、线索时,诱发强烈的心理痛苦和生理反应,比如"9•11"恐怖袭击事件的幸存者,不能观看创伤相关的影视、新闻报道,并在周年纪念日时承受巨大的心理负担。还有的患者有时会出现分离症状,持续时间可从数秒到几天不等,患者感觉再次亲临创伤性事件发生的现场,体验景象如同放电影一样生动、清晰,称为闪回(flash back)。除此之外,患者还可能频频出现与创伤性事件相关的噩梦。在梦境中,患者也会反复出现与创伤性事件密切相关的场景,产生与当时相似的情感体验,患者常常在梦中尖叫,并从噩梦中惊醒,并在醒后继续主动"延续"被中断的场景,并产生强烈的情感体验如恐惧不安等。有的患者还可以引发突然的冲动行为,或由于认知上的判断错误,感到事件有可能再次发生而导致惊恐发作。

2. **回避和麻木症状** 在创伤事件后患者对创伤相关刺激存在持续的回避。回避对象包括具体的场景与情境,有关的想法、感受及话题等。回避可分为有意识和无意识回避。有意识回避可表现为竭力不去联想创伤性经历有关的人与事,不愿提及或交流有关事件。无意识回避表现为对创伤性事件的选择性/防御性遗忘、失忆,而与创伤性事件无关的记忆则保存完好,好像患者希望把这些"创伤性事件"从自己的记忆中抹掉。无意识回避也可表现为创伤性事件发生后拼命地工作即心理学称为"升华"，患者往往不会认识到他们拼命地工作其实也是一种逃避行为，但有时他们会意识到自己一旦停下来，创伤性事件就会不由自主地在脑海中浮现。

回避的同时，许多患者还存在被称之为"情感麻痹"或"心理麻木"的现象。从整体上看，患者给人以淡然、木然的感觉。患者感到自己对任何事情都兴趣索然，对他人和周围环境产生强烈的非真实感。患者感到自己与外界疏远、隔离，很少与人交谈和亲近，存在罪恶感，紧张恐惧，情感范围狭窄，失去信任感和安全感，难以与他人建立亲密的关系，不愿与他人发生情感上的交流，无法表达与接受各种细腻的情感，如不能表露亲情和爱慕。

3. 警觉性增高症状 这一症状在创伤暴露后的第一个月内最普遍、最严重。在这种状态中，患者可能花很多的时间和精力去寻找环境中的危险性信息。同时，患者还会出现睡眠障碍，如入睡困难、整夜不能入睡、睡眠浅、噩梦、处于恍恍惚惚之中，有时还会在梦中反复体验创伤性事件的景象，甚至从梦中惊醒；情绪激动，烦躁不安，易激惹，不能集中注意力，做事不专心等。

4. 其他症状 有些患者出现酒精或其他物质滥用、攻击性行为、伤人毁物、自伤或自杀行为等，这些不良行为往往是患者心理行为不健康的应对方式。有些患者伴有人格改变，如性格孤僻、内向，不信任他人，同时抑郁症状也是 PTSD 患者常见的伴随症状。ICD-11 认为伴有上述症状的个体可归为一个新的诊断分类——复杂性创伤后应激障碍（complex post-traumatic stress disorder，C-PTSD）。这类问题需避免漏诊和混淆，并加强特殊的心理干预及管理。

（二）儿童 PTSD 的临床表现

1. 儿童 PTSD 的特异性应激源 一项荟萃分析发现，经历创伤后儿童 PTSD 的发生率为15.9%，根据创伤事件类型不同，PTSD 的患病率也不同，女孩发生率高于男孩。人际创伤是其重要的发病原因（32.9%）。引发儿童 PTSD 的原因（应激源）与成人不同，儿童创伤应激源多同他们发育过程中遇到的恐惧事件有关。有人发现目睹家庭暴力或受到身体虐待与儿童 PTSD 的严重程度密切相关。虽然一次性暴露于高强度创伤性事件是儿童 PTSD 的主要应激源，但多次暴露于低强度应激性事件（与家人分离、情感忽视等）的影响也是创伤的原因。

2. 儿童 PTSD 的一般表现 ①创伤性再体验症状可表现为梦魇，反复再扮演创伤性事件，玩与创伤有关的主题游戏，面临创伤相关线索时情绪激动或悲伤等；②儿童回避症状常表现为分离焦虑，依赖性强，不愿意离开父母；③儿童高度警觉症状常表现为过度的惊跳反应，高度的警惕，注意力不集中，易激惹或暴怒，入睡困难等。

3. 儿童 PTSD 的特异性表现 ①攻击行为，抢夺，寻衅滋事等；②强烈的生理反应，如头晕、头痛、腹痛、呕吐、大汗等；③强烈的心理痛苦和烦恼及反复闯入的痛苦回忆，经常从噩梦中惊醒。情感表述困难与回避行为症状较少。

不同年龄段的儿童 PTSD 的症状可能表现不同。学龄前儿童主要表现急躁、呆滞、睡眠问题与畏惧夜晚，行为退化，分离性焦虑等；学龄儿童可能存在拒绝上学，在家或学校出现攻击行为，社会退缩，注意力不集中，成绩下降，胃痛，头痛，害怕睡觉等症状；青少年前期与青少年期可能会发生自我伤害的行为，有自杀的念头，叛逆行为，分离症状，人格解体，物质滥用等。

儿童和青少年 PTSD 往往与其他精神科疾病共病，Lai 等发现，飓风后 8 个月，277 名儿童中13% 只存在 PTSD 症状，10% 与抑郁共病；15 个月后，仅 7% 的儿童存在 PTSD 症状。共病与强烈严重的创伤是儿童 PTSD 预后不佳的原因之一。

三、诊断与鉴别诊断

（一）诊断

在 PTSD 的诊断过程中，采集病史、临床症状的评估至关重要。PTSD 患者自知力大多存在，因此医生在询问病史和临床评估中最好采用开放式提问，认真倾听，才能真正了解创伤性事件的细节，有助于明确诊断。

目前 PTSD 的诊断标准主要有 ICD-11、DSM-5 两个系统，两个诊断标准有很多相似之处，也存在一些不同的地方。以下是 ICD-11 和 DSM-5 中关于 PTSD 的诊断标准。

1. ICD-11 创伤后应激障碍（PTSD）是一种在暴露于极端危险或恐怖事件或一系列事件后可能发展的疾病。它的特点是：①以生动的创入性记忆、闪回或噩梦的形式，重新体验当前的创伤性事件。通常伴随着强烈或压倒性的情绪，特别是恐惧或恐怖，以及强烈的躯体感觉。②回避想起或回忆创伤性事件，或避免相关的活动、情境或人。③持续警惕当前的威胁，例如对意想不到的声音或刺激的警觉性增强，惊跳反应。症状持续至少数周，并在个人、家庭、社会、学习、职业或其他重要功能领域造成严重损害。

2. DSM-5 创伤后应激障碍诊断要点如下：

（1）通过如下一种（或多种）方式暴露于真实的死亡或被威胁死亡的情况下或严重的伤害或性暴力情形下：

1）直接经历了创伤事件。

2）亲身目击了发生在他人身上的创伤事件。

3）获悉亲密的家庭成员或好友遭遇了创伤事件，如果家庭成员或朋友死亡或被死亡威胁，创伤事件必须是暴力事件或突发的。

4）重复经历或极端地暴露于创伤事件的恶性刺激细节（例如，第一个收敛死者残肢、警员反复观看儿童被虐待的细节等）。注：本条目不适用于通过电子媒体、电视、电影或图片等方式接触暴露。

（2）在经历创伤事件后，至少有以下中的一条与创伤事件有关的闯入性症状：

1）有关创伤事件的闯入性痛苦回忆反复不自主地出现。

2）反复出现内容或情绪上与创伤事件关联的噩梦。

3）出现分离性症状（如闪回），患者感觉好像再次经历创伤事件一样。

4）那些能象征创伤事件或与创伤事件的部分情节类似的内外部线索可以引起患者强烈的或更持久的心理痛苦。

5）那些能象征创伤事件或与创伤事件的部分情节类似的内外部线索可以引起患者显著的躯体生理反应。

（3）在经历创伤事件后，患者持续地回避与创伤事件有关的各种刺激，存在有以下一条或两条证据：

1）回避关于创伤事件或与之有关的痛苦记忆、想法或情感。

2）回避可以激起有关创伤事件或与之密切关系的痛苦记忆、想法或情感的外部线索（人、地点、交谈、活动、物品、场景）。

（4）在经历创伤事件后，患者开始出现与创伤事件关联的消极认知和情绪改变或者恶化，至少有以下两条证据：

1）无法回忆起创伤事件的一些重要内容（由于分离性遗忘而非其他如头部损伤、酒精或药物所致）。

2）持久的或夸张的关于自己、他人或世界的负性观念或预期（如，我是坏人，谁都不相信，世界没有一个地方是安全的，我的神经永远好不起来了）。

3）持久的歪曲的关于创伤事件原因或后果的认知导致了患者自责或埋怨他人。

4）持久的消极情绪状态（如害怕、恐惧、愤怒、内疚或羞耻）。

5）兴趣或重要活动的参与显著减少。

6）感觉与其他人疏远或对他人很冷漠。

7）持久的不能体验积极的情绪（如无法体验到愉快、满足或爱）。

（5）在经历创伤事件后，出现与创伤事件相关的警觉和反应显著改变，存在以下至少两项证据：

1）有行为急躁和发怒，对他人或物品有口头或肢体的攻击。

2）行为鲁莽或有自损行为。

3）过度警惕。

4）过度惊吓反应。

5）注意力集中困难。

6）睡眠紊乱。

（6）症状[（2）～（5）]持续时间超过1个月。

（7）症状导致患者临床可见的显著痛苦或社会、职业或其他重要功能的显著损害。

（8）症状不能用物质使用或其他躯体状况的生理学反应解释。

（二）鉴别诊断

1. 其他应激相关障碍

（1）急性应激障碍：急性应激障碍在创伤性事件发生后紧接发生，持续时间数天，最长不超过 1 个月，症状除 PTSD 的"三联征"外，还可表现为意识障碍、麻木、否认等精神运动性抑制症状或分离症状。PTSD 病程超过 1 个月，延迟性 PTSD 可在创伤性事件发生后 6 个月才出现，有些 PTSD 可持续多年，病程迁延。急性应激障碍预后相对较好。

（2）适应障碍：适应障碍的应激源主要是生活环境或社会地位的改变，而且这些改变是长期存在的，患者的人格基础在本病的发生、发展过程中起着重要作用，临床表现以抑郁、焦虑、害怕等为主要症状，伴有适应不良的行为或生理功能障碍。而 PTSD 的应激源几乎对每一个人来说都是严重而异乎寻常的。

2. **其他精神障碍** 抑郁症的主要症状是"三低"，即情绪低落、思维迟缓、活动减少。抑郁症有兴趣下降、与他人疏远隔离、感到前途渺茫等表现，也有悲伤的体验，"触景生情"的类似回忆等表现，但与 PTSD 还是有不同之处。PTSD 患者除了有上述的"创伤性再体验、警觉性增高和回避"的特征症状，也可出现明显的抑郁症状，如丧失性创伤事件后失去亲人、内疚、自责，超出居丧反应的范畴，如果符合重度抑郁发作的诊断标准，可与抑郁症共病诊断。

在延迟性心因性反应存在持续性警觉增高和自主神经系统症状，应与慢性焦虑障碍相鉴别。焦虑症往往对生的欲望强烈，对自身健康过分忧虑，躯体主诉较多，甚至有疑病倾向，而无明显重大精神创伤因素。

四、治疗

（一）心理行为治疗

1. **针对创伤的认知行为疗法(trauma-focused cognitive behavioral therapy, TF-CBT)** TF-CBT 的技术有：暴露和系统脱敏疗法、应激接种训练、认知加工治疗、自信心训练、生物反馈和放松治疗等。

（1）暴露疗法：研究表明，暴露疗法（exposure therapy）治疗 PTSD 对改善 PTSD 的症状有较好的效果。包括对 PTSD 症状的解释、理解，放松和焦虑管理技术，对病理性信念的认知治疗，对创伤事件的想象和情境暴露，增加对创伤事件的适应和耐受能力。这种治疗方法通过设置无实际

威胁、模拟创伤情境进行重复暴露，通过重新学习，改变原有形成恐惧性条件反射的模式，以改变触景生情的歪曲认知与躯体反应的警觉性，逐渐使病理性创伤恐惧反应消退。

常用的暴露疗法包括延长暴露疗法（prolonged exposure therapy, PE）、叙述性暴露疗法（narrative exposure therapy, NET）、想象暴露疗法（imaginary exposure therapy, IET）。让患者面对触景生情的类似创伤情景，来唤起患者的创伤记忆，然后治疗这些病理性记忆部分。应用暴露疗法要考虑到个体差异，如考虑患者对过度警觉的耐受性、想象能力、依从性等。治疗师应采取循序渐进的脱敏方式，降低患者焦虑的水平和恐惧的敏感性。

（2）虚拟现实暴露：虚拟现实暴露（visual reality exposure, VRE）是一种有发展前景的疗法。VRE 是在电脑上设计一个虚拟的创伤情境，并且可以随着头动而发生自然变化。在一个 VRE 的研究中，让患者戴上头盔显示器，立体声耳机，患者在电脑上可看到和听到"虚拟灾难或战争"的情景。VRE 曾用于越战士兵 PTSD 的治疗，也曾用于美国世贸中心恐怖袭击事件的幸存者发生 PTSD 的个案治疗。

（3）眼动脱敏与再加工：眼动脱敏与再加工（EMDR）包括认知治疗成分加上眼球运动。其操作过程让患者想象一个创伤场景，同时让受试者的眼睛追踪治疗师快速移动的手指，然后集中调节其认知和警觉反应。反复多次，直至移动眼球过程中，患者产生的正性想法能与恐怖场景联系起来，使警觉反应减轻。目前，美国采用 EMDR 主要用于单一创伤因素（暴力、强奸、车祸等）所致的 PTSD，对复合因素（如战争、灾害等）所致的 PTSD，一般不采用本疗法。

（4）应激接种训练：应激接种训练（stress inoculation training, SIT）用于存在慢性应激症状的幸存者。治疗的基本程序包括 20 次治疗的家庭作业，由教育阶段和应对技能训练阶段两个部分组成。治疗从教育阶段开始，第一次治疗约持续 2 小时，包括对治疗项目的原理和理论基础进行解释。SIT 的第二个阶段集中应对技能的学习和应用，包括深部肌肉放松、呼吸调节、角色扮演、内隐模式建立、思维中断法。SIT 可治疗与创伤相

关的各种焦虑症状。有研究显示，SIT 对于 PTSD 的再现和回避症状有缓解作用。

（5）心理教育治疗：Marsac ML 等针对受伤害儿童的父母，建立了"After The Injury"（ATI）网站，基于该网站进行心理教育治疗，目的是帮助受伤害儿童预防 PTSD 的发生。基于网络的心理教育的具体方法：教导父母如何更准确地评估孩子的反应和损伤，并为孩子提供恰当的应对援助；教授父母如何解决回避症状，并为孩子寻求额外的帮助。干预包括互动功能，引人入胜的视频，根据父母对孩子的反应提供量身定制的建议，并形成书面的保健计划。父母阅读并浏览关于创伤性应激反应的信息和选择性视频剪辑，听取其他家长的经验，并基于孩子 PTSD 症状评分，构建个性化的护理计划。

2. 非针对创伤的认知行为疗法（nonTF-CBT）

（1）催眠疗法：催眠治疗（hypnotherapy）是运用暗示等手段让受试者进入催眠状态。是以人为诱导（如放松、单调刺激、集中注意力、想象等）引起的一种特殊的类似睡眠又非睡眠的意识状态。运用催眠技术有助于诱发出患者创伤性记忆以及处理与之有关的痛苦和情感体验。催眠治疗对闪回和回避症状有较好的缓解作用，并能有效改善其睡眠质量。

（2）集体治疗（group therapy）：随着对 PTSD 认识的不断深入，对创伤遗留的精神或心理问题，开始以集体治疗为单元替代个体治疗的方式。如自然灾害等导致 PTSD 和遭受强奸经历的受害者，常常对外界有疏远感、被隔离感、耻辱感、被贬低感、自责感等，所以集体治疗也许能给患者提供一个被接纳和有感同身受的氛围。

（二）药物治疗

目前用于 PTSD 治疗的药物很多，主要有苯二氮䓬类药、抗抑郁药、抗焦虑药、抗惊厥药、传统抗精神病药和非典型抗精神病药等。

大部分研究结果表明，三环类抗抑郁药（TCAs）、选择性 5-羟色胺再摄取抑制药（SSRI）等对 PTSD 的治疗均有不同程度的效果。目前公认 SSRI 类药物如帕罗西汀、氟西汀、舍曲林等有一定疗效和安全性，可提高患者的生活质量，改善睡眠。其他抗抑郁药，如米氮平、曲唑酮等也经常选用。SSRI 不仅对 PTSD 症状有明显改善作用，且可维

持疗效，预防复发，并恢复总体功能。SSRI 类药物对 PTSD 共病焦虑抑郁以及相关症状也有治疗效果。

PTSD 也可能出现片段的幻觉妄想、冲动毁物等精神病性症状，非典型抗精神病药对 PTSD 的这些症状治疗是有益的。尽管这类药物不作为 PTSD 治疗的首选药物，必要时是可以控制行为冲动、情感暴发和自伤行为等症状。如果患者有严重的睡眠障碍或噩梦，可酌情选择苯二氮䓬类药物如氯硝西泮、劳拉西泮等。

开放性研究结果显示，抗惊厥药物治疗 PTSD 的某些症状有效，如拉莫三嗪对伴有冲动、愤怒或抑郁状态有效。新型抗惊厥药常用于改善 PTSD 的睡眠问题，大部分患者（77%）睡眠持续时间有中度以上的改善，噩梦频率明显降低。临床上抗惊厥药作为心境稳定剂治疗 PTSD 越来越广泛。

其他药物还包括普萘洛尔或哌唑嗪等，可缓解 PTSD 的某些症状，如普萘洛尔可在创伤暴露期预防 PTSD，哌唑嗪可有效缓解噩梦的发生等。

（三）其他非药物治疗

其他非药物治疗包括生物反馈治疗、电百印（电针 + 百会 + 印堂）治疗、冥想 - 放松疗法、游戏疗法、气功和太极疗法、瑜伽（yoga）疗法。对于共病抑郁症的 PTSD 患者，可尝试重复经颅磁刺激（rTMS）治疗，如伴有严重自杀观念或行为，可考虑无抽搐电休克治疗（MECT）。

（四）特殊人群的治疗

1. 儿童和青少年 PTSD 治疗 由于缺乏明确的适应证，药物治疗不作为儿童和青少年 PTSD 的一线治疗方案，应首选心理治疗。治疗方案包括：①关于 PTSD 的心理教育；②放松和应对技巧；③情感监测和情绪调节技能；④对创伤的反应认知处理；⑤帮助儿童建立治疗性创伤事件的叙述；⑥创伤事件的现场暴露和应对技巧练习；⑦亲子互动；⑧监测并加强个体安全。治疗过程要保证让儿童及其父母感到足够安全，调节痛苦情绪，以便发展认知行为和自我调节技能，减轻在体验创伤叙事过程中的应激反应。

2. 老年 PTSD 的治疗 多项双盲对照研究提示 SSRI 类药物对老年 PTSD 的疗效较为理想，但必须从小剂量开始，如舍曲林 12.5mg/d 为起始剂量。NaSSA 类药物亦有推荐，如米氮平能有

效缓解 PTSD 的睡眠问题,起始剂量应为成年人的一半。苯二氮䓬类药物增加快速眼动睡眠的时间,可增加 PTSD 的噩梦和闪回,应慎重使用。老年 PTSD 心理治疗的相关研究很少,且结论并不一致。临床上应根据老年患者不同的 PTSD 症状,进行有针对性的个体化治疗。

五、创伤后应激障碍的预防和健康教育

1. 开展健康教育　健康教育是预防 PTSD 发生最积极的方式之一。健康教育是通过信息传播和行为干预,帮助个体和掌握心理卫生知识,自愿参与有益于健康的行为和生活方式的教育活动,目的是消除或减轻影响心身健康的危险因素、促进健康、预防心身疾病。健康教育主要包括大众健康教育、灾难发生后健康教育、患者及家属健康教育以及危机干预人员的培训教育等。

2. 心理危机干预　心理危机干预是帮助应激者处理急性应激反应的一套治疗方法。当个体遭受突发的、不可预测的重大创伤事件发生急性应激反应,应及时给予心理干预。心理干预方法包括:消除应激源,保证生理需求和安全;提倡支持性心理治疗,缓解紧张、焦虑情绪;采用认知疗法来帮助创伤者合理对待创伤事件,树立面对现实、顺其自然的态度,坦诚地接受事件并改变自我负性认知,目的是防止 PTSD 的发生。

3. 建立心理社会康复体系　当个体遭受应激事件时,全社会及时给予个体以及家庭的支持,提高个体对创伤事件的缓冲和应对能力。及时成立危机干预小组,采用团体心理干预措施,平衡创伤者的心理状态。另外,还要建立多学科专家联络会诊机制,及时解决创伤者的躯体和心理问题。同时建立社区支持系统,给予持续的支持和帮扶,这有助于创伤者的远期预后和康复。

（王学义　宋　美）

第四节　适应障碍

适应障碍(adjustment disorder)是在生活环境改变或应激事件之后出现的短期的、轻度的烦恼状态和情绪失调,常伴有一定程度的行为变化和社会功能受损,但不出现精神病性症状。适应障碍是一种常见疾病,其患病率变异率很大,在精神科门诊中,诊断为适应障碍的比率为 5%~20%,在医院的精神科会诊中,适应障碍的诊断率甚至可达到 50%。男女发生率无明显差异,也有报告以女性常见,男女比例为 1:2。任何年龄都可发病,以中青年多见。

在 ICD-10 诊断中,适应障碍放在"神经症、应激相关的及躯体形式障碍"一类。而在 DSM-5 中,适应障碍归于"创伤及应激相关障碍"成为独立的分类单元。

一、病因

1. 应激源　应激源可以是单个事件(如失恋)或多个应激源(如经济拮据、婚姻问题等),可以是反复的(如性生活不和谐)或持续的(如致残性的持续性疼痛疾病)。应激源可以影响个体、家庭或更多的群体或社区(如各种自然灾难)。有些应激源可能伴随着特定的环境和发展阶段(例如:上学、离开父母家、重回父母家、结婚、生子、无法达到职业目标、退休等)而变化。

2. 个性心理特点　患者的人格缺陷、不成熟的应对方式、社会适应能力不足是适应障碍的发病基础。面对同样的应激源,有的人适应良好,有些人却无法适应。存在人格缺陷或易感的个体,即使遇到轻度的应激,亦可能会出现明显的适应障碍。所以适应障碍的发生,需要评估应激源和个性心理特点两方面的要素。

二、临床表现

适应障碍的症状表现多种多样,变化较大,以情绪和行为异常为主,常见焦虑不安、烦躁、抑郁情绪、胆小害怕、注意力不集中、惶惑、手足无措、易激惹等,同时影响到日常生活、学习和工作等。有时伴有酒精或药物滥用现象。临床表现可能与年龄有关,儿童可表现出退化现象,如尿床、幼稚言语、吮指头等;青少年可见攻击、敌视等品行障碍;成年人主要以抑郁、焦虑等情绪障碍为主;老年人可伴有较多躯体化症状。

综上所述,适应障碍可以是以烦恼、抑郁等为主的情绪障碍,也可以是适应不良的行为或生理功能障碍,同时伴有社会功能受损。适应障碍的发生和临床表现取决于个体素质和易感性特征。适应障碍通常在应激事件或生活环境改变 1

个月内起病，症状往往持续存在，但一般不超过 6 个月。适应障碍的症状缓解取决于患者个性缺陷是否得到矫正，不成熟的应对与防御方式是否调整，生活事件是否得到解决，个体获取社会支持的能力以及社会支持的状态。上述因素是发病的原因也是治疗过程中应该考虑的因素。

三、诊断与鉴别诊断

1. **诊断** ICD-10 对适应障碍的诊断标准与 DSM-5 不同之处在于规定的起病时间不一致，ICD-10 规定适应障碍通常在应激源发生后 1 个月之内，除了长期的抑郁性反应外，症状持续时间应不超过 6 个月。长期抑郁性反应的病程为至少半年，持续不超过 2 年。DSM-5 中提出可确定的应激源出现在 3 个月内，发生情绪反应或行为变化。一旦应激源或其结果终止，适应障碍症状不会持续超过随后的 6 个月。而且 DSM-5 特别提到，当爱人死亡，如果悲痛反应的强度、性质或持续时间超过了正常心理反应的预期，也可以诊断为适应障碍。最新的 ICD-11 对适应障碍的诊断标准与 ICD-10 相比无明显变化。

ICD-11 中适应障碍的诊断标准如下：适应障碍是一种对可识别的应激源或多重应激源（如离婚、疾病或残疾、社会经济问题、家庭或工作上的冲突等）产生的适应不良反应，通常在应激源出现后的 1 个月内出现。适应障碍的特点是对压力或其后果的先占观念，包括过度担心，对压力反复产生痛苦的想法，或者对事件的影响不断沉思反刍等。这种对应激的适应不良在个人、家庭、社会、教育、职业或其他重要领域功能造成重大的损害。这些症状没有足够的特异性或严重性诊断为另一种精神和行为障碍，并且通常在 6 个月内就能好转，除非应激源持续的时间更长。

2. **鉴别诊断**

（1）抑郁障碍：如果个体对应激源的反应症状符合重性抑郁障碍的诊断标准，那么适应障碍的诊断就不再适用。一般情况下，抑郁障碍的情绪症状较重，常伴有消极观念或自杀行为。

（2）焦虑障碍：主要与广泛性焦虑障碍鉴别，焦虑障碍不仅病程长，且常常伴有突出的自主神经功能紊乱，睡眠障碍也很突出，无明显的应激源存在。

（3）急性应激障碍：急性应激障碍发病迅速，多在应激后数分钟至数小时内充分发展。临床相变化较大，以精神运动性兴奋或精神运动性抑制为突出表现，可伴有一定程度的意识障碍，对应激过程不能完全回忆。整个病程缓解较快，一般为数小时至一周之内恢复，病程一般不超过一个月。

（4）创伤后应激障碍：患者表现为反复重现创伤性体验（闪回）和回避创伤的情景等，同时存在睡眠障碍、激惹性增高或惊跳反应等持续性警觉性增高的症状。

（5）正常的应激反应：当遇到糟糕的事情发生时，大多数人会感到紧张不安或焦虑，本人能自行调节，很快恢复。只有当痛苦的程度（如心境、焦虑或行为的改变）超过正常的预期时（在不同文化中有差异）或不能应对造成功能损害时，才能做出适应障碍的诊断。

（6）人格障碍：临床中可见应激源会影响人格障碍的情绪变化。人格障碍的问题往往在幼年时就已显现，应激源并不是人格障碍形成的主导因素，而且人格异常基本上持续至成年甚至终生。需要注意的是，如果人格障碍患者出现新的症状，符合了适应障碍的诊断标准时，两个诊断可并列诊断。

（7）躯体疾病引起的情绪障碍：心血管疾病、脑血管疾病等多种躯体疾病，均可出现焦虑抑郁状态。躯体表现、体格检查和相应的实验室检查及神经影像检查结果阳性，可与适应障碍加以鉴别。

四、治疗

1. **心理治疗** 心理治疗是适应障碍的主要治疗方式。如果应激源无法减弱或消除，则帮助患者提高应对压力或生活环境变迁的适应能力，建立支持系统来达到良好的适应状态。常用的方法有认知行为疗法、家庭治疗、森田疗法等，这对社会功能的恢复具有积极的作用。

2. **药物治疗** 对于情绪问题较严重的患者，或经过心理治疗 3 个月仍没有明显缓解时，可酌情选用抗焦虑药或抗抑郁药物。以小剂量起始，逐渐加量，疗程根据患者的具体情况而定。药物治疗的同时，应持续进行心理治疗，尤其是对那些恢复较慢的患者。如果药物治疗或心理治疗或联合治疗，症状进一步恶化，无明显好转，应重新评估患者考虑诊断问题。

（孙洪强）

第五节 其他应激障碍

一、反应性依恋障碍

反应性依恋障碍（reactive attachment disorder, RAD）是指发生于儿童期，以社会关系的持续异常为突出表现，并伴有相应的情绪障碍，且与环境变化等因素有关的一组综合征。反应性依恋障碍的患病率尚不明确，在临床中相对罕见。研究发现被寄养或由收养机构在养育前遭受严重情感或躯体忽视的幼儿可患本病。然而，即使在被严重忽视的儿童中，该障碍也不常见，发生的比例不足10%。

该障碍在发育上还未形成选择性依恋的儿童不能进行诊断，因此儿童的发育年龄必须至少为9个月。

（一）病因

DSM-Ⅳ-TR和DSM-5都指出"病理性照料"是RAD的致病因素，也是RAD形成的环境因素，主要包括：身体虐待、忽视，父母酒精依赖或药物滥用，父母有精神疾病，缺乏持续性的主要照料者，如福利院儿童、孤儿或寄养和收养家庭的儿童等。但是，仅从"病理性照料"这一外部环境因素还不足以全面揭示RAD的发病机制，还必须考虑RAD患者本身的个体差异，如个体对接收到的环境信息的认知加工能力和基因遗传因素等。

（二）临床表现

反应性依恋障碍的主要表现通常为持续性的适应不良，多在5岁前儿童就已出现，当环境出现重大变化时亦可发生。这类儿童多与同龄的交往关系较差，常表现难以安抚的紧张恐惧，攻击他人、自伤及可怜兮兮等表现，有时可见发育迟缓。其社会关系模式即社交行为，常表现突出的矛盾性，尤其是在分离或重逢时。例如，幼儿的眼神一方面投向照料者，同时眼神又望着别处，给人一种既要又不要的感觉。有时则缩在一隅，拒绝他人的安抚，甚至出现对自我或他人的攻击。这类儿童可表现出与其他儿童的交往兴趣，但其冷漠的面部表情又妨碍了与同龄人的交往。

（三）诊断与鉴别诊断

1. 诊断 反应性依恋障碍的诊断除了对儿童进行精神评估外，还应观察亲子互动的关系，同时对父母的精神状态进行评估。最新的ICD-11诊断标准如下：

反应性依恋障碍的特征是儿童早期严重异常的依恋行为，发生在儿童护理严重不足的背景下（如严重忽视、虐待、缺少抚养机构等）。即使有一个合适的主要照顾者出现，孩子也不会向其寻求安慰、支持和养育，很少对任何成年人表现出寻求安全的行为，当向其提供安慰时也不会做出反应。反应性依恋障碍只能在儿童中诊断，并且该障碍的特点在出生后5年内形成发展。然而，这种障碍不能在1岁（或小于9个月的心理年龄）之前做诊断，那时选择性依恋的能力可能还没有发展完全，或者存在孤独症谱系障碍。

2. 鉴别诊断

（1）孤独症谱系障碍：有反应性依恋障碍的年幼儿童常表现出异常的社会行为，这些行为也是孤独症谱系障碍的主要特征。具体地说，这两种疾病的患儿都会表现正性情绪表达的迟钝、认知和语言上的迟缓以及社交互动的损害。但孤独症谱系障碍患者除了存在社交障碍外，还存在交流能力质的损害，其对言语表达或非言语表达的理解能力较差，常表现出仪式动作、刻板行为、自残、自寻刺激、奇怪行为等。

（2）精神发育迟滞：发育迟缓经常伴随着反应性依恋障碍，有智力障碍的儿童应该表现出与他们的认知技能相匹配的社会和情绪技能，而不会表现出那些在反应性依恋障碍的儿童中明显的正性情感减少和情绪调节困难。但精神发育迟滞患儿主要表现为智力明显低于同龄人平均水平，如阅读能力、抽象思维等方面的能力差，轻、中度精神发育迟滞患者能够建立起稳定的社会关系。

（3）抑郁障碍：年幼儿童的抑郁也与正性情绪的减少有关。但患抑郁障碍的儿童存在依恋方面损害的研究证据仍非常有限。被诊断为抑郁障碍的年幼儿童仍然能够寻求并响应照料者的抚慰，这一点与反应性依恋障碍不同。

（四）治疗

近些年来，有关 RAD 治疗的研究逐渐增加，主要有基于改善提升亲子关系的二元发展心理治疗（dyadic developmental psychotherapy，DDP）和亲子互动治疗（parent-child interaction therapy for children，PCIT）、认知行为疗法、药物治疗、艺术治疗等等。改变不良的教养方式，将儿童置于良好的养育环境下，需要长期的关照和训练，症状可能有所好转。

二、脱抑制性社会参与障碍

脱抑制性社会参与障碍（disinhiblted social engagement disorder）是一种表现为与文化背景不恰当的、与相对陌生的人过度熟悉的行为模式，这种过度熟悉的行为违背了该文化中的社会性界限。脱抑制性社会参与障碍不能在儿童发育形成选择性依恋之前做出诊断，因此，儿童的发育年龄也至少为 9 个月。脱抑制性社会参与障碍的患病率尚不清楚。该障碍似乎是罕见的，即使在那些遭受严重忽视并继而被安置于寄养家庭或在收养机构中长大的儿童中，也只占少数，在这样的高危人群中，该疾病只发生在约 20% 的儿童中。

（一）病因

1. 社交忽视或社交剥夺 忽视儿童成长过程中的情感或身体上的需求，照料者与儿童间缺乏情感交流或躯体上的接触等。

2. 反复变换主要照料者 因各种原因不断更换儿童的主要照料者，或寄养儿童不断更换寄养家庭等。

3. 成长在不寻常的环境下 如成长在福利院的孩子，福利院中孩子多、照顾者少，或其他类似机构。

（二）临床表现

脱抑制性社会参与障碍主要表现为在与陌生成年人接近和互动中很少或缺乏含蓄。经常表现出与文化背景和社交界限不一致的自来熟的言语或肢体行为。即使在陌生的场所中，冒险离开之后，也很少或不向成年照料者告知。或毫不犹豫地与一个陌生成年人心甘情愿地离开等。

（三）诊断与鉴别诊断

1. ICD-11 脱抑制性社会参与障碍诊断标准 脱抑制性社会参与障碍的特征是严重异常的社会行为，发生于儿童照护严重不足的背景下（例如，严重忽视，缺少抚养机构）。儿童随意的接近成年人，与成年人的接近缺乏含蓄，会跟随不熟悉的陌生人走，并且对陌生人表现出过度自来熟的行为。脱抑制性社会参与障碍只能在儿童中诊断，并且表现的特征是在出生后 5 年内发展形成的。然而，这种障碍不能在 1 岁（或小于 9 个月的心理年龄）之前做诊断，那时选择性依恋的能力可能还没有发展完善，或者存在孤独症谱系障碍背景。

2. 鉴别诊断

（1）注意缺陷与多动障碍：患儿虽可能表现出社交冲动，但主要表现以注意力不集中、活动多为主，社交功能基本正常。

（2）威廉斯综合征：患儿存在社交脱抑制的表现，但特殊面容及先天性心脏病是其典型特征，是一种由 7 号染色体基因缺失导致的先天性疾病。

（四）治疗

1. 心理治疗 治疗第一阶段，应充分告知父母患者的具体情况，鼓励他们用言语表达情绪体验，尤其注意内疚性情感的表达。治疗第二阶段，包括引导儿童做游戏，引导家长与孩子互动玩耍，讨论在诊室和在家中做游戏的不同之处，向家长介绍相关的社交和语言训练项目。治疗第三阶段是治疗 3 个月后的评估。

2. 行为管理训练 包括十个疗程，采用 *Defiant Children：A Clinician's Manual for Assessment and Parent Training*（Barkley，1997）一书为指导，为儿童照料者提供心理教育，介绍看护照料技能，帮助其理解孩子的不良行为，提高对患儿攻击破坏行为的应付能力。

3. 神经生物反馈 神经生物反馈能使患者通过操作性条件反射，学习调节大脑的时机和交流模式。该治疗令患者通过学习调节右侧大脑半球的时机，降低神经系统的唤醒，控制攻击和冲动行为。

4. 其他 包括家庭治疗、游戏治疗、沙盘治疗、父母 - 儿童互动治疗等。

三、其他特定的创伤及应激相关障碍

此类障碍具备创伤及应激相关障碍的典型症状，并引起临床上明显的痛苦，导致社交、职业或其他重要功能方面的损害，但未能符合创伤及应激相关障碍任何一种疾病的诊断标准。

（一）适应样障碍

主要表现为适应障碍的临床表现，分两型。一型伴症状延迟发作，其症状出现于应激源后3个月以上；另一型超过6个月的病程，且无过长时间的应激源。

（二）持续性复杂丧痛障碍

本障碍只有在与丧痛者有密切关系的人死亡12个月（或儿童为6个月）以上才能诊断，以严重的和持续性的悲痛和哀伤反应为特征，超出了正常文化背景下的预期常模。

（三）治疗

多以心理治疗为主，如认知行为疗法，家庭治疗等。可酌情给予小剂量抗焦虑剂、抗抑郁药辅助治疗。

（孙洪强）

第六节　研究难点与重点

应激相关障碍是最常见的精神障碍之一，相关的基础研究与临床研究日益增加。与其他精神障碍一样，最为关键的三个临床科学问题：创伤的发病机制、诊断标记物、有效的治疗和干预方法，至今尚无关键性突破。

在发病机制方面，精神创伤尤其是早年创伤和易感素质是该类障碍发生发展的两个关键因素。邱昌建等采用分层随机抽样方法，调查了四川芦山、宝兴两地区，1 100名被调查者在经历了汶川地震5年后再次经历芦山地震，结果发现被调查者在经历汶川地震5年后再次经历强烈地震并没有增加PTSD的患病率，研究者认为良好的社会支持系统可能起了重要作用。女性、低收入者及在地震中自身生命受威胁是PTSD的高危因素。

国外最新研究显示，战争暴露是否导致PTSD取决于受试者儿童期逆境和敏感性之间的相互作用，并且对战争暴露高度敏感组对PTSD的影响与儿童期逆境水平有关，即高敏感人群中，儿童期逆境水平低者经历战争后发生PTSD的可能性最高；而在低敏感人群中，战争暴露强度对PTSD的影响呈正相关。

然而，创伤事件的强度与易感素质如何作用

于大脑其机制尚不清楚。目前认为恐惧相关的记忆形成与杏仁核有关。PTSD作为应激相关障碍的代表性疾病，目前在国内外是研究的热点。有些研究认为，PTSD患者持续存在的恐惧反应归因于恐惧记忆的消退异常。功能性神经影像学研究已确定一个识别威胁大脑功能的网络，包括杏仁核、背前扣带皮层和脑岛或岛盖。当PTSD患者在体验环境中与创伤情景相似时，岛叶、杏仁核和前扣带皮层呈现过度反应，这种过度反应与脑网络连接的过度激活有关。研究结果发现PTSD患者存在前顶叶的连接受损，提示执行功能和情绪调节的异常。PTSD患者尽管在安全的环境下，当看到创伤情景都会体验到对安全的威胁性（例如，看电影中的创伤事件，就像当下又反复发生一样）。适当的情景加工依赖于内侧前额叶皮质和海马。PTSD患者的海马激活与内侧前额叶皮质信号减弱与消退记忆、情景信息加工异常、安全信号识别受损有关，这些脑区都可能影响PTSD情景加工回路的功能。

另外，基因-环境相互作用在应激相关障碍，特别是PTSD的发病机制也是目前研究的热点之一。一项加拿大社区双胞胎研究探讨了PTSD症状是来自于遗传因素还是创伤性事件的暴露强度。结果发现，对于非攻击性创伤、创伤数量与PTSD症状的严重程度呈线性相关。对于攻击性创伤事件，遗传因素以非线性方式矫正了攻击性创伤事件的数量与PTSD症状严重程度之间的关系，结果表明遗传因素经历三种或更多类型的创伤事件后显得不那么重要。基因-环境相互作用的双胞胎研究方法可能有助于澄清有些人为什么暴露创伤事件后发生PTSD，而另一些人则没有发生，这也是值得关注的焦点。

虽然针对应激相关障碍的发病机制获得一些初步结果，但创伤的强度与易感素质的耐受性是如何交互影响的，以及对大脑功能所产生的影响，发生应激障碍的节点和机制等问题至今没有完全弄清楚。

在临床诊断标记方面，虽然应激相关障碍已具有可操作的临床诊断标准和系统的心理评估工具，以及DSM-5的现场测试报告，应激相关障碍是临床诊断一致性较高的精神障碍之一，但是需要指出的是，这类精神障碍依然缺乏客观的、简便易行的实验室评估指标，如何提高临床医生对该病的识别率，减少临床误诊和漏诊是值得注意的。有综述提示，PTSD发病与基因、表观遗传调控、神经内分泌因子、炎症标记物、自主神经调节以及心理弹性和睡眠紊乱等有关。但由于生物学相关指标的多样性和非特异性，目前PTSD的生物指标作为诊断依据有其局限性。因此，对PTSD诊断的生物标记物的临床意义仍需要大规模的研究证实。

除了寻找和确立应激相关障碍的稳定性生物学标记物及其发病机制，建立客观的诊断标准，开发新的有效治疗方法外，还要针对创伤群体开展应激障碍的流行病学监测，探索有效的早期识别与干预方法，建立科学的心理应激防御体系。

在应激相关障碍治疗方面的研究，目前主要包括心理治疗和创伤暴露后的早期干预。心理治疗被证实暴露疗法和认知行为疗法有效，还有一些主要解决当前的人际关系和社会功能问题，如关注当下疗法（present-centered therapy）和以人际冲突和角色转换的人际治疗、正念疗法等。创伤暴露后的早期干预包括压力管理，即在创伤事件发生后进行阐述内心的感受，坦诚讲述心扉，矫正歪曲的认知。早期认知行为疗法是目前预防应激反应的最佳手段。关于应激相关障碍的药物防治无明确的治疗指南。初步证据表明，暴露于创伤后不久服用氢化可的松可减少随后的PTSD症状。一项小规模、随机、安慰剂对照试验表明，鼻内催产素可减少创伤幸存者的焦虑、易怒和干扰性回忆。最近完成的一项大型对照研究（使用依他普仑预防PTSD，NCT0300313）显示，SSRI没有预防作用，苯二氮䓬类药物（地西泮、氯硝西泮、阿普唑仑等）会引起恐惧行为和PTSD症状的增加。在创伤事件的早期，应避免使用苯二氮䓬类药物。

PTSD治疗的新型研究也在逐渐受到关注，如神经生物反馈治疗，通过功能性磁共振成像技术，可观察到神经生物反馈通过改变脑电波活动或神经连接性减轻PTSD症状。近年来重复经颅磁刺激（rTMS）治疗，可以通过向大脑特定区域施加磁脉冲来改变神经元活动。rTMS刺激右前额叶背外侧皮质具有阳性的效果。新药的研发如环丝氨酸是谷氨酸N-甲基-D-天冬氨酸（NMDA）受体的部分激动剂，其在认知行为疗法过程中可以增强消退学习，但是研究结果并不一致。初步研究表明，大麻素可以减少与PTSD相关的失眠、噩梦和过度唤醒，但尚未进行大规模的临床试验。最近初步研究静脉注射氯胺酮（一种谷氨酸NMDA受体拮抗剂）能迅速降低创伤后应激障碍症状的严重程度，但需要进一步证实其临床的远期疗效。

尽管对创伤及应激相关障碍进行了数十年的广泛研究，但找到一种有效的预防和治疗方法仍然具有挑战性。新的研究正在寻找创伤对神经网络连接受损、脑源性神经递质中的val66met多态性、5-羟色胺转运体的等位基因以及调节情绪的神经回路活性变化等的影响。这些新的线索仍需进一步深入研究。总之，应激相关障碍的发病机制与治疗等相关生物学研究将是未来研究的热点。

（王学义 王 岚）

参 考 文 献

[1] 李凌江. 创伤和应激相关障碍临床研究一瞥. 中华精神科杂志, 2015, 48(4): 199-200.

[2] 苏珊珊, 黄晶晶, 王振, 等. ICD-11精神与行为障碍（草案）关于应激相关障碍更新进展. 中华精神科杂志, 2018, 51(1): 9.

[3] 陆林. 沈渔邨精神病学. 第6版. 北京: 人民卫生出版社, 2018.

[4] 美国精神医学学会. 精神障碍诊断与统计手册. 第5版. 张道龙, 等译. 北京: 北京大学出版社, 2016, 5.

[5] Santana MRM, Zatti C, Spader ML, et al. Acute stress disorder and defense mechanisms: a study of physical trauma patients admitted to an emergency hospital. Trends Psychiatry Psychother, 2017, 39(4): 247-256.

[6] 王学义, 李凌江. 创伤后应激障碍. 北京: 北京大学医学出版社, 2012.

[7] Bryant RA. The Current Evidence for Acute Stress Disorder. Curr Psychiatry Rep, 2018, 20(12): 111.

[8] Zhou P, Zhang Y, Wei C, et al. Acute stress disorder as

a predictor of posttraumatic stress: A longitudinal study of Chinese children exposed to the Lushan earthquake. Psych J. 2016, 5(3): 206-214.

[9] Cwik JC, Sartory G, Nuyken M, et al. Posterior and prefrontal contributions to the development posttraumatic stress disorder symptom severity: an fMRI study of symptom provocation in acute stress disorder. Eur Arch Psychiatry Clin Neurosci, 2017, 267(6): 495-505.

[10] Grossman ES, Hoffman YS, Shrira A. Trauma-Related Context Increases Sleep Disturbances in People with Acute Stress Disorder Symptoms. Stress Health, 2017, 33(2): 153-157.

[11] Kinlein SA, Phillips DJ, Keller CR, et al. Role of corticosterone in altered neurobehavioral responses to acute stress in a model of compromised hypothalamic-pituitary-adrenal axis function. Psychoneuroendocrinology, 2019, 102: 248-255.

[12] Amos T, Stein DJ, Ipser JC. Pharmacological interventions for preventing post-traumatic stress disorder (PTSD). Cochrane Database of Systematic Reviews, 2014, 7(7): CD006239.

[13] Chen L, Zhang G, Hu M, et al. Eye Movement Desensitization and Reprocessing Versus Cognitive-Behavioral Therapy for Adult Posttraumatic Stress Disorder: Systematic Review and Meta-Analysis. Journal of Nervous & Mental Disease, 2015, 203(6): 443-451.

[14] Connor DF, Ford JD, Arnsten AF, et al. An Update on Posttraumatic Stress Disorder in Children and Adolescents. Clinical Pediatric(Phila), 2015, 54(6): 517-528.

[15] Galea S, Nandi A, Vlahov D. The Epidemiology of Post-Traumatic Stress Disorder after Disasters. Epidemiologic Reviews, 2005, 27(1): 78-91.

[16] Han C, Pae CU, Wang SM, et al. The potential role of atypical antipsychotics for the treatment of posttraumatic stress disorder. Journal of Psychiatric Research, 2014, 56: 72-81.

[17] Hendriksen H, Olivier B, Oosting RS. From non-pharmacological treatments for post-traumatic stress disorder to novel therapeutic targets. European Journal of Pharmacology, 2014, 732: 139-158.

[18] Pereira LA, Fagundes MT, Freirec ES, et al. Systematic Review of the Efficacy of Cognitive-Behavior Therapy Related Treatments for Victims of Natural Disasters: A Worldwide Problem. PLoS ONE, 2014, 9(10): e109013.

[19] Lee C, Mcguire T, Drummond P. Potential of eye movement desensitization and reprocessing therapy in the treatment of post-traumatic stress disorder. Psychology

Research and Behavior Management, 2014.

[20] Schmidt U, Kaltwasser SF, Wotjak CT. Biomarkers in Posttraumatic Stress Disorder: Overview and Implications for Future Research. Disease markers, 2013, 35(1): 43-54.

[21] Wang HR, Woo YS, Bank WM. Anticonvulsants to treat post-traumatic stress disorder. Human Psychopharmacology: Clinical and Experimental, 2014, 29(5): 427-433.

[22] 李凌江, 于欣. 创伤后应激障碍防治指南. 北京：人民卫生出版社, 2010.

[23] 张本, 王学义, 孙贺祥, 等. 唐山大地震所致孤儿心理创伤后应激障碍的调查. 中华精神科杂志, 2000, 33(2): 111-114.

[24] Bromd, Kleber RJ, Defares PB. Brief psychotherapy for posttraumatic stress disorders. Journal of Consulting and Clinical Psychology, 1989, 57(5): 607-612.

[25] Marsas ML, Hildenbrand AK, Kohser KL, et al. Preventing Posttraumatic Stress Following Pediatric Injury: A Randomized Controlled Trial of a Web-Based Psycho-Educational Intervention for Parents. Journal of Pediatric Psychology, 2013, 38(10): 1101-1111.

[26] Riaaoa, Judith C, Maryrose G, et al. Virtual Reality Exposure for PTSD Due to Military Combat and Terrorist Attacks. Journal of Contemporary Psychotherapy, 2015, 45(4): 255-264.

[27] Hacking I. DSM-5: Diagnostic and Statistical Manual of Mental Disorders Fifth Edition by American Psychiatric Association. London Review of Books, 2013: 265-289.

[28] 范肖东, 汪向东, 于欣, 等. 世界卫生组织. ICD-10精神与行为障碍分类临床描述与诊断要点. 北京：人民卫生出版社, 1993.

[29] 中华医学会精神科分会. 中国精神障碍分类与诊断标准第3版(CCMD-3). 济南：山东科学技术出版社, 2001.

[30] Andreasen NC, Hoenk PR. Thepredictive value of adjustment disorders: a follow-up study. Am J Psychiatry, 1982, 139: 584-590.

[31] Hardy LT. Attachment theory and reactive attachment disorder: Theoretical perspectives and treatment implications. Journal of Child and Adolescent Psychiatric Nursing, 2007, 20: 27-39.

[32] 张晓露, 陈旭. 儿童反应性依恋障碍：病源、诊断与干预. 心理科学进展, 2014, 22: 1747-1756.

[33] 张丹. 浅析儿童反应性依恋障碍. 当代教育理论与实践, 2015, 7(9): 138-140

[34] Giltaij HP, Sterkenburg PS, Schuengel C. Convergence

between observations and interviews in clinical diagnosis of reactive attachment disorder and disinhibited social engagement disorder. Clinical Child Psychology and Psychiatry, 2017, 22 (4): 603-619.

[35] Breidenstine AS, Bailey LO. Attachment and trauma in early childhood: A review. Journal of Child &Adolescent Trauma, 2011, 4: 274-290.

[36] 邱昌建, 黄明金, 黄国平, 等. 芦山地震受灾人群创伤后应激障碍的流行病学调查. 中华精神科杂志, 2015, 48 (4): 215-219.

[37] 汪辉耀, 郭万军, 徐佳军, 等. 汶川地震后第 13 及 31 个月时重灾区儿童少年焦虑症状检出率及其相关因素分析. 中华精神科杂志, 2015, 48 (4): 201-207.

[38] Karam EG, Fayyad JA, Farhat C, et al. Role of childhood adversities and environmental sensitivity in the development of post-traumatic stress disorder in war-exposed Syrian refugee children and adolescents. Br J Psychiatry, 2019, 11: 1-7.

[39] Shalev A, Liberzon I, Marmar C. Post-Traumatic Stress Disorder. N Engl J Med, 2017, 376 (25): 2459-2469.

[40] Afifi TO, Asmuneson GJG, Taylor S, et al. The role of genes and environment on trauma exposure and post-traumatic stress disorder symptoms: A review of twin studies. Clinical Psychology Review, 2010, 30 (1): 110-112.

第十四章　分离性障碍

第一节　概　述

一、概念

分离性障碍（dissociative disorder）是一组以意识、记忆、身份、情感、感知、躯体表现、运动控制和行为的解离、破坏、中断为主要症状的精神障碍，可潜在地破坏心理功能的各个方面。分离是一种知觉的改变，改变了人对身份或自我的感受。它影响个体连接记忆与知觉的能力。分离症状被体验为：不自主地对觉知和行为的侵入，伴随失去主观经验方面的连续性（即"阳性的"分离症状，例如身份分化、人格解体和现实解体）和/或对于通常轻而易举就能获取的信息或控制的精神功能，无法获取或控制（即"阴性的"分离性症状，例如遗忘症）。

在分离性障碍中，正常记忆里有关联的事件被彼此隔离开来。正常人能够区分自己的身份、记忆和感知觉等，而处于分离状态的个体则无法将其身份、记忆及感知觉等信息进行有效整合，但这种状态不同于妄想。创伤经历是分离性障碍的风险因素。精神动力学的观点认为，分离状态是当个体面对不可抵抗的创伤、高压或痛苦时，表现出的一种特殊的应对机制或防御机制。

二、命名的历史沿革

分离性障碍命名的历史变迁，反映了不同历史阶段人们对此疾病本质认识的发展过程。早在 1900 多年前，古埃及的历史文件记载称本病为"Hysteria"（歇斯底里），认为这种疾病是子宫在妇女体内游走所致，只要使子宫复位即可治疗本病；中世纪医学为神学和宗教所掌控，对精神病本质看法大大后退，特别是在西欧，本病患者被视为魔鬼附体，主张消灭其肉体以拯救其灵魂。19 世纪后期，最有影响的法国学者 Charcot 及其学生 Babinski、Jannet 和奥地利学者弗洛伊德对本病的认识有了质的飞跃。Charcot 详尽描述了本病的临床症状，特别是抽搐大发作，认识到"观念可以引起瘫痪"，强调情绪诱因对疾病的发作起重要作用。创造了使用催眠疗法"制造"和消除症状的方法。Babinski 建立了以神经系统检查方法来鉴别本病与器质性疾病。Jannet 认为本病是一种精神整合功能的崩溃状态，是人格分离所致。弗洛伊德认为本病主要是患者幼年时代被压抑的性本能通过其他途径表达出来，并创用"转换"（conversion）一词，以表明患者以躯体症状的方式表达其内心冲突，以避免严重的焦虑不安和痛苦。

由于歇斯底里常常成了描述无理行为的代名词，在非医学界普遍当作贬义词使用，这会给患者的心理造成不良影响，故在我国较长时间以来将其改称为"癔症"，对同时伴有精神症状的，命名为"癔症性精神病"。1980 年以后，国外精神病学界，特别是西方趋向于使用"分离性障碍"和"转换性障碍"，以代替癔症的精神症状和躯体症状，而不再使用"癔症"的命名。1992 年制定的"ICD-10 精神与行为障碍分类"诊断系统正式将本病命名为"分离（转换）性障碍"。以"分离（转换）性障碍"命名，解释为精神因素作用于具有明显人格特征的易感个体、诱发没有器质性病变的躯体症状和某些精神障碍的观点，为当今大多数学者所接受。然而在 DSM-5 中将分离转换障碍拆分为分离性障碍和转换障碍，ICD-11 不再纳入转换障碍，仅保留分离性障碍的名称。

三、流行病学研究的现状

分离性障碍是较常见的精神疾病，然而相关

的流行病学调查相对较少，多数是 20 世纪 80 年代的数据。1980 年 Garrey 等报告，分离性障碍和转换性障碍的终生患病率女性为 3‰～6‰，女性高于男性。大多数患者首次发病在 35 岁之前，40 岁以上初发者少见，且常伴发于其他疾病。1982 年我国 12 个地区精神疾病流行病学调查显示，在 15～59 岁人口中本病的患病率为 3.55‰，农村明显高于城市，分别为 5.00‰ 和 2.09‰，文化落后、经济欠发达地区患病率较高。1989 年长沙的调研发现，首发年龄在 20 岁以前占 14%，20～30 岁者占 49%，30～40 岁者占 37%，40 岁以上初发者少见，女性与男性之比为 8:1。

进入 21 世纪，本病的患病率与 20 世纪相比有明显的差异，似有增长的趋势。2005 年 Vedat Şar 等在 628 名妇女（500 个家庭）中发现本病的终生患病率为 18.3%，2006 年 Brad Foote 等报道 82 例门诊精神病患者中 29%（24 例）被确诊为分离性障碍；2007 年俞峻瀚、肖泽萍等报道，住院精神障碍患者中本病的患病率为 15.29%。2011 年 Vedat Şar 等发现社区人口和门诊患者中分离性障碍的终生患病率在 10% 左右。造成本病流行病学调查资料巨大差异的原因除了时代进展和社会变迁的因素外，还可能与研究者采用的流调方法和工具的不同以及缺乏统一、公认、信度和效度良好的方法和工具有关。

四、疾病分类归属问题的争论

分离性障碍（又称歇斯底里或癔症）在精神疾病分类中的归属问题一直存在争议。争论的焦点集中在歇斯底里究竟是一种神经症还是独立于神经症以外的一个临床实体，两者在临床特征和症状方面是否存在差异。争论的一方认为，尽管歇斯底里（癔症）与神经症都不具有器质性病变基础，心理应激是两者共同的致病因素，但歇斯底里（癔症）独特的临床特征，如分离症状、转换症状等都是除歇斯底里（癔症）以外的神经症所不具备的。另外暗示和自我暗示对疾病发生与发展被认为存在影响，情感暴发、情感稳定性缺乏，行为反应的原始性、目的性、戏剧性以及躯体症状与解剖生理学基本原理不相符、甚至相矛盾。此外歇斯底里（癔症）发作时往往会出现幻觉或妄想等精神症状，严重时患者否认有病，自知力

缺失。这与神经症患者具有自知力、感觉痛苦、主动求治、不出现幻觉、妄想等精神症状的临床特征明显不同。因此，认为歇斯底里（癔症）不是神经症，主张将其从神经症中区分出去，在理论上将促进两者病因病理等问题的解决，在实践上有助于与多种神经科疾病的鉴别诊断，有助于开发对歇斯底里（癔症）的特殊治疗。

争论的另一方认为，将歇斯底里（癔症）从神经症中区分出去，目前尚缺少充分的研究资料和科学证据，主张暂时保留在神经症的分类体系中。

在 DSM-5 中将分离转换障碍拆分为分离性障碍和转换障碍，是将它们按照病因学重新划分类别。相比 DSM-Ⅳ，DSM-5 以已知的病因学为依据，分离症状作为一种现象确实存在，但是作为独立的障碍来诊断，本身就存在较大的争议。在 DSM-5 的修订过程中，虽然曾被建议删除，但最终还是被保留下来。ICD-11 精神与行为障碍（草案）（以下简称 ICD-11）与 DSM-5 有关分离性障碍的诊断标准一致性较高，如相对于 ICD-11，DSM-5 将分离性障碍诊断类别进行了简化，仅列出分离性身份识别障碍、分离性遗忘、人格解体与现实解体、其他注明的分离性障碍以及未注明的分离性障碍。分离性身份识别障碍在 DSM-5 中涉及疾病范围广，包含 ICD-11 中附体出神障碍及复杂性分离闯入障碍；此外 DSM-5 将出神障碍归类入其他注明的分离性障碍。

相对于 ICD-10，ICD-11 在分离性障碍诊断上有较大调整。首先，在 ICD-10 诊断系统中，分离性障碍曾被称为分离转换性障碍，位于神经症性、应激相关的及躯体形式障碍章节中。因转换障碍仅是一个精神分析的概念，是一种病因假说，非精神科医生和患者都不愿接受这一概念或诊断，另外诊断需同时满足心因性病因及排除诈病，因此 ICD-11 建议摒弃转换性障碍概念。第二，ICD-10 的分离转换性障碍范畴较局限，ICD-11 则扩展到包括记忆、思想、身份、情感、感觉、知觉、行为或身体控制等多个方面。第三，在分离性障碍分类方面，ICD-11 中将分离性运动障碍、分离性抽搐、分离性感觉麻木和感觉缺失、分离性木僵合并为分离性神经症状障碍。删除混合性分离转换障碍、甘瑟（Ganser）综合征以及见于童年和青少年的短暂的分离转换性障碍。另外 ICD-11 强调所

引起症状必须足够严重，严重损害个人、家庭、社会、教育、职业及其他重要领域功能。

总之，有关分离（转换）性障碍在当今精神疾病分类中的归属问题目前仍难以定论，有待于突破既往单一的现象学研究模式，以心理学、神经生理学、神经病理学、神经生化学、神经影像学等综合研究模式深入研究才最终得以解决。

（闫 芳 姚志剑）

第二节 病因和发病机制

一、病因

分离性障碍的确切病因至今仍未阐明，大量的研究指出心理因素在疾病的发生、发展和转归中起主要作用。自我暗示性强和容易受暗示是个体罹患本病的易感因素，人文环境也可能对疾病存在影响。随着神经影像学和电生理学的发展，在生物学方面也有一些发现。

（一）生物学因素

1. **素质与人格类型** 罹患本病的易感个体，大多具有显著而鲜明的人格特征，即情感丰富、有表演色彩、自我中心、富于幻想、暗示性高、善要挟和挑逗、不成熟。此类人格俗称为"癔症人格"，其中暗示性增高早在 1889 年就被法国学者视为癔症的重要临床特征，至今仍被广泛接受，且认为暗示和自我暗示与疾病的发作密切相关。但这种提法存在污名化风险，增加患者病耻感。

2. **遗传因素** 最早的遗传学研究由 Kraulis 在 1931 年完成。该研究发现，被 Kraepelin 诊断为癔症的患者父母，有 9.4% 曾因癔症住院，兄弟姐妹中有 6.25% 曾因癔症住院；1957 年 Ljingberg 研究发现，在 281 名癔症先证者的父亲、兄弟、儿子的同病率分别为 1.7%、2.7% 和 4.6%，而其母亲、姐妹、女儿的同病率分别为 7.3%、6.0% 和 6.9%，全部男性亲属的患病率为 2.4%，女性为 6.4%。以上研究结果表明，癔症与遗传有关。1961 年 Slater 报告了相反的研究结果，该研究对 12 对单卵双生子和 12 对双卵双生子前瞻性追踪 10 年后，发现先证者的同胞无一例同病。同年，Gottesman 用明尼苏达多相人格问卷（MMPI）为工具，进行为期 12 年的前瞻性、追踪性双生子研究，结果发现

MMPI 癔症量表条目上的不一致较其他量表更明显，从而不支持癔症与遗传有关的理论。

3. **躯体及神经系统器质性损害因素** 近年来，临床上发现某些躯体和神经系统疾病如多发性硬化、颞叶局灶性病变、散发性脑炎、脑外伤等均可导致癔病样发作。也有研究发现，脑干上段水平及以上结构，而非此水平以下结构的神经损伤可导致分离症状的发生，认为脑干上段特别是间脑器质性损害与癔症存在某种因果关系。

（二）心理因素

心理因素与分离性障碍的发生关系极为密切。重大应激事件，如战争、严重的自然灾害、童年遭受精神虐待、躯体或性摧残、恶劣的人际关系、应激反应甚至对应激的回顾性体验（闪回），均是引发本病的重要因素。徐媛（2007 年）和王铭、江光荣（2007 年）研究显示，起始于童年期的分离性身份识别障碍（dissociative identity disorder，DID，也称多重人格障碍）的患者几乎均有童年期创伤的体验，疾病的发生是创伤性生活事件（如受虐，尤其是性虐待、忽视等）成长过程中习得的防御能力、逐渐积累的不良环境、分离性素质（包括无法在意识中将个人的记忆、知觉和身份统一）、缺乏外部支持等多种因素相互作用的结果。精神动力学的观点认为创伤、冲突均在 DID 形成中起作用，其中创伤起决定性作用。

（三）社会文化因素

社会文化因素是分离性障碍的重要致病因素。时代的进展、社会文化背景、文明程度、经济发展水平、迷信观念，甚至地域的差异对本病的发生、发展和转归都有一定影响。疾病的发病形式和临床表现随着时代的进展已发生明显的变化，所谓的"癔症的痉挛样发作"和"情感暴发式发作"当今已明显少于 20 世纪初期。社会文化水平和文明程度的提高也表现在本病发作时患者的表现从激烈、粗犷渐变为较含蓄与安静。在我国的经济欠发达、文化较落后的农村地区，本病的发生率仍明显高于城市地区，且典型的分离或转换症状更为多见。此外，国内外均有报道，在少数具有特殊传统文化背景的族群，存在特殊的疾病发作形式。如我国南方地区、海南省所流行的恐缩症（Koro 综合征）就是一种受"生殖与性命攸关"的传统文化观念影响的特殊发作类型，常由

心理因素诱发急性起病，发作时患者惧怕生殖器或乳房会缩至体内而不治即死，同时，伴有严重的焦虑症状或惊恐发作；我国一些地区，由于迷信观念的影响，有在强烈的暗示和自我暗示下，以分离症状为主要表现的所谓"跳大绳"特殊发作类型。

二、发病机制

对分离性障碍发病机制的研究主要集中于病理心理学和神经生理学两个方面。虽然目前关于发病机制的研究没有得出确定的结论，但深化了学者们对本病本质的认知，积极推动着本病病因学研究的进展。

1. 心理学机制　一般认为分离性障碍始于童年期，是对不断暴露于创伤和/或压抑的生活经历的反应，大部分涉及躯体或性虐待，尤其是由依恋对象造成的。其他创伤事件包括长期痛苦的童年医疗经历、战乱经历等。创伤引起的对有害行为或事件的知觉、记忆和情感被移出意识，从而形成了拥有不同记忆、情感和行为的可替换的人格或次级人格。由于创伤的经历是从患者记忆中抽取出来的，这些创伤史可能并非事实，只是患者的构建。

（1）心理防御机制：心理动力学认为分离性障碍是一种防御的症状群，创伤破坏了个体的内在安全感以及外在的信任感，颠覆了个体此前应对世界的模式。为了避免被内在的无助感淹没，个体通过使用分离和分裂的防御方式抛弃了坏的心理内容，保留"好的自体"以及"好的客体"。创伤性事件尤其是持续的创伤性事件带给儿童的创伤体验最为严重，由于儿童在生活中是没有能力的，需要依赖抚养者，因此这种分离的方式能够让自己与抚养者保持联系。抚养者与儿童之间不良的互动模式和依恋方式进一步破坏儿童整合跨情境检验的能力，儿童的各个情感体验是独立的、没有联系的，那些离散的行为状态形成了具有各自特点的分离性身份，这样儿童就可以应用分离的身份去应对不同的情感情境。随着时间的推移，积累创伤经历的增多，各个替身各自能力逐渐增强，并逐渐脱离"主人格"，使得分离性身份识别障碍最终形成。

（2）依恋理论：根据 Bowlby 的依恋理论，个

体在生命的最初阶段，在与主要养育者互动的过程中，形成了关于自我与他人意象的内在工作模式（internal working model，IWM）。内在工作模式是一种认知结构，基于对过去依恋情形中人际互动的概括性记忆，贯穿于人的一生，影响个体在整个生命历程中对自我价值和他人回应的判断。Liotti 认为"依恋混乱"（attachment disorganization）是分离发展的第一步。依恋混乱是指当父母变得危险或具有威胁性时，儿童依恋系统的一致性受到损害甚至崩溃。"戏剧化三角"是一个隐喻，是指依恋混乱的儿童在创伤性情境中根据戏剧化的三个基本角色（即迫害者、救助者和受害者）对依恋情形与自我之间的关系所进行的分析，当儿童在危机关头得不到照管者/照料者的保护或者在长期受虐的情境下，为了保持住与养育者的联结，儿童可能会将自我从一个受害者的角色转换为一个救助者或迫害者，从而造成了分离性经验。分离保护了儿童在创伤情境下存活下来，于是在应对人际侵犯与内心自责存在困难时，依恋混乱的个体就习惯于借助身份的分离免除痛苦。

（3）复杂适应系统理论：分离性身份识别障碍作为高分离的个体，在如何构建世界、人际关系以及生活事件上，与正常个体以及其他精神障碍患者有明显的不同。当面对矛盾的时候，他们并不会像正常人一样修正自我结构，而是通过创造人格化的结构或者说是替身人格来解决认知的不一致和心理的紧张感。Sel 把这种人格化的多层认知功能称为复杂适应系统（complex adaption system，CAS），典型的 CAS 包括一系列的分离能力，在压力过程中以及之后保护个体，减少个体在自我发展过程中被严重打断的危险。因此，分离也可以被看作是分离性身份识别障碍患者的自我保护方式，从而避免更加严重的分裂过程。

2. 生理机制　对于分离性障碍的研究主要集中在患者大脑海马和杏仁核体积改变、分离性障碍功能影像学改变、事件相关电位变化以及事件相关电位与功能影像技术相结合等领域，并已取得了初步的成果。

（1）神经影像学：SPECT 影像学显示分离遗忘患者颞叶中部和基底节前部的脑灌注降低，提示分离可能与记忆、意识领域有直接的关系。Kristina

（2008年）等对分离性遗忘患者的功能性磁共振扫描发现，与患者自传体记忆的提取有关的脑区（主要是前额叶及颞顶交界区）激活减低。Vermetten等（2008年）对分离性身份识别障碍患者的磁共振扫描研究发现，患者的海马和杏仁核容量与健康对照相比海马体积减少19.2%，杏仁核体积减少31.6%，但此类改变在其他精神障碍中也有证实，故不具特异性。Reinders等认为大脑皮层体积和基因及早年发展有关，大脑皮层形态学的改变提示早年可能存在创伤经历。2013年王创等称，功能性磁共振研究显示，转换性运动障碍的杏仁核、岛叶或海马回的选择性异常激活直接影响感觉运动区，或引起腹内侧前额叶、后扣带皮层和楔前叶的异常调节增强，也可诱发背外侧前额叶对主运动皮层的抑制性调节增强或对辅助运动区的失控，表现为主运动皮层的执行过程中断或辅助运动区的启动过程受损。

（2）生物学改变和症状发生之间的关系：分离性遗忘患者面对心理应激，引起强烈的痛苦情感反应，当患者承受不住这种情感反应时，引起皮质保护性抑制，当抑制右前额皮质背外侧部时，可引起自我身份丧失，当抑制海马结构时，引起广泛性的传记性遗忘，此时其他脑区处于前意识（前意识就是记忆痕迹处于意识的边缘，能模糊地意识到）状态，即催眠状态，易受自我暗示，这种暗示往往朝着与自己有利的方向发展（分离遗忘症状的继发性获益）。童年早期重大精神创伤，导致糖皮质激素持续升高，引起海马变性，海马不再能抑制下丘脑-垂体-肾上腺轴，HPA轴功能永久性脱抑制增强，患者承受应激的能力永久性减退，成为易感分离性遗忘的因素。当人格缺陷严重时，应对应激的能力减退，轻微的应激就能引起分离性遗忘，而轻微的应激很常见，所以分离性遗忘反复发作。轻度脑外伤，包括爆炸气浪引起的脑外伤、电刑和全身麻醉，可引起白质微结构改变，成为易感分离性遗忘的因素。

应该指出，关于分离性障碍病因和发病机制的研究，已从病例报道和描述性研究，逐渐迈向以实验手段探讨其发病机制的阶段，开展多学科、综合性的基础研究和前瞻性、多中心的协作研究势在必行。

（肖存利）

第三节　临床特征及诊断

一、临床特征

分离性障碍多起病于青年期，35岁以后初发者罕见，起病急骤，主要表现为发作性的意识范围狭窄，发泄性的情感暴发，选择性的遗忘或自我身份识别障碍。临床症状复杂多样，既可有类似神经症的症状和精神症状，也可有内脏功能失调和自主神经系统功能障碍的症状，患者意识状态既可清晰，又可出现意识朦胧。同一患者身上往往仅出现一二种症状，且每次发作多有重复。起病有明显的心理社会因素，直接导致急性发作。大部分患者具有自我中心、争强好胜、行为具有高度的戏剧性、表演性、做作性和暗示性等人格特征。

疾病发作时常表现有"原发性获益"和"继发性获益"现象。"原发性获益"是指患者通过分离的症状使自己免受内在冲突、焦虑的痛苦。"继发性获益"是指症状可以使患者获得来自外界的物质和精神的照顾，并免除需要承担的责任。分离性障碍患者发病时常缺乏自知力。患者往往否认有病，不主动求治。对自身的症状、尤其是转换症状常表现无所谓，不感到痛苦，甚至泰然漠视。不少学者，以此作为反对将本病归属于神经症的论据之一。

分离性障碍的共病现象多：近年来大量临床研究显示，分离（转换）性障碍常与边缘型人格障碍、抑郁症、双相障碍、焦虑障碍、酒依赖、甚至分离与转换障碍之间等多种疾病和疾病状态共病。普遍认为分离性障碍与边缘性人格障碍有较多相似性，诊断边缘型人格障碍时，发现伴有一过性与分离性障碍有关的妄想观念或分离性症状。

二、诊断

本病的临床表现复杂多样，临床征象可与多种精神疾病、神经症和躯体疾病的临床症状和体征类似、交叉或重叠，误诊概率较高，甚至造成严重后果。避免误诊的重要措施应该是：仔细询问病史，全面、准确掌握疾病发生、发展和转归的背景和规律；深入了解患者病前的人格特征与症状发生、发展及其与生活遭遇中相关因素的关系；详尽掌握可能的致病因素。

（一）ICD-11关于分离性障碍的分类

L1-6B6　分离性障碍

6B60　分离性神经症状障碍

 6B60.0　分离性神经症状障碍，伴视觉症状

 6B60.1　分离性神经症状障碍，伴听觉症状

 6B60.2　分离性神经症状障碍，伴眩晕

 6B60.3　分离性神经症状障碍，伴感觉改变

 6B60.4　分离性神经症状障碍，不伴抽搐或痉挛

 6B60.5　分离性神经症状障碍，伴言语生成症状

 6B60.6　分离性神经症状障碍，伴无力或麻痹

 6B60.7　分离性神经症状障碍，伴步态症状

 6B60.8　分离性神经症状障碍，伴其他运动症状

  6B60.80　分离性神经症状障碍，伴运动

  6B60.81　分离性神经症状障碍，伴肌阵挛

  6B60.82　分离性神经症状障碍，伴震颤

  6B60.83　分离性神经症状障碍，伴肌张力障碍

  6B60.84　分离性神经症状障碍，伴面肌痉挛

  6B60.85　分离性神经症状障碍，伴帕金森病

  6B60.8Y　分离性神经症状障碍，伴其他特指的运动紊乱

  6B60.8Z　分离性神经症状障碍，伴未特指的运动紊乱

 6B60.9　分离性神经症状障碍，伴认知症状

 6B60.Y　分离性神经症状障碍，伴其他特指的症状

 6B60.Z　分离性神经症状障碍，伴未特指的症状

6B61　分离遗忘症

6B62　出神障碍

6B63　附体出神障碍

6B64　分离性身份识别障碍

6B65　部分分离性身份识别障碍

6B66　人格解体-现实解体障碍

6B6Y　其他特指的分离性障碍

6B6Z　分离性障碍，未特指的

（二）分离性障碍的诊断标准

1. 症状标准

（1）存在诱发疾病的心理社会因素。

（2）至少有下列一种综合征：分离性遗忘、漫游、多重人格，分离性精神病、癔症性运动和感觉障碍及其他发作形式。没有可以解释上述症状的躯体疾病。

2. 严重标准　社会功能受损。

3. 病程标准　起病与应激事件之间有明显联系，病程多反复迁延。

4. 排除标准　排除器质性精神障碍（如癫痫所致精神障碍）、诈病。

（三）应用心理评估量表

近年来在分离性障碍的诊断和鉴别诊断过程中，心理评估量表的应用越来越普遍。例如，简易自评式分离性体验量表（dissociative experience scale，DES）；评定表现躯体症状的转换性障碍严重程度的躯体解离问卷（somatoform dissociation questionnaire，SDQ-20）；对分离性身份识别障碍（dissociative identity disorder，DID）诊断的自评式量表；临床医生评估量表和结构访谈等评定量表在临床和研究中的应用，对于评估疾病的严重程度、提高诊断和鉴别诊断有着辅助作用。

（四）ICD-11分离性障碍的各亚型诊断

1. 分离性神经症状障碍（dissociative neurological symptom disorder）　分离性神经症状障碍的患者常以运动障碍、感觉障碍、抽搐、木僵等神经症状为主诉就诊于综合医院，症状带有急性发作和心因性的特征。体格检查、神经系统检查和实验室检查均不能发现内脏器官和神经系统有相应的器质性损害。尽管神经症状出现后可表现有某种程度的功能障碍，但不符合中枢或神经系统的神经解剖学或生理学的躯体功能紊乱的规律。"癔症性瘫痪"长时间持续存在导致的"废用性肌萎缩"等现象就是典型的例证。该障碍十分常见，可有家族集聚性。一生中从童年至老年均可发病。农村地区、受教育程度低和低社会经济阶层患病率高。战争中的士兵、索赔诉求者、低智商者易于患病。此外，常与抑郁症、焦虑障碍、

躯体形式障碍共病,也可伴有情感障碍和精神分裂症的某些症状,往往给诊断和鉴别诊断造成困难。纵向研究显示这些分离性神经症状会持续多年,严重影响患者的社会功能。

ICD-10 将这些躯体症状归因于个体不愉快矛盾冲突的转换,但研究发现这类并非都有创伤经历等心理应激,一部分慢性疼痛、外伤患者也可表现出分离性运动障碍等症状,因此 ICD-11 不再强调个体不愉快矛盾冲突与神经症状的因果关系,同时为了提高 ICD-11 临床实用性并简化诊断流程,ICD-11 将具有此类特征的患者诊断为分离性神经症状障碍。

2. 分离遗忘症(dissociative amnesia) 分离遗忘症是一种记忆功能障碍,患者没有器质性脑损害,而对自己经历的重大事件突然失去记忆,这些信息原本已经成功地储存在记忆中且通常是容易回忆起来的。常在精神创伤后突然发生,将某段生活经历,甚至过去的一切突然全部遗忘,严重时连自己的姓名、年龄和职业等都记不起来。被遗忘的事件往往与精神创伤有关,并非由于偶然原因而想不起来。它不同于正常的健忘,其特征是逆行性遗忘,可能涉及或不涉及有目的的旅行或漫无目标的游荡(分离性漫游)。分离性遗忘症存在五种形式:①部分遗忘;②选择性遗忘;③广泛性遗忘;④系统性遗忘;⑤持续性遗忘。

ICD-10 的分离遗忘症诊断仅需满足:①对于具有创伤或应激的近期事件存在部分或完全性遗忘;②不存在脑器质性障碍。ICD-11 在此基础上指出,在其他分离性障碍(如分离性身份识别障碍)或其他精神障碍(如复杂性创伤后应激障碍)疾病中所表现出的记忆缺失不可再诊断为分离性遗忘。ICD-10 一般性描述中指出分离性遗忘极少数情况下可出现漫游,临床研究中仅有少数个案报道,并无大规模研究;分离性遗忘患者如出现漫游表现则应将其归类为分离性漫游。但临床中很少应用分离性漫游诊断。为提高 ICD 临床诊断适用性,ICD-11 不再应用分离性漫游诊断,漫游以标注的形式存在于分离性遗忘诊断中,即诊断分离性遗忘,须注明是否伴有漫游。

3. 出神(trance)障碍和附体(possession)出神障碍 出神障碍时,患者的意识范围明显缩小,处于自我封闭状态,注意和记忆活动仅局限于当前环境的某一两个方面,只对环境中的个别刺激产生反应。典型的出神状态可见于催眠、巫术以及某些气功练习者。处在出神状态的人,有的自认其身份被神灵或死去的人所代替,声称自己是某神或已死去的人在说话,此即称为附体状态。

ICD-10 出神与附体出神障碍作为一个诊断存在,叙述较为笼统,临床适用性差。ICD-11 分别叙述出神障碍及附体出神障碍诊断要点,使临床医生应用 ICD-11 诊断该疾病时有据可依。出神障碍与附体出神障碍临床特征差异明显,出神障碍患者通常表现出重复一系列局限运动、姿势、发音等相对简单的行为,这些行为通常自主发生,不受个体控制,也非外界力量所控制;附体出神障碍患者则常表现为一系列更为复杂的行为,这些行为由某些神、力量、灵体等所控制。

4. 分离性身份识别障碍(dissociative identity disorder,DID)和部分分离性身份识别障碍 分离性身份识别障碍,旧称为双重或多重人格障碍(multiple personality disorder,MPD),是一类特殊的自我意识障碍,此类患者失去对自己往事的全部记忆,否认自己原来的身份,以另一种身份进行日常社会活动。即存在两个或两个以上独立人格状态,每种身份均很突出,有其独立的记忆、爱好和行为方式,彼此独立,相互间没有联系,交替出现,每种身份均可决定患者在不同时间的行为,或突然向另一种身份转换。当一种人格处于活跃状态时,另一种人格则被完全排除在该人的意识之外。

分离性身份识别障碍另外一个重要的症状就是分离性遗忘。他们不能记起重要的生活事件,忘记很久以前的或者最近的个人经历。这种遗忘超出了正常健忘所预期的范围。遗忘经常是不对称的,越是被动的替身记忆越是狭窄,而越是敌对的、控制性强的或者充当保护者的替身记忆则相对完整。

在分离性身份识别障碍中,附体的体验表现为个体突然好像被超自然的力量或外在的人所操控,开始用截然不同的方式说话或行动,有的自认其身份被神灵或死去的人所代替,声称自己是某神或已死去的人在说话。与文化所接受的或宗教仪式中的附体不同,这些身份可以反复出现,是个体不想要的、不自主的,导致患者感到痛苦。分离性身份识别障碍在 ICD-10 诊断系统中使用多重人格障碍的诊断,位于其他分离转换性障碍的框架下,仅对多重人格障碍特征进行了粗略描述,未详细列出诊断要点及鉴别诊断。ICD-11 应用分离性身份识别障碍的概念,并将其作为独立的诊断单元。ICD-11 分离性身份识别障碍的诊断要点:①2 种或更多的未充分整合的分离性身份,每种身份具有其特征性的经历、感知、构想等;②至少有 2 种身份相对完善,每种身份均有一套独立的感觉、情感、思维、记忆和行为;③症状不能更好地由其他精神行为障碍所解释;④症状足够严重可严重损害个体、家庭、社会、教育、职业及其他领域功能。鉴别诊断方面,ICD-11 标准认为出神附体障碍患者也可出现分离性身份掌控意识的情形,但患者认为这种情形由外部附体力量所致;创伤后应激障碍患者在再体验症状发作时也可出现分离性身份识别障碍表现,但症状仅在再体验症状发生时才出现。

5. 人格解体 - 现实解体障碍 人格解体障碍的核心特点是患者出现持续的非现实感、分离感或对自我或躯体的陌生感等,患者通常会感到其对自身的精神活动而言是一个旁观者。因此,人格解体障碍主要是一种知觉整合功能异常。与妄想和其他精神障碍患者不同,人格解体障碍患者保存着完整的现实检验能力。患者能够意识到他们的一些歪曲的知觉体验,因而其症状没有妄想性质。人格解体症状经常是一过性的,患者可能会同时出现别的一些症状,尤其是焦虑、惊恐或恐惧症状。非现实感常常与人格解体障碍共病,此时患者感到周围的环境发生了改变,进而导致患者觉得周围的世界似乎是不真实的或像在梦境中一般。患者经常沉思周围环境的这种改变,并过分关注他们的躯体及精神功能。

人格解体障碍常常是焦虑障碍和 PTSD 的一种症状。事实上,69% 的惊恐障碍患者在惊恐发作期间曾经历过人格解体或非现实感。人格解体也可能会成为酒精和药物滥用的一种症状,成为处方药的副作用以及发生在应激过程中和感觉被剥夺之后。当人格解体成为持续性和占主导地位的症状时,那么它就被认为是一种障碍了。

ICD-10 中人格解体与现实解体障碍归类于其他神经症性障碍,而 ICD-11 将其归类为分离性障碍。已有研究证实人格解体患病群体与现实解体患病群体在人口学特征、疾病特征及共病方面无显著性差异,因此 ICD-11 建议将两者合并诊断。人格解体与现实解体障碍症状也可见于其他类型分离性障碍(分离性身份识别障碍),但该障碍更强调非真实感等感知觉表现。

6. 其他特指的分离性障碍 其他特定的分离性障碍有以下六个类别:

(1)混合性分离症状的慢性与复发性综合征:包括与轻微的自我感和自我控制感中断有关身份紊乱或身份改变或附体发作,个体报告没有分离性遗忘。

(2)在洗脑或思维改造之后发生的身份紊乱:个体一直受到强烈的胁迫性说服(例如,洗脑、思想改造、当俘虏时被教化、酷刑、长期的政治性监禁、被教派/邪教或恐怖组织招募),可以表现为长期的身份改变或有意识地质疑自己的身份。

(3)对应激性事件的急性分离性反应:此类别适用于通常持续少于 1 个月,有时只有几个小时或几天的急性、一过性状态。这些状态以意识受限、人格解体、现实解体、感知紊乱(如时间变慢、视物显大)、轻微失忆、一过性木僵和/或感觉运动功能的改变(如痛觉缺失、麻痹)为特征。

(4)分离性恍惚症:这种状态是以急性的缩窄或完全丧失对直接环境的感知为特征,表现为环境刺激极度地反应迟钝或不敏感。反应迟钝可伴有轻微的刻板行为(如移动手指),个体自己不知道和/或无法控制,并出现一过性麻痹或意识丧失。

(5)分离性木僵:在遭受精神创伤或闪回性创伤体验的作用下突然发生。患者常伴有较深的意识障碍。发作后身体长时间维持固定的姿势,无语,不动,对疼痛刺激、声音和光线无反应,双眼紧闭,但检查时发现眼球向下转动,处于非睡或非昏迷状态。患者的肌张力、姿势和呼吸可无明显异常,但临床发现,部分患者木僵的程度较重,其强度类似、甚至超过紧张性木僵,具有全身横纹肌高度紧张,四肢强直等典型的紧张性木僵的部分特征。虽如此,其本质仍属心因性木僵。此类木僵发作持续时间不长,数十分钟后可自行缓解,缓解后精神状态如常,对病中表现大多不能回忆。

(6)分离性假性痴呆(dissociative pseudo-dementia):患者在精神创伤后突然出现严重的智力障碍,患者表现什么也不知道,不仅不能说出自己的姓名、年龄和身份,即使极普通的物件的名称也叫不出来。对别人的提问常给予荒谬的或近似回答,甚至牛头不对马嘴。患者表情淡漠,动作迟缓,行为亦可十分荒唐。ICD-11 删除了甘瑟(Ganser)综合征。

7. 分离性障碍,未特指的　对于那些具备分离性障碍的典型症状,且引起临床意义的痛苦,或导致社交、职业或其他重要功能方面的损害,但不符合分离性障碍类别中任何一种疾病的诊断标准,临床工作者对不符合任一种特定的分离性障碍诊断标准的个体选择不做出特定的原因,包括因信息不足而无法做出更特定诊断的情况(例如,在急诊室的环境下)时,先给出未特定的分离性障碍诊断,之后再通过信息收集和临床观察,给出相应的诊断。

(闫　芳　肖存利)

第四节　鉴别诊断

需要与分离性障碍鉴别的疾病很多,不少神经精神疾病和内科疾病都可能出现与本病类似的发作,本病的表现几乎可以模拟任何疾病。因此,本病的鉴别诊断尤为重要。由于本病临床症状的复杂多样性以及类型繁多,需与以下疾病加以鉴别。

一、神经系统相关疾病

分离性障碍发作时的许多躯体症状如感觉缺失,视力丧失,弱视、同心性视野缩小、管窥、单眼复视或三像复视,突发性耳聋等与某些神经系统疾病类似,应予以鉴别。鉴别的主要方法是通过神经系统检查和各种实验室检查,排除相关神经系统疾病。经过神经科评估排除神经科疾病后才可考虑为转换症状。尤其需要注意的是,既往曾经诊断为转换障碍(分离性神经症性障碍),再次出现症状且症状有进展变化时,也需要仔细的神经科评估。

二、惊厥发作

有分离性身份识别障碍的个体可能出现惊厥样症状和行为,类似于颞叶的复杂部分性发作。其中包含似曾相识症、旧事如新症、人格解体、现实解体、灵魂出窍体验、遗忘、幻觉以及其他感受、情感和想法侵入的现象。脑电图将非痫性发作与分离性身份识别障碍的惊厥症状相鉴别。

三、躯体疾病

分离性障碍患者躯体症状复杂多变,可涉及多个系统和内脏器官,还可与躯体疾病共病。甲状腺功能亢进、心、肝、肺、肾等疾病均可有类似癔症发作的表现而易于误诊或漏诊,必须予以鉴别。

躯体疾病所致的记忆丧失通常包括在认知、语言、情感、注意力和行为紊乱中。分离性遗忘症的记忆缺陷主要表现自我经历的信息丧失,意识清楚,智能和认知能力无明显损害。鉴别主要依据是躯体疾病既往病史,特有的临床症状和体征以及相关的实验室检查和影像学等阳性发现。应特别指出,分离性障碍与躯体疾病共病时,尤其是躯体疾病症状较轻微时,躯体疾病极易漏诊,应予以高度警惕。

四、躯体症状障碍

躯体症状障碍患者可以出现转换症状,但躯体症状障碍的核心特点是围绕症状的过分想法、感受及行为。而转换障碍患者不具备这些临床特征。

五、惊恐障碍

惊恐发作时伴有颤抖、麻木、瘫痪的并不少见,有的患者对发作有记忆模糊。惊恐障碍患者有强烈的恐惧感、失控感,发作后常有回避行为如各种场所。转换障碍是一种莫名的难受和疏离感,少有回避的行为。

六、精神分裂症和双相障碍

分离性障碍患者发作时的情感暴发、情绪不稳定、冲动以及幼稚的行为表现与精神分裂症和双相障碍急性发作(特别是混合发作)时显著的情绪不稳定、激越、易激惹、冲动等临床表现容易混淆。鉴别的要点是，精神分裂症表现联想散漫、破裂性思维、行为怪异、哭笑无常、持续的认知功能损害等症状以及慢性迁延的病程。双相障碍患者具有典型的躁狂、抑郁症状，循环反复发作的病程。上述表现可与分离性障碍鉴别。

七、急性应激反应和创伤后应激障碍

急性应激反应属于心因性精神障碍，是由突如其来、异乎寻常、强烈的应激性生活事件所引起的一过性精神障碍。分离性障碍发病虽然也与精神创伤等精神刺激因素密切相关，但分离性障碍创伤事件往往只是某些普通的生活事件。分离性障碍的临床表现多样化，具有夸张、表演性和做作性的特征。

该鉴别诊断要求临床医生确定是否存在分离性症状，该症状不是急性应激障碍或创伤后应激障碍（PTSD）的特征。某些分离性身份识别障碍的个体出现的分离性症状，并非 PTSD 的表现：①遗忘许多日常事件（即非创伤性事件）；②分离性闪回，随后可能遗忘闪回的内容；③破坏性侵入（与创伤性素材无关），通过分离性身份状态进入个体的自我感和自我控制感。一些有 PTSD 的个体，无法部分或全部回忆起特定的创伤性事件（例如有人格解体和/或现实解体症状的强奸受害者，不能回忆起强奸案发生当天的大部分事件），当遗忘超出创伤性事件的即刻时间时，应给予共病的分离性遗忘症的诊断。

八、诈病

为了诈取某些利益、实现某种目的而"无病呻吟"或小病夸大的行为称为诈病。其特点是①主观性和目的性：在主观愿望的支配下，为实现某种目的而装病，"症状"的出现具有明显的主观性和目的性；②表演性：当事人有尽情表露和故意夸大"病情"的表情和行为，且十分留意他人对其所谓"病情"的态度和反应；③"症状"消长的突发性：所谓的"病态"常随冲突事件的发生和解决而突然出现和突然消失，完全受当事人的主观意志随意控制，只要达到目的，"病情"即可自行缓解。分离性障碍患者临床症状中的所谓"继发性获益"现象，似乎也有"目的性"的涵义，但其表现往往是无意识的且不受主观意志所控制。如果有确

凿的证据存在伪造症状，则提示可能是做作障碍（目标是获得患者角色）或诈病（目标是获得实际利益）。

（闫　芳　肖存利）

第五节　治疗原则及方法

分离性障碍的临床缓解通常是自发的。如果配合疾病自知力的教育及心理支持，效果更好。催眠疗法、放松训练、抗焦虑药物对有些患者有帮助。如果患者接受心理治疗，工作可以逐步聚焦于应激与应对。心理动力治疗关注于内心冲突和转换症状的象征意义，一般也是短程的。

分离症状大部分是发作性的，即诊断标准中的急性。也有慢性迁延的病例。影响预后的因素之一是气质个性。环境因素中，如果童年遭受过虐待和忽视，则病程更容易慢性化。患者处于患者角色的时间越长，退行得越明显，则预后越差。部分患者合并有边缘性人格障碍，则预后不良。治疗是一个漫长的过程。以心理治疗为主，必要时辅以药物治疗。

一、基本原则

1. **不同疾病阶段采用不同的处理方式**　对急性发作的患者给予简单的安慰、保证、暗示，或辅以一些药物治疗大多有效；病情持续一周以上者治疗的重点是设法消除影响和强化症状的因素，鼓励和促进患者的正常行为；病程更长者则应对患者的症状、病情演变及心理社会环境做全面的分析，找出使症状持久化的原因，并采取相应处理措施。

2. **组建治疗联盟**　医护人员与患者家属组成治疗联盟，采取协调统一的步调和治疗措施。首先帮助家属认识疾病的性质，特别是让家属及其亲友认识到疾病的发作与心理因素、患者病前人格特征的关系，认识到患者的暗示和自我暗示对疾病发生与发展的影响，认识到亲友们的态度对疾病的演变会起重要作用，说服他们配合治疗计划的实施，避免在疾病发作时惊慌失措、大惊小怪、百依百顺、讨好迁就的态度和做法，否则会加重病情，使治疗联盟的所有成员能通力合作，步调一致，保证治疗方案的顺利实施。

二、治疗

1. **心理治疗**　分离性障碍的心理治疗包括认知行为疗法、个体心理治疗、暗示疗法、催眠疗法、系统脱敏等多种方法,疏泄、解释和暗示是其中共同且最常用的手法。但当前存在的主要问题是运用不当而影响疗效。

疏导情绪有助于患者充分表达和发泄其内心痛苦体验,以利于缓解患者的不良情绪。以尽情疏泄为特征的分离性情感暴发之所以很少演变成慢性,是由于短暂而强烈的情感疏泄,使患者的内心痛苦得以迅速减轻,情绪很快会恢复平静就是有力的佐证。但当前较普遍存在的问题是,治疗者对给予患者尽情疏泄情绪机会的重要性缺乏认识,甚至误认情绪宣泄是症状表现而采取强力措施加以控制,结果事与愿违。

解释首先是引导患者讲述激发本次发作有关的诱因及相关的内容的基础,向患者解释其症状并非躯体疾病而是心理因素所致,这有利于提高患者对自身疾病性质的认识,有利于疾病的康复。现在的问题是,治疗者一方面不善于也缺乏耐心去启发和引导患者坦然地表白激发疾病发作的因素及相关内容;另一方面,患者周围人包括某些医护人员,常常流露出怀疑患者疾病的真实性,甚至认为患者是故意的言行,患者对此类言行常常十分敏感也特别反感,结果导致病情加重或发作时间延长,因此,治疗者在向患者进行解释治疗时应特别慎重。

暗示在本病的发生、发展过程中起重要作用。暗示的运用是否得当可产生不同的效果。一方面,治疗者必须善于运用暗示疗法减轻和消除患者的症状。利用痛觉刺激、热刺激或物理疗法,结合言语暗示可取得良好疗效;另一方面暗示运用不当可能产生不良后果。治疗时,如果将注意力集中于反复询问症状,所产生的不良暗示作用会加重病情。另外,伴精神症状的分离性障碍患者多数处于意识障碍的状态下,暗示疗法难以取得效果,一般不宜采用。

在催眠状态下,右前额皮质背外侧部对潜意识的监察放松,通过催促性提问或机械书写,诱导潜意识记忆进入意识,当患者谈到他与家人最有趣的事情时,可激起患者的记忆。注意催眠对遗忘有双重效应,一方面能减轻右前额皮质背外侧部的抑制功能,诱导潜意识记忆进入意识,缓解分离性遗忘;另一方面催眠状态相当于前意识状态,使潜意识记忆离意识更远,加重分离性遗忘。每个患者对这两种效应的敏感性不一样,所以对催眠治疗的疗效也不同。

几乎所有的分离性身份识别障碍患者均有童年期创伤的体验,包括被忽视、躯体虐待,特别是性虐待。目前认为分离性身份识别障碍是创伤后应激障碍的一种复杂、慢性的形式,由严重、重复的童年期创伤所导致,通常这种创伤始于五岁之前。基于这样的理解,心理治疗成为分离性身份识别障碍的主要治疗方法。最初的治疗尝试在于努力整合患者不同的身份,希望能够帮助患者识别统一的身份,但越来越多的研究发现,即使是经验丰富的治疗师,也很少能够通过治疗将患者的身份统一起来。因此,现在更倾向于认为对分离性身份识别障碍的治疗目标应该是达到一种稳定状态,这样的目标并不是使那些替身消失,而是在不同人格之间创造更多的了解和合作。

2. **药物治疗**　当患者处于强烈的情感暴发或精神运动性兴奋状态下,需要使用镇静药物,如苯二氮䓬类药物或抗精神病药物。分离性遗忘症患者常伴有焦虑、抑郁等情绪问题,可用选择性 5- 羟色胺再摄取抑制药治疗,代表药物有盐酸氟西汀、盐酸舍曲林等。恐惧、失眠可用苯二氮䓬类药物治疗,睡眠不规律用褪黑素治疗,自杀企图用碳酸锂治疗,对精神病性症状使用抗精神病药。

3. **物理治疗**　电休克治疗是感应电在病变部位做短时间大剂量的通电以达到兴奋组织的作用,用强剂量感应电刺激之后,从而发生继发性抑制的过程。电刺激可较强烈地兴奋大脑皮层,使皮层的兴奋性占绝对优势,从而控制着皮层下部兴奋灶,并通过改变精神动力学的防御机制,或纠正神经递质失衡及内分泌紊乱,而达到对分离性障碍治疗的目的。也有学者提出不用电休克治疗,因为有病例报告电休克可恶化分离性遗忘。

4. **住院治疗**　对遗忘症状严重患者,尤其是伴有漫游、记忆恢复阶段出现自杀企图等患者,可以考虑住院治疗。

（肖存利　闫　芳）

第六节　有待解决的前沿问题和思路

分离性障碍是一组病因未明，临床现象复杂多样，分类和诊断概念多变，诊断和鉴别诊断困难的疾病。面对此类尚待解决的问题，近百年来，世界范围内的各国学者持续不懈地进行深入的研究，创立了种种相关的学术理论。但该病需要解决的目标仍相距甚远。针对此种状况，当前研究的热点和方向应考虑以下几个方面：

一、组织分离性障碍专项流行病学调查

关于分离性障碍的患病情况，一直没有最新的调查数据，即便是最新的全国精神障碍流行病学调查也未报道分离性障碍的患病现状，也缺少大样本的临床研究、跨文化的比较研究。令人信服的、全国性的流行病学数据如发病率、患病率、流行特点、地区、种族和文化差异对疾病流行的影响等方面循证数据凤毛麟角，本病总体的流行状况底数不清，严重影响对本病的研究进展和诊疗康复水平的提高。因此，从速组织全国范围内的分离性障碍流行病学调查势在必行，通过制订周密的流调方案，包括制订或选择信度和效度良好的调查工具和培训高质量的流调队伍等措施，以保证获得高质量、权威性的结果。

二、统一本病的命名和分类归属

关于本病的命名，当前国内外均有不同。美国 DSM 系统将转换障碍命名归属于躯体形式障碍项下；在 ICD-10 诊断系统中，分离性障碍曾被称为分离转换性障碍，位于神经症性、应激相关的及躯体形式障碍章节中。ICD-11 不再纳入转换障碍，称为分离性障碍；目前，我国大多数学者和教材均按 ICD-10 的命名和分类。但部分学者和教科书仍然以癔症或癔症性精神病命名，采用流行病学调查和前瞻性研究结果逐步统一诊断名称，避免由于命名和分类上的问题导致临床、科研、教学工作上的不统一。

三、加强脑功能研究，深化疾病本质的认识

长久以来，分离性障碍一直被视为不存在脑器质性改变，被称为"功能性疾病"。近年来，应用磁共振、诱发电位、脑功能影像学和其他相关技术相结合的手段，对本病病因和发病机制的研究日趋活跃，逐渐成为主要的研究方向之一。初步结果已显示，部分分离性障碍患者存在脑器质损害的证据，这为分离性障碍是一组具有脑器质基础疾病的假设提供了进一步探索的依据，逐步深化了对本病本质认识。此外，有关心理创伤后导致疾病发作的脑机制以及文化差异，有赖于今后进一步深入进行遗传学、精神病理学、心理学、神经生理学、神经病理学、神经生化学和影像学等多学科的综合研究，揭开该疾病本质的发生机制。

四、深化心理治疗机制的研究

分离性障碍以心理治疗为主，治疗的有效性亦被公认。目前的问题是，现今心理治疗的疗效只是通过临床症状变化的评定予以证实，至于疗效产生的心理学机制仍缺少有说服力的解释。众所周知，暗示和自我暗示在本病的发生、发展和转归过程中起重要作用，但这类暗示通过何种途径影响大脑的功能？脑功能发生了哪些改变？这些改变如何转变为分离或转换症状？至今仍无权威性的解释和共识。例如，Freud 视为"癔症"重要临床特征的所谓"原发性获得"和"继发性获得"只是临床现象学的观察，至今没有可重复的神经病理学、心理学和病理心理学研究的结果支撑。致使这种所谓"癔症"特征性的经典描述一直受到质疑。类似问题的解决，最终只能通过心理学、病理心理学、神经影像学等基础学科的理论和技术的综合研究才能实现。

五、加快评定量表的研发与推广应用

目前，我国尚无公认和通用的用于分离（转换）性障碍诊断和疾病严重程度的评定量表。现有的大多从国外引进，由于文化差异，不完全适合国情。有的是不同研究者为相关研究所制订，大都没经严格的验证，未得到广泛推广。缺少我国自主研发的分离（转换）性障碍诊断、治疗和研究相关量表。之后还需在临床实践中反复验证和完善，才能形成信度和效度良好的评定量表。

六、重视分离性障碍的自杀问题

过去对分离性障碍的自杀并未引起太多重视，即使在 2003 年 APA 制订的《自杀行为和治疗指导原则》中也没有涉及分离性症状或分离性障碍，但 Saxe 等（2002 年）通过分离性和非分离性障碍各 14 例比较，发现分离性障碍具有显著意义的自伤史。Foote 等（2008 年）通过门诊治疗的 24 例分离性障碍和 58 例非分离性障碍比较自伤、自杀行为，结果显示分离性障碍组的自伤次数、自杀观念、慢性自杀观念、自杀企图史等都有增加。Sar V（2007 年）对土耳其大学医院精神科 43 例急诊患者进行调查，结果发现有 15 例（35%）被诊断为分离性障碍，较以前报道的入院及门诊诊断率更高。由此认为分离性障碍首次就诊机会目前已多出现在精神科急诊中，虽然在综合科急诊中也隐含着分离性障碍，但相比之下，精神科急诊中则更易见到分离性身份识别障碍或特定不能的慢性复杂病例。然而在其他国家也有较多的精神科急诊病例调查，如 Murase 等（2003 年）以日本都市部医院因自杀未遂接受急诊治疗的 100 例患者进行分析，结果未发现有分离性障碍。Yamada 等（2007 年）也对因自杀未遂接受急诊治疗的 320 例进行调查，诊断为分离性障碍仅 6 例（1.9%）。产生这种诊断差异的原因，究竟是精神科医生或心理咨询师研究角度的不同？还是临床本身对分离性障碍背景就存在认识不同？这些都有待于进一步澄清，取得共识。

总之，分离性障碍的诊治问题争论较多，至今仍然是较为模糊的临床综合征，也是精神分析理论中最经典的素材。分离性障碍已成为精神科值得研究的疾病单元。

（闫　芳）

参 考 文 献

[1] 王创，雷美英，江源，等. 癔症的功能磁共振. 华南国防医学杂志，2013，(27)2：137-141.

[2] 张璇，俞峻瀚，肖泽萍. 分离性障碍的神经影像和电生理研究进展. Shanghai Archives of Psychiatry，2011，23（3）：166-169.

[3] Vedat Şar., Gamze Akyüz, Orhan Doğan. Prevalence of dissociative disorders among women in the general population. Psychiatry Research，2007，149（1-3）：169-176.

[4] 王铭，江光荣. 分离性身份识别障碍的心理病理机制和临床评估. 中国临床心理学杂志，2007，15（4）：426-429.

[5] Foote B, Smolin Y, Kaplan M, et al. Prevalence of Dissociative Disorders in Psychiatric Outpatients. Am J Psychiatry，2006，163（4）：623-629.

[6] 陈静，施琪嘉. 分离和分离性障碍的临床相关问题. Shanghai Archives of psychiatry，2006，18（4）：246-248.

[7] 沈渔邨. 精神病学. 第 5 版. 北京：人民卫生出版社，2009.

[8] 张亚林. 高级精神病学. 长沙：中南大学出版社，2007.

[9] 姜佐宁. 现代精神病学. 第 2 版. 北京：科学出版社，2004.

[10] 蔡焯基. 精神病学. 第 2 版. 北京：北京大学医学出版社，2009.

[11] 美国精神病学学会. 精神障碍诊断与统计手册. 第 5 版. 张道龙，等译. 北京：北京大学医学出版社，2015.

[12] 陆林. 沈渔邨精神病学. 第 6 版. 北京：人民卫生出版社，2018.

[13] Alf Gerlach，仇剑崟，Matthias Elzer，徐勇. 精神分析性心理治疗. 北京：人民卫生出版社，2017.

[14] 朱迪斯·赫尔曼. 创伤与复原. 北京：机械工业出版社，2015.

[15] 赵一博，陈友庆. 分离性身份识别障碍的诊断与治疗. 中国健康心理学杂志，2014，22（2）：312-315.

[16] 吴艳茹，肖泽萍. 分离性身份识别障碍的心理治疗. 上海精神医学，2006，18（3）：164-167.

[17] Reinders AATS, Chalavi S, Schlumpf YR, et al. Neurodevelopmental origins of abnormal cortical morphology in dissociative identity disorder. Acta Psychiatrica Scandinavica，2018，137（2）：157-170

[18] Brenner I. Catching a Wave: The Hypnosis-Sensitive Transference-Based Treatment of Dissociative Identity Disorder（DID）. American Journal of Clinical Hypnosis，2018，60（3）：279-295.

[19] Morton J. Interidentity amnesia in dissociative identity disorder. Cognitive Neuropsychiatry，2017，22（4）：315-330.

[20] Foote B, Oraden KV. Adapting Dialectical Behavior Therapy for the treatment of Dissociative Identity Disor-

der. American Journals of Psychotherapy，2016，70（4），343-364.

[21] 喻东山. 分离性遗忘的诊断和治疗. 医学与哲学，2017，4（38）：90-92.

[22] 俞峻瀚，肖泽萍. 戴云飞，等. 住院精神障碍患者中分离性障碍的调查. Shanghai Arch Archives of Psychiatry，2007，19（1）：4-7.

[23] 许又新. 神经症. 北京：人民卫生出版社，1993.

第十五章 躯体不适障碍

第一节 概　述

躯体不适障碍（bodily distress disorder，BDD），又称躯体体验障碍，是即将使用的 ICD-11 的一个新的诊断分类。在 ICD-10 中对应的诊断分类称为"躯体形式障碍"（somatoform disorder），在 DSM-5 中对应的诊断分类称为"躯体症状及相关障碍"（somatic symptom and related disorder）。这是以持续存在对患者个体而言令人痛苦的躯体症状和对躯体症状过度担忧为特征的一组精神障碍。躯体症状及其所致的痛苦常持续存在，但多方检查，无法确定这些躯体症状的器质性疾病基础；或者即使客观上可能存在一定的躯体问题，但患者对健康问题的极端担心已明显超过躯体疾病本身的性质及其进展的程度。患者常发生反复就医行为，且患者的过度关注不能被适宜的医学检查，以及专业的医学解释所缓解，常引起患者个人、家庭、社交、教育、职业及其他重要领域的功能损害。通常会涉及多种躯体症状，且可能会随时间发生变化。在个别情况下，患者可存在单个症状，通常表现为疼痛或疲劳。

ICD-11 中，躯体不适障碍按照严重程度分为轻、中、重度躯体不适障碍。新的疾病名称不仅包括了 ICD-10 的躯体形式障碍（疑病障碍除外，疑病障碍在 ICD-11 归为强迫性障碍），还包括功能性躯体综合征（functional somatic syndromes），或医学无法解释的躯体症状（medically unexplained somatic symptoms）等涉及的多种障碍，因为它们在病因学、病理生理学、神经生物学、心理机制、临床特征、治疗反应等方面都具有相似性，故统称为躯体不适障碍，以便于各学科间在诊断与治疗方面的沟通与协作。DSM-5 基于这类障碍具备的共同特征：显著的躯体症状，伴有显著的痛苦及功能损伤，而将这类障碍命名为躯体症状及相关障碍，主要包括躯体症状障碍、疾病焦虑障碍（旧称疑病障碍）、心理因素影响躯体疾病的情况、转换障碍、做作性障碍、其他特定的躯体症状及相关障碍等。ICD-11 的诊断分类体系与 DSM-5 不同的是，疑病障碍被放入强迫障碍，转换障碍被归类到分离性障碍。

ICD-11 及 DSM-5 关于诊断分类及标准的更新主要基于对这类疾病的进一步理解和临床实践的需要。一方面，这类障碍最初主要是指一类非器质性躯体症状，当时医学界倾向于从心理动力模式解释这类障碍，认为躯体症状是从心理冲突演化而来，而非躯体疾病造成的。但随着生物医学的进步，对这类疾病病理生理机制理解逐渐深入，发现这类疾病既有生物学因素，又存在心理行为学因素，器质性与功能性的二分法不再普遍采用；另一方面，基于此前的诊断分类及标准，躯体不适障碍的诊断识别率明显偏低。一项调查研究发现一般人群中有超过 80% 的人过去一周内出现过躯体症状，且在一般人群中约 1/5 的患者遭受着严重的、致残的和持续存在的慢性躯体症状。一个基于 5.14 亿欧洲公民的数据估计，躯体形式障碍排在第三位，是仅次于焦虑症和抑郁症最常见的精神疾病。并且这些医学情况难以解释的躯体症状造成的疾病负担和抑郁、焦虑障碍类似。而相对于如此高的患病率，旧的诊断体系对于躯体形式障碍、躯体化障碍过于严格的诊断标准导致很多患者难以被识别。一项基于 120 万美国弗吉尼亚居民的统计数据发现，寻求医疗帮助并得到诊断的患者中只有 0.02% 的人被诊断出患有躯体化障碍。基于此，ICD-11 及 DSM-5 对诊断分类及标准做了重大的修改。最根本的改变是废除了医学上可解释的和医学上不可解释的躯体主诉，因为任何躯体主诉都是痛苦的；而且对于躯体症状的条目数不再像以往诊断标准严格限定，即使主诉是单一的症状（如疼痛或疲劳），也符合诊断标准；强调围绕这些躯体症状患者的思维、情绪及患病行为等。

DSM-5 将这类障碍更名为躯体症状及相关障碍，但有学者对 DSM-5 诊断分类标准的临床适用性提出了质疑。一方面，认为部分疾病的分类标准不清晰，如躯体症状障碍和疾病焦虑障碍之间的标准重叠，缺乏清晰的临床识别方法；疾病焦虑障碍不依赖于躯体症状的存在，并且和其他分类的疾病存在类似的临床特征；再如疾病焦虑障碍诊断标准 F 中指出疾病相关的先占观念，不能更好地被其他精神障碍所解释（如躯体症状障碍、惊恐障碍、广泛性焦虑障碍），但在临床实践中回避和重复寻求安全行为在强迫症和躯体变形障碍患者中也很常见，惊恐障碍最常见的前驱期症状也常是对疾病的恐惧或对健康的焦虑，这些都可能成为鉴别诊断的潜在困惑等。另一方面，认为 DSM-5 主要存在两点可能引起歧义之处：一是使用"躯体症状"这一专有名词使躯体化概念很难界定，即使 DSM-5 试着避免 DSM-Ⅳ 中"医学不可解释症状"的中心地位并且承认这些临床现象在已经明确的躯体疾病障碍中也可能存在，它尝试着通过使用"躯体症状"一词反映了一种难以定义的躯体化概念，即以躯体症状的形式体验和传达心理痛苦的倾向，并为此寻求医学帮助，然而 DSM-5 的诊断标准仍基于以下假设：如果无法识别器质性疾病因素，则应该有精神病学原因可以完全解释患者的躯体症状，也就是说任何无法被器质因素或实验室检查支持的，都可能属于躯体化领域，所以 DSM-5 仍未完全消除可能会产生误导性的器质性/功能性二分法，这种分类方法忽略了一个事实：即器质性医学疾病的存在实际上反而增加了心理困扰和异常疾病行为的可能性；另一是异常的"疾病行为"是 DSM-5 躯体症状及相关障碍包含的所有诊断的需要符合的标准，但是 DSM-5 并没有定义此概念，多个学者尝试对"疾病行为"提出明确的定义，如 Mechanic 将"疾病行为"定义为是指个体对躯体症状的不同反应方式，如何监测内部状态，定义和解释症状，做出归因，采取补救措施以及利用各种医疗资源等，但这种定义尚未得到一致的认可。同时，虽然目前已经开发了许多用于识别"疾病行为"的工具，但在临床实践中作用有限。总之，虽然 DSM-5 对于这类障碍的诊断分类做了重大的改进，但其诊断标准在临床实践中仍存在一定的局限性，这就需要一个适用性更广的诊断分类标准作为临床及科研实践的工具。ICD-11 在此基础上，提出了躯体不适障碍的新的诊断分类标准，本章主要基于 ICD-11 的诊断分类及标准叙述这类疾病。

目前基于 ICD-11 诊断标准的躯体不适障碍或 DSM-5 诊断标准的躯体症状及相关障碍的流行病学数据尚缺乏。基于既往诊断标准相关疾病的流行病学资料报道的患病率差异较大，可能与应用的分类诊断系统及数据采集方法有关。2013 年美国精神病学协会（APA）预测一般成人中躯体症状及相关障碍患病率 5%～7%，且女性多于男性。1998—2007 年德国 20 家心理机构的基于 ICD-10 诊断标准的流行病学调查发现，18.4% 的患者存在躯体形式障碍。在我国，综合性医院中大约 9% 的患者符合 ICD-10 关于躯体形式障碍的诊断标准。但现有的国外部分流行病学研究结果发现一般人群中的患病率仅为 0.1%～0.7%，有学者认为过于严格的诊断标准（如必须存在心理行为特征）是一般人群较低患病率的主要原因，如果基于一种引起痛苦的躯体症状和至少一种精神行为改变的诊断标准，估计在一般人群中患病率接近约 4%。

躯体不适障碍在初级或综合性医疗机构非常常见，对这类疾病认识不足、治疗不足很普遍。目前的治疗策略建议以心理治疗为主的多种治疗策略的综合应用，应根据症状特征及耐受性选择治疗策略，治疗必须是系统的，既要侧重于减轻症状，又要尝试发现病因，而不是过分强调社会心理因素和过分关注心理治疗，而忽视了药物治疗等生物学治疗策略的应用。

（姚志剑　朱荣鑫）

第二节　国内外研究进展

一、病因、发病机制研究进展

总的来说，躯体不适障碍的病因仍不清楚。目前研究结果显示躯体不适障碍的发病因素主要涉及心理、社会及生物学因素等多个方面。需要注意的是,目前绝大部分对躯体不适障碍疾病机制的研究是基于旧的诊断分类中躯体形式障碍、疑病症和疼痛障碍的研究,旧的分类体系中这几类疾病机制的阐述是否等同于新的诊断标准中的躯体不适障碍,还有待进一步的深入探讨。

(一)心理学机制的探索

为阐述躯体形式障碍的疾病机制,很多学者基于心理学原理尝试建立了躯体形式障碍的疾病机制模型,如 1997 年 Kirmayer & Taillefer 提出了的躯体形式障碍的疾病模型(图 15-2-1)。近年来研究者在此基础上发展了一些新的疾病机制模型,并提供了支持这些模型的研究证据。这些新的疾病模型部分核心内容与 Kirmayer & Taillefer 的模型存在重叠,并在此基础上进一步丰富了疾病模型的心理学机制,如 2004 年 Brown 创建的疾病模型增加了注意系统和感知决策在疾病发生中的作用;2005 年 Rief & Barsky 提出的感知过滤模型(perceptual filter model)认为症状的发展和症状的控制存在自下而上和自上而下调节过程,该模型假设这个调控过程和疾病的精神病理机制存在关联;2007 年 Henningsen 等提出的疾病模型增加了依附理论和医患互动。现代的疾病模型仍然保留了核心特征,如选择性注意加工、对躯体感觉的感知放大、灾难化解释使这一疾病过程持续以及不良的疾病行为等。

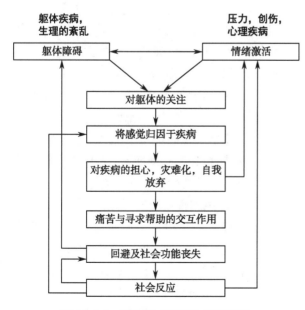

图 15-2-1 躯体形式障碍的疾病模型

(二)疾病的社会心理因素

童年的经历,如幼年期父母过度地关注或忽视,儿童期的患病经历、创伤,生活中存在的现实冲突等,可能是易患因素。依恋模式(attachment patterns)构建了童年负性事件与躯体化症状的关联,以述情障碍为主要特征的情绪认知及识别的发育障碍,也和躯体不适障碍存在显著的关联。在另一个层面上,文化因素也增加了躯体不适障碍的发病易感性,一些文化环境因素是独立于个体、群体和医疗保健系统的,引起躯体不适障碍发生风险增加的独立因素。器质性疾病、紧张的工作环境、负性生活事件也是躯体不适障碍的重要预测因素,如果这些因素持续存在,在一定的易感人格的人群中也会导致躯体不适障碍发生风险的增加及症状的迁延。另外,这类患者经常就诊于非专科医疗机构,客观上会增加误诊或漏诊率,并可能接受了混淆的诊断及不恰当的治疗,这也是导致症状迁延的潜在因素之一。有时继发性获益也可能是维持疾病迁延不愈的重要因素,患者可以因此回避社会责任,并获得更多地关心、保护和照顾。特定的社会文化背景往往鼓励躯体症状的表达,而隐藏情绪症状,这种躯体不适的表达可以寻求他人的关注及同情,甚至操纵人际关系,免除某种责任和义务,导致躯体化成为患者对待心理、社会各方面困难处境的一种心理防御机制和应对方式。

(三)生物学机制的探索

越来越多的研究发现,躯体不适障碍存在神经生物学疾病机制。如有研究发现,20% 的躯体不适障碍患者的女性一级亲属也符合躯体不适障碍的诊断,这种家族聚集现象可能受到遗传、家庭环境因素或两种因素共同的影响。总的来说,遗传因素导致躯体不适障碍、慢性疼痛的易感性增加。全基因组关联分析研究和其他研究尝试确定单基因对疾病的影响,但未得到一致的结果。表观遗传机制也越来越被关注,认为与这类疾病高度相关,童年的负性事件已经被公认为躯体不适障碍的易感因素,使躯体不适障碍的患病风险增加了 4 倍,表观遗传机制对此提供了一种潜在的机制联系。神经生化研究发现躯体形式障碍患者存在应激相关的免疫机制异常,患者存在应激相关的下丘脑-垂体-肾上腺轴功能障碍,下丘

脑 - 垂体 - 肾上腺轴功能紊乱可进一步造成神经细胞可塑性改变，导致脑局部发生退行性变，进而出现各种躯体及心理症状。神经影像学技术的发展使得在体研究各类精神障碍神经病理机制成为可能。如 Hakala 等发现躯体形式障碍患者的双侧尾状核体积增大。Atmaca 等发现，相对于健康被试，躯体化障碍患者双侧杏仁核体积显著减小。De Greck 等进行的任务态功能磁共振研究发现，在执行情感共鸣任务下（emotional empathy task）躯体症状障碍患者双侧海马旁回、左侧杏仁核、左侧中央后回、左侧颞上回、左侧后脑岛、双侧小脑激活均显著下降。最近一项静息态功能磁共振研究发现，相对于健康被试，躯体症状障碍患者感觉运动网络（sensorimotor network，SMN）、默认网络（default mode network，DMN）、警醒网络（salience network，SN）的静息态功能连接增强，患者组 SMN 与 DMN、SMN 与 SN、SMN 与背侧注意网络（dorsal attention network，DAN）、SN 与 DAN 网络间的静息态功能连接增强，且 SMN 与 SN、SMN 与 DAN 网络间的功能连接与患者的躯体化症状显著相关，这提示了 SMN 与 SN 的功能连接异常与患者疼痛和其他症状的感觉 - 识别加工的改变可能有关，这个加工过程同时受情绪加工障碍的影响；SMN 与 DAN 网络间功能连接改变，提示躯体症状障碍患者存在注意障碍，导致对外部刺激的错误感知及与外部刺激相互作用相关的躯体功能调节存在障碍。另一项静息态功能磁共振研究发现，躯体症状及相关障碍患者的右前额叶内侧、前扣带回、缘上回的局部一致性值显著增高，双侧枕中回、枕上回、右楔叶、左侧中央后回、小脑的局部一致性值显著下降，且右侧前额中回的局部一致性值与躯体症状障碍的病程相关。但总体上，关注躯体不适障碍的神经影像学研究仍较少。

虽然针对躯体不适障碍的生物学机制的探索已有一定的发现，但目前的研究仍是不充分的，研究结论尚不足以完整阐述这类障碍的神经病理机制并应用于指导临床诊治。

二、临床治疗研究进展

总的来说，躯体不适障碍的治疗较困难，目前尚没有一个单独的策略可以提供较好的疗效，最佳的治疗策略应该是多模态的联合治疗，最适合的模式是初级保健人员、临床综合科室专业人员和精神保健专业人员的密切合作，在生物 - 心理 - 社会模型的基础上密切合作治疗。但需要注意的是，对于躯体不适障碍的患者，部分患者即使不接受精神科治疗，病情在有些情况下也会得到改善。对于一些个体，经医学检查证明没有躯体疾病证据后，焦虑和压力会消失。但有些个体可能会持续较长的对躯体状况的担心，且造成显著的功能损害，需要接受精神科专科的干预。对于那些早期寻求治疗的个体，疗效最佳。

（一）心理治疗

治疗躯体不适障碍的首要及主要目标是构建医生和患者之间的治疗关系。治疗关系建立的要点是医生必须承认个体的不适是真实的，并严肃对待他们的躯体主诉，医生和患者朝着恢复健康的日常活动的方向共同努力。

在治疗关系建立的基础上，心理健康教育在帮助个体理解躯体症状障碍的本质是很关键的，可以帮助纠正其对躯体症状的错误认知，消除或减轻心理因素的影响，使患者能够正确地评估自己的躯体状况，逐步建立对躯体不适的合理解释。

目前对于躯体不适障碍疗效较确切的心理治疗措施是认知行为疗法（cognitive behavioral therapy，CBT）。2016 年一项持续 12 周的随机对照研究结果发现相对于对照组，CBT 对于健康相关焦虑的改善显著而持续。CBT 可以解决患者对于躯体症状错误的信念和行为，它能帮助个体学习应对日常生活的正性思维，可帮助患者处理患病过程中灾难化、以偏概全等导致不良应对的认知模式，治疗还可以教会个体应对疼痛，并了解什么会令疼痛加重等。总的来说 CBT 可以通过以下的手段发挥作用：①帮助患者学会减轻压力；②帮助患者学会应对躯体症状；③帮助患者学会处理抑郁和其他心理问题；④帮助改善生活质量；⑤帮助患者减少对症状的关注。

团体治疗也被证明是有帮助的，团体治疗过程中，团体成员不仅讨论他们的症状，还可讨论应对导致或恶化躯体症状的压力。此外，简明精神动力人际心理治疗（brief psychodynamic inter-personal psychotherapy，PIT）对于改善有多个、难以治疗的、医学上难以解释症状的患者的生活质量具有长期疗效。其他常用的心理治疗策略还包括精神分析、森田疗法等。

（二）药物治疗

抗抑郁药也可以帮助减轻疼痛、焦虑、易激惹的心境，以及通常伴随躯体不适障碍而发生的恐慌。联合 CBT 治疗可以提高疗效。目前临床实践中治疗躯体不适障碍的五类药物包括：SSRI、SNRIs、TCA、非典型抗精神病药物、中药（圣约翰草等）。所有的抗抑郁药物似乎均对躯体不适障碍有效，小剂量抗精神病药物与其他药物联合应用与单药相比显示出更好的疗效。另外，抗惊厥药物主要用于疼痛的治疗，个别的研究发现抗惊厥药物可治疗躯体形式障碍。少部分研究尝试了其他一些药物，如β受体拮抗药、苯二氮䓬类药物、非甾体类抗炎药物、阿片类药物、微量元素用于治疗躯体不适障碍，但相关临床研究尚有限。

目前多数学者认为，药物并不能治疗躯体不适障碍本身，不推荐为首选治疗策略，而作为心理治疗的一种辅助策略。但也有学者提出了不同建议，认为过分强调疾病的社会心理因素和心理治疗的疗效是这类障碍治疗困难的原因之一。过分强调社会心理因素导致这类患者很少有机会接受专业的帮助。这些学者认为药物治疗对于减轻症状的严重性和减轻患者的痛苦均是有效的；很多躯体不适障碍的患者同时共病焦虑和抑郁，而且会被忽视，未得到治疗会导致症状的持续；有时躯体表现可能本身是抑郁或焦虑的潜在机制；药物治疗费用低而且简单，可以由综合科的医生执行，不一定总需要转诊到精神科医生。所以，尽管提倡心理治疗，但药物治疗也应是治疗躯体不适障碍最常用的临床干预方法。

目前药物治疗躯体不适障碍确实存在较大的阻碍，这主要是由于以下可能的因素：①过分强调社会心理因素对疾病的影响，尽管没有充分的理由。②过分强调心理治疗的作用，但在大部分国家因为心理治疗的费用及受培训的心理专业人员太少，并不是所有患者都很容易获得心理治疗。而且药物治疗和心理治疗的协同效应常被忽视。③目前的诊断分类体系并不能帮助指导医生去诊断或管理躯体症状的患者，最多只能提供一些指导方针甚至过分强调了导致患者痛苦的社会

心理原因。而且，患者因其症状往往涉及躯体多个系统且缺乏特异性，常辗转寻求多个领域的专业人员的帮助，导致各个领域的专业人员均未给予这类患者足够的关注。④专业人员也存在对药物治疗的过分担心，药物治疗常被认为是最后一步的治疗策略，而不是其应有的地位。⑤专业人员在考虑精神药物时因担心副作用而过于谨慎，而且对药物治疗躯体不适障碍的有效性缺乏信心。⑥由于疾病的性质，患者对药物的副作用过分敏感，他们可能混淆了疾病症状和药物不良反应，这导致了不充分和不恰当的治疗：包括药物的剂量和疗程的选择。⑦很少的研究经费应用于关注药物对躯体不适障碍的疗效。近期的一篇综述检索了躯体不适障碍治疗相关的研究，发现在已有的躯体形式障碍的 31 个 RCT 研究中只有 5 个研究关注了药物的疗效。

总之，基于目前的临床及研究现状，有学者对于躯体不适障碍药物治疗的临床实践建议如下：①进一步探明病因和发现更有效的干预措施，采取一种注重实效的治疗措施，而不仅仅是对症处理，药物治疗不是一种次要的或无效的手段，因为它确实减轻了患者的痛苦；②开始药物治疗前，需要充分解释好选择药物治疗的理由，预期的结果及常见的不良反应；③强调不同的治疗方法不是相互排斥，是互补的，且可能是均需要的，因为他们之间存在协同效应；④药物治疗应从低剂量起始，通常是几周而不是几天逐步滴定到目标剂量，因为由于疾病的性质，患者常对药物不良反应较敏感，如剂量滴定太快，会影响依从性；⑤至少持续 12 周的治疗仍未起效方能宣布该药物缺乏疗效，向患者解释好预期的疗效需要数周甚至数月才会出现；⑥治疗目标在于提高生活质量，提高应对能力及功能的康复，而不是病因或治愈。

（三）物理治疗

研究较多的是重复经颅磁刺激（repetitive transcranial magnetic stimulation，rTMS），这是一种无侵入性、安全、直接调控大脑皮质功能的物理治疗方法。有研究发现，SSRI 联合 rTMS 疗效优于单药治疗组。但总的来说，rTMS 在躯体不适障碍的研究很少，具体的作用机制也不明确，还有待进一步研究。

三、研究方向展望

（一）临床诊断及评估

躯体不适障碍目前仍是诊断难、治疗难的一组疾病，且这类障碍更多出现在各级综合医疗机构，而不是精神专科机构，这与患者的患病归因和求助途径是一致的。这就提示不仅要提高精神专科医生对该病的认识，而且需要提高综合医疗卫生机构医务人员对该疾病的识别率。目前的临床评估手段及诊断分类标准对于指导诊断、管理这类患者还存在很多不足。首先，疾病分类标准不断变化，既往躯体形式障碍的诊断标准被视为一种排他性的诊断，通常需要广泛的实验室评估方能确诊；其次，疾病高度异质性及经常共病其他精神障碍等，这些都给基于社区开展相关的研究带来了阻碍。总之，进一步完善临床评估手段及诊断分类标准是精神专科及综合内科共同面临的任务和挑战。

（二）文化背景差异与诊断分类标准

缺乏能被不同文化普遍认同的疾病定义和效度高的诊断标准是始终存在的问题。文化差异是影响躯体不适障碍的临床特征的重要因素之一。由于缺乏能被不同文化广泛接纳的统一的疾病分类定义，导致相关研究结论推广困难。需要从治疗、决策和交流方面不断改进分类系统。被广泛接纳的、信度和效度高的诊断分类标准的确定，可以为流行病学研究和干预研究等各类躯体不适障碍的研究提供一致的纳入标准。

（三）病理机制的进一步探索

目前仍很少有研究关注躯体不适障碍，与其他重性精神障碍相比，涉及躯体不适障碍研究的经费很少，而这类障碍相关的疾病负担已基本和抑郁、焦虑障碍相当，占用了大量的健康资源，且和重性精神障碍一样，是主要的功能致残原因。对于疾病机制的深入探讨是指导诊断、治疗和改善预后的根本途径。很多研究已经确定了社会心理因素与躯体不适障碍之间的关联，然而，很难明确这是疾病的原因还是结果，社会心理因素对躯体不适障碍的发病机制尚未明确。融合多学科的研究手段进一步深入探讨疾病的神经病理机制是今后的主要研究任务。

（四）治疗策略及疗效评价工具

躯体不适障碍的治疗应该是多模态的联合，没有一个单独的策略可以提供较好的疗效。相关的治疗包括心理治疗、药物治疗、物理治疗，这些治疗策略的疗程、药物剂量、疗效、作用机制等仍需进一步深入研究。尤其是对于药物治疗的推荐剂量、疗程、长期预后的改善效应及不同种类药物疗效差异仍需进一步的研究。进一步的研究需要专注基于精神病学特征的治疗，并与其他领域专业人员合作去研究、理解躯体不适障碍，制订更客观的疗效评价工具等。同时需要比较药物治疗、非药物治疗及联合治疗的近远期疗效，需要更大样本和更长时间的治疗观察研究去进一步证实各类治疗是否具备长期的疗效。

（姚志剑　朱荣鑫）

第三节　临床表现

躯体不适障碍患者常具备以下共同的临床特征：

1. 躯体不适障碍患者所述的症状复杂、多样、反复出现、时常有变化，且缺乏明确的、恰当的器质性疾病来解释患者的躯体症状。

2. 躯体不适障碍患者的躯体症状及所致的痛苦常较顽固持久，患者常为了查出躯体症状的原因而不惜代价反复就医检查，且常依据对医学知识的一知半解，将其痛苦归咎为躯体疾病，频繁更换医院和医生，尝试各种治疗方法，服用多种药物。患者对躯体症状的变化及各种药物调整引起的不适感觉往往比较敏感，过分关注，顾虑重重，对治疗依从性较差，往往不能遵循医嘱治疗，常常中断治疗。

3. 躯体不适障碍患者常很难接受精神障碍的疾病标签，常在非精神科反复就诊。同时，非精神专科医务人员对这类障碍识别率较低，且不同的专科常使用不同诊断名称，繁杂混乱，患者获得的诊断名称含糊、多样，如对主要表现为胃肠不适的患者，诊断名称包括自主神经功能紊乱、功能性胃肠病、肠易激综合征以及胃肠神经症等。各种模棱两可的诊断或者假阳性的实验室结果会增加患者的疾病感，强化反复求医行为，增加疾病负担。

4. 患者病前常有应激相关问题，病后的应激又加重了疾病感，由于个性问题，患者在病前常常遇到较多相关心理事件，如人际关系问题。患者倾向于将这些事件放大，产生更大的应激。患病后，患者往往不被家人、同事、领导理解，应激加重，形成恶性循环，加重疾病感。

5. 躯体不适障碍患者的躯体症状主要涉及受自主神经支配的器官系统（如心血管系统、呼吸系统、胃肠道系统、肌肉骨骼系统、泌尿生殖系统等）。通常为两个特点：一是以自主神经兴奋的客观体征为基础，如心悸、出汗、脸红、震颤；二是非特异性症状，如部位不定的疼痛、烧灼感、沉重感、紧束感、肿胀感等。患者的疾病体验、表达，对疾病的解释、归因、求助动机、对医生的期望等心理活动却更具个体特异性和主观性。无论患者具备何种特征的症状，涉及的器官和系统都缺少存在器质性病变的证据或无法被所涉及的器质性疾病所解释。常见的症状有：

（1）呼吸循环系统：常见的症状有心悸、胸闷、心前区不适、非劳力性呼吸困难、心因性咳嗽、非心脏性胸痛、过度换气综合征等，症状常多种多样、经常变化、反复出现。

（2）消化系统：常见的有神经性腹泻、腹痛、频繁稀便、胀气、腹胀、反胃、胃部痉挛等。患者频繁做各种检查，如反复胃镜检查，而结果常常为"浅表性胃炎"，加重患者的疾病恐惧与感觉。

（3）肌肉骨骼系统：常见的有上下肢疼痛，肌肉疼痛，关节疼痛，麻痹感或无力、背痛、转移性疼痛，令人不愉快的麻木或刺痛感。患者对疼痛的描述常常是戏剧化、生动鲜明的。疼痛患者共有的特征：患者趋向于把他们的注意力全集中在他们的疼痛上，并用疼痛来解释他们的所有问题；为了缓解疼痛，他们愿意接受各种治疗。即使经过反复检查未发现相应主诉涉及的躯体病变，但患者也服用多种药物，甚至导致镇静止痛药物依赖；常伴有焦虑、抑郁和失眠等；社会功能明显受损。

（4）衰弱症状：注意力不集中，记忆力下降，过度疲劳，头痛，眩晕、慢性疲劳等。

（5）其他症状：如出汗、震颤、尿频、排尿困难、呃逆等。

上述躯体症状如果涉及 2 个系统的 3 个症状，或者 1 个系统的 4 个及以上的症状称为单器官躯体不适障碍（single-organ type BDD），如果患者的躯体症状涉及 3 个或 4 个系统的 3 个以上的躯体症状称多器官躯体不适障碍（multi-organ type BDD）。

（姚志剑 朱荣鑫）

第四节 诊断与鉴别诊断

一、诊断

1. 诊断要点

（1）引起痛苦体验的躯体症状：躯体症状涉及较多系统，且随着时间变化而不断变化。偶尔有单个症状，如疼痛或疲劳。

（2）对症状的过分关注或者不成比例的过分关注：患者坚信症状会带来健康影响，或将带来严重后果，到处反复就医。

（3）医学检查结果及专业医务人员对躯体状况的说明、澄清均不能缓解患者对躯体症状的过分关注。

（4）躯体症状及痛苦持续存在，症状（不一定是相同症状）在一段时间（如至少 3 个月）的绝大部分时间均存在。

（5）症状导致患者个人、家庭、社会、教育、职业或其他重要功能方面的损害。

2. 严重程度分类

（1）轻度躯体不适障碍（mild bodily distress disorder）：符合躯体不适障碍的诊断标准。患者过度关注某些躯体症状及其后果，但并没有因此被过度困扰（每天投入到对症状担心的时间不超过 1 小时）。虽然患者对躯体症状表示担心，并且对其生活造成一定影响（例如：人际关系紧张，学业或职业效率低下，放弃休闲活动），但对于个人及其家庭、社会、学业、职业或其他重要的功能没有实质性的损害。

（2）中度躯体不适障碍（moderate bodily distress disorder）：符合躯体不适障碍的诊断标准。患者过度关注某些症状及其后果（每天投入超过 1 小时的时间关注症状及后果），典型表现为与之相关的频繁就医。患者将自身大部分精力投入在对症状及其后果的关注上，造成个人、家庭、社会、学业、职业或其他重要的功能领域中等程度的损害

（例如：人际关系冲突，工作中的业绩问题，放弃一系列社会和休闲活动）。

（3）重度躯体不适障碍（severe bodily distress disorder）：符合躯体不适障碍的诊断标准。对症状普遍及持续的关注可能成为患者生活的焦点，反复、多次在医疗保健机构频繁就医。对症状及其后果的过度关注会导致个人、家庭、社会、学业、职业或其他重要功能领域的严重损害（无法工作，疏远朋友和家庭，放弃几乎所有的社交和休闲活动）。个人兴趣可能会变得狭窄，以至于几乎只关注自身躯体症状及其消极的后果。

二、鉴别诊断

1. **躯体疾病** 与躯体疾病的鉴别始终是一个需要重视的任务，因为即使是症状典型或者已经确诊的躯体不适障碍的患者，也有合并新的躯体疾病的可能。这是精神科医生必须牢记的，也是其他科医生必须把关的。一项设计严格的诊断性随访研究中，对初次诊断为功能性症状或综合征的患者重新进行全面评估，可发现多达 8% 的病例存在潜在的器质性病变。对待躯体不适障碍的患者，应与其他躯体症状就诊的患者一视同仁，按照危险因素和症状性质，做必要的检查，不迁就患者重复检查，不给出明显与临床证据相悖的治疗，这是鉴别诊断的基本原则。躯体疾病其症状主诉常相对集中，症状、体征可以被相应脏器器质性疾病所解释，具有明确、与症状和体征相称的客观检查结果；躯体不适障碍患者的主诉更严重，功能损害更大，躯体症状的数量通常超过相关的躯体疾病表现，且"查无实据"。

2. **疑病障碍** 常存在坚定而明确的关于患病的超价观念，希望医生检查或重复检查来证实他的观念或顺应他的观念给出治疗，患者有时躯体症状并不严重，甚至没有躯体症状，但仍坚信疾病的存在。躯体不适障碍患者关注的重点是症状本身及症状的严重程度对个体的影响，而不是对潜在进行性严重疾病的担心。躯体不适障碍患者也可能相信其躯体症状预示躯体疾病或损害，但关注点主要是要求治疗以消除症状。而疑病障碍患者的注意力会更多地指向潜在进行性的严重疾病过程及其致残后果。

3. **焦虑障碍** 焦虑障碍的患者担心的内容涉及生活的各个方面，不局限于身体健康。其关注的焦点也不像躯体不适障碍患者那样几乎锁定健康或疾病问题。惊恐发作时有剧烈而弥散的躯体症状，患者因为担心得了严重的躯体疾病及可能的危险后果而至医院、甚至急诊就诊。惊恐障碍的发作是急性的，此后并没有持续的病感，而躯体不适障碍是一种慢性过程，患者的躯体症状及对躯体情况的担心是持续的，或至少是占了生活的主导地位。

4. **抑郁障碍** 抑郁障碍的患者常有躯体症状以及疑病观念，有时躯体症状甚至是患者主要的就诊原因；而躯体不适障碍也常伴有抑郁情绪。通过系统的临床评估，明确患者是否存在符合诊断标准的抑郁症状，如患者符合抑郁障碍诊断标准，应考虑为抑郁障碍。只有当躯体症状的先占观念不是在抑郁发作背景下出现，例如先占观念先于抑郁出现，或抑郁缓解后出现，则诊断为躯体不适障碍。

5. **转换障碍** 转换障碍的患者对其神经功能丧失（运动、视、听、说等）采取泰然处之的态度，常有一定的性格特征，病前常存在心理应激，躯体症状在时间上与应激性事件有明确的联系，症状易受暗示而变化等。而躯体不适障碍患者展示的是躯体症状带来的精神痛苦，患者一贯的态度是围绕症状寻求检查和治疗。但需要注意的是，躯体不适障碍患者可能伴有个别转换症状。

6. **妄想障碍** 躯体不适障碍患者强调的是患者角色，对所患疾病诊断并不执着（和典型疑病症患者不同），更没有躯体妄想障碍常存在的涉及躯体的精神病性症状。

7. **强迫障碍** 某些强迫障碍患者的强迫观念主题内容与躯体疾病相关，但典型的强迫障碍患者对躯体疾病的认识是强迫和反强迫同时存在，患者一方面担心患上某种躯体疾病，同时也认为是过分的、不必要的，因此而痛苦。即使是自知力不良的患者，也感到强迫观念具有侵入性，而且患者有意识地加以抵抗，或以强迫行为力图减轻焦虑症状。这些特征都是躯体不适障碍患者所不具备的。

8. **物质依赖或滥用** 患者常常滥用苯二氮䓬类药物，甚至阿片类镇痛剂，形成依赖。当出现戒断症状时，疼痛非常常见，但这类患者的疼痛必须继续使用成瘾药物或用替代药物才能缓解,借此与躯体疼痛障碍鉴别。

(姚志剑 朱荣鑫)

第五节 治 疗

一、治疗原则

1. **提高对躯体不适障碍的识别能力** 这类障碍的患者最初的诊治机构往往是初级保健机构或综合科室,而非精神科专业机构。往往在这样的机构中,患者的躯体不适长期被认为是器质性疾病,并且做出的诊断和治疗策略在不同的专科相差较大,甚至是经常相反的。所以,治疗的首要前提是要提高各类初级机构及综合科室专业人员对这类障碍的识别能力,知晓这类障碍的临床多样性:患者经常存在各种躯体不适,例如身体不同部位的疼痛,疲劳,或心血管,胃肠或其他器官功能的感知紊乱;许多患者同时或者随着时间推移会出现多种症状;也有些患者只会出现一种持续症状;痛苦不仅来源于躯体不适,还涉及心理和行为方面,如对健康的高度焦虑及求医行为;严重程度的范围很广,从轻微症状,功能障碍很少到严重致残状况。

2. **重视治疗关系的建立** 帮助躯体不适障碍的患者,最需要的是从建立真正的治疗关系开始。不否定患者的躯体症状是建立治疗关系的重要开始,要以耐心,同情,接纳的态度对待患者的痛苦和主诉,理解他们躯体体验的真实性,而不是"想象的问题"或"装病"。

3. **全面、动态的临床评估** 早期就诊阶段应进行全面的医学评估和适当的检查,医生应对检查结果给予清楚的报告并进行恰当的解释,特别是对矛盾实验室结果或者似是而非的阳性结果的解释。解释既不能加重患者对不适躯体体验灾难化的推论,也不应彻底否认患者的躯体问题。在疾病的过程中,如果躯体症状加重或出现新的症状,均必须进行适当的检查和评估以排除器质性障碍。

4. **重视心理和社会因素评估** 确定躯体症状的心理因素可能是患者的病因之一后,应尽早引入心理社会因素致病的话题,医生应尽可能早地选择适当的时机向患者提出心理社会因素与躯体症状关系问题的讨论。鼓励患者把他们的疾病看成是涉及躯体、心理和社会因素的疾病。

5. **适当控制患者的要求和处理措施** 医生要避免承诺安排过多的检查,以免强化患者的疾病行为。医生可以定期约见患者,提供必要的检查,但不能太频繁,这样一方面可以避免误诊,另一方面可减轻患者的焦虑。要对家庭成员进行相关疾病知识的教育,因为家庭成员也可能强化患者的疾病行为。

二、治疗方法

躯体不适障碍治疗比较困难,通常采用心理治疗、药物治疗及物理治疗等综合性治疗方法。

1. **药物治疗** 药物对症治疗十分重要,但需要注意适应证是否明确,在治疗前应仔细评估患者的情况,确定在哪个阶段、使用哪些精神药物是有利的。药物治疗主要是针对患者的抑郁、焦虑等情绪症状,选择抗抑郁或抗焦虑治疗。常用的有抗焦虑药物及 SSRI、SNRI 类等抗抑郁药物治疗;对慢性疼痛患者,可选择 SNRI、三环类抗抑郁药治疗、镇痛药对症处理;易激惹状态,可使用小剂量镇静剂;对有偏执倾向、确实难以治疗的患者可以慎重使用小剂量非典型抗精神病药物,如喹硫平、利培酮、阿立哌唑、奥氮平、氨磺必利等,以提高疗效。

2. **心理治疗** 目前常用的心理治疗方法有认知行为疗法、精神分析、支持性心理治疗、团体治疗、家庭治疗等。不同的心理治疗方法各有千秋,临床上均可选用。其中认知行为疗法的循证证据最多,认知行为疗法可帮助患者处理患病过程中的"灾难化""以偏概全"等导致不良应对的认知模式,并指导患者用积极的行动,改善应对及精神生活品质,从而争取改变症状。

3. **物理治疗及其他治疗** rTMS 治疗、频谱治疗、按摩治疗等,有一定辅助治疗效果。中医中药治疗也有一定疗效。

(姚志剑 朱荣鑫)

第六节 病程和预后

躯体不适障碍是一种慢性波动性病程的疾病。对于大部分躯体不适障碍的患者,经过系统的干预及治疗，能够打断或至少限制继续围绕躯体症状的过分挣扎。但也有很多患者病程较长且最终治疗不成功，医患双方均会感到沮丧，客观上讲这类障碍对全球疾病负担的影响很大且仍在不断增加。精神科专科医生对于这些具有多年就诊经历及大量临床检查资料、用过多种药物治疗后效果不佳的难治性病例，一方面需要坚持医学上"不伤害"的原则，不迁就进行没有必要的检查和适应证不明的治疗；另一方面，本着照顾、不抛弃的原则，给予患者规定的临床时间进行复诊。

影响预后的不利因素包括，患者有神经质的人格素质、受教育水平和经济社会地位低、生活中有难以避免的应激处境，治疗依从性差等；合并有焦虑和抑郁情绪，也往往使躯体症状更明显，或更加难以忍受，从而影响预后；躯体症状的总数目与患者功能障碍密切相关；高健康焦虑是疾病总体严重程度的独立风险因素。一般认为，有明显精神诱发因素、急性起病者预后良好。若起病缓慢、病程持续2年以上者，则预后较差。

（朱荣鑫 姚志剑）

参 考 文 献

[1] 陆林，沈渔邨精神病学. 第6版. 北京：人民卫生出版社，2018.

[2] 郝伟，精神病学. 第8版. 北京：人民卫生出版社，2018.

[3] 美国精神医学学会. 精神障碍诊断与统计手册5版.（美）张道龙，等译. 北京：北京大学出版社，2015.

[4] 美国精神医学学会. 理解DSM-5精神障碍.（美）张道龙，等译. 北京：北京大学出版社，2016.

[5] Rief W, Martin A. How to use the new DSM-5 somatic symptom disorder diagnosis in research and practice: a critical evaluation and a proposal for modifications. Annu Rev Clin Psychol, 2014, 10: 339-367.

[6] Somashekar B, Jainer A, Wuntakal B. Psychopharmacotherapy of somatic symptoms disorders. Int Rev Psychiatry, 2013, 25(1): 107-115.

[7] Cosci F, Fava GA. The clinical inadequacy of the DSM-5 classification of somatic symptom and related disorders: an alternative trans-diagnostic model. CNS Spectr, 2016, 21(4): 310-317.

[8] Murray AM, Toussaint A, Althaus A, et al. The challenge of diagnosing non-specific, functional, and somatoform disorders: A systematic review of barriers to diagnosis in primary care. J Psychosom Res, 2016, 80: 1-10.

[9] Budtz-Lilly A, Schroder A, Rask MT, et al. Bodily distress syndrome: A new diagnosis for functional disorders in primary care? BMC Fam Pract, 2015, 16: 180.

[10] Henningsen P. Management of somatic symptom disorder. Dialogues in clinical neuroscience, 2018, 20(1): 23-31.

[11] Rief W, Martin A. How to use the new DSM-5 somatic symptom disorder diagnosis in research and practice: a critical evaluation and a proposal for modifications. Annual review of clinical psychology, 2014, 10: 339-367.

第十六章 进食障碍

第一节 概　述

一、概念及分类

进食障碍（eating disorder，ED）是指以反常的进食行为和心理紊乱为特征，伴发显著体重改变和／或生理、社会功能紊乱的一组疾病。主要包括神经性厌食症（anorexia nervosa，AN）、神经性贪食症（bulimia nervosa，BN）和暴食障碍（binge eating disorder，BED）。

将神经性厌食症作为一疾病诊断始于19世纪末，而神经性贪食症在1979年才正式被列为临床诊断。暴食障碍是在2000年出版的DSM-Ⅳ-TR作为未加标明的进食障碍（eating disorder not otherwise specified，EDNOS）的一个暂时分类，直到在2013年出版DSM-5中，暴食障碍才成为一个独立的疾病，和神经性厌食症、神经性贪食症并列作为进食障碍的主要疾病分类。

DSM-5和ICD-11分类目录中，均将"进食障碍"与既往诊断系统中的"起病于婴幼儿及青少年时期的喂养障碍"合并为"喂养和进食障碍"，包括回避性／限制性摄食障碍、异食症、反刍障碍、神经性厌食症、神经性贪食症、暴食障碍等。本章重点讲述神经性厌食症、神经性贪食症、暴食障碍，在"第五节　其他进食相关障碍"中将对"起病于婴幼儿及青少年时期的喂养障碍"进行简单介绍。

二、流行病学

目前，有关进食障碍的流行病学数据多来自欧美国家。据估计，美国成人和青少年（13～18岁）神经性厌食症的终生患病率分别为0.6%和0.3%；神经性贪食症的终生患病率分别为1.0%和0.9%；暴食障碍的终生患病率分别为3.0%和1.6%。在寻求减重治疗的肥胖人群中，暴食障碍平均患病率高达30%。

进食障碍患者中女性明显多于男性，成人女性和男性神经性厌食症的终生患病率分别为0.9%和0.3%；神经性贪食症的终生患病率分别为1.5%和0.5%；暴食障碍的终生患病率分别为3.5%和2.0%。临床中首诊为神经性厌食症的患者中女性和男性比例约为11：1，首诊为神经性贪食症的女性和男性比例约为13：1。

神经性厌食症发病年龄早，为13～20岁，中位数为16岁，发病的两个高峰年龄分别是13～14岁和17～18岁；神经性贪食症发病年龄常较神经性厌食症晚，发生在青少年晚期和成年早期，发病范围较神经性厌食症更大，为12～35岁，中位数为18岁；暴食障碍发病年龄更晚，中位数为23岁。

中国精神卫生调查（2019年）公布的数据显示我国≥18岁的成年人中进食障碍的终生患病率为0.1%，12个月患病率低于0.1%。在上海儿童和青少年（4～18岁）中开展的流行病学研究（2011—2012年）显示，进食障碍的患病率为1.4%，均明显低于欧美国家。

一般认为，我国的进食障碍的患病率低于欧美国家。但现有的调查数据提示我国进食障碍发病率呈逐年上升趋势，严重影响着年轻女性的健康甚至是生命。因此，对我国初中生、高中生和大学生进行进食障碍的预防工作应引起高度重视，对模特、舞蹈演员、体操运动员、演员等特殊人群的进食障碍防治尤为必要。

三、病因和发病机制

进食障碍是复杂的多因素疾病，目前其病因虽然仍未完全阐明，但可以肯定其病因与生物、心理和社会文化因素密切相关。在分析进食障碍个案的病因和发病机制时，需考虑到发生进食障碍的前提基础（素质因素），症状出现之前的条件因素（诱发因素）及维持疾病的因素（维持因素）。

（一）素质因素

1. 人格特征　是进食障碍的高危因素之一，其中，低自尊、完美主义、刻板性是几个最重要的人格特征。进食障碍患者常共存人格障碍，报道称神经性贪食症与 B 型人格障碍（尤其是边缘型人格障碍）及 C 型人格障碍（尤其是回避型人格障碍）有关，神经性厌食症与 C 型人格障碍（尤其是强迫型人格障碍及回避型人格障碍）有关。

2. 遗传因素　性格的形成是先天遗传因素和后天环境（如围生期、家庭环境等）相互作用的产物。双生子及家系研究发现，进食障碍是复杂的遗传性疾病，遗传度在 50%～83%，其中，神经性厌食症遗传倾向较神经性贪食症明显，目前认为神经性厌食症的发生受到多个基因的调控，这些基因主要集中在与饮食、体质量及进食行为相关的神经生物学系统。

3. 其他生物学因素

（1）神经生化：进食障碍的神经生化研究提示，神经递质及神经肽与进食及体重的调节有关，前者包括 5- 羟色胺（5-HT）、多巴胺（DA）、去甲肾上腺素（NE）和乙酰胆碱（Ach），后者包括神经肽 Y（NPY）、脑源性神经营养因子（BDNF）、瘦素、胃饥饿素、阿片肽、催产素等。

（2）认知电位：脑电生理学技术的事件相关电位（event-related potential，ERP），也被称为认知电位，研究提示神经性厌食症患者的认知功能受损。反应抑制功能过度可能是神经性厌食症的特征性神经认知内表型。

（3）神经影像：近年来较热的脑影像技术即磁共振成像（magnetic resonance imaging，MRI）技术，通过对进食障碍患者的脑功能及脑结构进行成像，发现进食障碍患者存在认知控制、犒赏、情绪调节等广泛脑区的功能或结构异常。

（二）诱发因素

1. 早年环境因素　儿童期虐待，包括躯体虐待、心理虐待、性虐待以及被忽视，会导致表观遗传学的改变，对发育中的大脑生理结构以及神经生化反应会造成显著的影响。此外，也有研究发现进食障碍与其他因素有关，如：与母亲抽烟、产科及围生期并发症如母亲贫血、早产儿（<32 周）等多种因素有关。

2. 病前应激因素　减肥作为社会时尚，受到公众的推崇，而这种“以瘦为美”的审美取向对人们尤其青少年和年轻女性所起的导向作用是巨大的。过去因体形、体重受到过嘲讽，学习、感情上受挫，家庭成员重病或死亡，生活环境变迁等负性生活事件，如果让青少年和年轻人产生失控感、感觉自己不够好、担心或应激、独自承受却无法疏泄时，这些应激因素将成为进食障碍发病的直接诱因。

（三）维持因素

1. 家庭因素　家庭被家庭治疗师认为是进食障碍产生和维持的因素，在进食障碍的发生与发展中所起的作用非常重要，甚至有理论家认为其作用和基因一样重要。Minuchin 等认为，本病存在一种特定的关系模式，这个模式由“缠结、过度保护、僵化以及缺乏解决冲突的能力”组成。另有研究发现神经性厌食症患者的家庭环境具有低亲密度、低情感表达、低娱乐性和高矛盾性等特征。

2. 社会文化因素　学校、社会的减肥风潮不仅是环境诱因，也可能助长了该病的维持，尤其减肥后周围人的赞美和羡慕，该获益性容易强化减肥行为。

四、治疗原则

进食障碍是一组涉及生理和心理紊乱的精神障碍，与其他精神障碍所不同的是，其生理紊乱所致的躯体并发症可累及全身各大系统、器官，因此在确定治疗方案前有必要对患者进行全面评估。治疗需要遵循以下原则：

1. 多学科协作治疗　精神科医生和护士、内科医生或儿科医生、营养师、心理治疗师、心理咨询师和社会工作者等共同参与治疗。

2. 全面评估　躯体状况、精神状况、进食相关的症状和行为的评估与监测。

3. 综合治疗　营养治疗、躯体治疗、精神药物治疗和社会心理干预。

虽然进食障碍可以有神经性厌食症、神经性贪食症、暴食障碍等不同的表现形式，但总体治疗目标是一致的：

1. 尽可能地去除严重影响躯体健康的异常进食相关行为，恢复躯体健康。

2. 治疗躯体并发症。

3. 提供关于健康营养和饮食模式方面的教育。

4. 帮助患者重新评估和改变关于进食障碍核心的歪曲认知、态度、动机、冲突及感受，促进患者主动配合和参与治疗。

5. 治疗相关的精神问题，包括情绪低落、情绪不稳、冲动控制力下降、强迫观念和行为、焦虑、自伤自杀等行为障碍。

6. 通过提供照料者指导和家庭治疗来争取家庭的支持。

7. 防止复发和恶化。

（陈 珏 徐一峰）

第二节 神经性厌食症

神经性厌食症（anorexia nervosa，AN），简称厌食症，是一类患者自己有意严格限制进食，导致体重明显下降并低于正常，身体功能损害为特征的疾病。该病多见于13～20岁的青少年和年轻女性，主要表现是患者强烈地害怕体重增加，恐惧发胖，对体重和体形的极度关注，有意造成体重明显减轻，导致营养不良，进而造成累及全身各大系统的并发症，严重者造成多器官功能衰竭而死亡。国外曾有报道该病死亡率高达5%～20%，被认为是最致命的精神障碍。

目前，无论是美国诊断体系还是国际诊断体系，均按照患者"有无规律的暴食或清除行为"将AN分为两个亚型，即限制型（restricting type，AN-R）和暴食/清除型（binge/purging type，AN-BP）。

一、临床表现

（一）心理和行为症状

1. **对苗条的病理性追求** 厌食症患者对"肥胖"的强烈恐惧和对体形、体重的过度关注是临床核心症状，故意限制进食常常是首发症状。30%～50%的患者会出现阵发性暴饮暴食行为，通常这些暴食行为发生在限制进食后的18个月内。为减轻体重，患者常常有过度运动或活动、催吐、导泻、滥用减肥药、利尿药、抑制食欲的药物。

2. **体像障碍** 厌食症患者对自己的体形、体重存在不正确的认知，对身体的胖瘦或某些部位的粗细、大小等存在感知障碍，即使已经明显消瘦，仍感觉自己很胖，故常伴有强烈的焦虑、恐惧情绪。

3. **对食物的兴趣增加** 患者为了苗条在行为上过度限制自己进食，对食物的兴趣不减反增，常专注于食物及与食物相关的活动，例如，强迫亲人吃东西，看与食物或与吃有关的电视节目或视频等。

4. **否认病情** 厌食症患者常常否认病情，否认饥饿感、疲劳感，部分患者否认自己想要减肥，将进食少归因为"没胃口""胃胀""胃难受""便秘"等躯体问题。

5. **情感症状** 在营养不良和饥饿状态下，患者出现严重的情绪变化，表现为烦躁易怒，情绪不稳，郁郁寡欢，兴趣减退，易流泪，出现睡眠障碍，逐渐拒绝、回避社交活动。抑郁情绪在厌食症患者中很常见，严重时患者出现自杀倾向或自伤自杀行为。

6. **强迫症状** 在营养不良和饥饿状态下，厌食症患者变得更加刻板、固执，表现出进食相关的强迫症状，或原有强迫症状的加重。例如，患者脑海里反复出现食物画面，控制不住反复思考吃什么等。强迫性计算食物热量、强迫性照镜子、强迫性称重、强迫性运动、强迫性站立等。此外，强迫性洗涤、强迫性检查等症状在厌食症患者中也很常见。

（二）生理症状

1. **与营养不良有关的并发症** 厌食症患者饥饿所致营养不良会产生全身生理功能紊乱，其躯体并发症可累及全身每一个器官、系统。患者有低体温、心动过缓、低血压及直立性低血压；贫血、白细胞低下甚至全血细胞减少；低蛋白血症；胃肠道活动减弱，导致胃排空延迟，出现胃部饱胀不适、便秘；肝功能异常、胰腺病变也很常见；青春前期患者可有性心理发育迟缓和第二性征发育停滞，青春期女性患者常有停经或月经紊乱；性功能障碍也多见，出现性欲减退或勃起功能障碍；严重的慢性并发症有骨质疏松、肾功能衰竭等。

2. **中枢神经系统并发症** 与营养不良有关的并发症还包括中枢神经系统并发症。由于营养不良导致大脑萎缩，脑功能异常，从而出现一系列改变。多数患者随着饮食状况的好转，这些表现是可以恢复的。但一些严重的改变可能不能恢复，如有学者认为随着体重的增加，白质和脑脊液的量可恢复正常，但灰质质量可能不能恢复正常，这种患者预后也差。

（1）精神状况：早期精力充沛甚至欣快，睡眠少、非常关注周围事物。当营养状况持续恶化时，大脑由于严重营养不良，表现反应迟钝、精神萎靡。

（2）思维能力下降：饥饿对中枢神经系统功能影响很大。注意力不集中、记忆力下降、学习能力下降、对噪声过度敏感，患者还可表现强迫性思维，反复思考，尤其是在体重、食物卡路里方面过分计较，过分追求完美。患者对体重、食物的固执、难以改变的先占观念也和大脑功能状态有关。

（3）情绪异常：早期精力充沛甚至欣快，但情绪不稳定（易从一个极端转到另一个极端）、易激惹，随着病情加重，出现抑郁、焦虑甚至自杀观念。

（4）意识障碍或癫痫发作：有些患者在营养状况差、合并感染或代谢紊乱时出现意识模糊、谵妄、癫痫发作甚至昏迷。

3. 与行为问题有关的并发症 厌食症患者的呕吐或滥用减肥药、泻药、利尿剂、灌肠剂等行为，因为这些行为导致体内液体流失、血容量下降，从而使血尿素氮水平明显高于肌酐水平。最常见的电解质异常是低钾、低钠、低氯以及低氯性代谢性碱中毒。呕吐和滥用泻药可导致低钾和代谢性碱中毒，泻药滥用可导致代谢性酸中毒和低钠。

再喂养综合征（refeeding syndrome，RFS）：是指机体经过长期饥饿或营养不良，重新摄入营养物质导致以低磷血症为特征的电解质代谢紊乱及由此而产生的一系列症状。再喂养综合征的病理机制是再进食使得磷急速转移进入细胞参与糖和蛋白质合成过程中的磷酸化作用，从而使血磷降低，引起心肌功能紊乱和神经系统并发症及由此而产生的一系列症状。低磷血症是 RFS 的主要病理生理特征，低钾血症是 RFS 致死的主要原因，同时还有低镁血症、维生素 B_1 缺乏等表现。因此营养不良患者在再喂养初的几天里需要监测

血浆磷水平。一旦发现血磷降低，应立即采用口服方法补充。

二、诊断与鉴别诊断

（一）诊断

根据 DSM-5 诊断标准，神经性厌食症的诊断需符合以下 3 条：

1. 限制能量摄入，明显的低体重状态 - 体重低于最低标准体重（例如，成年人体重指数≤18.5kg/m²），或对于儿童和青少年而言，体重低于其年龄相应的最低预期体重（例如，低于其年龄相对应的 BMI 百分数的 5 个百分位点）。

2. 即使体重明显减轻，患者仍然强烈恐惧体重增加或变胖，或者持续进行妨碍体重增加的行为。

3. 患者对自己体重或体形的体验紊乱，对体重或体形的自我评价不恰当，或者对目前低体重的严重性持续缺乏认识。

神经性厌食症可以分为两个特殊亚型：

1. 限制型 在最近 3 个月中，无反复发作的暴饮暴食或清除行为（如自我诱导呕吐或滥用通便药、利尿剂或灌肠剂）发作。该亚型患者的体重减轻主要是通过节食、禁食和 / 或过度运动实现的。

2. 暴食 / 清除型 在最近 3 个月中，存在反复发作的暴饮暴食或清除行为（即自我诱导呕吐或滥用通便药物、利尿剂或灌肠剂）。

此外，DSM-5 根据神经性厌食症患者 BMI（对于成人而言）或 BMI 百分数（对于儿童和青少年而言）进行严重度划分。成年神经性厌食症患者严重程度划分如下：

轻度：BMI≥17kg/m²

中度：BMI 16～16.99kg/m²

重度：BMI 15～15.99kg/m²

极重度：BMI < 15kg/m²

（二）鉴别诊断

1. 躯体疾病 神经性厌食症主要与某些躯体疾病引起的体重减轻相鉴别，但躯体疾病患者很少有怕胖的超价观念及体像障碍，进一步的躯体检查也可帮助鉴别。

2. 抑郁症 神经性厌食症患者常会伴发轻度至中度抑郁，部分患者病前先有抑郁情绪。抑

郁症患者没有对体重增加的过分恐惧,其体重减轻通常不会导致营养不良程度。神经性厌食症患者伴发的抑郁多数属于神经性厌食症症状的一部分,该抑郁程度通常为轻度至中度,随着营养的改善,抑郁症状缓解消失,此时不需要另作诊断。然而,如果患者的抑郁程度达重度,并且随着营养的改善,抑郁症状并没有好转,此时可以认为抑郁症是神经性厌食症之外的独立的疾病,可以考虑共病抑郁症的诊断。

3. 焦虑障碍 患者对进食、体重增加感到焦虑不安,会回避社交,但这些均为神经性厌食症症状的一部分,不另做诊断。只有当神经性厌食症病前符合焦虑障碍诊断、且与神经性厌食症的体像、进食、体重等相关症状无关,才考虑焦虑障碍诊断。

4. 强迫障碍 患者可对食物、体重、体型存在强迫性思维,并有强迫性称重、强迫性运动、强迫性催吐、强迫性服用泻药等强迫行为,但这些均为神经性厌食症症状的一部分,不另作诊断,尤其营养越差,强迫症状越严重。只有当神经性厌食症病前符合强迫障碍诊断、且与神经性厌食症的体像、进食、体重等相关症状无关,才考虑强迫障碍诊断。

5. 神经性贪食症 部分神经性厌食症患者,即暴食/清除型神经性厌食症,可有间歇性暴食、催吐等清除性行为。神经性厌食症患者为低体重,而神经性贪食症的体重基本正常或轻微超重。

三、治疗

厌食症治疗的首要目标是体重增加,治疗主要包括营养治疗、躯体治疗和心理治疗,对于初始使用营养治疗和心理治疗后体重仍未增加的急性期患者,可以考虑辅助药物治疗。

(一)营养治疗

营养治疗(包括饮食监管及禁止暴食和呕吐行为)被各国指南一致推荐作为促进低体重厌食症患者体重增加的一线治疗,是厌食症最主要、最紧急、最基本的治疗。营养治疗的目的是恢复正常的饮食习惯、恢复体重、纠正营养不良,通过体重恢复可以纠正厌食症导致的多种生理问题。一般遵循经口进食、起始少量、逐渐增加的原则。每周体重增加0.5~1.0kg为宜,目标体重临床上通常取正常体重低限,如BMI 18.5kg/m²或19kg/m²,对儿童和青少年人群应用BMI百分数更为准确。肠内营养只是用于严重病例抢救生命的短期治疗方法。

再喂养如果过快或过迅猛可能会引起有潜在致命危险的再喂养综合征,表现为营养不良的患者在营养康复过程中出现的水和电解质代谢变化,具有潜在致命危险,在营养治疗过程中需小心监测。

(二)躯体治疗

严重营养不良的患者死亡率较高,首要的治疗是支持疗法,纠正水、电解质紊乱,纠正躯体并发症,保证能量供给。造成躯体症状的原因有营养不良、营养不良的病理生理后果、导致体重降低的行为、自伤行为和医源性原因等,产生的躯体症状可涉及全身所有系统,对于严重的躯体症状必须有针对性地给予相应的躯体治疗。可以请内科医生、儿科医生、营养学家协助治疗。

(三)心理治疗

心理治疗主要有家庭治疗、认知行为疗法(cognitive behavioral therapy,CBT)、和精神动力性心理治疗等。家庭治疗是青少年厌食症的首选心理治疗;对于成人厌食症,尚无证据表明某一种治疗优于其他治疗。治疗的选择基于可获得性、患者年龄、患者偏好及费用。

1. 家庭治疗 家庭治疗的目标是通过改变维持患者症状的家庭互动模式即改变家庭系统而改变患者症状。家庭治疗探索维持厌食症的家庭互动模式,在家庭成员都能认可的基础上调整家庭互动模式。家庭治疗对于起病较早(≤18岁)、病期较短(≤3年)的青少年厌食症患者效果较好、证据最强。

2. 认知行为疗法(cognitive behavioral therapy,CBT) 目标是恢复正常的进食行为及健康的体重;巩固疗效,防止复发;适应社会。CBT适合年龄较大、营养状况得到一定改善的厌食患者。对住院治疗的青少年患者,针对进食障碍的CBT能有效改善体重和病理心理,并在治疗后12个月仍能保持疗效。

3. 精神动力性治疗 精神动力性治疗是一种领悟治疗,其目标是帮助患者理解其生病与早年经历、生活事件之间的关系,理解厌食症背后的潜意识冲突、防御方式等。精神动力性治疗适合在有心理治疗动机、能够体察自己的情感、能够通过领悟使症状得到缓解、能建立工作联盟的厌食症患者中进行。

（四）药物治疗

当厌食症患者的体重非常低时，以及在再喂养的早期阶段，除非必要，否则最好尽量避免药物治疗。等患者营养状况改善后，如仍有严重的焦虑、抑郁、强迫、偏执等症状，可在营养治疗基础上采用小剂量的药物治疗。

1. 抗抑郁药 抗抑郁药对厌食症患者的疗效并不肯定，不宜用于单独治疗厌食症。如果厌食症患者在体重恢复正常后仍有贪食、抑郁、焦虑或强迫症状，则可以考虑应用选择性5-羟色胺再摄取抑制药（SSRI）。其中应用报道较多的SSRI是氟西汀、西酞普兰，青少年患者可选用舍曲林、氟伏沙明。

2. 非典型抗精神病药 对于具有妄想性信念如体像障碍等症状的患者，可选用利培酮、奥氮平、喹硫平、阿立哌唑等非典型抗精神病药物，宜从低剂量开始使用。

3. 其他药物 如抗焦虑药、抗癫痫药、促胃动力药、锌剂也可对症使用。闭经超过6个月的患者，需咨询妇科医生，必要时采用人工周期1疗程，而后停药观察，因为营养治疗是闭经患者最根本的治疗。

四、病程和预后

厌食症病程常以慢性和复发性为特征。约有50%的患者预后良好，可获痊愈；约25%的患者预后中等，仅躯体症状改善，但仍有进食或心理方面残留症状；约25%的患者预后较差，发展为慢性。5%～20%患者死于极度营养不良导致的多器官衰竭，或情绪障碍所致的自杀等。

本病的预后与发病年龄、病程迁延时间、患者个性特征、家庭环境等因素密切相关。对于发病年龄小（小于17岁）、病程短、不伴有人格问题、家庭支持良好、否认体相障碍的非典型的厌食症患者，预后相对较好。发病年龄大、病程迁延反复、体重过低、伴有人格问题、家庭冲突严重，以及有暴食、呕吐、使用泻药的患者，预后较差。

（陈　珏　徐一峰）

第三节　神经性贪食症

神经性贪食症（bulimia nervosa，BN），简称贪食症，是一类以反复发作性暴食及强烈控制体重的先占观念为特征的疾病。主要表现为反复发作、不可控制、冲动性地暴食，继之采取防止增重的不恰当的代偿行为，如禁食、过度运动、诱导呕吐、滥用泻药、利尿剂等，这些行为与其对自身体重和体型的过度关注和不客观的评价有关。30%～80%的贪食症患者有厌食症病史，与厌食症患者体重过低不同，贪食症患者大多体重正常或轻微超重。

一、临床表现

（一）行为障碍

贪食症的行为特征主要为暴食-清除循环，即反复发作的暴食及暴食后的代偿性行为。

1. 反复发作的暴食 暴食为冲动性进食行为，伴有进食时的失控感，表现为在有限的时间里（如任何2小时内）进食绝对超过大多数人在相似时间内、相似情况下会进食的食物，通常为平时进食量的2～3倍以上；暴食行为反复发作。此外，暴食还具有以下特点：

（1）暴食发生：暴食常与负性情感、人际间应激源、饮食限制、与体重、体型和食物相关的消极感受、无聊感有关，常在没有感到身体饥饿时发生。暴食通常秘密进行或尽可能不引人注意，在某些案例中，暴食也可以是有计划的。

（2）暴食过程：患者暴食期间消耗食物的种类因人而异，通常是平时过度限制、不敢进食的食物。暴食发作时，只是要吃大量食物而并不在乎味道，进食量常达平时量的2～3倍以上，且进食快速，并伴有失控感。

（3）暴食停止：一旦暴食开始，患者不仅很难自动停止，而且很难被他人阻止，常常要吃到腹胀难受、腹痛或者筋疲力尽而结束，或因强烈的罪恶感而终止暴食行为。

2. 代偿性行为 暴食行为之后患者继之以代偿性行为，以防止体重增加，常用的代偿性行为有用手指等抠吐或自发呕吐、过度运动、禁食、滥用泻药、灌肠剂、利尿剂、减肥药等。

3. 暴食 - 清除循环 由于贪食症患者对体型和体重存在持续的不恰当的自我评价，暴食后随即采取各种代偿性行为，之后又可产生暴食行为，继之又采取清除行为，形成反复恶性循环。

（二）心理障碍

1. 过度关注体型和体重 贪食症患者过度关注他们的外形和体重，在意别人如何看待他们，对自己的体型和体重有不恰当的自我评价，总感到不满意，这成为他们不断节食减肥、以及暴食后清除行为的心理基础。

2. 情绪障碍 患者在暴食时通常先有满足感，进而出现自责、深感痛苦，最后因罪恶感或躯体不适而终止暴食行为。吃完后会对自己未控制住暴食而深感内疚、自我厌恶、自我否定，情绪也再度陷入抑郁、沮丧状态，逐渐地出现社交退缩、不愿和他人交往，影响社会功能，这进一步加重患者的抑郁，形成一个恶性循环，导致出现严重抑郁，甚至采用自残、自杀方式来解脱。贪食症共病抑郁症远高于厌食症。部分贪食症患者具有情绪不稳定的特点。贪食症患者共病心境障碍、焦虑障碍、物质滥用、边缘型人格障碍比例较高。

（三）生理障碍

1. 与暴食有关的生理障碍 贪食症患者常有恶心、腹痛、腹胀、消化不良和体重增加等与暴食有关的躯体不适，甚至出现急性胃扩张，胃破裂者罕见。

2. 与反复清除行为有关的生理障碍 反复呕吐者常因胃酸反流导致牙齿腐蚀、龋齿、牙齿过敏，腮腺和唾液腺肿胀，并容易出现反流性食管炎、食管贲门黏膜撕裂综合征、胰腺炎等消化系统并发症。如果患者用手指来抠吐，手背示指关节处被牙齿咬伤，而出现瘢痕则称为 Russell 氏征。反复呕吐、滥用泻药、利尿剂者可出现水电解质酸碱平衡紊乱：低钾血症是慢性呕吐、滥用泻药和利尿剂最常见的并发症，导致疲乏、肌无力、心律失常、抽搐和癫痫发作，严重低钾血症可导致心律失常、心脏传导阻滞甚至心脏停搏；呕吐和滥用利尿剂均会导致代谢性碱中毒，滥用泻药可引起代谢性酸中毒。长期服用含有酚酞的泻药会刺激结肠黏膜导致血性腹泻，甚至会导致肠道黏膜下神经纤维的损伤。

二、诊断与鉴别诊断

（一）诊断

根据 DSM-5，神经性贪食症的诊断标准需符合以下几条：

1. 反复发作的暴食。暴食发作以下列 2 项为特征：

（1）在一段固定的时间内进食（例如，在任何 2 小时内），食物量大于大多数人在相似时间段内和相似场合下的进食量。

（2）发作时感到无法控制进食。

2. 反复出现不适当的代偿行为以预防体重增加，如自我引吐，滥用泻药，利尿剂或其他药物，禁食，或过度锻炼。

3. 暴食和不适当的代偿行为同时出现，在 3 个月内平均每周至少 1 次。

4. 自我评价过度地受体型和体重影响。

5. 该障碍并非仅仅出现在厌食症的发作期。

此外，DSM-5 根据不适当代偿行为的频率进行严重程度划分，划分方法如下：

轻度：每周平均有 1～3 次不适当的代偿行为的发作。

中度：每周平均有 4～7 次不适当的代偿行为的发作。

重度：每周平均有 8～13 次不适当的代偿行为的发作。

极重度：每周平均有 14 次或更多不适当的代偿行为的发作。

（二）鉴别诊断

1. 神经系统器质性病变 一些神经系统疾病或综合征，如癫痫等位性发作、中枢神经系统肿瘤、Kleine-Levin 综合征、Kluver-Bucy 综合征等，也有发作性暴食等表现，通过神经系统体检和相应的检查可进行鉴别，如颞叶癫痫常有抽搐史及脑电图或 CT 的特殊改变。

2. 精神分裂症 精神分裂症患者也会出现进食行为异常，例如不愿进食、暴食等，但精神分裂症常在幻觉、妄想等精神病性症状基础上产生进食行为异常，无怕胖心理，通常缺乏自知力，有助于鉴别。

3. 抑郁障碍 根据哪个为首发症状和主要症状来鉴别，抑郁障碍不会以贪食为首发和主要症状表现。如果患者在神经性贪食症后出现抑郁，该抑郁的内容和贪食症症状相关，则该抑郁为神经性贪食症的伴发症状。如果抑郁症状出现于神经性贪食症之前，且持续、突出，符合抑郁发作诊断标准，可考虑神经性贪食症共病抑郁症。

4. 神经性厌食症　神经性贪食症患者的体重常在正常范围内，患者主动寻求帮助、愿意求治，这两点可与神经性厌食症相鉴别。暴食/清除型厌食症患者随着病情进展体重逐渐增加，当符合神经性贪食症诊断标准时，则可修改诊断。

5. 暴食障碍　与神经性贪食症患者不同，暴食障碍患者无病理性怕胖，因此暴食后无代偿性行为以抵消体重的增加，导致体重增加，因此患者常有肥胖。

三、治疗

（一）营养治疗

贪食症患者一般都有与节食、暴食和清除的循环交替饮食模式相关的营养紊乱，很多患者仍存在月经不规律。所以，即使是对于正常体重患者而言，营养治疗同样是有效辅助手段。

营养康复最初的着眼点应在于帮助患者建立一套规范的饮食计划，这有助于减少与进食障碍相关的行为，如减少对食物的限制，减少禁食及由禁食引发的暴食和清除，增加食物种类，促进有别于强迫锻炼的健康运动模式。

（二）躯体治疗

对于贪食症严重的水电解质、代谢紊乱，需进行静脉补液支持治疗。对于其他严重的躯体症状必须有针对性地给予相应的躯体对症治疗，必要时可以请内科医生协助治疗。

（三）药物治疗

1. 抗抑郁药　SSRI对贪食症症状及伴有的抑郁、焦虑、强迫、冲动控制障碍有一定疗效，对心理治疗反应不佳的贪食症患者也有进一步疗效。其中氟西汀的有效性证据最多，副作用最少，是目前唯一获得FDA许可治疗贪食症的药物，并有助于预防复发，氟西汀的推荐用量是60mg/d；舍曲林可用于未成年患者的治疗。

2. 心境稳定剂　抗癫痫药苯妥英钠和卡马西平也有轻微抗贪食作用；拉莫三嗪、托吡酯（平均剂量100mg/d）可明显减少暴食和清除等症状，

其中，托吡酯会减低体重，但对抑郁症状并无明显改善作用，不适用于体重正常或偏低的贪食症患者。

（四）心理治疗

认知行为疗法（CBT）、人际心理治疗（interpersonal psychotherapy，IPT）、辨证行为治疗（dialectical behavior therapy，DBT）、精神动力性心理治疗是贪食症的有效心理治疗方法。

1. CBT　个体CBT是治疗急性贪食症最有效的干预措施，故为贪食症的首选治疗方法。治疗的目标就是要打破暴食-清除恶性循环，控制贪食症症状，它将对自身体重和体型的过度关注作为干预的核心特征；暴露和反应预防治疗对贪食症效果较理想。团体CBT可以帮助患者更好地处理疾病的羞耻感，获得同伴的反馈和支持。

2. IPT　一些最初CBT没有效果的患者，IPT可能有效。IPT假设贪食症患者和重要他人之间的人际关系影响着其症状的持续和对治疗的反应，针对贪食症的IPT治疗聚焦于识别和改变导致进食问题发生、发展和持续的人际关系背景。IPT同样可改善其低自尊和社会功能问题，持续减少患者的精神症状。

3. DBT　DBT是一项综合性心理治疗，通过一系列技巧训练，帮助患者认识自我、学会调节情绪、建立良好的人际关系以及学会承受生活中不可避免的痛苦，从而起到减少贪食症患者的暴食和清除行为的作用。

4. 精神动力性心理治疗　当限时的心理教育和CBT对贪食症无效时，适合采用精神动力性心理治疗，帮助患者理解其症状与早年经历、生活事件之间的关系，理解贪食症症状背后的潜意识冲突、防御方式等，理解暴食和清除行为的心理意义、在其生活中的作用，患者通过领悟从而调整其行为。

5. 其他　当贪食症起着维系家庭平衡作用时，家庭干预常常是必须的。团体心理治疗是一种有效的辅助治疗方法，能有效地减少贪食症状，但是脱落率较高。

四、病程和预后

多数贪食症患者有厌食症病史，症状常迁延数年。研究表明，贪食症的预后较厌食症好，约

70% 的贪食症患者经治疗可以康复，15%～20% 患者预后中等、状况有所改善，10%～15% 患者预后较差、发展为慢性病程。康复患者中仍有 33% 的患者将会复发。

（陈 珏 徐一峰）

第四节 暴食障碍

暴食障碍（binge eating disorder，BED），简称暴食症，是以反复发作性暴食为主要特征的一类疾病。主要表现为反复发作、不可控制、冲动性地暴食，而无规律地采用贪食症特征性的不恰当的代偿行为。暴食障碍患者易肥胖。

一、临床表现

（一）行为症状

1. 反复发作的暴食 暴食障碍的基本特征是反复发作的暴食，伴有进食时的失控感。一次"暴食发作"是指在一段固定的时间内进食，食物量绝对大于大多数人在相似时间段内和相似场合下的进食量。失控的指征是一旦开始就不能克制进食或停止进食。个体在暴食时缺乏饱腹感，或对饱腹失去了正常反应，直到不舒服的饱腹感出现。暴食的特点同贪食症。

2. 无代偿性行为 暴食障碍患者对体重、体型无不恰当的自我评价，无肥胖恐惧，因此暴食后无代偿性行为来消除暴食后体重增加，这一点可以鉴别于神经性贪食症。

（二）生理症状

暴食症患者容易出现消化系统并发症，长期暴食易导致肥胖。

1. 消化系统并发症 暴食症患者常有恶心、腹痛、腹胀、消化不良和体重增加等与暴食有关的躯体不适，甚至出现急性胃扩张。急性胃扩张发生在患者短时间内大量进食后，表现上腹部饱胀、疼痛、恶心，严重时上腹部可见毫无蠕动的胃轮廓，严重者可导致胃或食管穿孔、出血，患者立位腹部 X 线片、腹部 B 超可提示。胃破裂者罕见。

2. 肥胖 患者反复暴食、无代偿性行为，故可导致体重增加，超重或肥胖，继而产生肥胖相关的并发症。

二、诊断与鉴别诊断

（一）诊断

根据 DSM-5，暴食症的诊断标准需符合以下几条：

1. 反复发作的暴食。暴食发作以下列 2 项为特征：

（1）在一段固定的时间内进食（例如，在两个小时内），食物量大于大多数人在相似时间段内和相似场合下的进食量。

（2）发作时感到无法控制进食

2. 暴食发作与下列 3 项（或更多）有关：

（1）进食比正常情况快得多。

（2）进食至感到不舒服的饱腹感出现。

（3）在没有感到身体饥饿时进食大量食物。

（4）因进食过多感到尴尬而单独进食。

（5）进食之后感到厌恶至极、抑郁或感到非常内疚。

3. 对暴食感到痛苦。

4. 在 3 个月内平均每周至少出现 1 次暴食。

5. 暴食与神经性贪食症中反复出现的不恰当的代偿行为无关，也并非仅仅出现在神经性贪食症或神经性厌食症的病程中。

（二）鉴别诊断

1. 神经性贪食症 暴食障碍和神经性贪食症一样有反复的暴食，但神经性贪食症存在反复不恰当的代偿行为；暴食障碍患者在暴食发作之间通常没有影响体重和体型的明显或持续的饮食限制行为。在治疗反应方面，暴食障碍个体改善的比例更高。

2. 肥胖 暴食障碍与超重和肥胖有关，但与没有暴食障碍的肥胖个体相比，有暴食障碍的肥胖个体对体重和体型的过度评价水平更高；这些个体在进食行为的实验研究中表现出消耗热量更多；并且功能损害更大、生活质量更差、主观痛苦更多以及共病精神疾病的比例更高；此外，对暴食障碍的循证心理治疗长期疗效良好，而对肥胖的治疗尚缺乏有效的长期疗效。

3. 双相与抑郁障碍 食欲和体重的增加是重性抑郁发作的诊断标准之一，也是非典型抑郁症及双相障碍的特征之一。如果患者符合抑郁发作和暴食障碍两种障碍的全部诊断标准，则应给予两种障碍的诊断。暴食和其他紊乱的进食症状可与双相障碍有关，如果符合双相障碍和暴食障碍两种障碍的全部诊断标准，则应给予两种诊断。

4. 边缘型人格障碍 暴食包括在作为边缘型人格障碍定义一部分的冲动行为诊断标准中。如果符合这两种障碍的全部诊断标准，则应给予两种诊断。

三、治疗

（一）心理治疗

心理治疗是暴食障碍治疗中的重要干预方法。一系列随机对照试验及临床实践均显示认知行为疗法（CBT）、人际心理治疗（IPT）、辨证行为治疗（DBT）和行为减重治疗（behavioral weight loss，BWL）对暴食障碍有一定的治疗效果。

1. CBT 大量证据支持个体或团体CBT对暴食障碍的行为和心理症状具有疗效。CBT是暴食障碍的心理治疗中研究的最多、疗效得到确定的一种心理治疗。50%暴食症患者通过CBT治疗能达到痊愈，同时存在的进食障碍特定的心理病理也能得到改善（如对体型、体重的过度关注，抑郁，心理社会功能等）。也有大量证据支持指导式自助CBT（guide self-help CBT，CBTgsh）对暴食障碍的疗效，并可作为序贯治疗的起始步骤。

2. IPT 也被证明对暴食障碍患者的行为和心理症状有效，可以考虑作为顽固的成年暴食症患者的替代治疗。对于暴食障碍，无论是短程治疗还是长程治疗，IPT都与CBT有相似的疗效。

3. DBT 对于治疗暴食障碍共病边缘性人格障碍的患者，DBT是一种可能有效的治疗手段。DBT的目标是使暴食障碍患者发展出具有适应性的情绪调节技能并能在日常生活中应用。

4. BWL 低或极低卡路里饮食的BWL可能有助于减轻体重，且通常可减轻暴食症状。大多数暴食障碍患者有超重或肥胖，所以BWL是最常用的治疗之一。BWL通过适当减少卡路里摄入和增加运动强度来减重。但是体重减轻往往不会保持，且减重后再增重可能会伴随暴食模式的复发。

（二）药物治疗

多种药物在短期内均可帮助暴食障碍患者有效减少暴食，但其中不少药物可引起严重的不良反应。当暴食障碍患者对心理治疗的反应不佳或存在严重的精神科共病时，可考虑加用药物治疗，但应注意预防严重的不良反应。

1. 抗抑郁药 SSRI和TCAs可显著减少暴食障碍患者的暴食频率，治疗暴食障碍推荐使用最大剂量或接近最大剂量；抗抑郁药对暴食障碍患者的体重减轻并没有显著疗效；停药后患者的暴食常常复发。此外，由于SSRI在其他精神疾病患者中有时会导致体重增加，尤其是长期使用这类药物，所以在临床上应注意监测这一副作用。

2. 心境稳定剂 有三项研究表明抗癫痫药托吡酯有助于暴食障碍患者抑制暴食，促进体重减轻，平均剂量100mg/d。其副作用有感觉异常、口干、认知受损、头痛、头晕、嗜睡、疲劳、消化不良。此外，唑尼沙胺有与托吡酯相似的疗效和副作用。

四、病程和预后

关于暴食障碍的纵向病程和结局的研究还比较有限，但这些研究却表明该病的诊断是不稳定的。观察性研究提示暴食障碍的病程通常是慢性的，平均病程是14年，比贪食症（6年）或厌食症（6年）的平均病程要长。值得注意的是，随访病例中伴发肥胖的比率有所增加（21%～39%），因此，伴发的肥胖可能是除了暴食障碍外评估健康结局的一个重要方面。

（陈　珏　徐一峰）

第五节　其他进食相关障碍

一、其他特定的进食障碍

这类进食障碍，具有进食障碍的典型症状，且会引起有临床意义的痛苦，或导致社交、专业或其他重要功能方面的损害，但未能符合任何一种进食障碍的诊断标准。主要包括以下几种类别。

（一）非典型神经性厌食症

这类患者除了体重不符合神经性厌食症的诊断标准之外，其他神经性厌食症的诊断标准都符合，患者没有体重显著减轻，体重处于正常范围或高于正常范围。治疗参考神经性厌食症。

（二）神经性贪食症（低频率和/或有限的病程）

这类患者除了暴食和不恰当的代偿行为少于平均每周1次和/或少于3个月以外，其他神经性贪食症的诊断标准都符合。治疗参考神经性贪食症。

（三）暴食障碍（低频率和/或有限的病程）

这类患者除了暴食的出现少于平均每周1次和/或少于3个月以外，其他暴食障碍的诊断标准都符合。治疗参考暴食障碍。

（四）清除障碍

此类患者在不存在暴食的情况下，有反复的清除行为，例如，自我诱吐，滥用泻药、利尿剂或其他药物，因此，会对体重或体型产生影响。治疗参考神经性厌食症或神经性贪食症。

（五）夜食症

夜食症（night-eating syndrome）是指以持续的夜间进食异常及所伴随的心理行为问题为特征的精神疾病。该病由精神压力诱发，继而导致内分泌失调，并表现出晚餐后过度进食或从睡眠中觉醒后进食、早晨厌食、睡眠问题等一系列临床症状。该病通常与其他精神障碍，如抑郁症、焦虑障碍以及睡眠障碍相关，给患者的情感、躯体、人际关系等带来负面影响。

关于夜食症治疗的相关研究仍处于初步阶段。抗抑郁药治疗和心理治疗可用于夜食症患者的优化管理。其他的治疗手段，如褪黑素相关药物、光疗以及抗惊厥药托吡酯等也有望成为未来的治疗方向。

二、起病于婴幼儿期的喂食障碍

（一）回避性/限制性摄食障碍

回避性/限制性摄食障碍（avoidant/restrictive food intake disorder, ARFID）是与摄食不足相关的一类喂食和进食障碍。主要特征是回避食物或食物量摄入减少，包括对进食或食物缺乏兴趣，表现为有临床意义的无法满足营养的需求或经口腔摄入食物的能量不足，引起体重减轻或生长停滞。非常幼小的婴儿可表现为过度困倦、痛苦或对喂食焦虑不安。婴儿和幼儿可能无法在喂食中与主要照料者交流，或在从事其他活动时无进食需求，显得冷漠和退缩。在年长儿童和青少年中，回避或限制食物可能与更广泛的情绪障碍有关，但这些障碍不符合焦虑障碍、抑郁症或双相障碍的诊断标准，有时被称为"食物回避性情绪障碍"。

目前已知的对回避性/限制性摄食障碍的有效干预措施很少。考虑到该病有突出的回避行为，故行为干预如暴露疗法可能起到重要作用。对于有情绪障碍的个体，如易引发进食问题的抑郁症或焦虑障碍个体，认知行为疗法可能成为治疗饮食失调的有效方法。

若不进行治疗，患者可能会因营养不良留下大量医学后遗症；此外，他们可能会继续发展出其他进食障碍，如神经性厌食症。由于该诊断是新加入的诊断条目，目前关于该疾病自然史以及充分治疗后预后的数据有限，因此需要对这种疾病进行更多的纵向评估和研究以扩大证据基础，为治疗该病患者提供最佳临床指导。

（二）异食症

异食症（pica）指主要发生于婴幼儿和童年期，以持续性嗜食非食物和无营养的物质为特征，且并非其他精神障碍所致的一类进食障碍。目前患病率尚不清楚，在有智力障碍的个体中，异食症的患病率随疾病的严重程度而增加。该障碍的病程可能持续并导致急诊（例如，肠梗阻、急性体重下降、中毒）。该障碍基于摄入的食物而可能具有潜在致命性。忽视、缺乏监管及发育迟缓均可增加患该疾病的风险。

目前对异食症尚缺乏特异性的治疗措施，常用的治疗方法有一般性治疗（包括改善环境，对父母和患儿进行指导、教育和训练，加强饮食照顾，改变不良进食方式等）、病因治疗（补铁/补锌）、行为治疗（选用奖励和惩罚措施，进行正性强化治疗；或采用厌恶治疗）、营养治疗和并发症治疗。

该病一般预后较好，患儿随着年龄的增长，异食行为逐渐消失，很少能持续到成年。

（三）反刍障碍

反刍障碍（rumination disorder）是指在无器质性疾病的情况下，把刚摄入的食物又从胃反刍至口腔，进行再次咀嚼，然后咽下或吐出。反刍障碍可起病于婴儿期、儿童期、青春期或成人期，婴儿的起病年龄通常在3～12个月。反刍障碍可以是发作性病程也可持续出现直至获得治疗。在婴儿中，该障碍通常自发缓解，但其病程也可能持续并可导致急诊，例如，重度营养不良。该障碍有潜在致死性，特别是在婴儿期。反刍障碍的患病率数据未确定，但据报道该障碍通常在一些群体中更多见，例如智力障碍的群体。心理社会问题，例如缺乏刺激、被忽视、应激性生活情境以及亲子关系问题均为婴儿和幼儿反刍障碍的易感因素。

婴幼儿反刍往往是母婴关系疏远所致，应建立良好的亲子关系，经常与婴幼儿密切接触，转移婴儿注意力，增强母亲纠正孩子反刍的信心。此外可采用厌恶疗法或惩罚疗法，如当反刍出现时可在口腔内滴入酸味剂或苦味剂，以建立起厌恶性条件反射，达到减少反刍的目的。还可试用促动力药如西沙比利。

智力迟钝者可试用药物疗法（如止吐剂），调节饮食或营养疗法，但效果有限。对于智力正常的成年反刍障碍患者，治疗以教育和解释为主，也可通过生物反馈法帮助患者学习自我控制。

一般预后较好，患儿随着年龄的增长，反刍行为逐渐消失。治疗中采用行为干预能取得更为持续的积极效果。

（陈　珏　徐一峰）

参 考 文 献

[1] 王向群，王高华. 中国进食障碍防治指南. 北京：中华医学电子音像出版社，2015.

[2] 陈珏. 进食障碍. 北京：人民卫生出版社，2013.

[3] 陆林. 沈渔邨精神病学. 第6版. 北京：人民卫生出版社，2018.

[4] （美）赫尔斯（Hales, R.E.）著. 精神病学教科书. 张明园，译. 北京：人民卫生出版社，2010.

[5] American Psychiatric Association. Diagnostic and Statistical Manual of Mental Disorders(5th Edition)(DSM-5TM). Washington, DC, 2013.

[6] American Psychiatric Association. Treatment of patients with eating disorders, third edition. American Psychiatric Association. Am J Psychiatry, 2006, 163: 4.

[7] Yager J, Powers PS. Clinical Manual of Eating Disorders. Washington, DC: The American Psychiatric Publishing Inc, 2007.

[8] Treasure J, Claudino AM, Zucker N. Eating disorders. Lancet, 2010, 375: 583-593

[9] Huang Y, Wang Y, Wang H, et al. Prevalence of mental disorders in China: a cross-sectional epidemiological study. Lancet Psychiatry. 2019, 6(3): 211-224.

第十七章　睡眠－觉醒障碍

第一节　国内外研究进展

近年来，随着社会压力的增加和生活模式的改变，睡眠－觉醒障碍的发病率日趋增高，已成为影响健康的突出公共卫生问题，并为社会带来沉重的经济负担。数据显示，2016—2017 年间因睡眠问题在澳大利亚造成的直接和间接经济损失共达 452.1 亿美元，相当于其 GDP 约 6%。鉴于睡眠－觉醒障碍对人类健康和社会发展的重要影响，许多国家纷纷出台计划以促进睡眠－觉醒障碍的科学研究和临床服务工作。例如美国卫生与公共服务部将睡眠健康纳入健康规划之一，用于指导全民健康和疾病预防；美国国立卫生研究院设立国家级睡眠障碍研究中心，于 1996 年、2003 年和 2011 年发布美国国家睡眠障碍研究计划；美国在 2007 年设立睡眠医学专业考试，标志睡眠医学已成为临床医学领域独立的单元；欧洲、亚洲以及美国、中国等分别建立睡眠研究会，加强睡眠的基础与临床研究。当前我国的睡眠医学也处于蓬勃发展状态，截至 2017 年我国有大小不一的睡眠中心或实验室超过 2000 家。2015 年我国由陆林院士牵头的首个睡眠医学领域的国家重点基础研究发展计划项目（973 项目）"睡眠脑功能及其机制研究"获批，这对于加强睡眠相关疾病的防治、提高国民健康水平和社会生产力、促进经济和社会可持续发展具有重要意义。

一、病因、发病机制研究进展

睡眠－觉醒障碍的发病机制尚不明确，既往认为睡眠－觉醒障碍的发生主要受环境因素的影响，近年来研究发现睡眠－觉醒障碍是一类受环境与遗传相互作用影响的疾病。

1. 遗传学机制　遗传因素是影响个体睡眠时间和质量的重要方面，其中睡眠时间受遗传的影响约占 40%，在失眠和嗜睡的发生中遗传因素分别约占 25%～45% 和 17%。研究者使用全基因组关联分析方法，对英国生物样本库中 11 万人的数据进行分析发现，睡眠时间的长短主要受 *PAX-8* 基因的调控，与失眠症状（如入睡困难或睡眠维持困难）密切相关的基因位点在不同性别中有所差别，影响女性失眠症状的基因位点主要是在 *MEIS1*、*TMEM132E*、*CYCL1* 和 *TGFBI* 等基因附近，在男性中主要是靠近 *WDR27* 基因，而与嗜睡具有显著相关的基因位点在 *AR-OPHN1* 基因附近，这些基因主要是参与食欲素系统、视网膜发育、大脑皮层发育等，提示遗传因素可能通过影响生物节律、脑功能等多个方面进而调节睡眠－觉醒过程。研究者在对英国生物样本库进行分析的基础上，又结合挪威的 HUNT 队列和美国的 Partners 生物样本库进行验证，表明参与泛素介导的蛋白水解过程的基因与失眠的发生显著相关，并证实不同睡眠障碍之间有共同的遗传风险因素，如失眠障碍和不安腿综合征。此外，近年的研究还从遗传学角度部分解释了睡眠－觉醒障碍与其他躯体精神疾病之间的关系，例如睡眠时间延长与精神分裂症发生、嗜睡与肥胖特质的遗传相关性，为深入了解睡眠－觉醒障碍提供了新视角。

2. 风险因素研究　不同类型的睡眠－觉醒障碍具有不同的风险因素。失眠障碍的风险因素包括性别、年龄、共病躯体精神疾病、应激等，具体表现为女性失眠障碍的发生率显著高于男性，且随着年龄的增长，失眠障碍的发生显著增加。失眠障碍与抑郁障碍、焦虑障碍、疼痛、物质滥用等关系较为密切，可相互影响。种族是影响睡眠呼吸障碍的重要因素。中国人、西班牙裔和墨西哥裔美国人发生阻塞性睡眠呼吸暂停（obstructive sleep apnea，OSA）的风险较高，而非洲裔美国人和欧洲人发生 OSA 的风险较低。除种族外，肥胖、脂肪分布、颌面部结构和其他因素如上呼吸道肌肉反应性、觉醒阈值等也是影响 OSA 的重要原因。嗜睡的风险因素包括抑郁、失眠、生活应激状态等。OSA 患者也常表现为白天嗜睡，OSA 患者的日间嗜睡主要受种族、夜间睡眠时间长度、体内炎症因子水平等影响，如非洲裔美国人出现 OSA 时更容易伴发日间嗜睡，此外，夜间睡眠时间短和体内的炎症因子白细胞介素 -6 的水平较高时，也更易出现嗜睡表现。睡眠相关运动障碍的影响因素包括年龄、性别、日间活动程度、烟酒滥用情况、抗抑郁药和 β 受体拮抗药的使用等。年龄越大、活动程度越低，睡眠相关运动障碍的发生风险就越高，男性罹患睡眠相关运动障碍的风险显著高于女性，此外，吸烟、糖尿病也会增加睡眠相关运动障碍的发生。使用抗抑郁药，尤其是米氮平，会引发药源性周期性肢体运动障碍和不安腿综合征，同时文拉法辛也被发现具有增高睡眠相关运动障碍发生的风险。

3. 脑影像学研究　睡眠 - 觉醒障碍患者存在脑结构和功能的异常，这是导致睡眠 - 觉醒障碍发生的重要因素，反过来，睡眠 - 觉醒过程紊乱也加重脑结构和功能的损害。目前尚无法明确二者之间的因果关系。在慢性失眠者中进行的研究发现，失眠障碍患者主要表现为脑内三个系统的异常，分别为觉醒系统（上行网状激活系统和下丘脑等）、情感调节系统（海马、杏仁核、前扣带回等）以及认知系统（前额叶皮层等）。觉醒系统内以 γ- 氨基丁酸（GABA）能为代表的神经递质失调使得失眠障碍患者不能入睡或出现睡眠维持困难，前额叶皮层和海马的体积缩小导致其认知功能损害，此外，在处理信息时，杏仁核等脑区的反应异常是失眠障碍患者出现注意偏向的重要基础。OSA 患者因长期处于氧化应激、间歇性缺氧、高碳酸血症等内环境下，前额叶皮层的灰质体积减小，且默认网络的功能失调，OSA 症状越重，默认网络内脑功能连接的程度越低。此外，OSA 患者的海马体积缩小，海马与其他脑区如后扣带回、颞中回、腹内侧前额叶皮层等脑区的功能连接降低，这可能是 OSA 患者认知功能减退的重要原因。此外，还有研究发现睡眠质量差者额

叶到皮层下区域广泛的白质纤维束会受到影响。但现在尚无研究区分不同睡眠 - 觉醒障碍的脑影像学的差异。

二、睡眠障碍的监测与量表评估

在临床实践和科研中，睡眠障碍的评估主要分为客观评估方法和主观评估方法。

（一）睡眠相关的客观评估工具

1. 多导睡眠图（polysomnography，PSG）　基于电生理技术，对受试者进行整夜脑电、肌电、眼电、心电、呼吸、动脉血氧、体位、鼾声等连续监测，可客观而准确地评估整夜的睡眠结构、睡眠呼吸事件、血氧、心率和心律、体位和肢体运动事件等，是目前对睡眠全面而客观评估的"金标准"。

2. 日间多次小睡睡眠潜伏期试验（multiple sleep latency test，MSLT）　MSLT 是在维持初始清醒状态（早晨起床以后）2 小时后进行的，每隔 2 小时提供 1 次小睡机会（4～6 次），在测试期间保持睡眠实验室黑暗和安静，并让受试者不要抗拒睡眠。在小睡进行期间对其记录脑电、眼电、下颌肌电、心电、呼吸气流（可选）和鼾声（可选）等。通常用来测量生理性嗜睡的程度，临床上将平均小睡的睡眠潜伏期≤8 分钟定义为日间过度嗜睡。

3. 清醒维持试验（maintenance of wakefulness test，MWT）　MWT 的实验步骤类似于 MSLT，最大的区别在于给予受试者的指令不同。受试者将被告知尽量尝试保持清醒。因此，MWT 的目的是评价受试者潜在的清醒维持系统功能。

4. 警觉性测试（vigilance test，VT）　目的是营造一种沉闷乏味的氛围，通过这些非刺激性任务评价警觉性。这些试验要求受试者在一段时间内重复单一任务，可以灵敏地反映睡眠缺失对受试者持续注意能力的影响，以协助睡眠和觉醒障碍的临床判断。

5. 瞳孔描记法　是生理性嗜睡的测量方法之一，由于瞳孔的稳定性和尺寸受光线暴露以及个体觉醒水平的影响。在黑暗房间内，人的瞳孔扩张，然而，在困倦和开始睡眠时，瞳孔会收缩且变得不稳定。有学者利用测量瞳孔大小这一方法来评价潜在的睡眠倾向。

6. 心肺耦合技术（cardipulmonary coupling，

CPC）是基于连续的心电信号，并运用傅里叶变换技术分析信号的两种特征：①心律变异；②由呼吸所引起的心电图 R 波振幅的波动（EDR）。通过计算两种信号的互谱功率与相干度，生成睡眠期间心肺耦合动力学频谱图，可评估睡眠质量。CPC 基于心电分析睡眠的理论基础在于，睡眠是一个整体的生理过程，睡眠时除脑电变化外，身体的其他生理信号亦可表现出睡眠的特征。心律受中枢神经系统直接控制，心电信号可以准确反映神经系统和睡眠的生理状态。另外，由于心电监测技术远比脑电简单可靠，对睡眠的干扰也明显降低，因而可更真实地反映睡眠的生理过程。由于可在不影响测试者睡眠的情况下进行，因此更能增加受试者的依从性。

7. **体动记录仪（actigraphy）** 是一个记录总体运动状态的装置，体积如腕表大小，佩戴在手腕或者腰间，不管白天黑夜都不会干扰正常睡眠或日常活动。优势在于成本低，有助于进行多夜常规睡眠采样，避免了类似于 PSG 的抽样误差。

8. **静电感应床** 静电感应床的传感器是一张能感应微弱运动的薄层床垫，床的输出感应非常灵敏，可检测到心脏跳动和呼吸信号的变化，可用于评估睡眠障碍。

9. **睡眠相关阴茎勃起的评估（evaluation of sleep related penile erection，NPT）** 睡眠相关性阴茎勃起是一种非意识、自然发生的阴茎勃起现象，特异性地出现在 REM 睡眠期。因此，临床上借助阴茎的应力计和多导睡眠图进行测定，可以客观评价阴茎勃起能力，有助于评价勃起功能障碍（erectile dysfunction，ED）、治疗药物的疗效、判断法律案件等。

（二）睡眠量表评估

1. **失眠相关量表评估**

（1）睡眠日记：睡眠日志通过记录每天的上床时间、入睡时间、入睡后觉醒次数和时间、总睡眠时长和起床时间等，连续评估一段时间填写睡眠日志者的睡眠情况。一般建议睡眠日志至少连续记录 7～14 天。

（2）匹兹堡睡眠质量指数：匹兹堡睡眠质量指数主要用于评估受试者过去 1 个月总体的睡眠质量和出现睡眠不良的频率。该量表主要分为 7 个成分：主观睡眠质量、睡眠潜伏期、睡眠时间、习惯性睡眠效率、睡眠紊乱累加问题、睡眠药物使用以及日间功能紊乱。

（3）失眠严重程度指数：该量表是一个用于筛查失眠的简便工具，应用 Likert 式量表评分法评估受试者睡眠障碍的性质和症状。问题涉及受试者对睡眠质量的主观评价，包括症状的严重程度、受试者对其睡眠模式的满意度、失眠程度对日常功能的影响、受试者意识到失眠对自己的影响、以及因睡眠障碍所带来的沮丧水平。

（4）清晨型 - 夜晚型问卷（morningness-eveningness questionnaire，MEQ）：是为了评估受试者在清晨和夜晚的特定时间段活跃和清醒的程度，以及受试者主观感觉最好的时间，以评估受试者属于早睡早醒的清晨型，或晚睡晚起的夜晚型，还是介于两者之间的中间型。

（5）睡眠行为自评量表：是一个简单的自评量表，主要为睡眠的实践量表，要求受试者明确某些行为是如何对个体睡眠的质和量造成影响的。

2. **嗜睡相关量表评估**

（1）Epworth 嗜睡量表（Epworth sleepiness scale，ESS）：在临床实践和科学研究中，ESS 是用于评估白天嗜睡最常使用的量表。内容包括 8 项在不同条件下对"打瞌睡"欲望的自我评价选项。其特别之处在于受试者无需解释自己的内心状态，只要求对自己的行为做出判断。它的简单性和简短性使它成为评价日间嗜睡最常用的自我报告式量表。而它的缺点是难以反映一些短期的睡眠变化，因而在评估昼夜节律对嗜睡的影响方面作用不大。

（2）斯坦福嗜睡量表（Standford sleepiness scale，SSS）：是对受试者瞬时嗜睡程度评估的量表，因而可以评价受试者在一天时间内嗜睡程度的高低起伏。它具有简短、易用性和可重复使用等特性，是内省性嗜睡的标准测量方法。

3. **睡眠呼吸障碍相关量表**

（1）柏林问卷（Berlin questionnaire）：用于睡眠呼吸暂停的筛查。共有 10 个问题，包括打鼾、白天嗜睡和高血压 / 肥胖的情况，根据上述 3 方面的情况得出高风险和低风险两类结果。

（2）STOP 和 STOP-Bang 问卷：用于评估睡眠呼吸暂停的发生风险。STOP 问卷的 4 个问题包括打鼾、日间嗜睡、被观察到的呼吸暂停和高血压；STOP-BANG 问卷在上述 4 个问题的基础上，增加 BMI、年龄、性别和颈围，可以显著提高筛查阻塞性睡眠呼吸暂停的敏感度。

4. 其他睡眠障碍量表

（1）REM 睡眠行为障碍筛查量表（REM sleep behavior disorder screening questionnaire，RBDSQ）：用于筛查 REM 睡眠行为障碍的自评问卷，一共有 10 个题目，包括梦境内容、梦境与行为的关系、致伤和神经系统疾病等方面的内容。在存在神经系统疾病或其他疾病的患者中敏感性较低。

（2）REM 睡眠行为障碍问卷 - 香港（RBD questionnaire-Hong Kong，RBDQ-HK）：是一种 13 个项目的问卷，该问卷涵盖了 RBD 的临床特点，包括做梦的频率、主题、和梦境相关的异常行为，由患者和 / 或其床伴填写。

（3）梅奥睡眠问卷（Mayo sleep questionnaire，MSQ）：是一种包含 16 个项目的调查问卷，可用于筛查 RBD 和其他睡眠障碍。它的主要优点为易于使用，且该问卷主要由受试者的床伴提供大部分的输入信息。由于 RBD 患者就诊原因多为由于发作而伤及床伴或受伤而来诊，故该问卷设计由床伴填写，可增加筛查 RBD 的敏感性。有人建议将其用于共患神经退行性疾病的老年人；目前尚不清楚在年轻个体或其他临床人群中，该问卷检测 RBD 的适用性。除此之外，梅奥睡眠问卷还可进行失眠、睡眠呼吸障碍、昼夜节律障碍、睡眠相关肢体运动障碍、异态睡眠等几大类睡眠障碍的筛查。

（4）国际不安腿评分量表（international restless legs scale，IRLS）：国际不安腿综合征研究机构设计了一份问卷调查共 6 条 24 分（six-item，IRLS，questionnaire），用以评估受试者过去 1 周内不安腿综合征的严重性。

三、临床治疗研究进展

睡眠 - 觉醒障碍的治疗主要包括药物治疗和非药物治疗两大类，临床上多采取药物和非药物相结合的综合治疗策略。

1. 药物治疗
失眠的用药包括苯二氮䓬类、非苯二氮䓬类、抗抑郁药、抗组胺药、抗精神病药、褪黑素、食欲素受体拮抗药等。其中苯二氮䓬类和非苯二氮䓬类对短于 4 周的短期失眠疗效明确，循证证据等级高；部分抗抑郁药的失眠疗效稍劣于前两者；抗组胺药的疗效则更低，且耐药性明显；抗精神病药由于其潜在副作用不推荐使用；褪黑素药可缩短入睡潜伏期且较安全，但临床疗效一般；近年新发现的食欲素受体拮抗药通过拮抗下丘脑释放的促醒递质以治疗失眠，对维持困难性失眠也有一定效果。

中枢兴奋药物包括经典中枢兴奋剂，通过促进网状激活系统的突触前单胺类神经递质释放或抑制其再摄取，提高并维持觉醒度，如哌甲酯、安非他明等。新型中枢兴奋剂则通过激活下丘脑觉醒中枢达到日间催醒和改善认知作用，能在不影响睡眠结构的情况下增加夜间睡眠连续性，如莫达非尼、阿莫达非尼等。另外，近年新发现的选择性组胺 -3 受体拮抗剂 Pitolisant 对发作性睡病的日间嗜睡和猝倒的疗效与莫达非尼相当，而马吲哚由于可能导致肺动脉高压和瓣膜反流的严重副反应而逐渐被淘汰。

2. 非药物治疗
失眠的非药物治疗主要是失眠认知行为疗法（cognitive behavioral therapies for insomnia，CBT-I）。CBT-I 不仅能降低失眠严重程度评分和匹兹堡睡眠质量指数，改善主观失眠，也能客观上加快入睡，提高睡眠效率，减少入睡后觉醒，提高睡眠质量。失眠的 CBT 治疗常需在医师指导下进行若干疗程，如每疗程 2 周共 4 个疗程的方案则一定程度优于更短或更长疗程方案和完全患者自我干预。常用的 CBT 方法包括压力管理、放松练习、刺激控制、睡眠卫生干预、运动等。同时亦可采取其他辅助性物理治疗，如光照疗法在治疗失眠、睡眠觉醒时相提前 / 延迟障碍、非 24 小时睡眠觉醒节律障碍、痴呆或抑郁继发的睡眠障碍等有一定疗效，又如经颅磁刺激可增加 3 期睡眠（深睡眠）和 REM 期睡眠，降低复发率。其他更多物理方法如针灸、冥想、音乐疗法等的疗效则尚无高质量证据支持。

成人阻塞性睡眠呼吸暂停（obstructive sleep apnea，OSA）首选持续气道正压通气（continuous positive airway pressure，CPAP）治疗，无合并症的轻度 OSA 患者或可采用口腔矫治器、体重管理、体位睡眠等干预方式，近年亦有小样本研究显示口服药物阿托西汀和奥昔布宁有效，有待更多验证。

四、研究方向展望

睡眠医学是一门新兴的学科，虽然当下我们已经认识到睡眠-觉醒障碍的危害，但对于其发病机制和干预措施还有待深入研究。首先，睡眠-觉醒障碍是一类复杂的脑疾病，传统的研究方法对于揭示睡眠-觉醒障碍的发病机制存在一定的局限。但随着分子生物学、生物信息学、影像学等学科的快速发展，睡眠-觉醒障碍的发病机制将在分子、细胞、环路以及生物个体等多个层次和遗传学、表观遗传学、流行病学等多个方面得到全面解析。其次，睡眠-觉醒障碍病程漫长，未来应致力于研发可用于早期预防、早期识别以及早期干预的新技术，从而有效降低睡眠-觉醒障碍的发病率、减缓疾病进程、预防复发，并建立灵敏度高、特异性强的跨学科睡眠-觉醒障碍风险预测及诊断模型。同时，融合生物物理学、信息科学及工程学等多学科的先进技术，促进睡眠-觉醒障碍的有效治疗。

（李　韵　师　乐　陆　林）

第二节 睡眠生理

睡眠是哺乳动物维持体内平衡的一个重要组成部分，对自身和物种的生存至关重要。人类有1/3的时间在睡眠中度过，但目前我们对睡眠-觉醒的发生机制和睡眠对机体体能和精力恢复的机制认识尚不足。根据行为学和多导睡眠脑电描记的特征，将人类睡眠分为快速眼动睡眠（rapid eye movement sleep，REM sleep）和非快速眼动睡眠（non-rapid eye movement sleep，NREM sleep）。依据脑电波的频率和振幅，NREM睡眠分为NREM 1期、2期和3期，其中NREM 3期称慢波睡眠或深睡眠。REM期睡眠的重要特征是肌肉存在肌张力迟缓现象。NREM和REM睡眠形成的一个睡眠周期，正常成人睡眠包含4~6个周期，每个周期90~110分钟。睡眠时间与居住纬度和年龄等相关，大多数在非热带地区的成年人每天的睡眠时间是6.5~8小时，儿童和青少年的睡眠时间比成人多，青年人的睡眠时间比老年人多。随着年龄的增长，REM期睡眠比例轻微下降，慢波睡眠比例下降明显。

一、睡眠-觉醒发生机制

早在100多年前，维也纳的神经学家Baron Constantin Von Economo在嗜睡的脑炎患者中发现下丘脑后部和延髓受损；在失眠的脑炎患者中发现视前区和基底前脑受损。基于这些发现，Baron Constantin Von Economo提出下丘脑靠近视神经交叉区域可能包含促睡眠神经元，下丘脑后部可能包含促觉醒神经元。随后研究逐渐明确，唤醒通路通过中脑区域，进入丘脑的背侧通路和支配下丘脑、基底前脑、皮质的腹侧通路，前者通过丘脑皮层信号转导，对感觉、运动和认知进行处理而产生意识；后者则刺激清醒时的行为活动。近期我国科学家发现，丘脑室旁核的谷氨酸能让神经元在清醒期间呈高活性，刺激该区域能诱导睡眠向觉醒转换，损毁则引起持续性觉醒障碍；腹侧通路损伤者常常难以维持清醒，呈过度嗜睡状态。丘脑同时也是产生皮质脑电图中某些节律活动所必需，如NREM期慢波主要来自皮层和丘脑回路，纺锤波（NREM睡眠期出现11~16Hz的脑电暴发活动）即由丘脑网状核和丘脑皮层神经元的相互作用产生。

人类的睡眠和觉醒是一个多神经系统主动、复杂调控的过程，神经调节系统包括：存在于脑干的5-羟色胺（5-hydroxytryptamine，5-HT）、去甲肾上腺素（norepinephrine）、乙酰胆碱（acetylcholine）、多巴胺（dopamine）和谷氨酸（glutamate）；存在于下丘脑的组胺和下丘脑分泌素；还有存在于大脑的腺苷、乙酰胆碱和γ-氨基丁酸（γ-aminobutyric acid，GABA）。除此之外，还有很多其他神经活性物质对睡眠产生影响（例如：多肽类、免疫分子和激素），但是目前我们对这些神经活性物质对睡眠影响的认识甚少。

（一）NREM睡眠机制

一般来说，促进睡眠的化学因子在觉醒时随着睡眠压力累积而逐渐增加，并通过旁分泌形式促进NERM睡眠。促眠因子包括腺苷、前列腺素D_2、若干细胞因子如白介素1和肿瘤坏死因子α等。其中对腺苷的研究相对透彻，清醒时基底前脑、皮质、海马中的星形胶质细胞代谢不断产生腺苷，直接抑制促醒神经元和激活促眠神经元。向大脑中注射腺苷受体激动剂可增加NREM期睡眠,而其拮抗剂如咖啡因则减少之。

解剖学上,NREM 睡眠的机制以腹外侧视前区(ventrolateral preoptic area, VLPO)的 GABA 能神经元和正中视前核(median preoptic nucleus, MnPO)的神经肽甘丙肽研究较为透彻,NREM 睡眠活跃的神经元多集中于此。例如,随睡眠压力增加,VLPO 的 GABA 能神经元明显激活,腺苷拮抗剂则可阻滞之而减少睡眠。但这些神经元的精细功能尚存在许多未解,如 VLPO 或存在另一类神经元,其对腺苷无反应而被乙酰胆碱、去甲肾上腺素所抑制,起巩固睡眠作用。

(二)REM 睡眠机制

早在 20 世纪 70 年代,研究者发现 REM 睡眠受背外侧被盖核(laterodorsal tegmental, LDT)/脚桥被盖网状核(pedunculopontine reticular tegmental nucleus)的胆碱能神经元(促进作用)和单胺能神经元(抑制作用)之间的环路控制,前者在 NREM 期末开始激活,促进 NREM 转变至 REM 睡眠。近年来另一种关于脑桥背外侧下核(sublaterodorsal nucleus, SLD)的 REM 睡眠模型逐渐成熟。SLD 受胆碱能 LDT/PPT 神经元控制,但胆碱能刺激并非必须,因为阻断 SLD 中的胆碱能信号转导不会改变 REM 睡眠持续时间。SLD 病变或 SLD 中谷氨酸信号缺失的动物常出现无肌弛缓的 REM 睡眠状态,期间它们抽搐,甚至表现出复杂的运动行为,病变严重时 REM 睡眠减少。SLD 的促肌弛缓机制与其谷氨酸能神经元有关,该神经元通过刺激延髓腹内侧和脊髓中的 GABA 能 / 甘氨酸能超极化运动神经元而产生 REM 期肌肉麻痹。

二、睡眠生理变化

睡眠并不是完全的静止的被动状态,而是机体中枢神经系统、自主神经系统、呼吸系统、循环系统以及内分泌系统等活动不同程度的下降或者改变。

(一)中枢神经系统

通过免疫组化、脑影像学等手段证实,睡眠中中枢神经系统的许多区域高度活跃。REM 睡眠中皮质内易化减弱,而 NREM 睡眠时皮质内抑制增强。在 NREM 睡眠中,腹外侧视前区、正中视前区、孤束核和延髓 GABA 能侧脑区较为活跃,然而其他促觉醒区域活动显著下降。REM 睡眠中,皮质许多区域活动增加,包括脑桥 REM 睡眠产生区、负责 REM 睡眠肌肉迟缓区。

(二)自主神经系统

自主神经系统(ANS)接收许多系统传入信息并广泛参与调节机体多系统的功能状态,因此睡眠中 ANS 的变化会引起多系统产生深远的变化。NREM 睡眠中,自主神经系统相对稳定,副交感神经系统活性增加,交感神经系统活性下降。这种改变引起瞳孔缩小,血压下降和心率减慢。在 REM 睡眠中,副交感神经活性继续增加,交感神经活性下降;与 NREM 睡眠不同的是,REM 睡眠中存在间歇性交感神经活性增加,引起血压、心率波动,可能导致慢-快心律不齐。

心率变异性(HRV)分析是反映自主神经系统活性和定量评估心脏交感神经迷走神经活性的指标。在 NREM 睡眠中,低频成分降低,高频成分增加,反应副交感神经活性增加;相反,在 REM 睡眠中,低频和高频成分变化范围大,伴有低频成分下降和高频成分的增加。高频成分通常反映呼吸,是副交感神经对心脏窦性节律的调控,然而非呼吸的低频成分反映交感神经的活性。清醒-睡眠过渡时,低频能量下降、高频能量不变,引起低频 / 高频比值下降,反应副交感神经占主导地位。因此,NREM 睡眠中,心脏、呼吸相对稳定,然而 REM 睡眠是一个呼吸不规律、自主神经系统不稳定的状态。心率变异性降低是预测急性心梗后死亡的独立的强有力的因子。

(三)呼吸系统

呼吸中枢位于延髓背侧呼吸神经元组,它启动呼吸、调控呼吸频率和节律。呼吸中枢接受来自外周化学感受器(低氧、高碳酸和 pH 改变)和延髓中枢化学感受器的传入信息,从而调节呼吸频率和节律。呼吸系统的主要功能是维持血中二氧化碳分压(PCO_2)和氧分压(PO_2)在较稳定的范围,以保证机体正常的代谢功能。清醒时呼吸控制主要依赖行为因素、代谢因素(如低氧、高碳酸和低 pH)、随意控制系统和来自于肺和胸壁的机械刺激因素。睡眠时,呼吸运动的随意控制缺失,仅单纯依靠代谢性因素,并且低氧通气反应和高二氧化碳通气反应下降,并且在 REM 睡眠时,低氧和高二氧化碳通气反应进一步下降。

与清醒相比,睡眠时的每分通气量显著下降,NREM 睡眠下降 0.5~1.5L/min,REM 睡眠下降 1.6L/min。这主要是潮气量下降的结果,呼吸频率并无明显改变,尽管在 REM 睡眠中呼吸不规则,尤其在时相性 REM 睡眠中。潮气量下降的主要原因是除膈肌外其他呼吸肌肉的张力下降以及化学敏感性下降。通气的下降使得 PCO_2 升高 2~8mmHg,PO_2 升高 3~10mmHg,氧饱和度下降 2%。在 NREM 睡眠中,通常为入睡阶段时,呼吸不稳定,容易出现中枢性呼吸暂停。

另外,睡眠中上气道的改变在睡眠呼吸障碍的发生中起重要作用。清醒期吸气开始时,由于胸内负压,上气道吸气扩张肌的活性反射性地增加。这一保护性机制防止了上气道狭窄。然而,睡眠时反射性反应减弱,使得上气道易于塌陷。这种作用在摄入降低肌张力物质后更明显,比如酒精或苯二氮䓬类药物。

(四)心血管系统

心脏及循环系统的变化主要是由于自主神经系统的变化。睡眠中由于副交感神经活性增加,心率减慢。NREM 中心率下降 5%~8%,在 REM 睡眠时下降更显著,然而由于交感神经活性增加,REM 睡眠时心率上下波动幅度大。同样地,睡眠时心输出量显著下降,在最后一个睡眠周期下降最多,尤其是清晨最后一个周期的 REM 睡眠中。

NREM 睡眠时血压也会下降 10%~20%,REM 睡眠中血压波动幅度大,可高于 NREM 睡眠血压 5%,通常在临近清醒时,血压会显著增加。总结起来,血压也存在生物节律,睡眠中血压整体下降,清醒时增加,称为"勺形"血压,夜间/日间血压比值为 0.8~0.9。若日间/夜间血压比值小于 0.8 时称为"极度勺形"血压;若比值 0.9~1 时称为"非勺性"血压;若比值大于 1,则称为"反勺形"血压。"极度勺形""非勺性"和"反勺形"血压是心脑血管意外的高风险因素。

在睡眠中,肺动脉压轻微增加。清醒时,动脉压平均值是 18/8mmHg,睡眠中为 23/12mmHg。NREM 睡眠中,皮肤、肌肉和肠系膜血流改变很小;然而在 REM 睡眠时,这些内脏血管舒张,使得肾脏、肠系膜血流增加。因此,外周血管阻力在 NREM 睡眠时无明显改变,而 REM 睡眠时显著下降。与 REM 睡眠相比,NREM 睡眠中脑血流和代谢率更低。NREM 睡眠时,脑血流和糖代谢率下降 5%~23%,而 REM 睡眠时在低于清醒 10% 到高于清醒 40% 之间波动。

(五)消化系统

胃肠道功能状态受自主神经系统及肠内源性神经系统双重支配。胃酸的分泌存在明显的生物节律。清醒时,胃酸分泌主要依赖于食物摄入、唾液分泌以及副交感神经系统活性。睡前 2 小时,由于胃酸分泌抑制受阻,导致在下午 10:00 至凌晨 2:00 间有一个胃酸分泌高峰。迷走神经切断术可扰乱此节律。目前无研究证实,NREM 与 REM 睡眠存在胃酸分泌差异。睡眠也影响食管活动状态及功能,这对胃-食管反应性疾病(gastroesophageal reflux disease, GERD)较为重要。许多研究证实,GRED 患者存在下食管括约肌压力下降。并且,反流物的清除在睡眠中也比清醒更慢,唾液流率和吞咽功能也下降,导致黏膜接触酸时间延长。睡眠中胃内容物的近端迁移以及食管蠕动减慢(尤其在慢波睡眠),这些都是食管炎的危险因素。合并 OSA 时,GERD 会加重,尽管机制不清,但是持续气道正压通气治疗 OSA 后可改善 GERD 症状。睡眠对胃肠道活动的影响目前研究结果不一致,有的研究认为会抑制胃肠活动,有的认为会增强。

(六)内分泌系统

许多激素是每隔 1~2 小时呈脉冲式分泌。几种激素的分泌节律也与睡眠-觉醒相关。促肾上腺皮质激素、皮质醇、以及褪黑素等激素的分泌是由生物钟调节的,而生长激素、促甲状腺激素等的分泌是与睡眠相关的。褪黑素,又称"黑暗激素",主要受光的调节分泌,光可以抑制该激素的分泌,夜晚激素水平逐渐升高,凌晨 3:00~5:00 时达到最高,然后逐渐下降。生长激素的分泌与慢波睡眠紧密相关。入睡后皮质醇快速下降,尤其在慢波睡眠中,在后半夜迅速增加,到清醒时分泌最高,随后逐渐下降。夜间觉醒干扰睡眠会增加皮质醇的分泌。研究显示失眠患者皮质醇水平更高。入睡后生长激素开始增加,睡眠片段化或觉醒等可干扰该激素的分泌。例如,OSA 存在睡眠片段化,会抑制睡眠相关的生长激素分泌,CPAP 治疗 OSA 后可增加生长激素的分泌。

（七）免疫系统

睡眠或睡眠剥夺与免疫系统改变的研究较多。睡眠是感染的天然宿主防御，睡眠剥夺可能增加感染的风险。有研究证实白介素、肿瘤坏死因子等促进睡眠，并在细胞体液免疫中起重要作用。也有研究证实，促炎因子如白介素-6等与 OSA、发作性睡病等疾病引起的嗜睡相关。

（八）体温调节

体温调节与睡眠-觉醒一样，都是有节律的，两者紧密相关而又相互独立的。体温在夜间 9 点最高，在凌晨 3 点最低（又称为核心体温），这是生物节律作用的结果。与睡眠-觉醒节律类似，体温调节的节律主时钟仍然是下丘脑的视交叉上核，通过投射到温度敏感的下丘脑视前区（preoptic anterior hypothalamus，POAH）调节。同时，POAH 也参与 NREM 睡眠的调控，这也说明了两者的紧密联系。体温的改变与睡眠息息相关，POAH 的温度敏感神经元接受外周皮肤的信息，并在入睡时增加射速，而睡眠结束时降低射速。当沐浴或足浴后，血管扩张引起外周热消耗可以缩短睡眠潜伏期，并增加慢波睡眠。相反，睡前剧烈运动会增加核心体温，从而引起入睡困难。NREM 睡眠和 REM 睡眠中体温的调控也是不同的。在 NREM 睡眠中，存在体温调控反应，比如出汗、喘息，而这些在 REM 中是不存在的。这说明 REM 睡眠时体温调控是受抑制的。

三、研究方法与展望

睡眠-觉醒机制仍存在诸多未解之谜。首先，当前多数研究注重自下而上至皮层活动的通路，但皮层活动是否产生自上而下的影响尚未清楚，如失眠患者部分皮质区域的高水平可持续至睡眠期，从而促进觉醒。其次，不同睡眠-觉醒状态下的大脑中化学因子浓度不同，神经元兴奋性可能存在差异，神经元兴奋性改变是否为驱动睡眠-觉醒的主要因素或成为往后研究热点。最后，神经元在毫秒时间内的相互作用即可产生持续数分钟至数小时的睡眠-觉醒行为，研究这些神经元网络的相互作用亟须新的工具，以同时分析多个大脑区域的神经元活动，并加以复杂计算。

（李　韵　唐向东　陆　林）

第三节　失眠障碍

失眠障碍（insomnia disorder）是以频繁而持续的入睡困难或睡眠维持困难并导致睡眠满意度不足为特征的睡眠障碍。《睡眠障碍国际分类》（第 3 版）（international classification of sleep disorders-third edition，ICSD-3）中，失眠定义为在合适的时机和环境下，仍存在持续的睡眠起始、睡眠时间、睡眠连续性或者睡眠质量障碍，且伴随所引起的日间功能受损。目前普遍认为儿童和青年睡眠潜伏期或入睡后觉醒时间大于 20 分钟，中年和老年人大于 30 分钟就可被认为是临床上显著的睡眠紊乱。失眠往往伴有白天精力不足、情绪低落、焦虑和认知损害，还常伴随着家庭、社会、职业、学业等重要功能的损害。慢性失眠可孤立存在，也可与精神障碍、躯体疾病或物质滥用共病。

失眠障碍是最常见的睡眠障碍，根据不同的评价标准，失眠在普通人群中的发病率为 4%～50%，在符合失眠障碍诊断的患者中，31%～75% 为慢性失眠，其中 2/3 以上的患者病程大于 1 年。年龄是失眠的显著危险因素，可能与随着年龄增长、机体内稳态下降、躯体疾病和精神障碍增加有关。性别优势在青春期后开始显现，女性的患病风险约是男性的 1.41 倍，这一比例在 >45 岁人群中增加至 1.7 倍。曾有失眠发作既往史的人群新发病率是其他普通人群的 5.4 倍。失眠具有家族聚集性，有家族史的人群新发病率是无家族史人群的 3 倍。

一、病因与发病机制

失眠障碍受环境和遗传的相互作用，但其病因与发病机制尚不明确。研究者提出了不同的假说以从不同方面阐释失眠障碍的原因，但目前的假说并不能解释所有的失眠障碍类型，仍有待完善。

1. **遗传学机制**　多个基因参与睡眠时长和睡眠节律等睡眠-觉醒特征的调控。家系研究和双生子研究显示失眠的遗传度为 30%～60%。候选基因研究显示，*Apoε4*、*PER3*、*HLADQB1*0602* 及 *5HTTLPR* 基因可能与失眠有关。最新的全基因组关联分析还探讨了失眠障碍与精神疾病共病的遗传学基础,发现 *STARRS* 等基因可能参与介导了失眠障碍与抑郁症等疾病的共病。目前针对失眠障碍的遗传学研究还较有限,随着新型遗传学技术手段的出现,失眠障碍的遗传基础将得到更全面的解析。

2. 过度觉醒假说 大量研究结果提示,生理性过度觉醒是失眠的病理生理学机制之一。这种过度觉醒不仅仅是夜间睡眠的缺失,而是横跨24小时的个体高觉醒状态。多项研究发现慢性失眠患者24小时新陈代谢率、心率增快,促肾上腺皮质激素和皮质醇水平升高,睡眠及清醒时脑电频率增快,白天多次小睡潜伏期延长。目前还缺乏在失眠障碍的不同进展阶段探索过度觉醒的动态变化的研究,以期阐明这种过度觉醒是持续存在的还是随症状的变化发生改变的。

3. 3P假说 3P假说,又称 Spielman 假说,是用来解释从正常睡眠到慢性失眠进程的认知行为假说。3P指的是失眠的易感因素(predisposing factor)、促发因素(precipitating factor)和维持因素(perpetuating factor)。易感因素包括年龄、性别、失眠易感性;诱发因素包括生活事件和应激事件;维持因素指的是不良行为和信念对于失眠状态的维持。

4. 刺激控制假说 该假说认为如安静黑暗的环境是促进睡眠的相关刺激,而如使用手机或焦虑担忧是阻碍睡眠的刺激,当促进睡眠的刺激不足或阻碍睡眠的刺激出现就可导致失眠。失眠的刺激控制治疗就是要将阻碍睡眠的刺激与睡眠分离,并重新建立促进睡眠的刺激与睡眠之间的条件反射。但是刺激控制假说的生物学机制目前尚不清楚,未来应加强对于刺激控制假说的机制探索。

5. 认知假说 慢性失眠患者往往存在与失眠相关的不良认知模式,如容易出现与睡眠障碍相关的过度担心和不愉快的侵入性思维。失眠的认知治疗在于改善这些适应不良的认知过程,尤其对于主观失眠感知异常的患者疗效较好。同刺激控制假说相同,目前对于认知假说的生物学机制还有待验证。

二、临床表现

失眠障碍的临床表现主要为睡眠起始障碍和睡眠维持障碍,两种症状可以单独出现,但以同时存在更为常见。睡眠起始障碍表现为入睡困难,睡眠维持障碍包括半夜觉醒后再次入睡困难和早醒。睡眠质量差和无法恢复精力通常与睡眠起始障碍和维持障碍并存,但当睡眠质量差和无法恢复精力是唯一主诉时,并不足以诊断为失眠障碍。

由于睡眠的质和量与需求和年龄密切相关,因此,根据不同年龄,失眠严重程度有不同的定义。儿童和青年睡眠潜伏期和入睡后觉醒时间大于20分钟具有临床意义,中年和老年人睡眠潜伏期和入睡后觉醒时间大于30分钟具有临床意义。早醒通常指较预期觉醒时间提前至少30分钟,且与发病前正常睡眠模式相比总睡眠时间下降。

白天症状包括疲劳、积极性下降、注意力不集中、记忆力下降、烦躁不安和情绪低落。日间活动的不足也会反过来影响睡眠,导致失眠的严重化和慢性化。

三、量化评估

1. 睡眠日记 睡眠日记是一种主观睡眠的"客观"评估方法。以每天24小时为单元,起止时间是早8点到第二天早8点,记录每小时的活动和睡眠情况,连续记录两周。睡眠日记可获得患者睡眠状况和昼夜节律的信息,是评估患者睡眠质量和睡眠-觉醒节律相对简便而可靠的依据。

2. 量表评估 量表也可看作是一种主观体验的"客观"评估方法。在失眠的筛查、辅助诊断、治疗效果评估及研究过程中使用的量表已达10种以上,在选择使用量表时需明确测评目的。常用的量表包括匹兹堡睡眠质量指数(Pittsburgh sleep quality index,PSQI)、睡眠障碍量表(sleep dysfunction rating scale,SDRS)、Epworth嗜睡量表(Epworth sleepiness scale,ESS)、失眠严重指数量表(insomnia severity index,ISI)、清晨型-夜晚型问卷(morningness-eveningness questionnaire,MEQ)、睡眠信念与态度量表(dysfunctional beliefs and attitudes about sleep,DBAS)、睡前激发程度量表(ford insomnia response to stress test,FIRST)等。

3. 多导睡眠图 多导睡眠图(polysomnography,PSG)是进行睡眠医学研究和睡眠疾病诊断的基本技术,是评价睡眠相关病理生理和睡眠结构的标准方法,是判断清醒或睡眠的客观检查。

PSG 并不作为失眠的常规检查手段，但是 PSG 可以用于排除 / 鉴别其他潜在的睡眠障碍。慢性失眠患者的 PSG 结果可能表现为：睡眠潜伏期延长，睡眠效率下降，客观睡眠时间缩短，频繁的睡眠转期，NREM1 期比例增加，慢波睡眠比例下降等。

4. 体动记录检查 体动记录检查（actigraphy）是评估睡眠 - 觉醒节律、确定睡眠形式的有效方法。体动记录检查可以数值和图标的形式反映睡眠 - 觉醒模式，估算睡眠潜伏时间、总睡眠时间、清醒次数、睡眠效率等。

四、诊断与鉴别诊断

1. 根据 ICSD-3，慢性失眠障碍的诊断标准 A~F 如下：

A. 患者自我报告，或者患者父母 / 照顾者发现，以下一种或者多种症状：入睡困难；睡眠维持困难；早醒；在适当的时间不肯上床睡觉；在没有父母或看护者的情况下睡眠困难。

B. 患者自我报告，或者患者父母 / 照顾者发现，以下一种或者多种症状：疲劳或缺乏精力；注意力、专注力或者记忆力下降；社交、家庭、职业或学业等功能损害；情绪易烦躁或易激动；日间嗜睡；行为障碍（如多动、冲动、易激惹）；积极性下降或体能下降或主动性下降；易于犯错或发生交通事故；对睡眠担忧或不满。

C. 睡眠或觉醒的异常不能完全由不适当的睡眠时机（如：充足的睡眠时间）或不合适的睡眠环境（如：安全、安静、黑暗且舒适的睡眠环境）所解释。

D. 睡眠困难和相关的白天症状至少每周出现 3 次。

E. 睡眠困难和相关的白天症状持续至少 3 个月。

F. 睡眠困难不能被其他睡眠障碍更好的解释。

短期失眠障碍的诊断标准与慢性失眠障碍类似，但病程少于 3 个月且没有频率的要求。

2. 鉴别诊断 失眠可以作为独立疾病存在（失眠障碍），也可与其他疾病共同存在（共病性失眠障碍）或是其他疾病的症状之一。需要进行系统的病史询问、体格检查、失眠相关临床检查以明确失眠的病因和共病障碍。

（1）睡眠相关呼吸障碍（sleep related breathing disorder, SRBD）：患者因打鼾、反复呼吸暂停，导致夜间睡眠片段化，无法有效深睡眠，常感到睡眠差，白天易困倦。该病多见于中年肥胖男性，常伴发高血压、冠心病，有打鼾症状，PSG 能检测到典型的睡眠呼吸暂停低通气事件可帮助鉴别。

（2）不安腿综合征（restless legs syndrome, RLS）：患者因夜间睡眠时下肢出现不适感伴有强烈的想活动肢体的欲望，而导致入睡困难、觉醒次数增多。根据 RLS 患者特征性主诉及阳性家族史，PSG 发现周期性肢体运动指数明显增高（>5 次 /h）可鉴别。

（3）昼夜节律性睡眠障碍（circadian rhythm sleep disorder, CRSD）：由于内源性睡眠时钟结构或功能调节紊乱引起的昼夜节律失调，进而引起持续的、反复的睡眠 - 觉醒紊乱。包括睡眠 - 觉醒时相延迟障碍、睡眠 - 觉醒时相提前障碍、非 24 小时睡眠 - 觉醒综合征、无规律睡眠 - 觉醒模式等。通过睡眠日记、问卷、昼夜褪黑素分泌、核心体温变化规律及 24 小时体动记录可观察患者睡眠 - 觉醒周期变化，并使用 PSG 记录的睡眠时间和睡眠周期帮助鉴别。

（4）睡眠不足综合征（insufficient sleep syndrome）：因工作安排等原因压缩了睡眠时间或因社交活动、娱乐活动延迟了睡眠时间，这些都会导致夜间睡眠不足及白天疲倦和思睡。这些人如有足够的时间来睡眠，可很容易入睡，夜间睡眠正常，且白天的疲倦和思睡感也随之消失。

（5）主观性失眠：又称矛盾性失眠，患者自身感觉的睡眠时间与实际睡眠不符，夸大失眠主诉，增加镇静药物也不能缓解。PSG 监测睡眠时间和睡眠效率与患者睡眠日记记录时间有明显差异。

五、治疗

治疗的总体目标为：①增加有效睡眠时间和 / 或改善睡眠质量；②改善失眠相关性白天损害；③减少或消除短期失眠障碍向慢性失眠障碍转化；④减少与失眠相关的躯体疾病或与精神障碍共病的风险。

1. 失眠的认知行为疗法（cognitive behavioral treatment for insomnia, CBT-I） 失眠的认知行为疗法主要是针对纠正失眠的维持因素中的不良行为和信念，是失眠障碍的一线治疗方案。失眠认知行为疗法主要包括睡眠限制、刺激控制、认知治疗、放松治疗和睡眠卫生教育 5 个部分。CBT-I 一般 6～8 周为一个周期，疗效可延续 6～12 个月。比苯二氮䓬类药物起效慢，但研究显示对于长期失眠患者，CBT-I 与药物疗法的短期疗效相当；长期来看，CBT I 优于药物治疗。

2. **药物治疗** 目前用于治疗失眠的药物主要包括苯二氮䓬类受体激动剂、非苯二氮䓬类受体激动剂、褪黑素受体激动剂、具有催眠效果的抗抑郁药物和其他。酒精（乙醇）不应用于治疗失眠。药物治疗原则：在病因治疗、认知行为疗法和睡眠健康教育的基础上，酌情给予催眠药物。给药原则是个体化、按需、间断、足量给药。连续给药一般不超过 4 周，如需继续给药，需每个月定期评估。

（1）苯二氮䓬类药物（benzodiazepine drugs，BZDs）：苯二氮䓬类药物主要通过非选择性与 γ-氨基丁酸 - 苯二氮䓬类受体结合发挥作用。主要包括氟西泮、夸西泮、艾司唑仑、替马西泮、三唑仑、劳拉西泮等。BDZs 可缩短入睡潜伏期，提高睡眠效率，但会改变睡眠结构，主要表现为慢波睡眠和快眼动睡眠比例下降。长期或高剂量服用会产生戒断现象、反跳性失眠、耐受、依赖等不良反应。

（2）非苯二氮䓬类药物（non-BZDs，NBZDs）：新型非苯二氮䓬类药物，主要通过选择性与 γ- 氨基丁酸 - 苯二氮䓬类受体复合物特异性结合发挥改善睡眠作用。

1）唑吡坦：短效 NBZDs，半衰期约 2.5 小时。适用于入睡困难者。睡前 5～10mg 口服。有报道服用唑吡坦后出现睡眠相关进食障碍和睡行症。

2）佐匹克隆：短效 NBZDs，半衰期约 5 小时。适用于入睡困难、睡眠维持困难，睡前 7.5mg 口服，最常见副反应为口苦。

3）右旋佐匹克隆：佐匹克隆的 S- 异构体，中效 NBZDs，半衰期 6～9 小时。适于入睡困难、睡眠维持困难和 / 或早醒的患者，睡前 2～3mg 口服。副作用包括口干、眩晕、幻觉、感染、皮疹等。

4）扎莱普隆：短效 NBZDs，半衰期 1 小时。适于入睡困难的短期治疗。睡前 5～20mg 口服，常见副反应有镇静、眩晕、与剂量相关的记忆障碍等。

65 岁以上、肝功能损害的患者上述药物用量需减半。

（3）具有镇静作用的抗抑郁药：适用于失眠合并有焦虑、抑郁情绪的患者，但用于治疗失眠的剂量应小于治疗抑郁的剂量。

1）曲唑酮：属丁 5-HT 受体拮抗剂 / 再摄取抑制剂（serotonin antagonist/reuptake inhibitor，SARI），半衰期 6～8 小时，低剂量曲唑酮可有效阻断 $5-HT_{2A}$、$α_1$ 和 H_1 受体，但达不到对 $5-HT_{2C}$ 受体的有效阻断作用。通过以 5-HT 能作用增加 γ-氨基丁酸能作用，能增加 NREM3 期睡眠，且当与选择性 5- 羟色胺再摄取抑制药（selective serotonin reuptake inhibitor，SSRI）合用时能阻断 SSRI 对慢波睡眠的干扰。改善睡眠的强度优于艾司唑仑，且无成瘾性。推荐剂量：睡前口服 25～100mg。常见副作用有晨起困倦、头晕、疲乏、视物模糊、口干、便秘等。

2）米氮平：属于 NE 能和特异性 5-HT 能抗抑郁药（noradrenergic and specific serotonergic antidepressant，NaSSA）。半衰期 20～30 小时。低剂量米氮平比高剂量米氮平的镇静作用更明显。通过阻断 $5-HT_{2A}$、组胺 H_1 受体改善睡眠。推荐剂量：睡前 7.5～30mg 口服，低剂量的米氮平可作为失眠伴有焦虑、抑郁障碍患者的首选治疗，无成瘾性。常见副作用有食欲增加和体重增加，其他副作用包括瞌睡、口干、便秘、头晕、噩梦等。

3）氟伏沙明：属于有镇静作用的 SSRI 类抗抑郁药。半衰期 17～22 小时。可缩短快眼动睡眠时间，同时不增加觉醒次数，延长抑郁患者快眼动睡眠潜伏期，改善抑郁焦虑患者睡眠质量。推荐剂量：晚上 50～100mg 口服。最常见的副反应是胃肠道症状。

（4）褪黑素：褪黑素作用于丘脑下部的视交叉上核，参与昼夜节律的调节和维持。研究发现褪黑素可缩短睡眠潜伏期、增加总睡眠时间、改善睡眠质量，对正常睡眠结构没有明显影响，尤适用于入睡困难患者，且作用效果不会随着褪黑素的继续使用而消退。

（5）食欲素受体拮抗剂[Suvorexant]：食欲素是一种由下丘脑外侧区合成的小分子多肽，具有调节食欲、保持清醒的作用。Suvorexant 通过阻断食欲素受体促进睡眠，缩短入睡潜伏期，减少入睡后觉醒时间，增加总睡眠时间。FDA 推荐剂量：晚上口服 10～20mg。主要副反应为次日的残留镇静作用。

（6）其他药物：小剂量第二代抗精神病药如喹硫平（12.5～25mg）、奥氮平（2.5～10mg）治疗失眠，通过抗组胺作用发挥镇静效果。

3. 物理治疗 近年来物理治疗已经成为失眠的补充治疗技术，主要包括光疗、重复经颅磁刺激、生物反馈技术和电疗法等。

4. 中医辨证论治 失眠症在中医中统称为"不寐症"，在中医辨证论治的基础上可采用心理治疗、按摩治疗、针刺治疗、点穴治疗、耳穴治疗、外敷治疗、电针治疗等综合治疗方法。

（师 乐 孙洪强 陆 林）

第四节 睡眠相关呼吸障碍

睡眠相关呼吸障碍（sleep related breathing disorder，SRBD）是指在睡眠中出现异常呼吸的疾病总称。ICSD-3 将阻塞性睡眠呼吸暂停综合征（obstructive sleep apnea disorder，OSA）、中枢性睡眠呼吸暂停综合征（central sleep apnea disorder，CSA）、睡眠相关肺泡低通气障碍（sleep related hypoventilation disorder）以及睡眠相关低氧血症（sleep related hypoxemia disorder）都归于这一类别。此外，鼾症以及夜间呻吟也归于这一类别。这里定义的鼾症是指鼾声不伴有呼吸暂停、低通气、呼吸努力相关性觉醒或肺泡低通气，也不会引起白天嗜睡或失眠的症状。夜间呻吟的典型表现是一次深吸气后出现呼吸延长，并有类似呻吟的单调发声。每一种疾病的发病机制以及临床表现不尽相同，也可能存在交叉，并且许多患者可能同时合并或存在其中两种或以上疾病。

一、病因及发病机制

1. 阻塞性睡眠呼吸暂停综合征 OSA 的发病机制包括了上气道解剖因素以及非解剖的功能性因素，后者主要与呼吸中枢调控有关。OSA 主要由维持上气道开放与引起上气道塌陷的力量失衡引起。解剖因素异常可以导致上气道阻力负荷增加，如难以通过神经肌肉活动加强来补偿时，上气道会塌陷甚至堵塞，从而导致呼吸暂停及/或低

通气的发生。临界闭合压（critical closing pressure，P_{crit}）可评估上气道易塌陷性，指上气道内能够维持气道开放的最小压力，P_{crit} 的负值越大表明气道越不容易塌陷。OSA 患者的 P_{crit} 可为正值。环路增益反映呼吸中枢调控的不稳定性，而觉醒阈值则可评估患者的觉醒能力。除肥胖、吸烟、饮酒以及内分泌紊乱等已知的 OSA 常见危险因素外，上气道神经肌肉功能损伤以及上气道组织炎症增加也可能促发 OSA。平卧位及睡眠中发生的自发性的体液转移主要通过增加颈围和咽部阻力影响上气道的塌陷性，也可能在 OSA 的发生中发挥重要作用。

2. 中枢性睡眠呼吸暂停综合征 中枢性睡眠呼吸暂停的发生主要是由于原发的中枢呼吸驱动降低或继发于动脉二氧化碳分压改变低于驱动所需的水平（暂停阈值）所致。少数情况下可能存在暂停阈值升高。根据发生中枢性呼吸暂停时是否存在高碳酸血症，中枢性呼吸暂停的发生机制可分为两种：第一，呼吸调控系统发生短暂波动或者不稳定所致，通常与呼吸中枢驱动增加有关，这种驱动的增加可导致过度通气，引起 PCO_2 下降并低于暂停阈值，这种波动通常发生在清醒期到睡眠过渡时；第二，呼吸调控系统或者神经肌肉功能异常所致，在从清醒到睡眠过渡时，由于缺乏呼吸驱动而引起中枢性呼吸暂停。

3. 睡眠相关肺泡低通气障碍 该疾病的主要特征是由于睡眠相关的通气不足所致的睡眠中动脉血二氧化碳分压异常升高。目前该疾病的病因和发病机制尚不明确，引起高碳酸血症以及低氧血症不是完全由上气道阻塞所致。肥胖、*PHOX2B* 基因突变、中枢呼吸控制系统异常以及其他可能导致呼吸驱动、二氧化碳和氧气化学感受器敏感性受损的因素均可导致该疾病的发生。

4. 睡眠相关低氧血症 该疾病是由不同病因引起的只与睡眠相关的低氧血症，这种低氧血症的发生机制可能与不同病因引起的生理性动静脉分流、通气/血流比值失调、低混合静脉氧以及高海拔相关。

二、临床表现

1. 阻塞性睡眠呼吸暂停综合征 OSA 患者的临床表现分为夜间和日间两个方面。夜间的

症状包括较大的鼾声、可见的呼吸暂停、夜间憋气以及体动等，日间的症状包括嗜睡、非恢复性睡眠、疲倦、认知功能改变、晨起头痛、血压升高等。较大的鼾声、日间嗜睡和疲倦是大部分患者最常报告的症状，既往在中国人群中的研究发现，OSA 患者最常见的就诊原因是夜间可见的呼吸暂停，占所有就诊原因的 32.9%，其次是夜间鼾声，第三位是夜间憋气。此外还有研究发现，OSA 患者中失眠障碍、任意失眠症状、入睡困难、睡眠维持困难以及早醒的患病率分别为 38%、36%、18%、42% 以及 21%。

2. **中枢性睡眠呼吸暂停综合征** CSA 患者的临床表现与 OSA 患者类似，表现为困倦、非恢复性睡眠、打鼾、可见的呼吸暂停等。对于不同原因引起的 CSA 可能存在不同的临床表现。由于心脏或者神经系统引起的 CSA，患者可能存在房颤、房扑、心衰或者神经系统相关疾病的表现；由某种内科疾病所致的 CSA 可能存在相关内科疾病的临床表现；由高海拔周期性呼吸所致的 CSA，患者可能存在睡眠障碍、晨起头痛等急性高原反应的临床表现。

3. **睡眠相关肺泡低通气障碍** 由于睡眠相关肺泡低通气障碍的患者存在高碳酸血症，其症状可能与高碳酸血症相关。主要包括过度睡眠、头痛、疲劳、情绪紊乱、记忆力减退以及精神不能集中。除此之外，由其他器质性因素引起的肺泡低通气障碍可能存在相关疾病的临床表现。

4. **睡眠相关低氧血症** 不同病因引起的睡眠相关低氧血症临床表现不同，可能与原发疾病的临床表现相同。

三、量化评估

1. **整夜多导睡眠图（polysomnography，PSG）** PSG 是诊断睡眠呼吸障碍的"金标准"，通过脑电、下颌肌电、眼电、呼吸气流、胸腹运动、鼾声以及腿部运动的监测来判断患者的睡眠分期以及夜间呼吸暂停的情况，属于 I 级睡眠监测。通过 PSG 监测可以明确呼吸暂停的类型，从而区分阻塞性和中枢性呼吸暂停。呼吸暂停低通气指数（apnea hypopnea index，AHI）是用来评估 OSA 严重程度的指标，它是指每小时睡眠时间中出现呼吸暂停和低通气的次数。一般认为，AHI≥5 次/h 且 <15 次/h 为轻度 OSA，AHI≥15 次/h 且 <30 次/h 为中度 OSA，AHI≥30 次/h 为重度 OSA。

2. **睡眠中心外监测（out-of-center sleep testing，OCST）** OCST 是指在睡眠中心外进行的睡眠监测，包括 II 级、III 级和 IV 级睡眠监测。II 级睡眠监测是指在非睡眠中心进行的完整的监测，除了没有视频以外，其余导联与 PSG 监测相同；III 级睡眠监测是指只有呼吸气流（鼻压力或者口鼻热敏）、呼吸努力、血氧、鼾声以及体位的监测；IV 级监测是指血氧和其他任意一个信号的监测。III 级和 IV 级得到的信息量较少，但是在某些情况下也可用于评估 OSA 的严重程度。评估指标为呼吸紊乱指数（respiratory disturbance index，RDI），它是指每小时监测时间中出现呼吸暂停和低通气的次数。

3. **无创 $PaCO_2$ 监测** 无创 $PaCO_2$ 的监测主要用于判断清醒和睡眠中是否存在高碳酸血症。用于判断 CSA 是否合并有高碳酸血症以及鉴别睡眠相关肺泡低通气。

4. **相关问卷的评估** 可采用 STOP 问卷、STOP-BANG 问卷以及柏林问卷评估出现睡眠呼吸暂停的风险。

5. **嗜睡的评估** 包括客观嗜睡和主观嗜睡的评估。主观嗜睡的评估常常使用 Epworth 嗜睡量表，总分数为 24 分，大于等于 11 分证明存在主观日间过度嗜睡。客观嗜睡的评估常常采用多次小睡睡眠潜伏期试验，平均睡眠潜伏期小于 10 分钟则认为存在客观日间过度嗜睡。

四、诊断与鉴别诊断

1. **阻塞性睡眠呼吸暂停综合征** 根据 ICSD-3，阻塞性睡眠呼吸暂停综合征的诊断标准必须满足以下 [（1）+（2）] 或（3）：

（1）出现以下至少一项

1）患者主诉困倦、非恢复性睡眠、乏力或失眠。

2）因憋气、喘息或气哽从睡眠中醒来。

3）同寝者或其他目击者报告患者在睡眠期间存在习惯性打鼾、呼吸中断或二者皆有。

4）已确诊高血压、心境障碍、认知功能障碍、冠脉疾病、卒中、充血性心力衰竭、心房纤颤或 2 型糖尿病。

（2）多导睡眠图（PSG）或睡眠中心外监测

（OCST）证实：PSG 监测显示每小时睡眠期间，或 OCST 每小时监测期间，发生阻塞性为主的呼吸事件（包括阻塞型呼吸暂停、混合型呼吸暂停、低通气和呼吸努力相关微觉醒）≥5 次。

（3）PSG 或 OCST 证实：PSG 监测每小时睡眠期间或 OCST 每小时监测期间发生的阻塞性为主的呼吸事件（包括呼吸暂停、低通气或呼吸努力相关微觉醒）≥15 次。

鉴别诊断：

（1）单纯鼾症：单纯鼾症无呼吸暂停、低通气或者呼吸努力相关微觉醒的症状，也不存在低氧血症。

（2）CSA：夜间的呼吸暂停以中枢型事件为主。

（3）肥胖低通气综合征：患者由于存在白天高碳酸血症，所以可能出现日间过度嗜睡，但是与 OSA 所致的日间嗜睡不同，这些患者通常存在肥胖相关的症状。

（4）其他引起日间嗜睡的疾病，如发作性睡病，特发性嗜睡等，通过临床症状以及日间多次小睡睡眠潜伏期试验可以排除。

2. 中枢性睡眠呼吸暂停综合征　根据 ICSD-3，原发性中枢性睡眠呼吸暂停的诊断标准必须满足以下（1）~（4）。

（1）患者至少存在以下一种表现：

1）困倦。

2）睡眠起始或维持困难，频繁从睡眠中醒来或非恢复性睡眠。

3）因气短而唤醒。

4）打鼾。

5）目击的呼吸暂停。

（2）PSG 出现以下所有表现：

1）每小时睡眠中枢型呼吸暂停和 / 或中枢型低通气时间≥5 次。

2）中枢型呼吸暂停和 / 或中枢型低通气事件的数量占呼吸暂停和低通气事件总数的 50% 以上。

3）无陈 - 施呼吸（Cheyne-Strokes breathing，CSB）。

（3）没有日间或夜间肺泡低通气的证据。

（4）疾病不能以另一现患睡眠障碍、内科或神经系统疾病，药物或物质使用更好地解释。

鉴别诊断：

（1）与其他类型的睡眠相关呼吸障碍相鉴别：

OSA 是以阻塞性呼吸暂停为主；CSA 伴有陈 - 施氏呼吸的 CSA 中存在典型的渐强 - 渐弱的呼吸模式，并且大多数患者存在充血性心力衰竭或者神经系统疾病；药物、物质、内科及神经系统疾病所致 CSA 的患者通常存在药物或者物质使用史或者相关的内科和神经系统疾病；高原所致 CSA 的患者通常存在近期抵达高原的情况；

（2）睡眠相关肺泡低通气和低氧血症：这些患者通常存在日间高碳酸血症，并且可能存在导致肺泡低通气或者低氧血症的原发疾病，而原发性 CSA 患者通常不存在日间高碳酸血症（$PaCO_2 <$ 40mmHg）。

3. 睡眠相关肺泡低通气　根据 ICDS-3，睡眠相关肺泡低通气的诊断标准满足以下其中一项：

（1）动脉 $PaCO_2 >$ 55mmHg 并且持续时间≥10 分钟。

（2）睡眠期动脉 $PaCO_2$ 增加≥10mmHg 并且数值超过 50mmHg，持续时间≥10 分钟。

其他原因引起的肺泡低通气，如肥胖低通气综合征、先天性中枢性肺泡低通气综合征、迟发性中枢性肺泡低通气伴下丘脑功能障碍以及特发性中枢性肺泡低通气等的诊断标准不在此详述。

鉴别诊断：与所有能够引起睡眠肺泡低通气的疾病鉴别，同时应与 OSA 或者 CSA 所致的血氧饱和度下降所致的低氧血症相鉴别。以上两者所致的低氧血症不是由于肺泡低通气所致的，而且血氧饱和度的下降通常不是持续性的。

4. 睡眠相关低氧血症　根据 ICSD-3 的诊断标准，睡眠相关低氧血症的诊断必须满足以下两项：

（1）PSG、OCST 或夜间血氧监测显示，睡眠中成人动脉氧饱和度≤88% 或儿童动脉氧饱和度≤90%，至少持续 5 分钟。

（2）未记录到睡眠相关肺泡低通气

鉴别诊断：与所有能够引起睡眠低氧血症的疾病鉴别，应该排除由于阻塞性呼吸暂停、中枢性呼吸暂停或者肺泡低通气所致的睡眠低氧血症。以上原因引起的睡眠低氧血症是间断性的低氧血症，而不是持续出现的低氧血症。

五、治疗

1. 阻塞性睡眠呼吸暂停综合征

（1）减重：肥胖是影响 OSA 严重程度的危险

因素之一，既往研究发现肥胖可以解释 OSA 患者中 60% 的 AHI 变异，特别是在年龄小于 50 岁的患者中。此外，通过药物或者手术方式减重，可降低部分患者的 OSA 严重程度，但是仍有部分患者存在需要治疗的残留疾病。因此，对于重度 OSA 患者来说，减重需要合并其他治疗方式才能有效缓解 OSA 的严重程度。

（2）口腔矫形器：目前较常使用并最有效的口腔矫形器是下颌前移装置。既往研究发现，下颌前移装置能够有效改善 AHI 和日间嗜睡，但是与持续气道正压通气（continuous positive airway pressure，CPAP）治疗相比，在减轻 AHI 的有效性上仍较差。因此，建议轻到中度的 OSA 患者以及不愿或者不耐受 CPAP 的患者使用口腔矫形器，而重度 OSA 患者仍然需要 CPAP 治疗。

（3）持续气道正压通气治疗：持续气道正压通气治疗是重度 OSA 患者以及合并其他疾病 OSA 患者的最主要的治疗方式。该治疗的主要原理是支撑 OSA 患者夜间塌陷的气道，从而进一步改善因气道塌陷所致的间歇性低氧和睡眠片段化，改善日间嗜睡症状，降低心脑血管疾病和其他慢性疾病的风险。既往研究发现，CPAP 能有效降低 OSA 患者 24 小时的收缩压和舒张压，并且长期的 CPAP 治疗能有效降低 OSA 患者出现心肌梗死、脑卒中以及心血管相关死亡的风险，同时还可以提高患者的生活质量。

（4）手术治疗：因明显的上气道狭窄或者颅面结构异常而引起 OSA 的患者可采用手术治疗，缓解特定位置的气道狭窄，但是其治疗效果仍然存在争议，不作为常规的治疗方法。

（5）舌下神经刺激术：该方法通过刺激舌下神经而逆转睡眠中出现的气流受限。既往在 126 名 OSA 患者中进行的研究发现，在治疗 12 个月后 AHI 从 29.3 次 /h 下降到 7.4 次 /h，并且能够有效改善 OSA 患者的生活质量。

2. 中枢性睡眠呼吸暂停综合征

（1）持续气道正压通气治疗：对于初次诊断中枢性睡眠呼吸暂停的患者可尝试 CPAP 治疗。一项在心衰合并中枢性呼吸暂停的研究中发现，使用 CPAP 治疗后，AHI 下降约 55%，同时左室射血分数以及六分钟步行距离增加。

（2）伺服通气（adaptive servoventilation，ASV）：对于合并陈 - 施呼吸的中枢性睡眠呼吸暂停患者可使用该方法。与其他治疗方法相比，ASV 能够有效降低合并陈 - 施呼吸的 CSA 患者的 AHI。但对重度心功能不全者（LVEF＜45%）慎用。

（3）辅助给氧：辅助给氧可减轻中枢性呼吸暂停及其相关的动脉二氧化碳分压的下降，进一步降低环路增益，降低出现过度通气的机会，从而避免二氧化碳分压下降并低于暂停阈值。但是，辅助给氧在改善 CSA 患者心血管功能和临床结局方面结果不一致。

（4）乙酰唑胺：乙酰唑胺是一种碳酸酐酶抑制剂，可以引起代谢性酸中毒，进而增加对呼吸的刺激，降低二氧化碳分压的暂停阈值。目前，乙酰唑胺常用来治疗急性高原反应。既往研究发现，乙酰唑胺可降低因高海拔所致的中枢性呼吸暂停和周期性呼吸，因此可用于指导高海拔周期性呼吸所致中枢性睡眠呼吸暂停。

（5）二氧化碳：吸入二氧化碳或者增加死腔使二氧化碳水平升高，并高于暂停阈值，可以立即终止 CSA，但是该方法是否能有效改善 CSA 患者相关临床指标目前还不明确。

（6）其他：对于其他慢性疾病或者相关药物和物质所致的中枢性睡眠呼吸暂停，主要的治疗方法是治疗原发疾病，或者停用引起中枢性睡眠呼吸暂停的相关药物或物质。

3. 睡眠相关肺泡低通气和睡眠相关低氧血症 针对这两类疾病，主要的治疗方法还是治疗引起睡眠相关肺泡低通气和睡眠相关低氧血症的原发疾病。

（唐向东）

第五节 过度嗜睡障碍

白天过度嗜睡（excessive daytime sleepiness，EDS）指在白天应该维持清醒的主要时段不能保持清醒和警觉，出现难以抑制的困倦欲睡甚至突然入睡，是许多睡眠疾病的主要临床表现。多在久坐、无聊或单调的环境中发生，严重者可以不分时间、地点，毫无预兆地酣然入睡，给患者的工作及生活带来很大影响，甚至酿成意外事故而危及他人及自身安全。据统计，嗜睡相关的交通事故的发生率升高 7 倍以上，但尚未引起广泛重视。

EDS 的轻重程度不一,临床表现各异,部分患者每天的总睡眠时间明显增多,但醒后并无精神和体力恢复的感觉;有些患者小睡后 EDS 可暂时缓解,但不能维持太久。幼儿的嗜睡可表现为睡眠时间过长和先前本已消失的白天小睡重现;儿童 EDS 患者可表现为学习成绩不佳、注意力涣散、情绪不稳、多动等看似与嗜睡矛盾的症状。多数情况下 EDS 是一个慢性症状,持续时间至少 3 个月才能考虑诊断。EDS 是患者就诊的主要原因之一,准确而全面地评价嗜睡的严重程度,寻找嗜睡的原因、选择合适的治疗方案、系统评估治疗效果是睡眠医学临床实践中需要解决的重要课题。

嗜睡的人群患病率为 0.5%～35.8%,大多数报道在 5%～15% 之间,9.4% 的中国小学生有时或经常上课睡觉,差异较大的原因与所调查人群及使用问卷的不同有关,频繁倒班者、老人、青少年及女性人群中嗜睡的发生率较高。引起 EDS 的原因众多,与环境因素和生活习惯相关者占第一位。不少患者的嗜睡症状与中枢神经系统改变有关,称为中枢性嗜睡(central disorder of hypersomnia)。根据 ICSD-3 的定义中中枢性嗜睡的分类见表 17-5-1,其中发作性睡病、特发性嗜睡最为多见;以周期性嗜睡为表现的克莱恩 - 莱文(Kleine-Levin)综合征(KLS)十分少见,但临床表现独特;近年来药物和毒品滥用引起的 EDS 日益引起重视。需要特别指出的是,下丘脑分泌素(hypocretin)或食欲素(orexin)缺乏是发作性睡病最根本的发病机制,在 ICSD-3 的分类中,已经以伴和不伴下丘脑分泌素缺乏的 1 型和 2 型发作性睡病取代原来伴或不伴猝倒的发作性睡病这一标准;特发性嗜睡也不再详细分型,KLS 与原分类中的周期性嗜睡归为同一类。

表 17-5-1 中枢性嗜睡的分类

1 型发作性睡病
2 型发作性睡病
特发性过度嗜睡
克莱恩 - 莱文(Kleine-Levin)综合征
疾病相关的过度嗜睡
精神疾病相关的过度嗜睡
药物或毒品引起的过度嗜睡
睡眠不足综合征
孤立症状和正常变异:长睡眠者

一、发作性睡病

发作性睡病以难以控制的嗜睡、发作性猝倒、睡瘫、入睡幻觉及夜间睡眠紊乱为主要临床特点。国外报道通常在 10～20 岁开始起病,人群患病率估计在 0.02%～0.18%,男性和女性患病率大致相当。国人的患病率在 0.04% 左右,起病于儿童时期者也不少见,男女比例为 2∶1。

(一)病因及发病机制

发作性睡病的病因不明,一般认为是环境因素与遗传因素相互作用的结果。8%～10% 的发作性睡病患者具有家族史,患者第一代直系亲属的患病概率为人群的 20～70 倍,提示遗传因素在其起病中有重要作用。人发作性睡病与人类白细胞抗原(human leukocyte antigen,HLA)具有高度相关性,HLADQB1*0602 在各个种族的发作性睡病患者中均有很高的阳性率,达 88%～100%。中国典型患者的 HLADQB1*0602 阳性率高达 95%,远较人群 23% 的阳性率高。动物发作性睡病的发生与下丘脑分泌素或其受体基因突变有关;而人发作性睡病的发病是由于免疫损伤致下丘脑分泌素细胞凋亡、激素分泌减少所致,患者脑脊液(cerebrospinal fluid,CSF)中的下丘脑分泌素水平显著降低或缺失。

(二)临床表现

发作性睡病的主要症状包括嗜睡、发作性猝倒、睡瘫、入睡幻觉及夜间睡眠紊乱,大约有 1/3 的患者具备上述所有症状。

1. 白天过度嗜睡 100% 的发作性睡病患者存在 EDS,表现为突然发生的不可抗拒的睡眠发作,可出现于行走、进餐或交谈时,在外界刺激减少的情况下,如阅读、看电视、驾驶、听课、开会时更易发生。睡眠持续时间多为数十分钟,可短至数秒,也有长达数小时者,每天可发生数次到数十次不等,多数患者经短时间的小睡后即可头脑清醒,但不能维持太长时间。

2. 猝倒 60%～70% 的发作性睡病患者可见无力发作甚至猝倒,为该病的特征性表现,常在 EDS 出现数月至数年后出现。见于强烈情感刺激如发怒、大笑时。猝倒可见于躯体局部或全身的骨骼肌肌群的麻痹,致患者跌倒或被迫坐下;更常见的无力发作比较轻微和局限,如低头、面部表情异常或张口等,这些不典型的症状在儿童患者常见。无力发作持续时间常为数秒至数分钟。

3. **睡眠瘫痪** 多在入睡或起床时出现,是发作性睡病患者从 REM 睡眠中醒来时发生的一过性全身不能活动或不能讲话,可持续数秒至数分钟。

4. **睡眠幻觉** 多在入睡时发生,表现为在觉醒和睡眠转换时出现的幻觉,可以为视、触或听幻觉,也可表现为梦境样经历。

5. **夜间睡眠紊乱** 可以是患者的主诉之一,常无入睡困难,但易醒多梦,入睡后 2～3h 即难以再入睡,早晨常因困倦而起床困难。

(三)实验室检查

发作性睡病的确诊需结合客观实验室检查,主要包括多次小睡睡眠潜伏期试验(multiple sleep latency test,MSLT)、夜间多导睡眠图(polysomnography,PSG)及脑脊液下丘脑分泌素检查。*HLADQB1*0602* 阳性支持发作性睡病的诊断,但由于特异性不强,已不再作为诊断标准之一。近年来发现如患者具有典型的猝倒同时伴 *HLADQB1*0602* 阳性,99% 可能存在脑脊液下丘脑分泌素缺乏,不经过腰穿等创伤性手段获取脑脊液就可较准确预测并分型。脑脊液下丘脑分泌素(hypocretin-1)≤110pg/ml 或正常值的 1/3 可作为发作性睡病的确诊和分型标准。对伴猝倒的典型发作性睡病其诊断敏感性和特异性均达到 95% 以上;不伴猝倒者只有 25% 的患者存在 CSF 下丘脑分泌素低于 110pg/ml。检查费用相对便宜,对难以承受 MSLT 检查费用(在国外较昂贵)、不能配合 MSLT 检查、应用精神类药物且检查前难以停药及部分诊断困难的病例有重要诊断价值。

(四)诊断

ICSD-3 将发作性睡病分为 1 型和 2 型,即伴(1 型)和不伴下丘脑分泌素降低(2 型)。

(1)1 型发作性睡病:诊断必须同时满足表 17-5-2 的 A 和 B 标准。对无猝倒者,如果符合 A 和 B2 的标准,也应诊断为 1 型发作性睡病。值得注意的是,1 型发作性睡病可继发于其他疾病,要考虑病因诊断。引起发作性睡病的病因多见于中枢神经系统(CNS)疾病,如自身免疫性疾病、下丘脑肿瘤、脑卒中或出血、外伤等。

表 17-5-2 1 型发作性睡病的诊断标准

A	患者每天均出现难以抑制的嗜睡,持续时间至少 3 个月
B	具有下列 1 或 2 项表现: 1. 发作性猝倒和 MSLT 显示平均睡眠潜伏时间 ≤8min,出现两次或两次以上的入睡相关的 REM 睡眠(sleep onset REM periods,SOREMPs)。睡眠起始 15min 内出现的快速眼动睡眠可替代 MSLT 中的一次 SOREMP。 2. 免疫法测定 CSF 下丘脑分泌素 -1 浓度≤110pg/ml,或小于以同一标准检验正常者平均值的 1/3。

(2)2 型发作性睡病:2 型发作性睡病的诊断必须同时满足表 17-5-3 中所列 A～E 的标准。

表 17-5-3 2 型发作性睡病的诊断

A	患者每天均出现难以抑制的嗜睡,持续时间至少 3 个月。
B	MSLT 显示平均睡眠潜伏时间≤8min,出现两次或两次以上 SOREMP。睡眠起始 15min 内出现的快速眼动睡眠可替代 MSLT 中的一次 SOREMP。
C	无猝倒
D	未检测 CSF 下丘脑分泌素 -1,或测定的 CSF 下丘脑分泌素 -1 水平 >110pg/ml,或超过正常平均值的 1/3。
E	嗜睡和 / 或 MSLT 结果不能以其他原因更好地解释,如睡眠不足、阻塞性睡眠呼吸暂停、睡眠时相延迟及药物或毒品应用。

(五)治疗

1. **一般治疗** 发作性睡病患者应有规律、足够的夜间睡眠。另外,在白天应有计划的安排小睡特别是午睡来减少犯困。择业方面应避免选择驾驶、高空及水下作业。对儿童患者,家长、老师需认识嗜睡和其他症状是疾病的表现,应对患儿表示理解,鼓励其采取积极的、健康的生活态度,课业负担不可太重。不少患者如学生、司机及症状较重者仍需药物辅助治疗。

2. **药物治疗**

(1)白天嗜睡:盐酸哌甲酯(methylphenidate)最早应用于临床。制剂分短效及长效缓释片两种。莫达非尼(modafinil)的优点是副作用小,偶有患者诉头痛。

(2)猝倒:三环类抗抑郁药氯米帕明疗效确实可靠。新型的抗抑郁药选择性 5- 羟色胺再摄取抑制药如氟西汀、帕罗西汀效果弱于三环类抗抑郁药。文拉法辛(venlafaxine)在低于抗抑郁的剂量时即可发挥强的抗猝倒作用,同时还有轻微的促醒作用。已成为治疗发作性睡病的一线药物。

（3）夜间睡眠紊乱：γ-羟丁酸钠（sodium oxybate）通过兴奋 GABA-B 受体发挥作用,能够显著增加慢波睡眠及 REM 睡眠的比例,其改善夜间睡眠及猝倒的作用均较显著。

（4）探索性治疗方法

1）药物：大多数发作性睡病患者需长期服药,应用长效制剂可能减少患者的服药次数从而提高顺应性。pitolisant 是一种组胺 H₃ 受体拮抗剂/反向激动剂,新近批准治疗发作性睡病并在欧美应用于临床,对嗜睡和猝倒均有良效。

2）下丘脑分泌素（hypocretin）：在发作性睡病的发病中具有重要作用。其治疗作用可能通过以下途径实现,hypocretin 基因治疗或细胞移植；外源性下丘脑分泌素激素、下丘脑分泌素前体或拟似品替代疗法；应用受体激动剂。目前均处于探索阶段。

3）免疫治疗：目前有证据表明,发作性睡病的发生与免疫功能异常有关,但应用糖皮质激素治疗并无作用,在发病早期静脉注射免疫球蛋白可部分改善患者的主观症状,但无客观检查改善的证据。

二、特发性过度嗜睡

特发性过度嗜睡（idiopathic hypersomnia,IH）的平均起病年龄是 16.6～21.2 岁,人群患病率和发病率均不详。女性的患病率高于男性。

（一）病因和发病机制

本病病因及发病机制还未明确。

（二）临床表现

IH 主要以白天过度嗜睡但不伴猝倒为基本特征,过去称为"宿醉"式睡眠,伴随症状包括不易清醒而且耗时过长、反复再入睡、易激惹、无意识行为和意识模糊。患者通常诉不易被闹钟唤醒,只能频繁使用特殊手段来促醒；自我报告的总睡眠时间很长,至少 30% 的患者诉超过 10 小时,白天小睡的持续时间很长,常超过 60 分钟,46%～78% 的患者醒后感觉不解乏。

（三）实验室检查

睡眠监测是诊断 IH 的重要手段。EDS 的客观依据包括 MSLT 显示平均睡眠潜伏时间≤8 分钟,24 小时 PSG 检查或腕式体动仪显示 24 小时内睡眠时间超过 11 小时有助于证实诊断。除总睡眠时间延长外,PSG 显示睡眠效率≥90%,NREM 和 REM 睡眠比例在预期范围内,REM 睡眠潜伏时间正常。MSLT 中平均睡眠潜伏时间通常短于对照组,但长于大部分发作性睡病患者。SOREMP 少于两次,或在整夜 PSG 检查中无睡眠始发的 REM 期睡眠。应注意排除睡眠不足。

若患者符合其他诊断标准,只是 MSLT 中平均睡眠潜伏时间超过 8 分钟,24 小时内总睡眠时间少于 660 分钟,应当消除影响 MSLT 的因素。长时间多导睡眠图（24 小时）或腕式体动仪（7 天非限制睡眠）记录有助于诊断,前者的价值已经得到证实,但后者的价值有待研究。如 MSLT 资料确定无误而临床仍然高度疑诊 IH,可重复进行 MSLT。

（四）诊断

特发性嗜睡是一个排除性诊断,必须同时满足表 17-5-4 的 A～F 的标准。当患者主诉长时间小睡后仍难以恢复精力、晨间或小睡后觉醒困难时要考虑特发性嗜睡的诊断。仔细的病史询问、系统的睡眠问卷评估、全面体格检查、夜间 PSG、MSLT 是必不可少的诊断依据。更重要的是要排除其他原因引起的日间过度嗜睡。对诊断不明确的患者需要通过 PSG 或体动记录仪、精神心理测试、脑脊液 Hcrt-1 测定和脑部 MRI 检查来帮助诊断。

表 17-5-4　特发性嗜睡的诊断标准

A	患者每天出现难以抑制的嗜睡,并至少持续 3 个月。
B	无猝倒
C	MSLT 显示 SOREMPs 少于两次,或在整夜 PSG 检查中无 REM 潜伏时间小于或等于 15min 的睡眠始发 REM 期。
D	至少有下列发现之一 1. MSLT 显示平均睡眠潜伏时间≤8min 2. 24h PSG 显示 24h 内睡眠时间≥660min（典型者为 12～14h）,或通过腕式体动仪结合睡眠日志（平均至少超过 7d 的自然睡眠）加以证实
E	应排除睡眠不足（如需要,可通过观察增加夜间卧床时间后嗜睡有无改善来测试,最好经至少一周的腕式体动仪证实）
F	EDS 和/或 MSLT 发现不能以其他原因更好地解释,如睡眠不足、阻塞性睡眠呼吸暂停综合征（obstructive sleep apnea syndrome,OSAHS）、睡眠时相延迟及药物或物质滥用或戒断。

（五）治疗

特发性嗜睡的病因不明，只能对症治疗。延长睡眠时间常无效，白天小睡也不能让患者更清醒。讲究睡眠卫生、保持健康的生活方式、限制躺在床上的时间可能有帮助。兴奋剂如哌甲酯能够部分或间断地缓解症状，但效果不如发作性睡病理想，特别是睡眠"宿醉"的改善较为困难。莫达非尼和褪黑素制剂对部分患者有效。

三、克莱恩-莱文综合征

克莱恩-莱文综合征（Kleine-Levin syndrome，KLS）也称反复发作性过度嗜睡或周期性嗜睡，仅与月经周期相关的嗜睡反复发作已经归为 KLS 的一种亚型。该病罕见，估计患病率为每百万人群中 1～2 例，迄今为止，文献报告来自各个国家的病例仅数百例。80% 的患者起病于 10～20 岁，大部分在青春期，成人和幼儿也可患病。男女之比约 2:1。

（一）病因及发病机制

出生缺陷、发育障碍及遗传因素均与 KLS 的发病有关。犹太人的患病率增加，5% 的患者存在家族性发病倾向，有报道 HLADQB1*02 是可能的易感基因。上呼吸道感染和流感样症状是不少病例首发和复发的重要诱因，其他少见触发因素包括饮酒、头颅外伤、劳累等。

（二）临床表现

克莱恩-莱文综合征以反复发作的严重嗜睡伴认知、精神和行为异常为主要表现，发作间期功能状态正常。典型发作期持续时间中位数约 10（2.5～80）天，极少数持续数周至数月；间隔时间从数天到数月不等，发病早期间隔时间短、反复次数频繁，随年龄增长，发作持续时间、严重程度和频率均减少甚至不再发作，一般病例的病程中位数是 14 年。每次复发的症状并不完全相同。发作期间患者每天睡眠时间可长达 16～20h 以上，可自动醒来进食和上厕所，不伴大小便失禁。经典表现为贪食、多睡、性欲亢进，但大量病例报告表明贪食者只占 66%，而 1/3 的表现为厌食，中国患者厌食者更为多见；性欲亢进占 53%，以男性为主。其他如低龄化表现（如对父母过分依赖、话语和音调幼儿化）、饮食习惯改变、喜独处和不愿见陌生人、焦虑、幻觉和妄想也不少见。在发作期的清醒阶段，大多数患者表现为疲惫、淡漠、模糊及讲话和应答迟钝，近记忆常减弱或缺失，有时存在定位能力减弱、方向感缺失和对外界环境的梦幻般感知（丧失真实感）。如强制让其保持清醒，患者会表现为易激惹。健忘、短暂的烦躁不安或伴失眠的情绪高涨可能在一次发作结束时出现。发作间期，患者的睡眠、认知、情绪和进食正常。

（三）实验室检查

24 小时多导睡眠图显示总睡眠时间延长，在发作期前半段的夜间慢波睡眠百分比减少，后半段的 REM 睡眠减少。MSLT 的结果取决于患者是否能够配合检查，常出现睡眠潜伏时间缩短或多次 SOREMP。CSF 细胞学和蛋白正常，下丘脑分泌素-1 水平可正常也可降低，发作期的水平低于发作间期。计算机断层扫描和磁共振成像无异常发现，但脑功能成像存在脑血流灌注异常。

（四）诊断

克莱恩-莱文综合征的诊断主要靠典型的临床表现及发作模式，必须满足表 17-5-5 列出的 A～E 的所有标准。

表 17-5-5　克莱恩-莱文综合征的诊断标准

A	患者至少经历两次过度嗜睡及睡眠期的反复发作，每次持续 2 天至 5 周。
B	通常这种反复发作每年超过一次，或至少每 18 个月一次。
C	两次发作间期，患者的警觉性、认知功能、行为和情绪正常。
D	发作期间患者必须至少出现下列一项症状 认知功能障碍 感知变化 饮食异常（厌食或贪食） 无节制行为（如性欲亢进）
E	嗜睡和相关症状不能以其他睡眠疾病、内科疾病能和神经精神疾病（特别是双相障碍）及毒品或药物滥用而更好地解释。

（五）治疗

克莱恩-莱文综合征尚无特效治疗。多数患者经数年之后发作次数减少、程度减弱甚至自行停止发作。在发作期间，应当尽量避免打扰患者，创造舒适、安静的环境，确保患者的安全。文献报道碳酸锂对 50% 的患者有效，其他促醒药物如盐酸哌甲酯、莫达非尼尽管可以减少患者的睡眠,但并不能改善情绪和认知功能等 KLS 的主要症状。在发作间期,避免感冒、劳累等诱发因素可防止部分患者的复发。

四、疾病相关的过度嗜睡

白天过度嗜睡可以因疾病引起,是其他疾病的继发症状之一。其中以神经和精神疾病最为常见,包括代谢性脑病、头颅外伤、脑卒中、脑肿瘤、脑炎、感染、免疫病、遗传性疾病、神经系统变性性疾病和精神障碍。与精神异常相关的过度嗜睡占嗜睡病例的 5%~7%。

(一)病因和发病机制

疾病相关过度嗜睡的发生、发展和转归取决于原发病。在儿童患者的病因中,应特别关注遗传性疾病。

(二)临床表现

疾病相关过度嗜睡的严重程度轻重不一,既可类似于发作性睡病患者经小睡后即短暂精力恢复,也可以像特发性过度嗜睡一样长时间睡眠后仍不解乏。少数伴睡瘫、睡前幻觉和无意识行为。儿童患者的 EDS 常并不表现为多睡,而是以注意力涣散、情绪不稳定和学习成绩不好为表现。根据原发病的不同,患者的嗜睡表现各有特点。

(1)继发于帕金森病的过度嗜睡:帕金森病患者可发生经 MSLT 等客观检查证实的严重嗜睡。可能原因包括夜间睡眠不足和睡眠结构紊乱,即失眠;治疗帕金森病的多巴胺类药物的副作用;部分病例的嗜睡属于中枢性的;少数患者 MSLT 检查符合发作性睡病。

(2)创伤后过度嗜睡:多见于颅脑损伤后,荟萃分析发现此类患者中 28% 的会出现过度嗜睡,可能因下丘脑分泌素或其他促醒神经系统受损所致。此外,颅脑损伤者睡眠呼吸障碍的患病率也较高,也是引起嗜睡的原因之一。

(3)遗传性疾病:C 型尼曼-匹克病(Niemann Pick type C disease)、诺里病(Norrie disease)、帕-魏二氏综合征(prader-willi syndrome)、营养不良性肌强直、莫比乌斯综合征(Moebius syndrome)和脆性 X 染色体综合征(fragile X syndrome)均可表现为白天嗜睡。史密斯-麦格尼斯综合征(Smith-Magenis syndrome)幼儿期起病,以精神发育迟滞、颌面结构异常和行为紊乱为特点,白天

嗜睡及夜间觉醒的发生与褪黑素分泌时间颠倒即褪黑素浓度白天升高而夜间降低有关。值得注意的是,不少遗传性疾病可累及神经肌肉系统并导致睡眠呼吸紊乱而引起白天嗜睡,只有在充分治疗 SDB 后过度嗜睡仍持续存在的情况下才可以做出疾病相关过度嗜睡的诊断。

(4)继发于脑肿瘤、感染或其他中枢神经系统病变的过度嗜睡:脑部尤其是下丘脑或中脑喙部的脑卒中、感染、肿瘤、结节病或神经变性病变可能产生白天嗜睡。肿瘤患者的白天嗜睡可能与肿瘤本身的直接侵犯或治疗的副作用有关。

(5)继发于内分泌疾病的过度嗜睡:最典型的是甲状腺功能减退症。

(6)继发于代谢性脑病的过度嗜睡:肝性脑病、慢性肾功能不全、肾上腺或胰腺功能不全、中毒和某些遗传性代谢性疾病可能导致嗜睡。

(7)睡眠呼吸障碍患者的残余过度嗜睡:一些 SDB 患者尽管保证了充足的睡眠时间,睡眠呼吸紊乱和其他合并的睡眠疾病也得到了最佳治疗,但仍存在残余的白天嗜睡,其 ESS 评分中度增加,但 MSLT 显示平均睡眠潜伏时间多大于 8 分钟。患者常主诉疲劳、淡漠和抑郁等。动物实验研究提示这种残余嗜睡可能是由于长期缺氧对觉醒相关单胺系统的不可逆损伤所致。

(三)实验室检查

夜间 PSG 显示睡眠结构正常或轻度紊乱,代谢性脑病患者可出现慢波睡眠增加。PSG 检查还可发现其他有临床意义的睡眠疾病,如睡眠呼吸紊乱、周期性肢体运动等。MSLT 检查有助于排除发作性睡病,即 SOREMP 应少于 2 次且平均睡眠潜伏期小于等于 8 分钟。

(四)诊断

明确诊断的关键在于发现原发病。疾病相关过度嗜睡的诊断必须满足表 17-5-6 列出的 A~D 所有标准,需要特别指出的是,睡眠呼吸障碍治疗后残余嗜睡者的平均睡眠潜伏时间可大于 8 分钟;对于因原发病而不适合或不愿进行睡眠监测的患者,可根据临床来确定诊断。

(五)治疗

疾病相关过度嗜睡治疗的关键在于治疗原发病。嗜睡的对症治疗见发作性睡病和特发性嗜睡的治疗。

表 17-5-6　疾病相关过度嗜睡的诊断标准

A	患者每天出现难以抑制的嗜睡，并至少持续3个月。
B	白天嗜睡继发于明确的神经系统或其他基础疾病。
C	如进行了 MSLT 检查，平均睡眠潜伏时间≤8分钟，睡眠始发 REM 期（SOREMP）少于两次。
D	嗜睡及/或 MSLT 结果不能以另一种未经治疗的睡眠疾病、精神疾病和药物或毒品而更好地解释。

五、药物或毒品引起的过度嗜睡

药物和毒品等物质滥用引起的过度嗜睡包括镇静催眠药的副作用、镇静药或毒品等物质滥用引起的过度嗜睡、兴奋性药物撤除或戒断引起的过度嗜睡，严重者可发生中毒性过度嗜睡和中毒性脑病。

（一）病因和发病机制

睡眠及觉醒的转换和调节中涉及许多神经递质系统。不少药物可作用于该系统而发挥镇静催眠作用。在发挥治疗作用的同时，药效持续时间过长、作用靶点特异性不强、骤然停药或撤药反应均会产生嗜睡的副反应。

（二）临床表现

患者可表现为夜间睡眠时间过长、白天嗜睡或小睡次数增多。有镇静催眠药物服用史、酒精成瘾或毒品滥用史或药物、酒精、毒品和其他药物戒断史。因所用药物不同，其起病、病程和相应的伴随症状各异。任何年龄的患者使用镇静催眠药后都可出现嗜睡，但更常见于老年和病情复杂的患者；滥用兴奋药和撤药后嗜睡最常见于青少年和年轻人。

（1）镇静药物引起的过度嗜睡：镇静催眠效应可见于苯二氮䓬和非苯二氮䓬类安眠药、阿片、巴比妥类、抗惊厥药、抗精神病药、抗胆碱药和部分抗抑郁药及抗组胺药。特别值得关注的是，第一代抗抑郁药如三环类和单胺氧化酶抑制剂因阻断组胺系统而发挥镇静作用，新型抗抑郁药物则具有更强的受体特异性，只有曲唑酮和米氮平具有较强的镇静作用，尽管不属于催眠药，有时也被用来治疗失眠。多巴胺受体激动剂如普拉克索和罗匹尼罗也可以引起嗜睡，该类药物常用来治疗不安腿综合征和帕金森病，后者可能会引起白天嗜睡以及突发的"睡眠发作"。镇静作用是传统抗癫痫药物如苯巴比妥和卡马西平最常见

的副作用，而新一代的抗癫痫药如加巴喷丁等副作用较小。阿片类药物有虽然镇静作用，但最严重的副作用是呼吸抑制，应用于有基础肺部疾病或阻塞性睡眠呼吸暂停综合征的患者时应注意。非处方药如缬草类植物和褪黑素也能产生镇静作用。在少数情况下，嗜睡也可以在使用非甾体类抗炎药、一些抗生素、解痉药、抗心律失常药和 β 受体拮抗剂时出现。

（2）药物或物质滥用引起的过度嗜睡：酒精、苯二氮䓬类、巴比妥类、γ 羟丁酸、阿片和大麻的滥用均可导致白天嗜睡。

（3）兴奋性药物撤除或戒断引起的过度嗜睡：突然中止应用具有兴奋性作用的药物后会出现白天嗜睡。可见于因疾病而长期小量或滥用、成瘾等原因大量服用该类药物者。撤药第一周嗜睡最严重并可持续长达3周，但也有既往服用兴奋剂已停用多年偶尔仍残留嗜睡者。尽管总睡眠时间延长、白天小睡次数和时间增加，但睡眠呈片段化且不解乏，在嗜睡的同时常伴严重抑郁症状。长期、规律饮咖啡或进食其他含咖啡因食品的人，如中断饮用可能产生嗜睡、疲乏和注意力涣散等症状，并持续数天。

（三）客观检查结果

除非怀疑伴有其他睡眠疾病，一般无需进行睡眠监测。PSG 和 MSLT 检查的结果变化不一，取决于使用的特定药物或物质及服用和停用的时间。刚撤除兴奋性药物时，夜间 PSG 可能显示睡眠正常，而 MSLT 通常表现为平均睡眠潜伏时间缩短，伴或不伴多次 SOREMP。尿液毒物学筛查会出现可疑物质阳性。

（四）诊断

药物或物质滥用引起的过度嗜睡的诊断必须满足表 17-5-7 列出的 A～C 的所有标准。如嗜睡仅发生在相关药物和物质应用或戒断期间，特别是停用可疑药物或物质后症状消失，则可以确诊。在临床中，要系统询问用药史，包括种类，如酒精、咖啡因、尼古丁、助眠药物、中枢神经兴奋剂、大麻等其他毒品及相关药物，使用频率，数量和周期。应仔细分辨患者存在何种原发睡眠障碍，药物和物质的应用是为医疗目的而小剂量应用，还是因滥用或依赖而大剂量使用；目前患者是正在使用还是正在戒除。部分病例是原有睡

眠疾病的基础上,合并存在药物或物质相关的嗜睡,需要考虑二者同时诊断及治疗的问题。另一方面,对所有的睡眠疾病患者均应仔细甄别是否存在药物或物质滥用或依赖。

表 17-5-7　药物或物质滥用引起的过度嗜睡的诊断标准

A	患者每天出现难以抑制的嗜睡。
B	白天嗜睡是目前正在使用的药物或物质所致,或与促醒药物或物质撤除、戒断有关。
C	症状不能以另一种未治疗的睡眠疾病、内科或神经精神疾病更好地解释。

(五)治疗

停用可疑药物或物质。对怀疑为药物或毒品成瘾者,需逐渐减量并进行替代治疗。对存在基础睡眠疾病者,需要考虑二者同时治疗。

(肖伏龙　张　俊　韩　芳)

第六节　昼夜节律性睡眠障碍

昼夜节律(circadian rhythms)是指内源性的、接近 24 小时的生物节律,它存在于所有生物中。在生物钟的调控下,人类的睡眠觉醒和其他生理、心理、行为及生物学变化,多呈现出以 24 小时为周期的昼夜节律特征。当人体内部的节律与其学习、工作、社会活动需求之间存在实质性失调时,容易发生昼夜节律性睡眠障碍(circadian rhythm sleep disorder, CRSD)。ICSD-3 对 CRSD 的标准定义为:由昼夜时间保持系统、昼夜节律引导机制改变,或者内源性昼夜节律与外部环境的错位导致的疾病。其最常见的症状是入睡困难、睡眠维持困难和过度嗜睡,可进一步诱发心血管病、胃肠、代谢、认知及情绪等方面的问题,影响患者的身心健康,导致社会功能、学习、工作等功能受损,成为个人及公共安全隐患。

流行病学调查显示,昼夜节律睡眠-觉醒障碍在普通人群中的总体患病率为 5.8%。Abbott 等学者对昼夜节律睡眠-觉醒障碍的系统性评价指出,睡眠觉醒时相延迟障碍在年轻人中最常见,患病率为 7%~16%,且在睡眠门诊主诉失眠的人群中约 10% 为睡眠觉醒时相延迟障碍;而睡眠觉醒时相提前障碍的患病率相对较低,为 1%~7%;另外,5%~10% 的倒班工作者患有倒班工作障碍。

临床上常见的 CRSD 可分为以下 7 型:①睡眠觉醒时相延迟障碍(delayed sleep-wake phase disorder, DSWPD);②睡眠觉醒时相提前障碍(advanced sleep-wake phase disorder, ASWPD);③无规律型睡眠觉醒节律紊乱(irregular sleep wake rhythm disorder, ISWRD);④非 24 小时睡眠觉醒节律障碍(non-24-hour sleep wake rhythm disorder, N24SWD);⑤倒班工作障碍(shift work disorder, SWD);⑥时差障碍(jet lag disorder, JLD);⑦未分类的睡眠觉醒昼夜节律障碍(circadian sleep-wake disorder not otherwise specified, NOS)。

一、病因与发病机制

1. 病因

(1)遗传因素:研究发现,DSWPD 和 ASWPD 具有常染色体显性遗传特性。家族史对 DSWPD 的影响约为 40%。DSWPD 和 ASWPD 的发病与 hPer3、hPer3、AA-NAT、Clock 等基因多态性有关。

(2)日光或光暴露时间:太阳光是影响内源性昼夜节律的关键因素,光照可影响褪黑素的分泌,而褪黑素是调整内源性时钟节律与外界节律同步最重要的因子。缺乏或过度光暴露,或因跨时区飞行,个体不适应目的地太阳光光照变化,或因视力障碍无法接受正常的光照,会导致不同类型的 CRSD。

(3)个体因素:夜间工作、不适应社会工作日程安排、跨时区旅行、倒班等均易诱发 DSWPD、SWD 和 JLD 等发生。过度饮用咖啡,服用兴奋剂可进一步延迟睡眠发生,加重已延迟的睡眠时间。缺少运动及社会活动,尤其是独居、隐居、住院、卧床的痴呆及老年人群、睡眠习惯变化或生理因素导致的行为变化因素,容易诱发或加重不规律睡眠觉醒节律障碍。

(4)其他:某些 CRSD 的发生与年龄相关,如年龄增加是倒班不耐受和 ASWPD 的危险因素,而年轻人较老年人更容易发生 DSWPD 和 JLD。另外,伴有神经精神疾病或内科疾病的患者也是某些 CRSD 高发人群。

2. 发病机制

外界环境中日光的明暗变化呈现 24 小时规律性变化的节律,但是人的内源性昼夜节律为 24.18 小时,所以人体内源性昼夜节律系统必须每天重新设置 24 小时节律,以保持与外部环境的节律信号同步。当内源性睡眠时钟结构或功能调节紊乱、内源性昼夜节律与外部环境不一致或与个体所需求的学习、工作及社会活动时间不匹配时，睡眠觉醒的昼夜时相发生改变而出现CRSD。为维持稳定的24小时睡眠觉醒节律，内源性昼夜节律与睡眠内稳态系统必须相互作用和协调，共同完成睡眠觉醒周期的调节。

CRSD发病的确切机制尚不明确。目前主要认为与内源性昼夜节律、调节睡眠觉醒的内稳态系统异常、生物钟基因多态性、视交叉上核生物时钟的解剖及功能异常等有关。近年来，有关CRSD发病机制方面的研究最大进展主要体现在两个方面，首先是发现了哺乳动物视交叉上核引发、调控近24小时昼夜节律的分子生物学机制，明确了 *Clock* 基因突变是引发昼夜节律振幅及周期改变的重要原因，其次是发现细胞内蛋白转录反馈机制在睡眠觉醒昼夜节律调节中的作用。同时，人类基因组的研究也使CRSD的遗传学机制在病因方面的研究得以启动和深入。

二、临床表现

CRSD最常见的症状是入睡困难、睡眠维持困难和过度嗜睡，可进一步影响其他健康问题，导致社会功能损害、工作和学习以及安全问题。不同类型的CRSD，其临床表现不尽相同。

1. 睡眠觉醒时相延迟障碍（DSWPD） ①多在青春期发病，平均发病年龄为20岁；②相对于常规或社会接受的作息时间，呈习惯性地睡眠时间延迟，通常超过2小时；③当需要在上学或工作日的晚上获得足够睡眠时间时，很难在社会接受的时间内入睡，一旦入睡，睡眠维持时间正常；④当需要准备上学或上班时，很难在社会接受的起床时间内醒来；⑤可伴有精神行为异常，如精神分裂样或回避型人格的特征和抑郁症状等。

2. 睡眠觉醒时相提前障碍（ASWPD） ①典型发病年龄是中年，也可在儿童期发病（主要为家族型），老年人多见；②相对于常规或社会接受的作息时间，患者睡眠起始和结束的时间通常比预期或所需要的时间提前2小时或2小时以上；③早醒或持续性失眠和晚间过度困倦；④若患者按照前移的时间表作息，可提高睡眠时间和睡眠质量。

3. 无规律型睡眠觉醒节律紊乱（ISWRD） ①任何年龄均可发病，老年人更常见；②睡眠觉醒周期杂乱无章，缺乏明确的昼夜睡眠觉醒周期；③夜间失眠、日间过度嗜睡；④24小时内无主睡眠期、睡眠周期片段化；⑤每天睡眠觉醒时间不同，但相对于自身年龄，每天睡眠总时间基本正常。

4. 非24小时睡眠觉醒节律障碍（N24SWD） ①多见于盲人，在视力正常者中主要见于10~20岁人群；②内源性昼夜节律常延长30分钟至1小时以上；③典型表现为难以入睡或持续睡眠、嗜睡或两者兼有，间隔以短暂的无症状期；④当患者自身的睡眠觉醒时相与身体和社交活动一致时，可保持短期内无症状；当脱离常规昼夜节律时，则表现为失眠和嗜睡。

5. 倒班工作障碍（SWD） ①有明确的倒班工作史，常见于夜班、清晨工作及轮班工作人群；②总睡眠时间被缩减1~4小时，对睡眠质量不满意；③清晨工作者主要为入睡困难和觉醒困难，长期夜班者主要为睡眠维持困难，过度嗜睡主要发生在夜班、早班及轮班者，常伴小睡或打盹或精神疲惫；④可出现总体警觉性和清晰度下降、精神不振、社交及工作能力下降，情绪不稳定，自主神经功能紊乱等症状；⑤患者即使停止上夜班，这些症状仍可持续。

6. 时差障碍（JLD） ①通常为暂时的、自限的；②睡眠-觉醒障碍及不适反应在跨越2个以上时区飞行后的1~2天内发生；③常主诉入睡困难、易醒、日间过度嗜睡、日间疲劳和功能受损；④可有全身不适、头昏头痛、耳鸣、食欲变化及胃肠功能紊乱等症状。

7. 未分类的睡眠觉醒昼夜节律障碍（NOS） ①常见于神经退行性疾病（阿尔茨海默病、帕金森病等）和神经系统发育障碍患者；②睡眠觉醒紊乱可能表现出一些不规则的睡眠觉醒模式的特点，但并不是每天至少三个睡眠时段的固定模式；③随着内科疾病、精神疾病和神经系统疾病的病情而变化。

三、量化评估

1. 睡眠日记 睡眠日记是用于描述或记录患者每天睡眠觉醒期时相的重要方法，有助于了解患者睡眠觉醒类型,是评估 DSWPD 必不可少的工作,要求至少完成 7 天的睡眠日记,最好是记录 14 天的数据,要求涵盖工作和非工作时间。睡眠日记适用于所有可疑 CRSD 的筛查和评估。

2. **清晨型-夜晚型问卷(morningness-eveningness questionnaire,MEQ)** 该问卷为睡眠觉醒自评量表,共包含 19 个问题,以确定近几周每天睡眠觉醒时间跨度的自然倾向。按照睡眠习惯或自然倾向将患者分成清晨型(早睡早起型)、夜晚型(晚睡晚起型)或中间型(普通型),是睡眠觉醒昼夜节律自然趋向的分型工具。目前已有 5 个条目的简化版 rMEQ 可供使用。

3. **体动记录仪(actigraphy)** 体动记录仪为性价比较高的无创性睡眠状态评估工具,可长时间(数天至数月)监测记录患者的日常活动与静息周期。美国睡眠医学会最新发布的一项关于体动记录仪的指南推荐临床医生使用体动记录仪评估成人和儿科患者的 CRSD。在使用体动记录仪诊断 CRSD 时,至少要连续记录 7 天,最好是 14 天的数据(包括工作日和非工作日)。

4. **昼夜时相标记物测定**

(1)微光褪黑素分泌试验:微光褪黑素分泌试验可通过测定 24 小时唾液、血浆褪黑素值或尿液中褪黑素代谢物 6-羟基硫酸褪黑素来评估昼夜节律。目前临床常采用唾液测定法。微光褪黑素分泌试验是评估褪黑素水平及睡眠觉醒昼夜节律的"金标准"。

(2)最低核心体温测定:人类的体温呈 24 小时节律性变化,临床上将核心体温的最低点作为昼夜节律时相变化的生物学标志。人类最低核心体温是在自身习惯醒来时的 2 小时前或睡眠中期后 1~2 小时出现。因直肠温度受外界影响小,评估时多采用直肠温度测定法。最低核心体温测定用于评估的重要性在于指导治疗。

5. **多导睡眠图(polysomnogram,PSG)** PSG 可显示患者睡眠结构及昼夜节律变化,但不作为 CRSD 的常规诊断评估手段,主要用于排除其他睡眠障碍。

四、诊断与鉴别诊断

1. **诊断** 根据 DSM-5 标准,CRSD 的诊断必须满足 3 个总的标准:①一种持续的或反复的睡眠中断模式,主要是由于昼夜节律系统的改变,或内源性昼夜节律与个体的躯体环境或社交或工作时间表所要求的睡眠-觉醒周期之间的错位;②睡眠中断导致过度睡意或失眠,或两者兼有;③该睡眠障碍引起有临床意义的痛苦,或导致社交、职业或其他重要功能方面的损害。各类型 CRSWD 除满足上述 3 个条件外,还有具体诊断标准。

(1)延迟睡眠时相型:个体所期望的睡眠和觉醒时间较社会所接受的睡眠周期延迟(通常超过 2 小时),导致失眠和过度困倦。当允许制订自己的作息时间时,个体表现出正常的与其年龄相符的睡眠质量和时间,但仍呈现睡眠时点的延迟。患者表现为入睡困难,早晨难以清醒,以及过早的日间困倦。

(2)提前睡眠时相型:主要基于主要睡眠周期时间提前的病史(通常超过 2 小时),相对于所期望的睡眠和唤醒时间,伴有早晨失眠和过度日间困倦的症状。当允许制订他们的睡眠时间表时,有提前睡眠时相型的个体可能表现出正常的睡眠质量和与年龄相匹配的时间。

(3)非 24 小时睡眠-觉醒型:主要是基于与在 24 小时的光暗周期和内源性昼夜节律之间异常的同步化相关的失眠或过度困倦的病史。个体通常表现为周期性失眠、过度困倦,或两者皆有,且与短的无症状期交替。

(4)不规则的睡眠-觉醒型:主要基于夜间失眠症状(在通常的睡眠周期中)和日间过度困倦(打盹)的病史。缺少明确的睡眠觉醒昼夜节律,没有主要的睡眠周期,在一天 24 小时内,睡眠至少被分为三个周期。

(5)倒班工作型:主要基于个体是规律性(例如,非上班)在正常的早上 8 点到下午 6 点日间窗口之外的工作史(特别是在晚上)。持续的工作时过度困倦的症状和在家里损害的睡眠是显著的。通常,个体换为日间工作时间表时症状可消失。

2. **鉴别诊断** DSWPD 需与入睡困难型失眠和引起日间睡眠过多的其他类型的睡眠障碍如睡眠呼吸紊乱、失眠障碍、睡眠相关运动障碍或内科与神经精神疾病相鉴别。

ASWPD 需与许多正常老龄人习惯性早睡早起的正常睡眠和其他早醒原因如行为因素导致的

睡眠障碍、情感障碍以及失眠障碍引起的早醒相鉴别。

ISWRD应与睡眠卫生不良、生活无规律者的不规则睡眠相鉴别；同时，还需注意与其他医学问题、精神疾病和药物因素相鉴别。

多数视力较健全的N24SWD患者为晚睡型，表现为睡眠时相延迟，易与DSWPD想混淆。此外，行为因素、精神疾病、神经疾病及其他医学问题，特别是盲人、痴呆者或精神迟滞者或抑郁障碍患者出现的连续几天的睡眠时相延迟相鉴别。

SWD应与许多原发性睡眠障碍、睡眠不足或其他类型昼夜节律障碍导致的过度嗜睡或失眠鉴别，如睡眠呼吸紊乱、发作性睡病等。另外，也需与倒班有关睡眠的正常反应相鉴别，若倒班工作未产生严重不适症状也无其他影响，则不能视为SWD。

诊断JLD最重要的是详细的病史询问，明确失眠或嗜睡症状是在飞行后发生。JLD通常需要与经休息调整后可迅速好转旅行疲劳、其他类型的睡眠障碍（症状在飞行后持续存在）以及持续存在的精神情绪及躯体症状的精神及躯体疾病相鉴别。

五、治疗

CRSD的预防和治疗需要多种方法联合，最有效的治疗是采用多种方法尽快重置昼夜节律，同时进行必要的药物治疗。

1. 睡眠卫生健康教育　目的是改进睡眠卫生，避免不良睡眠卫生习惯对昼夜节律睡眠-觉醒障碍的影响。

2. 光照疗法　光照疗法是睡眠觉醒昼夜时相调节最重要的方法。不同光照时间、不同强度对昼夜时相的调节均不同，如在最低核心体温后接受光照会引起时相提前，在最低核心体温前接受光照则会引起时相延迟。光照疗法是一种自然、简单、低成本的治疗方法，对于每种昼夜节律障碍都有效，但临床上应注意不恰当的光照时间和强度有可能加重昼夜节律的紊乱。其不良反应包括头痛、眼疲劳等，也可能诱发轻躁狂。

3. 褪黑素疗法　褪黑素是治疗全盲N24SWD患者的有效治疗方法。研究表明，每晚服用0.5～10mg，持续数天至几个月，能使全盲N24SWD患者的睡眠觉醒时相提前，且增强其内源性褪黑素和皮质醇节律，使之更趋向于24小时。褪黑素也常用于跨时区旅行的时差障碍。对于视力正常的DSWPD、ASWPD以及伴有中、重度精神发育延迟儿童的ISWRD也可选用。

4. 镇静催眠及促觉醒药物　镇静催眠药主要用于改善夜班工作者的日间睡眠和治疗时差导致的失眠，如唑吡坦5～10mg/d、佐匹克隆3.75～7.5mg/d或右佐匹克隆1～3mg/d等。促觉醒药可提高患者的警觉性，减少上班时过度嗜睡。常用的有莫达非尼、咖啡因等。短效镇静催眠药不影响夜间工作的警觉性，但应注意及防范其不良反应，如使用苯二氮䓬类药物可加重睡眠呼吸紊乱等。

5. 其他　定时运动、进行睡眠时间调整等方法也可用于CRSD的治疗。

（潘集阳　韩　芳）

第七节　异态睡眠

异态睡眠（parasomnia）是指在入睡时、睡眠期间或从睡眠向觉醒转换时出现异常行为或生理事件。异态睡眠分为：非快速眼动睡眠（non-rapid eye movement sleep，NREM sleep）觉醒障碍、快速眼动睡眠（rapid eye movement sleep，REM sleep）相关的异态睡眠和其他异态睡眠。多导睡眠图评估异态睡眠患者的指征：过度嗜睡；潜在的暴力或伤害性行为；症状出现在凌晨、发作频繁和持续时间长；需要治疗或对治疗反应差。

一、非快速眼动睡眠-觉醒障碍

非快速眼动睡眠-觉醒障碍是指发生在非快速眼动睡眠期间的行为障碍，包括：意识模糊性觉醒；睡行症；睡惊症。本病常见于儿童期，青春期或成年后可完全自愈。

根据ICSD-3，非快速眼动睡眠-觉醒障碍的诊断标准如下（必须同时满足A～E）：

A. 反复出现不能从睡眠中完全清醒。

B. 发作时对他人的干预缺乏反应或反应异常。

C. 有限的（例如简单的视觉场景）或没有相关的认知或者梦的景象。

D. 对发作过程部分或完全遗忘。

E. 症状不能被其他睡眠疾病、内科或神经疾病、精神疾病或物质滥用更好解释。

（一）意识模糊性觉醒

意识模糊性觉醒（confusional arousals），又称睡眠酩酊、睡眠迟钝或朦胧唤醒，指反复出现在睡眠到觉醒期间的轻微行为障碍，常伴发其他类型觉醒障碍。好发于睡眠不足者，常见于 13 岁以下儿童，患病率约为 17%；年龄 >15 岁人群患病率 3%～4%，无明显性别差异。

1. 病因与发病机制　病因尚不明确，发病机制与下丘脑后部或中脑网状结构等觉醒相关的脑区损害有关。

2. 临床表现　患者不能从睡眠中迅速清醒，需经历较长的意识模糊阶段。表现为反应迟钝、语言颠倒、定向障碍、精神活动迟缓和行为异常，常持续 5～15 分钟，醒后对发作时发生的事件遗忘。

3. 辅助检查　多导睡眠图：发作期脑电出现发作性短暂 δ 活动，N1 期 θ 波、反复出现微睡眠现象或 α 节律；下颌肌电活动增加并且出现 EMG 伪迹，心率加快。

4. 诊断及鉴别诊断

（1）诊断：根据 ICSD-3，意识模糊性觉醒的诊断标准如下（必须同时满足 A～C）：

A. 符合 ICSD-3 非快速眼动睡眠-觉醒障碍诊断标准。

B. 以反复发作的意识模糊或未离开床的错乱行为为特点。

C. 不伴恐惧，无离床活动。

（2）鉴别诊断

1）睡行症：发生在慢波睡眠期的以行走为主导的复杂行为，常突然发生，且不伴自主神经兴奋。

2）睡惊症：突然从睡眠中醒来，同时伴尖叫或哭喊、强烈的恐惧情绪、过多的躯体运动及自主神经系统亢奋。

3）日落综合征：在日落时光线变暗出现意识水平下降，如意识模糊、幻觉、违拗和躁动等表现，常见于痴呆、药物中毒和电解质紊乱等。

5. 治疗　常规不需要特殊治疗。

6. 预后　儿童 5 岁以后意识模糊性觉醒常自愈。

（二）睡行症

睡行症又称梦游症，发病高峰年龄为 10 岁，儿童的患病率为 14.0% 左右，成人患病率为 2.5%～4.0%，无明显性别差异。

1. 病因与发病机制

（1）遗传因素：国外小样本研究发现 80% 睡行症患者有家族史。

（2）心理因素：家庭氛围不和谐，焦虑等均可引起睡行症。

（3）神经发育不成熟：国外研究发现睡行症是因神经发育不成熟所致，随着年龄的增长疾病能逐渐自愈。

2. 临床表现　从熟睡中突然起床，做一些捏弄被子、做手势、穿衣服等刻板无目的动作或下床行走做一些劈柴、倒水、开车等较复杂的活动。发作时常双目向前凝视，不与他人交流，常持续数分钟到数几十分钟，事后能自行上床或被人领回床后再度入睡，醒后对发作经过遗忘。

3. 辅助检查　多导睡眠图：发作起始于夜间睡眠前 1/3 阶段的深睡眠期，无癫痫波特征，发作起始前出现极高波幅节律，肌电图波幅突然增高，发作时出现 δ 波和 α 波。

4. 诊断及鉴别诊断

（1）诊断：根据 ICSD-3，睡行症的诊断标准如下（必须同时满足 A 和 B）：

A. 符合 ICSD-3 非快速眼动睡眠-觉醒障碍的诊断标准。

B. 觉醒与发生离床行走和其他复杂行为相关。

（2）鉴别诊断

1）精神运动性癫痫：表现为入睡后起床活动，但常伴吞咽、搓手等其他自动症表现，且对环境刺激无反应。脑电图出现癫痫波。

2）分离性障碍：发作始于清醒状态，持续时间长，常伴有分离性障碍的其他分离症状和病前特点，儿童少见。

3）夜间进食障碍综合征：常伴类似睡行症进食和走动，但起床进食时意识清晰。

5. 治疗

（1）一般治疗：避免睡眠剥夺，清除环境中的危险品、换锁或把钥匙放在患者拿不到的地方，保证患者的安全。

（2）儿童患者常规无需药物治疗，约 15 岁左右自愈。成人患者需进一步检查以明确病因。

（3）对于成年人、症状严重者或有睡眠相关伤害行为的患者需考虑药物治疗。如氯硝西泮（推荐剂量为 0.25～2mg）或地西泮（推荐剂量为10mg）等睡前服用。需要注意的是，药物需以最低有效剂量短期使用。

6. 预后　随着年龄的增长可缓解或痊愈。

（三）睡惊症

睡惊症又名夜惊症，常见于 4～12 岁儿童，儿童患病率约 3%，成人约为 1%，常见于男性。

1. 病因与发病机制

（1）遗传因素：国外小样本研究发现 96% 睡惊症患者有家族史。

（2）心理因素：家庭氛围紧张，睡前看恐怖电影均可引起睡惊症。

2. 临床表现　在深睡眠期出现完全不能安抚的大声哭喊、手腿舞动、四肢肌张力增高，同时伴自主神经亢奋（心动过速、大汗、皮肤潮红等），呼之不应，意识呈朦胧状态，儿童患者醒后对发生的事件遗忘，成人患者醒后对事件有部分记忆。发作持续 10～20 分钟，严重者一夜可发作数次，一次持续约 30 分钟。

3. 辅助检查　多导睡眠图：出现发作频繁、有暴力行为或潜在自伤行为需用视频多导睡眠仪检查。典型表现可见从深睡眠中突然觉醒，下颌肌电波幅增高。

4. 诊断及鉴别诊断

（1）诊断：根据 ICSD-3，睡惊症的诊断标准如下（必须同时满足 A～C）：

A. 符合 ICSD-3 非快速眼动睡眠-觉醒障碍诊断标准。

B. 以突然发作惊恐为特点，典型表现是出现警觉发声如恐惧尖叫。

C. 伴有强烈恐惧感和自主神经兴奋，包括瞳孔放大、心动过速、呼吸加快和出汗等。

（2）鉴别诊断

1）梦魇：普通的"噩梦"引起焦虑或恐惧发作，常发生在快速眼动睡眠阶段，很容易被唤醒，对梦的经过能详细回忆。

2）睡眠相关性癫痫：发生于睡眠任何阶段，发作有肢体抽动，面色发绀，脑电图上显示癫痫样放电等特点。

3）夜间惊恐发作：夜间入睡前或觉醒后突然出现惊恐不安，伴自主神经功能亢进表现，发作时意识清楚，发作后能够回忆发作经过。

5. 治疗

（1）心理支持：保持充足的睡眠，建立规律的睡眠作息，发作时不要唤醒患者。

（2）唤醒疗法：家长连续记录 1 周左右夜惊发作时间。如果发作时间相对固定，家长需在发作前 10～15 分钟唤醒患者，让其维持 15 分钟清醒。如发作时间不确定，家长需关注夜惊发作前行为特点，如出现该特点行为需立即唤醒儿童。唤醒疗法需连续进行 5～7 个晚上。

（3）药物治疗：严重者可短期使用苯二氮䓬类药物和三环类抗抑郁药，国外有报道可酌情使用选择性 5-HT 再摄取抑制药。

6. 预后　患者至青春期可自愈。

二、快速眼动睡眠相关的异态睡眠

快速眼动睡眠（rapid eye movement sleep，REMS）相关的异态睡眠，是指在快速眼动睡眠期发作的一类睡眠障碍，主要包括快速眼动睡眠行为障碍和梦魇。此类障碍多在后半夜发生，伴随梦境体验，觉醒后梦境可回忆。

（一）快速眼动睡眠行为障碍

快速眼动睡眠行为障碍（REM sleep behavior disorder，RBD）是一种发生于 REM 睡眠期的异态睡眠，以梦境相关的运动行为为特征，伴随 REM 期肌电增高。RBD 通常在 50 岁以后发病，82%～88% 为男性。荟萃分析显示，RBD 在中老年人群中的患病率为 1.06%。

1. 病因与发病机制　RBD 的危险因素包括：男性，年龄≥50 岁，有潜在的神经系统疾病（尤其是帕金森病、多系统萎缩、路易体痴呆、发作性睡病、脑卒中）。另外，服用某些药物，如某些 5-羟色胺和去甲肾上腺素再摄取抑制剂、选择性 5-羟色胺再摄取抑制药、去甲肾上腺素和特异性 5-羟色胺能药物、β 受体阻断剂、胆碱酯酶抑制剂以及某些单胺氧化酶抑制剂等，都可诱发 RBD。

RBD 的发病机制尚不明确。动物实验中损伤脑桥张力弛缓区域或其下行通路，导致 REM 睡眠肌张力失弛缓。人类大脑某些区域，如边缘系统可能参与暴力梦境和相关情感的产生。Eisensehr

等人研究发现，特发性 RBD 患者纹状体多巴胺转运蛋白减低。帕金森病患者纹状体多巴胺受体严重减少，而相当数量帕金森病患者早期有 RBD 表现。故有研究推测黑质纹状体多巴胺系统功能障碍在 RBD 的发病机制中起着重要的作用。

2. 临床表现 RBD 主要特点是 REM 睡眠期肌张力失弛缓，伴随梦境扮演行为。患者常梦到被攻击、追逐等，并对这些不愉快的、充满暴力色彩的梦境做出大量行为反应。RBD 通常在睡眠开始 90 分钟后出现，发作末期，患者快速觉醒，可描述梦境。

病史报告或视频多导睡眠监测图（video-polysomnography, vPSG）记录到睡眠和梦境相关的行为，包括暴力和非暴力行为：讲话、笑、哭泣、做手势、踢打等。

3. 量化评估 多导睡眠图: PSG 数据有助于诊断及鉴别诊断，推荐使用 vPSG。vPSG 显示过度持续或间断性 REM 睡眠肌张力失弛缓，或 REM 睡眠过度阶段性颏下肌或肢体肌肉抽搐。部分患者仅存在 REM 睡眠上肢或手部动作。

4. 诊断与鉴别诊断

（1）诊断: 根据 ICSD-3, RBD 的诊断标准如下（必须同时满足 A～D）:

A. 反复发作的与睡眠相关的发声和 / 或复杂运动行为。

B. 通过 vPSG 或者根据梦境发生的临床病史推测这些行为于 REM 睡眠期间发生。

C. 在 vPSG 中，快速眼动睡眠期无张力缺乏。

D. 该障碍不能归因于其他种类睡眠障碍，精神障碍，药物或物质使用。

（2）鉴别诊断: RBD 需与夜间癫痫发作、阻塞性睡眠呼吸暂停低通气综合征、睡眠周期性肢体运动障碍、睡行症、睡惊症、梦魇、创伤后应激障碍等疾病相鉴别。

5. 治疗

（1）环境预防: RBD 治疗首要的是环境预防措施，包括分居、关闭卧室门窗、移走带有尖锐棱角的家具及在卧室墙壁和地面加用气垫等。

（2）药物治疗: 首选氯硝西泮，一般入睡前半小时服用 0.5～2.0mg（不超 4mg），大多数患者可获得满意疗效。服用褪黑素 3～12mg 也有效，可单用或与氯硝西泮联用。另外，也有报道使用普拉克索、帕罗西汀、卡马西平及其他苯二氮䓬类药物治疗 RBD。

6. 预后 多数 RBD 患者会出现神经系统退行性疾病，最常见包括帕金森病、多系统萎缩、路易体痴呆。在帕金森病患者中，18%～52% 在发病前存在 RBD；多系统萎缩患者中，RBD 患病率接近 88%。

（二）梦魇障碍

梦魇障碍（nightmare disorder）是一种常见的异态睡眠，特点是患者反复从睡梦中惊醒，烦躁不安，能很快被唤醒并能立即回忆梦境。60%～70% 的儿童有过偶尔的梦魇，1%～5% 青春期前的青少年频繁出现梦魇，50%～80% 的成人有过一次或多次梦魇经历。接近 80% 的创伤后应激障碍患者在创伤后前三个月出现梦魇，有的持续终生。

1. 病因与发病机制 病因及发病机制尚未明确。频繁发生的梦魇与持久的人格特征和精神病理学有关。急性应激障碍或创伤后应激障碍患者常出现梦魇。影响去甲肾上腺素、5- 羟色胺、多巴胺、γ- 氨基丁酸、乙酰胆碱、组胺的药物与梦魇发生有关。

2. 临床表现 梦魇障碍特征为反复出现高度烦躁不安的梦境，梦境体验栩栩如生，常在 REM 睡眠期出现，导致觉醒，醒后能详细描述梦境内容。梦境内容常集中在对个体迫在眉睫的躯体危险，也可涉及其他令人悲伤的主题。当这些梦境呈现出来时，患者常有明显情绪反应，如焦虑、恐惧等。

3. 量化评估 多导睡眠图: 关于梦魇的 PSG 研究较少，通常患者从 REM 睡眠梦魇中觉醒，伴心率和呼吸频率加快。PSG 监测有助于排除其他睡眠障碍。

4. 诊断与鉴别诊断

（1）诊断: 根据 ICSD-3, 梦魇的诊断标准如下（必须满足以下 A～C）:

A. 反复出现延长的、极度烦躁的和能够完好记忆的梦，通常涉及对生存、安全或身体完整性的威胁内容。

B. 从烦躁的梦中觉醒后，个体会迅速恢复定向力和警觉。

C. 梦境的体验或从梦中醒来所产生的睡眠障碍，会在社交、职业或其他重要的功能方面造成临床上显著的痛苦或损害,具有以下至少一项条目:情绪障碍(如持续噩梦影响、焦虑、烦躁);睡眠抵抗(如入睡前焦虑、睡眠恐惧/随后出现的噩梦);认知功能损伤(如闯入式噩梦图像、注意力受损或记忆力受损);对护理者或家庭功能造成负面影响(如夜间护理中断);行为问题(如回避就寝、畏惧黑暗);日间嗜睡;疲劳或低能量(low energy);职业或教育功能受损;人际/社交功能受损。

(2)鉴别诊断:梦魇障碍需要与睡惊症、RBD等疾病相鉴别。

5. 治疗　梦魇频繁出现造成明显困扰时需治疗。

(1)药物治疗:如果梦魇跟药物相关,应审慎停用或更换药物。哌唑嗪2~6mg夜间服用可以改善睡眠和减少创伤后应激障碍梦魇发作。另外,可乐定、曲唑酮、利培酮也可改善梦魇发作。

(2)心理治疗:认知行为疗法(如意象复述治疗)对某些梦魇患者有效。系统脱敏治疗、暴露疗法也用于治疗梦魇障碍。

6. 预后　梦魇障碍通常在6~10岁后逐渐缓解,小部分患者可延续至青春期、成年后甚至持续终生。

(孙洪强)

第八节　不安腿综合征

不安腿综合征(restless legs syndrome,RLS),是一种以强烈渴求肢体活动为特征的神经系统感觉运动障碍性疾病。Thomas Willis于1685年首次描述了RLS,1945年瑞典神经病学家Ekbom全面总结了该病,第一次给予系统描述,指出"RLS是一种表现为双小腿深部、难以描述的不适感的疾病",故本病又称为"Ekbom综合征"。流行病学调查表明,不同国家和地区RLS的患病率差异较大。欧美国家发病率达5.0%~18.8%,并随年龄增长逐渐增高。亚洲国家相对低,为0.8%~2.2%。我国儿童和青少年不安腿综合征患病率为2.2%,成人患病率为1.4%。

不安腿综合征常与周期性肢体运动障碍同时存在,70%~80%的不安腿综合征患者伴有周期性肢体运动障碍。周期性肢体运动障碍是指在睡眠时出现周期性、反复发作性、高度刻板的肢体运动所导致的睡眠障碍,且这些运动症状不是继发于其他疾病。

一、病因与发病机制

(一)病因

不安腿综合征按病因可分为原发性和继发性两类。

1. 原发性不安腿综合征　大量的证据证明原发性不安腿综合征具有遗传性,家族聚集现象有据可查,且超过50%~60%的患者有阳性家族史。在同卵双生子中,该病的发生率一致性较高,同时,原发性不安腿综合征患者一级亲属的患病率比普通人要高2~6倍。最近的基因连锁分析研究发现该病具有更为复杂的基因多态性与环境相互作用模式,目前多数研究提示其具有高外显率的常染色体显性遗传特性。不安腿综合征的阳性家族史被认为是周期性运动障碍的危险因素,这可能与遗传变异有关。

2. 继发性不安腿综合征　最常见的病因有:贫血、慢性肾衰竭、怀孕、特殊用药史等。

(1)贫血:据报道不安腿综合征与铁和叶酸缺乏性贫血相关。Ekbom最早发现不安腿综合征通常发生在缺铁性贫血的患者。后有人认为,所有的基础疾病涉及与铁有关的状况均可增加不安腿综合征的患病风险。一些患者通过治疗缺铁性贫血可以完全解决所有的不安腿综合征症状。研究发现,脑组织中的铁含量异常和不安腿综合征密切相关,这些研究结果及静脉补铁治疗有效,支持许多患者的不安腿综合征是由于脑组织缺铁引起的。MRI对不安腿综合征患者大脑各区域铁的含量观察可见到黑质区域的铁含量减少,并且在壳核,不安腿综合征患者也存在铁含量轻度降低。而且,铁是酪氨酸羟化酶(多巴胺合成限速酶)的重要辅助因子,在D_2受体突触后传递功能中具有重要作用。

(2)慢性肾衰竭:在慢性肾衰竭患者中,不安腿综合征发病率是普通人群的2~5倍,而肾移植可能使不安腿综合征症状在一个月内基本好转完全,但也可能由于移植失败导致症状恶化。

亦有报道,不安腿综合征与睡眠剥夺、周围神经病、咖啡因、烟草、酒精摄入等因素有关。

（二）发病机制

不安腿综合征确切的机制尚不清楚，目前认为遗传因素、中枢神经系统多巴胺能神经元异常、脑内铁缺乏是不安腿综合征的主要病理生理学机制。

1. 遗传因素 已研究证实，*BTBD9*、*MEIS1*、*MAP2K5/LBXCOR* 和 *PTPRD* 的基因变异和不安腿综合征发病相关，而环境因素通过影响这类基因导致不安腿综合征。在加拿大超过 5 个家系的研究中发现，不安腿综合征和染色体 12q13-q23（RLS-1）相关。家系研究同时证实 14q13-q21（RLS-2）基因位点与不安腿综合征和周期性肢体运动（PLMS）的患病风险有关。在美国，也有大型家系研究发现，不安腿综合征与另一个常染色体显性遗传的基因位点 9q24-p22（RLS-3）有关。

2. 中枢神经系统多巴胺能神经元异常 目前，不安腿综合征较为公认的机制之一是中枢神经系统多巴胺能神经元功能异常。用多巴胺制剂能明显缓解不安腿综合征患者的临床症状是最强有力的支持证据，同时磁共振功能成像、正电子发射断层成像和尸检结果也发现多巴胺谱的改变与不安腿综合征的关系。从病理生理学观点看，不愉快感觉异常症状主要发生在下肢或四肢，可推测此感觉异常症状可能与脊髓中枢感觉系统神经投射纤维密切相关，而睡眠生理节奏紊乱则牵涉到与脑干多巴胺能神经元有关的睡眠控制中枢。

3. 脑内铁缺乏 研究认为不安腿综合征的发病与脑的铁储备减少有关。铁是酪氨酸羟化酶的辅助因子，该酶调控酪氨酸代谢，由此影响大脑多巴胺能神经元的代谢，尤其是其线粒体中的氧化代谢，从而影响多巴胺的合成。动物实验表明，铁含量减少可使小鼠脑细胞中多巴胺的合成减少，其 D_2 受体减少，多巴胺转运体功能和密度下降而细胞外多巴胺浓度升高，但 D_2 受体及多巴胺转运体合成及功能与铁的关系目前尚未完全清楚。有研究显示，不安腿综合征患者血浆铁蛋白和对照组相比并没有差异，但脑脊液铁蛋白和对照组相比有显著差异，这项研究提示不安腿综合征是一种血脑屏障铁转运障碍性疾病。铁代谢和不安腿综合征之间的因果关系能解释不安腿综合征症状的昼夜节律，因为夜间铁利用度会出现下降。

二、临床表现

不安腿综合征的发病率随年龄增长而增加，以中老年发病多见，但可见于任何年龄段，女性发病率高于男性，约为 2∶1。

不安腿综合征主要临床特点为夜间睡眠中或处于安静状态下时，出现双下肢不适感，主要表现为肢体表面或肌肉深部难以描述的不适感，如蚁走感、蠕动感、烧灼感、针刺感、沉胀感、酸痛、痒或紧箍感等。其中以蚁走感和蠕动感等非疼痛性不适感为常见。不适感以膝-踝间或腓肠肌最明显，也可以发生于大腿，有时也见于足部。不适感迫使患者需要不停地捶打、揉捏、活动下肢或下地行走，症状可一过性地减轻，当患者返回到休息状态时，症状将再度出现，因此严重干扰患者的睡眠，导致入睡困难、睡眠中觉醒次数增多。有时患者虽然并未意识到腿部的不适感，但在入睡或半夜醒来重新入睡时，需要花较长时间。

RLS 症状多于夜间发生或加重，休息时也可诱发，早晨和工作紧张时很少出现。发病数年后，1/3～1/2 的患者可出现上肢症状，但仅累及上肢而下肢无症状者极为少见，随着病情进展，髋部、躯干及面部也可受累。

不安腿综合征导致的长期睡眠剥夺将严重影响机体各方面的功能，如反应迟钝、运动能力下降、食欲不振、体重下降等，也会影响患者的日常生活及人际关系。此外，不安腿综合征导致的睡眠剥夺是高血压病、糖尿病、肥胖等代谢综合征潜在的危险，并与心脑血管病、消化系统疾病、代谢异常和免疫功能的异常有关。

通过详细询问病史，约有超过 50% 的不安腿综合征患者出现白天的肌阵挛。70%～80% 的患者伴有周期性肢体运动，表现为单侧或双侧下肢周期性反复出现刻板样不自主运动，形式多样，典型表现为踇趾节律性背伸及踝部背屈，偶有髋膝屈曲，类似巴宾斯基征。周期性肢体运动指数增高可支持不安腿综合征诊断，但并非诊断不安腿综合征的必要条件。82%～100% 的不安腿综合征患者 PSG 结果提示睡眠中周期性肢体运动指数大于 5 次 /h，但周期性肢体运动并非不安腿综合征的特异性指标，在发作性睡病、快速眼动睡眠行为障碍、睡眠呼吸暂停、周期性肢体运动障碍等疾病中均存在。

三、量化评估

(一)量表评估

近年来主要依据国际不安腿综合征评定标准(IRLSSG)量表评分来评估症状的严重程度。IRLSSG量表包括10个项目,由患者对不安腿综合征症状的频率和严重程度进行自我评分。每项分为0~4级,总分为40分。得分0为无症状,1~10为轻度,得分11~20为中度,得分21~30为重度,得分31~40为极重度。

(二)多导睡眠图

尽管多导睡眠图不是不安腿综合征的常规检查,但仍被认为是不安腿综合征最有意义的检查方法之一,能够为诊断提供客观证据,如入睡潜伏期时间延长和较高的觉醒指数等。70%~80%的成人不安腿综合征患者的整夜PSG出现睡眠期周期性腿动(PLMI≥5次),当进行多个夜晚PSG时,这个比例会高达90%。周期性肢体运动常发生于前半夜,约1/3的周期性肢体运动与皮质觉醒有关,且大部分患者都为自发觉醒,周期性肢体运动的夜间觉醒也是该病睡眠障碍的一部分,故有学者把PSG作为诊断周期性肢体运动障碍的"金标准"。另外,不安腿综合征的感觉症状会影响患者再次入睡,使觉醒时间延长。

(三)暗示性制动试验

暗示性制动试验(suggested immobilization test,SIT)用于评价清醒状态下,如清醒时周期性腿动和不安腿综合征的相关感觉症状。睡前1小时,患者在舒适清醒的条件下将下肢伸直,用不带呼吸监测的多导睡眠进行监测,如果这期间腿动达到每小时40次,则支持不安腿综合征的诊断。

四、诊断与鉴别诊断

(一)诊断

DSM-5诊断标准为:

1. 移动双腿的冲动,通常伴有对双腿不舒服和不愉快的感觉反应,表现为下列所有特征:

(1)移动双腿的冲动,在休息或不活动时开始或加重。

(2)移动双腿的冲动,通过运动可以部分或完全缓解。

(3)移动双腿的冲动,在傍晚或夜间比日间更严重,或只出现在傍晚或夜间。

2. 诊断标准1的症状每周至少出现3次,持续至少3个月。

3. 诊断标准1的症状引起显著的痛苦,或导致社交、职业、教育、学业、行为或其他重要功能方面的损害。

4. 诊断标准1的症状不能归因于其他精神障碍或躯体疾病(例如,关节炎、下肢水肿、外周缺血、下肢痉挛),也不能用行为状况来更好地解释(例如,体位性不适、习惯性顿足)。

5. 此症状不能归因于滥用的毒品、药物的生理效应(例如,静坐不能)。

2014年IRLSSG研究小组重新修订了RLS诊断标准共识(必须具备以下5项):①活动双下肢的强烈欲望,常伴随着双下肢不适感,或不适感导致了活动欲望;②强烈的活动欲望,以及任何伴随的不适感,出现于休息或不活动(如患者处于卧位或坐位)时,或于休息或不活动时加重;③活动(如走动或伸展腿)过程中,强烈的活动欲望和伴随的不适感可得到部分或完全缓解;④强烈的活动欲望和伴随的不适感于傍晚或夜间加重,或仅出现在傍晚或夜间;⑤以上这些临床表现不能单纯由另一个疾病或现象解释,如肌痛、静脉瘀滞、下肢水肿、关节炎、下肢痉挛、体位不适、习惯性拍足等。

(二)鉴别诊断

有些非不安腿综合征的患者有时也可能存在想要迫切活动腿部的主诉,需要与不安腿综合征相鉴别。

1. **静坐不能**　抗精神病药物引起的静坐不能,表现为患者想要通过移动整个身体来缓解不适症状,之前存在使用多巴胺受体拮抗剂病史,常同时伴有轻度锥体外系症状。无家族史、无昼夜节律变化及很少影响睡眠等特征。

2. **夜间腿肌痉挛**　表现为夜间突发的肌肉痉挛、肌肉扭结,通过伸展腿部、站立、行走可缓解症状。有明显肌肉疼痛,而不是感觉异常,常可触及痉挛的肌肉。

3. **痫样发作**　部分性痫样发作可表现为局部肢体不自主动作或异常感觉,但发作与静息状态无关，持续时间多较短。患者肢体动作不能自控，而不安腿综合征患者肢体的活动为主动活动。

4. 生长痛 生长痛是因儿童活动量相对较大，长骨生长较快，与局部肌肉筋腱的生长发育不协调而导致的生理性疼痛。最常见于膝、小腿和大腿的前侧。由于生长痛一般发生在晚上，因此要注意与儿童发病的不安腿综合征相鉴别。生长痛一般不需要特殊治疗，转移注意力、局部按摩、热敷有助于减轻疼痛。

五、治疗

RLS 的治疗包括非药物治疗与药物治疗。

（一）非药物治疗

1. 一般治疗 去除各种继发性不安腿综合征的病因。如停用可诱发不安腿综合征的药物或食物，减少烟酒或含咖啡因的刺激饮食。培养健康的睡眠作息规律，睡前洗热水澡、肢体按摩和适度活动。

2. 认知行为疗法 有报道不安腿综合征患者接受 3 个月认知行为疗法后，其症状严重程度下降，患者的生活质量和心理状态都得到明显改善。

（二）药物治疗

1. 美国神经病学学会（AAN）于 2016 年 11 月发布了《成人不安腿综合征治疗指南》，该指南建议在中度至重度原发性 RLS 中，临床医生应考虑开具药物以减少 RLS 症状。根据分类标准进行了级别推荐：

（1）有力证据（A 级）支持使用：普拉克索、罗替戈汀、卡麦角林和加巴喷丁。普拉克索：短期口服治疗，剂量在 0.25～0.75mg/d 之间有效；罗替戈汀透皮贴剂（1～3mg/d）短期和长期治疗原发

性不安腿综合征有效。卡麦角林（0.5～3mg/d）能够改善不安腿综合征症状，但由于在较高剂量时存在心脏瓣膜病的风险，因此不推荐常规使用。加巴喷丁用于短期治疗原发性不安腿综合征。

（2）中度证据（B 级）支持使用：罗匹尼罗、普瑞巴林和静脉注射铁羧基麦芽糖。罗匹尼罗：短期口服治疗，平均日剂量为 2～3mg 时对于改善不安腿综合征症状有效。普瑞巴林也用于短期治疗原发性不安腿综合征。

（3）临床医生可考虑（C 级）：口服左旋多巴，但剂量不应超过 200mg/d。

2. 注意事项 IRLSSG 于 2013 年发布了不安腿综合征长期治疗的循证指南。

（1）对失效和剂量增加的建议：失效和剂量增加是在治疗后期出现治疗失败的主要表现，为了防治失效和剂量增加，要监测血清铁蛋白含量，如果含量低于 75μg/ml，建议口服补铁剂治疗，除非患者不耐受或有服药禁忌。加量需要监测药物的不良反应。

（2）长期治疗过程中出现问题的处理

1）冲动控制障碍：在大剂量药物治疗和女性患者中比较常见，如果存在明显的冲动控制障碍，药物要停用或至少减量至冲动控制障碍消失，也可换用或加用其他的非多巴胺能药物。

2）失眠：可加用短效的苯二氮䓬类镇静催眠药物治疗。

3）对于孕妇的治疗建议：通常在妊娠期应避免使用药物治疗不安腿综合征，应首选充分铁剂，并最大限度地应用非药物治疗。

（潘集阳）

参 考 文 献

[1] Hillman D, Mitchell S, Streatfeild J, et al. The economic cost of inadequate sleep. Sleep, 2018, 41（8）: 1-13.

[2] Lane JM, Liang J, Vlasac I, et al. Genome-wide association analyses of sleep disturbance traits identify new loci and highlight shared genetics with neuropsychiatric and metabolic traits. Nat Genet, 2017, 49（2）: 274-281.

[3] Lane JM, Jones SE, Dashti HS, et al. Biological and clinical insights from genetics of insomnia symptoms.

Nat Genet, 2019, 51（3）: 387-393.

[4] Hnin K, Mukherjee S, Antic NA, et al. The impact of ethnicity on the prevalence and severity of obstructive sleep apnea. Sleep Med Rev, 2018, 41: 78-86.

[5] Prasad B, Steffen AD, Van Dongen HPA, et al. Determinants of sleepiness in obstructive sleep apnea. Sleep, 2018, 41（2）: 1-9.

[6] Kolla BP, Mansukhani MP, Bostwick JM. The influ-

ence of antidepressants on restless legs syndrome and periodic limb movements: A systematic review. Sleep Med Rev, 2018, 38: 131-140.

[7] Spiegelhalder K, Regen W, Baglioni C, et al. Neuroimaging insights into insomnia. Curr Neurol Neurosci Rep, 2015, 15(3): 9.

[8] Sexton CE, Zsoldos E, Filippini N, et al. Associations between self-reported sleep quality and white matter in community-dwelling older adults: A prospective cohort study. Hum Brain Mapp, 2017, 38(11): 5465-5473.

[9] Ren S, Wang Y, Yue F, et al. The paraventricular thalamus is a critical thalamic area for wakefulness. Science, 2018, 362(6413): 429-434.

[10] Crunelli V, David F, Lorincz ML, et al. The thalamocortical network as a single slow wave-generating unit. Curr Opin Neurobiol, 2015, 31: 72-80.

[11] Scammell TE, Arrigoni E, Lipton JO. Neural Circuitry of Wakefulness and Sleep. Neuron, 2017, 93(4): 747-765.

[12] Schmitt LI, Sims RE, Dale N, et al. Wakefulness affects synaptic and network activity by increasing extracellular astrocyte-derived adenosine. J Neurosci, 2012, 32(13): 4417-4425.

[13] Van Dort CJ, Zachs DP, Kenny JD, et al. Optogenetic activation of cholinergic neurons in the PPT or LDT induces REM sleep. Proc Natl Acad Sci U S A, 2015, 112(2): 584-589.

[14] Krenzer M, Anaclet C, Vetrivelan R, et al. Brainstem and spinal cord circuitry regulating REM sleep and muscle atonia. PLoS One, 2011, 6(10): e24998.

[15] Luppi PH, Clement O, Sapin E, et al. Brainstem mechanisms of paradoxical(REM)sleep generation. Pflugers Arch, 2012, 463(1): 43-52.

[16] Ding F, O'Donnell J, Xu Q, et al. Changes in the composition of brain interstitial ions control the sleep-wake cycle. Science, 2016, 352(6285): 550-555.

[17] Chokroverty S. Oxford textbook of sleep disorders. Oxford University Press, 2017.

[18] Phillipson EA. Control of breathing during sleep. Am Rev Respir Dis, 1978, 118: 909-939.

[19] 张秀华. 睡眠医学理论与实践. 第4版. 北京: 人民卫生出版社, 2016.

[20] Stein PK, Pu Y. Heart rate variability, sleep and sleep disorders. Sleep Med Rev, 2012, 16: 47-66.

[21] Higashi Y, Nakagawa K, Kimura M, et al. Circadian variation of blood pressure and endothelial function in patients with essential hypertension: a comparison of dippers and non-dippers. J Am Coll Cardiol, 2002, 40: 2039-2043.

[22] Orr WC. Alterations in gastrointestinal functioning during sleep. Handb Clin Neurol, 2011, 98: 347-354.

[23] Bedrosian TA, Fonken LK, Nelson RJ. Endocrine Effects of Circadian Disruption. Annu Rev Physiol, 2016, 78: 109-131.

[24] 张斌. 中国失眠障碍诊断和治疗指南. 北京: 人民卫生出版社, 2016.

[25] 陆林. 精神病学. 第6版. 北京: 人民卫生出版社, 2018.

[26] Zhang B, Wing Y. Sex differences in insomnia: a meta-analysis. Sleep, 2006, 29(1): 85-93.

[27] Stein MB, Mccarthy MJ, Chen CY, et al. Genome-wide analysis of insomnia disorder. Mol Psychiatry, 2018, 23(11): 2238-2250.

[28] Schutte-rodin S, Broch L, Buysse D, et al. Clinical guideline for the evaluation and management of chronic insomnia in adults. J Clin Sleep Med, 2008, 4(5): 487-504.

[29] 中华医学会神经病学分会睡眠障碍学组. 中国成人睡眠诊断与治疗指南. 中华神经科杂志, 2012, 45(7): 10-12.

[30] Smith MT, Perlis ML, Park A, et al. Comparative meta-analysis of pharmacotherapy and behavior therapy for persistent insomnia. Am J Psychiatry, 2002, 159(1): 5-11.

[31] Holbrook AM, Crowther R, Lotter A, et al. The role of benzodiazepines in the treatment of insomnia. J Am Geriatr Soc, 2001, 49(6): 824-826.

[32] 高和. 睡眠障碍国际分类. 第3版. 北京: 人民卫生出版社, 2017.

[33] Dempsey JA, Veasey SC, Morgan BJ, et al. Pathophysiology of sleep apnea. Physiol Rev, 2010, 90(1): 47-112.

[34] Arzt M, Floras JS, Logan AG, et al. Suppression of central sleep apnea by continuous positive airway pressure and transplant-free survival in heart failure: a post hoc analysis of the Canadian Continuous Positive Airway Pressure for Patients with Central Sleep Apnea and Heart Failure Trial(CANPAP). Circulation, 2007, 115(25): 3173-3180.

[35] Joosten SA, Hamilton GS, Naughton MT. Impact of weight loss management in OSA. Chest, 2017, 152(1): 194-203.

[36] Strollo PJ JR, Soose RJ, Maurer JT, et al. Upper-airway stimulation for obstructive sleep apnea. N Engl J Med, 2014, 370(2): 139-149.

[37] Sudhansu C, Luigi FS. Oxford textbook of sleep disorders. United kingdom: Oxford University Press, 2017.

[38] Li Z, Du L, Li Y, et al. Characterization of primary symptoms leading to Chinese patients presenting at hospital with suspected obstructive sleep apnea. J Thorac Dis, 2014, 6(5): 444-451.

[39] Zhang Y, Ren R, Lei F, et al. Worldwide and regional prevalence rates of co-occurrence of insomnia and insomnia symptoms with obstructive sleep apnea: A systematic review and meta-analysis. Sleep Med Rev, 2019, 45: 11-17.

[40] American Academy of Sleep Medicine. International Classification of Sleep Disorders, 3rd ed. Darien, IL: American Academy of Sleep Medicine, 2014.

[41] Han F. Sleepiness that cannot be overcome: narcolepsy and cataplexy. Respirology, 2012, 17(8): 1157-1165.

[42] Han F, Lin L, Warby SC, et al. Narcolepsy onset is seasonal and increased following the 2009 H1N1 pandemic in China. Ann Neurol, 2011, 70(3): 410-417.

[43] Arnulf I, Lin L, Gadoth N, et al. Kleine-Levin syndrome: a systematic study of 108 patients. Ann Neurol, 2008, 63: 482-493.

[44] Huang Y, Guilleminault C, Lin K, et al. Relationship between Kleine-Levin Syndrome and upper respiratory infection in Taiwan. Sleep, 2012, 35: 123-129.

[45] Wang JY, Han F, Dong SX, et al. Cerebrospinal Fluid Orexin A Levels and Autonomic Function in Kleine-Levin Syndrome. Sleep, 2016, 39(4): 855-860.

[46] Ali M, Auger RR, Slocumb NL, et al. Idiopathic hypersomnia: clinical features and response to treatment. J Clin Sleep Med, 2009, 5: 562-568.

[47] Vemet C, Arnulf I. Idiopathic hypersomnia with and without sleep time: a controlled series of 75 patients. Sleep, 2009, 32: 753-759.

[48] Bruin VM, Bittencourt LR, Tufik S. Sleep-wake disturbances in Parkinson's disease: current evidence regarding diagnostic and therapeutic decisions. Eur Neurol, 2012, 67: 257-267.

[49] Castriotti RJ, Wilde MC, Lai JM, et al. Prevalence and consequences of sleep disorders in traumatic brain injury. J Clin Sleep Med, 2007, 3: 349-356.

[50] McGregor C, Srisurapanont M, Jittiwutikarn J, et al. The nature, time course and severity of methamphetamine withdrawal. Addiction, 2005, 100: 1320-1329.

[51] Schweitzer P, Kryger MH, Roth T, et al. Drugs that disturb sleep and wakefulness in Principles and practice of sleep medicine, 5th ed. St Louis: Elsevier Saunders, 2011: 542-560.

[52] American Academy of Sleep Medicine. International classification of sleep disorders. 3rd ed. Darien, IL: American Academy of Sleep Medicine, 2014.

[53] Kerkhof GA. Epidemiology of sleep and sleep disorders in The Netherlands. Sleep Med, 2017, 30: 229-239.

[54] 赵忠新. 睡眠医学. 北京: 人民卫生出版社, 2016.

[55] Hida A, Kitamura S, Mishima K. Pathophysiology and pathogenesis of circadian rhythm sleep disorders. J Physiol Anthropol, 2012, 31: 7.

[56] Horne JA, Ostberg O. A self-assessment questionnaire to determine morningness-eveningness in human circadian rhythms. Int J Chronobiol, 1976, 4(2): 97-110.

[57] Smith MT, Mccrae CS, Cheung J, et al. Use of Actigraphy for the Evaluation of Sleep Disorders and Circadian Rhythm Sleep-Wake Disorders: An American Academy of Sleep Medicine Clinical Practice Guideline. J Clin Sleep Med, 2018, 14(7): 1231-1237.

[58] Auger RR, Burgess HJ, Emens JS, et al. Clinical Practice Guideline for the Treatment of Intrinsic Circadian Rhythm Sleep-Wake Disorders: Advanced Sleep-Wake Phase Disorder (ASWPD), Delayed Sleep-Wake Phase Disorder (DSWPD), Non-24-Hour Sleep-Wake Rhythm Disorder (N24SWD), and Irregular Sleep-Wake Rhythm Disorder (ISWRD). An Update for 2015: An American Academy of Sleep Medicine Clinical Practice Guideline. J Clin Sleep Med, 2015, 11(10): 1199-1236.

[59] Zisapel N. New perspectives on the role of melatonin in human sleep, circadian rhythms and their regulation. Br J Pharmacol, 2018, 175(16): 3190-3199.

[60] 高和, 译. 睡眠医学基础. (美) 贝瑞著. 北京: 人民军医出版社, 2014.

[61] American Psychiatric Association: Diagnostic and Statistical Manual of Mental Disorders, Fifth Edition. Arlington, VA, American Psychiatric Association, 2013.

[62] American Academy of Sleep Medicine. International classification of sleep disorders, 3rd ed. Darien, IL: American Academy of Sleep Medicine, 2014.

[63] Haba-bubio J, Frauscher B, Marques-vidal P, et al. Prevalence and determinants of rapid eye movement sleep behavior disorder in the general population. Sleep, 2018, 41(2): 1-7, 9-18, 20-27.

[64] Chan P, Lee H, Hong C, et al. REM Sleep Behavior Disorder (RBD) in Dementia with Lewy Bodies (DLB). Behavioural Neurology, 2018, 2018: 1-10.

[65] Jiang H, Huang J, Shen Y, et al. RBD and Neurodegenerative Diseases. Molecular Neurobiology, 2017, 54(4): 2997-3006.

[66] St louis EK, Boeve BF. REM Sleep Behavior Disorder: Diagnosis, Clinical Implications, and Future Directions. Mayo Clinic Proceedings, 2017, 92(11): 1723-1736.

[67] Howell MJ, Schenck CH. Rapid Eye Movement Sleep Behavior Disorder and Neurodegenerative Disease. JAMA Neurol, 2015, 72(6): 707-712.

[68] Ka E. Restless legs: clinical study of hitherto overlooked disease in legs characterized by peculiar paresthesia ('Anxietas tibiarum'), pain and weakness and occurring in two main forms, asthenia crurum paraesthetica and asthenia crurum dolorosa; short review of paresthesias in general. Acta Med Scand, 1945, 158: 1-123.

[69] Civi S, Kutlu R, Tokgoz S. Frequency, severity and risk factors for restless legs syndrome in healthcare personnel. Neurosciences, 2012, 17(3): 230.

[70] Ohayon MM, O'Hara R, Vitiello MV. Epidemiology of restless legs syndrome: A synthesis of the literature. Sleep Medicine Reviews, 2012, 16(4): 283-295.

[71] Picchietti DL, Picchietti MA. Restless legs syndrome: what have we learned from prevalence studies and how will incidence studies further clinical knowledge? Journal of Clinical Sleep Medicine Jcsm Official Publication of the American Academy of Sleep Medicine, 2012, 8(2): 125-126.

[72] Yeh P, Walters AS, Tsuang JW. Restless legs syndrome: a comprehensive overview on its epidemiology, risk factors, and treatment. Sleep & Breathing, 2012, 16(4): 987-1007.

[73] Szentkiralyi A, Fendrich K, Hoffmann W, et al. Incidence of restless legs syndrome in two population-based cohort studies in Germany. Sleep Medicine, 2011, 12(9): 815-820.

[74] Gupta R, Lahan V, Goel D. Restless Legs Syndrome: A common disorder, but rarely diagnosed and barely treated - an Indian experience. Sleep Medicine, 2012, 13(7): 838-841.

[75] Xue R, Liu G, Ma S, et al. An epidemiologic study of restless legs syndrome among Chinese children and adolescents. Neurological Sciences, 2015, 36(6): 971-976.

[76] Yunbo S, Huan Y, Ding D, et al. Prevalence and Risk Factors of Restless Legs Syndrome among Chinese Adults in a Rural Community of Shanghai in China. Plos One, 2015, 10(3): e0121215.

[77] Walters AS, Lebrocq CA, Hening W, et al. Validation of the International Restless Legs Syndrome Study Group rating scale for restless legs syndrome. Sleep Medicine, 2003, 4(2): 121-132.

[78] Allen RP, Picchietti DL, Garcia-Borreguero D, et al. Restless legs syndrome/Willis-Ekbom disease diagnostic criteria: updated International Restless Legs Syndrome Study Group (IRLSSG) consensus criteria - history, rationale, description, and significance. Sleep Medicine, 2014, 15(8): 860-873.

第十八章 物质使用障碍

第一节 概 述

物质(substances)又称精神活性物质(psychoactive substances)或成瘾物质、药物(drug),是指能够影响人类心境、情绪、行为,改变意识状态,并有致依赖作用的一类化学物质,人们使用这些物质的目的在于取得或保持某些特殊的心理、生理状态。

一、物质的分类

根据药理特性,可将物质分为以下七类:

(一)阿片类药物

阿片类药物(opiates)具有镇静、镇痛、止咳、安眠、呼吸抑制、降温等中枢抑制作用,包括以下几种成分:

1. **阿片生物碱及其衍生物** 吗啡(morphine)、可待因、海洛因(heroin)等。

2. **苯哌啶衍生物** 哌替啶(dolantin)、芬太尼(fentanyl)等。

3. **二苯丙胺衍生物** 美沙酮(methadone)、乙酰美沙酮(acetylmethadol)、丙氧酚(dextropropoxyphene)等。

4. **吗啡南衍生物** 羟甲左吗南(levorphanol)等。

5. **苯唑吗啡烷衍生物** 非那佐辛(phenazocine)、喷他佐辛(pentazocine)等。

(二)中枢神经系统兴奋剂

可使个体处于高度警觉、活动增加、情绪高涨、睡眠减少、呼吸加快、血管收缩、体温升高和食欲抑制等中枢兴奋状态,主要有以下三种:

1. **可卡因** 是当前所有滥用药物中成瘾性最强的,它成瘾快、作用更强。

2. **苯丙胺类** 为麻黄碱类似物,为作用最强

的拟交感神经胺类中枢神经兴奋剂之一。20世纪80年代后期,合成了兴奋作用更强、依赖性更高的甲基苯丙胺,因其外观似水晶体而称之为"冰"。

3. **咖啡因** 咖啡因是一种天然化合物,主要在咖啡豆中提取。咖啡因可以引起中枢系统兴奋与轻微的心肌兴奋、支气管肌肉松弛以及利尿作用。

(三)大麻类物质

大麻是一年生草本植物,其成分多且复杂,其中起作用的最主要的成分是$\triangle^9$四氢大麻酚。大麻是一种独特的精神活性物质,小剂量时,既有兴奋作用,又有抑制作用,高剂量时,抑制作用为主。

(四)中枢神经系统抑制剂

中枢神经系统抑制剂能抑制中枢神经系统,有镇静、催眠、抗惊厥的作用,主要包括四大类:

1. **酒精** 酒精的化学名称为乙醇,是一种亲神经性物质,对中枢神经系统具有抑制作用。抑制程度可能与酒精的使用量有关,可以从皮层的抑制到皮层下神经核团的抑制,甚至累及延髓,引起呼吸和心跳的骤停。

2. **巴比妥类** 根据药物作用出现的快慢与作用时间的长短,可将巴比妥类药物分为长效、中效、短效三类,如巴比妥、苯巴比妥为长效类,戊巴比妥、异戊巴比妥属中效类,司可巴比妥为短效类。

3. **苯二氮䓬类** 氯硝西泮、地西泮、奥沙西泮、劳拉西泮、阿普唑仑、艾司唑仑等,此类药物在临床中使用较为普遍。

4. **其他** 甲喹酮、格鲁米特、醛类的水合氯醛、副醛等。

(五)致幻剂

在不影响意识和记忆的情况下,能改变人的知觉、思维和情感状态,当达到一定的剂量时可

引起幻觉和情绪障碍，也称迷幻药物、拟精神病药物等。主要有以下几种化学分类：

1. **吲哚烷基胺类** 麦角类衍生物中的麦角酰二乙胺（LSD），色胺类衍生物中的烷基色胺类和烷羟基色胺，烷基色胺类有 α- 甲基色胺（AMT）、二甲基色胺（DMT）和二乙基色胺（DET）等。

2. **苯基烷基胺类致幻剂** 北美仙人球毒碱（麦斯卡林 mescaline）、2- 甲基仙人球毒碱、甲氧苯丙胺（DOM）。

3. **其他化合物致幻剂** 如苯环己哌啶（PCP）和肉豆蔻等。

（六）挥发性有机溶剂

中枢作用与乙醇和巴比妥类的中枢抑制剂类似，常见滥用的挥发性溶剂有醇类如甲醇、异丙醇，脂肪族碳氢化合物如汽油、樟脑油，芳香烃类如苯、甲苯等，还有丙酮、四氯化碳、氟利昂等其他类化合物。

（七）烟草

烟碱（尼古丁，nicotine）是烟草中的主要生物碱成分，烟碱的作用复杂，同时具有兴奋和抑制作用。

二、物质使用障碍的流行病学

联合国毒品和犯罪问题办公室发布的 2018 年《世界毒品报告》显示，2016 年全球每年至少吸毒一次的人数约有 2.75 亿人，占全球 15～64 岁人口的 5.6%；符合物质使用障碍（drug use disorder）诊断标准的人数约 3 000 万。报告还指出，大麻是 2016 年消费最广泛的毒品，截至 2016 年的十年间，全球大麻使用者人数持续上升，增长约 16%。2016 年全球 15～64 岁人口使用可卡因的人数约 1 800 万，使用阿片类药物的人数约 1 900 万。世界卫生组织发布的 2018 年《酒精与健康全球状况报告》显示，2016 年全球 15 岁以上人群中酒精使用障碍患病率为 5.1%（酒精依赖患病率为 2.6%，酒精有害使用患病率 2.5%），全球估计有 2.37 亿男性和 4 600 万女性患有酒精使用障碍。2018 年《世界卫生组织健康统计年鉴：监测健康可持续发展目标》显示全球 15 岁以上男性中吸烟人数占 33.7%，15 岁以上女性中吸烟人数占 6.2%。

我国国家禁毒办发布《2017 年中国毒品形势报告》显示，截至 2017 年底，全国现有吸毒人员 255.3 万名（不含戒断三年未发现复吸人数、死亡人数和离境人数），同比增长 1.9%。在毒品滥用的类型方面，合成毒品滥用仍居首位。在全国现有 255.3 万名吸毒人员中，滥用合成毒品人员 153.8 万名，占 60.2%；滥用阿片类毒品人员 97 万名，占 38%；滥用大麻、可卡因等毒品人员 4.6 万名，占 1.8%。2019 年北京大学第六医院黄悦勤教授在 *Lancet Psychiatry* 杂志上发表我国 2013—2015 年全国精神障碍流行病学调查结果，研究显示成年人酒精使用障碍的终生患病率为 4.4%，12 个月的患病率为 1.8%；成年人物质使用障碍（不包括酒精使用障碍）终生患病率为 0.4%，12 个月的患病率为 0.1%。2018 年《世界卫生组织健康统计年鉴：监测健康可持续发展目标》显示我国 15 岁以上男性中吸烟人数占 48.4%，15 岁以上女性中吸烟人数占 1.9%。

三、物质使用障碍的发病机制

物质使用障碍的病因错综复杂，通常由神经生物学、遗传学、心理学和社会学因素共同作用导致，这些因素决定了个体在尝试使用过具有成瘾性的药物之后是否会无法克制的继续使用，变成有害使用或依赖。

（一）神经生物学因素

不同的精神活性物质可以影响不同的神经递质系统，从而产生不同的精神作用。精神活性物质可以激活大脑奖赏系统，这个系统包括中脑腹侧被盖区、伏隔核、下丘脑、杏仁核、腹侧苍白球等，还涉及前额叶皮质、眶额叶皮层、海马、僵核等与情绪、执行控制、学习和记忆、厌恶反应相关的中枢结构。脑内奖赏系统的主要结构——中脑边缘多巴胺系统（包括伏隔核、杏仁核、海马）是成瘾药物产生奖赏效应的结构基础，与药物急性强化效应、记忆和条件反射相关。此外，谷氨酸系统参与了神经突触的兴奋性与可塑性调节，大麻素系统、去甲肾上腺素系统以及其他神经递质系统共同参与物质使用障碍的发生、发展。

（二）遗传学因素

研究表明，遗传因素在物质依赖中起到重要的作用。大量有关物质依赖的遗传或家族性研究已证明，动物对某些物质依赖的形成具有显著的遗传性。如有些品系的鼠极易造成阿片类依赖的动物模型，而有些品系则很难。家系研究和双生子研究发现基因差异占酒精依赖患病风险因素的 40%~60%。在物质依赖或滥用家系成员中，物质滥用、酒精滥用、反社会人格、单相抑郁的相对危险性分别为对照家系的 6.7 倍、3.5 倍、7.6 倍和 5.1 倍。全基因组关联分析研究显示酒精依赖的发生发展与酒精代谢相关酶的编码基因变异有关，例如乙醇脱氢酶基因（ADH）、乙醛脱氢酶基因（ADH1B，ADH1C 和 ALDH2）；尼古丁依赖与药物代谢酶编码基因相关，例如 ADH1B、SULT1A1、ALDH2、CYP17A1 和 CYP1A1；μ- 阿片受体基因（OPRM1）变异与阿片类物质依赖形成有关；大麻依赖可能与 CNR1、GABRA2、FAAH 和 ABCB1 基因变异有关。

（三）心理学因素

1. **性格特征**　研究发现，吸毒者有明显的性格特征，如具有高感觉寻求和冲动性格的人情绪调节较差，易冲动，缺乏有效的防御机制，追求立即的满足。但尚无前瞻性研究说明，是这样的个性导致了吸毒，还是由于吸毒改变了吸毒者的性格，抑或两者互为因果。

2. **精神病理因素**　在物质使用障碍的人群中，有很多患者有明显的抑郁、焦虑以及反社会人格障碍，它们往往与物质的使用互为因果，促进疾病的迅速发展。此外，精神病理因素对成瘾疾病的病程、治疗反应、临床表现及预后等具有重要影响。例如，研究发现如果成瘾者有明显的负性情绪、人际关系不良、冲动控制不良等，则成瘾病程发展迅速，患者往往不愿意接受治疗，停止治疗后也很快复发。

3. **心理因素与心理强化作用**　根据行为学理论，精神活性物质有明显的强化作用。多数精神活性物质都有增加正性情绪的作用，即"正强化"，物质使用后的快感以及社会性强化作用都对使用精神活性物质起到增强作用。而很多精神活性物质还有解除负性情绪作用，即"负强化"，精神活性物质更有对抗负性情绪的作用。重要的是，在物质依赖形成以后，由于戒断症状的出现，使物质依赖者不能自拔，必须反复使用精神活性物质以解除戒断症状。此时出现两个恶性负性强化循环："使用精神活性物质→社会家庭问题→负性

情绪→使用精神活性物质"和"使用精神活性物质→依赖→戒断症状→使用精神活性物质"。正负强化过程均涉及神经系统复杂的可塑性变化。

（四）社会学因素

1. **可获得性**　不管精神活性物质的成瘾性多强，如果难以获得，滥用的机会就少。改革开放以前，人们的生活水平较低，仅能维持温饱问题，酒类供应紧张，故而人均饮酒量较低，改革开放以后，生活水平迅速提高，酒类供应丰富，各种广告铺天盖地，饮酒量增加是必然的。新中国成立后，我国政府颁布严禁鸦片的通令，对贩毒问题进行严厉打击，阿片类滥用问题在中国内地基本销声匿迹。但 20 世纪 80 年代后，随着改革开放，国际贩毒组织将中国内地作为"金三角"毒品流通转运站，毒品的供应量增加，吸毒人数也日益增加。

2. **文化背景、社会环境和家庭因素**　不同的时代，不同的社会文化背景，对不同药物的使用障碍有着不同的看法和标准。例如，信奉伊斯兰教的民族对饮酒持强烈的厌恶态度，这些国家的饮酒问题就不会严重。法国和意大利的饮酒习惯十分普遍，但法国的酒精中毒的发生率较高，原因在于法国人不但赞许饮酒行为，而且不认为醉酒是件令人难堪的事情。儿童、青少年看到父母、兄长使用精神活性物质后，容易模仿他们的这种行为。而家庭矛盾、单亲家庭、家庭成员交流差，不能相互理解、相互支持，父母意见不一，住房紧张、过分保护、放纵、虐待等，都是物质使用障碍的危险因素。而良好的家庭环境有助于防止个体产生物质成瘾。

四、物质使用障碍的诊断标准

根据病史、体格检查、辅助检查和诊断标准，做出精神活性物质相关的诊断并不很困难。例如对精神活性物质依赖的诊断，首先通过询问病史，了解精神活性物质使用史和使用方式，可以确定患者是否有耐受性增加及戒断的表现；然后，询问患者的行为问题，如控制不了使用的剂量、次数，多次想戒，但欲罢不能等表现；是否因为使用精神活性物质而影响了工作、学习、生活，带来许许多多的问题等。

1. **ICD-11 关于依赖综合征的诊断标准**　依赖综合征是由于精神活性物质的重复或连续使用

而引起的该类物质使用调节紊乱。其特征是强烈的使用物质的内在动力，表现为控制使用能力受损，对使用的重视程度高于其他活动，以及在受到伤害或负面后果的情况下仍坚持使用。这些经历往往伴随着一种主观的强烈或渴望使用该类物质的感觉。依赖的生理特征也可能存在，包括对该类物质作用的耐受性，停止或减少使用该类物质后的戒断症状，或反复使用该类物质或药理上类似的物质以预防或减轻戒断症状。依赖的特征通常在至少 12 个月期间是明显的，但如果该类药物连续使用（每天或几乎每天）至少 1 个月，就可以做出诊断。

ICD-11 关于依赖综合征的诊断要点如下：要求在过去 12 个月中反复出现，或者既往 1 个月中持续出现下述核心症状中的至少 2 条即可以诊断物质依赖：

（1）对物质使用行为难以控制，通常伴有主观强烈的渴求感；对使用某种物质的控制能力受损，指开始或停止使用该物质，以及使用该物质的量及使用环境等各方面的控制力都受到损害，通常（但非必须）还伴有对该物质的渴求。

（2）物质使用在日常生活中处于优先地位，超过其他兴趣爱好、日常活动、自身责任、健康、以及自我照顾等。即使已经有不良后果出现依旧坚持使用成瘾物质。

（3）生理特征的出现（神经适应性的产生）：①主要表现为耐受性；②停止或减少使用后出现戒断症状；③再次使用原来物质（或者药理作用相似的物质）可以避免或减轻戒断症状。必须是该成瘾物质所致的戒断症状，而非仅仅是宿醉效应。

2. **物质使用所致精神障碍及其他障碍** ICD-10 中将物质使用所致精神和神经系统并发症都归类在物质使用章节中，包括戒断所致谵妄、精神病性障碍、遗忘综合征以及残留和迟发精神病性障碍等。ICD-11 对上述内容进行了调整，将相关症状直接归类为某种精神活性物质所致。例如 ICD-11 中使用"精神活性物质所致谵妄"这一诊断名称替代 ICD-10 中的"戒断所致谵妄"，将戒断和中毒所致谵妄均包含其中。ICD-11 针对精神病性障碍分类与 ICD-10 内容类似，只是将神经认知损害，例如遗忘综合征归入其他章节。

另外，随着全球滥用物质种类的急剧增加，

2018 年发布的 ICD-11 对成瘾性物质进一步细化，纳入了合成大麻素、合成甲卡西酮等新精神活性物质。

五、物质依赖的治疗

物质依赖的治疗主要分为两个阶段，急性期的脱毒治疗和维持期的防复发治疗。急性期的脱毒治疗目标是打破物质使用模式，缓解戒断症状，预防严重并发症和严重戒断症状的发生，帮助患者过渡到维持期的康复治疗。维持期的防复发治疗目的是有效降低物质依赖的心理渴求，尽可能让患者长期保持操守，降低物质依赖的复发率。急性期的脱毒治疗和维持期的防复发治疗主要包括药物治疗、心理社会干预和神经调控治疗。

1. **药物治疗** 药物治疗分为两个阶段，包括急性脱毒期的药物治疗和维持期的药物治疗。物质依赖者应接受生理脱毒治疗，这是成瘾治疗的第一步。不同的精神活性物质停用后引起的戒断症状表现和严重程度不同，这与精神活性物质的药理学特点相关。另外，不同的精神活性物质脱毒期的药物也不相同，例如，酒精依赖的戒断期替代药物为苯二氮䓬类药物，而阿片类依赖的戒断期则需要美沙酮替代治疗，或者可乐定等非替代治疗。维持期的药物治疗主要目的是降低物质依赖者的复发率，降低物质使用者的心理渴求，例如 FDA 批准用于酒精依赖患者维持治疗的药物有纳曲酮、阿坎酸、戒酒硫，而阿片类依赖者可以使用纳曲酮、美沙酮维持治疗防止复发。

随着物质依赖病理生理机制的研究，未来针对物质使用障碍的药物研发可以分两个方向：①研发不同作用靶点的新药物，例如酒依赖不同作用靶点的新药研发；②针对物质依赖的生物制剂，例如疫苗、单克隆抗体、酶等。

2. **心理社会干预** 心理社会干预是成瘾治疗的一项重要组成部分，包括一系列非药物的干预方法，这些方法主要是针对影响物质依赖者的心理社会因素，包括个体心理行为及家庭社会环境两个方面的干预。针对个体的心理行为干预主要是针对患者的认知、情绪和行为等方面的问题，而对社会的干预主要针对家庭、社区或文化等方面的问题。

心理行为治疗常用的方法包括动机强化治疗、认知行为疗法、正念复发预防治疗、家庭治疗、线索暴露治疗、放松训练治疗、厌恶治疗等等。北京大学第六医院陆林教授团队发现了基于记忆再巩固理论的条件性线索唤起—消退心理学方式，可以有效消除病理性成瘾记忆的再现，唤起—消退范式可以海洛因依赖者的心理渴求和可卡因成瘾大鼠的觅药行为，为物质依赖的治疗提供了新型非药理学干预手段。这些心理治疗可以采用团体或个体形式来进行。社会干预包括自助与互助团体及后续服务等。根据患者的具体情况可以选择不同的心理社会干预方法，例如在治疗早期以强化动机治疗为主，主要目的是激发患者的治疗动机；治疗中期以认知行为疗法为主，纠正患者的错误信念；回归社会后则以社会干预为主，为患者提供良好的社会支持环境，帮助患者建立健康生活方式、保持操守。

3. **神经调控治疗** 神经调控是利用植入性或非植入性技术，通过传送电刺激或药物的方式，可逆性调控中枢神经、外周神经或自主神经系统活性，从而改善患者症状，提高生命质量的生物医学工程技术。在物质依赖领域中常见的神经调控技术包括脑深部刺激（deep brain stimulation，DBS）、重复经颅磁刺激技术（repeated transcranial magnetic stimulation，rTMS）、经颅直流电刺激（transcranial direct current stimulation，tDCS）。

（1）脑深部刺激：临床用 DBS 系统通过植入脑深部的电极，将电信号施加到相应靶点，达到抑制或激发相应核团电活动的目的。在成瘾动物模型研究中发现 DBS 刺激伏隔核可以降低海洛因、吗啡、可卡因和酒精成瘾动物的觅药行为、物质的用量或物质相关的强化行为。我国小样本海洛因依赖患者的 DBS 研究发现伏隔核联合内囊前肢电刺激能够显著降低吸毒者的渴求，提高操守率。尽管目前脑深部刺激术治疗药物成瘾在动物实验和临床研究中均积累了一定经验，但在临床上仅作为试验性戒断后预防复吸的方法，而且并非对所有患者均有效。

（2）重复经颅磁刺激：基于电磁感应与电磁转换原理，用刺激线圈瞬变电流产生的磁场穿透颅骨，产生感应电流刺激神经元引发一系列生理、生化反应。作为非侵入性刺激技术，TMS 作用于人脑引起神经活动的改变，可检测到运动诱发电位、脑电活动变化、脑血流、代谢和大脑功能状态改变。大量研究发现高频 rTMS 刺激左侧 DLPFC 可以降低尼古丁、海洛因、可卡因、甲基苯丙胺的心理渴求，然而，rTMS 对酒精依赖效果存在较大的异质性。另外，我国 2018 年发布的《重复经颅磁刺激治疗专家共识》中推荐 rTMS 高频刺激 L-DLPFC 降低毒品渴求（Ⅱ、Ⅲ级证据）。

（3）经颅直流电刺激：经颅直流电刺激是指通过恒定的、低强度的直流电来调节大脑皮层神经元活动，是一种安全的、非侵入性的技术。临床研究发现 tDCS 刺激左侧或双侧 DLPFC 可以降低海洛因、可卡因、甲基苯丙胺依赖患者的心理渴求或物质使用量，然而，tDCS 对酒精依赖、尼古丁依赖患者疗效研究结论各不相同。

（孙洪强）

第二节　阿片类物质相关障碍

阿片类物质（opiates）是指任何天然的或合成的、对机体产生类似吗啡效应的一类药物。阿片是从罂粟中提取的粗制油脂状渗出物，粗制的阿片含有吗啡和可待因在内的多种成分。吗啡是阿片中镇痛的主要成分，大约占粗制品的 10%。可分为两类：第一类是天然的阿片碱及其半合成衍生物，如阿片、吗啡、可待因等；第二类是人工合成的阿片类物质，按化学结构可分为苯哌啶类（如哌替啶）、二苯丙胺类（如美沙酮）、吗啡烷类和苯丙吗啡烷类物质。阿片类物质具有镇痛、镇静、抑制呼吸中枢、抑制胃肠蠕动等药理作用，临床上可用于治疗中到重度疼痛、心源性哮喘、腹泻等疾病，但同时也具有较强的成瘾性和耐受性，滥用后易产生依赖。阿片类物质使用障碍是全球性的公共卫生和社会问题。我国阿片类物质的滥用形势很严峻，截至 2017 年底全国现有吸毒人员 255.3 万名，滥用阿片类毒品人员 97 万名，占 38%，较 2016 年下降 0.1 个百分点。阿片类物质使用障碍给个人、家庭和社会带来极大的危害。

一、阿片类物质的药代动力学和药效动力学

阿片类物质可通过口服、注射或吸入等途径

给药。口服时以非脂溶性形式存在于胃内，很少从胃吸收入血流，大部分从肠道吸收，吸收不完全，所以血药浓度一般只有同剂量注射给药的一半或更少。阿片类制剂以非脂溶性形式存在于血液中，很难透过血脑屏障。但当吗啡被乙酰化成为海洛因后，则较易透过血脑屏障，所以静脉注射海洛因所体验到的瞬间快感比注射吗啡更为强烈。阿片类药物可分布到机体的所有组织，包括通过胎盘进入胎儿体内，因此，阿片类物质依赖的母亲生下的婴儿也对其有依赖性，如果在出生后不给予阿片类物质，也可以出现戒断症状。阿片类物质在由肾脏排泄之前，大部分由肝脏代谢。大多数阿片类物质的代谢较为迅速，平均代谢时间是 4～5 小时，故依赖者必须定期给药，否则会发生戒断症状。

脑内和脊髓内均发现存在阿片受体。这些受体分布在痛觉传导区以及与情绪和行为相关的区域，集中在脑室周围灰质、腹侧被盖区、中脑边缘系统和脊髓罗氏胶质区（substantia gelatinosa）等区域。阿片受体已知有 μ、κ、δ 等多型，其中以 μ 受体与阿片类的镇痛和欣快作用关系最密切，在中枢神经系统分布也最广。阿片类物质通过上述受体可以产生镇痛、镇静作用、抑制呼吸中枢、抑制咳嗽中枢、兴奋呕吐中枢、缩瞳、抑制胃肠蠕动、致欣快等作用。

二、临床表现与诊断

（一）阿片类物质的依赖

使用阿片类物质后可产生强烈的电击般快感，继之出现 0.5～2 小时的松弛状态，其间似睡非睡，自觉所有忧愁烦恼全消，内心宁静、温暖、快慰、幻想驰骋，吸毒者进入飘飘欲仙的销魂状态。之后出现短暂的精神振奋期，自我感觉好，办事效率佳，可持续 2～4 小时，直至下次用药。反复使用阿片类物质，会导致机体敏感性下降，要达到原有的药效，必须增加药量，极易形成耐受。平均使用 1 个月后即可形成依赖。阿片类物质依赖分为心理依赖和躯体依赖。心理依赖表现为对阿片类物质强烈的心理渴求，初期是为了追求用药后的快感，后期是为了避免戒断反应，复吸可能是为消除戒断后的残留症状和追求刺激、快感，再次发展成依赖的过程。躯体依赖是指机

体内必须存在足够高浓度的阿片类物质，否则出现戒断反应。

阿片类物质依赖者常表现出：

（1）精神症状：情绪低落，易激惹，性格变化，自私、说谎，记忆力下降，注意力不集中，睡眠障碍。

（2）躯体症状：营养状况差，体重下降，食欲丧失。性欲减退，男性患者出现阳痿，女性月经紊乱、闭经。头晕、冷汗、心悸，体温升高或降低，血糖降低，白细胞升高。

（3）神经系统体征：可见震颤、步态不稳、言语困难、龙贝格征（Romberg sign）阳性、缩瞳、腱反射亢进，也可有掌颏反射、吸吮反射、霍夫曼征阳性等症状。部分患者出现脑电图轻度异常，β 或 θ 活动增加。

（二）戒断综合征

主要发生在停止使用、减少使用阿片类物质，或者使用拮抗剂（如纳洛酮）后发生。由于使用阿片类物质的剂量、对中枢神经系统作用的程度、使用时间、使用途径、停药速度的不同，戒断症状的强烈程度也不一致。短效药物，如海洛因、吗啡通常在停药后 8～12 小时出现，极期在 48～72 小时，症状持续 7～10 天。长效药物，如美沙酮的戒断症状出现在停药后 1～3 天，性质与短效药物相似，极期在 3～8 天，症状持续数周。

戒断后最初表现为哈欠、流涕、流泪、寒战、出汗等轻微症状。随后各种戒断症状陆续出现，典型的戒断症状可分为两大类：

（1）客观体征：血压升高、脉搏增加、体温升高、瞳孔扩大、流涕、震颤、呕吐、腹泻、失眠等；

（2）主观症状：如恶心、食欲差、疲乏、无力、腹痛、肌肉疼痛、骨头疼痛、不安、发冷、发热、打喷嚏，同时伴有强烈渴求药物与觅药行为等。在急性戒断症状消失后往往会有相当一段时间残留症状，主要表现为失眠、烦躁不安、情绪低落、乏力等问题，称之为稽延症状（protracted symptoms），是导致复吸的重要原因之一。在戒断反应的任何时期，若再次使用阿片类物质，能迅速消除上述症状。

（三）过量中毒

阿片类物质急性中毒是指近期使用剂量超过躯体可承受的剂量时引起意识障碍或认知、情

感、行为障碍等症状。临床表现为明显不适当行为或心理改变，如初期欣快，随后淡漠、恶心、呕吐、言语困难、精神运动性激越或阻滞、判断障碍，损害社会或职业功能。严重者出现瞳孔缩小伴嗜睡或昏迷、言语不清、注意和记忆损害。极严重的病例会出现昏迷、呼吸抑制、针尖样瞳孔，部分患者可出现肺水肿、呼吸衰竭，伴有皮肤发绀、发冷、体温和血压下降，甚至导致死亡。

（四）诊断

阿片类物质依赖是由于反复或持续使用阿片类物质引起的阿片类药物使用调节障碍。其特征是对于阿片类物质使用的强烈欲望，表现为使用的控制能力受损，对其使用优先于其他活动，以及在受到伤害或负面后果的情况下仍坚持使用。往往伴随着一种主观的强烈或渴望使用阿片类物质的感觉。依赖的特征通常在至少12个月期间是明显的，但如果阿片类物质连续使用（每天或几乎每天）至少1个月，根据病史、体格检查、实验室检查和诊断标准，可做出诊断。首先通过询问病史，了解使用史和使用方式，确定患者是否有躯体相关问题，如急性中毒、耐受性增加及戒断的表现，然后询问患者的行为问题，如控制不了使用的剂量、次数，多次戒断但欲罢不能等表现；是否因为使用阿片类物质而影响了工作、学习、生活等。

三、治疗

（一）脱毒治疗

脱毒（detoxification）是指通过躯体治疗减轻戒断症状，预防由于突然停药可能引起的躯体问题的过程。由于吸毒者的特殊性，阿片类的脱毒治疗一般应在封闭的环境中进行。根据所使用的药物可分为替代治疗和非替代治疗。

1. 替代治疗

（1）美沙酮：典型的 μ 受体激动剂，能产生吗啡样作用，有以下特点：①可口服，使用方便；②半衰期长，为22～56小时，每天只需服用一次；③大剂量可阻滞海洛因的欣快作用；④吸收及生物利用度稳定，最高血药浓度出现于口服后2～6小时，与组织非特异性结合，使身体成为美沙酮的贮存地，使患者服用后很难出现类似注射海洛因后的主观感觉，身体的贮存作用也不会使血中

浓度突然下降产生戒断反应。

起始剂量很重要，既要足量以抑制戒断症状，又不能太大以免出现生命危险。临床上开始剂量为10～20mg，口服，然后观察是否出现以下体征：瞳孔扩大；出汗、鸡皮疙瘩、流泪、流涕；脉搏每分钟增加10次；收缩压增加10mmHg。当上述4个体征出现2个时，再予10mg口服，每4小时观察一次，必要时在24小时里可再用10mg。以第一个24小时的总剂量为基准，次日将此剂量分两次服用，然后每天减少10%～20%。预期10～14天可有效缓解戒断症状。

（2）丁丙诺啡：μ 受体的部分激动剂，非肠道及舌下给药有效，口服生物利用度差。作用时间较长，突然戒断症状较轻，能阻止海洛因产生的欣快作用。丁丙诺啡舌下含片每天总量一般不超过8mg。根据阿片依赖严重程度，在末次使用海洛因4小时后戒断症状即将出现时予舌下含服。如果在吸毒后立即使用，有可能诱发出戒断症状。轻度依赖1～2mg/d，中度依赖2.5～4mg/d，重度依赖4.5～8mg/d，均分为3次给药；至第4天开始减量，可以从每天给药3次换成2次，每次剂量不变；第6日起每天给药2次，剂量减至原药量的2/3或1/2；第8日至第10日改为每天用药1次，第11～12日停药。

2. 非替代治疗

（1）可乐定、洛非西汀：α₂受体激动剂。可乐定的剂量必须个体化，首日剂量不宜太大。以体重60kg为例，首日剂量为0.1～0.2mg，每4～6小时一次，最大量1.0mg/d，第2～4天给予0.2～0.4mg，每4～6小时一次，最大量可用到1.2mg/d。第5天起，每天减少0.2mg。洛非西汀首日剂量为0.2～0.4mg，早晚各一次，第2天可增至0.4～0.8mg，维持5～6天，从第8天左右逐渐减量。不良反应为直立性低血压、口干和嗜睡。使用时间不应超过2周。目前主要用于脱毒治疗的辅助治疗，可在停止使用美沙酮后使用。

（2）中药：经原国家食品药品监督管理局批准的戒毒中药，如安君宁、益安回生口服液、济泰片、参附脱毒胶囊等适用于轻、中度阿片类物质使用障碍患者。有对抗渴求、促进机体康复的作用。副作用相对较少。

（3）对症治疗：针灸和电针也有一定疗效。苯

二氮䓬类药物、抗精神病药物、曲唑酮、丁螺环酮等能够缓解精神症状、控制失眠等，可作为辅助治疗。

（二）急性中毒治疗

急性中毒往往发生在吸毒者自杀或者剂量及纯度掌握错误时，处理措施如下：

1. **支持治疗** 保持呼吸道通畅，给氧，必要时气管插管；严密监测生命体征，防止脑水肿，并给予相应的处理；保持给药途径的通畅，调节水电解质平衡；注意意识状态和惊厥发作，并对症处理。

2. **特殊处理** 确诊为阿片类物质急性过量中毒时，应及时给予特异性的阿片受体拮抗剂纳洛酮治疗，可有效扭转阿片类物质过量中毒的中枢神经体征，首次剂量为 0.4～0.8mg，肌内注射或静脉注射，20 分钟未见苏醒，可重复注射，如果仍无反应，考虑有无其他问题，如缺氧、水肿等。同时要注意不要剂量太大，以免诱发戒断症状。

（三）防复吸治疗

纳曲酮（naltrexone）是阿片受体拮抗剂，对 μ、κ、δ 三种阿片受体均有阻断作用，能明显减弱或完全阻断阿片类物质与受体的结合，消除阿片类物质产生的强化效应，淡化其对药物的渴求性和身体的依赖性，使其保持正常生活。必须在脱毒治疗结束 7～10 天后方可开始接受纳曲酮治疗，以避免其促瘾作用。并需确定患者尿吗啡检测结果阴性，纳洛酮激发试验阳性，肝功能检查基本正常，方可开始治疗。

治疗包括两个阶段：

（1）导入期：一般为 3～5 天，其目的是使患者的"不适症状"能够得到观察和有效治疗，顺利进入纳曲酮的维持治疗，递增剂量一般为 5～15mg/d。

（2）维持期：维持剂量一般为 50mg/d。每天早餐后顿服，温开水送下。也可以周一至周五每天 50mg，周六为 100mg。

维持期的主要目的是在纳曲酮的帮助下回归社会，这一段时间的长短因人而异。推荐服用时间为 6 个月以上。服用纳曲酮后少数人有恶心呕吐、胃肠不适、食欲缺乏、口渴、头晕等症状。也有少数人出现睡眠困难、焦虑、易激动、关节肌肉痛、头痛等。纳曲酮可引起转氨酶一过性升高等肝脏毒性反应，使用前或使用中需检查肝功能，

对肝功能不全者应当慎用。治疗期间发现肝功能异常，应当停止服用纳曲酮，并进行检查和治疗。

纳曲酮维持与社会心理康复、行为矫正、家庭治疗和体能的康复治疗结合，将会起到积极的作用。

（四）维持治疗

美沙酮维持治疗是指在较长时期或长期服用美沙酮来代替海洛因或其他阿片类物质，同时配合心理治疗、行为干预等综合措施，以减轻阿片类物质依赖者对阿片类物质的依赖，减少由于阿片类物质依赖引起的疾病、死亡和引发的违法犯罪，使阿片类物质依赖者回归社会。

（胡 建 唐春玲）

第三节 兴奋剂相关障碍

一、苯丙胺类兴奋剂

自 20 世纪 90 年代以来，以甲基苯丙胺（俗称"冰毒"）和亚甲二氧基甲基苯丙胺（"摇头丸"的主要成分）为主的苯丙胺类兴奋剂（amphetamine-type stimulants，ATS）滥用增长势头迅猛，滥用程度远大于传统毒品，连续多年位居合成毒品滥用规模首位。据中国禁毒形势报告显示，截至 2017 年底全国现有吸毒人员 255.3 万名，滥用合成毒品人员 153.8 万名，占 60.2%，含甲基苯丙胺的合成毒品（冰毒、麻谷丸），滥用人群所占比例为 58.1%，同比 2016 年增加 3.0%。其中，"冰毒"是目前滥用最严重的合成毒品，占合成毒品滥用人群的 87.1%，五年累计上升 7.3%，流行强度持续增强。

（一）药理学分类和作用

根据化学结构与药理、毒理学特性可以分为四类：①以兴奋作用为主，如甲基苯丙胺（冰毒）、哌甲酯等；②以致幻作用为主，如 2,5- 二甲氧基 -4- 甲基苯丙胺（DOM）等；③以抑制食欲为主，如苯甲吗啉、二乙胺苯丙酮，芬氟拉明及右旋芬氟拉明等；④具有兴奋和致幻作用，如亚甲二氧基甲基苯丙胺（MDMA，是摇头丸的主要成分）和亚甲二氧基乙基苯丙胺（MDEA）等。

苯丙胺具有很强烈的中枢兴奋作用和致欣快作用，这主要与其影响多巴胺释放和阻止重吸

收有关。苯丙胺能够提高中枢和外周单胺类神经递质活性，通过促进单胺类神经末梢递质的释放、抑制再摄取和对降解酶的抑制，使细胞间隙多巴胺、去甲肾上腺素、5-羟色胺浓度升高，产生兴奋、激越甚至精神病性症状，通过增加中脑-边缘-皮质奖赏环路的多巴胺活性产生欣快作用。反复使用苯丙胺，导致神经细胞末梢多巴胺转运体功能改变，可能是其引起神经毒性如认知功能障碍的基础。甲基苯丙胺还可促进前额叶皮层的γ-氨基丁酸能神经元的重新分布，干预前额叶皮层神经网络的信号转导过程，可能与成瘾记忆的形成有关。

（二）临床表现

使用兴奋剂后，尤其是静脉使用后，使用者很快出现头脑活跃、精力充沛，能力感增强，可体验难以言表的快感，但数小时后，使用者出现全身乏力、精神压抑、倦怠、沮丧等。临床表现依个体的情况（耐受性、药物剂量等）而有所不同。

1. 急性中毒　主要表现为中枢神经系统和交感神经系统的兴奋症状。轻度中毒表现为瞳孔扩大、血压升高、脉搏加快、出汗、心悸、口渴、呼吸困难、震颤、头痛、发抖等症状，精神上可出现欣快、兴奋话多、不知疲劳等症状；中度中毒出现精神错乱、幻听、带有恐怖色彩的生动、鲜明的幻视、被害妄想等精神症状；重度中毒时出现心律失常、循环衰竭、痉挛、出血或血管内弥漫性凝血、高热、横纹肌溶解、肾脏并发症，甚至死亡。精神症状为行为紊乱、焦虑和激越、不自主运动、认知和运动受损、攻击行为、妄想症状等。

2. 慢性中毒　慢性中毒可出现大量躯体和精神症状。躯体症状为体重减轻、营养不良、较多躯体不适为主；神经症状包括肌腱反射增高、步态不稳、运动困难和认知功能减退，甚至出现痴呆症状。精神症状表现为情绪极度不稳、沮丧、感觉障碍、幻觉、错觉、被害妄想以及慢性睡眠问题等。

滥用苯丙胺可引起"苯丙胺性精神病"，常常在长期用药中逐渐出现。其症状表现与偏执型精神分裂症相似，主要表现为错觉或幻觉、敏感多疑，牵连观念、被害妄想或夸大妄想，并伴有相应的情感反应。精神症状在停止滥用后数周内可自行恢复，但一旦再次使用药物又会诱发。部分患者的精神病性症状可在停药后数月持续存在。

（三）治疗

主要遵循预防为主、个体化、综合治疗的原则。

1. 药物治疗

（1）急性中毒治疗，需采取积极对症治疗措施：①保持安静的环境、减少对吸毒人员的刺激；②严格监测生命体征，维持呼吸、循环稳定，必要时给氧气；③鼓励多饮水；④酸化尿液以加快苯丙胺类药物排出，给予氯化铵 0.5g 口服，每 3～4 小时重复一次，使尿液 pH 控制在 6.6 以下；⑤采用物理降温方法降温；⑥若出现惊厥，则缓慢静脉注射苯二氮䓬类药物，如地西泮 10～20mg/ 次；⑦若出现高血压应警惕颅内出血，应紧急给予酚妥拉明 2～5mg 静脉缓慢注射；⑧兴奋激越、行为紊乱可使用多巴胺受体拮抗剂，如氟哌啶醇 2.5～10mg 肌内注射等治疗；⑨谵妄可用氟哌啶醇控制；⑩中毒程度极重者可采用腹膜透析或血液透析。

（2）精神症状对症治疗：①抑郁症状，可使用选择性 5-羟色胺再摄取抑制药、去甲肾上腺素和选择性 5-羟色胺再摄取抑制药、去甲肾上腺素和特异性 5-羟色胺再摄取抑制剂；②精神病性症状，可使用第二代抗精神病药物或氟哌啶醇治疗；③神经营养治疗，可酌情使用神经营养药物如吡拉西坦等促进神经功能恢复；

（3）预防复吸药物：尚未有任何药物获得批准用于预防兴奋剂依赖。

2. 社会心理治疗　药物依赖治疗是一个长期的、复杂的过程，对于患者的康复与预防复发起非常重要作用，包括对个体心理、行为、认知治疗以及家庭、社会环境等多方面的干预。主要目标包括强化患者治疗动机、改变药物滥用相关错误认知、帮助其识别及应对复吸高危因素、提高生活技能、提高对毒品的抵抗能力、预防复吸、建立健康生活方式、保持长期操守、适应社会生活等。

二、可卡因

可卡因（cocaine）是从古柯叶中提取的一种白色晶状生物碱，为白色半透明的结晶性薄片或粉末，是强效的中枢神经兴奋剂和欣快剂。使用方法主要是皮下注射和鼻吸，也有采用静脉注射方式的滥用者。在澳大利亚，可卡因是第二大常用的违禁药物,仅次于大麻。2017 年,我国毒品形势报告显示,滥用大麻、可卡因等毒品占我国吸毒人员的 1.8%。

(一)药理作用

可卡因通过阻断细胞膜上儿茶酚胺、去甲肾上腺素和多巴胺等神经递质的重吸收,结合这些神经递质的转运体,增加细胞间隙中这些递质的浓度,阻止儿茶酚胺被单胺氧化酶分解,从而产生强烈中枢兴奋作用如欣快感。

(二)临床表现与诊断

1. 临床表现 小剂量的可卡因可以协调运动性活动,随着剂量增加则出现震颤,甚至强直性抽搐。它还可以引起心率加快、血压增高、呕吐等现象。一次适量使用可卡因可引起兴奋、欣快、脸红,但欣快感消失后即出现心境低落、疲乏无力,使用者为了避免这种不愉快的感觉并追求快感,反复渴求用药,形成精神依赖。一次大量用药或反复小剂量用药均可产生精神症状,可表现为片段的幻听、幻视、欣快、情绪不稳、被害妄想等。严重者可出现谵妄状态和大量丰富的幻觉,常见的有幻听、幻触等。患者受到幻觉的影响可能出现冲动、伤人和自杀行为,并伴有瞳孔扩大、耳鸣、口干等躯体症状。精神症状可于停药数日后消失,妄想则持续数周后消失。可卡因的戒断症状主要表现为心境恶劣,如抑郁、焦虑、易激惹、疲劳、失眠或多睡,可伴有牵连观念、被害妄想、自杀企图。上述症状在停止使用可卡因后 2～4 天达到高峰,抑郁和易激惹可持续数月。可卡因依赖者可出现一种特殊的闪回现象(flash back),即停药时有短暂的焦虑不安、疲乏无力和心境低落等症状,但度过这段时期可恢复至接近正常。然而在用药中止 1 个月以上,体内已无药物存在的情况下,有时却会突然出现类似用药时的症状。同时,长期使用可卡因可导致一系列的躯体障碍,包括对心血管系统、神经系统、呼吸系统的损害、对性功能的影响,以及潜在危害如艾滋病等。

2. 诊断(依据 ICD-11)

(1)可卡因依赖:以下几项中,在过去一年内,对使用可卡因有强烈的渴望或无法抑制的冲动,出现过下列至少 3 条,即可诊断可卡因依赖。

1)对可卡因的使用无法自控。

2)可卡因戒断后出现戒断反应。

3)耐受性增高,小剂量无法获得以前的效应。

4)因使用可卡因后其他兴趣爱好的丧失或减少,更多的时间用来获得、使用可卡因。

5)不考虑使用可卡因后果而使用。

6)明知对身体有害,但依然反复使用。

严重程度:轻度,存在上述症状的 2～3 条;中度,存在上述症状的 4～5 条;重度,存在上述症状的 6 条。

(2)可卡因戒断:在长期使用可卡因后,停止(或减少)用量或在停止用药后数小时至数天出现,出现心境恶劣和以下 5 项中的至少 2 条。

1)易疲劳感。

2)生动而令人不愉快的梦。

3)睡眠减少或增加。

4)食量增加。

5)精神运动性迟滞或激越。

以上项目中的症状引起有临床意义的苦恼或社交、职业或其他重要功能损害,且症状不是由其他疾病引起,也不能用其他精神障碍来解释。

(三)治疗

对可卡因滥用者的治疗主要包括药物治疗和非药物治疗。药物治疗主要指脱毒治疗和预防复吸的辅助治疗。对于可卡因戒断症状的治疗,目前没有循证医学证据的有效药物。戒断症状通常为自限性,包括抑郁情绪、激越和失眠。由于可卡因具有半衰期短和间断性大量使用的特点,很多患者实际上经常在进行无药物辅助的自我脱毒。短期使用镇静催眠药可部分缓解症状。临床上主要使用抗抑郁药(如丙米嗪、氟西汀)、多巴胺受体激动剂(如溴隐亭、金刚烷胺)、抑制多巴胺再摄取的药物(安非他酮、莫达非尼)、抑制多巴胺代谢的药物(双硫仑)、抗癫痫药(卡马西平)、阿片受体拮抗剂(纳曲酮)等。对于出现类精神分裂症样症状的患者可适当选用抗精神病药物进行对症治疗。对于防止复发方面更强调行为治疗、心理治疗、家庭治疗、康复治疗等综合性非药物治疗措施的作用。有临床研究发现,经颅磁刺激(transcranial magnetic stimulation,TMS)治疗对可卡因成瘾也有效。抗成瘾疫苗也可能为可卡因依赖的药物治疗提供新思路。

(时 杰 夏 炎)

第四节 大麻使用所致障碍

大麻(cannabis)是人类应用最古老的药物之一，也是目前全球种植、贩运和滥用最为广泛的成瘾性物质。据 2018 年世界毒品报告，过去一年里至少 1.92 亿人使用过一次大麻，全球大麻吸食者人数持续上升，在截至 2016 年的过去十年间增加了大约 16%，而且大麻是青少年人群滥用的主要毒品。根据已有调查结果分析，我国滥用大麻的人数相对较少，不同地区滥用大麻者所占的比例有明显的差异，但目前尚缺乏有关大麻滥用的全国大规模流行病学调查数据。

植物大麻中提取的化合物多达 40 余种，而"大麻"是其中 70 多种大麻酚物质(cannabinoid-type substance)的通用名。在动物和人的实验室研究证实，在大麻中主要活性成分是左 -$\triangle^9$- 四氢大麻酚((-)-$\triangle^9$-tetrahydrocannabinol，$\triangle^9$-THC)，这种成分于 1964 年被分离、纯化，由此推动了大麻的化学和精神药理学研究的迅速发展；1990年、1993 年先后克隆了大麻酚受体 1(cannabinoid receptor 1，CB1)和大麻酚受体 2(cannabinoid receptor 2，CB2)并相继发现内源性大麻酚，由此促进了大麻活性成分的药理效应和作用机制探讨，为科学使用大麻和管理大麻提供丰富的科学资料。

近年来我国大麻滥用呈现兴起之势，伴随明星吸食大麻案件频发和部分国家地区大麻合法化的讨论，大麻这个历史悠久的毒品再次成为大众焦点。有关大麻使用是否合法各国规定不一，大多数国家规定持有、使用、或售卖大麻制品均为非法行为，但在乌拉圭、加拿大、比利时、澳大利亚、荷兰、西班牙以及美国的 30 多个州，医用大麻已合法化，其中部分地区的非医用大麻也是合法的。尽管相关人员对大麻合法化给予了相关论证，但大麻合法后所致的滥用或过量吸食，以及其长远不良后果应引起关注。

一、药理学作用

除了 $\triangle^9$-THC 之外，具有药理活性的大麻酚物质还有 $\triangle$-8- 四氢大麻酚 $\triangle^8$-THC -THC)、大麻二酚(cannabidiol，CBD)、大麻酚(cannabinol，

CBN)和大麻环酚(cannabicyclol，CBL)、双溴苯(cannabibromene，CBC)、大麻酚(cannabogerol，CBG)等，尽管这些成分在大麻中的含量很低，精神活性远不如 $\triangle^9$-THC，但它们影响大麻总的生理活性。大麻的药理活性强弱多以其中的 $\triangle^9$-THC、CBD 和 CBN 的存在和含量为依据。大麻酚有严格的结构—活性关系。CBN 增加了两个碳双键，其精神活性比 $\triangle^9$-THC 降低 90%；而 CBD 额外加一羟基，则完全失去精神活性。

大麻素(cannabinoids)是指结构上与四氢大麻酚相关的所有复合物，大麻素受体是一种 G 蛋白耦联受体，可抑制腺苷酸环化酶并刺激钾传导。目前已知有两种大麻素受体：CB_1 和 CB_2。其中 CB_1 受体存在于中枢神经系统，包括基底神经节、黑质、小脑、海马和大脑皮层。它以突触前的方式起作用，可抑制几种神经递质的释放，包括乙酰胆碱、L- 谷氨酸、γ- 氨基丁酸(GABA)、去甲肾上腺素、多巴胺和 5- 羟色胺。CB_1 受体参与由不同物质滥用导致的成瘾行为，对大脑皮层中的多巴胺能神经元的兴奋性和抑制性具有一定的调控作用。CB_2 受体主要位于免疫系统组织(如脾脏巨噬细胞和 B 淋巴细胞)、周围神经末梢和输精管的外周，可能在调节免疫反应和炎症反应中发挥作用。花生四烯乙醇胺和棕榈酰乙醇酰胺是已知的内源性大麻素受体配体。

大麻最常见的三种形式是大麻烟(marijuana)、大麻脂(hashish)、大麻油(hash oil)，它们之间的 $\triangle^9$-THC 含量存在差异。大麻的使用方法有烟吸、鼻吸和口服等。$\triangle^9$-THC 主要通过激动 CB_1 受体发挥其药理作用，其药效学和药代动力学特征因给药途径不同而具有差异。吸入大麻烟后会迅速产生精神活性效应，在 15～30 分钟内感受到最佳效果，持续约 4 小时。与此相比，口服大麻的起效时间延迟 30 分钟～3 小时，作用可持续达 12 小时。THC 是脂溶性的，在脑内和睾丸等器官的分布较高，其蛋白质结合度高，主要通过肝脏细胞色素酶 CYP2C9 和 3A4 代谢。主要活性代谢物为 11- 羟基 THC，可进一步代谢为无活性的 11- 正 -9- 羧基 -THC。THC 主要经粪便(65%)和尿液(20%)排泄，消除半衰期较长。THC 可透过胎盘，胎儿血浆浓度是母体浓度的 10%～30%，且其在母乳中存在蓄积。大麻吸入后几分钟之内

即可发生药效,其作用可以持续数小时,尿液和头发中可以存在较长时间,急性使用的主要效应包括以下方面:

(一)精神效应

吸食大麻会改变人的意识状态,出现轻度的欣快、幸福感、感觉放松,对音乐的敏感性增强、时间和空间感觉变形、正常的感觉体验变得异常强烈,有些使用者会出现性欲增强。同时表现出认知功能障碍、短时记忆力受损、运动技巧和时间反应能力下降等。初次使用大麻者还会出现精神和情感上的不适反应,主要表现焦虑、紧张、恐惧等。少数大剂量使用大麻的人会出现谵妄和幻觉等症状。若使用者既往有长期使用大麻的经历,在偶尔使用四氢大麻酚含量较高的大麻制剂后也会出现精神症状。

(二)心血管效应

使用大麻后对心血管系统的影响包括增加心率、扩张血管、降低血压。有个别报道使用大麻后出现梗死或其他严重的心血管副作用。对于健康的年轻个体,大麻的心血管效应通常不会导致严重的后果,但是对于具有不同程度的冠状动脉或脑血管疾病的个体,由于大麻可以增加儿茶酚胺水平和心脏负荷因此更容易出现严重不良反应。

(三)精神运动效应和操作能力改变

使用大麻后个体的注意力、反应时间、短期记忆、协调能力、空间距离的判断能力都会受损导致操作能力受损。长期使用大麻,且使用剂量逐渐递增,并伴有饮酒行为的年轻男性容易出现危险驾驶行为。

大麻的其他效应还包括口干、结膜充血、眼压降低、手脚忽冷忽热。增进食欲的作用,个体使用大麻后增加进食后的愉悦感。

二、临床表现与诊断

(一)临床表现

大麻使用所致障碍的临床表现主要包括急性中毒、使用障碍(依赖)及戒断症状。大麻急性中毒的临床表现因年龄而异。大麻依赖表现为耐受性的增加以及停止使用后的戒断症状的出现。较其他成瘾物质而言,大麻的成瘾性相对较低。在曾经使用过大麻的人群中,有近10%的人达到大麻依赖的诊断标准,而在经常使用大麻的人群

中,有20%的人达到依赖的诊断标准。

1. **急性中毒** 儿童容易出现神经系统异常,包括共济失调、四肢过度的无意义活动(运动过度)、嗜睡和长时间昏迷,可能危及生命。其生命体征可能表现出拟交感神经作用(例如,心动过速和高血压),或者在精神状态低下的患者中表现出心动过缓,还可能存在恶心、呕吐、结膜充血、眼球震颤等表现。青少年和成人不容易发生急性中毒,可能出现与吸入方法相关的不良大麻效应或紧急情况(例如,支气管痉挛或气胸)引起的剧烈疼痛或行为问题(例如,烦躁不安或躁动),很少发生心绞痛和心肌梗死。其他常见临床表现包括心动过速、血压升高(尤其是老年人)、呼吸频率增加、结膜充血、口干、食欲增加、眼球震颤、共济失调等。青少年和成人中的大麻中毒还会出现急性恐慌反应、中毒性谵妄、急性偏执狂状态等精神神经效应,表现为极度焦虑发作的精神病性反应,伴有一定程度的人格障碍,显著的记忆力损害、精神错乱和定向力丧失,并影响运动协调能力,干扰完成复杂任务的能力,精神运动损害可持续12～24小时。有9项研究的荟萃分析发现,大麻中毒与机动车碰撞严重受伤或死亡的风险增加有关,使用大麻的司机造成事故的可能性要高出2～7倍,引起事故的可能性随着△^{9}-THC的血浆水平而增加。

2. **耐受性** 少量、断续使用大麻通常不会像其他成瘾物质一样容易产生耐受性,通常也不需要增加剂量。但是患者如果长期、大剂量使用大麻就会产生耐受性。例如患者在开始使用时会有心动过速、情绪改变、皮肤温度下降等症状表现,连续数日后上述表现即可减弱或消失。大麻耐受性的产生可能是由于个体中枢神经系统对药物的药代动力学起了适应性变化所致。

3. **戒断症状** 大麻戒断症状通常较轻,不会导致生命危险。尽管大麻引起的急性戒断反应很少见,但是长期使用大麻的患者在停止使用数周或数月后依然会出现失眠、情绪及其他方面变化。多数大麻成瘾患者在戒断后会出现中到重度的戒断症状,包括心瘾、睡眠障碍、食欲减退、体重下降,此外容易激惹、焦虑、情绪低落、精神紧张也比较常见。

4. **心理行为方面** 大麻滥用最常见的是人

格改变和感觉异常，即长期使用后感情冷漠、外表显得呆板、不修边幅、反应迟钝，严重者可导致人格障碍并诱发精神疾病，也可以加重已有精神疾病。另外还会导致记忆力、计算力和判断力下降因而影响工作。青少年使用后容易形成一种称之为"动机缺乏症状群"的情况，表现为情感淡漠，缺乏进取精神，人格与道德沦丧，对事物缺乏兴趣和追求。这些症状可能是大麻蓄积慢性中毒后的心理和行为表现。此外，大麻为软性毒品，大麻成瘾者使用其他毒品的比例大幅增加。

5. 躯体方面 长期大量使用大麻可引起慢性支气管炎，出现咳嗽、多痰，喘息等症状，加重哮喘和心血管疾病，增加呼吸道癌症风险和心肌梗死死亡率。已发现常规大麻使用者患心肌梗死的风险高达基线的 4.8 倍。经常使用大麻影响精子生成，提高男性罹患睾丸癌的发病率和恶性程度高。女性吸毒者可导致月经紊乱和不孕不育。

（二）诊断

大麻使用所致障碍的特点可以通过大麻使用的模式及其造成的后果进行表征。除了大麻中毒之外，大麻具有诱导依赖性的特性，可导致部分个体对大麻形成依赖，并在减少使用剂量或停止使用时出现大麻戒断症状。大麻对机体的大多数器官和系统均可造成不同范围的危害，这些危害可归类为大麻有害性使用的单次发作和大麻有害性使用模式。大麻中毒造成的其他危害包括在大麻有害性使用的定义中。此外，大麻可引起多种精神障碍。

1. 大麻有害性使用的单次发作（episode of harmful use of cannabis） ICD-11 首次提出了单次有害使用的概念。单次使用大麻会对个体的身心健康造成损害，或导致对他人健康造成伤害的行为。单次使用大麻可由于以下一种或多种原因，而对个体的健康造成危害：①与中毒有关的行为；②对身体器官和系统的直接或继发毒性作用；③有害的给药途径。有害性使用的单次发作通常是指使用大麻后对个体造成的急速、严重损害，这些损害不仅仅局限于急性中毒和戒断症状，还包括使用后导致的精神障碍。对他人健康的伤害包括可直接归因于单次有害使用大麻所产生的大麻中毒行为变化导致的任何形式的躯体伤害或精神障碍。如果伤害可归因于已知的某种大

麻使用模式，则不应进行此诊断。此外，亦应与大麻依赖进行鉴别诊断。

2. 大麻有害性使用模式 该诊断强调了物质使用持续性的特点，根据持续的时间和特点，大麻有害性使用模式的诊断分为间断性、持续性和未特指的三种类型。有害使用模式是指从临床意义上已经对个体的躯体健康或精神健康造成显著危害，或者由于使用大麻而产生的行为已经对他人健康造成伤害。在既往至少 12 个月内间断性使用或至少 1 个月内持续性使用（几天或几乎每天使用）才可诊断为大麻有害性使用模式。其中间断性使用是指在既往 2 次连续使用的过程中至少间隔 1 周的戒断时间，如果连续 2 次使用过程中间隔的戒断时间少于 1 周则称为持续性使用。

3. 大麻依赖 大麻依赖诊断标准为，在过去 12 个月内反复出现或在既往 1 个月内持续出现以下核心症状中的至少 2 条：

（1）对大麻使用行为难以控制，通常伴有主观强烈的渴求感；对使用大麻的控制能力受损，指开始或停止使用大麻，以及使用大麻的量及使用环境等各方面的控制力都受到损害，通常（但非必须）还伴有对大麻的渴求。

（2）大麻使用在日常生活中处于优先地位，超过其他兴趣爱好、日常活动、自身责任、健康、以及自我照顾等。即使已经有不良后果出现依旧坚持使用大麻。

（3）生理特征的出现（神经适应性的产生）：①主要表现为耐受性；②停止或减少使用后出现戒断症状；③再次使用大麻（或者药理作用相似的物质）可以避免或减轻戒断症状。必须是大麻所致的戒断症状，而不仅仅是宿醉效应。

根据诊断时的大麻使用状态，还可以分为以下类型：

1）大麻依赖，目前使用：既往 1 个月内使用过大麻。

2）大麻依赖，早期完全缓解：确诊大麻依赖后的个体保持 1～12 个月的戒断时，可进行该诊断，经常出现在治疗事件或其他干预措施（包括自助干预）后。

3）大麻依赖，持续性部分缓解：确诊大麻依赖后的个体连续 12 个月以上显著减少大麻摄入量，且大麻使用未达到大麻依赖的标准时可进行

该诊断。这一诊断也通常发生在采取治疗或干预措施之后。

4）大麻依赖，持续性完全缓解：确诊大麻依赖后的个体连续 12 个月以上保持大麻戒断时可进行该诊断。

4. 大麻中毒 大麻中毒是一种具有临床显著性的短暂状况，通常在摄入大麻期间或之后不久发生，其特征是意识、认知、感知、情感、行为或协调紊乱。而且，这些紊乱是由大麻的已知药理作用引起的，其强度与大麻摄入量密切相关。随着大麻从体内清除，这些症状具有时间限制性并逐渐减轻。表现特征可能包括不适当的欣快感，注意力受损，判断力下降，感知改变（例如浮动的感觉，时间的改变），社交能力的改变，食欲增加，焦虑，普通经历的强化，短期记忆受损，以及呆滞等。体征包括结膜充血和心动过速。

5. 大麻戒断 当已经形成大麻依赖或长期大量使用大麻的个体停用大麻或减少大麻用量时，会出现大麻戒断，这是指一组在临床上显著的症状、行为和 / 或生理特征，其严重程度和持续时间有所不同。大麻戒断的特征可能包括易激惹、愤怒、颤抖、失眠、烦躁不安、焦虑、情绪抑郁、食欲不振、腹部痉挛和肌肉酸痛等。符合以下 4 项即可诊断为大麻戒断：

（1）大剂量、长期（如，通常每天或几乎每天使用至少达 1 个月）使用大麻后停止使用。

（2）在长期大剂量使用大麻停用后大约 1 周时间出现以下体征或症状中的 3 项及以上者：①易激惹、愤怒或具有攻击性；②神经过敏或焦虑；③睡眠障碍（如失眠、噩梦）；④食欲减退、体重下降；⑤烦躁不安；⑥抑郁心境；⑦以下至少一项躯体症状引起了明显不适：腹痛、颤抖 / 震颤、出汗、发热、寒战或头痛。

（3）上述体征或症状在临床上导致显著的痛苦，或引起社交、工作或其他重要功能领域中的损害。

（4）这些体征或症状不能归因于其他的躯体疾病，也不能由包括其他物质中毒在内的其他精神障碍来更好地解释。

6. 大麻所致谵妄 大麻所致谵妄的特征是在大麻中毒或戒断期间或之后不久，或在使用大麻期间产生的具有谵妄特定特征的注意和意识紊乱的急性状态。使用大麻的数量和持续时间必须能够产生谵妄。而且不能通过原发性精神障碍、其他物质使用或戒断、或未归类的精神、行为和神经发育障碍进行解释。

7. 大麻所致精神病性障碍 大麻引起的精神病性障碍是在大麻中毒或戒断期间或之后不久发生的精神病性症状（例如，妄想、幻觉、思维紊乱、严重的无组织行为）。症状的强度或持续时间基本上超过了大麻中毒或大麻戒断的特征性感知、认知或行为紊乱。使用大麻的数量和持续时间必须能够产生精神病症状。需要与原发性精神障碍进行鉴别。

（三）鉴别诊断

诊断主要是根据患者药物滥用史、相应的躯体、心理症状以及社会功能受损情况进行综合评估。部分患者在使用大麻后可能会出现幻觉、妄想等精神病性症状，容易与精神分裂症混淆。通常情况下有明确的大麻滥用史，且症状出现和物质使用在时间上有明确的先后关系，可以考虑为大麻使用所致障碍。此外，尿液毒品检测和毛发检测也是大麻有害性使用 / 依赖的客观依据，助于诊断和鉴别诊断。

三、治疗

与其他物质成瘾一样，大麻使用所致障碍是一种复杂的疾病，几乎可以影响到患者生活的方方面面，包括家庭、工作、生活及人际交往。因此在治疗过程中应进行药物心理社会综合干预，具体原则包括评估患者的需求、为急性中毒者和有戒断症状的患者提供治疗、制订合适的支持、治疗计划，包括社会心理干预和转诊。大麻使用所致障碍治疗的难点一方面在于成瘾者对治疗缺乏动机，没有兴趣，不了解相关治疗机构，另一方面在于目前总体缺乏专业治疗机构，长期治疗的成本较高等。

（一）药物治疗

对于大麻滥用或者依赖患者，目前还没有公认的或经证实有效的短期或长期治疗药物。针对患者具体情况，采用个体化的干预措施。大麻过量使用所致急性中毒通常给予对症处理，包括止吐、止泻、静脉输液，大量饮水促进排泄，监测生命体征，维持水电解质平衡。大麻的躯体戒断症状比较轻微，因此通常情况下不需要给予特殊处理。大麻戒断早期患者通常会表现比较明显的焦虑或者抑郁情绪，部分患者可能伴有睡眠障碍。抑郁症状可以给予选择性 5- 羟色胺再摄取抑制药舍曲林或者安非他酮对症处理。睡眠障碍患者可以给以米氮平或者盐酸曲唑酮片帮助睡眠。对于伴有兴奋躁动症状的患者可以给予氟哌啶醇 5～10mg，合并东莨菪碱 0.3mg 肌内注射，直至上述症状得到控制。若患者出现幻觉、妄想等精神病性症状可以给予抗精神病药奥氮平或喹硫平对症处理。使用剂量根据患者症状表现进行调整，直至稳定剂量。在幻觉、妄想消失后抗精神病药物应逐渐停止使用。

（二）心理治疗

到目前为止，尚无公认的针对大麻成瘾的药物治疗，所以心理治疗显得尤其重要，包括动机强化治疗、认知行为疗法、情境管理、预防复发治疗、家庭和系统干预等。

（吴　萍）

第五节　氯胺酮使用所致障碍

氯胺酮（ketamine）是苯环己哌啶（phencyclidine，PCP）的衍生物，属于 N- 甲基 -D 天冬氨酸（N-methyl-D-aspartic acid，NMDA）受体拮抗剂，其化学名称为 2- 邻氯苯基 -2- 甲胺环己酮（$C_{13}H_{16}CINO$）。氯胺酮由美国药剂师 Calvin Stevens 于 1962 年合成，并于 1970 年作为一种比较安全的快速全麻药在美国首次获得批准应用以替代 PCP，随后在越战中得到首次广泛应用。除了麻醉作用之外，氯胺酮还可用于慢性疼痛。目前该药被兽医广泛应用，并在发展中国家用作麻醉剂。因为氯胺酮能够产生鲜明生动的幻觉和无与伦比的愉悦体验，在使用的最初几年就出现了滥用趋势。尤其伴随欧美 20 世纪 70 年代"狂舞文化"的兴起，由于氯胺酮和苯丙胺类兴奋剂能够增强娱乐快感并加强性欲迅速形成较大规模的滥用，成为娱乐场所常见的滥用药物。20 世纪 90 年代以来，氯胺酮作为一种主要合成毒品在世界范围内流行，蔓延至亚洲地区。氯胺酮滥用者一般是鼻吸氯胺酮粉剂或溶于饮料后饮用，毒瘾深的吸食者将液态氯胺酮直接进行肌肉或静

脉注射。氯胺酮滥用可导致许多临床问题，如急性中毒、依赖、引起精神病性症状及各种躯体并发症等，具有致幻作用、躯体戒断症状轻的特点。氯胺酮滥用不仅严重损害身心健康，可能会引发艾滋病等性传播疾病，还引发各种家庭和社会问题，影响社会安全，已成为我国物质滥用的主要问题之一。2001 年，我国将氯胺酮列为二类精神药品，并于 2004 年升级为一类精神药品。

近年来，国内外研究显示，亚麻醉剂量的氯胺酮具有显著的抗抑郁效应，对难治性抑郁和自杀行为具有一定的治疗作用，2019 年 3 月氯胺酮的 S 型镜像异构体——艾氯胺酮鼻喷雾剂被美国 FDA 批准与口服抗抑郁药联合用于成年患者的难治性抑郁。

一、药理学作用

氯胺酮是白色结晶粉末，无臭，易溶于水，水溶液呈酸性，可在热乙醇中溶解，不溶于乙醚或苯。氯胺酮有两种旋光异构体，S 旋光异构体与 NMDA 受体上 PCP 结合位点结合的强度是 R 旋光异构体的 4 倍，商业产品常为两者的混合物。氯胺酮可经气雾吸入、口服、肌内注射和静脉注射等方式摄入人体。气雾法吸入氯胺酮在 5～10 分钟起效，口服在 15～30 分钟起效，作用持续 4～6 小时；静脉注射后 30～60 秒起效，作用持续 10～15 分钟；肌内注射后 3～8 分钟起效，作用持续 30 分钟～2 小时。氯胺酮与血浆蛋白结合很少，进入血液循环后迅速分布到血运丰富的组织。由于其脂溶性高，易于透过血 - 脑脊液屏障，加之脑血流增加，脑内浓度迅速增加，其峰浓度可达血药浓度的 4～5 倍。然后迅速从脑再分布到其他血运丰富的组织，苏醒迅速主要是由于再分布的结果，其次才是由于体内降解的结果。该药物主要在肝脏代谢，借助于细胞色素酶 P450 经 N 去甲基作用形成药理活性与氯胺酮相同的去甲氯胺酮，去甲氯胺酮再进一步脱氢产生同样具有活性的脱氢去甲氯胺酮。氯胺酮和上述两种主要代谢产物又可进一步羟基化，形成葡萄糖醛酸结合物，90% 经尿液排泄，5% 随粪便排出，5% 以原型或去甲氯胺酮形式随尿液排泄。氯胺酮及其代谢产物可广泛分布于体内各个脏器及组织。氯胺酮可透过胎盘进入胎儿体内，胎儿血浆和脑组织

内的浓度可等于甚至高于孕妇体内血药浓度。

NMDA 受体是一种钙通道，在静息膜电位被镁离子阻断并且无活性。当静息膜电位受到长时间刺激发生变化时，通道开放，钙进入细胞，从而导致神经元过度兴奋，并因此导致阿片类物质反应性降低、痛觉超敏和异常疼痛。氯胺酮是临床药物中最强效的 NMDA 受体拮抗剂，在钙通道处于激活状态时与 PCP 位点结合，从而发挥麻醉和镇痛作用。氯胺酮也可结合其他膜位点，降低钙通道开放的频率。与 NMDA 受体结合后，氯胺酮可抑制丘脑-新皮层系统，选择性地阻断痛觉，故具有镇痛的药理学作用。氯胺酮对边缘系统有兴奋作用，可造成痛觉消失，意识模糊但不是完全丧失，浅睡眠状态，对周围环境的刺激反应迟钝，呈现一种意识和感觉分离状态（分离性麻醉）。此外，氯胺酮不仅没有肌肉松弛作用，反而出现因肌张力增加而造成的肌肉强直或木僵状态（木僵状麻醉）。氯胺酮的镇痛作用显著，即使阈下剂量也可产生镇痛效应。研究发现阿片受体的拮抗剂纳洛酮不能阻断低剂量氯胺酮的镇痛作用，因此低剂量氯胺酮的镇痛作用主要由 NMDA 受体介导。在高剂量使用氯胺酮诱导全身麻醉时，发现氯胺酮可与 μ 阿片受体以及 σ 受体结合，因此高剂量氯胺酮导致意识丧失可能与阿片受体以及与 σ 受体结合有关。

氯胺酮一般不抑制呼吸，但可能发生短暂的呼吸频率减缓和潮气量降低。对心血管系统的作用表现为动脉压升高、脉搏加快和心排出量增加等。此外，氯胺酮具有拟交感作用，可增加脑脊液压力和眼内压。

二、临床表现与诊断

（一）临床表现

1. 急性中毒

（1）行为症状：表现为兴奋、话多、自我评价过高等，患者出现理解、判断力障碍，可导致冲动、自伤与伤害他人等行为。

（2）精神症状：表现为焦虑、紧张、惊恐、烦躁不安、濒死感等。

（3）躯体症状：表现为心悸、气短、大汗淋漓、血压增加等心血管症状；眼球震颤、肌肉僵硬强直、构音困难、共济运动失调、对疼痛刺激

反应降低等中枢神经系统症状。严重者可出现高热、抽搐发作、颅内出血、呼吸循环抑制，甚至死亡。

（4）意识障碍：表现为意识清晰度降低、定向障碍、行为紊乱、错觉、幻觉、妄想等以谵妄为主的症状；严重者可出现昏迷。

2. 有害使用模式 可能是最常见的临床类型。患者反复滥用氯胺酮并造成严重后果，如导致躯体损害或情绪障碍，影响工作和生活或引起法律问题等。

3. 依赖综合征

（1）耐受性增加：在长期使用后，滥用者常需要增加使用剂量和频度才能取得所追求的效果。

（2）戒断症状：通常在停药后 12～48 小时后可出现烦躁不安、焦虑、抑郁、精神差、疲乏无力、皮肤蚁走感、失眠、心悸、手震颤等戒断症状。戒断症状的高峰期和持续时间根据氯胺酮滥用情况而不同。

（3）强迫性觅药行为：滥用者有不同程度的心理渴求，控制不了氯胺酮使用频度、剂量，明知有害而仍然滥用。

4. 精神病性症状 氯胺酮滥用者常出现精神病性症状，临床上与精神分裂症非常相似。主要表现为幻觉、妄想、易激惹、行为紊乱等症状。幻觉以生动、鲜明的视幻觉、听幻觉为主；妄想多为关系妄想、被害妄想，也可有夸大妄想等；行为紊乱主要表现为冲动、攻击和自伤行为等。少数患者可出现淡漠、退缩和意志减退等症状。患者亦可有感知综合障碍，如感到自己的躯体四肢变形，感到别人巨大而自己变得非常矮小等。氯胺酮所致精神病性症状一般在末次使用 4～6 周后消失，也可能持续长达 6 周以上。药物反复使用可导致精神病性症状复发与迁延。

5. 认知功能损害 滥用者表现为学习能力下降，执行任务困难，注意力不集中，记忆力下降等。由于氯胺酮神经毒性作用，慢性使用者的认知功能损害持续时间可长达数周、数月，甚至更长，损害较难逆转。

6. 躯体并发症 较常见躯体并发症是泌尿系统损害和鼻部并发症等。

（1）泌尿系统损害：氯胺酮相关性泌尿系统损害是一种以下尿路症状为主要临床表现的全

尿路炎性损害，机制不明。临床主要症状为排尿困难、尿频、尿急、尿痛、血尿、夜尿增多以及急迫性尿失禁等，可伴有憋尿时耻骨上膀胱区疼痛感。尿常规可发现白细胞和红细胞，尿液细菌和抗酸杆菌培养阴性。同时伴有不同程度的肾功能损害。尿动力学检测提示膀胱顺应性差，不稳定膀胱，功能性膀胱容量减少或膀胱挛缩。

（2）鼻部并发症：主要因鼻吸氯胺酮粉末所致，还可能由于鼻吸管导致的机械性损伤或氯胺酮粉末中含有的其他物质粉末引起损伤，或挖鼻行为等引起。可并发慢性鼻炎、鼻中隔穿孔和鼻出血等鼻部疾病。

（二）辅助检查与评估

1. 氯胺酮检测

（1）氯胺酮检测试剂盒（胶体金法）：是一种定性检测方法，以尿液作为样本，可快速检测氯胺酮。在服用2～4小时后即可被检出，一般在末次吸食氯胺酮后48～72小时内仍可被检出。应尽可能尽快进行尿液检测。

（2）气相色谱-质谱法（gas chromatography-mass spectrometry，GC-MS）：GC-MS是一种确认分析方法，对尿液标本中的氯胺酮和去甲氯胺酮检出限分别可达3ng/ml和75ng/ml。

（3）高效液相色谱法（high performance liquid chromatography，HPLC）：也是一种定量检测法，以血液、尿液为样本，血、尿液中氯胺酮和去甲氯胺酮的检出限分别是6ng/ml和4ng/ml。

2. 影像学检查 氯胺酮滥用者可出现脑白质和脑灰质的损害，有条件者可进行头颅CT、MRI等检查。伴有泌尿系统损害者，应进行肾脏和膀胱的影像学检查，B超、CT等影像学检查可有双肾积水、输尿管扩张、膀胱挛缩等改变。膀胱镜检提示不同程度膀胱急性炎症。

3. 心理评估

（1）成瘾行为与心理渴求的评定：可应用成瘾严重程度指数量表（addiction severity index，ASI）及视觉模拟量表（visual analogue scale，VAS）评定成瘾及心理依赖其严重程度。

（2）精神症状评估：可使用症状自评量表（symptom checklist-90，SCL-90）、焦虑自评量表（self-rating anxiety scale，SAS）、抑郁自评量表（self-rating depression scale，SDS）、汉密尔顿焦虑量表（Hamilton anxiety scale，HAMA）、汉密尔顿抑郁量表（Hamilton depression scale，HAMD）和简明精神病评定量表（brief psychiatric rating scale，BPRS）等量表对精神症状的严重程度进行评估。

（3）人格特征评估：可应用多种测验以多角度、多维度评估患者的人格特征。常用量表包括：明尼苏达多相人格问卷（Minnesota multiphasic personality inventory，MMPI）、艾森克人格问卷（Eysenck Personality Questionnaire，EPQ）以及卡特尔16种人格因素问卷（Cattell 16 personality factor questionnaire，16PF）。

4. 认知功能评估 可选用韦氏记忆测验（Wechsler memory scale，WMS）和韦氏成人智力量表（Wechsler adult intelligence scale，WAIS）、威斯康星卡片分类测验（Wisconsin card sorting test，WCST）和连线测验等方法对记忆力、智力以及分析判断能力进行评估。

另外，滥用氯胺酮后性冲动较为强烈，易引发不当性行为，增加性传播疾病的机会，也应常规进行性传播性疾病，如梅毒血清学检测以及HIV抗体检测等。

（三）诊断

1. 病史询问

（1）药物使用史：应尽可能获得氯胺酮使用情况，如使用时间、频度、使用剂量、使用感受等，也要了解其他成瘾物质（包括酒精）滥用情况，以及既往药物滥用治疗情况等。

（2）躯体问题：包括鼻腔黏膜损伤、鼻中隔穿孔、泌尿系统症状等，也要询问躯体疾病情况，如肝炎史、颅脑外伤史、躯体损伤史、结核史、肺部感染史和性病史等。

（3）其他精神障碍：滥用氯胺酮可以导致各种精神问题，如幻觉、妄想、谵妄、焦虑和抑郁等。滥用也可以加重原来的精神疾病。要了解精神症状最早出现的时间，确定是否和滥用氯胺酮有关。

2. 诊断要点 在ICD-11中，氯胺酮与PCP使用所致障碍同属于分离性药物所致障碍。具体来讲，氯胺酮使用所致障碍主要包括氯胺酮单次有害性使用、氯胺酮有害性使用模式（分为间断性和持续性）、氯胺酮依赖（分为目前使用、早期完全缓解、持续部分缓解、持续完全缓解）、氯胺酮中毒、氯胺酮所致谵妄、氯胺酮所致精神病性障碍、氯胺酮所致心境障碍、氯胺酮所致焦虑障碍等。相关疾病的诊断要点如下：

（1）氯胺酮的有害使用模式：根据使用次数和频率，可分为氯胺酮单次有害使用和氯胺酮有害性使用模式（包括间断性有害性使用模式和持续性有害性使用模式）。二者的相同之处在于均可导致显著的身心伤害或者产生导致其他人健康伤害的行为，而且这些伤害不能通过其他原因进行解释。氯胺酮导致伤害的原因包括与中毒相关的行为、氯胺酮对身体器官和系统的直接和继发毒性作用以及有害使用途径，例如鼻吸。二者的差别在于单次有害性使用的诊断仅适用于无既往氯胺酮使用病史的个体；而有害性使用模式是指在既往至少 12 个月内间断性使用（连续 2 次使用间隔 7 天以上）或既往至少 1 个月内持续性使用（每天或几乎每天）。

（2）氯胺酮依赖：氯胺酮依赖是由于反复或持续使用氯胺酮而引起的氯胺酮使用调节障碍。其特征是使用氯胺酮的强烈内部驱动力，表现为控制使用的能力受损，氯胺酮使用的优先级高于其他活动，以及尽管存在有害或负面后果仍然持续使用。这些经历往往伴随使用氯胺酮的主观冲动或渴望。氯胺酮依赖还可能存在生理特征，包括对氯胺酮作用的耐受性，停止或减少使用氯胺酮时出现的戒断症状，或重复使用氯胺酮或药理学性质类似的物质来预防或缓解戒断症状。与阿片类相比，氯胺酮戒断症状往往不严重，如果患者不合作，会给诊断带来困难。氯胺酮依赖通常在至少 12 个月的时间内具有明显特征，但是如果持续使用大麻（每天或几乎每天）至少 1 个月，也可以进行诊断。

（3）精神病性障碍：以幻觉、妄想、行为紊乱为主要临床表现。与精神分裂症相比，与氯胺酮滥用有关的幻觉、妄想生动鲜明，患者往往有明显的情绪反应。发生过幻觉、妄想的氯胺酮滥用者在症状消失后，非常小剂量再次使用也可诱发幻觉、妄想。

（4）氯胺酮中毒：在氯胺酮使用过程中或使用后发生，症状表现与使用剂量、使用者的耐受性等有关，具有自限性。临床表现多种多样，如精神症状、呼吸系统、循环系统与神经系统症状

和体征等。急性中毒时常出现谵妄状态，患者意识模糊、定向障碍，表现为不理解环境，无法深入交谈等，症状消失后患者往往不能回忆当时状况。患者意识模糊，同时还有明显的错觉、幻觉、妄想等精神症状，以及冲动、攻击、自伤等行为紊乱症状。临床上，氯胺酮为脂溶性，即使尿中、血液中不能检出氯胺酮，仍可能有急性中毒症状。

（5）氯胺酮相关泌尿系统损伤：患者有明确的氯胺酮滥用史，临床表现以尿频、尿急、尿痛、血尿等下尿路症状为主，影像学检查发现膀胱挛缩，容量变小，膀胱壁不均匀增厚时，应考虑本病。

（四）鉴别诊断

1. **精神分裂症** 氯胺酮所致精神病性障碍应与精神分裂症鉴别。氯胺酮滥用史，幻觉、妄想、情感淡漠等精神病性症状的出现与氯胺酮使用在时间上密切相关，氯胺酮实验室检测阳性结果等有助鉴别。此外，氯胺酮所致精神病性障碍一般病程较短，症状缓解较快。

2. **心境障碍** 氯胺酮滥用者可出现情感高涨、话多、易激惹、兴奋、冲动等类躁狂状态，亦可出现情绪低落、愁眉苦脸、精神不振、唉声叹气、对事物不感兴趣、少语、动作迟缓等抑郁状态，故应与心境障碍鉴别。氯胺酮滥用史、氯胺酮滥用与心境改变密切相关、氯胺酮实验室检测结果阳性等有助于鉴别。

3. **焦虑症** 氯胺酮滥用者可伴有紧张不安、担心、提心吊胆、心烦意乱、坐立不安等焦虑状态的表现，应与焦虑症鉴别。根据氯胺酮滥用史等可资鉴别。

4. **其他药物所致精神障碍** 氯胺酮所致精神障碍者常有多种药物滥用的情形，常同时滥用其他药物或无规律交替使用。鉴别时应注意了解具体滥用药物与精神症状的关系和药物的实验室检测结果等。

5. **其他药物急性中毒** 氯胺酮急性中毒常需与其他药物急性中毒鉴别，鉴别主要依据过量用药史，中毒临床表现，药物实验室检测结果等。

6. **其他泌尿系统损害** 氯胺酮相关泌尿系统损害应注意与尿路感染、肾结核、膀胱结核和淋病等疾病的鉴别。必要时请相关专业会诊。

三、治疗

氯胺酮使用及相关障碍的治疗主要遵循预防为主、个体化、综合治疗的原则。对于急性中毒病情危重者主要采取内科治疗，及时抢救生命。氯胺酮有害使用应早期发现与早期干预，主要采用心理行为干预措施防止发展到依赖。对氯胺酮依赖的治疗应遵循慢性复发性疾病治疗原则，是一个长期康复的过程，需要进行躯体戒断治疗，然后采取药物、心理、社会综合治疗，促进躯体、心理、社会的全面康复，重建健康的生活方式，预防复发，保持操守。氯胺酮所致精神病性障碍，以精神科治疗为主，必要时应住院治疗。

氯胺酮滥用及相关障碍者与阿片类物质依赖者在临床表现、个性行为特征、治疗和预后等方法存在诸多差异，不宜将两类患者置于同一病房治疗，以免相互影响。

（一）急性中毒的治疗

对氯胺酮中毒无特异性的解毒剂，处理原则与措施同其他药物中毒相同。如出现呼吸心搏骤停，应给予必要的呼吸、循环支持，并及时转送到有条件的医院进行抢救。如患者出现急性谵妄状态，必要时予以保护性约束，保护患者的安全。兴奋躁动者可给予氟哌啶醇每次 2.5～10mg 的肌内注射，必要时可以重复，每天 2～3 次，总剂量不宜超过 20mg。

（二）有害使用及依赖综合征的治疗

目前尚无减轻针对氯胺酮心理渴求和抗复吸治疗的药物。治疗上以心理社会干预措施为主。而对氯胺酮戒断症状治疗主要是对症治疗，如使用镇静催眠类药物，抗焦虑药和抗抑郁药等，同时辅以支持疗法，补充水或电解质，加强营养。

（三）精神症状的治疗

1. **精神病性症状的治疗** 出现幻觉、妄想等精神病性症状时，推荐使用非典型抗精神病药物，如利培酮、奥氮平、喹硫平、阿立哌唑、齐拉西酮等口服，经典抗精神病药中推荐使用氟哌啶醇治疗，应缓慢增加剂量。精神病性症状消失后可逐渐减少药物剂量，视情况给予维持治疗。

2. **抑郁、焦虑症状的治疗** 抑郁症状可使用 SSRI、SNRIs、NaSSa 等新型抗抑郁药物治疗。急性焦虑症状可使用苯二氮䓬类药物，但应注意防止此类药物滥用，如焦虑症状持续存在也可选用丁螺环酮、坦度螺酮等非苯二氮䓬类的抗焦虑药物治疗。

（四）躯体症状的治疗

1. **泌尿系统损害** 氯胺酮相关性泌尿系统损害目前没有确切有效的治疗方法。尿常规检查有白细胞者，可使用抗生素治疗。对于无菌性炎症，可使用肾上腺素受体拮抗药（如坦索罗辛）或抗胆碱药（如酒石酸托特罗定）缓解症状。

2. **鼻部并发症治疗** 对于慢性鼻炎，戒断鼻吸氯胺酮是治疗关键。局部治疗包括鼻内用糖皮质激素、减充血剂滴鼻，以及生理盐水鼻腔冲洗等。鼻中隔穿孔可采用保守治疗，无效者可行鼻中隔穿孔修补术。对于少量鼻出血无休克者，应采取坐位或半卧位，并明确出血部位并及时止血。出血量较多时，可用填塞法止血。一旦出血量大，难以止住，有可能出现休克者，应及时转专科处理。

（五）心理治疗

与其他药物滥用相似，氯胺酮滥用是生物、心理、社会因素相互作用的结果，依赖后会出现心理行为与家庭、社会影响等一系列不良后果，复吸也与诸多心理、社会因素有关。因此心理治疗是氯胺酮滥用及相关障碍治疗的重要内容。心理治疗的主要目标是强化患者治疗动机，改变药物滥用相关错误认知，帮助其识别及应对复吸高危因素，提高生活技能，提高对毒品的抵抗能力，预防复吸，建立健康生活方式，保持长期操守，适应社会生活等。心理治疗可包括动机强化治疗、认知治疗、预防复吸、行为治疗、集体心理治疗、家庭治疗等多种方式和措施。其中动机强化治疗有助于帮助滥用者开始并坚持治疗，提高治疗的依从性与成功率；认知治疗和防复吸治疗帮助滥用者改变对氯胺酮滥用的错误认知，正确认识治疗过程中所面对的各种问题，建立全新生活方式，保持长期操守状态，预防复吸；行为治疗通过运用奖励和惩罚等各种行为治疗技术，建立强化目标行为，保持戒断与康复；集体治疗和家庭治疗有助于培养良好的社会适应能力，建立家庭支持，从而促进患者康复和预防复吸。

（吴　萍）

第六节 镇静、催眠或抗焦虑药物相关障碍

20 世纪以来，镇静、催眠或抗焦虑药物的种类逐渐增多，在临床治疗中应用广泛。据《2017 年国家药物滥用监测年度报告》显示，滥用 / 使用最多的前 5 种医疗用药品中，地西泮位居第三。镇静、催眠、抗焦虑药的使用量与年龄、性别、学历和睡眠时间有关，女性的使用量明显多于男性。德国的数据显示对处方药存在依赖者有 130 万～140 万人，其中对苯二氮䓬类依赖者所占比例高达 79%～85%。据统计美国 18 岁以上成人镇静催眠药滥用或依赖 12 个月的发病率约为 0.2%。该类药物属于处方药，如果未在医生指导下使用或者增加剂量可能会带来较严重的不良反应，过量时可能出现呼吸抑制，或者导致意识水平降低，严重者可危及生命。长期大量使用有产生依赖的风险，突然停药则可能出现显著的戒断症状和 / 或癫痫发作。

一、药理学分类和作用

目前主要有三大类：巴比妥类、苯二氮䓬类、非苯二氮䓬类，均有中枢抑制作用。镇静药和催眠药并无明显剂量界限，一般来讲，同一种药物小剂量表现为镇静作用，随剂量加大可出现催眠作用。苯二氮䓬类药物同时具有镇静、抗焦虑、抗惊厥、肌松作用，在临床应用广泛，但长期使用会产生精神依赖、戒断症状等。非苯二氮䓬类药物作为一种新型镇静催眠药，其成瘾可能性低于苯二氮䓬类，在临床上逐渐显现出优势，但非苯二氮䓬类药物成瘾性问题在临床也不少见。由于巴比妥类可导致呼吸、循环抑制，在临床的应用中逐渐减少。

作用机制主要与其影响脑内抑制性神经递质 γ- 氨基丁酸的功能有关，通过对离子型 γ- 氨基丁酸（GABA）受体的易化作用，增强 Cl⁻ 内流，使细胞超极化，抑制神经元活动。长期连续应用时，GABAA 受体对药物产生脱敏效应，降低了药物对 GABA 受体的促进作用，出现耐受。在形成耐受后若突然减药或停药时，由于受体功能的适应性调节仍存在，可导致 γ- 氨基丁酸活性的突然下降。这一理论可解释抗焦虑药物戒断时出现的焦虑、失眠和抽搐，以及酒精、抗焦虑药和催眠药的交叉耐受现象。

二、临床表现

长期服用镇静、催眠或抗焦虑药可导致依赖综合征，表现为：

1. 精神依赖 即药物使人产生一种欣快感或满足感，继而引发强烈的心理渴求和强迫性用药行为。

2. 躯体依赖 指反复使用镇静、催眠或抗焦虑药所导致的身体的一种适应状态，以致需要药物持续存在于体内。

3. 戒断综合征 即长期使用镇静、催眠或抗焦虑药，在停止使用或者减少使用剂量后会出现特殊的心理生理症状和体征。

4. 耐受性 持续使用同量的镇静、催眠或抗焦虑药效果会显著降低，需要增加剂量以达到预期的效果。

5. 其他精神方面的损害 如记忆障碍，主要表现为顺行性遗忘，即损害新信息的保存过程。有研究显示服用苯二氮䓬类药物还可能增加患痴呆的风险。

除此以外，不同剂量镇静催眠药起作用也不尽相同，具体如下：

1. 巴比妥类 主要抑制中枢神经系统，随着用药剂量不同，产生不同作用效果。小剂量巴比妥类可抑制大脑皮质，产生镇静催眠作用；较大剂量可使感觉迟钝、活动减少，引起困倦和睡眠，情绪不稳定，易激惹；中毒剂量可抑制呼吸中枢，导致昏迷乃至死亡。长期用药者一旦大幅减药或突然停药，会出现多梦、噩梦频繁，严重干扰睡眠，甚至导致谵妄、抽搐以及心血管衰竭致死。由于本类药物的安全性远不及苯二氮䓬类，且易发生依赖和中毒，已很少用于镇静和催眠。

2. 苯二氮䓬类 主要药理作用是抗焦虑、抗惊厥、抗癫痫、催眠等。由于这类药物安全性好（通常过量也不致有生命危险），目前应用范围已远超过巴比妥类药物。镇静与催眠并无严格的界限，常因剂量不同而产生不同的效果。小剂量时产生镇静作用，使患者安静，减轻或消除激动、焦虑不安等；中等剂量时可引起近似生理性睡眠；

大剂量时可产生抗惊厥、麻醉作用。本类药物具有高成瘾性，是最易发生滥用的药物之一。在使用治疗剂量超过 6 个月以上的患者中，1/3 可能会出现依赖性。多数个体在较长时间服用后停药并不出现明显的戒断症状，但易感素质者（如既往成瘾者或有家族史者）长时间服用治疗剂量药物后，突然停药可能出现严重戒断反应，如焦虑、易激惹、失眠、躯体不适等症状，严重者可出现抽搐。

3. 非苯二氮䓬类 此类药物可快速诱导睡眠，减少服药次日残留效应，尽管具有相对的安全性，并且成瘾可能性显著低于苯二氮䓬类，但在特定群体如同时使用多种抗焦虑药及安眠药的老年患者、有药物或酒精滥用史的患者中仍存在滥用和依赖的易感风险。

三、治疗

主要遵循预防为主，个体化、综合治疗的原则。

1. 巴比妥类 因巴比妥类中毒致死原因主要为呼吸和循环衰竭，常危及生命，因此临床处理要及时到位。处理包括：①口服中毒者早期用 1:5 000 高锰酸钾溶液或大量清水洗胃，洗胃后留置适量活性炭混悬液于胃中；②吸氧，必要时使用呼吸机；③使用中枢兴奋剂，每小时静脉注射尼可刹米 3 支（0.375g/支），或每隔 3～5 分钟静脉注射贝美格 50mg，直至血压、呼吸、肌张力和反射恢复正常；④血压低者，静脉滴注 5% 葡萄糖或盐水，如持续不升高，可在输液中加入适量多巴胺或间羟胺；⑤碱化尿液，利尿促排，1.87% 乳酸钠加入 5% 葡萄糖溶液 500ml 静脉滴注，使尿液保持碱性；⑥必要时可考虑血液透析等处理；⑦合理使用抗生素，预防继发性肺炎。

2. 苯二氮䓬类 该类药物中毒后可使用苯二氮䓬受体特异性拮抗剂氟马西尼（安易醒）对症解毒，可先用 0.2～0.3mg 静脉注射，继之以 0.2mg/min 静脉滴注，直至患者有反应或达到 2mg，因本品半衰期短，故对有效者每小时重复给药 0.1～0.4mg，以防止症状复发。长期使用苯二氮䓬类药物者，快速注射氟马西尼会产生戒断症状，故应缓慢注射，其余中毒处理方法与苯巴妥中毒类似。

本类药物依赖的治疗原则是缓慢减少药物剂量直至停药，疗程应根据患者的具体情况制订，长者数月，但一般不超过 1 年。通常撤药期至少持续 8 周，对于大多数苯二氮䓬类药物，最初的减药速度可以快些，如在第一周减少 30%～50%，后面的减量速度放慢，建议每 2 周减少原用量的 1/8～1/4。在戒断过程中，一般先让患者改服半衰期长的苯二氮䓬类药物后逐步缓慢地减量，从而降低戒断症状的发生，抗惊厥药、褪黑素可能在停药过程中起到辅助作用。对于戒断时的焦虑、失眠症状，必要时可考虑具有镇静作用的抗抑郁药（如曲唑酮、多塞平或阿米替林）、唑吡坦以及丁螺环酮。药物依赖的治疗是一个长期的、复杂的过程，心理支持疗法在此类药物依赖及戒断的治疗中是不可或缺的。

（时　杰）

第七节　酒精相关障碍

酒精是最常使用的精神活性物质之一。饮酒相关问题（drinking-related problems）是指由于饮酒导致的不良后果，包括有害的行为问题（如急性酒中毒、酒后驾车等）、躯体问题（如肝硬化、酒精性末梢神经炎）、精神心理问题（如酒依赖、酒精性人格障碍）等。饮酒相关问题不仅仅发生在长期慢性饮酒后，也可能大量饮酒之后（如意外事故、暴力行为等）。酒滥用和酒依赖是当今世界严重的社会问题及医学问题。

饮酒常常起始于青少年期。在美国，有一半 13 岁及以下的少年儿童饮过酒，第一次酒精中毒的平均年龄大约是 15 岁，到 17 岁时，就有 81.7% 尝试过酒精。与饮酒有关的意外事故发生率，随着饮酒率、饮酒量增加而增加，到达 35 岁时达到高峰。

来自 WHO 的统计数据显示，全球饮酒者超过 20 亿，7.63 千万人可以被诊断为酒精相关障碍。而从 *THE LANCET* 杂志公布的全球疾病总负担排行结果来看：1990—2010 年的 20 年间，在所有疾病风险因素中，饮酒已由原先的第 6 位快速攀升至第 3 位，仅次于高血压和吸烟，每年因饮酒造成 490 万人死亡，占全球总体残疾调整生命年的 5.5%。最近据世界卫生组织统计，在中国男性中，酒精使用障碍患病率为 6.9%，女性为 0.2%。中国的酒精消费增长速度比世界上其他任何地方都快,近 20 年,我国饮酒量增加将近 60%,酒精相关的伤害进一步加剧。

一、病因和发病机制

(一)社会文化因素

饮酒问题在不同社会、文化环境中有所不同,主要的影响因素包括:价值观、社会习俗、社会角色、经济发展、饮食习惯、社会应激等。国内外研究均发现,以下社会因素:如男性、受教育程度较低、婚姻破裂、重体力劳动、社会对醉酒者的容忍度、收入低者(发达国家)等与饮酒相关问题关系较大。

(二)生物学因素

1. **遗传因素** 饮酒具有家族聚集性,其遗传度为 51%～65%(男性)和 48%～73%(女性)。最强有力的饮酒问题预测指标是一级亲属有酒依赖者。一般来说,一级亲属中有酒依赖者的人群饮酒问题发生率是没有遗传史的 2 倍,这种情况也发生在二级、三级亲属中。同卵双生子酒依赖的共病率明显高于异卵双生子,寄养子研究也发现,双亲为酒依赖的孩子被寄养在非酒依赖的寄养父母家中,仍然有较高的酒依赖的发生率。研究还发现,有品行障碍、抑郁和高度神经质、反社会、追求好奇、外向的个体酒依赖遗传的危险度明显增加。

与酒依赖或大量饮酒相关的染色体区域主要有 4 号、9 号染色体长臂(4q、9q),前者与乙醇脱氢酶(ADH)基因位置接近。另外,1 号染色体短臂(1p)也可能与酒依赖有关。其他与酒依赖或酒精使用障碍相关的区域还包括 5、6、7、11 号染色体及 16 号染色体短臂(16p)。

在易感基因方面,研究发现,乙醇脱氢酶(ADH)和乙醛脱氢酶(ALDH)对酒精代谢和依赖倾向影响很大。人类有 10 余种 ALDH 亚型,具有乙醛氧化作用的是 ALDH1A1、1B1 和 ALDH2,后者对乙醛的清除率(Km)约 30μmol/L,而前二者的 Km < 5μmol/L,故线粒体的 ALDH2 在乙醛代谢中起核心作用。该基因位于染色体 12q24 区域,其多态性 Glu487Lys 可导致催化作用的缺失。ALDH2*2 几乎只存在于亚洲人群中,与乙醛高血浓度有关,ALDH2*2 的个体表现为少量饮酒即出现脸红、心慌、出汗、恶心、呕吐等症状,从而限

制了乙醛脱氢酶活性低者的饮酒行为。但临床研究发现,有不少饮酒后脸红者,在多次饮酒后饮酒量能逐渐增加,机制不清,可能与乙醛脱氢酶活性增加或通过其他途径代谢,或者对乙醛的耐受性增高有关。乙醇脱氢酶(ADH)能使乙醇代谢为乙醛,在有酒依赖的家族中,ADH2*2 等位基因频度很低,说明 ADH2*2 具有保护作用。

其他可能影响酒精使用和依赖的基因还包括多巴胺(dopamine, DA)受体基因、γ- 氨基丁酸 A(GABAA)受体基因、μ- 阿片受体基因、5- 羟色胺转运体(5-HTT)基因、谷氨酸受体基因和神经肽Y 受体基因等。

2. **神经生化因素** 酒依赖患者的血小板 5- 羟色胺水平较低,脑脊液 5- 羟色胺代谢产物 5- 羟色胺酸水平也较低,特别是具有冲动与暴力行为的患者。

3. **神经生理因素** 研究发现酒依赖患者的事件相关电位 P300 波幅降低,而且酒依赖患者的年轻后代也有类似的现象。P300 被认为是注意、记忆过程神经生理指标,其波幅随着年龄以及成熟程度而增加。但是 P300 异常特异性较低,在其他精神疾病中也可以出现。

(三)心理因素

酒精依赖者常有羞怯、内向、孤独、活动过多、急躁、易激惹、焦虑、过度敏感等人格特征;具有冒险和寻求新奇刺激、反社会或焦虑等人格特征的个体有较高的饮酒风险。烦恼、苦闷、孤独、紧张、焦虑、忧愁、抑郁等负性情绪是饮酒的重要动因,人们常将饮酒作为应对负性情绪的方式。根据行为理论,正性条件刺激(如增加快感)、负性条件刺激(如减少焦虑、抑郁、应激刺激、戒断症状等)可产生正性强化作用和负性强化作用。另外,个体的"期待(expectancies)"也起着重要作用,酒滥用者往往在心理上过分强调酒所产生的快感,而对不良后果视而不见。

二、临床表现与诊断

(一)急性酒中毒

急性酒中毒(alcohol intoxication)是指由于短时间摄入大量酒精或含酒精饮料后出现的中枢神经系统功能紊乱状态,多表现为行为和意识障碍,严重者损害脏器功能,导致呼吸循环衰竭,

进而危及生命。初期表现出自制能力差、兴奋话多、言行轻佻、不加考虑等类似轻躁狂的兴奋期症状，随后出现言语凌乱、步态不稳、困倦嗜睡等麻痹期症状。可伴有轻度意识障碍，但记忆力和定向力多保持完整。中毒症状的严重程度与血液酒精浓度有关。血中酒精浓度上升越快、浓度越高，中毒症状可能越严重，但存在一定的个体差异。急性酒中毒是一种短暂的现象，如果不再继续饮酒，未发生脏器损害或其他并发症，该中毒症状多在数小时或睡眠后缓解和消失。

酒精所致遗忘（alcoholic-induced amnesia, "blackouts"）指一种短暂的遗忘状态，多发生在醉酒状态后，当时没有明显的意识障碍，但次日酒醒后对饮酒时的言行完全或部分遗忘，遗忘的片段可能是几个小时，甚至更长时间。

（二）酒依赖

酒依赖是由于反复或连续使用酒精而导致的酒精使用调节紊乱。其特征是对酒精使用有强烈的内在驱动力，表现为控制使用的能力受损，对使用的重视程度高于其他活动，以及在受到伤害或负面后果的情况下仍坚持使用。可连续或周期性出现，包括精神依赖（也称心理依赖）和躯体依赖（也称生理依赖）。精神依赖是指对酒精的强烈渴求，以期获得饮酒后的特殊快感，呈现强制性觅酒行为；而躯体依赖则是反复饮酒导致的适应状态以致需要酒精持续存在体内，若中断就会产生戒断综合征，躯体依赖常随耐受性的形成而产生。

酒依赖的临床特征如下：

1. 固定的饮酒方式（narrowing of the drinking repertoire） 多数饮酒者能控制自己的饮酒行为，根据环境调整自己的饮酒方式。但是，酒依赖者饮酒方式比较固定，如晨起饮酒、在不应该饮酒的时间、场合也饮酒，主要是为了维持体内酒精浓度，以免出现戒断症状。

2. 特征性寻求饮酒行为（salience of drinking-seeking behaviour） 酒依赖者把饮酒作为第一需要（priority），为了饮酒可以不顾一切，可以采用任何手段。患者明知道继续饮酒的严重后果，但难以自制。

3. 酒耐受性增加（increased tolerance to alcohol） 表现为饮酒量增加，但在晚期，由于肝功能受损，耐受性反而下降。酒耐受性增加的同时，对其他药物（如巴比妥类、苯二氮䓬类）也会出现交叉耐受。

4. 戒断症状（withdrawal symptoms） 戒断症状可轻可重，重者可危及生命，与个体差异和依赖程度有关。戒断症状的发生与体内酒精浓度有关，依赖严重者晨起就要饮酒，目的是缓解戒断症状。戒断症状主要有以下表现：

（1）震颤：开始为细微的震颤，以后可能发展为粗大震颤，很多酒依赖患者如果早上不喝酒，连刷牙、洗脸都困难。

（2）恶心：主要表现干呕，饮酒后缓解。

（3）出汗：患者常常半夜因为大汗淋漓而惊醒。

（4）情绪不稳：主要表现烦躁、焦虑、抑郁。

5. 避免戒断症状的饮酒行为 在依赖的最初阶段，患者觉得需要在午饭喝酒以缓解不适，随着症状发展，患者需要晨起饮酒，后来需要在夜间饮酒，最后是身不离酒。很多处于依赖早期的患者，因为喝酒的机会较多，从来没有出现过戒断症状，直到晨起饮酒才发现自己可能成瘾，但患者往往找很多借口，有意、无意否认自己的问题，等到医院看病，已经到了依赖的严重阶段。

6. 渴求 患者对酒精强烈渴望，渴求往往与环境有关，诱发渴求的因素包括：戒断症状、情绪问题（焦虑、抑郁、兴奋等）、来到喝酒的地方等。患者明知道应该少喝酒，以免出丑，但往往不能控制饮酒行为和饮酒量。

7. 多次戒酒失败 是成瘾行为的共性，患者多次戒酒，但很难保持较长时间，很快又再次饮酒，较短的时间内就会再现原来的依赖状态。

（三）酒精所致器质性精神障碍

1. 戒断综合征 戒断综合征的表现多种多样，一般发生在停饮后6～12小时后，开始有手抖、出汗、恶心，继之出现焦虑不安、无力等精神症状，患者有强烈的饮酒渴望。此时如果仍未饮酒，症状逐渐增加。在停饮后24～36小时，可见发热、心悸、唾液分泌增加、恶心呕吐等，体征上可有眼球震颤、瞳孔散大、血压升高等。戒断症状在48～72小时左右达到高峰，之后逐渐减轻，4～5天后躯体反应基本消失。

2. 酒精性癫痫（alcoholic epilepsy） 大约30%患者在戒酒期间出现癫痫样痉挛发作，多发生在停饮或减少酒量后24小时内，常以癫痫大发作形式出现。表现为意识丧失、四肢抽搐、两眼上翻、角弓反张、口吐白沫等，持续时间不定，一般在 5～15 分钟意识恢复，这种情况较危急，有生命危险，需要住院观察。

3. 酒精性幻觉症、妄想症 慢性酒精中毒或酒依赖患者习惯性饮酒或大量饮酒后（通常在停止饮酒后 24～48 小时）在意识清晰的情况下出现以幻觉、妄想为主的症状。常见的有听幻觉、视幻觉、触幻觉、嫉妒妄想、被害妄想及各种错觉。病情严重者，精神病性症状更为明显，如凭空听到别人的责骂声和威胁声，为此惊恐万状，向人求助，或企图自杀。亦可有错视、视物变形，多系恐怖场面，故有冲动伤人行为，会造成非常严重的后果。一般持续数日，亦可迁延不愈，往往向震颤谵妄发展。

4. 震颤谵妄 严重的酒依赖患者，如果突然断酒，开始出现前面描述的戒断症状，随着症状加重，在戒酒后 3～4 天出现震颤谵妄，是最严重和威胁生命的酒精戒断形式。表现为整体精神状态的改变（全面紊乱）和交感神经过度兴奋，随之进展到心力衰竭。患者意识模糊，定向力障碍，不识亲人，不知时间，有大量的知觉异常，如常见形象歪曲而恐怖的毒蛇猛兽、妖魔鬼怪，情绪激越、大叫大喊，症状昼轻夜重。最重要的特征是全身肌肉有粗大震颤。尚有发热、大汗淋漓、心跳加快、血压升高等。也可出现白细胞升高、脑电图异常、肝功能异常等。如果处理不当，患者常因高热、脱水、衰竭、感染、外伤而死亡，死亡率大概在 5% 左右。震颤谵妄常突然发生，持续 2～3 天，常常以深而长的睡眠结束。清醒后，对震颤谵妄的症状不能回忆。有些患者可能遗留遗忘综合征（korsakoff 综合征）。

5. 酒精所致神经系统损害

（1）记忆障碍：是酒依赖患者神经系统的特有症状之一，特别是不能记住最近发生的事情，学习新知识十分困难。其中一种特殊的记忆障碍是 korsakoff 综合征，表现为近记忆障碍、虚构和错构、定向障碍三大特征。严重时患者几乎完全丧失了近期的记忆，或对过去实际经历过的事物在其发生的时间、地点、情节上，有回忆的错误。由于记忆损害，患者在被要求回忆往事时，为了摆脱困境，以随意想出的内容来填补记忆的

空白，称之为"虚构"。患者常对生活中的经历片刻即忘，连虚构的情节也不能在记忆中保持，在每次重述时都有变化，且易受暗示的影响。到后来，患者分不清东西南北，记不住亲人的姓名，记不住自己的年龄，外出不远即迷路。还可能伴有幻觉、夜间谵妄等表现。

（2）韦尼克脑病（Wernicke encephalopathy）：因维生素 B_1 缺乏所致的急症，病情发展迅速。典型症状表现为眼球运动异常、眼球震颤、眼肌麻痹、眼球不能外展、共济失调等，常伴有明显的意识障碍、定向障碍、记忆障碍、震颤谵妄等。上述症状同时出现者并不多见，多以不同组合形式出现。大量补充维生素 B_1 可使眼球的症状很快消失，但记忆障碍的恢复较为困难，80% 的科萨科夫（korsakoff）综合征是由 wernick 脑病转变而来。

（3）末梢神经炎（peripheral neuropathy）：也是由于维生素 B 族的缺乏所致，临床表现为左右对称性四肢无力、感觉麻木、针刺样或烧灼样的感觉，检查时腱反射减弱，浅感觉降低，闭上眼睛时站立不稳，手足出汗过多，严重时走路鞋袜掉了也不知道。由于神经系统营养、躯体抵抗力很差，一旦四肢出现外伤，久久不能愈合，偶有因此而截肢的患者。

（四）诊断

酒精相关问题的病史询问内容主要包括：饮酒史、饮酒方式、每天饮酒量、戒断症状史、戒酒史、躯体疾病、精神障碍史、药物滥用史，以及社会、心理功能、违法史等。需要进行较为详细的精神检查。

酒依赖患者的生理特征，包括对酒精作用的耐受性，停止或减少使用酒精后的戒断症状，或重复使用酒精来预防或减轻戒断症状。有特征性的外部特征：结膜、鼻子面颊皮肤毛细血管增生，皮肤由于营养不良较薄，如果有戒断症状患者会有震颤。躯体检查可发现肝脏增大、心率快等。

三、治疗

（一）原发病和并发症的治疗

临床上酒依赖患者常常共患有精神障碍，最常见的是人格障碍、焦虑障碍、抑郁障碍、分裂症性症状等。精神障碍与酒依赖的关系有两种：一种是精神问题是原发的，是导致大量饮酒的原

因；另一种是酒依赖为原发的，由于依赖导致了精神问题。但实际上，两者相互交叉、互为因果。治疗酒精相关问题时千万不能忽视精神心理问题。躯体并发症更是不能忽视，特别是肝脏、心脏问题多见，需要与内科医师合作，认真诊治。

（二）加强营养

酒依赖患者由于生活不规则、大量饮酒，抑制食欲，进食较差。酒精仅能提供能量，不含机体所需的蛋白质、维生素、矿物质、脂肪酸等物质，加上患者的胃肠、肝脏功能损害，吸收障碍，所以严重酒依赖患者通常存在明显的营养物质缺乏，尤其是 B 族维生素缺乏，因此应加强营养，常规给予 B 族维生素及叶酸，预防 Wernick 脑病的发生，并提高机体的抵抗力。

（三）药物治疗

1. 急性酒中毒的治疗　急性酒中毒的救治包括：促进体内酒精含量下降，促进酒精代谢及排出体外，对症解毒治疗，预防并发症以及促进机体功能恢复。催吐、洗胃，生命体征的维持，加强代谢，补充 B 族维生素，纠正水、电解质平衡紊乱，防治脑水肿，迅速纠正低血糖，胃黏膜保护以及预防感染等措施。此外，近年来有人将阿片受体拮抗剂纳洛酮（naloxone）用于急性酒中毒的救治。一般用法为肌内注射 0.4～0.8mg/ 次，也可用 1.2～2.0mg 溶解在 5% 的葡萄糖溶液中静脉滴注，可重复使用，直至患者清醒为止。

2. 戒断症状的处理

（1）单纯戒断症状：临床上常用苯二氮䓬类药物来解除酒精的戒断症状，应用时足量、不需要缓慢加药，这样不仅可抑制戒断症状，而且还能预防可能发生的震颤谵妄、戒断性癫痫发作。地西泮剂量一般为每次 10mg 口服，3～4 次 /d，首次剂量可更大些。由于酒依赖者的成瘾素质，所以应特别注意，用药时间不宜超过 5～7 天，以免发生对苯二氮䓬类药物的依赖。如果在戒断后期有焦虑、睡眠障碍，可试用抗抑郁药物。对于住院患者，可以给予地西泮 10mg，每小时一次，直到症状被控制为止。如果患者有呕吐，可给予甲氧氯普胺（胃复安，metoclopramide）10mg 口服或肌内注射。

（2）震颤谵妄：震颤谵妄患者需要监护、静脉补液和有效的镇静治疗（苯二氮䓬类药物和抗精神病药），同时积极治疗其躯体并发症。治疗必须

个体化。处理原则为：

1）一般注意事项：发生谵妄者，多有不安、兴奋，需要有安静的环境，光线不宜太强。如有明显的意识障碍、行为紊乱、恐怖性幻觉、错觉，需要有人看护，以免发生意外。由于大汗淋漓、震颤，可能有体温调节问题，应注意保温。同时，由于机体处于应激状态，免疫功能下降易致感染，应注意预防各种感染，特别是肺部感染。

2）镇静：苯二氮䓬类药物应为首选，可口服地西泮，每小时 20mg，至总量为 80mg；必要时可以在 2～5 分钟内静脉滴注地西泮 10～20mg，以后每 2 小时重复滴注 10～20mg，持续 6 小时，以后每 6 小时静脉滴注 10～20mg，至第 24 小时；或每小时肌内注射劳拉西泮 2mg。直至患者安静但能被唤醒。

3）控制精神症状：可选用氟哌啶醇，每次 5mg，肌内注射，随症状的强弱增减剂量，必要时可静脉滴注。

4）其他：包括补液、纠正水电酸碱平衡紊乱、大剂量维生素、防止低血糖等。

（3）酒精性幻觉症、妄想症：大部分戒断所致的幻觉、妄想症状持续时间不长，用抗精神病药物治疗有效，可选用第二代抗精神病药物，如喹硫平、奥氮平、利培酮等口服，剂量不宜太大，待精神病性症状消失后逐渐减停药物，维持治疗的时间视患者的具体情况而定，一般不需像治疗精神分裂症那样长期维持用药。

（4）酒精性癫痫：可选用苯巴比妥类药物，注射使用。原有癫痫史的患者，在戒断初期就应使用大剂量的苯二氮䓬类药物，或者戒酒前四天给予抗癫痫药物，如丙戊酸钠（600mg/d），预防癫痫发生。在癫痫发作时可以即刻静脉注射苯二氮䓬类药物控制发作，可予地西泮 10～20mg，注射速度 <2～5mg/min。癫痫持续或复发可于 15 分钟后重复给药。同时要保持呼吸道通畅、给氧、监护生命体征等。

3. 酒增敏药　是指能够影响乙醇代谢，增高体内乙醇或其代谢物浓度的药物。此类药物以戒酒硫（tetraethylthiuram disulfide，TETD）为代表，呋喃唑酮也有类似作用。预先 3～4 天予戒酒硫 0.25～0.5g，每天一次，可使人在饮酒后 15～20 分钟出现显著的乙醇 - 戒酒硫反应，表现为面部发

热、潮红、血管扩张，头、颈部感到强烈的搏动，出现搏动性头痛；呼吸困难、恶心、呕吐、出汗、口渴、低血压、直立性晕厥、极度的不适、软弱无力，严重者可出现精神错乱和休克。通常持续 30 分钟至数小时。症状消失后患者精疲力竭，深睡几小时可恢复。这种不愉快感觉和身体反应使得嗜酒者见到酒后"望而却步"，以达到戒酒的目的。患有心血管疾病和年老体弱者禁用或慎用。在应用期间需监护，并且应特别警告患者不要在服药期间饮酒。

4. 降低饮酒渴求药物

（1）纳曲酮：阿片受体拮抗剂，许多研究证实其能有效降低饮酒所致的欣快感，减少酒精依赖患者的饮酒量，降低复饮率。特别是与心理治疗联合使用时效果更明显。1994 年，FDA 已经批准此药用于治疗酒依赖。纳曲酮每天剂量为 25～50mg。

（2）阿坎酸钙（acamprosate）：又名乙酰高牛黄酸钙（calcium bis-acetylhomoturinate），GABA 受体激动剂，同时对 N- 甲基 -D- 天冬氨酸（NMDA）受体具有抑制作用。具有抗渴求作用，能减少饮酒行为或戒断后复发，也能控制急性戒断症状。FDA 于 2004 年批准阿坎酸钙用于酒依赖患者的戒断治疗。口服推荐剂量是一次 2 片（666mg），一日 2～3 次。患者戒酒后即可开始使用阿坎酸钙治疗，当完成戒酒后或患者重新饮酒也应维持用药。该药不经肝代谢，耐受性较好，少有药物间相互作用，副作用很少，且轻微、短暂。

（四）预防

为防止过度饮酒和酒精相关障碍，可采取措施降低人群整体酒消耗（一级预防），也可对过量和有害饮酒者进行早期干预（二级预防），还应对酒精依赖者进行积极康复治疗（三级预防）。酒依赖原因复杂，不能靠任何单一手段解决所有问题。短期干预、动机增强治疗、认知行为疗法等方法帮助矫正酒精依赖患者的个体心理行为问题，提供支持性的家庭及社会环境，帮助患者长期保持戒断，降低复饮。

（胡　建　唐春玲）

第八节　烟草相关障碍

烟草（tobacco）是全球滥用最广泛的物质之一。2017 年世界卫生组织全球烟草流行报告指出，烟草使用是导致全球可预防性致病致死的首要因素。全球每年因吸烟及二手烟暴露死亡的人数达 600 万，并造成数千亿元的经济损失，吸烟者的平均寿命比不吸烟者缩短 10 年。据中国疾病预防控制中心发布的《2015 中国成人烟草调查报告》显示，我国 15 岁及以上人群吸烟率为 27.7%，其中男性吸烟率为 52.1%，吸烟人数较 5 年前增长了 1 500 万，高达 3.16 亿。中国是世界上最大的烟草生产国和消费国，中国消费世界上多达 44% 的卷烟。

根据 2015 年国家卫生和计划生育委员会发布的《中国居民营养与慢性病状况报告》显示，每年死于吸烟相关疾病的人数达到 136.6 万。吸烟诱导的炎症和氧化应激等机制导致呼吸、心脑血管等多系统的严重疾病，如肺癌、慢性阻塞性肺病、冠心病、高血压、脑卒中等。疾病的严重程度与吸烟时间和烟雾暴露水平直接相关。而极低水平的二手烟暴露也可以迅速刺激血管内皮，使其出现功能障碍和炎症，从而发生急性心血管事件和血栓形成。据统计，美国有 85%～90% 的肺癌与吸烟有关，而呼吸道、上消化道、口腔、鼻腔、肾与膀胱的癌症均与吸烟密切关系。*Cancer* 杂志的一项研究显示，我国每年有 43 万人因吸烟导致新发癌症，四分之一的男士发生的癌症由吸烟引发，由于我国 20 岁前的青少年成为烟民的比例较高，烟草导致的癌症还将继续增加。因此，烟草依赖已成为我国面临的重要的公共卫生问题之一。

一、药理学作用特点

烟草成分多样，其中尼古丁（nicotine）是导致烟草依赖的主要活性物质。尼古丁是一种具有难闻苦味、无色易挥发的脂溶性液体，易在空气中氧化变为棕色，有剧毒。研究证明，尼古丁符合高成瘾性物质的所有标准。它具有正性强化作用，能增加正性情绪，减少负性情绪，可增加吸烟者的注意力和操作能力。如尼古丁成瘾后突然戒断，可出现唾液增加、头痛、易激惹、失眠、血压下降等戒断症状，令吸烟者难以摆脱尼古丁。小剂量尼古丁能兴奋肾上腺髓质，使之释放肾上腺素，并通过兴奋颈动脉体和主动脉化学感受器，反射性引起呼吸兴奋和血压升高。大剂量表现为节细胞兴奋后迅速转为抑制。尼古丁依赖的确切机制尚不清楚，但有证据显示，尼古丁可以通过作用于脑内的烟碱型乙酰胆碱受体导致多巴胺、乙酰胆碱、去甲肾上腺素、5-羟色胺、γ-氨基丁酸、谷氨酸等多种神经递质系统的改变。中脑边缘系统的多巴胺神经元在尼古丁依赖的形成和维持中发挥了重要作用，产生强化作用。

根据美国 2010 年发布的烟草归因疾病的调查报告，烟草烟雾中已知的化学物质达 7 537 种，其中包括 250 种有害物质，如一氧化碳、氮氧化物、吡啶等，粒相的有害物质可达 30 多种，如 1-甲基吲哚类、儿茶酚、镍、镉、砷等，近 70 种致癌物质，如二甲基亚硝胺、二乙基亚硝胺、乙烯氯化物、联氨等。一氧化碳对血红蛋白的亲和性很强，因吸烟出现大量的碳氧血红蛋白而使心血管系统受累，特别是心肌运送氧的能力减弱，易导致缺血性心脏病、心绞痛等。

二、临床表现及诊断

烟草依赖具有药物成瘾的全部特征。其特点为无法克制的尼古丁渴求、强迫性和连续地使用尼古丁以体验其带来的欣快感和愉悦感。烟草依赖主要表现为心理依赖和躯体依赖。心理依赖方面，主要是对尼古丁的渴求，不能吸烟时出现情绪不稳、注意力不集中、坐立不安、易激惹、发脾气等。躯体依赖方面，可出现食欲增加、心率减慢、体重增加以及皮肤温度降低等躯体症状。使用量较大者（每天吸烟 10 支以上）在突然停止吸烟后可出现戒断症状，戒断症状在停吸后 2 小时出现，24 小时达到高峰，之后数日内逐渐减轻，可能持续数周。

按照 ICD-11 诊断标准，结合吸烟的行为特点，烟草依赖的临床诊断标准如下：要求在过去 12 个月中反复出现，或者既往 1 个月中持续出现下述核心症状中的至少 2 条即可以诊断烟草依赖：

（1）对烟草使用行为难以控制，通常伴有主观强烈的渴求感；对使用烟草的控制能力受损，指开始或停止使用烟草，以及使用烟草的量及使用环境等各方面的控制力都受到损害，通常（但非必须）还伴有对烟草的渴求。

（2）烟草使用在日常生活中处于优先地位，超过其他兴趣爱好、日常活动、自身责任、健康、以及自我照顾等。即使已经有不良后果出现依旧坚持使用烟草。

（3）生理特征的出现（神经适应性的产生）：①主要表现为耐受性；②停止或减少使用后出现戒断症状；③再次使用烟草（或者药理作用相似的物质）可以避免或减轻戒断症状。必须是烟草所致的戒断症状，而非仅仅是宿醉效应。

烟草依赖严重程度的评估：对于存在烟草依赖的患者，可根据表 18-8-1 评估其严重程度。

表 18-8-1　Fagerstrom 烟碱依赖量表（FTND）

问题	答案
1 你通常在起床后多长时间吸第一支香烟？	3＝5min 以内 2＝6～30min 1＝31～60min 0＝1h 以后
2 在不准吸烟的场所你感到受限制吗？	1＝是 0＝否
3 如果在一天中你必须取消一次吸烟的机会，你不愿意取消哪一次？	1＝晨起后的第 1 支 0＝一天中任何一支
4 你每天吸几支香烟？	3＝多于 30 支 2＝21～30 支 1＝11～20 支 0＝少于 10 支
5 清晨醒来后的 1 小时内的吸香烟数量比其他时间 1 小时内吸烟数量多吗？	1＝是 0＝否
6 即使因为不舒服而必须躺在床上也要吸烟吗？	1＝是 0＝否

三、治疗和预防

烟草中的尼古丁是导致吸烟成瘾的重要原因。研究显示，尼古丁依赖同其他药物依赖一样，是一种慢性复发性脑病。对于烟草依赖的治疗多种多样，主要包括药物治疗、心理和行为治疗、中医治疗等。

（一）药物治疗

美国 FDA 批准的戒烟治疗药物有尼古丁替代疗法、安非他酮、伐尼克兰等，其他治疗药物有可乐定、美拉卡、去甲替林等。

1. 尼古丁替代疗法　国际通用的尼古丁替代治疗的药物制剂类型有贴剂、口胶剂、喷鼻剂、吸入剂及舌下含片等几种。研究显示使用尼古丁贴剂治疗 6 个月，戒烟成功率为 22%，而安慰剂组戒烟率为 9%。使用尼古丁贴剂时每 24 小时更换一次橡皮膏，最好不要贴在同一位置，以免灼伤皮肤。尼古丁口胶剂是每次想吸烟时咀嚼 1 片，慢慢咀嚼 30 分钟以利于尼古丁的吸收。尼古丁喷剂是当患者欲吸烟时，头部稍微后仰，将制剂喷入鼻孔，尼古丁通过鼻黏膜吸收。尼古丁吸入剂使用初始剂量一般为 6～16 支 /d，习惯上每喷一次要喘气 20 分钟后再喷下一支。经调整后确立的最佳剂量一旦形成后就要维持 3 个月，然后再用 3 个月逐渐减量至停用。尼古丁舌下含片是当患者欲吸烟时含一片，重度依赖患者每次可含 2 片，最高日剂量为 20 片。

2. **可乐定**　可乐定作为 α_2 受体激动剂，可对抗去甲肾上腺素的兴奋，从而抑制或缓解戒断症状的出现。常用剂量为 0.1～0.3mg，每天 2 次，疗程 3～10 周。常见不良反应为口干、头晕、嗜睡等，约有 7% 的服药者因忍受不了戒断症状而停药，可乐定还有降血压的作用，此作用限制了它的广泛使用，一般只用于重度尼古丁依赖患者。

3. **安非他酮**　安非他酮是一种具有多巴胺、去甲肾上腺素能的抗抑郁药，用于戒烟的作用机制可能是其抑制多巴胺和去甲肾上腺素的重摄取和阻断尼古丁乙酰胆碱受体。治疗剂量为前 6 天 150mg/d，之后使用 300mg/d，维持 6～8 周。因安非他酮起效时间较慢，首先服用 7～14 天的安非他酮后方可戒烟。常见不良反应是失眠、口干、头痛和震颤。

4. **伐尼克兰**　是一种新型非尼古丁类戒烟药物，2006 年已被美国 FDA 批准上市用于成人戒烟，推荐吸烟者使用等级为 A，2008 年在我国被批准作为戒烟治疗药物。伐尼克兰可减少吸烟的快感，降低对吸烟的渴求，减少复吸。在戒烟前 1～2 周开始服用，疗程为 12 周。常用剂量是 2mg/d（1mg/ 次，2 次 /d）。常见不良反应是消化道症状，恶心最常见，多发生在治疗的早期。

（二）心理治疗

主要采用综合心理治疗手段，如认知行为疗法（厌恶疗法、放松训练、刺激控制、改变认知模式等），配合咨询和支持疗法。心理教育干预的内容包括对吸烟与健康关系的认识、了解戒烟策略和保持操守过程中可能遇到的问题，以及有关上述议题的集体讨论。行为技巧训练包括学会在吸烟场所的自我监控，学习时常回想拒绝吸烟的方法和技巧，并随时提醒自己放松等方法。认知行为干预包括改变吸烟者对于吸烟和戒烟的认知，改变对于与吸烟有关的生理状态和情绪体验的认识。以上三种干预内容在实际治疗过程中通常同时进行。

对于暂时没有戒烟意愿的吸烟者采取"5R"干预措施增强其戒烟动机，"5R"包括① Relevance（相关性）：使吸烟者认识到戒烟与自身的目标或价值观密切相关；② Risk（危险）：使吸烟者认识到吸烟对健康的严重危害；③ Rewards（好处）：让吸烟者了解到戒烟所带来的益处；④ Roadblock（障碍）：让吸烟者说出戒烟可能存在的障碍和问题，协助其克服困难或改变观念；⑤ Repetition（重复）：反复多次的与患者沟通戒烟的利弊。

对于愿意戒烟的吸烟者采取"5A"戒烟干预方案，"5A"包括① ask（询问）：询问患者是否吸烟；② advice（建议）：建议吸烟者戒烟；③ assess（评估）：评估吸烟者是否愿意戒烟，如果没有，就可以使用上述的 5R 原则；④ assist（提供帮助）：给予药物治疗，认知行为干预，提供戒烟热线，家庭支持等；⑤ arrange（安排随访）：戒烟是一个长期的过程，需要医生反复多次的随访，给予一定的指导。

（三）中医治疗

我国传统医学中，中草药、针灸、气功等广泛用于戒烟治疗。中草药主要包括将鱼腥草等加入到戒烟片、戒烟茶等制剂中，使戒烟者服用后产生恶心的感觉，属于厌恶疗法的一种。甘草具有泻火解毒、清咽利喉、甘缓润肺、祛痰止咳等功效，并且有一定的镇痛抗惊厥作用，能较好地改善烟草依赖的戒断症状。针灸治疗：多采用耳针，刺激"神门""肾""肺""交感"等穴位，既能帮助吸烟者主动戒烟，又可以缓解戒烟后各种不适症状，如渴求增加、坐立不安、焦虑等。目前的电针仪、电刺激仪、激光穴位治疗仪等可替代传统的针灸，操作更简便。此外，太极拳、气功、穴位按摩等也可缓解紧张焦虑情绪，克服戒断症状等，在戒烟治疗和康复过程中配合其他治疗共同发挥作用。

（四）新型治疗方法

根据烟草依赖治疗的核心是消除强烈持久的

尼古丁成瘾记忆等理论，我国学者陆林教授团队长期致力于开发物质依赖的新型干预方法，采用非条件性线索记忆唤起后服用 β 肾上腺素受体阻断药普萘洛尔抑制尼古丁成瘾记忆再巩固可以有效降低尼古丁心理渴求等，有望为烟草依赖提供安全、有效、副作用小的新型治疗方法。

（五）预防

吸烟的预防首先应加大宣传吸烟对健康的危害，提高公众对吸烟危害的意识，制定相关法律法规限制各种烟草产品的广告；其次应创造无烟环境，大力倡导所有的工作环境保持无烟；同时应加大对青少年的戒烟教育，教育青少年不吸烟是减少烟草依赖的重点。此外，多数研究表明，远期戒烟率较低，因而防止复吸是戒烟中的关键环节，这需要家庭和社会多方面的支持和配合。

（孙洪强）

第九节　其他成瘾问题

一、咖啡因

咖啡因（caffeine）是从茶叶、咖啡果中提炼出来的一种生物碱，适度地使用有祛除疲劳、兴奋神经的作用，临床上用于治疗神经衰弱和昏迷复苏。但是，大剂量或长期使用也会对人体造成损害。它也有成瘾性，一旦停用会出现精神萎靡、浑身困乏、疲软等各种戒断症状，但是其成瘾性较弱，戒断症状也不十分严重。因耐受性而不断增加咖啡因剂量时，不仅影响大脑皮层，还会直接兴奋延髓，引起阵发性惊厥，损害肝、胃、肾等重要内脏器官，甚至导致使用者的下一代出现智能低下、肢体畸形。因此咖啡因也被列入国家管制"精神药品"的范围。除了药源性的摄入，更多的咖啡因是从咖啡、巧克力、茶叶、可乐、能量饮料等食物中摄取的。有统计显示，北美 90% 的成年人每天摄入咖啡因。

（一）临床表现

1. 咖啡因中毒　是指最近使用咖啡因（通常远超过 250mg），在使用咖啡因过程中或不久后，出现焦虑不安、神经过敏、兴奋、失眠、面红、多尿、胃肠功能紊乱、肌肉抽搐、思维和言语散漫、心动过速或心律失常、精神运动性激越、一段时间不知疲倦等症状或体征（至少 5 项）。这些体征或症状可引起具有显著临床意义的痛苦，或导致社交、职业或其他重要功能方面的损害。

2. 咖啡因戒断　长期每天使用咖啡因，突然停止或减少咖啡因使用，并在 24 小时内出现头痛、显著的疲劳或困倦、烦躁不安、抑郁或易激惹、注意力难以集中、感冒样症状（恶心、呕吐、或肌肉疼痛/僵直）等体征或症状（至少 3 项）。这些体征或症状引起具有显著的临床意义的痛苦，或导致社交、职业或其他重要功能方面的损害。

3. 其他咖啡因所致的障碍　"咖啡因所致的焦虑障碍"和"咖啡因所致睡眠障碍"分别与"焦虑障碍"和"睡眠-觉醒障碍"有类似的临床表现。只有当症状严重到足以需要独立的临床关注时，才能给予咖啡因所致障碍的诊断，而不是咖啡因中毒或咖啡因戒断。

（二）治疗

患者一旦被确诊为"咖啡因中毒"，应该在服药早期就进行催吐，使用 1∶2 000 高锰酸钾溶液洗胃，然后用硫酸钠导泻。同时静脉滴注葡萄糖溶液，促使已吸收的药物排泄。出现肌肉抽搐及惊厥的患者可给予地西泮、巴比妥类或水合氯醛等药物对症治疗。咖啡因戒断后最常见症状是中度到重度头痛，通常会在停止摄入咖啡因的 3～4 天后自然消失。如果患者希望使用止痛药来缓解该症状，需要注意避免使用含有咖啡因成分的止痛药。部分患者可能会出现抑郁和嗜睡等戒断反应，甚至因此变得情绪不稳定，需要适当服用抗抑郁、抗焦虑药物对症治疗。

中国把纯咖啡因列为"二类精神药品"管制，其生产、供应须经过省级卫生行政部门批准，由县级以上卫生行政部门指定的单位经营。医师处方中用量不得超过 7 天常用量，处方需存留 2 年。而美国法律中咖啡因不在管制药物之列，其药用和食用都是合法的。由于咖啡因普遍存在于人们生活中经常接触的食物和饮料（如咖啡、可乐、各种功能饮料）中，加强有关咖啡因成瘾的宣传，避免和减少未成年人对含咖啡因食物的接触是预防咖啡因使用障碍的工作重点。

二、致幻剂

致幻剂（hallucinogen）又称迷幻药物、拟精神病药物等,是指影响中枢神经系统,引起感觉、情绪改变,对时间和空间产生错觉、幻觉,甚至导致妄想等精神症状的一类物质。致幻剂的使用历史可以上溯到几千年前,那时的致幻剂来源于植物,如某些品种的蘑菇、各种含有裸盖菇素的植物。1938年,瑞士化学家 Hofmann 人工合成了现代致幻剂——麦角酸二乙酰胺(lysergic acid diethyiamide, LSD),成为致幻剂的代表。使用方式为口服、抽吸、静脉注射、皮下注射。本节以 LSD 为代表,对其所致的使用障碍问题加以阐述。

(一) 临床表现

1. 躯体症状 LSD 的躯体效应明显。它可影响自主神经系统,表现为震颤、心率加快、血压升高、瞳孔散大、面色潮红、结膜充血、流泪流涎、体温升高、反射增强等症状。但是,过量使用 LSD 并不会引起严重的躯体反应。在使用致幻剂后 2 个小时内可产生心理效应并且持续 8～14 个小时。

2. 感知觉障碍 服用 LSD 后,患者可出现感知觉紊乱,最常见的是错觉和幻觉。幻觉最常见的是幻视,可为有形的,如复杂的动物或人;也可为无形的,如色彩斑斓的光环。视力也会变得模糊或鲜明。听力变得迟钝或者过敏。有时觉得身轻如燕,有时觉得特别沉重。个体最明显的体验是感知觉的扭曲或增强。协同感觉有时很明显,即感觉从一种形式转换为另一种形式,如看到声音、闻到光线。使用者会将看到的客观事物与其他事物混淆,或者是将静止的事物看成是在有规律地运动。

3. 精神症状 躯体感觉会被歪曲成一种痛苦的体验,使用者有时候会感到自己游离于躯体之外,常因服药后的体验超出其控制能力而深感不安,有时感到自己会变成“疯子”或去杀人,这种体验会使其因担心精神错乱而产生恐惧的情绪。严重时,LSD 能引发妄想、自杀或杀人的冲动。使用者的自我控制能力明显减退。人格解体与现实解体较常见,由于自我体像障碍,使用者可出现离奇的感觉,如认为自己融合为其他人躯体的一部分;有时有强烈的躯体不适感,如感觉被碾碎、被牵拉;还可发展到对自己的外形辨认不清。惊恐发作多见于初期使用者,会产生严重的焦虑甚至达惊恐程度,有时伴偏执观念,对他人产生敌对态度。有时在大量滥用后会出现一过性的抑郁发作,悲观绝望。出现严重的抑郁时可产生自杀观念或行为。在认知方面,记忆力、注意力、计算力和判断力等都会下降。

诊断主要根据患者有使用致幻剂的历史,可在自我报告、血液检查、尿液分析等的客观依据的基础上进行评估,以分辨致幻剂的种类。

(二) 治疗

对于使用 LSD 产生不良反应的患者,首先应给予支持性心理治疗,应向患者说明,这些异常思维和感觉都是药物引起的,而并非精神崩溃,这往往能够帮助患者应付致幻剂的急性不良反应。发生急性中毒时,常规使用氯化铵,以酸化尿液,加速排泄,可保留灌肠。要积极抢救,吸痰、给氧,必要时血液透析。积极对症治疗,降低血压、体温,处理心律失常,维持水电解质平衡。昏迷患者,可给予毒扁豆碱 1～2mg 肌内注射或静脉注射,必要时可在 20 分钟内重复使用。对于大量服用致幻剂者,最常用的治疗方法是缓慢撤药。对于服用后出现幻觉的发作期患者,必须安置在安全环境中,严密监护,防止自杀、伤人等意外行为。对于出现分裂样精神症状、焦虑、抑郁的患者,可给予小剂量的抗精神病药、抗焦虑药和抗抑郁药。致幻剂慢性中毒可引起智力损害、记忆力下降、人格改变等后遗症状,可采取营养神经、高压氧、康复训练等治疗方式。预防使用致幻剂的重点是加强对整个社会群体,特别是未成年人的健康教育和监护,防止滥用。

三、吸入剂

吸入剂(inhalant)又称挥发性溶剂,是指胶水或油漆稀释剂中含有的挥发性物质或气雾剂,主要成分包括氯化碳类、酮类、醋酸酯类、脂肪族和芳香族碳水化合物等,市面上滥用的吸入剂达 1 000 种以上。中枢作用与乙醇和巴比妥类的中枢抑制剂类似,常见滥用的挥发性溶剂有醇类如乙醇、甲醇和异丙醇,脂肪族碳氢化合物如汽油、樟脑油,芳香烃类如苯、甲苯等,还有丙酮、四氯化碳、氟利昂等其他类化合物。使用者一般通过鼻子或嘴吸入。

(一) 临床表现

使用吸入剂者,早期表现类似酒精中毒,可

出现中等程度的兴奋、欣快、口齿不清、步态不稳、视物模糊、反应变慢、眩晕等,症状通常持续几分钟,30~60分钟后恢复正常。严重者可出现谵妄、精神错乱等症状。国内外近年来频繁出现青少年因使用"笑气"过量导致瘫痪的报道。

诊断主要根据患者有使用吸入剂的历史,和相应的临床症状和体征,如呼吸或衣物上的特殊气味、言语不清、定向障碍、眩晕、流泪、流鼻涕等进行评估。吸入剂使用者可表现出一些特殊症状,如将油笔藏在身下、鼻子上有痕迹、不停嗅闻衣袖等。

(二)治疗

对于吸入剂急性中毒的治疗,因多数吸入剂缺乏特异性解毒治疗药物,所以多采取非特异性解毒治疗,即应用各种促进机体代谢、排泄、清除或解毒的药物或措施,如吸氧,静脉注射葡萄糖和维生素C、谷胱甘肽、葡萄糖醛酸等。也可给予利尿、血液透析,有助于吸入剂的清除。应时刻注意维持中毒者的呼吸和循环系统的基本功能,防止中毒性脑水肿和肝肾功能损害。

青少年是吸入剂使用的易感人群,因而心理治疗是最重要的治疗手段。采用动机强化治疗、认知行为疗法、行为疗法等多种心理治疗方式,纠正使用者的心理行为障碍,提高其生活能力,使之最终摆脱吸入剂的困扰,适应社会生活,而不是简单的打破使用者与吸入剂之间的联系。学校教师及青少年的家长对预防青少年滥用吸入剂问题扮演着重要角色,应该对老师和家长宣传吸入剂的相关知识,让其认识到吸入剂对身体的危害。因吸入剂出现焦虑、抑郁、精神病性症状时,可根据症状持续时间长短决定是否需要使用精神药物进行干预。

四、其他新型毒品

(一)新型毒品的概念及常见类型

新型毒品是相对阿片、海洛因等传统毒品而言,主要指人工化学合成的致幻剂、兴奋剂类毒品。它们主要具有精神依赖、中枢神经兴奋、食欲抑制,和拟交感效应等药理、毒理学特性,较少产生躯体依赖,是联合国精神药品公约管制的物质。新型毒品大部分是通过人工合成的化学合成类毒品,而阿片、大麻等主要是毒品原植物再加工的半合成类毒品。新型毒品对人体主要产生兴奋、抑制或致幻作用,而阿片、海洛因等传统毒品对人体则主要以"镇痛""镇静"为主。新型毒品大多为片剂或粉末,吸食者多采用口服或鼻吸式,即非注射方式给药,具有较强的隐蔽性。目前流行滥用的新型毒品多发生在娱乐场所,所以又被称为"俱乐部毒品""休闲毒品""假日毒品"等。近十年来,传统毒品的全球市场缩小或保持稳定,而新型毒品的产量和滥用量明显上升。以下简单介绍近年来国内外较流行的新型毒品。

最初在我国被称之为"摇头丸"的是指以MDMA、MDA等苯丙胺类兴奋剂为主要成分的丸剂,而目前"摇头丸"成分更为混杂,除MDMA、MDA等成分外,还常含有冰毒、氯胺酮、麻黄素、咖啡因、解热镇痛药等多种药物,从而增强"摇头丸"的致幻、兴奋作用。"迷幻蘑菇"多为粉红色片剂,其迷幻成分主要由含毒性的菌类植物"毒蝇伞"组成。"毒蝇伞"生长在北欧、西伯利亚及马来西亚一带,属于带有神经性毒素的鹅膏菌科,含有刺激交感神经、与迷幻药LSD有相似的毒性成分。吸食时药力持久,有吸食者称比"摇头丸""K粉"更强烈。吸食后会出现健谈、性欲亢进等生理异常反应。恰特草,又名"巧茶"(catha edulis),因其叶中含有兴奋物质卡西酮,咀嚼后对人体中枢神经产生刺激作用并容易成瘾,又被称为"东非罂粟",是世界卫生组织确定的II类软性毒品。γ-羟丁酸(GHB),又称为"液体迷魂药""迷奸水",是一种无色、无味、无臭的液体。吸食者服用后可出现性欲增强的特点,并产生快速睡意,苏醒后会出现短暂性记忆缺失,即对昏迷期间发生的事件无记忆,常被犯罪分子利用实施强奸。

(二)非处方药滥用

非处方药是指为方便公众用药,在保证用药安全的前提下,经国家卫生行政部门规定或审定后,不需要医师或其他医疗专业人员开写处方即可购买的药品,一般公众凭自我判断,按照药品标签及使用说明就可自行使用。非处方药又称为柜台发售药品(over the counter drug),简称OTC药。这些药物大多用于感冒、咳嗽、消化不良、头痛、发热等常见病、多发病的自行诊治。目前非处方药的监管一直处于空白状态,几乎所有非处方药的购买都不受限制,而一些含有能够致人上瘾成分的非处方药也处于不受监管的境地，青少年因服用非处方药追求刺激而上瘾的现象时有出现，这类对非处方药成瘾、依赖的物质使用障碍被称为"非处方药使用障碍"。对于此类障碍，目前国际和国内的诊断标准均没有明确规定，但是近十年来此类患者频繁出现在各大医院的精神科、成瘾医学科中，引起了医生们的关注。其中，复方磷酸可待因口服溶液（止咳水），主要成分为磷酸可待因、盐酸麻黄碱和氯化铵等，过去在我国一直被作为一般处方药管理，2015年5月起列入第二类精神药品，滥用者可表现为镇静、安宁和"无烦恼"等心理效应，易被青少年人群滥用。近些年由美国说唱圈流传入国内，开始流行的"紫水"，就是由"止咳水"、饮料和糖果按一定比例调配而成。在"止咳水"滥用现象被一定程度遏制后，报道最多引起成瘾的非处方药是"氢溴酸右美沙芬片"，它是一种非处方止咳药，主要活性成分是"美沙芬"，起到镇咳的功效，与止咳水成分中"可待因"的作用相当，长期大量服用可引起患者中枢神经系统的紊乱，使其情绪、思维、睡眠等受到影响，还可能造成药源性营养障碍。服药者通常会很兴奋，白天睡觉晚上不睡，出现生物节律改变，停用后会出现明显的戒断症状。部分滥用者还将其与"止咳水"一起服用，以增加"快感"。在国内，"右美沙芬"至今仍然作为"OTC"药物在药店中正常售卖。

（三）多药滥用问题

多药滥用（multiple drug abuse）也是近年来非常严重的物质滥用问题。它是指同时或先后交替滥用2种及2种以上成瘾物质的药物滥用行为或方式。滥用的多种药物可能都具有明确成瘾性，但有时是滥用的一种物质有成瘾性，而另外一种或几种虽未列入毒麻药品或精神类药品进行管理，临床已知其可能有成瘾潜力。这种滥用有时是使用者为了追求更兴奋感觉的主观故意，有时是非法物质生产者以牟利为目的，将多种成瘾物质混合在一起进行售卖，也就是近年来愈发泛滥的"合成毒品"，属于被动性的多药滥用。多药滥用可大大增加导致死亡风险，因为无论何种形式的多药滥用，都可能产生难以预料的严重不良反应，也更易导致过量中毒死亡。

（夏 炎）

参 考 文 献

[1] 胡建，陆林. 中国物质使用障碍防治指南. 北京：中华医学会电子音像出版社，2015.

[2] 郝伟. 酒精相关障碍的诊断与治疗指南. 北京：人民卫生出版社，2014.

[3] 杜江，钟娜，Poznyak V，等. ICD-11精神与行为障碍（草案）关于物质使用障碍与成瘾行为障碍诊断标准的进展. 中华精神科杂志，2018，51（2）：90-92.

[4] 许毅，李达，谭立文，等. 重复经颅磁刺激治疗专家共识. 转化医学杂志，2018，7（01）：4-9.

[5] 国家禁毒委员会办公室. 2017年中国毒品形势报告.（2018-6-25）.

[6] Huang Y，Wang Y，Wang H，et al. Prevalence of mental disorders in China: a cross-sectional epidemiological study. The Lancet Psychiatry，2019，6（3）：211-224.

[7] Reus VI，Fochtmann LJ，Bukstein O，et al. The American Psychiatric Association Practice Guideline for the Pharmacological Treatment of Patients With Alcohol Use Disorder. Am J Psychiatry，2018，175（1）：86-90.

[8] Hanlon CA，Dowdle LT，Henderson JS. Modulating Neural Circuits with Transcranial Magnetic Stimulation: Implications for Addiction Treatment Development. Pharmacol Rev，2018，70（3）：661-683.

[9] Spagnolo PA，Goldman D. Neuromodulation interventions for addictive disorders: challenges, promise, and roadmap for future research. Brain，2017，140（5）：1183-1203.

[10] World Health Organization. World health statistics 2018: monitoring health for the SDGs, sustainable development goals. Geneva，Switzerland，2018.

[11] World Health Organization. Global status report on alcohol and health. Geneva，Switzerland，2018.

[12] United Nations Office on Drugs and Crime. World Drug Report 2018. 2018.

[13] Xue Y X，Luo Y X，Wu P，et al. A memory retrieval-extinction procedure to prevent drug craving and relapse. Science，2012，336（6078）：241-245.

[14] Ren ZY，Liu MM，Xue YX，et al. A Critical Role for Protein Degradation in the Nucleus Accumbens Core in

Cocaine Reward Memory. Neuropsychopharmacology. 2013, 38(5): 778-790.

[15] Xue YX, Xue LF, Liu JF, et al. Depletion of Perineuronal Nets in the Amygdala to Enhance the Erasure of Drug Memories. J Neurosci. 2014, 34(19): 6647-6658

[16] Jian M, Luo YX, Xue YX, et al. eIF2α dephosphorylation in basolateral amygdala mediates reconsolidation of drug memory. J Neurosci. 2014, 34(30): 10010-1002

[17] 陆林. 沈渔邨精神病学. 第6版. 北京: 人民卫生出版社, 2018.

[18] Ahmad K. Increased use of amphetamine-type stimulants threatens east Asian countries. Lancet. 2002, 359(9321): 1927.

[19] Unodc. World Drug Report. (2018-6-25).

[20] Perkonigg A, Goodwin RD, Fiedler A, et al. The natural course of cannabis use, abuse and dependence during the first decades of life. Addiction, 2008, 103(3): 439-449.

[21] Chen ZM, Peto R, Iona A, et al. Emerging tobacco-related cancer risks in China: A nationwide, prospective study of 0.5 million adults. Cancer, 2015, 121, 17: 3097-3106.

[22] 苑佳玉, 李俊旭, 张汉霆, 等. 大麻的成瘾性和潜在的药用价值. 中国药物依赖性杂志, 2017, 26(05): 330-336.

[23] 周立民. 我国大麻滥用的历史和现状. 中国药物依赖性杂志, 2015, 24(5): 327-331.

[24] Saunders JB. Substance use and addictive disorders in DSM-5 and ICD-10 and the draft ICD-11. Curr Opin Psychiatry, 2017, 30(4): 227-237.

[25] Grantham EK, Farris SP. Bioinformatic and biological avenues for understanding alcohol use disorder. Alcohol (Fayetteville, NY), 2019, 74: 65-71.

[26] Zahr NM, Kaufman KL, Harper CG. Clinical and pathological features of alcohol-related brain damage. Nat Rev Neurol, 2011, 7(6): 284-294.

[27] Blanco-Gandia MC, Rodriguez-Arias M. Pharmacological treatments for opiate and alcohol addiction: A historical perspective of the last 50 years. European journal of pharmacology, 2018, 836: 89-101.

[28] 杨德森, 刘协和, 许又新. 湘雅精神医学. 北京: 科学出版社, 2015.

[29] 李凌江, 陆林. 精神病学. 第3版. 北京: 人民卫生出版社, 2015.

[30] Zhang M, Ying J, Wing T, et al. A Systematic Review of Attention Biases in Opioid, Cannabis, Stimulant Use Disorders. International journal of environmental research and public health, 2018, 15(6): 1138.

[31] Hayhurst KP, Pierce M, Hickman M, et al. Pathways through opiate use and offending: A systematic review. The International journal on drug policy, 2017, 39: 1-13.

[32] World Health Organization. ICD-11 beta draft [EB/OL]. [2017-07-27]. http://apps.who.int/classifications/ icd11/browse/en.

[33] Parrino L, Terzano MG. Polysomnographic effects of hypnotic drugs. A review. Psychopharmacology (Berl). 1996, 126(1): 1-16.

[34] Wagner J, Wagner ML. Non-benzodiazepines for the treatment of insomnia. Sleep Med Rev, 2000, 4(6): 551-581.

[35] Mehta PK, Bachhuber MA, Hoffman R, et al. Deaths From Unintentional Injury, Homicide, and Suicide During or Within 1 Year of Pregnancy in Philadelphia. Am J Public Health, 2016, 106(12): 2208-2210.

[36] 闫薇, 高雪娇, 陆林, 等. 药物成瘾治疗的国内外现状和发展趋势. 中国药物依赖性杂志, 2017, 26(4): 249-253.

[37] Zhang XC, Shi J, Tao R. Substance and Non-substance Addiction. Springer, 2017.

[38] Quibell R, Prommer EE, Mihalyo M, et al. Ketamine. J Pain Symptom Manage, 2011, 41(3): 640-649.

[39] Luo YJ, Li YD, Wang L, et al. Nucleus accumbens controls wakefulness by a subpopulation of neurons expressing dopamine D1 receptors. Nat Commun, 2018, 9(1): 1576.

[40] 中国疾病预防控制中心. 2015中国成人烟草调查报告. (2015-12-28).

[41] 中华人民共和国国家卫生健康委员会. 中国居民营养与慢性病状况报告. (2015-6-30).

第十九章　成瘾行为所致障碍

第一节　概　述

成瘾行为所致障碍，是指与化学物质（如成瘾性物质）无关的另一种成瘾形式，特点为反复出现的、具有强迫性质的冲动行为，尽管成瘾者深知此类行为所产生的不良后果，但他们仍然执意坚持，从而对躯体、心理健康和社会安全产生不良影响。目前受到广泛关注的成瘾行为包括赌博障碍（gambling disorder，GD）、游戏障碍（gaming disorder）、性成瘾（sex addiction）和购物成瘾（shopping addiction）等。

20世纪七八十年代，心理学和精神病学家在临床上观察到，外界的刺激行为也会引发一些与成瘾核心症状类似的行为，特点为反复出现、具有强迫性质的冲动行为，并建议将"病理性赌博"列入DSM-Ⅲ中"冲动控制障碍"的范畴（1980年）。相继提出了"非药物成瘾（non-drug addictions）""非物质相关性成瘾（non-substance-related addictions）""行为成瘾（behavioral addictions）"或"成瘾行为所致障碍（disorder due to addictive behavior）"等专业名词来指代这些由环境、行为所诱发的类似物质成瘾的生理和心理变化，如不可控制的赌博、暴食、性滥交、观看色情作品、玩电子游戏、上网、购物等（表19-1-1）。

在现象学中，成瘾行为所致障碍的个体经常表现出某种问题行为模式：控制能力受损（如渴望、试图减少某种行为却不成功）、社会功能损害（如兴趣减少、忽视生活的其他方面）和冒险（尽管意识到有害的影响，但仍坚持进行）。大量研究证实有些成瘾行为所致障碍在神经生物学机制、共病特征、临床表现、自然病程等方面与物质使用障碍机制类似，因此在ICD-11中被归为"行为成瘾所致障碍"，包括"赌博障碍"和"游戏障碍"。由于"病理性赌博"一词带有贬义色彩，因此在DSM-5中改为"赌博障碍"，并剔除DSM-Ⅳ中关于违法犯罪的条目（曾有过违法行为如伪造、诈骗、盗窃、挪用资金赌博）。

随着研究的深入，美国精神病学会（American Psychiatric Association，APA）表示"成瘾障碍"概念的范畴正在发生变革，这为新的研究和治疗提供了思路。

一、病因、发病机制研究进展

成瘾行为所致障碍的发病机制目前尚不清楚，但成瘾行为所致障碍与物质成瘾在临床表现、社会文化因素、心理因素方面的相似性提示二者可能存在相似的发病机制。

1. **遗传学因素**　成瘾行为所致障碍具有家族聚集性特点，其亲属发生同类障碍的概率高于一般人群。Monahan通过调查31名病理性赌博患者及其一级亲属后发现，患者的一级亲属中发

表 19-1-1　成瘾行为所致障碍

类别	DSM-Ⅲ	DSM-Ⅳ	DSM-5	ICD-10	ICD-11	注释
成瘾行为所致障碍	病理性赌博	病理性赌博	赌博障碍	病理性赌博	赌博障碍	在DSM-Ⅲ、DSM-Ⅳ和ICD-10中，赌博障碍包含在冲动控制障碍中。ICD-11中赌博障碍被细分为线上和线下类型。
			网络游戏障碍		游戏障碍	游戏障碍没有出现在DSM-Ⅲ、DSM-Ⅳ和ICD-10中，ICD-11中游戏障碍分为线上和线下类型。

生病理性赌博和其他类型赌博问题的比例分别为 8.3% 和 12.4%，均显著高于对照组的水平（分别为 2.1% 和 3.5%）。Ershe 的研究成果表明，成瘾行为所致障碍的患者与物质成瘾的亲属，大脑结构都存在相似的异常变化。

2. 神经生物学因素 成瘾行为所致障碍与物质成瘾具有一些共同的生物学机制，例如均涉及与人类动机相关的中脑边缘多巴胺奖赏系统。无论是一些个人行为如过度赌博、购物、游戏，或使用某些精神活性物质如海洛因、酒精、烟草等，均能使人产生快感并缓解不良情绪，因而具有成瘾的可能性。"奖励缺陷"模型（reward deficiency model）理论认为，面对相同价值的奖励，多巴胺能神经元功能不足的个体体验到的快感比正常人低，所以他们需要进行代偿性的活动（如大量服药）来获得快乐体验。脑成像研究表明，奖励缺陷模型不仅适用于物质成瘾，也适用于赌博障碍的个体。Reuter 等使用 fMRI 扫描了 12 名病理性赌博患者和 12 名正常人在猜谜模式下（guessing paradigm）的脑部活动，结果发现，纹状体的激活水平与病理性赌博的严重程度呈负相关，这些脑区通常与奖赏神经环路有关，赌博障碍的患者纹状体和腹内侧前额叶皮层的活动水平与对照组相比显著降低。

在成瘾行为所致障碍中，减少"成瘾行为"的困难提示成瘾行为所致障碍可能涉及与冲动有关的神经机制。前额叶皮层在认知控制、行为决策、反应抑制等功能上发挥关键作用。前额叶皮层与其他相关脑区功能连接的改变会直接影响对成瘾行为的控制能力。曹枫林等运用"go-stop"冲动行为范式进行的 fMRI 研究发现，网络依赖的青少年和对照组的健康青少年的前额叶皮层与前扣带皮层均被显著激活。但相比对照组，网络依赖青少年的额叶功能相对受损，除额叶、扣带回外，其他多处区域（顶叶、颞叶、小脑前叶等）被广泛激活。这个结果与游戏障碍患者的脑影像学结果类似。

3. 心理学因素 成瘾行为所致障碍的产生与个体的心理因素也有重要的联系。精神分析流派认为成年期的行为偏差可能与童年期创伤有关。Olson CK 发现具有追求娱乐与休闲，偏好竞争与挑战，存在负性情绪、社交需求、好奇，渴望获得成就感等特征的个体更容易产生较高的游戏动机从而发生过度游戏的行为。McCarthy 的研究发现，40%～65% 性成瘾的男性患者曾经受到身体、情感或性的虐待。强迫性购买行为可能与心理冲突、早年生活事件、内部稳定自我形象的缺失和阉割焦虑有关。认知行为理论认为，产生这种行为的根本原因在于患者的不良认知。Kellett &t Bolton 将强迫性购物的认知行为模型总结为 4 个主要阶段：①易感因素，包括成长经历和家庭气氛；②内部情绪和外部触发时间；③购买行为；④购买后的情绪、行为。药物治疗的效果通常较心理治疗的效果差，这提示心理因素在成瘾行为所致障碍中起重要作用。

二、临床诊疗研究进展

针对成瘾行为所致障碍的临床治疗研究，近年来主要采用心理行为学测试、fMRI、事件相关电位等方法进行研究，发现游戏障碍者呈现出执行控制能力差、高风险偏好、对游戏相关线索敏感等特征，且这些特征与其认知控制脑区及奖赏相关脑区功能改变有关，与物质及赌博成瘾有类似的神经心理基础。

尽管成瘾行为所致障碍的诊断标准因对象不同而有所差异，但在临床症状上，通常都表现出成瘾的核心特征，如沉迷于某种行为，想要摆脱却总是失败，这些不良行为模式对工作、学习和生活等造成严重影响。在行为表现上，成瘾行为所致障碍和物质成瘾也具有相似性，如与吸烟、饮酒类似，游戏障碍、赌博障碍也多开始于青少年或成年早期。成瘾行为所致障碍经常伴随着精神活性物质的滥用，两者共病现象常见。

成瘾行为所致障碍的治疗目前主张药物治疗与心理治疗相结合。然而，药物治疗应用于成瘾行为所致障碍的证据尚不充分，也缺少这方面的临床研究。心理治疗方面，可采用个体治疗、团体治疗等方式。个体治疗中主要使用的是精神动力学治疗、认知行为疗法和家庭治疗，根据患者的发病原因选用相应的疗法，也可联合使用多种方法。一些心理学家和研究者认为，团体治疗是治疗成瘾行为所致障碍的有效方法。但是到目前为止，还没有团体疗法的理论体系来解释和说明团体治疗是如何有效治疗成瘾行为所致障碍的。

三、研究方向的争议和展望

DSM-5、ICD-11 中将成瘾行为所致障碍与物质（依赖）成瘾并列的分类观点也遭到了一些人的反对。DSM-Ⅳ工作委员会（task force）主席 A.Frances 认为，将"成瘾行为所致障碍"纳入精神疾病分类系统在实践、概念上均存在问题。他认为，这种分类会迅速扩大到所有可导致社会问题的冲动行为，"愉悦"驱动行为和成瘾驱动行为之间失去明确的分界线，"成瘾行为所致障碍"成为诊断名称可能会造成过度诊疗或社会歧视，还将扩大精神疾病诊断的边界，"成瘾行为所致障碍"将可能成为人们遇到麻烦时，对过去不负责任的借口。如游戏障碍的提出可能会导致假阳性诊断，尤其是针对青少年和儿童人群，一旦形成此疾病诊断后所导致的对医疗、公共卫生、人权及社会的负面影响也会引发系列争议。即在医学化（medicalization）过程中将这些自我放纵行为变成疾病，极大地增加了精神障碍患病的人群。

尽管这些批评存在合理的一面，但这些行为带来的较为严重的社会、心理或公共卫生问题是客观存在的。

购物成瘾又称为强迫性购物、强迫性消费、强迫性花销、强迫性购买或购物狂，但购物成瘾仍未列入当前提出的成瘾行为所致障碍中，也未成为精神障碍分类系统中的一种疾病。由德国精神病学家 Emil Kraepelin 在 1915 年首次提出，Kraepelin 将这种障碍称为"购买狂"。Eugene Bleuler 认为这种购物障碍是反应性冲动或冲动控制障碍的一种形式，并将这种行为与盗窃癖和纵火癖归为一类。购物成瘾的流行病学研究起源于 19 世纪 80 年代。O'Guinn 及 Faber 将购物成瘾定义为：一种"慢性的、难以阻止的、反复性购买行为，表现为对负性事件或负性情感的反应，并最终会导致不良后果"。

性成瘾障碍（sex addiction, SA）这一行为模式的具体界定和命名还没有形成统一的观点。到目前为止，DSM 中仍未出现"性成瘾"这个名词。但在 DSM 以往的版本中，有诊断编码与性成瘾障碍较为相似。DSM-Ⅰ首次将过度的非性欲倒错的性行为纳入性心理障碍中，将其定义为"与许多人发生多次性行为并感到苦恼，这些人对他们来说，就像一件物品"。在 DSM-Ⅱ中将过度的非性欲倒错的性行为纳入性障碍中。从此，性成瘾障碍作为一种独立的疾病现象出现。然而，由于缺少实证和临床研究来证实性成瘾障碍确实是一种成瘾行为，因此在 DSM-Ⅳ中又将非性欲倒错的性成瘾障碍删除。ICD-11、DSM-5 也并未将性成瘾障碍纳入其中，仍将其以强迫性性行为障碍（compulsive sexual behaviour disorder）暂纳入冲动控制障碍条目下。

现代精神医学的一大争议即是将非医疗问题过度医学化。但纵观整个现代精神病学发展史，很多精神疾病的产生就是医学化的产物，如儿童多动症、酒精和药物依赖、进食障碍、创伤后应激障碍（PTSD）、学习障碍等。因此，如果一个现有的非医疗问题有明确的精神病理过程并存在有效的治疗方法，那么将该问题医疗化会是一个很好的选择，因为这无论对个人还是社会都是有利的。ICD-11 将成瘾行为所致障碍独立分类并进行扩充诊断，有利于规范成瘾行为所致障碍的评估及诊疗过程、提高成瘾行为所致障碍相关研究质量、改善成瘾行为所致障碍相关临床实践，并且清晰的诊断分类更有可能有利于消除大众的歧视。因此，今后仍需要更多研究探索成瘾行为所致障碍神经心理机制、临床特征及其优化诊疗方案，以提高成瘾行为所致障碍的临床实践效果及效率。

（时　杰　王育梅）

第二节　赌博障碍

赌博障碍（gambling disorder, GD）指过度或强迫性的赌博行为导致赌博者出现明显的社会功能障碍、心理损害的一种现象。赌博是指一种以盈利为目的，通过某些有价值的物品作为筹码，以期获得更大价值物品的冒险行为。赌博的形式多种多样，除了以赢钱为目的的赌博外，广义的赌博还包括如商业投资、股票买卖、职业选择、福利彩票、赛马、军事和外交策略等的选择过程。赌博者往往可表现出赌博频率高、赌博金额多、过度欺瞒自己的赌博行为，以及试图翻本、无法控制的赌博冲动和明显的认知偏差等心理和行为特点，甚至出现盗窃、贪污、抢劫等违法行为。少数赌博者（至多 5%）会产生赌博相关问题，问题较严重者可能符合赌博障碍的诊断标准。

美国精神病学会于 1980 年出版的 DSM-Ⅲ 中提出"病理性赌博"（pathological gambling, PG）的概念，是指参赌者对赌博活动产生向往和追求的愿望，并产生反复参与赌博活动的强烈渴求心理和强迫性赌博行为。在 2013 年修订的 DSM-5 中，将"病理性赌博"归类于成瘾与相关疾病，从而提出了一个全新的精神疾病类别——行为成瘾，并且更名为"赌博障碍"。WHO 在 1992 年发布 ICD-10 也将病理性赌博纳入习惯与冲动障碍的分类中，2018 年 6 月发布的 ICD-11 版本中，赌博障碍和游戏障碍一起纳入"物质使用或成瘾行为所致障碍"的章节，并于 2022 年 1 月 1 日正式生效。

赌博障碍作为一种广受关注的公共卫生问题，患病率在逐渐增高。1 篇纳入美国和加拿大 119 项研究的荟萃分析显示成人病理性赌博和问题性赌博的终生患病率分别为 1.6% 和 3.85%，青少年的病理性赌博和问题性赌博的终生患病率更高，分别为 3.88% 和 9.45%，男性多于女性。国内调查显示普通人群的终生患病率为 0.4%～2.0%，其中约 1/3 的赌博成瘾者可以自愈。赌博给赌博者本人和其家庭成员带来高额债务，60% 的病理性赌博患者曾因赌博而犯罪，并且还常造成失业、辍学、家庭冲突等。此外，48%～70% 的病理性赌博患者有自杀倾向，其中 13%～20% 曾试图自杀。

一、病因与发病机制

赌博障碍的病因错综复杂，通常由神经生物学、遗传学、心理学和社会学等因素共同作用导致，这些因素决定了参赌者在接触赌博之后是否会无法克制地继续赌博，最终导致成瘾。研究人员已经确定了一些与赌博障碍相关的风险因素，如男性、青少年、社会经济地位较低者和一些少数民族更易出现赌博问题。目前已有大量研究从不同的角度揭示赌博障碍的发病机制。

1. 遗传易感性 赌博障碍与物质使用障碍类似，也存在家族聚集性现象，其遗传概率为 0.50%～0.60%。家系调查和双生子的流行病学调查均提供了有力的证明。临床研究发现 20%

赌博障碍患者的一级亲属中也存在赌博障碍，由此遗传因素在赌博障碍发展过程中可能存在一定作用。对赌博障碍的分子遗传学研究集中在多巴胺能系统相关基因，主要是与多巴胺 D_2 受体基因 Taq-Al 多态性有关，Taq-Al 也曾被发现与冲动、成瘾、强迫行为有关。多巴胺 D_1、D_4 受体基因也发现与赌博障碍有关。此外，赌博障碍还可能涉及 5-羟色胺（5-hydroxytryptamine, 5-HT）能和去甲肾上腺素能神经通路的相关基因改变。

2. 神经认知

（1）认知扭曲：有些研究者认为认知扭曲在赌博障碍的发生发展中起到了重要作用。认知扭曲包括迷信心理、赌徒谬论、控制错觉、对输赢或者接近赢的非正确处理等。参加赌博并接近赢的经历可能会激发这种扭曲。赌徒谬论的特点在于赌博者始终相信持续一定时间和频率的失败总会实现预期目标，它有一种类似催化剂的效应，催化"追逐损失"的行为，使其试图通过更大的赌注找回过去的损失，约 60% 的赌博者输时会比赢时押更多的钱。控制错觉是指个人对成功概率的预期高于客观成功概率的现象，这使得参赌者相信自己能够掌控游戏并且可以赢回输掉的。另外一种扭曲的想法就是对结果错误的估计，赌博者往往过高的看待其所得，忘记、低估或合理化其所失。沉没成本效应也能解释赌博障碍的形成，它是指在以往投入的金钱、时间或其他资源无法挽回时，人们有继续投资同一项目的倾向。沉没成本效应使得赌博者为了弥补损失盲目继续投入，结果是亏损越来越大，进而导致赌博障碍的出现。所以错误的认知使得赌博得以继续。

（2）冲动控制障碍：赌博障碍在 DSM-5 之前一直被纳入冲动控制障碍，主要特点为无明确、合理的动机而反复出现的行为，并对他人及自己的利益均造成损害，患者自觉该种行为带有冲动性，并且无法控制。赌博成瘾者存在较差的反应抑制能力，可能是其在失去一定金额后无法在赌场内放弃赌博的关键因素。在一些冲动抑制的任务中，如 Stroop 色词试验、Go/No-go 联想测验任务（Go/No-go association task, GNAT）、停止反应信号任务等，患者抑制干扰信号或及时停止冲动的能力较差，与其无法控制赌博冲动有关。此外，患者还存在对时间估计、计划性的缺陷，并且在基于奖赏的决策任务中更倾向于做出高风险的选择，比如在延迟折扣任务中，赌博障碍患者更倾向于选择即刻能得到的小奖赏而放弃需要延迟等待的大奖赏。

（3）强迫障碍：赌博障碍患者中具有强迫障碍或强迫症状的患者比例较多，并且其强迫症相关量表的平均分也高于正常人群，表现出明显的持续重复和较差的认知灵活性，并且伤害回避量表评分增加，难以抵制与克服对赌博的强烈期望。患者反复想赌博并难以摆脱，从而违背自己的意愿去赌博，在赌博行为中以及赌博结束时常感到愉悦和舒畅，之后可能会有后悔、自责或内疚感，因此也有学者把赌博障碍看成一种强迫障碍。此外，与物质成瘾类似，赌博行为也可能存在从早期奖赏驱动的冲动行为转变为后期由厌恶/应激刺激驱动的强迫性行为。

3. 神经化学 在赌博障碍的病理生理学中有多种神经递质系统参与，主要是多巴胺系统、5-HT 系统、去甲肾上腺素系统。中脑边缘多巴胺系统是参与奖赏的关键性神经环路，涉及学习、动机、奖赏和欣快感的产生和形成。多巴胺在赌博障碍中的明确机制目前仍存在争议，部分研究发现赌博障碍患者脑脊液多巴胺释放增加。多巴胺受体水平还与情绪相关的冲动、赌博严重程度相关。去甲肾上腺素对维持脑电和行为的觉醒有重要作用，该系统活动增加时，会出现一系列的躁狂症状，减弱时则可能导致抑郁。中枢去甲肾上腺素系统可能与赌博障碍唤醒有关。研究者对该神经递质进行了相关检测，发现赌博障碍患者脑脊液、乳汁、尿液、血液中去甲肾上腺素及其代谢产物均升高。此外还发现在进行赌博时，去甲肾上腺素在整个过程中均保持较高的水平，而对照组仅在赌博开始时水平升高，提示可能与赌博障碍的病因学有关。去甲肾上腺素功能还与 Eysenck 人格问卷积分显著相关，推测去甲肾上腺素功能紊乱可能与赌博障碍患者人格问题有关。

5-HT 神经元主要参与唤醒、动机、决策、情绪、行为控制等，研究结果表明赌博障碍患者可能存在 5-HT 缺乏，部分研究通过直接测定脑脊液中 5-HT 的代谢产物水平来反映中枢神经系统内 5-HT 的含量，结果显示患者脑脊液中其代谢产物要低于正常对照组的水平。此外，5-HT 转运体、5-HT$_{2A}$ 受体基因的多态性也证明与赌博障碍有关，这些均提示 5-HT 系统参与赌博障碍的形成。此外，还有研究显示阿片肽系统、谷氨酸系统、内源性大麻素系统也在赌博障碍的奖赏、决策、冲动中发挥作用。

4. 神经影像学

（1）与奖赏有关的神经机制："奖励缺陷"模型认为，面对相同价值的奖励，多巴胺能神经活动不足的个体体会到的快感比正常人低，所以他们需要进行代偿性的活动（如大量服药）来获得相应的快乐体验，研究发现该模型不仅适用于药物成瘾，在赌博障碍中也得到了类似的发现。研究显示，无论是面临奖励还是惩罚，赌博障碍患者腹外侧前额叶皮层的激活水平都要显著低于对照组，表明赌博障碍的发生、发展可能与奖赏相关的神经环路多巴胺能活动不足导致个体对奖赏和惩罚的敏感性降低有关。

（2）与线索加工有关的神经机制：在药物成瘾中，当环境中出现与药物相关的线索时，渴求相关的眶额叶皮层、边缘系统等脑区活动增强。在赌博障碍中也得到了类似的结果，提示非药物成瘾也与线索加工的脑区过度激活有关。

（3）与冲动控制有关的神经机制：反复的成瘾行为与个体控制和抑制功能减弱有关。前额叶皮层在认知控制、行为决策、反应抑制等功能中发挥关键作用。前额叶皮层与其他相关脑区功能连接的改变会直接影响对成瘾行为的控制。研究发现赌博障碍患者在前额叶皮层与前扣带回、眶额叶皮层等脑区以及与其他脑区的功能连接受损，导致个体冲动控制能力下降，导致其在面对负性结果时仍继续赌博。有研究表明冲动性既是赌博障碍的易感个性，又是由于赌博问题产生的结果。

5. 社会因素 有研究调查了赌博可获得性对赌博障碍流行率的影响，发现随着赌博可获得性的增加，赌博障碍的流行率在 7 年的时间里上升了 75%。赌博通过运用操作性条件反射，利用自身可变的强化序列对赌博动机不断进行强化，其玩法设计还可以通过"控制错觉"和"差点赢"两种心理机制起作用。赌博经营者可以通过允许赌博者自由投注来加强其控制错觉，通过调整获奖概率来刺激赌博者的"差点赢"的心理,从而提高赌博者的参与程度。此外,赌博环境的设计也有助于刺激赌博者的欲望,在赢时配备特殊的灯光、声音等,可作为一种条件刺激,诱发赌博者的生理唤起,也会导致赌博者形成记忆偏差,使其更容易回忆起赢的经历,并对赢的概率进行过高估计,这些都可能刺激赌博者的赌博欲望。一些赌博广告极具诱导性的信息也会刺激和提高潜在赌博者的参赌意愿。

另外,参与赌博可能使青少年自觉提高其在同伴群体中的社会地位,满足青少年参与成人活动的愿望。这种效用体验加强了青少年的赌博动机。随着赌博能力和赌博动机的提高,青少年会更多地参与赌博活动,从而提高了赌博障碍出现的可能性。

二、临床表现

赌博障碍患者主要有以下特征:①过分沉涵于赌博,表现为持续的重温过去的赌博经历,预测赌博结果或计划下一次赌博,想尽办法获得金钱去赌博;②戒断反应,表现为当试图停止或减少赌博时出现坐立不安或易激惹;③耐受性增加,表现为需要不断加大赌注才能实现期待的兴奋;④负性后果,表现为置工作不顾、债台高筑、撒谎、违法以及社会退缩等;⑤控制能力受损,表现为多次努力去控制、减少或停止赌博,但都以失败而告终;⑥试图翻本,表现为在输了钱之后常常又去赌博,想赢回来。

赌博还可导致患者性格改变,情绪不稳定,固执倔强,易怒,撒谎成性,可合并神经质、精神质、感觉寻求特质等特点;沉溺于赌博也会造成许多心理问题,诸如抑郁、焦虑、易怒、内疚、强迫倾向、人际关系紧张以及自杀倾向等,还有记忆、注意和执行功能明显下降等,可为原发,也可能是继发;患者常存在一系列的认知偏差,如迷信心理、赌徒谬论、差点赢心理,导致对现实中的自我缺少正确认识,使得他们即使经历了连续失败和大额损失,仍会坚持赌博;长期赌博还会出现失眠、头疼、胃肠功能紊乱、高血压等心身疾病;无休止的赌博,必然会给个体、家庭、社会带来严重的危害,包括辍学、失业,对父母、配偶等漠不关心,不断向家人撒谎,引起家庭冲突。高

额的赌债,进而引发社会功能失调,甚至出现盗窃、贪污等违法犯罪行为。

赌博障碍常与其他精神障碍有很高的共病率,例如情感障碍、焦虑障碍、酒精滥用、毒品滥用以及人格障碍等,部分患者常有自杀倾向。尚不清楚赌博障碍与这些合并的疾病是否可以解释为享有共同的危险因素,或是两者最可能互为因果。

三、诊断标准

ICD-11中赌博障碍的诊断要点如下:

1. 过去12个月内持续或反复的赌博行为。

2. 对赌博的控制能力受损,赌博优先于其他一切活动,甚至成为日常生活的主题。

3. 尽管导致不良后果仍然继续赌博的行为。

4. 该行为模式严重到导致人格、家庭、社会、教育、职业及其他重要功能领域受损。

5. 如果满足所有诊断要点并且症状严重则可以缩短所需的持续时间。

四、鉴别诊断

主要与打赌、躁狂患者过度赌博、社会病态人格者的赌博以及精神活性物质滥用伴发的赌博行为等相鉴别。

五、治疗

由于赌博障碍的个体已经无法有效控制自己的行为,因此,专业的干预与治疗是非常必要的。但目前针对赌博障碍的干预措施研究仍处于探索阶段。不同的研究者从各自专业角度出发,并提出了不同的干预措施和干预流程。综合当前的大量研究,对赌博障碍的干预手段和策略可以归纳为以下三种:

1. **药物治疗(psycho-pharmacotherapy)** 大量对照临床试验建立了针对赌博障碍治疗的循证基础。在双盲对照研究中,阿片受体拮抗剂、选择性5-HT再摄取抑制药(selective serotonin reuptake inhibitor, SSRI)、心境稳定剂、谷氨酸能药物等对赌博障碍患者均有疗效。其中,阿片类药物可能是目前治疗赌博障碍最有效的药物,现有数据表明纳洛酮相对低剂量(50mg/d)和更高剂量(150mg/d)同样有效,纳美芬剂量范围在20~40mg/d之间都有效果。抗抑郁药使用时通常选

用中 - 高剂量,疗程长于抑郁症,但目前研究结果存在可变性,其临床效果不甚一致。另有研究发现阿片受体拮抗剂环丙甲羟二羟吗啡酮也对赌博障碍患者有效,但由于其存在肝损害的风险,应用并不广泛。

2. 心理疗法(psychological therapy) 心理疗法目前是赌博障碍的一线治疗方法。认知行为疗法(cognitive behavioral therapy,CBT)是最常用的心理疗法,它的有效性在其他成瘾类型,如物质成瘾、游戏障碍等的治疗过程中也得到了广泛验证。CBT 每个疗程需要 1~2 小时,通常要持续十几个疗程,数个月的时间(如 12 步 CBT),具体策略包括减少现实回避、高风险情境暴露、挑战病理性思维的行为实验、不同领域技能培养(如自信建立、问题解决技能、放松技术)等。

厌恶与想象疗法或暴露疗法是 CBT 的一种形式,方法包括厌恶治疗、想象脱敏以及实时的暴露。通过阻断赌博与愉快情绪之间形成的条件反射,同时建立与厌恶、恐怖情绪之间的条件反射。此外,动机治疗与短期心理干预、婚姻与家庭治疗在赌博障碍中也得到验证。

认知治疗可修正与赌博相关的歪曲认知,如高估获胜可能性、认为能够控制赌博结果的错觉、赌博者谬论以及对获胜记忆的选择偏倚等。CBT 的目标在于通过改变他们的错误认知,进而调整行为并进行针对性强化治疗,且性价比较高。CBT 还能够增强其他治疗方法的效果,包括其他类型的心理疗法、药物疗法、物理治疗。研究显示,药物治疗合并心理治疗效果优于单独治疗方法,同时还能够提高治疗依从性。

3. 神经调控治疗 研究发现,在帕金森病患者中赌博障碍的发生率显著升高,丘脑底核脑深部刺激常用来治疗晚期帕金森患者,有研究发现这种治疗方法可以降低患者的赌博症状。

由于目前关于赌博障碍的治疗研究仍相对较少,迄今为止,美国 FDA 尚未颁布针对赌博障碍的治疗指南,由于赌博障碍与物质成瘾之间的相似性,多项临床试验正在关注 FDA 批准的用于物质滥用障碍的治疗方法。目前关于赌博障碍治疗的主流趋势是采取以心理治疗为主,药物治疗和物理治疗为辅的干预措施。

(时 杰)

第三节 游戏障碍

游戏障碍(gaming disorder)指过度或强迫性使用电脑游戏或电子游戏导致游戏者出现明显的社会功能障碍、心埋损害的一种现象。表现为强迫性游戏、社交孤立、情绪波动、想象力减退和过度关注游戏中的成就,而对生活中的其他事情兴趣下降。分为线上型和线下型两种类型。

2013 年 5 月,美国精神病学会提议将网络游戏成瘾(internet gaming disorder)放在 DSM-5 的附录中,作为一种需要进一步研究的临床现象,这也在一定程度认可了将网络依赖作为一种精神障碍的界定。2018 年 6 月发布的 ICD-11 新增游戏障碍的诊断分类,并纳入"物质使用或成瘾行为所致障碍"章节。

随着全球范围内游戏玩家数量的迅速增长,游戏障碍的流行率逐渐增高。1 篇纳入全球 50 项研究的系统综述提示游戏障碍的流行率 0.7%~27.5%,男性多于女性,青少年多见。世界范围内游戏障碍的流行率呈现地区特异性,亚洲流行率较高,而欧美国家流行率报告相对较低。如韩国网络游戏成瘾流行率约为 5.9%,而美国为 0.3%~1.0%,德国为 1.16%。据中国互联网络信息中心 2018 年 7 月发布的第 42 次《中国互联网络发展状况调查统计报告》显示,截至 2018 年 6 月,我国网络游戏用户规模达到 4.86 亿,占总体网民的 60.6%,较 2017 年末增长 4 391 万人;手机网络游戏用户规模明显提升,达到 4.58 亿,较 2017 年末增长 5 123 万人,占手机网民的 58.2%。部分网络游戏用户表现出无法控制游戏行为并伴随健康或职能损伤,早在 2003 年该问题就引起国内学者的关注,发现儿童电子游戏依赖的检出率为 6.6%。2010 年基于对我国 10 个省份 104 600 人的调查显示,79.3% 的学生接触过网络游戏,3.2% 的青少年对网络游戏成瘾,排前几名的网络游戏为技巧类、扮演类、艺术类、体育类、棋牌类。目前网络用户由电脑端向移动端转变,大学生智能手机问题性使用阳性率 20.6%,其中包括游戏障碍、对社交软件过分依赖等。

一、分型

游戏障碍具体可分为线上游戏障碍和线下

游戏障碍两种类型。电子游戏（digital games）又称视频游戏（video games）或者电玩游戏（简称电玩），是指所有依托于电子设备平台而运行的交互游戏。根据媒介的不同多分为五种：主机游戏（或称家用机游戏、电视游戏）、掌机游戏、电脑游戏、街机游戏和移动游戏（主要是手机游戏）。完善的电子游戏在20世纪末出现，改变了人类进行游戏的行为方式和对游戏一词的定义，属于一种随科技发展而诞生的文化活动。

1. 线上电子游戏（online video-games） 又称网络游戏，简称"网游"。指以互联网为传输媒介，以游戏运营商服务器和用户计算机为处理终端，以游戏客户端软件为信息交互窗口的旨在实现娱乐、休闲、交流和取得虚拟成就的具有可持续性的个体性多人在线游戏。

2. 线下电子游戏（offline video-games） 又称单机游戏（single-player game），也称单人游戏，是相对于网络游戏而言的。一般指游戏的主要玩法只需要一台电脑就能完成的电子游戏，不能进行互联网对战。但随着网络的普及，为适应防盗版、后续内容下载服务、多人联机对战的目的，更多单机游戏也开始需要互联网支持。

二、病因与发病机制

1. 神经生物学因素

（1）冲动抑制能力下降：成瘾的核心要素是人们对自身冲动抑制能力的降低。冲动抑制能使个体能够抑制与主要目标无关的冲动，保持既定目标的实现。有效的冲动抑制能力会促使个体抑制自身的游戏冲动，制止过度的电子游戏行为，进而达到远离电子游戏的结果。游戏障碍患者在冲动抑制的任务表现较健康对照差，包括Stroop色词试验、Go/No-go联想测验任务、停止反应信号任务，表明患者抑制干扰信号或及时停止冲动的能力较差，可能与其无法控制游戏冲动有关。游戏障碍者较差的冲动抑制表现与其前额叶皮层脑区激活下降、杏仁核等情绪相关脑区激活增加有关，这也与物质成瘾者前额叶皮层功能异常类似。游戏障碍个体无法对进行电子游戏的冲动产生足够的控制力，不能有效控制自己的游戏行为。电子游戏产生的快感会进一步削弱游戏障碍个体对自身行为的控制能力，形成一种恶性循环。

（2）决策能力受损：决策过程是一个权衡利弊的过程，个体在面临决策时，通常需要选择高收益低风险，还是低收益高风险。游戏障碍患者存在决策能力下降，面对潜在损失时认知控制相关的左背外侧前额叶皮层、顶叶激活降低，且与游戏障碍严重程度负相关；而在面对潜在获益时游戏障碍者与奖赏相关的腹侧纹状体、腹内侧前额叶皮层、眶额回激活增加，与游戏障碍严重程度正相关。游戏障碍患者不去考虑过度沉溺游戏带来的负面影响，行为上表现出宁愿选择当前即刻能够满足的短暂快感，也不愿为长远的大的收益努力。对游戏障碍个体来说，进行电子游戏的行为可以迅速给他们带来快感和满足感。因此，他们通常不选择为学业成绩、人际关系、事业发展等长远目标而努力。

（3）奖赏机制：游戏障碍者对于玩游戏存在明显的心理渴求，并有奖赏相关脑区结构或功能改变。奖赏系统在成瘾的形成和维持中发挥重要作用。大量研究发现，游戏障碍与传统成瘾个体在奖赏寻求上表现出极高的一致性，主要表现出奖赏寻求增加、耐受性增强、戒断反应和躯体症状等临床特征。"魔兽世界"成瘾者在观看游戏视频时，其右侧眶额叶皮质、右伏隔核、前扣带回、内侧前额叶皮层、右侧背外侧前额叶皮层及右尾状核激活增加，且与对游戏的渴望程度呈正相关，提示在观看游戏相关线索时渴求相关脑区激活增加。游戏障碍者中脑区多巴胺转运体表达下降，多巴胺受体占有率降低，提示与愉悦及认知控制相关神经传导改变。游戏障碍者丘脑、左侧后扣带回白质的各项异性值高于健康被试者，丘脑白质纤维异常可能与成瘾者对游戏奖赏的敏感性增加有关。

2. ACE模型理论
2000年Young提出ACE模型作为理论框架来解释网络中的性成瘾行为。ACE模型中包含了三个变量，分别是匿名性A（anonymity）、便利性C（convenience）和逃避性E（escape）。国内的研究者将ACE模型引入网络游戏成瘾的解释，认为这三个特点也是网络游戏成瘾的主要原因。匿名性是指网络游戏提供了一个虚拟的环境让那些害羞和内向的个体在其中交流互动时感到相对安全。便利性是指玩家足不出户，通过操作就能获得现实中难以获得的成就和愉悦感。逃避性是指网络游戏为玩家提供暂时逃避消极情感(如压力、抑郁和焦虑等)、困难情境和个人困苦(如职业枯竭、失业、学业麻烦和婚姻失败等)的场所。这种即时性的心理逃避与虚拟的在线环境联系在一起成为强迫性游戏行为的主要强化力量。

3. 心理因素 在同样的环境下,面对网络有的人能够正常的使用,有的人却出现病理性使用。研究发现网络成瘾者有明显的个性问题,如抑郁、自卑、孤独、社交焦虑、缺乏有效的防御机制、追求即刻满足等,导致回避社会,很容易转向虚拟的网络去实现与人交往的满足。

(1)性格基础:Olson CK 发现具有追求娱乐与休闲,偏好竞争与挑战,存在负性情绪、社交需求、好奇,渴望获得成就感等特征的个体更容易产生较高的游戏动机,从而发生过度游戏的行为。产前睾丸激素水平高也被认为可能是成年后电子游戏成瘾的危险因素。

(2)马斯洛需求层次理论:美国心理学家亚伯拉罕·马斯洛 1943 年在《人类激励理论》中提出。将人类需求从低到高按层次分为:生理需求、安全需求、社交需求、尊重需求和自我实现需求五种,人类的需求层次会随满足程度逐渐提高。心理学家 Ryan 提出,玩家通过电子游戏更容易获得奖励、自由和成就,进而满足真实世界无法达到的心理需求。

4. 家庭因素 父母对子女过多的惩罚、干涉、拒绝、否认等都不利于子女形成健康的人格,家庭亲密度低、对家庭不满意的个体,以及遭遇不良生活事件、人际关系冷漠的个体,都容易把网络当成朋友,在网络空间里寻求情感支持,进而迷恋上网。2012 年有学者对 883 例济南某初中一年级学生调查发现,男性学生和母亲惩罚较严厉是初一学生游戏障碍发生的独立危险因素,学生能管住自己、家庭经济情况较差和父亲文化程度较高是游戏障碍发生的独立保护因素。

5. 成瘾游戏本身的特征 并不是所有游戏都容易成瘾,而容易成瘾的游戏,如大型多人在线角色扮演类游戏、网络游戏等大多是基于"强迫循环"(compulsion loop)或"核心循环"(core loop)设计原理精心为玩家设计的。"强迫循环"或"核心循环"原理是通过一种习惯性的、设计好

的活动链,获得神经化学奖励(多巴胺的释放)的重复出现。在电子游戏设计中,强迫循环被有意地用作玩家的外在或潜在动机,如通过增加游戏时间、充值、抽奖等方式才能获取稀有装备、皮肤、尊贵权限的游戏设定。不难发现,主题明确、操作简单、具有社交功能、易获得控制感的游戏,更能够使玩家产生积极体验和沉浸体验,提高玩家忠诚度及参与度。

6. 游戏时间 研究发现,男性、每周上网 20 小时以上和第一年接触电子游戏者最容易成瘾。

三、临床表现

游戏障碍患者具有四个共同特征:①过度使用(excessive use),通常表现为在进行电子游戏时会忘记时间或者忽略其他事情,致使游戏时间长度超过预期;②戒断反应(withdrawal reaction),表现为当无法应用网络时出现易怒、紧张或抑郁的特征;③耐受性增加(tolerance increase),表现为不断追求更长的电子游戏时间,更换更好的电脑设备,充值、购买装备、皮肤等;④负性后果(negative consequences),通常表现为好争论、说谎、成绩下降、社会退缩以及易疲劳等。

1. 性格改变

(1)孤僻懒散:自我封闭,不讲卫生,不与同学交往,脱离社会。

(2)撒谎:初期为掩盖迷恋电子游戏活动而撒谎,后期则肆无忌惮。

(3)逆反敌对:与家人沟通减少,感情疏离,造成与家人敌对,家庭关系紧张。

(4)兴趣改变:个体对现实刺激缺乏相应的情感反应,对周围日常事物兴趣感下降。

2. 心理问题 诸如强迫、人际关系障碍、焦虑抑郁、敌对、偏执突出、躯体化等,还有记忆、注意和执行功能明显下降等。可为原发,也可能是继发。过度沉溺于电子游戏提供的虚拟角色往往容易导致迷失自我,导致对现实中的自我缺少正确的认识,进而诱发多种心理问题。

3. 躯体损害

(1)腕管综合征:也称"键盘手"或"鼠标手",表现为腕关节局部肿痛,活动受限。

(2)疼痛:偏头痛、眼干畏光、腰酸背痛、肩膀痛。

（3）消瘦：饮食不规律，没有体育活动，体质下降。

（4）生物节律紊乱，睡眠颠倒，夜里通宵上网，白天睡觉。

（5）其他：内分泌紊乱，免疫力下降，肠梗阻、手部冻疮、脊背畸形也偶有报道，甚至诱发癫痫、脑卒中、死亡等。

4. 社会危害

（1）学习和工作成绩下滑：长时间的电子游戏必然挤占人们正常的学习、工作时间，降低人们对学习和工作的兴趣，进而影响学习和工作成绩，逃学、旷课、留级、辍学等。

（2）违法行为：部分网络游戏涉嫌网络赌博、血腥暴力、低俗色情等，长期接触此类网络游戏，可能会诱发网络犯罪、性引诱、性侵害，金融诈骗等。

（3）开支增加：许多网络游戏都需要大量的金钱付出，为上网买充值卡或办会员卡等，向家长要钱，或偷卖家中财物换取上网钱款。当正常渠道无法满足青少年对上网的金钱付出时，就可能诱发他们采取非法的手段获取游戏需要的费用，满足游戏充值、购买装备和维持电子竞技的高水平配置。

5. 共病 游戏障碍与其他精神障碍有很高的共病率，例如情感障碍、焦虑障碍和注意缺陷与多动障碍（ADHD）、酒精滥用以及人格障碍等。尚不清楚网络成瘾与这些合并的疾病是否可以解释为享有共同的危险因素或互为因果。

如美国青少年中发现网络游戏成瘾合并轻躁狂、恶劣心境、强迫性人格障碍、边缘人格障碍、回避人格障碍。中国台湾地区青少年网络游戏成瘾有突出的 ADHD 症状、抑郁、社交恐怖和敌意，学生中网络成瘾与酒精有害使用相关。

四、诊断标准

ICD-11 中游戏障碍的诊断要点如下：

1. 过去 12 个月内持续的失控性游戏行为（包括线上游戏、线下游戏及其他未特定游戏）。

2. 游戏优先于其他一切活动，甚至成为日常生活的主题。

3. 对游戏存在心理渴求。

4. 尽管导致不良后果仍然继续玩游戏的行为。

5. 该行为模式严重到导致人格、家庭、社会、教育、职业及其他重要功能领域受损。

其他特征包括：

1. 沉浸在游戏的虚拟世界。

2. 对游戏产生"耐受性"，即需要更多的游戏时间、更具有挑战的游戏才能获得满足。

3. 对游戏产生"戒断"，即突然停止或减少游戏（如因父母或他人管教），产生攻击行为或暴力。

ICD-11 中还包括游戏有害性使用（hazardous gaming），指游戏模式明显增加了个体或他人的躯体损伤或精神损伤的风险，损伤可能来自于频繁游戏花费的大量时间、忽略其他活动或优先事项、游戏相关的危险行为或游戏的不良后果。尽管意识到对个体或他人增加了伤害的风险，但游戏模式仍持续存在。游戏有害性使用是指存在对自身或他人损伤的风险，但尚未达到造成个体或他人的躯体或精神损伤。

美国精神病协会推荐了对网络游戏成瘾诊断的 9 条标准见表 19-3-1。我们将此量表的题目和

表 19-3-1 DSM-5 网络游戏成瘾诊断量表

1. 你是否花大量时间想着游戏？即使没在玩游戏，你也会计划什么时候能再玩？	是	否
2. 当尝试去减少或停止游戏或不能玩时，你是否感到不安、暴躁、易怒、生气焦虑或悲伤？	是	否
3. 为了得到过去得到的同样兴奋度，你是否感到需要增加玩游戏的时间、玩更刺激的游戏或使用更强的装备？	是	否
4. 你是否觉得应该少玩，但是未能减少你花在玩游戏上的时间？	是	否
5. 因为游戏，你是否失去了兴趣或减少了其他娱乐活动（爱好、会见朋友）的参与？	是	否
6. 即使知道负面后果（比如没有得到足够的睡眠、上课/上班迟到、花太多钱、同他人争吵或忽视了重要的职责），你是否还会继续玩游戏？	是	否
7. 你是否会向家人、朋友/他人撒谎玩游戏的时间，或尽力不让家人/朋友知道你玩游戏的时间？	是	否
8. 你是否用玩游戏来逃避或忘记个人问题或缓解不舒服的感觉比如内疚、焦虑、无助或沮丧？	是	否
9. 你是否因为游戏威胁到或失去重要关系、工作、教育或就业机会？	是	否

计分标准：满足 9 条中的 5 条即诊断为网络游戏成瘾。

评分方法在此呈现,方便临床应用。

游戏障碍在2个诊断系统中的不同点包括:

1. ICD-11中诊断名称为"游戏障碍",包括在线游戏、离线游戏或其他未特定游戏,纳入到物质及行为成瘾章节。而DSM-5中诊断名称为"网络游戏障碍",仅强调在线游戏,纳入需要进一步研究的诊断分类章节。

2. ICD-11中包括游戏有害性使用的诊断分类,指游戏模式明显增加了个体或他人的躯体损伤或精神损伤的风险,但DSM-5中没有该诊断分类。

3. ICD-11是诊断指南,介绍的是游戏障碍诊断及鉴别诊断要点,对诊断有良好的指导作用。而DSM-5是诊断标准,明确提出在过去12个月内存在失控性的游戏行为,并伴随有5条或以上标准能够诊断网络游戏障碍,具有较好的操作性。

五、治疗

由于游戏障碍的个体已经无法有效控制自己过度电子游戏的行为,因此,专业的干预与治疗是非常必要的。但目前针对游戏障碍的干预措施仍处于探索阶段。不同的研究者从各自专业角度出发,并提出了不同的干预措施和干预流程。综合当前的大量研究,对游戏障碍的干预手段和策略可以归纳为以下三种:药物疗法、心理疗法和综合疗法。

1. **药物疗法** 药物治疗缺乏临床研究证据,可以考虑用抗抑郁药物、抗焦虑药物、情绪稳定剂或抗精神病药物治疗。μ受体拮抗剂纳曲酮在预防复发方面可能有效。Atmaca报告了应用选择性5-HT再摄取抑制药外加抗精神病药物(antipsychotic medication)的综合治疗方案治疗网络依赖的案例。Han等尝试采用安非拉酮(bupropion)治疗游戏障碍,具体做法是第一周每天服用150mg,之后五周每天剂量300mg,结果显示这一治疗能有效改善成瘾症状,缩短上网游戏时间,降低渴求等。

游戏障碍的药物疗法在改善电子游戏依赖症状和减少电子游戏时间上起到了积极的效果。但是,这一治疗方式务必谨慎使用,临床医生应该细致观察患者的病情发展变化,及时调整剂量或更换相关药物。

2. **心理疗法** 心理疗法是目前应用最多的针对游戏障碍的治疗方法。这其中,CBT是最常用的心理疗法。CBT的有效性在其他成瘾类型,比如毒品、物质滥用、赌博障碍等的治疗过程中得到了广泛验证。因此,很多研究者尝试将其应用到对网络依赖的治疗中来。CBT每个疗程需要1~2小时,通常要持续十几个疗程,数月的时间,具体步骤如下:

(1)辨识危害,辨识由于不恰当网络应用所带来的成瘾症状。

(2)尝试控制,如学会自我管理,自我控制网络应用时间等。

(3)成功经验分享,与父母、同伴分享成功的经验。

(4)改变对网络的认知,认识到网络的多面性,尝试去处理网络相关内容。

(5)停止不恰当网络使用,促使他们意识到自己的成瘾行为并进行克制。

(6)其他问题,如学会制订学业计划,去参加能抑制网络滥用的活动等。

CBT的主要形式为个体咨询,由成年治疗者提供支持。多个研究证明CBT在游戏障碍的干预中能有效改善成瘾症状,缩短电子游戏时间,降低游戏渴求等。

团体治疗分为学校和家庭两种情境。团体学校辅导主要是在学校情境中进行,参与者包括学生,学生的父母和老师等。每组6~10个学生,应用CBT进行干预;学生的父母也需要参与,目的是让他们也加深对孩子游戏障碍行为的认识;教师负责提供心理与教育方面的内容,比如举行健康讲座、分析和讨论的工作坊,为治疗提供支持。

3. **综合疗法** 在CBT的基础上,大量的临床干预将其与多种干预手段相结合,包括其他类型的心理疗法、药物疗法、物理治疗等。

Poddar等尝试将CBT与动机增强疗法(motivational enhancement therapy)相结合来治疗游戏障碍。这一方法主要包括几个阶段:思考阶段(细致的访谈和案例构建);准备阶段(通过移情来诱发情绪激活);契约阶段(游戏行为修正,降低游戏时间,增加健康活动等)。通过这几个阶段的干预,被试表现出游戏障碍症状降低,学习成绩上升。

少数研究尝试将 CBT 结合电针治疗对游戏障碍进行干预,发现它能显著改善游戏障碍个体的焦虑状态,其机制可能是通过降低体内的去甲肾上腺素水平起作用。有学者尝试将电刺激厌恶疗法与其他疗法相结合,尝试建立上网行为与厌恶之间的条件反射,进而达到治疗游戏障碍的效果。当然,这些方法也存在一定的争议。

由于目前对游戏障碍的具体发病机制尚不清晰,同时游戏障碍常伴随其他精神症状。因此,当前在游戏障碍的治疗手段上,主流的趋势是采取以心理治疗为主,药物治疗和物理治疗为辅的干预措施。

(王育梅)

参 考 文 献

[1] 陆林,沈渔邨精神病学. 第 6 版. 北京:人民卫生出版社,2018.

[2] 杨德森,刘协和,许又新. 湘雅精神医学. 北京:科学出版社,2015.

[3] 杜江,钟娜,Vladimir Poznyak,等. ICD-11 精神与行为障碍(草案)关于物质使用障碍与成瘾行为障碍诊断标准的进展. 中华精神科杂志,2018,51(2):90-92.

[4] 钟娜,杜江,Vladimir Poznyak,等. 游戏障碍的研究进展及作为 ICD-11 精神与行为障碍(草案)新诊断分类的争议. 中华精神科杂志,2018,51(2):149-152.

[5] World Health Organization. ICD-11 beta draft [EB/OL]. [2017-07-27]. http://apps.who.int/classifications/icd11/browse/en.

[6] Kim SW, Grant JE, Adson DE, et al. Double-blind naltrexone and placebo comparison study in the treatment of pathological gambling. Biol Psychiatry, 2001, 49(11): 914-21.

[7] 李梦姣,陈杰,李新影. 非药物成瘾的遗传学和神经生物学机制研究述评. 心理科学进展. 2012,01623.

[8] Petry NM, Zajac K, Meredith K. Ginley. Behavioral Addictions as Mental Disorders: To Be or Not To Be? Annual Review of Clinical Psychology, 2018, 14: 399-423.

[9] Wong LK, So MT. Prevalence estimates of problem andpathological gambling in Hong Kong. The American Journal of Psychiatry, 2003, 160(7): 1353-1354.

[10] 邓佳慧,王育梅,孙洪强,等. 解读 DSM-5 中睡眠-觉醒障碍和物质相关与成瘾障碍诊断标准的变化. 中国药物依赖性杂志,2014,23(5):337-340.

[11] CNNIC.2018 年第 42 次中国互联网络发展状况统计报告. (2018-8-20).

[12] 魏晶泫. 网络游戏. 北京:清华大学出版社,2008.

[13] Luigjes J, Segrave R, de Joode N, et al. Efficacy of Invasive and Non-Invasive Brain Modulation Interventions for Addiction. Neuropsychol Rev. 2018.

[14] 赵萌,黄悦勤. 病理性网络使用的研究进展. 中国心理卫生杂志. 2008,(11):850-855.

第二十章　神经认知障碍

第一节　概　述

神经认知障碍（neurocognitive disorder）是一组以获得性认知功能损害为主要特征的疾病。认知功能损害由脑实质病变或损伤引起，特点是大脑存在肯定的病理生理和形态结构变化，与神经认知障碍有明确的因果关系。发病原因可能为神经退行性病变、脑血管病、脑部感染、肿瘤、外伤等。此外，有两种情况不归属于神经认知障碍的诊断范畴，但存在突出的认知功能障碍，需要进行区分：其一，由于各种原因导致的神经发育过程受阻，DSM-5和ICD-11中称为智力发育障碍，既往称为精神发育迟滞，其核心特征为发育性认知功能缺损；其二，伴随各种精神疾病出现的认知功能损害，如精神分裂症、双相情感障碍、物质中毒或成瘾等，其核心特征为继发性认知功能损害。

认知障碍可以表现为一个或多个认知领域功能损害，表20-1-1中列出了主要认知范畴，以便理解该类疾病的特点。同时，神经认知障碍也会影响整体精神活动，表现为精神病性症状、情感症状、行为紊乱和人格改变等，谵妄、痴呆和遗忘综合征是最常见的神经认知障碍综合征。这些临床表现往往根据病程进展的速度、病变部位和程度而变化。起病急骤，病变范围广，常表现为谵妄障碍，而进展缓慢者则常表现为记忆障碍、人格改变或痴呆综合征。上述临床综合征，可能在同一患者的不同病程阶段中先后出现，亦可在同一患者身上同时并存。掌握和熟悉这些综合征，不但有助于此类疾病的临床诊疗，对病理机制探讨以及诊断、治疗、康复研究也十分必要。

一、谵妄

谵妄（delirium）是多种器质性原因引起的暂时性脑功能全面紊乱，其特征是短时间内出现意识障碍和认知功能改变，意识清晰度下降或觉醒程度降低。谵妄是常见的临床综合征。引起谵妄的原因很多，几乎所有的躯体疾病、病理生理状态和许多药物及成瘾物质都可引起谵妄，例如各种感染发热性疾病、脑血管病、脑外伤、颅内肿瘤、癫痫、药物、成瘾物质、肺性脑病、肝性脑病、肾性脑病，内分泌及营养代谢障碍，水、电解质和酸碱平衡紊乱等。引起谵妄的各种原因常交织在一起，同一患者可有多种因素起作用，例如肺性脑病患者常有感染发热，缺血缺氧，心律失常，水、电解质和酸碱平衡紊乱等多种病理生理异常，但常可发现起主导作用的病因。一般认为

表20-1-1　主要认知范畴

名称	英文名称	含义
复合注意	complex attention	注意保持、注意分配、注意选择和加工速度
执行功能	executive function	计划、决策、工作记忆、反馈/纠错/习惯矫正、精神活动灵活性
学习记忆	learning and memory	即刻记忆、近记忆（自由回忆、线索回忆、再认）、长时记忆（语义、经历）、潜隐记忆
语言	language	表达（命名、找词、言语流畅性、语法、句法）和理解
知觉运动	perceptual-motor	视觉感知、视觉构建、知觉运动、操作和直觉能力
社会认知	social cognition	情感认知、心灵理论

资料来源：DSM-5

谵妄与脑细胞中毒、缺血缺氧及局部生理环境改变有关。其病理变化程度轻重不一，轻者只有神经突触间的传递功能异常，重者可有神经形态学改变，但除原发病灶在颅内外，其他原因引起的谵妄一般只造成脑组织的非特异性改变如充血、水肿之类，因而是可逆的。谵妄病理机制的"应激 - 易感模型"学说认为在一种或多种易感因素存在的情况下，大脑功能储备下降，当有促发因素影响大脑内环境，导致脑内神经递质、神经内分泌和神经免疫损害的急性变化时，就可能引起谵妄。

谵妄的临床特点是短时间内出现意识紊乱和认知功能改变。一般都是急性起病，少数患者有前驱期，表现为倦怠、焦虑、恐惧、对声光过敏、失眠、多梦等。谵妄充分发展时，基本特征是意识障碍，意识的清晰水平降低或觉醒水平降低，神态恍惚，注意力涣散，心不在焉，注意的集中、维持和转换能力受损，环境意识的清晰度下降。患者容易被无关刺激分心，很难或不能进行有效交谈。感知障碍是谵妄患者常见的表现，包括感觉过敏、错觉和幻觉，以视错觉、视幻觉多见。谵妄时妄想多半是继发性的、片段性的和被害性质的。谵妄时定向、记忆和语言障碍也很突出。轻者只有时间、地点定向障碍，严重者可有人物和自我定向障碍。语言障碍最明显的为思维松散，言语零乱，极不连贯。谵妄时多伴有精神运动性障碍，患者坐立不安或活动增多，可有摸索、拉扯、挣脱约束、职业性习惯动作、不协调性的精神运动性兴奋。少数患者活动减少，精神萎靡、疲乏无力，甚至于近乎木僵。精神运动性活动在一天中可能由一个极端转为另一个极端。谵妄时还可出现不自主运动，如震颤、扑翼样动作，以慢性酒精中毒的震颤性谵妄和肝性脑病时最为典型。谵妄患者可有焦虑、恐惧、抑郁、激惹、愤怒、欣快和淡漠等情感障碍。恐惧多是继发于恐怖性的知觉障碍或妄想，严重时可导致患者攻击假想的敌人，当企图逃避恐怖情景时，可造成自伤或伤人。紊乱的情感体验可通过患者的叫骂、自语、哀叹等言语声中反映出来。谵妄还可以伴有自主神经功能紊乱。谵妄症状倾向于昼夜节律变化，晨轻暮重。谵妄症状通常持续数小时或数天，也可持续数周。好转后患者对病中的表现全部或大部分遗忘，轻度谵妄的患者可能描述为做梦一般，但对触目惊心的错觉及伴随的情感和行为反应多不能回忆。有较多研究表明，出现谵妄的患者死亡率更高，认知功能损害更持续、更严重。

二、痴呆

痴呆（dementia）是因脑部器质性病损而引起的继发性智能减退，近年来逐渐以认知障碍或神经认知障碍等术语替而代之，以减少疾病歧视或病耻感。临床基本特征是出现多种认知功能缺损，包括记忆障碍和至少下列认知功能障碍之一：即失语、失用、失认和执行功能障碍。认知功能缺损足以损害患者的职业和社会功能，而且受损的职业和社会功能水平明显低于病前水平。痴呆的病程通常是慢性进行性发展的，大多数属不可逆性的。只有极少数痴呆病例属可逆性的。痴呆虽有多种认知功能缺损，但无觉醒障碍，谵妄时的认知功能损害不能作为诊断痴呆的依据，待谵妄症状消除后，若患者的临床表现仍符合痴呆诊断标准，则痴呆和谵妄两个诊断均成立。痴呆的病因有许多，常见的有脑变性病、脑血管病、颅内感染、脑外伤、脑肿瘤、药物和毒物、内分泌代谢性疾病、营养缺乏等。

痴呆的临床表现包括认知功能缺损、非认知性精神行为症状和社会生活功能减退三方面。记忆减退通常是最早出现的症状，一般先有近事记忆障碍再出现远事记忆障碍。患者很难记住新近发生的事情，忘记约会及事务安排，忘记正在烹调的食品，忘记钱包、钥匙等有价值的物品。常有时间定向障碍，记不住日期、月份；学习新知识的能力明显下降。职业能力下降，工作效率下降。随着病情进展，记忆障碍日益严重，变得前事后忘，远事记忆障碍越来越明显，对个人的经历逐渐遗忘，记不起个人经历的重要生活事件。除时间定向障碍外，也出现地点定向障碍，容易迷路走失。语言功能退化明显，内容空洞或赘述，思维变得无目的性。对口语和书面语的理解困难，思维内容越来越贫乏。注意力和计算能力明显受损。由于判断能力损害，患者对危险估计不足，对自己的能力给予不现实的评价。由于失用，患者难以完成各种家务活动，甚至洗脸、穿衣等基本生活料理能力也越来越差。由于失认，患者逐渐不能辨认熟人和亲人。理解能力逐渐丧失，往往只有自发语言，言语简短、重复或刻板，最终完全不能说话。运动功能逐渐丧失，吃饭、穿衣、大小便不能自理，行走迟钝、困难，然后卧床不起，大、小便失禁，不能进食，四肢屈曲性痉挛瘫痪，肌张力增高，反射亢进，出现强握反射。最后多死于感染、营养不良或内脏疾病。痴呆的整个病程中可伴有多种精神行为症状，如失眠、焦虑、抑郁、幻觉、妄想等。

三、遗忘

遗忘（amnesia），又称科萨科夫综合征（Korsakoff syndrome），是以记忆障碍为主要表现，无觉醒障碍，其他认知功能无明显损害为特征的临床综合征。间脑和边缘颞叶结构损害，如乳头体、海马、穹窿损害等，都可引起本征。常见的病因有酒精中毒、脑外伤、肿瘤、脑血管病、颅内感染、一氧化碳中毒等。遗忘综合征的特点是近事记忆障碍而无其他认知功能的明显损害。患者很难学习及回忆新知识，刚说的话和做的事立刻忘记，明显影响社交和职业功能。远事记忆损害取决于病损部位和严重程度，严重记忆缺损的患者常有时间和地点定向障碍，但罕见有自我定向障碍。错构和虚构常见。少数患者意识到自己的记忆力差，但显得漠不关心。严重患者多无自知力，因无自知力可引起争吵、易激惹、甚至攻击行为。神经心理测验常可显示特殊的记忆缺损模式。

上述三大综合征是器质性精神障碍与功能性精神障碍的经典鉴别点，能否识别或掌握其特点可反映精神科医生的临床基本功，也可能影响患者的治疗和预后。

（孙新宇　肖世富）

第二节　阿尔茨海默病

阿尔茨海默病（Alzheimer's disease，AD）为起病隐袭进行性发展的慢性神经退行性疾病。临床上以记忆减退、失语、失用、失认、执行功能等认知障碍为特征，同时伴有精神行为异常和社会生活功能减退。我国已成为 AD 患病人数最多的国家。该病起病隐匿，难以确定起病时间，病程缓慢进展，常见的首发症状是近事记忆下降，随

后出现失语、失认、失用、执行功能等多种认知损害。病程中常出现人格改变、焦虑、抑郁、失眠、激越、幻觉、妄想等多种精神行为症状。一般将65岁以前发病者称早发型，65岁以后发病者称晚发型，有家族发病倾向的称家族性 AD，无家族发病倾向的称散发性 AD。

1901 年，德国精神病学家 Alois Alzheimer 观察到 51 岁的 Auguste D 女士表现为近事记忆减退、合并妄想、行为异常等精神症状，5 年内发展为重度痴呆并死亡。1906 年，他首次报道了 Auguste D 的大脑尸检病理改变，表现为 β 淀粉样蛋白（β-amyloid protein，Aβ）或老年斑（senile plaques，SPs）和神经纤维缠结（neurofibrillary tangles，NFTs），当时称为早老性痴呆。1960 年以前该病还是少见病或罕见病，随着发达国家老龄化，逐渐成为常见病。1980 年提出了胆碱能学说，1993 年第 1 个对症治疗药物上市。近 20 年来，AD 的分子遗传和病理生理研究已取得了长足进展，现已明确 3 个致病突变基因和多个危险基因。2012 年对 Auguste D 进行基因检测，发现其为 PS1 突变基因携带者，谓之百年后的精准诊断。2007 年和 2011 年分别有全新的临床和研究用诊断标准发布。近年来的研究表明，AD 的总病程可长达30～40 年，老年斑病变可以在出现临床症状前 20年就已经开始。2012 年，美国批准首个用于人体的老年斑示踪剂上市，目前已有 3 个 Aβ 示踪剂应用于临床，近 5 年来，Tau 蛋白示踪剂的临床研究已取得很大进展。

一、神经病理

AD 具有特征性的病理变化，即炎性老年斑（neuritic plagues，NP）、神经元纤维缠结（neurofibrillary tangle，NFT）和神经元变形坏死。在大脑皮质、海马和某些皮质下核团中存在大量的 SP，尤其是神经炎性老年斑。AD 病变主要损害胆碱能神经元。皮质和海马的胆碱乙酰基转移酶（ChAT）减少。ChAT 含于前脑底部神经核团的胆碱能神经元突触前祥中。前脑底部神经核团主要由 meynert 基底神经核、中隔核组成。这些神经核损害使 ChAT 减少，以致在皮质和海马合成乙酰胆碱（Ach）减少。Ach 与近事记忆密切相关。AD 只有投射性胆碱能神经元受损，而基底节和

脊髓的胆碱能神经元不受影响。在皮质下神经核中,以杏仁核、基底核、蓝斑和下丘脑的老年斑最多。神经病理学家主要是根据新皮质中炎性老年斑的数量来进行 AD 的病理诊断。在皮质和海马中存在神经元纤维缠结(NFT),含有 NFT 的神经元都有退行性变。在杏仁核、基底核、中缝核、蓝斑和某些下丘脑的神经核中也可见神经元纤维缠结。几乎所有患者的脑膜和皮质小血管壁都可见 Aβ 沉积,沉积的程度轻重不一。如果沉积严重,可见血管堵塞、腔隙性侧支或微出血。在海马常可见颗粒空泡样变性和大量的平野体(hirano body),伴随大量的神经元丧失。痴呆的严重程度与大脑皮质和海马中 NFT 的数量及神经元脱失程度密切相关。神经元变性伴有星形细胞增生和轻度的小胶质细胞反应。AD 大脑的重量减轻和体积缩小,灰质和深部白质的体积也缩小,杏仁核、海马和海马旁回的体积可有选择性萎缩。与正常衰老相比,AD 的 SP 和 NFT 数量显著增多,分布更广。SP 和 NFT 并不是随机地分布于大脑皮质和皮质下神经核,而是与神经解剖有密切的关系。与横嗅皮质有密切联系的联络皮质区受累最严重,与横嗅皮质联系较少的原始性感觉和原始性运动皮质受累较轻。

二、病因与发病机制

三个常染色体显性遗传基因的突变可引起家族性 AD。21 号染色体的 β 淀粉样前体蛋白(β amyloid precursor protein,*APP*)基因突变导致 Aβ 产生和老年斑形成,另外两个是早老素 1 和早老素 2 基因(*PS1*、*PS2*)。*PS1* 位于 14 号染色体,*PS2* 位于 1 号染色体。在家族性 AD 患者中检测到上述 3 个基因突变的概率低于 10%,在散发性 AD 患者中检测到上述 3 个基因突变的概率低于 1‰。载脂蛋白 E(apolipoprotein E,*APOE*)基因是 AD 的重要危险基因。*APOE* 基因定位于 19 号染色体,编码的 APOE 是一种与脂质转运有关的蛋白质。在大脑中,APOE 是由星形细胞产生,在脑组织局部脂质转运中起重要作用,与神经元损伤和变性后,髓鞘磷脂的代谢和修复密切相关。APOE 有三种常见亚型,即 E2、E3 和 E4,分别由三种复等位基因 *ε2*、*ε3* 和 *ε4* 编码。*APOEε4* 等位基因的频率,在家族性和散发性 AD 中显著升高。家族性 AD 的 *APOEε4* 等位基因的频率最高,约为 50%,散发性 AD 的频率在 16%~40% 之间。携带 *APOEε4* 等位基因使 AD 的风险增加而且使发病年龄提前,*APOE* 等位基因型为 ε4/ε4 的患病风险最高。*APOEε2* 等位基因似乎具有保护效应,携带此基因可使患病风险减少、发病年龄延迟。

老年斑为神经元炎症后的球形缠结,其中包含退化的轴突和树突,伴有星型细胞和小胶质细胞增生,此外还含有多种蛋白酶。APP 为跨膜蛋白,由 21 号染色体的 *APP* 基因编码,其羧基端位于细胞内,氨基端位于细胞外。正常的 APP 代谢是在 Aβ 区域(即 Aβ16 和 Aβ17 之间)的 α 位点被 α 分泌酶(α-secretase)切断,产生一条比较长的具有细胞营养作用的氨基端 APP 片段,称为可溶性 αAPP(α-sAPP),和一条包含部分 Aβ 肽链的羧基端片段。羧基端片段再经 γ 分泌酶(γ-secretase)切断,释出其中的 Aβ 肽链部分(又称 p3)和 83 个氨基酸的羧基端片段。正常的 APP 代谢的酶切位点在 Aβ 的中央,故不产生 Aβ。异常代谢是先由 β 分泌酶(β-secretase)在氨基端的第 671 个氨基酸位点将 APP 切断,产生一条可溶性 β-APP(β-sAPP)和一条包含全部 Aβ 的羧基端片段;后者再经 γ 分泌酶(γ-secretase)切断,释出 99 个氨基酸的羧基端片段和具有神经毒性的 Aβ。Aβ 为异质多肽,其中含 42 和 40 个氨基酸的 Aβ 多肽毒性最大(Aβ1-42 和 Aβ1-40),Aβ42 是老年斑的主要成分,Aβ40 主要见于 AD 的血管性病损。Aβ 的神经毒性作用是通过自由基、刺激细胞死亡程序或刺激胶质细胞产生肿瘤坏死因子等炎性物质而使神经元死亡的。

神经元纤维缠结是皮质和边缘系统神经元内的不溶性蛋白质沉积。在电子显微镜下,构成缠结的蛋白质为双股螺旋丝,主要成分是过度磷酸化的。Tau 蛋白的分子量为 50k~60kDa,是一种微管结合蛋白。编码该蛋白的基因位于 17 号染色体的长臂。Tau 蛋白对维持神经元轴突中微管的稳定起重要作用,而微管与神经元内的物质转运有关。Tau 蛋白氨基酸序列的重要特征是 C 末端三个或四个重复序列,这些系列组成微管结合位点。Tau 蛋白过度磷酸化后,其与微管的结合功能受到影响,参与形成神经元纤维缠结。蛋白激酶和谷氨酸能神经元的活性异常可能与 Tau 蛋白的过度磷酸化有关。

AD 是一种多病因复杂疾病，其发病过程与遗传、神经免疫、氧化应激、脂质代谢异常等多种因素相关。其中，最被认可的是淀粉样蛋白级联学说和 Tau 蛋白过度磷酸化学说。淀粉样蛋白级联学说认为 Aβ 的沉积是 AD 发病的始发因素，其在脑组织内沉积导致老年斑形成。Aβ 具有神经毒性，可引起各种免疫炎症反应和神经毒性级联反应，造成广泛的神经元变性和死亡。海马和大脑皮层出现渐进性的神经递质减少，主要是胆碱能和多巴胺能递质，最终导致记忆和认知功能障碍，产生 AD 症状。Aβ 导致细胞损失的可能机制为①引起细胞内钙超载，使细胞内环境失衡；②促进活性氧自由基产生，产生氧化损伤；③激发的免疫反应，主要是小胶质细胞和星形胶质细胞的激活释放细胞因子等。同时，炎症、氧化应激反应、激素水平等也在 AD 导致的神经病理变化过程中起重要的作用。这些学说仍有争议，还有待进一步研究。

三、临床诊断

AD 诊断标准可以大致分为两类：传统标准和相较而言的新标准。在传统标准中，AD 诊断主要依赖病史、临床表现和神经心理测验，进行排除性诊断。这些传统标准包括：1984 年美国国家神经病及语言障碍和卒中研究所 - 阿尔茨海默病及相关疾病协会（NINCDS-ADRDA）、1993 年的 ICD-10 和 1994 年 DSM-Ⅳ。近 20 年来，AD 的临床诊断研究取得了划时代的进展，已达到在活体进行精准诊断的水平。2007 年后 AD 的诊断依据发生重要变化，基于 AD 神经心理学特征、影像学特征及外周标志物等方面的研究进展，国际工作组（international working group，IWG）提出了新的诊断标准，认为 AD 是一个包括轻度认知损害（mild cognitive impairment，MCI）阶段在内的连续性变化过程，建议将生物标志物纳入诊断体系以提高诊断的准确性。AD 诊断新标准的特点是更清晰定义 AD 的临床表型，同时将生物标记物整合到诊断流程中，覆盖到疾病全程，因此可以实现 AD 的早期诊断。新标准包括 2007 年和 2014 年 IWG 标准，2011 年美国国家衰老研究所和阿尔茨海默病协会（National Institute on Aging and Alzheimer's Association，NIA-AA）标准，2013 年 DSM-5 和 2018 年 NIA-AA 发布的研究用诊断标准。由于 2011 年的 NIA-AA 标准在临床和研究中具有很好的普及性，因此本章以 2011 年 NIA-AA 标准为例对 AD 的诊断进展进行描述。

近 30 年来，研究者逐渐认识到 AD 临床表现与病理改变并非保持一致，AD 的病理生理改变可在没有任何明显症状前数十年出现。在新修订的 NIA-AA 标准中，对 AD 病理生理过程与其所致的临床症状进行了重新定义，形成了包括无症状的 AD 临床前期（preclinical AD）、AD 所致轻度认知损害期（mild cognitive impairment due to AD）和 AD 所致痴呆期（dementia due to AD）三个不同阶段的诊断标准。不同病程阶段有不同的生物学标志物变化。采用分子诊断技术可在活体检测到 AD 相关生物标志，早期评估 AD 的发展变化，指导临床早期诊断与治疗。在年龄、遗传和环境因素交互作用下，患者脑内首先出现淀粉样蛋白（amyloid-beta-peptide，Aβ）代谢异常和大量聚集；随后发生突触功能失调、胶质细胞激活、神经纤维缠结形成、神经元凋亡等早期神经退行性变；接着发生轻微认知功能下降（比 MCI 临床症状更轻）。生物标志物异常与 AD 病理生理过程相一致：首先 CSF 中 Aβ42 水平降低、正电子发射断层扫描（PET）成像 Aβ 示踪剂沉积增加；随后出现神经元损伤的标志物如 CSF 中总 Tau（T-Tau）蛋白或磷酸化 Tau（P-Tau）蛋白升高，18- 氟脱氧葡萄糖（FDG）PET 成像显示颞顶区代谢降低，磁共振成像（MRI）显示内侧颞叶、边缘叶和颞顶区皮质结构萎缩。临床前期症状不明显，诊断主要依据 AD 生物学标志物。上述生物标志物已被正式纳入 NIA-AA 诊断体系。

轻度认知损害（MCI）是介于正常老化与痴呆之间的过渡状态，可出现轻度记忆下降等认知损害表现，但日常生活能力基本不受影响。MCI 被认为是早期诊断和干预的最佳时期，将两类生物标志（Aβ 聚积和神经元损伤）用于此期的诊断，有助于实现精准诊断和早期干预。在 NIA-AA 标准中，基于上述标志物的存在与否分为三类：很可能的 AD 所致 MCI、可能的 AD 所致 MCI 和不可能的 AD 所致 MCI。Aβ 聚积和神经元损伤标志物均呈阳性为很可能的 AD 所致 MCI；两者之一呈阳性、另一种不能检测验证时为可能的 AD 所致 MCI；两者均阴性则不太可能是 AD 所致 MCI。AD 所致痴呆期是指 AD 病理生理变化引起的临床综合征，依据检测生物学标志物确定痴呆患者潜在的 AD 病理变化，并把此期分为很可能的 AD 痴呆、可能的 AD 痴呆和不太可能的 AD 痴呆。上述生物学标志物在痴呆期和 MCI 期均可作为辅助诊断指标。

神经影像学技术能从分子水平、细胞水平、代谢水平和微循环等角度对 AD 患者脑结构或功能进行全面评估。NIA-AA 新标准已正式纳入三种影像标志用于确诊或辅助诊断 AD，包括淀粉样蛋白 PET 成像阳性，MRI 显示内侧颞叶、海马萎缩和 FDG-PET 显示的颞顶叶代谢降低。淀粉样蛋白 PET 成像通过 Aβ 显像剂可直接在活体动态观察 AD 脑中 Aβ 沉积的分布，可在发生神经元损害之前提供病变证据，对 AD 早期诊断具有独特优势，对鉴别 MCI 亚型、评估疾病预后很有价值。磁共振成像包括结构磁共振成像（sMRI）和功能成像（fMRI），由于无创、高分辨率等优点已被广泛应用于 MCI 和 AD 的研究中。新标准中的 sMRI 影像标志有利于 AD 和 MCI 诊断，它显示的脑萎缩程度与认知评估结果显著相关，有助于监测 AD 痴呆进展。用于 AD 研究的其他影像学技术有反映脑组织代谢和生化信息的功能性磁共振波谱（MRS）成像，评价局部区域脑活动的功能磁共振成像（fMRI），静息态血氧水平依赖（BOLD）的脑功能网络，显示脑白质异常改变并进行定量研究的弥散张量成像（DTI），检测脑血液灌注量的单光子发射计算机断层成像（SPECT），以及无损、实时测量的光声层析成像（PAT）等等。目前这些成像技术的研究相对较少，但它们各具优势，联合应用有望更准确地反映 AD 的病情演变。

脑脊液采集为有创性操作，难以广泛应用于临床实践，特别是早期患者。长期以来，研究者期望在外周血中找到简便易行、准确可靠的 AD 标志物。检测外周血 Aβ、Tau 更是研究焦点。多数研究者认为血浆 Aβ40、Aβ42 或 Tau 的诊断价值尚需经一步研究。多数外周血 Aβ 的研究结果是矛盾的，血浆 Aβ 水平与 CSF 或脑 Aβ 沉积并不相关。血浆 Aβ 可产生于中枢和外周的不同器官，在血液中与不同蛋白质或细胞结合，被肝脏快速清除，外周血水平亦受遗传、年龄和肾功能等因素的影响。因此，单用外周血 Aβ 作为诊断 AD 的生物标志显然是不够的，联合血浆 Tau 和其他标志物可能有助于提高诊断价值。AD 相关的炎症因子、氧化应激因子、脂蛋白等均可能是新型的生物标志物。

蛋白质组学的出现为寻找新型疾病标志物提供了全新的手段。在疾病发生过程中，由于和疾病相关的遗传信息的变化常常会导致蛋白的种类和数量发生变化，通过蛋白质组学的研究手段可以寻找和鉴定这些差异蛋白，从而筛选出新型生物标志物。目前 AD 开展血液蛋白质组学研究的关键问题是入选样品的标准控制和新型蛋白组学研究手段的应用。从样品的入选控制来说，一方面由于 AD 的易感人群年龄较大，多患有不同程度的慢性病，如心血管疾病等，有些患者还需要长期服药，这些因素都会不同程度地影响血液中蛋白的组成和浓度，对 AD 特异性标志物的寻找和鉴定造成很大的干扰。另一方面，应该同时收集患者的脑脊液和血液样品，便于相互印证，将血液中与脑脊液中同时筛选出的差异蛋白作为候选生物标志物。而新型蛋白质组学分离技术和定量技术，如非标记定量技术，为比较多个临床样品的蛋白组表达差异提供了全新的方法。

早发型 AD 与常染色体显性遗传基因突变密切相关，为人熟知的突变基因为 APP、PS1、PS2，携带其中任一突变基因的个体，预期发生 AD 的可能性为 100%。而多于 95% 的 AD 为散发性晚发型，这些患者也与遗传有关。APOE ε4 是目前唯一被广泛接受的晚发型 AD 危险基因。目前并不推荐对 AD 做常规基因检测，对易感基因家族史者应注意筛查。近年来使用全基因组关联分析技术检测到数百个与散发性 AD 相关的基因位点，并确定了 10 余个风险基因位点，包括 BIN1、CLU、ABCA7、CR1、PICALM、MS4A6A、MS4A4E、CD33、CD2AP、EPHA1。新近发现的基因位点 TREM2（主要在 CNS 中的小胶质细胞的膜上表达，参与 AD 免疫反应）的 rs75932628 和 APP 的 rs63750847 在 AD 病理进程中发挥关键作用，可能参与淀粉蛋白级联反应、Tau 过度磷酸化、神经元凋亡等机制。除上述风险基因外，

2012 年发现了 AD 可能的保护性基因 *A673T*，具体作用机制有待阐明。

神经心理测验是诊断 AD 及其他认知障碍的基本技能。AD 的神经心理缺损在某些方面可能更为突出。记忆功能受损最严重，而短期记忆又比长期记忆容易受损。疾病早期语言功能相对保持，但语言理解和命名能力比口语重复和造句更易受损。尽管认知损害的类型不同，但还是能将痴呆的神经生理改变与认知改变大体联系起来。AD 的顶颞叶受损最明显，而原始性运动、感觉和视觉皮质结构相对保持完好。这些损害特点能够解释为何语言、视觉空间等主要高级认知功能易受损。AD 的中颞叶损害也较明显，包括海马、海马旁回等结构，这可解释 AD 的记忆损害。"晶态"认知功能与经验和知识密切相关，推理能力为具体表现。"液态"认知功能是指与认知内容无关的基本认知功能，与吸收和加工外界信息的速度和灵活性密切相关，主要由遗传决定，注意集中能力及动作的灵活性可反映此功能。正常衰老的"晶态"认知功能不会减退，经过训练，此功能还可增强，"液态"认知功能虽有减退，但程度轻而且缓慢，相反，AD 患者的上述两种认知功能都显著下降，而且"液态"认知功能下降的时间显著提前。

近 10 年来 AD 的病程和诊断标准都进行了修订，可以采用分子诊断技术或生物标志物进行临床诊断。在无症状期即可发现脑脊液 Aβ42 和 PET 老年斑显像的明显变化，在前驱期还可出现 FDG-PET、脑脊液 tau 和 3D-MRI 的明显变化，而传统的认知功能和社会生活功能的变化相对较晚。虽然随着研究的进步，可以实现 AD 的早期、精准诊断，但是，这些生物标志物的检测价格昂贵、可及性差，有些还是有创性检查，目前主要用于研究，要作为临床实践的常规检查还有困难。通过血液、尿液、视网膜等途径研发简便、经济、可靠的新型标志物是今后研究的主要方向。

四、治疗

AD 总病程长达数十年，目前尚缺乏可以有效逆转或延缓疾病进程的药物。已批准的临床药物主要用于对症治疗，包括针对认知功能减退（促认知药）和改善精神行为症状的药物。

（一）胆碱酯酶抑制剂

1. 多奈哌齐（donepezil）　通过抑制乙酰胆碱酯酶，从而提高脑细胞突触间隙的乙酰胆碱浓度。其特点是半衰期长，为 40.6～103.8 小时，血浆蛋白结合率高（92.6%），2 周后才能达稳态血浓度。口服药物后吸收较好，达峰时间为 2.8～5.2 小时，可每天单次给药。常见的副作用有腹泻、恶心、睡眠障碍。约 50% 的患者认知功能有明显改善。停药后，患者的认知功能在 3～6 周内降至安慰剂治疗的水平。多奈哌齐的推荐起始剂量是 5mg/d，1 个月后剂量可增加至 10mg/d。如果能耐受，尽可能用 10mg/d 的剂量，高剂量可获得较好的疗效，但也容易产生胆碱能副作用。

2. 卡巴拉汀（rivastigmine）　属氨基甲酸类，能同时抑制乙酰胆碱酯酶和丁酰胆碱酯酶。其半衰期约为 10 小时，达峰时间为 0.5～2 小时。该药的推荐剂量为 6～12mg/d。临床试验表明，疗效与剂量相关，日剂量大于 6mg 时，其临床疗效较为肯定，但高剂量治疗时，不良反应也相应增多。

3. 石杉碱甲（huperzine A）　也属于 ChEIs，是中国研发的胆碱酯酶抑制剂，目前只在我国批准用于治疗轻、中度 AD，部分国家允许作为膳食补充。该药从石杉科植物千层塔中提取的生物碱。常用剂量是 0.1～0.3mg/d。副作用相对较少，包括头晕、纳差、心动过缓。大剂量时可引起恶心和肌肉震颤等。

（二）谷氨酸受体拮抗剂

美金刚作用于大脑中的谷氨酸—谷氨酰胺系统，为具有中等亲和力的非竞争性的 N- 甲基 -D- 天冬氨酸受体拮抗剂。当谷氨酸病理性过量释放时，美金刚可减少谷氨酸的神经毒性作用，当谷氨酸释放过少时，盐酸美金刚可以改善记忆过程所必需的谷氨酸的传递。用法是第 1 周 5mg/d、第 2 周 10mg/d、第 3 周 15mg/d、第 4 周 20mg/d，分 2 次服用。维持量为每次 10mg，2 次 /d。

（三）精神行为症状的治疗

对抗精神病药（包括传统和新型药物）治疗 AD 的精神行为症状存在许多争议。21 世纪初，一些相关的研究就显示，非典型抗精神病药治疗痴呆的精神行为症状的严重不良事件和死亡率高于安慰剂。此后的一些荟萃分析显示，抗精神病药治疗组痴呆患者的死亡人数比安慰剂组增高

1.5～1.7 倍。对 17 项非典型抗精神病药治疗老年期痴呆的精神行为症状研究分析显示，药物治疗组的死亡率为 4.5%，安慰剂组为 2.6%，主要原因是心脑血管事件和肺部感染等严重不良事件。2005 年美国 FDA 要求在非典型抗精神病药的说明书上以黑框警示。典型抗精神病药同样与死亡率增高有关，与非典型抗精神病药比较，显著高于非典型抗精神病药。对精神行为症状的识别和治疗极为重要，本章第六节将详细阐述。

（四）治疗 AD 药物研究进展

近 20 年来，治疗 AD 药物的研发主要致力于寻找能够预防、延缓或逆转疾病病程的药物。其作用机制或治疗靶点包括：

（1）抗淀粉样蛋白药物：这类药物的主要作用是抑制 Aβ 生成，抗 Aβ 聚集或增加 Aβ 的清除作用。包括 semagacestat（γ- 分泌酶抑制剂）、gantenerumab（Aβ 单抗）、bapineuzumab（Aβ 单抗）、solanezumab（Aβ 单抗）、aducanumab 等。此类药物曾被寄予厚望，但迄今为止的研究或无法达到预期的疗效指标或存在严重的药物不良反应，均止步于 II～III 期临床试验。

（2）Tau 蛋白途径药物：Tau 蛋白学说认为，过度磷酸化的 Tau 蛋白失去正常的功能，可引起细胞骨架蛋白异常、轴浆运输障碍，导致神经元变性。基于这一机制研发的药物称为抗 Tau 蛋白药物。从第一代降解 Tau 蛋白的化学物质亚甲基蓝（methylthioninium chloride，MTC）改进到第二代药物 LMTX。遗憾的是，2016 年公布的 III 期临床试验结果，LMTX 也未达到预期的疗效指标。

（3）其他抗神经炎症及神经保护类药物：这类药物包括抗氧化剂、非甾体抗炎药、抗糖尿病药、他汀类药物、情感稳定剂等，均未获得预期效果。我国在治疗 AD 药物的研发方面也做出了重要的贡献。中国原创药甘露寡糖二酸钠（GV-971）、琥珀八氢氨吖啶、芬克罗酮、左黄皮酰胺等分别处于临床试验的不同阶段。其中，GV-971 在 2018 年完成的 III 期临床试验中显示，该药在主要疗效指标即认知功能改善达到预期目标，并具有良好的安全性和耐受性。其作用机制可能与抗老年斑、抗炎等机制有关。该药是近 20 年来全球唯一获得阳性结果并批准使用的一类新药。总体而言，研发安全有效的治疗 AD 药物仍然具有很大

的挑战性，需要对 AD 的病理机制进行更深入的研究。多重作用机制、多靶点的新药研发思路，合适的治疗时机，增加生物标志作为疗效评价指标可能是今后治疗 AD 药物研发的主要方向。

（许　桦　肖世富）

第三节　其他神经退行性疾病

一、帕金森病痴呆

帕金森病（Parkinson disease，PD）是常见的中老年神经系统退行性疾病，其病理变化特征为黑质多巴胺能神经元进行性退变和路易体形成，生化改变特征为纹状体区多巴胺递质降低、多巴胺与乙酰胆碱递质失平衡。PD 的临床表现包括运动症状如震颤、肌强直、动作迟缓、姿势平衡障碍和非运动症状如嗅觉减退、便秘、快速眼动睡眠行为障碍和抑郁等。我国 65 岁以上人群 PD 总体患病率约为 1.7%。其中帕金森病痴呆（Parkinson disease dementia，PDD）是严重致残性非运动症状综合征，给患者、家庭和社会带来严重经济和心理负担，显著增加患者被送往养护院的概率和病死率。研究显示，经校正运动症状因素后，PDD 仍使 PD 病死率增加 1 倍。

PDD 占所有类型痴呆的 3%～4%，其中 24%～31% 的 PD 患者发生 PDD。国外前瞻性研究分析了确诊 PD 到发展为 PDD 的时间。一项病理解剖确诊的随访研究显示，136 例患者中，在确诊 PD 后随访 5 年有 28%、15 年后 48%、20 年后 83% 进展为 PDD。另一项临床研究报告 PD 发病 10 年后约 28% 进展为 PDD，发病 17 年后约 78% 进展为 PDD。另外，也有研究认为 PD 患者进展为 PDD 重要的是年龄（约为 70 岁），而与 PD 病程无关。

PDD 的临床表现主要包括 PD 的锥体外系功能障碍的运动症状、波动性认知功能异常及相关的精神症状。在运动症状方面，与无痴呆的 PD 比较，PDD 患者的姿势不稳、步态障碍等运动症状更为常见，而以震颤为主要表现的帕金森病患者很少发生痴呆。同时，PDD 患者的运动症状对多巴胺类药物治疗的反应性较差，并易导致幻觉等精神症状发生。在认知功能方面，PDD 的认知

障碍以皮层下痴呆（subcortical dementia）为主要表现，其特点为执行功能障碍、精神运动速度减慢、视空间辨别技能异常、检索型记忆（retrieval type memory）异常以及词汇流畅性改变，而定向和记忆储存能力则相对正常。这不同于 AD 表现的以严重的遗忘、失语、失用、失认为主的皮层性痴呆（cortical dementia）。此外，PDD 患者还可表现出多种精神行为症状，包括错觉、幻觉、妄想、抑郁、情感淡漠、快速眼动睡眠障碍等，其中以视幻觉和错觉更为常见。由于抑郁影响患者认知功能的评估，伴有抑郁的 PDD 患者应该先给予抗抑郁治疗再评估其认知功能。

根据国际运动障碍学会（International Society for Sports Disorders，ISSD）制定的 PDD 的诊断指南（2007 版），2016 年中华医学会神经病学分会 PD 及运动障碍学组制定了 PDD 的诊断与治疗指南。PDD 临床诊断必须包括以下两个必备条件：①确诊原发性 PD，诊断标准为英国脑库 PD 诊断标准；②在此基础上，1 年后隐匿出现缓慢进展的认知障碍，且此认知障碍足以影响患者的日常生活能力（如社交、家庭财务管理和服用药物等）。在对认知功能的评估中，主要包括 4 方面认知障碍：①注意力障碍，可有波动性；②执行功能障碍；③视空间能力障碍；④自由回忆。诊断临床可能（clinical probable）的 PDD 须在必备条件基础上有典型的认知缺损内容（即 4 项认知功能中至少 2 项异常）；如果此相关临床症状不典型（如出现类似 AD 的认知异常），则诊断为临床可疑（clinical possible）的 PDD。相关标准的评估方案见表 20-3-1。

由于 PDD 患者早期认知损害最显著的表现并非情景记忆受损，故无论是患者、照料者还是临床医师均易忽视或低估认知损害。此时，客观的神经心理学测验显得十分重要。相比 AD 认知评估较敏感的 MMSE，帕金森病评价量表 - 认知分量表（PD-CRS）更适合用于全面评价 PD 患者的认知功能，可以反映额叶 - 纹状体环路和大脑后部皮质功能状态。另外，还需要注意的是，在无痴呆的 PD 患者中也常见认知功能受损，只是程度相对较轻或更局限，甚至见于临床新诊断的 PD 患者。国外一项研究以临床新诊断的不伴认知功能障碍的 PD 患者作为研究对象，发现

表 20-3-1 PDD 的诊断标准及评估方案

诊断标准	评估方法
1. 确诊原发性 PD	英国脑库 PD 诊断标准
2. 痴呆在 PD 发病 1 年后出现	患者或家属提供病史或既往就医记录
3. 智能减退并影响日常生活	MMSE<26 分 [a]，询问经济支配、社会交往、决策力、准确服药 [b]
4. 认知功能评估 注意力 执行力 视空间能力 记忆力	（以下 4 项中至少 2 项） 100 连续减 7，倒数月份 [c] 词语流畅性、画钟试验 描摹交叉五边形 即刻回忆、短期回忆（忘记至少 1 项物体）
5. 精神行为评估	简明神经精神量表（NPI）

注：[a] 此标准适用于年龄在 80 岁以下或接受 10 年及以上教育的患者。

[b] PDD 患者日常生活能力的评估可采用日常生活能力量表（activity of daily living scale，ADL）中的工具性日常生活活动量表来评估患者的服药、家庭财务管理、购物、乘交通工具等 8 个方面的内容。MDS 推荐药丸问卷法（the Pill questionnaire）评估认知障碍是否影响日常生活能力：①患者能准确地描述所服用的药物、剂量或颜色及服药的时间，表明无影响；②患者需在家属或照料者的提醒下讲述以上内容，但家属或照料者证明患者日常生活中在没有监督的情况下能安全可靠的服药，表明无影响，否则视为影响到日常生活能力；③患者即使在家属的帮助下也不能描述所服用的药物，表明影响到日常生活能力。

[c] 100 连续减 7 出现 2 次或以上错误，倒数月份遗漏 2 个或以上月份、月份顺序错误或 90s 内未完成。

18.9% 符合轻度认知损害诊断标准，其中 2/3 为非遗忘型轻度认知损害，余 1/3 为遗忘型轻度认知损害。

在临床实践中，PDD 需要与易混淆的疾病进行鉴别。首先，PDD 与路易体痴呆有相似的表现，其鉴别诊断的要点在于痴呆出现的先后顺序。若帕金森病发病 1 年后出现痴呆者诊断为 PDD，如果痴呆先于运动症状出现，或者痴呆在运动症状出现后 1 年以内发生，则倾向于诊断为路易体痴呆。另外，PDD 还需要与 AD 进行鉴别。AD 表现为皮质性痴呆，即临床特征以记忆损害（信息贮存障碍）尤其情景记忆损害为主的全面高级皮质功能障碍，包括失语、失用、失读、失认等。而 PDD 为皮质下痴呆，以突出的注意力、视空间能力及执行力下降为特征，尤其 PDD 还存在明显的运动症状，多伴有快速眼动睡眠行为障碍，可以进行鉴别。此外，诊断 PDD 还需要

排除血管性痴呆的可能。血管性痴呆多发生于卒中后3个月内，特点为认知功能障碍急剧恶化或呈阶梯样进展，进一步的神经系统检查及影像学证据有助于鉴别。

在为PDD进行治疗前，应首先根据临床病史、体格检查、实验室检查、神经心理学测验和必要的神经影像学检查综合判断，排查相关因素如药物不良反应、水电解质紊乱、感染和抑郁症状等。一旦确诊为PDD后，首先应停用抗胆碱作用的药物如苯海索和金刚烷胺，及早给予促认知药物治疗。目前治疗PDD的药物包括胆碱酯酶抑制剂和美金刚。PDD患者大脑皮质胆碱能水平下降，甚至比AD患者更显著，这可能是胆碱酯酶抑制剂治疗有效的生物化学基础。现有的临床研究显示胆碱酯酶抑制剂和美金刚均可轻微改善PD患者临床总体印象评分，但仅胆碱酯酶抑制剂可以改善患者的认知功能。因此，临床医师在充分评价药物治疗效益和风险后，可以给PDD患者加用胆碱酯酶抑制剂或美金刚，并定期随访。对于PDD患者的精神症状如幻视、错觉等，首先应考虑减量或停用苯海索、金刚烷胺、多巴胺受体激动剂，因为这些药物会诱发或加重精神症状；若症状仍无改善，则将左旋多巴逐渐减量；若症状仍明显且影响正常生活，则宜选择疗效确切、锥体外系不良反应小的非经典抗精神病药物如喹硫平，并争取以最小剂量获得最佳疗效。在临床工作中，治疗PD锥体外系症状的多巴胺替代疗法与抗精神病药物治疗存在矛盾，前者通过促进多巴胺释放改善帕金森病运动症状，而后者通过抑制多巴胺递质以改善精神病性症状。因此，临床治疗中应选择尽可能小剂量的多巴胺制剂控制运动症状，用最低的抗精神病药物剂量来控制幻觉等精神症状。

总之，PDD使患者生活质量和寿命倍受影响，早期发现和干预可改善患者综合能力和生活质量。尽管目前对该疾病的早期诊断、早期治疗手段有限，提高诊疗医师对PDD的识别和诊断水平是早期诊治的重要因素。

二、路易体病

路易体病（Lewy body disease）的核心症状为痴呆，又称为路易体痴呆（dementia with Lewy body, DLB），是常见的神经变性病之一。DLB的病理特征为路易体（Lewy body），并因此得名，其广泛分布于大脑皮层及脑干。DLB的最早描述可以追溯到20世纪初的德国学术会议资料中，但第一篇DLB的个案报道发表于1961年。然而，直到20世纪80年代后期，才相继报道了一些案例研究，并从中归纳出了该病的临床特点：认知功能损害的波动性、视幻觉和同时伴有帕金森病的运动症状。患者的认知障碍常出现在运动症状之前。

据统计，尸体解剖显示DLB占老年期痴呆的15%～20%，仅次于AD，占第2位。关于DLB患病率的流行病学调查很少。根据非基于人口的研究，DLB的患病率在65岁以上老年人所有痴呆中占的比率为3.0%～26.3%，与尸检的结果有差异。

DLB的病因不明。近年来，遗传学研究对阐明DLB的发病机制取得了一些进展。现已发现了两个基因可能与路易体形成有关：一个是α-突触核蛋白基因，该基因突变可致PD，基因产物-突触核蛋白既是路易体的成分，也是老年斑的成分；另一个是细胞色素氧化酶P450同工酶CYP2D6等位基因，该基因突变是脑干和皮质路易体形成的危险因素。

DLB特征性病理改变路易体是一种嗜伊红染色包涵体，主要见于皮质内层中的中小锥体细胞中，而海马中几乎没有路易体形成。DLB的皮质路易体与PD的脑干路易体病变部位不同，但在病理改变上不能区分，因此，一直认为两病在分类学上有非常密切的联系，甚至有学者认为是一种病的不同亚型。而DLB与AD的病理变化既有相似之处，也有不同之处，两者均有老年斑和神经元纤维缠结。但DLB的老年斑为非炎性老年斑，其中没有Tau蛋白免疫反应炎性成分，且老年斑的多少与皮质路易体密切相关。约有50%的DLB患者存在神经元纤维缠结，但多不损及海马，与AD患者的海马几乎都严重损害不同。DLB的病理变化除皮质下神经核中大量存在路易体外，大脑皮质也广泛存在，特别是扣带回、岛叶和海马旁皮质数量最多。

DLB的神经生化改变与其组织病理损害有关，表现为黑质纹状体损害致豆状核多巴胺（DA）

下降，前脑 Meynert 神经核受损致皮质胆碱乙酰基转移酶（ChAT）和乙酰胆碱（Ach）下降。DLB 的 ChAT 下降水平甚至比 AD 还严重，但海马区除外，因此 DLB 的海马常可免于受损。研究发现，有幻觉症状的患者比没有幻觉的患者的胆碱能递质系统损害更严重，但没有幻觉的患者 5-羟色胺（5-HT）能递质系统损害更严重。这种神经生化缺陷的不同对药物治疗来说可能具有一定价值。

DLB 的典型病程为缓慢进展，经过数年后最终呈全面痴呆。在疾病的早期，大部分病例的认知功能为颞顶叶型，即记忆、语言和视觉空间功能受损，与 AD 的表现相似。但相关神经心理研究发现，DLB 早期的认知损害与 AD 还是有一些不同：第一，DLB 早期可以没有记忆障碍或仅有回忆障碍，而 AD 表现为识记和存储障碍。用简单的床边记忆测验就可反映出 DLB 病的回忆困难，例如，让患者回忆一组词汇，患者可能在听完一遍后一个词语也回忆不起来，但经过提示后，有时可完全正确地回忆所有词汇，这与额颞叶痴呆患者的表现颇为相似。第二，DLB 患者的额叶功能紊乱的表现比 AD 患者更突出。DLB 患者的 Wisconsin 卡片分类测验和连线测验成绩比 AD 患者差，这两个测验主要反映额叶功能或执行功能。DLB 患者的脱抑制症状也比 AD 患者严重，注意力容易分散，内省力比较差。第三，DLB 早期的视觉空间功能受损比 AD 严重，从积木测验、画钟测验和描图测验可反映出来。

DLB 认知功能损害的最重要特点是认知损害程度的波动性。虽然所有痴呆患者的认知症状都可能有些波动，例如患者晚上的认知障碍可能严重些，焦虑紧张或环境改变时认知功能要差些，但是 DLB 的认知功能波动比较严重，不能以心理、环境等因素加以解释。在疾病早期，患者的认知功能在正常与异常之间波动，觉醒状态和注意力的波动使患者时而模糊时而清醒。在中度痴呆时，患者可能有几天显得比较清楚，有几天显得模糊。有些患者的认知功能在数分钟或数小时内都有不同，类似于癫痫发作，但没有相应的脑电变化。极少数患者的这种认知功能波动要经数周或数月的时间才能体现出来。DLB 认知功能的波动性是临床诊断的重要依据。

视幻觉是 DLB 的重要临床表现之一。大部分 DLB 患者都有真性视幻觉，幻觉形象往往鲜明生动。幻觉对象多为患者熟悉的人物或动物，这些视觉形象常常是活动的、会说话或发出声音的，偶尔，幻觉形象有扭曲变形。视力不良的患者，视幻觉似乎更常见，而视力改善后，幻觉有时会有改善。有些患者出现视错觉。患者对视幻觉多无自知力。有视幻觉的患者中，约有半数的患者伴有妄想，通常是被害妄想。幻听多伴随于视幻觉，幻听的内容多不清晰。其他感官的幻觉非常少见。80% 左右的 DLB 患者有持续性视幻觉，是临床诊断的重要指标。视幻觉在其他痴呆患者中相对较少见。AD 患者的视幻觉通常是短暂性的，而且对患者的情感和行为的影响相对较少。

DLB 的另一个诊断特点是同时伴有帕金森症状群。DLB 的首发症状一般是认知症状，同时伴有轻微的运动症状，比如肌张力略高，动作迟缓一些，典型的静止性震颤并不常见。DLB 的帕金森症状极少呈单侧性或不对称。DLB 的帕金森症状群随着病情的进展而加重，是晚期患者社会和生活功能障碍的主要原因。这些症状使患者活动受限，容易跌倒和进食困难。几乎所有的痴呆患者在晚期都可以出现帕金森症状群，但在早期极少出现。早期出现帕金森症状群也是诊断 DLB 的重要依据。有些 DLB 患者可出现肌阵挛、舞蹈样动作等运动异常。DLB 患者较多出现晕厥，可能与自主神经功能紊乱有关。

DLB 的确诊有赖于尸解的病理诊断。临床诊断主要根据临床症状特点及相关检查。根据 2017 年国际 DLB 联盟（diagnosis and management of dementia with Lewy bodies: fourth consensus report of the DLB consortium）制定的第 4 版诊断标准如表 20-3-2 所示。

DLB 需要与许多疾病进行鉴别（图 20-3-1，见文末彩插），包括 AD、PDD、皮质基底节变性、额颞叶痴呆、血管性痴呆、朊蛋白病、进行性核上性麻痹和多系统萎缩等，其中最主要的是与 AD 和 PDD 鉴别。在 AD 与 DLB 的鉴别上，两者在神经心理认知量表存在不同，AD 主要表现在记忆、语言、注意力与执行功能方面受损，视空间功能影响相对较晚。而 DLB 主要表现为注意力、执行功能与视空间功能不足，记忆力与语言功能影响不确定。颇有争议的鉴别在于 DLB 与 PDD，

表 20-3-2　路易体痴呆标准

必要特征	痴呆：即临床表现为渐进性认知功能下降，影响正常的社交和工作能力，或日常生活能力。在疾病早期可能不出现显著或持续的记忆下降，但在疾病的进展过程中通常会出现；认知障碍以注意力、执行功能和视空间缺陷在早期可能更为突出。
核心症状	波动性认知障碍：注意力和警觉性（alertness）随时间呈显著变化；反复的、形象生动的视幻觉；快速眼动睡眠行为障碍，可能发生在认知障碍出现前；一个或多个自发帕金森病的核心症状：运动迟缓（速度或幅度的减小）、静止性震颤或肌强直。
支持性临床特征	对抗精神病药物高度敏感；姿势不稳；反复摔倒；晕厥及短暂发作无法解释的意识丧失；严重的自主神经功能障碍，如便秘、直立性低血压、尿失禁；嗜睡；嗅觉减退；其他形式的幻觉；系统性妄想；淡漠、焦虑和抑郁。
提示性生物标记物	SPECT 或 PET 显示基底节区多巴胺转运体摄取减少；心脏 ^{123}I-MIBG 心肌扫描成像摄取减低；多导睡眠图（PSG）确诊快速眼动睡眠行为障碍（RBD）。
支持性生物标记物	头颅 CT 或者 MRI 提示内侧颞叶结构相对正常；SPECT 或 PET 提示枕叶代谢普遍减低；脑电图提示后头部的慢波，伴有周期性 pre-alpha/theta 变动。
不支持 DLB 的特征	a. 出现其他可导致类似临床症状的躯体疾病或脑部疾病包括脑血管疾病，尽管这并不能排除 DLB 的诊断，并且由于可能存在混合的或多种的病理改变而加重临床表现； b. 痴呆严重时才出现帕金森综合征样表现。

诊断很可能的 DLB 需要满足：
a.≥2 条核心临床特征，有或没有提示性生物标记物证据；或 b. 只满足 1 条核心特征，伴有≥1 个的提示性生物标记物证据
诊断可能的 DLB 需要满足：
a. 只满足 1 条核心特征，无提示性生物标记物的证据；或 b. 有≥1 条的提示性生物标记物的证据，但是无核心特征。

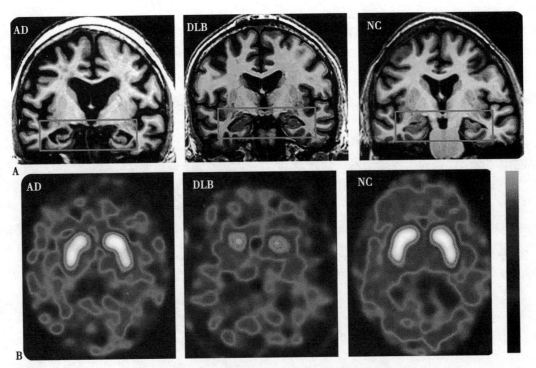

图 20-3-1　AD、DLB 和正常对照者脑影像学表现

AD、DLB 和正常对照者（NC）冠状位 T₁ 加权像（A）和 ^{123}I FP-CIT SPECT 成像（B）说明：DLB 患者与对照者的内侧颞叶相对保留，而 AD 患者显著萎缩；在 DLB 患者中可见壳核和尾状核多巴胺转运体摄取显著下降

两者具有相似的神经病理学基础和临床表现，存在重叠，关系复杂。有专家建议以 1 年作为分界值，若帕金森病出现在认知损害发生前 1 年内，考虑 DLB，大于 1 年，考虑 PDD，但临床诊疗操作较为困难。影像学检查如 SPECT，PET-CT 扫描有助于鉴别。

　　DLB 的治疗原则与其他神经退行性疾病相似，迄今尚无方法能够治愈该病，治疗的主要目的是提高认知功能，解除精神行为症状和改善社会生活能力。然而，DLB 的临床表现有其自身的一些特点，如精神行为症状和锥体外系症状比较突出，往往成为治疗的主要关注点。针对这两类症状的治疗药物，在药理机制上常有矛盾，有时会给治疗带来一定困难，比如说，抗帕金森病药物常可诱发精神症状，而抗精神病药物又可引起锥体外系反应，因此，在药物的选用上需要权衡利弊。对于帕金森症状的治疗可选用左旋多巴、多巴胺脱羟酶抑制剂、多巴胺受体激活剂等药物治疗，但要注意剂量调节。对于幻觉、妄想等精神病性症状的治疗，可选用锥体外系副作用比较小的药物，如新型非典型抗精神病药奥氮平、喹硫平、阿立哌唑等，应尽可能使用小剂量，并在严密的监护下维持最短的疗程，治疗期间需要与照料者协商，甚至和患者本人商量用药。非典型抗精神病药氯氮平也极少产生锥体外系副作用，但可引起白细胞减少或缺乏，而且抗胆碱能作用和镇静作用比较强，可加重或诱发意识模糊和跌倒，故应谨慎使用。

　　目前还没有针对 DLB 认知功能的治疗药物。据报道，目前疗效比较肯定的对症治疗药物如胆碱酯酶抑制剂对 DLB 的认知症状有一定疗效。但需要注意的是胆碱酯酶抑制药物还会增加直立性低血压、跌倒和晕厥的风险，应当注意并加以防范。有关 DLB 的认知功能治疗效果尚有待于双盲随机对照研究来证实。

三、额颞叶变性

　　额颞叶变性（frontotemporal lobe degeneration，FTLD）临床主要表现为额颞叶痴呆（frontotemporal dementia，FTD），是一组局限性脑皮质损害所致神经退行性变性疾病，其特征为进行性精神行为异常、执行功能障碍和语言损害，其病理改变为选择性额叶和 / 或颞叶进行性萎缩。Arnold Pick 在 1892 年首次描述了 1 例额颞叶显著萎缩的老年患者的进行性语言损害表现，Alzheimer 于 1911 年首次证实其病理改变是皮克（Pick）小体，后将此病命名为 Pick 病。Mesulam 在 1982 年报道了 6 例进行性失语（progressive aphasia，PPA），自此该病得以大量报道，于 1998 年 Neary 提出 FTLD 这一命名。

　　目前国际上将 FTLD 主要分为三种临床亚型：以显著行为改变为特征的行为变异型额颞叶痴呆（behavioral variant of frontotemporal dementia，bvFTD），进展性非流畅性失语（progressive nonfluent aphasia，PNFA），词义性痴呆（semantic dementia，SD）。此外，在临床、病理和遗传方面，FFLD 可与进行性核上性麻痹（PSP）及皮质基底节综合征（CBS）或相关的运动神经元病（MND）或肌萎缩性侧索硬化（ALS）等神经退行性运动障碍共病，成为 FTLD 的特殊亚型。除了临床分型，根据神经病理学不同蛋白沉积特点，FTLD 还可以分为常见的 FTLD-TAU、FTLD-TDP 和较少见的 FTLD-FUS、FTLD-UPS 等亚型。这些蛋白亚型与临床分型相关，研究显示，FFLD-TDP 病理亚型与 FTLD-MND 和 SD 临床分型显著相关，FTLD-TAU 病理亚型与 PSP 和 CBS 临床分型显著相关，bvFTD 的病理亚型包括 TDP-43 型（约 50%）、TAU 型（约 40%）、FUS 型及其他型（约 10%）。

　　FTLD 是早发型痴呆的主要类型之一，发病年龄多在 40～60 岁。在由神经变性导致的痴呆中，FTLD 为第 3 位原因，仅次于阿尔茨海默病和路易体痴呆。流行病学调查发现，男性和女性的 FTLD 患病率相当，不同职业和教育水平患病率无明显差异。FTLD 患者的平均生存期为 6.6～11.0 年。

　　本病的病因和发病机制目前尚不清楚，可能的原因是神经元胞体发生特发性退行性变，或轴索损伤继发胞体变化。家族遗传调查研究发现 25%～38% 的 FTLD 患者的一级亲属患有痴呆，40%～45% 的患者的一级和二级亲属患有痴呆、精神病、肌萎缩侧索硬化症或 PD，并呈常染色体显性遗传方式。基因分析发现 25% 的家族性额颞叶痴呆的 17 号染色体长臂 17q21-22 存在 *Tau* 基因突变。Tau 是微管组装和稳定的关键蛋白，对神经系统的发育和形成起重要作用。FTDP-17即连锁于 17 号染色体伴帕金森病的额颞叶痴呆（hereditary frontotemporal dementia with Parkinsonism linked to chromosome），呈常染色体显性遗传。在 FTDP-17 患者的第 17 号染色体上已发现 Tau 基因编码区和内含子的多个错义和缺失突变。少数与 3 号染色体的基因突变有关，而额颞叶痴呆并运动神经元病的患者与 9 号染色体突变有关，基因位于 9q21-q22 的 D9S301 和 D9S167 之间。

FTLD 表现为局灶性脑萎缩，主要是额叶和 / 或颞叶萎缩，约 1/3 的患者呈双侧对称性萎缩，脑皮质受累严重，局限性脑沟变深增宽，脑回变薄，侧脑室前角、颞角呈轻至中度扩大。镜下为非特异性变性改变，如神经元脱失，以Ⅱ、Ⅲ层神经元脱失明显，胶质细胞弥漫性增生，残存神经元有不同程度的变性，神经元内脂褐素增多等。FTLD 也可发现一定数量的老年斑和神经元纤维缠结，与 AD 的区别在于 FTLD 镜下所见的神经元纤维缠结为直线性神经丝组成的，而 AD 是由扭曲的缠结状的双股螺旋纤丝组成。部分病例镜下可见 Pick 细胞和 Pick 小体。根据病理改变可分为三种亚型：①额叶变性型。为组织空泡样变，该型最常见，占全部病例的 60%，主要以皮层大型神经元的脱失、海绵样或空泡样变为特征，胶质增生轻微，无 Pick 细胞、Pick 小体和 Lewy 体，Tau 蛋白和泛素（ubiquitin）免疫反应阴性，边缘系统和纹状体可累及但改变轻微。② Pick 型。约占 25%，表现为皮层神经元脱失，镜下可见 Pick 细胞和 Pick 小体，且 Tau 蛋白和泛素免疫反应阳性，伴广泛明显的胶质细胞增生，表层神经毡可出现空泡样变。③运动神经元病型。约占 15%，病理上多为空泡样变，极少数情况下为 Pick 型，伴有脊髓运动神经元变性及丧失，纹状体或黑质细胞丧失，皮质神经元泛素免疫反应阳性，但 Tau 蛋白免疫反应阴性。

FTLD 起病隐袭，缓慢进展。由于病变部位不同，临床表现多种多样，早期常为行为障碍、情感障碍或语言障碍等局灶性脑病症状。随着病情进展，可出现其他认知功能障碍或神经功能损害，并缓慢进行性加重。晚期各亚型的临床表现与 AD 相似。最后智能严重衰退，四肢痉挛性瘫痪、大小便失禁，常死于肺部、尿路或褥疮感染。早期常表现为个人和社会意识丧失、行为失控，如不注意个人卫生、偷窃、不合时宜的幽默、暴力行为或性行为失控。口部活动过度（hyperorality）亦常较早出现，表现为好吃、舔嘴、过度吸烟或饮酒，甚至嗜异食。病程中常有刻板和怪异行为，如漫无目的闲逛，为引人注目的拍打、唱歌、跳舞、装扮、摸索动作等，可出现精神涣散、意志不坚定、狂躁及攻击行为。情感障碍表现为抑郁、淡漠、缺乏同情心、缺乏主动性，或焦虑、多愁善感、易激惹、暴怒，少数可有短暂的错觉、幻觉、疑病症或自杀念头等。早期言语减少、刻板言语、模仿言语、赘述。随病情进展可有各种类型的失语症，最后缄默不语。Kluver-Bucy 综合征是本病较具特征性的早期表现之一，见于 40% 的患者。主要表现为迟钝、顺从、淡漠、视觉失认、思维变换过度（hypermetamorphosis）、口部活动过度、善饥、贪食和性欲亢进。随着病情进展，计算能力、判断力和解决问题的能力、定向力、视空间技能等认知障碍呈缓慢进行性加重。尿、便失禁较早出现。后期出现进行性加重的锥体外系症状，如运动迟缓、步态障碍、额叶性共济失调等。晚期可有肌阵挛和痫性发作。

《额颞叶变性专家共识》（2014 年版）指出，FTLD 的诊断应从详细询问病史开始，重点关注患者的起病形式、病程、认知受损特征、疾病所处的阶段、日常生活能力受损严重程度，并进行系统的神经系统检查明确有无运动症状。FTLD 的认知功能评估包括执行功能、注意力、语言、社会认知功能，包括精神行为症状、学习记忆及视空间等领域。不同认知领域的常用测验包括：执行功能评估可选用 Stroop 色词试验、连线测验；语言功能评估可选择波士顿命名测验、词汇流畅性测验；情景记忆测试可选用听觉词语学习测验、视觉再生测验。精神行为症状评估可选用神经精神症状量表、额叶行为量表和额叶行为评分。具体诊断过程如图 20-3-2 所示。

FTLD 诊断要点：①行为障碍。隐袭起病，慢性进行性加重。早期丧失个人意识，早期丧失社会意识，早期行为失控，早期缺乏自知力。思维不灵活、呆滞，口部活动过度，刻板行为、持续言语症，摸索动作。精神涣散、冲动、意志不坚定。

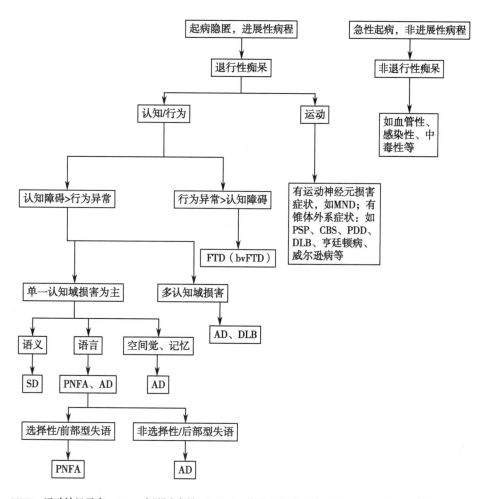

MND：运动神经元病；FTD：额颞叶痴呆；bvFTD：行为变异型额颞叶痴呆；AD：阿尔茨海默病；
PNFA：进行性非流利性失语；SD：语义性痴呆；PSP：进行性核上性麻痹；PDD：帕金森病痴呆；
CBS：皮质基底节综合征；DLB：路易体痴呆

图 20-3-2 退行性痴呆诊断流程图
（资料来源：《额颞叶变性专家共识》2014 年版）

②抑郁、焦虑、多愁善感、固执、自杀念头，短暂的错觉，疑病、情感淡漠。③进行性言语减少，刻板言语，模仿言语，持续言语，晚期出现缄默症。④空间定向和运动技能相对保存。⑤神经体征。早期出现原始反射及尿、便失禁；晚期出现运动徐缓、强直、震颤，血压低且不稳定。⑥实验室检查脑 CT、MRI、SPECT 和 PET 均可显示额叶和颞叶前部异常。反映额叶功能的神经心理测验成绩很差，但无明显的记忆障碍或视空间知觉障碍。

神经影像检查是诊断 FTLD 的重要辅助检查手段。额叶和颞叶萎缩是 FTLD 的典型影像学表现，是诊断 bvFLD 的支持证据。但需要注意的是，即使没有上述典型影像学表现也不能排除 FTLD。bvFTLD 患者右侧额叶和颞叶萎缩非对称分布，而 PPA 的特点则为左侧颞枕叶非对称

性萎缩。SD 患者早期萎缩局限于左侧颞极，随病情进展，可累及右侧颞极、左侧额叶和顶叶。近年来的研究发现，使用磁共振弥散张量成像（DTI）也有助于鉴别 AD 和 FTLD，且三组 FTLD 亚型呈现不同的灰质和白质的扩散系数改变。bvFTD 呈现额叶和颞叶灰质平均扩散率增加，白质扩散系数异常；SD 患者为左侧颞叶灰质减少，平均扩散率增加，下纵束及钩束扩散系数异常；而 PNFA 呈现额叶、岛叶及辅助运动区灰质减少和平均扩散率增加的异常。

目前对于 FTLD 治疗，尚未批准任何药物用于该病。FTLD 的药物治疗主要是针对行为、运动和认知障碍等的对症治疗，常用药物包括选择性 5- 羟色胺再摄取抑制药、非典型抗精神病药物和 N- 甲基 -D- 天冬氨酸受体拮抗剂。一些研究

发现选择性 5- 羟色胺再摄取抑制药可能通过改善额叶皮质的 5- 羟色胺功能，从而控制 FTLD 患者的行为症状，如可减少去抑制、冲动、重复行为和饮食障碍等。小剂量的非典型抗精神病药物则用于改善 FTLD 的精神行为症状，如破坏性或攻击性行为，但存在一定不良反应风险，应谨慎使用。在促认知药物治疗方面，相关临床研究证实 N- 甲基 -D- 天冬氨酸受体拮抗剂对 FTLD 治疗有效，其机制可能与改善 FTLD 患者脑内异常谷氨酸递质系统有关。而胆碱酯酶抑制剂，由于临床研究尚未发现其对 FTLD 有效的证据，且可能导致精神症状恶化，因此，英国精神药理学会在其 2011 年的指南中不推荐用于 FTLD。

（岳　玲　肖世富）

第四节　血管性神经认知障碍

一、定义及分类

血管性认知损害（vascular cognitive impairment，VCI）一词最早是 1995 年由 Bowler 等人提出，用于描述血管源性认知功能下降。2006 年美国国立神经疾病和卒中研究院 - 加拿大卒中网（national institute for neurological disorders and stroke and canadian stroke network，NINDS-CSN）及 2011 年美国心脏协会 / 美国卒中协会（American Heart Association/American Stroke Association，AHA/ASA）将 VCI 的概念变得更宽泛，指所有由于脑血管病变及其危险因素导致的各种形式认知功能损害。2014 年国际血管性行为与认知障碍学会（Society for Vascular Behavioral and Cognitive Disorders，VASCOG）声明提出血管性认知障碍（vascular cognitive disorder，VCDs）这一术语描述血管病变导致的不同严重程度和功能异常类型的认知障碍综合征。

目前血管性认知障碍缺乏统一的定义，2011 年《中国血管性认知障碍诊治指南》指出 VCI 指由脑血管病危险因素（高血压、糖尿病、高脂血症、高同型半胱氨酸血症等）、显性脑血管病（脑梗死、脑出血等）、非显性脑血管病（脑白质疏松和慢性脑缺血等）引起的一系列认知功能损害。就严重程度而言，VCI 的范围从非痴呆的血管性认知障碍（vascular cognitive impairment no dementia，VCIND）到痴呆。2019 年版《中国血管性认知障碍诊治指南》指出 VCI 是指脑血管病变和危险因素所致的临床卒中或亚临床血管性脑损伤的临床综合征，涉及至少一个认知领域受损，包括从轻度认知障碍到痴呆，以及混合性病理所致不同程度的认知障碍。按临床表现分为血管性痴呆（vascular dementia，VaD）、VCIND 和混合性痴呆（AD 合并 VaD）。按遗传因素分类为散发性和遗传性血管性认知障碍。遗传性血管性认知障碍包括淀粉样脑血管病（cerebral amyloid angiopathy，CAA）导致认知功能障碍、常染色体显性遗传性脑动脉病伴皮质下梗死和白质脑病（cerebral autosomal dominant arteriopathy with subcortical infarcts and leukoencephalopathy，CADASIL）导致认知功能障碍。CAA 多发于 60 岁以上老年人，以认知障碍、精神症状、反复或多发脑出血为主要临床表现。CADASIL 病是一种少见的遗传性 VaD，因 19q12 位点基因突变所致遗传性小动脉疾病，多在 20～30 岁发病，临床特点是反复发生皮层下缺血、偏头痛和痴呆综合征。

二、流行病学

VCI 相关的危险因素很多，包括年龄、遗传因素、高血压、糖尿病、心脏疾病、高血脂、颈动脉狭窄、吸烟、酗酒等。男性多于女性。载脂蛋白 E4（*APOE4*）等位基因型既是 AD 的危险因素，也与 VaD 的发生有关，VaD 患者的 *APOE4* 等位基因频率显著高于正常对照。CAA 发生脑出血风险高。CADASIL 病一般无脑卒中的危险因素。

研究表明，脑卒中后 3 个月到 1 年内认知障碍的发病率为 21%～70%。荟萃分析显示 VCIND 患病率在 7.0%～67.3%，这一差异取决于研究环境（基于医院或社区人群）、脑卒中类型（缺血性或出血性）、复发性卒中的频率及卒中间隔等。超过一半的卒中幸存者经历 VCI（2/3 为 VCIND，1/3 为 VaD）。

VaD 是仅次于 AD 的痴呆的第二大常见原因，占老年期痴呆的 20%～30%。65 岁以上社区人群的患病率约为 1.5%。尸检发现混合性痴呆（血管病变合并阿尔茨海默病的病变或路易体痴呆病变）约占老年期痴呆的 40%。

三、诊断标准

VCI 的临床表现与血管病变的部位和类型有关，差异性大。脑血管损伤往往涉及记忆及认知相关区域，常伴有认知、精神和行为症状。对于 VCI 的诊断，目前仍无统一的诊断标准。

美国国立精神病与卒中研究所 / 瑞士神经科学研究国际协会（National Institute of Neurological Disorders and Stroke-Association Internationale pour la Recherche et l'Enseignement en Neurosciences，NINDS-AIREN）制定的标准是目前针对 VaD 运用最广泛的诊断标准。诊断要点包括：①存在痴呆（记忆力及至少 2 个其他认知领域受损，如注意力、执行功能）、日常生活能力、社交和工作能力因痴呆而下降。与脑血管病后遗症所致的肢体活动障碍无关。②存在脑血管疾病的证据，包括临床检查发现局灶的神经系统体征或脑影像（MRI 或 CT）等。③两者存在相关性，卒中 3 个月内出现急性发作的认知功能障碍或既往没有卒中发作的情况下，阶段性进展。这一诊断标准存在一定缺陷，如将记忆减退纳入 VaD 的诊断标准一直是争论的焦点，可能导致 AD、混合性痴呆和 VaD 均被诊断，而不是单纯的 VaD。另外，大约 25% 的患者没有卒中发作和急性认知损害，VCIND 不包括在这一诊断标准中。

2011 年 AHA/ASA 提出轻度 VCI（mild VCI，VaMCI）的概念。VaMCI 诊断要点包括：① VaMCI 包括 4 种 MCI 亚型，遗忘型、遗忘型加其他认知域受损、非遗忘型单认知域受损和非遗忘型多认知域受损。② VaMCI 的分类必须基于神经心理学认知测试，且至少包括 4 项认知域评估，如执行 / 注意、记忆、语言和视空间，且至少 1 个认知域受损。③不受运动和感觉局部症状受损影响的日常生活能力未受损或仅极轻微受损。诊断 VCI 的核心是认知障碍符合神经心理测试标准，临床卒中史或脑血管损伤，有证据表明认知功能障碍和血管疾病之间存在联系。记忆障碍不是 VCI 或 VaD 诊断必备条件，且存在脑白质病变的诊断意义不大。此外，痴呆被定义为认知能力的下降，与病前认知水平相比，包括至少两个认知域损害，足以影响日常生活能力，不受运动或感觉后遗症的影响。要建立对痴呆的诊断，最少评估四个领域（执行 / 注意、记忆、语言、视觉空间功能）。基于卒中和认知损害之间的时间关系以其他特征，根据这一诊断标准进行分类，包括很可能的 VaD，可能的 VaD、VaMCI，很可能的 VaMCI，可能的 VaMCI，不稳定的 VaMCI。2014 年 VASCOG 声明提出 VCDs 诊断要点包括确定认知障碍和确定血管疾病是引起认知缺陷的突出但非绝对唯一的病因。对于认知障碍的诊断，既要有患者及知情者的主诉，又要有客观的证据，主要评估的认知领域有注意力和处理速度、额叶执行功能（计划、决策、工作记忆等）、学习和记忆、语言、视空间、社会认知等方面。VCDs 的突出表现是在处理速度和额叶执行功能受损。VCDs 体现了认知障碍的连续病程，分为轻度 VCDs 前期（pre-mild VCDs）、轻度 VCD（mild VCDs）、重度 VCD（major VCDs）。2019 年版《中国血管性认知障碍诊治指南》指出临床实践建议按照新的病程和病理诊断 VCI 的程度及亚型，包括轻度 VCI（mild VCI）和重度 VCI（major VCI 或 VaD），按照卒中病史及临床病理特征，重度 VCI 包括卒中后痴呆（post-stroke dementia，PSD），皮质下缺血性血管性痴呆（subcortical ischemic vascular dementia，SIVaD），多发梗死性痴呆（multi-infarct dementia，MID）和混合型痴呆（mixed dementias，MixD）。临床研究建议按照 2011 年《中国血管性认知障碍诊治指南》推荐采用病因分类对 VCI 进行诊断。包括①危险因素相关性 VCI：有长期血管危险因素（如高血压病、糖尿病等）、无明确的卒中病史、影像学无明显的血管病灶；②缺血性 VCI：大血管性、小血管性、低灌注性；③出血性 VCI：明确的脑出血病史，认知障碍与脑出血之间有明确关系，急性期脑影像学有相应的证据；④其他脑血管病性 VCI：除上述血管以外的血管病变，如脑静脉窦血栓形成、脑动静脉畸形等，认知障碍与血管病变之间有明确的因果及时间关系，影像学显示有相应的病灶；⑤脑血管病合并 AD：脑血管病伴 AD、AD 伴脑血管病。

血管病变取决于病史（脑卒中发作，急性认知功能障碍），临床检查和脑影像。主要的血管病变包括单个或多个部位，梗死、出血和白质异常。腔隙或边界区梗死是最常见的病变类型。VaD 可以由单一部位梗死（所谓的"战略"部位）引起。

尤指当它累及左颞上联合区（额叶或颞顶叶交界处）或丘脑的前部或中部。脑脊液（CSF）生物标志物和淀粉样正电子发射断层扫描（PET）用于鉴别。皮质微梗死（<5mm）依据神经病理学检查及脑影像进行诊断，常引起认知障碍。

除了认知障碍的表现和血管病变，VCI 的诊断需要有两者之间的关系的证据。认知障碍的发病可能是按时间顺序与卒中有关。在没有卒中或急性发作，VCI 的诊断需要明确的认知功能减退，包括信息处理速度和执行功能。

必须强调的两个要点：①可以观察到发生在没有卒中病史的患者发生 VCI 比卒中后 VCI 更常见。MRI 研究显示每 7 例脑梗死中约有 1 例卒中发作，这些所谓的"隐性梗死"是主要的认知相关风险因素；②卒中后认知障碍并不总是由于单纯的血管病变引起，如相当多的存在其他类型的损害（特别是 AD）。

目前，判断神经影像学或病理学观察到的某种程度的血管性病变就是引起认知障碍的病因时，仍旧存在困难，尤其是当血管性与 AD 等神经变性病变同时存在时，常存在争议。

四、血管性痴呆的病理分型

1. 多发性梗死型痴呆 病灶位于大血管供血区，尤其是大脑中动脉、大脑后动脉等供血范围内的皮质和皮质下白质以及基底节区散在多发大梗死灶，多累及双侧大脑半球。

2. 关键部位梗死型痴呆 病灶位于重要的脑功能区、小梗死或缺血灶，例如：丘脑（大脑后动脉之丘脑穿通支），海马（大脑后动脉），角回及额叶底面（大脑前动脉），双侧大脑半球或主侧半球。

3. 小血管梗死型痴呆

（1）宾斯旺格病（Binswanger disease），又称皮质下动脉硬化性脑病（皮质下白质脑病）：基底节区及大脑半球白质内多发小梗死灶。

（2）多发腔隙性梗死：多发性小梗死灶（<1.5cm 直径）、基底节、大脑半球白质、脑桥、基底部多发性出血或梗死瘢痕、多发性皮质 - 皮质下小梗死灶（混合性脑病）。

（3）皮质颗粒萎缩：一侧或双侧大脑半球在大脑前动脉和大脑中动脉交界区多发小出血灶或梗死斑。

4. 其他 脑出血后痴呆，静脉栓塞、低血灌注后脑损伤，弥漫性小血管炎，多发性小血管栓塞。

五、治疗

VCI 提倡综合性治疗原则，包括控制血管危险因素、预防和减少血管事件发生、促认知的药物治疗、非药物治疗手段等。血管和代谢危险因素应被视为潜在的预防痴呆的主要目标。

VCI 预防和治疗首先需识别并干预相关危险因素。VCI 高危患者可以考虑以下生活方式干预措施：戒烟（IIa，A）、适度饮酒（IIb，B）、控制体重（IIb，B）和体育锻炼（IIb，B）；VCI 高危患者应积极控制高血压（I，A），高血糖（IIb，C）和高胆固醇血症（IIb，B）；基于现有证据，VCI 高危患者服用抗氧化剂和 B 族维生素没有效果（III，A）；VCI 高危患者治疗炎症反应能否降低该病风险尚不明确（IIb，C）。

促智药如胆碱酯酶抑制剂、NMDA 受体拮抗剂可用于改善 VCI 患者认知功能。如多奈哌齐对 VaD 患者的认知改善有效（IIa，A）。加兰他敏对混合型阿尔茨海默病 /VaD 患者有效（IIa，A）。卡巴拉汀和美金刚可用于改善 VaD 患者的认知功能（IIb，A）。目前对 VCI 的治疗研究局限于 VaD 阶段，尚无药物批准用于 VCIND。丁苯酞、尼莫地平、银杏叶提取物等对 VCI 可能有效，部分研究显示康复治疗、经颅磁刺激、中医针灸治疗有一定的疗效，但均需要进一步临床研究证实。

（张庆娥）

第五节 其他疾病所致神经认知障碍

一、创伤性脑损伤所致神经认知障碍

创伤性脑损伤（traumatic brain injury，TBI）是一个重要的公共卫生问题，也是慢性致残的主要原因之一。创伤性脑损伤所致神经认知障碍系指颅脑遭受直接或间接外伤后，在脑组织损伤的基础上所产生的各种神经认知障碍，常伴有精神和行为症状。TBI 所致认知障碍是决定人们主观幸福感及其生活质量的最重要因素之一。神经认知障碍可在外伤后立即出现，也可在外伤后较长一段时间后出现。急性期多系脑弥漫性损伤所

致，慢性期则与大脑神经细胞坏死，胶质细胞增生，瘢痕形成等病变有关。脑组织受损伤越重，产生神经认知障碍的机会越大。TBI 通常影响记忆、注意力和执行功能等认知域。

TBI 最常见的两个风险因素是性别（男性几乎是女性 3 倍）和双峰年龄模式（65 岁及以上的人和 14 岁以下的儿童）。据估计，每年有 150 万～200 万美国人患有 TBI，TBI 约占所有死亡人数的 30%。TBI 主要原因包括坠落，袭击，机动车辆或交通事故以及与运动相关的损伤等。在战争年代，战伤为常见的原因。在和平建设时期，交通事故和各种职业意外事故是脑外伤的常见原因。

TBI 分为开放性脑外伤和闭合性脑外伤。外伤造成的脑损伤既有原发性也有继发性的。原发性脑损伤包括脑震荡、脑挫伤及脑裂伤，后两者实际上很难明确划分，常合称脑挫裂伤。继发性脑损伤有脑水肿和颅内血肿，后者又包括硬膜外血肿、硬膜下血肿及脑内血肿等。

轻度创伤性脑损伤（mild traumatic brain injury，mTBI）或脑震荡是最常见的创伤类型脑损伤。也是脑外伤中程度最轻的类型，电子显微镜下可见脑组织轻度充血、水肿，脑内有少数点状出血及小型坏死灶等。经历一段时间之后，这些病理变化可以完全消散吸收，也可以有小范围的瘢痕或软化灶遗留。程度很轻的脑震荡其脑组织可没有器质性损伤。mTBI 导致短暂的无意识，随后是认知功能受损。随着认知功能受损，mTBI 引起一系列症状，最明显的是头痛、疲劳、抑郁、焦虑和烦躁，统称为脑震荡综合征（postconcussional syndrome，PCS）。大多数人症状消退所需的时间约为 3 个月，但有些人超过伤后 1 年仍然会出现症状。首次脑震荡患者估计 15% 经历持久性 PCS。脑震荡因人们认识和报道不足通常被忽略，常被错误认为可自发缓解而不需要医疗保健。

在较严重的脑外伤中，外力的作用可引起脑部神经细胞与胶质细胞的肿胀和坏死、神经纤维的损伤和断裂、髓鞘的裂解与吸收。脑血管损伤后可引起脑内出血与大小不等的梗死区。脑出血可形成脑组织内血肿、硬膜下血肿、硬膜外血肿，出血也可流入脑室或蛛网膜下腔。血液在脑池或大脑表面凝聚后可逐渐机化，形成粘连，有时可堵塞脑脊液循环通路而造成脑积水。在脑外伤的急性期，脑损伤区及其周围可出现脑水肿，严重时引起颅内压急剧增高，可形成脑疝。脑水肿、脑血液循环调节障碍、全身血压降低、呼吸功能失调可引起或加重脑缺氧。

创伤性脑损伤所致神经认知障碍的临床表现与脑损伤的程度、部位、急性期的病理生理变化和修复期的后遗病变等多种因素有关。广泛性脑损伤一般引起大脑功能全面障碍，例如急性期的昏迷或谵妄，慢性期的痴呆等。颞叶损伤最常出现精神障碍，其次是前额叶及额叶眶部，顶叶及枕叶损伤后出现精神障碍的机会最少。前额叶、颞叶损伤常引起人格障碍。顶叶损伤易引起认知功能障碍。脑基底部损伤易引起记忆损害。

创伤性脑损伤伴发的精神障碍的发生发展除与脑损伤有关外，还与一些社会心理因素有关。社会心理因素主要包括受伤前的人格特征、对外伤的态度、外伤对生活及工作的影响、赔偿动机等。有些脑外伤后的精神障碍纯属功能性，脑外伤可能只是起了诱发作用，也可能两种情况巧合地出现在同一患者身上。

目前尚无强有力的循证证据支持 TBI 慢性认知功能障碍的相关药物治疗。但考虑与慢性 TBI 相关的重大残疾，药物治疗可能仍然被视为综合管理的一部分。对于慢性认知障碍，部分研究证实莫达非尼、卡巴拉汀、托莫西汀等优于安慰剂。非药物治疗方法如认知康复训练等越来越受到关注。

二、颅内感染性疾病所致神经认知障碍

颅内感染性疾病所致神经认知障碍是一组因各种病原体直接损害脑组织引起的脑功能紊乱所致的神经认知障碍的总称。引起颅内感染的病原体包括病毒、细菌、立克次体、螺旋体、真菌以及寄生虫等。颅内感染可分为脑膜炎、脑炎和脑脓肿。

1. **麻痹性痴呆** 麻痹性痴呆（general paresis of insane，GPI）是指梅毒螺旋体侵犯大脑而引起的神经系统梅毒。属于Ⅳ期梅毒，以神经麻痹、进行性痴呆及人格障碍为特点。多发生于梅毒螺旋体感染后 20～30 年，男性更多见。1%～5% 梅毒感染者可发展为 GPI。病理改变特点是血管周围和脑膜的慢性炎症反应（伴脑膜纤维化、颗粒状室管膜炎），皮质萎缩等退行性变，组织螺旋体

浸润，后期额叶、顶叶皮质发生脱髓鞘病变形成 Fisher 斑块。

GPI 起病隐匿，进展缓慢，早期表现主要是类神经衰弱症状，其次为性格改变、思维迟钝、智能下降、情绪改变及低级意向增强。中期以进行性加重的智能障碍及人格障碍为主，常伴幻觉妄想、易激惹及躁狂症状；晚期痴呆症状日益严重，理解能力差，言语含糊不清，情感淡漠、意向倒错、本能意向亢进。部分患者可有神经系统损害的症状和体征，如阿盖尔·罗伯逊（Argyll-Robertson）瞳孔（阿罗氏瞳孔）、视神经萎缩、语言障碍、书写障碍、震颤、共济失调、腱反射亢进、癫痫发作等。瞳孔改变是常见的早期症状，表现为双侧瞳孔缩小，大小不等，形状不规则，60% 患者出现阿罗氏瞳孔，阿罗氏瞳孔为神经梅毒特有体征。表现瞳孔对光反射完全消失或迟钝，调节反射存在。

发病 5~20 年前曾有明确或可疑的冶游史和梅毒感染史是重要的诊断线索。阳性的血清学试验和特征性的脑脊液改变有助于确诊。血清和脑脊液梅毒螺旋体分离阳性。脑脊液外观无色透明，压力多在正常范围内，细胞数增加，蛋白定性多为阳性，胶体金试验常呈麻痹样曲线；脑电图呈进行性慢波增加，呈广泛异常改变。头部 CT、MRI 可见脑萎缩、脑室扩大，侧脑室前角扩大尤为明显。

临床分型包括：①痴呆型，最为常见，占 55% 左右，很少缓解；②夸大型，最典型，占 20%~30%，对治疗反应好，可以缓解，预后较佳；③偏执型，以被害妄想常见，可伴有幻视，情感淡漠；④抑郁型，表现情绪低落、兴趣减退、常有自责自罪，可伴疑病及虚无妄想，内容荒谬离奇；⑤非典型麻痹性痴呆，包括脊髓痨型，限局病灶型，少年型。少年型极为少见，系由其母在怀孕 5 个月后经胎盘感染所致，一般是在先天性梅毒的基础上发病，是精神发育迟滞的原因之一。

青霉素是治疗 GPI 最有效的药物。在治疗过程中有时会出现吉海反应（Jarish-Herxheimer 反应），表现为在第一次注射青霉素后数小时到 24 小时内出现发热、寒战、头痛、乏力等流感样症状，内脏和中枢神经系统梅毒症状加剧，可危及生命。故必要时治疗前可口服强的松。发病缓慢，逐渐进展，如不治疗，一般 3~5 年都会死亡。梅毒性痴呆是可治的，早期诊断意义大。加强本病的预防常识和宣传教育以及积极治疗梅毒患者是预防本病的根本措施。

2. HIV 相关神经认知障碍 艾滋病即获得性免疫缺陷综合征（acquired immune deficiency syndrome, AIDS）是人类免疫缺陷病毒（HIV）感染引起的致死性疾病。临床常表现为全身衰竭和免疫功能低下，引起一系列机会感染，同时伴随认知及精神行为症状。病死率随着病程的延长而上升。AIDS 的传播途径有三种，即性传播、血液传播及母婴传播。

HIV 相关神经认知障碍（HIV associated neurocognitive disorder, HAND）可见于 AIDS 疾病的任何时期。在高效抗逆转录病毒治疗（highly active anti-retroviral therapy, HAART）使用之前，高达 20% 患者最终发展为 HIV 相关性痴呆，痴呆和高死亡率有关，痴呆发生后平均存活时间为 6 个月至 1 年。在 HAART 之前，轻度神经认知障碍出现在 30% 的无症状 AIDS 患者和 50% 的 AIDS 确诊患者。在 HAART 使用之后，HIV 相关性痴呆的发病率下降至 2%。尽管 HIV 有较好的病毒学治疗方法，认知障碍仍然是一个持续的临床问题。大型前瞻性研究中已证实 HAND 的患病率为 20%~50%。

HAND 相关危险因素包括年龄、药物滥用、教育程度、丙型肝炎合并感染、CD4$^+$T 细胞数量少、*CCR2* 多态性、*TNF-α308A* 等位基因和低血红蛋白、低体重等。研究证实，载脂蛋白 E 与 HAND 有关，特别是在老年患者中。

HIV 可直接侵犯感染中枢神经系统，也可产生中枢神经系统机会性感染，还可发生中枢神经系统肿瘤、脑血管病变等。在 HIV 感染后，因中枢神经系统受损及面临多种社会心理因素的刺激，患者可产生多种器质性和功能性精神障碍，包括谵妄、痴呆、遗忘、神经症性障碍、情感性障碍、精神病性障碍、人格改变等。患者常表现认知、行为和运动功能方面紊乱。认知障碍包括健忘，注意力不集中，难以回忆最近发生的事件，思维紊乱。运动症状包括下肢无力，共济失调。冷漠和社交退缩是最常见的行为症状。表现为皮质下痴呆，存在突出的精神运动迟滞，但没有失语和失用症状。认知领域损害最常见的是注意力，信息处理速度和学习效率方面，这与皮质下或额纹状体最早受累相关。

目前尚未发现能够治愈 HIV 感染的特异性的治疗药物。抗逆转录病毒药物是一类可治疗逆转录病毒（主要 HIV）感染的药物。联合使用几种（通常是三种或四种）抗逆转录病毒药物被称为高效抗逆转录病毒治疗（highly active anti-retroviral therapy，HAART）。美国国立健康研究院（NIH）推荐有 AIDS 相关症状的患者，应使用抗逆转录病毒药物治疗。联合抗反转录病毒治疗（c-ART）降低了 CNS 感染和 HIV 相关痴呆的发病率，对 HAND 的治疗是有效的。需要注意可能产生的严重药物副作用及耐药性。有精神症状者可予对症处理。目前 HAND 治疗的新方法包括针对 CNS 炎性反应和新陈代谢的辅助治疗，是研究的热点。对于单发的无颅外转移的淋巴瘤、Kaposi 肉瘤及 AIDS 相关病原体感染造成的肉芽肿或脓肿可行开颅手术切除。感染造成的脑积水也可考虑做脑室腹腔分流术。与 AIDS 相关的颅内肿瘤对放射线相当敏感，放射治疗是重要而有效的手段。治疗主要问题是预防感染，一旦感染则后果严重，应注意切断 3 条主要传播途径，即性接触传播、血液传播和母婴传播，减少发病。

三、脑肿瘤所致神经认知障碍

脑肿瘤或称颅内肿瘤，可为原发性和转移性肿瘤。脑肿瘤患者多因神经系统症状和体征到神经科就诊，但有少数脑肿瘤患者，在早期只有精神症状，往往到精神科就诊。由于早期缺乏神经系统的定位症状和体征，因而易误诊为功能性精神障碍，以致延误患者的治疗。因此，精神科医生应提高警惕，避免误诊。研究表明，在脑肿瘤患者术前，超过 90% 患者至少有一项认知领域出现损害，78% 患者出现严重的视空间执行功能障碍。

脑肿瘤产生神经认知障碍的机制颇为复杂，与脑肿瘤引起的颅高压，肿瘤的部位、性质、肿瘤生长速度以及个体素质等有关。肿瘤压迫、侵袭、水肿等占位效应损伤了相应部位的大脑皮层和皮层下结构，导致认知功能损害。颅内容物的体积增加，肿瘤压迫脑组织使脑组织缺血、缺氧导致脑细胞水肿都会使颅内压力增高。颅内高压时，患者往往表现意识模糊，表情淡漠、呆滞，思维、记忆困难，严重时出现嗜睡、乃至昏迷等，这些症状经降低颅内压后常会迅速减轻或消失。部分脑肿瘤如神经胶质瘤，具有广泛侵袭性，引起急性神经递质的改变和慢性神经纤维的退行性变，进一步导致广泛的认知功能损害。另外，脑肿瘤患者合并癫痫、脑积水、出血等并发症也可进一步损害认知功能。

额叶、颞叶肿瘤容易产生认知障碍症状。罹患一侧半球的脑肿瘤较少产生精神症状，而双侧半球的脑肿瘤，即使体积小，也易致精神异常。胼胝体、丘脑的肿瘤常产生精神症状。脑肿瘤的性质和生长速度与认知、精神症状的产生和症状的严重程度有关。生长慢的脑肿瘤较少出现精神症状，或于病程后期出现痴呆。而生长迅速的恶性肿瘤比生长慢的良性肿瘤出现精神症状的情况多。恶性肿瘤生长速度快，颅高压出现也快，侵犯周围脑组织的范围也较广，易致谵妄。此外，患者的遗传素质、病前性格、脑部的血流动力学改变等因素也与精神障碍的发生有关。

对脑肿瘤所致神经认知障碍目前缺乏特效治疗。康复治疗作为主要的治疗手段，可以改善认知功能，提高患者生活质量。在药物治疗上，血管活性药物联合乙酰胆碱酯酶抑制剂治疗，神经营养药物、高压氧、干细胞移植等措施也可能在不同程度上改善认知功能。手术能治疗脑肿瘤，但手术的刺激、术中对脑组织的损伤以及肿瘤自身均可加重或导致认知功能障碍。对脑恶性肿瘤进行放疗时脑组织常出现放射反应与损伤，也加重认知功能损害。记忆力下降是放射性颅脑损伤后最早出现的认知功能障碍表现。化疗引起神经元及血管损伤、炎性因子激活、自身免疫反应、认知基因变异等因素造成神经细胞死亡增加可能导致或加重认知损害。

四、癫痫所致神经认知障碍

癫痫（epilepsy）是一组由不同原因引起的突然发作的短暂脑功能异常的疾病。癫痫的临床表现取决于癫痫性电活动的起始部位及其在整个中枢神经系统的扩散范围。癫痫除影响感觉运动外，还可导致认知、行为、情感和人格改变。癫痫患病率在 0.5%~2% 之间。大约 10% 的人在一生中可能曾有过 1 次癫痫发作。发作可表现为运动、感觉、自主神经、认知、情感或行为等方面的异常，但以抽搐等运动症状为突出表现的发作形式最常见。癫痫发作可分为原发性（特发性）癫痫和继发性（症状性）癫痫。原发性癫痫是指目前发病原因不明确的一类癫痫，继发性癫痫是脑部疾病或多种全身性疾病的临床表现。癫痫的病因很多，概括起来可分为遗传、感染、中毒（重金属、酒精等）、脑肿瘤、脑外伤、脑血管病、脑变性病、代谢障碍（钙、镁、钠等代谢异常）、药物（氯氮平、氯丙嗪等）等几类。

癫痫的发病机制还不清楚。痫性活动的本质是神经元的生化改变，继而产生异常放电。正常情况下大脑的兴奋性和抑制性生化机制通过复杂的相互作用来维持大脑的正常功能。兴奋过强或抑制减弱都有可能导致癫痫发作。目前认为癫痫发作的可能机制有：①脑内抑制性机制减弱，特别是 γ- 氨基丁酸（GABA）的突触抑制减弱；②脑内兴奋性机制增强，特别是经由 N- 甲基 -D- 天冬氨酸（NMDA）受体介导的谷氨酸反应；③内源性神经元暴发放电，通常为电压依赖性钙电流的增强。另外，癫痫发作时，脑细胞膜的通透性有改变，可能与前列腺素的释放有关。乙酰胆碱和谷氨酸是大脑中主要的兴奋性神经递质，γ- 氨基丁酸为主要的抑制性神经递质，从理论上来说，乙酰胆碱能或谷氨酸能系统活动过强可导致癫痫发作。然而，绝大部分抗癫痫药都是通过促进 γ- 氨基丁酸的抑制而起作用的。故多数学者认为 γ- 氨基丁酸的抑制作用减弱是癫痫发作的主要神经生化机制。

神经认知损害是癫痫常见的伴随症状，30%～50% 的患者有不同程度的认知障碍，包括注意力、记忆力、判断力等方面减退。癫痫伴发的认知障碍类型与病灶累及位置、发作类型有相关性。如额叶癫痫易出现执行功能下降、颞叶癫痫最常见记忆力下降。左侧颞叶癫痫易出现言语记忆障碍，右侧颞叶癫痫易出现非言语、视空间记忆障碍。复杂部分性发作和部分性发作继发全面性发作容易引起认知功能障碍。癫痫还常伴有精神障碍，可分为发作前、发作时、发作后和发作间歇期精神障碍。发作前、发作时、发作后精神障碍有时很难截然分开。

癫痫导致认知功能障碍的机制相对复杂，各种因素相互作用。主要包括大脑神经元反复放电引起患者脑内神经递质失衡，如 γ- 氨基丁酸、儿茶酚胺等神经递质的释放及慢性应激。癫痫发作还导致神经元变性和坏死。神经元异常放电和兴奋性氨基酸的毒性作用使脑内活性氧自由基生成过多，产生氧化应激。首发年龄越小，认知功能损害越严重，教育程度越低，认知功能障碍越严重。儿童、孕妇、老年人的更容易出现认知功能障碍，遗传与社会心理因素和认知障碍相关。

癫痫的正确诊断有赖于详细的病史、体格检查和熟悉各种癫痫的发作形式。详细询问病史非常重要。患者可能因意识障碍而不能提供详细的发作情况，故应尽可能向知情者了解发作的细节。对发作的特点及伴随情况都应详细了解，特别要注意有无局限性发作的表现。既往史应着重询问既往脑外伤、颅内感染、患者的出生情况。家族史可揭示遗传倾向。详细的体格检查和神经系统检查有助于发现躯体病和局限性神经系统异常。癫痫的诊断包括确定发作类型和分析癫痫的病因，以便制订恰当的治疗计划。目前大部分癫痫发作可通过脑电图确诊。90% 的癫痫患者有脑电异常，脑电图对确定癫痫发作的脑电异常形式和部位非常重要。

大多数抗癫痫药物可导致不同程度认知功能障碍，尤其是联合使用对认知损害更严重。但有研究表明抗癫痫药物对认知功能的影响小于其他癫痫相关因素，可降低神经元兴奋性，减轻神经元损伤，保护认知功能。合理规范使用抗癫痫药对认知功能有益：要尽早用药，在癫痫发作控制后尽量单药治疗；尽量避免使用对认知影响明显的药物，从小剂量开始缓慢加量，要定期监测血药浓度及血生化等指标，及时发现和处理药物不良反应；难治性癫痫可采用手术治疗，但治疗前要充分评估手术必要性、风险及对认知功能的影响；康复训练对癫痫所致神经功能障碍是有效的，可提高患者的生活质量。

（张庆娥）

第六节　痴呆的精神行为症状

认知损害、日常及社会生活能力减退、精神行为症状是痴呆的主要临床表现。早在 1906 年，阿尔茨海默医生描述第一例痴呆患者的症状除了有记忆力下降、迷路、生活能力逐渐下降外，还有关系、被害、嫉妒妄想及紊乱的行为。直到 1996 年国际老年精神病学学会（IPA）才正式定义痴呆患者的精神行为症状（behavioral and psychological symptoms of dementia，BPSD），是指痴呆患者中出现的各种知觉、思维、情感与行为紊乱的症状群。精神病性症状包括幻觉、妄想等，情感症状包括抑郁、焦虑、淡漠、欣快等，行为异常包括徘徊、漫游、攻击、激惹、进食及睡眠障碍，以及固执、自私、脱抑制的性行为、捡拾垃圾、藏匿物品等。这类症状非常常见，80%～90% 痴呆患者在病程中至少存在一种症状，不同痴呆类型和病期症状表现有所不同，严重影响患者及其照料者的生活质量，增加照料负担和照料成本，也是造成患者早期住院治疗的主要原因。

一、病因和发病机制

痴呆患者的精神行为症状的发生与痴呆的病理损害过程关系密切，同时也受患者自身性格特征和环境因素的影响。

（一）生物学因素

痴呆进程中患者退行性病理过程构成其神经生物学基础，神经元纤维缠结、淀粉样斑块等神经病理改变程度与幻觉、激越等症状相关。胆碱能系统功能障碍不仅可以导致认知和记忆异常，还可以引起幻觉、谵妄及异常的行为。研究发现胆碱酯酶抑制剂能改善多种痴呆类型（AD、DLB、PDD、VaD）的精神行为症状，包括冷漠、焦虑 / 抑郁、幻觉和妄想等。痴呆患者也广泛存在多巴胺能、5-HT 能系统等神经递质异常。研究发现，痴呆患者的某些 BPSD 症状与特定脑区相关，其中妄想通常与额叶和 / 或边缘叶病变有关，视幻觉通常涉及后部脑区包括枕叶及枕颞顶联合皮层，扣带回和额叶的结构改变与淡漠之间有显著的联系，脑白质高信号在伴抑郁症状患者中更显著。

（二）患者自身因素

未被及时诊治的躯体疾病及躯体功能异常（如疼痛、泌尿系感染、发热、呼吸道和肺部感染、便秘、心绞痛、一过性脑缺血、低血糖、皮肤瘙痒、腹泻、营养不良等）也是重要影响因素。患者因表达能力逐渐丧失，躯体、心理、情感以及社交等方面活动目标不能得到充分表达，需求得不到及时满足，内心的紧张不安全等感受与精神行为紊乱有关。痴呆患者社会适应调节能力逐渐下降，在面对环境刺激时其应对能力下降，挫败感加剧，易造成焦虑和激越。

（三）外环境因素

照护者的压力、负性情绪以及消极的交流方式、应对策略也可能激发或加重患者的精神行为紊乱。日常活动频繁改变、环境过于嘈杂、活动空间色彩过于单调、躯体和社会环境突然变化等所带来的压力很有可能超过其压力阈值，导致精神行为症状的出现。

因此，痴呆的精神行为症状是一个多因素相互影响共同作用的结果，病因学探讨能提供有效的治疗处理线索。

二、临床表现

（一）常见的共性表现

1. **妄想** 最常见的妄想认为别人偷他的东西、认为自己的房屋不是他的家、称配偶（或其他照护者）是冒充者、认为自己被遗弃或坚信配偶不再忠实于自己。

2. **幻觉** 路易体痴呆患者多见，主要表现为在家里看到实际不在场的人。

3. **错认** 主要表现称自己家中出现其他人、错认自己（不认识自己在镜中的影像）、错认其他人、错认电视中的事情（患者想象这些事情发生在现实生活中）。

4. **抑郁心境** 可以表现为抑郁心境及抑郁发作。在痴呆早期患者可以表达内心体验，随着痴呆的进展，抑郁的诊断可因为日益严重的认知功能下降诊断困难。

5. **情感淡漠** 表现为对日常活动和个人照料缺乏兴趣、社交活动减少、面部表情贫乏、语调变化减少、情感反应减弱、缺乏动机。

6. **焦虑** 表现出对自身经济、未来和健康（包括记忆）的关心，反复询问即将来临的事情，害怕独处或害怕人群、旅行、黑暗或洗澡之类的活动。

7. **脱抑制** 患者行为冲动、不恰当。他们的注意力易分散，情绪不稳定，自知力和判断力很差，社交活动不能保持以前的水平。还可表现哭泣、欣快、攻击性言语、对其他人和事物的攻击性行为、自我破坏性的行为、性活动增强、运动性激越、冲动等。

8. 游荡 包括多种行为形式，如核查（反复寻找照护者在哪里）、尾随、无目的乱走、夜间外走、外出走失等。

9. 激越 指并非由外界观察者直接根据需要或患者的精神错乱判断出的不恰当的言语、语调或运动活动。包括身体的非攻击性行为、身体的攻击性行为、言语的非攻击性行为以及言语的攻击性行为。

10. 灾难性反应 特征是突发而过分的情绪反应或躯体行为，表现为突然的愤怒暴发、攻击性言语（例如：叫嚷和咒骂）、恐吓与攻击性行为（例如打、踢和咬）等。

11. 睡眠觉醒周期紊乱 患者可以表现为睡眠增多或减少以及昼夜节律紊乱。

12. 进食习惯改变 固定进食某一类型的食物如只吃甜食，或一段时间选择性吃某种食物如米饭，有的患者可有拒食或贪食。

13. 其他 如藏匿物品、垃圾及废物、固定的穿着习惯和语言表达方式等。

（二）常见类型痴呆的精神行为症状特点

1. 阿尔茨海默病的 BPSD 近记忆力下降是 AD 患者最突出的临床表现，因此患者会因为记忆力的下降而出现忘事、找不到东西等，在疾病早、中期被窃妄想较为多见。随着疾病进展患者的感知觉和理解分析判断能力逐渐下降，还会出现与生活情境相关的幻听、幻视，如看见有熟人来家里，看见死去的亲人，听到孩子哭泣等，并会有带有情感色彩的被害、被遗弃、嫉妒妄想。情感反应以淡漠多见，可有抑郁焦虑及稍有不顺心就大发脾气等，并有反复询问、尾随、徘徊、夜间不眠等行为异常。BPSD 症状可以贯穿整个病程，痴呆诊断前可能有情绪问题、人际交往和社会功能的下降，中期情绪和思维问题相对突出，后期行为异常较明显。症状的严重程度与认知损害的严重程度相关。

2. 额颞叶变性的 BPSD 额颞叶变性中行为变异型的 BPSD 最为突出。早年间这一类型被称为匹克氏病，可见突出的额叶颞叶萎缩以及 Pick 小体，Tau 蛋白的异常磷酸化为突出病理损害特征。起病之初，记忆力视空间损害上不突出，患者的执行功能、情感、社会认知和相对固着的言语行为障碍特别明显，如患者变得自私、社会责

任感下降，有进食、性等原始活动的异常，表现为脱抑制，也有情感的淡漠和欣快，行为单调刻板、固执、冲动激惹等。中后期认知功能下降逐渐明显。语义性痴呆以语言障碍为突出表现，视空间技能保持完好的患者可以表现为严重的失命名，伴有对词语概念的进行性丧失，不能感知别人的情感，对情绪的理解存在缺陷，也可见脱抑制和强迫行为。进行性非流利性失语一般晚期才出现行为症状，自知力和个人认知保留，但是抑郁和社会行为退缩常见。

3. 路易体痴呆的 BPSD 路易体痴呆主要病理特征为路易小体及路易轴突（Lewy neurites，LNs），该病理改变由 α- 突触核蛋白（α-synuclein，αSyn）异常聚集并与异常代谢的脂质分子共同作用而形成。患者认知损害特征为视觉感知、注意力和执行功能障碍，而记忆功能障碍相对较轻，认知症状波动比较明显。视幻觉是路易体痴呆最常见的精神症状，描述鲜明生动，多为昆虫等小动物，亦可为能描述细节的人物，伴有相应的情感反应。视幻觉同样具有波动性，可重复出现。患者可以伴有关系、被害妄想等，情感反应淡漠较多见。精神行为症状在发病初期就可出现，并持续到病程晚期。

4. 血管性痴呆的 BPSD 血管性痴呆以皮层下损害为主，不同类型的血管性病理基础影响患者的 BPSD 表现。通常血管性痴呆患者多表现为抑郁、淡漠、人格改变、精神运动迟缓、幻听、幻视、情感脆弱、易激惹和哭笑无常等，其中以抑郁最为常见。患者的抑郁主要表现为始动性差和精神运动迟缓等，而非突出的情绪低落。

常见痴呆类型中精神行为紊乱表现见表 20-6-1。

表 20-6-1 常见痴呆类型中精神行为紊乱表现

痴呆类型	临床表现
阿尔茨海默病	淡漠、易激惹、抑郁、幻觉、妄想、激越、游荡、尾随等行为表现
血管性痴呆	抑郁、情绪不稳、淡漠
额颞叶痴呆	脱抑制、冲动、刻板、强制性行为、性活动增多、破坏行为、淡漠
路易体痴呆	视幻觉；睡眠行为障碍、激越、妄想和淡漠
帕金森病痴呆	抑郁、幻觉
克-雅病	睡眠紊乱、幻觉、抑郁

三、诊断和鉴别诊断

（一）诊断评估

BPSD 的诊断要求在痴呆诊断基础上，根据精神行为紊乱表现确定诊断。BPSD 无特定辅助检查，精神行为症状评估也有相应的量表辅助，常用的量表包括：神经精神科问卷、为 AD 行为病理学评定量表、康奈尔痴呆抑郁量表、cohen-mansfield 激越问卷等。

（二）鉴别诊断

痴呆多见于老年期，需要与老年期常见的谵妄和抑郁相鉴别，而且痴呆合并谵妄、痴呆伴发抑郁也很常见，鉴别要点如表 20-6-2 所示。

四、治疗和管理

（一）治疗干预原则

BPSD 的治疗是基于痴呆认知治疗基础上的针对 BPSD 对症治疗，非药物治疗与药物治疗同样重要，目的在于减少精神行为症状的产生，减轻精神行为症状造成的困扰和改善患者以及照料者生活质量。

中华医学会精神医学分会老年精神医学组形成的"神经认知障碍精神行为症状群临床诊疗专家共识"推荐采用描述行为 - 调查原因 - 制订方案 - 评价效果的系统处理方法（describe-investigate-create-evaluate，DICE）。

（1）描述行为：通过与照料者和 / 或痴呆患者讨论，准确地了解症状特征以及症状发生地情境，进行完整描述。包括可能的先兆和激发因素，令患者和照料者最苦恼的症状，以及治疗期望。

（2）调查原因：通过完整评估患者因素、照料者因素、以及环境因素了解判断可能影响 BPSD 产生的原因和处理的影响因素。

（3）制订方案：由多学科团队与照料者、患者共同制订和实施干预计划，包括干预对象、干预方法。

（4）评估效果：评估所采取的治疗措施是否行之有效，症状是否有所减轻或消失，照料者困扰是否有所改善，以及有无副作用等。

（二）痴呆患者的精神行为症状的治疗干预措施

痴呆精神行为症状的治疗分为药物治疗及非药物干预。认知改善治疗是所有治疗的基础，建议所有痴呆患者规范进行痴呆评估并根据耐受情况应用认知改善药物。开始针对 BPSD 任何干预措施之前，先要甄别可能存在的会导致痴呆精神行为症状的原因，治疗措施需个体化，以达到最佳效果。如果症状为轻度，危险程度很小，尽可能选用非药物治疗。非药物治疗以支持性心理治疗为主，通过语言、情感和行为来影响患者的心理和行为，进而改善或解除症状。药物治疗以对症治疗为主，针对某一危害较明显的症状，而非针对全部症状。建议的治疗干预流程如图 20-6-1 所示，具体干预措施如表 20-6-3 所示。

痴呆治疗过程中各类药物均有可能出现不良反应，患者多数年龄较大，可能存在躯体疾病共病及多种药物合并使用，更需关注药物不良反应。具体药物使用可以参见相关药物章节。常见

表 20-6-2　老年期痴呆、抑郁和谵妄的鉴别点

分类	痴呆	抑郁	谵妄
起病	隐袭	相对缓慢	突然，多有躯体诱因
病程	渐进性	发作性，可持续数月	波动性，数小时数天
家族史、个人史	可能有痴呆家族史	可能有情感障碍家族史	无
核心症状	认知功能损害	抑郁情绪或快感缺失	注意和意识障碍
认知损害特点	近记忆损害较突出，累及多个认知领域	与情绪相关，迟缓，可有执行功能损害	注意力影响认知功能
情感障碍特点	情感平淡或高级情感减退	情绪低落、焦虑不安	稳定性差，可以不协调
辅助检查	脑萎缩，中后期显著	不突出	与原发病有关
治疗药物选择	认知改善	抗抑郁治疗	病因治疗为主，抗精神药物辅助
预后	退行	可以缓解，部分复发	多数可以恢复，部分残留认知损害

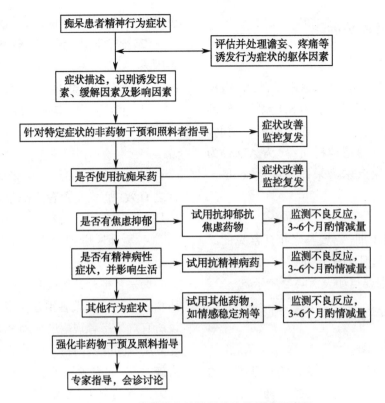

图 20-6-1　痴呆患者精神行为症状的处理流程

表 20-6-3　痴呆患者精神行为症状治疗方法

治疗方法	代表药物或方法	靶症状
非药物治疗	定向治疗、感觉刺激（娱乐治疗、艺术治疗、音乐治疗和宠物治疗）、认知情感导向干预、回忆疗法、行为矫正	行为症状、情感症状等轻中度痴呆伴发的精神行为症状
促认知治疗	多奈哌齐、卡巴拉汀、美金刚等	行为症状、情感症状、精神病性症状
抗精神病药	喹硫平、奥氮平、利培酮、氟哌啶醇、奋乃静等	精神病性症状（幻觉、妄想）、敌意、攻击、激越、暴力行为、睡眠 - 觉醒节律紊乱
抗抑郁药	舍曲林、西酞普兰、艾司西酞普兰、文拉法辛、米氮平、曲唑酮等	抑郁症状、与抑郁相关的激越、易激惹、睡眠 - 觉醒节律紊乱
苯二氮䓬类药物	艾司唑仑、劳拉西泮、奥沙西泮等	焦虑、激越、紧张、睡眠紊乱
心境稳定剂	丙戊酸盐、卡马西平等	激越、攻击、敌意、睡眠 - 节律紊乱、类躁狂行为
其他	佐匹克隆、咪达唑仑等	睡眠紊乱

不良反应的处理原则为：①过敏反应，如对药物或辅剂出现过敏反应。应立即停药并针对过敏反应对症处理；②药物作用机制相关的不良反应，如胆碱酯酶抑制剂使用中出现恶心呕吐可以减药观察，如不能缓解可停药，窦性心动过缓或心律失常原则上应停药或换药，加强监测，并慎用同类药物；③药源性脏器功能损害，如出现肝功能异常应减药或停药观察并对症处理；④药物使用过程中出现幻觉妄想、行为紊乱等精神症状，建议停药观察，不能缓解者可对症处理；⑤特别提示：抗精神病药用于痴呆患者伴发精神行为症状治疗心脑血管不良事件发生风险可能增加。

（三）家庭支持和社会照料

痴呆患者的命运很大程度上取决于他们的社会支持系统。精神病学家和其他帮助者应该注重家庭和社会结构、社区支持和潜在的居家治疗。许多照料者感到长久照料一个认知功能下降、情感交流缺乏甚至伴有许多精神症状的痴呆患者是一件很困难的事，移情干预可以帮助他们理解照料一个患有痴呆的他们爱过的人的复杂感受。建议安排支持小组和心理支持，如痴呆家属联谊会可以提供一些有益的帮助。对家庭进行宣教，提供帮助以便合理的计划安排，如做出财政决定以及终期相关问题，包括下一步的指导原则。社会服务体系有助于整合家庭照料资源，特殊的痴呆照料机构可以提供最佳照料模式。

最常见的痴呆患者服务设施就是记忆门诊，

社区资源包括家庭健康服务、日间照料、老人之家等。许多国家老年之家床位不足，因此居家照料依然非常重要，也提倡老年日间医院针对门诊老年人提供多种康复措施。与没有综合性老年照料相比在日间医院显著获益，作为非常规照料方式，非正式照料者提供的帮助和间断短期服务也很重要。

（孙新宇）

参 考 文 献

[1] 贾建平. 中国痴呆与认知障碍诊治指南（2015 年版）. 北京：人民卫生出版社，2016.

[2] 于欣. 老年精神病学. 北京：北京大学医学出版社，2008.

[3] Shi L, Baird AL, Westwood S, et al. A Decade of Blood Biomarkers for Alzheimers Disease Research: An Evolving Field, Improving Study Designs, and the Challenge of Replication. J Alzheimers Dis, 2018, 62(3): 1181-1198.

[4] Bateman RJ, Xiong C, Benzinger TL, et al. Clinical and biomarker changes in dominantly inherited Alzheimer's disease. N Engl J Med, 2012, 367(9): 795-804.

[5] Ballard C, Gauthier S, Corbett A, et al. Alzheimer's disease. Lancet, 2011, 377(9770): 1019-1031.

[6] Santos AN, Ewers M, Minthon L, et al. Amyloid-β oligomers in cerebrospinal fluid are associated with cognitive decline in patients with Alzheimer's disease. J Alzheimers Dis, 2012, 29(1): 171-176.

[7] McKhann GM, Knopman DS, Chertkow H, et al. The diagnosis of dementia due to Alzheimer's disease: recommendations from the National Institute on Aging-Alzheimer's Association workgroups on diagnostic guidelines for Alzheimer's disease. Ahzheimers Dement, 2011, 7(3): 263-269.

[8] Jack JCR, Albert MS, Knopman DS, et al. Introduction to the recommendations from the National Institute on Aging-Alzheimer's Association workgroups on diagnostic guidelines for Alzheimer's disease. Alzheimers Dement, 2011, 7(3): 257-262.

[9] Garber K. Genentech's Alzheimer's antibody trial to study disease prevention. Nat Biotechnol, 2012, 30(8): 731-732

[10] Moreth J, Mavoungou C, Schindowski K. Passive anti-amyloid immunotherapy in Alzheimer's disease: What are the most promising targets? Immun Ageing, 2013, 10(1): 18.

[11] 中华医学会神经病学分会帕金森病及运动障碍学组，中华医学会神经病学分会神经心理学与行为神经病学组. 帕金森病痴呆的诊断与治疗指南（2011 版）. 中华神经科杂志，2011，44(9): 635-637.

[12] McKeith IG, Boeve BF, Dickson DW, et al. Diagnosis and management of dementia with Lewy bodies: Fourth consensus report of the DLB Consortium. Neurology, 2017, 89(1): 88-100.

[13] 中国微循环学会神经变性病专业委员会. 路易体痴呆诊治中国专家共识. 中华老年医学杂志，2015，34(4): 339-344.

[14] 中华医学会老年医学分会老年神经病学组额颞叶变性专家. 额颞叶变性专家共识. 中华神经科杂志，2014，47(5): 351-356.

[15] 陈生弟. 神经变性性疾病. 北京：人民军医出版社，2006.

[16] 江开达. 精神病学. 北京：人民卫生出版社，2009.

[17] 马永兴，俞作伟. 现代痴呆学. 北京：科技出版社，2008.

[18] Bateman RJ, Xiong C, Benzinger TL, et al. Clinical and biomarker changes in dominantly inherited Alzheimer's disease. N Engl J Med, 2012, 367(9): 795-804.

[19] Ballard C, Gauthier S, Corbett A, et al. Alzheimer's disease. Lancet, 2011, 377(9770): 1019-1031.

[20] Santos AN, Ewers M, Minthon L, et al. Amyloid-β oligomers in cerebrospinal fluid are associated with cognitive decline in patients with Alzheimer's disease. J Alzheimers Dis, 2012, 29(1): 171-176.

[21] McKhann GM, Knopman DS, Chertkow H, et al. The diagnosis of dementia due to Alzheimer's disease: rec-

ommendations from the National Institute on Aging-Alzheimer's Association workgroups on diagnostic guidelines for Alzheimer's disease. Ahzheimers Dement, 2011, 7(3): 263-269.

[22] Jack JCR, Albert MS, Knopman DS, et al. Introduction to the recommendations from the National Institute on Aging-Alzheimer's Association workgroups on diagnostic guidelines for Alzheimer's disease. Alzheimers Dement, 2011, 7(3): 257-262.

[23] Aisen PS, Vellas B. Editorial: passive immunotherapy for Alzheimer's disease: what have we learned, and where are we headed? J Nutr Health Aging, 2013, 17(1): 49-50.

[24] Garber K. Genentech's Alzheimer's antibody trial to study disease prevention. Nat Biotechnol, 2012, 30(8): 731-732.

[25] Moreth J, Mavoungou C, Schindowski K. Passive anti-amyloid immunotherapy in Alzheimer's disease: What are the most promising targets? Immun Ageing, 2013, 10(1): 18.

[26] Exchange Working Group M. Assessment, Diagnosis, and Treatment of HIV-Associated Neurocognitive Disorder: A Consensus Report of the Mind Exchange Program. 2013.

[27] Hardiman O, Doherty C. Neurodegenerative Disorders: A Clinical Guide.2011.

[28] Barbay M, Taillia H, Nedelec-Ciceri C, et al. Vascular cognitive impairment: Advances and trends. Revue Neurologique, 2017, 173(7-8): 473-480..

[29] Farooq MU, Min J, Goshgarian C, et al. Pharmacother-apy for Vascular Cognitive Impairment. CNS Drugs, 2017, 31(9): 759-776.

[30] Jellinger, Kurt A. Pathology and pathogenesis of vascular cognitive impairment-a critical update. Frontiers in Aging Neuroscience, 2013, 5: 17.

[31] Sun MK. Potential Therapeutics for Vascular Cognitive Impairment and Dementia. Current Neuropharmacology, 2018, 16(7): 1036-1044.

[32] Wefel JS, Noll KR, Scheurer ME. Neurocognitive functioning and genetic variation in patients with primary brain tumours. The Lancet Oncology, 2016, 17(3): e97-e108.

[33] Holmes GL. Cognitive impairment in epilepsy: the role of network abnormalities. Epileptic Disorders, 2015, 17(2): 101-116.

[34] 贾建平. 临床痴呆病学. 北京: 北京大学医学出版社, 2008.

[35] 陆林. 沈渔邨精神病学. 北京: 人民卫生出版社, 2018.

[36] Azermai M. Dealing with behavioral and psychological symptoms of dementia: a general overview. Psychology Research and Behavior Management, 2015, 8: 181-185

[37] International Psychogeriatric Association. Guideline to Behavioral and Psychological Symptoms of Dementia. Chicago: IPA. 2013.

[38] Livingston G, Sommerlad A, Orgeta V, et al. Dementia prevention, intervention, and care. lancet, 2017, 390 (10113): 2673-2734.

[39] 中华医学会精神医学分会老年精神医学组. 神经认知障碍精神行为症状群临床诊疗专家共识. 中华精神科杂志, 2017, 50(5): 335-339.

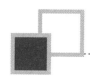

第二十一章 人格障碍

第一节 概 述

一、人格的概念

人格或称个性，是一个人固定的行为模式及在日常活动中待人处事的习惯方式，是全部心理特征的综合。人格障碍向来很难被精确定义。人格障碍患者通常给人以与众不同的特别表现，在待人接物方面表现得尤为突出。人格障碍通常始于童年、青少年或成年早期，并一直持续到成年乃至终生。

从古至今，人格障碍的概念一直存在，希波克拉底认为人格可以用四种特质进行描述：抑郁质、多血质、胆汁质以及黏液质。这一概念一直沿用到现今的艾森克人格问卷（Eysenck Personality Questionnaire，EPQ）当中。19 世纪早期，一些精神病学家已在工作中描述了遇到的关于社会适应不良的人格类型。20 世纪 20 年代，德国现象学家 Kraepelin 和 Kretschmer 从全新的角度，应用谱系的概念来对人格类型进行描述。Scheneider 则并不同意谱系的概念，他首次发展了人格障碍分类的综合体系，这一体系的许多内容为 ICD-10 及美国 DSM-Ⅳ-TR 提供了样板。

《精神病理性低能》（Die Psychopathisechen Minder Wertig Keiten）一书对精神病态进行了详细地描述，Kraepelin 应用了病态人格术语。事实上，人格障碍最早的定义更符合我们现在所谓的反社会人格。ICD-10 对人格及人格障碍的描述是：人格一般是持续性的，是个人特征性的生活风格的表现，也是对待自己及他人的一种模式。这些行为状况及模式有的在个体发育的早期阶段，作为体质因素和社会经历的双重结果而出现，其他一些则在生活后期获得。人格障碍是发育过程中的状况，在儿童期或青春期出现，延续到成年。尽管它可以先行或与其他障碍并存，但并不是继发于其他精神障碍或脑部疾病（ICD-10）。ICD-11 对人格障碍的定义更为具体：人格障碍的特征通常表现为自我方面的功能问题（例如身份、自我价值、自我观点的准确性及自我指导）和 / 或人际关系功能障碍（例如，发展和保持密切和相互满足关系的能力），理解他人观点的能力问题以及管理人际关系中冲突的能力欠缺，这些关系持续了很长一段时间（例如，2 年或更长时间）。功能障碍表现在认知、情绪体验、情绪表达和不适应行为（例如，不灵活或管理不善）的模式中，并且在一系列个人和社会情境中表现出来（即，不限于特定的关系或社交角色）。这些存在障碍的行为模式在发展上无法适应社会功能，主要不能通过社会或文化因素来解释，包括社会政治冲突。人格障碍与个人、家庭、社会、教育、职业或其他重要职能领域的实质性痛苦或严重损害有关（ICD-11）。根据 DSM-5 的描述：人格障碍是有固定模式的、适应不良的人格特点和行为，从而导致患者主观上的痛苦，明显地影响其社会功能或职业功能或者两者皆受损。这些模式显著地偏离了其文化所期望和所接受的范围，并且表现在以下两方面或两个以上的方面：认知、情感、冲动控制、需要的满足及与其他人的交往。这种适应不良的特征和行为是广泛的，即人格障碍患者的偏离表现在各种背景和处境中是一贯的、普遍的，而不仅仅是被某次情境所激发或对某个特定刺激或人的反应。最后，人格障碍的这种偏离模式是稳定存在的，而且开始于青少年或成年早期（DSM-5）。

二、人格障碍的形成与发展

绝大部分的人格障碍始于儿童时期，一般认为到成年后形成，基本不再改变的模式，但是也有观点认为一些人格障碍是脑器质性病变的结果。神经生物学的观点强调遗传、体质或生物因素；心理学则强调成长和环境因素的作用，例如病态或不恰当的抚养方式等。

现有的研究数据显示人格障碍（包括正常的人格特征）起因于气质（遗传和其他生物因素）与心理（成长或环境）因素的一种复杂的结合和相互作用。一个重要的双生子研究提示对所有的人格障碍而言这两种因素都很重要。关联研究也显示，在人格特征中有近一半的观察到的变量（如神经质、内向性、服从性）可以追踪到遗传的变异。

三、人格障碍的界定

对人格特征的评估和测量，经典的有明尼苏达多相人格问卷（MMPI）、艾森克人格问卷（EPQ）、卡特尔 16 种人格因素问卷（16PF）等。一直以来，在诊断标准中，都倾向于对人格特质进行有障碍或者无障碍的区分，这个无论是在 DSM 诊断系统还是 ICD 诊断系统中，都是这样的。然而最新的 DSM-5 和 ICD-11 中，倾向于认为人格是一个连续的谱系，正常人群中也存在人格不适应，而正常人群和人格障碍人群之间并不是完全割裂的。至于如何界定正常人格的变异范围，以及如何界定特殊人格，在 DSM-5 当中给我们提供了新的工具。

DSM-5 最新提出了一种全新的人格障碍诊断系统，要求临床上诊断人格障碍需要符合两个重要的维度标准：①人格功能的损害；②具有病理性人格特征。其中，人格功能的损害包括自我和人际关系两方面，自我功能包括自我身份和自我方向，人际关系包括共情和亲密。人格功能有损害提示人格障碍的存在，损害的严重性提示是否患者存在不止一种人格障碍或属于严重的人格障碍中的一种。病理性人格特征包括 5 个方面：阴性情感、冷漠、敌对、脱抑制、精神病质。5 个方面还包含了 25 种特定人格。DSM-5 开创了人格障碍的全新的诊断标准，为临床研究人格障碍提供了更多的研究领域和空间。

事实上，在 DSM-Ⅳ-TR 的使用中发现，临床中部分患者存在人格困难，但是不一定构成某种特定的人格障碍，这些特点是能在轴Ⅱ中找到的，

但 DSM-Ⅳ-TR 没有提供特征模型来指导临床医生。DSM-5 人格和人格障碍工作小组在此基础上摸索如何提供一种特质模型和初步相应的评估工具来适应临床需求。工作小组通过文献推导出一些特质和维度的初始列表，重点捕获在临床上显著的适应不良的人格特征，包括与 DSM-Ⅳ-TR 人格障碍的标准相关的特征。通过分析，最终筛查出具有代表性的 25 个特质和 5 个维度，以此来评估患者的人格症状。

从 5 个维度对人格进行连续的描述，不仅适用于人格障碍人群，也同样适用于正常人群。以 PID 成人版为例，DSM-5 人格测试（the personality inventory for DSM-5，PID-5）成人版是一份由 220 个自评人格问题组成的适用于 18 岁及以上成人的问卷。本测验涵盖 25 个人格因素，分别为快感缺失、焦虑、寻求关注、情感淡漠、困惑、抑郁、随境转移、怪异行为、情绪不稳、激越、敌对、冲动、孤僻、不负责任、控制欲、认知紊乱、自言自语、活动抑制、完美主义、风险承受力、分离焦虑、顺从、怀疑、不寻常信念、退缩，每一个因子的题目数在 4～14 个之间不等。特定的因子（三个一组）可以再组合成为 5 个二元因子 - 即 5 个维度，分别为负性影响、分离特性、敌意、意志减退、精神质（DSM-5）。通过测试 25 个人格因素及 5 个维度的分数，来评估人格状态。

根据以往的评估方式，人格诊断问卷（PDQ-4）将人格障碍分为 12 类，分别为：偏执型人格障碍、分裂样人格障碍、分裂型人格障碍、反社会型人格障碍、边缘型人格障碍、表演型人格障碍、自恋型人格障碍、回避型人格障碍、依赖型人格障碍、强迫型人格障碍、被动攻击型人格障碍、抑郁型人格障碍。根据 ICD-10 则将人格障碍划分为 8 种明确的特异型人格障碍，包括偏执型人格障碍、分裂样人格障碍、社交紊乱型人格障碍、情绪不稳定型人格障碍、表演型人格障碍、强迫型人格障碍、焦虑（回避）型人格障碍、依赖型人格障碍，以及其他特异型人格障碍、未特定人格障碍。

当然，随着理念的革新，ICD-11 和 DSM-5 一样，从一个连续谱的角度来看待人格障碍。同时，根据严重程度将人格障碍划分为轻度人格障碍、中度人格障碍以及重度人格障碍。ICD-11 认为人格障碍的严重程度取决于个体在人际关系中

的问题程度或履行预期社会和职业角色的能力和意愿。从两个诊断体系来看，这样的人格判断方式应该是一种更为科学和适用临床的方式。

四、流行病学资料

虽然在临床工作中，人格障碍诊断率相对并不高，但是事实上并不少见。国外发达国家的总患病率介于2%～10%之间，而有研究者提出，目前已分类的人格障碍影响了世界人口的6%左右，足以见其影响力。而关于人格障碍的流行病学调查，主要是早年的调查数据为主，如瑞典为2.7%、挪威为9.4%等。Torgersen S等认为人格障碍在社区调查中的比率是大约12%，Moran P等认为在初级保健患者中人格障碍的发病率是25%。而Beckwith Helen等认为人格障碍的发病率在精神科门诊患者中至少为50%。国内的调查则提示人格障碍的患病率为0.13%，但是这是1982年的调查数据，根据我国的临床工作特点，人格障碍在我国的诊断率向来偏低，事实上很多共病的人格障碍可能在临床工作中往往被忽视了。

五、病因

1. **生物学因素** 研究发现，脑损伤和脑血管障碍可以引起人格变化，导致反社会型人格障碍。有些反社会型人格障碍患者具有额叶损伤史，额叶损伤主要与反社会型人格障碍的核心特征，如冲动和抑制解除有关。Chretin等的研究中，通过心理测量法评估反社会型人格障碍的前额叶功能，诸如批判性思维、概念灵活性、空间联想等，结果表明反社会型人格障碍的表现比对照组差。

调查人格障碍的深层次的神经生物学研究越来越多。研究证据支持边缘型和反社会型人格障碍这类有冲动或攻击特点的患者存在调节行为抑制的5-羟色胺系统的异常。在双生子的观察中，单卵双生子人格障碍的同病率高达67%，异卵双生子的同病率则为31%，说明遗传因素与人格的发展形成有密切相关性。分子遗传分析提示，神经质与5-羟色胺转运体基因的短等位基因（5-HTTLPR）存在关联，而猎奇性与多巴胺受体基因（DRD4）的长等位基因有关联。

通过对犯罪家系的研究发现，许多罪犯的家属中罹患反社会型人格障碍、精神病以及犯罪的比例远高于普通人群。对双生子的研究也发现，单卵双生子一方犯罪，另外一方的犯罪率达到50%，异卵双生子则接近20%。而将有反社会行为父母的子女寄养在正常的家庭中，结果这些子女成年后有超过20%被诊断为反社会型人格障碍。

值得注意的是，围生期及婴幼儿时期营养不良，缺乏充分的蛋白质、维生素与微量元素等，以及在此期间的轻微脑损害，如产伤、感染、外伤等因素都会影响大脑的正常发育。这种轻微脑损害常被人们所忽视，但由此可能引起患儿于少年期开始表现出注意力不集中、多动、冲动等不良的人格特征。

2. **心理因素** 婴幼儿时期的早期教育和社会微观环境、父母的养育方式、父母的心理健康状况、童年期受虐待等因素对子女的人格发展、心理健康有着不可忽视的影响，影响着正常人格的发育。

在生活中，每个人都会时常无意识地运用应对机制（防御机制）。但人格障碍患者的应对机制却显得不成熟并常表现为适应不良，这些不成熟的应对机制导致个体在社会生活中出现多种冲突与矛盾，进一步塑造了其具有特征性的行为模式（表21-1-1）。

不良的家庭与学校教育、不良的伙伴与团体的影响，较多接受有异于同一社会群体的普遍社会意识与价值观念，反复受到有歪曲价值观、世界观等不良内容的小说、影像等文化传媒的诱惑等易成为培养不良人格的温床。尤其是那些成长于破裂家庭，父母分居、离异或死亡、父母本身行为不良，教育方式、方法与内容不当，或患有精神病、人格障碍及刑事犯罪等环境的儿童可能较早出现人格异常。人格异常一旦形成，纠正起来就相对困难。

六、评估与诊断

诊断人格障碍主要是依靠有技巧的临床访谈，并需要临床医师熟悉相关的诊断标准，从纵向的角度收集多方面的信息来进行诊断。心理动力学的视角由于关注了防御方式、态度以及成长过程，可能对深入的评估更有利。但是，由于单

表 21-1-1　防御机制与相关人格障碍

机制	定义	结果	相关的人格障碍
投射	把自己的情感不自觉地施加于别人身上	导致偏见、因偏执性多疑排斥亲密关系、对外部危险过分敏感以及不公正的推论	偏执型和分裂样人格的典型特征；边缘型、反社会型、自恋型人格患者在极度紧张情况下采用该机制
分裂	黑或白、有或无式的观念或思想，把人分成两类，要么是至善至美的救世主，要么是十恶不赦的罪人	避免了矛盾情感（亦即对同一个人爱恨交加）、不确定感和无助感引起的别扭	边缘型人格的典型特征
显露	把某种无意识的愿望或冲动以行为直接表现出来，借以避免意识到伴有的痛苦或愉快感觉	包括许多违法、鲁莽、随意和物质滥用行为，这种行为形成习惯以致行为者对引发该行为的情绪毫无意识或不予考虑	在反社会型、环型或边缘型人格患者身上非常普遍
转向自我攻击	把对他人的愤怒情绪向自己倾泻；间接方式叫作被动攻击	包括过度地影响他人，这种影响远甚于自己的挫折和病痛，以及愚蠢的挑衅性丑行	被动攻击型和抑郁型人格障碍的基本表现；边缘型人格障碍患者常以自毁形式表达对他人的愤怒
幻想	以想象的人际关系和自信系统来解决冲突、缓解孤独	伴有性情古怪、疏远他人	回避型或分裂样人格采用的机制，精神病患者相反，不相信因而也不实践自己的幻想
疑病	以抱怨躯体病痛、躯体疾患表达自身的情绪、取得他人的关注	可从他人处得到抚爱和关心；如果他人未能注意，则表达愤怒	依赖型、戏剧型或边缘型人格患者采用的机制

纯使用这种开放型访谈方法可能在评估人格特征时提供的信息不够全面，同时附加一种自评或半结构式的人格障碍评估工具可能会使临床访谈增色不少（表 21-1-2）。

对于儿童和青少年人格障碍的诊断问题，临床医师需要格外小心。虽然儿童和青少年早期常常会表现出显著的人格障碍特征，但还是等到成年早期再做诊断为宜。如果等到人格障碍的特征表现出广泛而且稳定持久的特点，这时诊断人格障碍可能会更加合适。

表 21-1-2　评估人格障碍的访谈及自评工具的特点

访谈及自评工具	作者	类型	特征
DSM-5 人格测试（成人版）	Krueger RF 等 2013	自评	连续地看待人格问题和人格特征，适用于所有人群
DSM-Ⅳ人格障碍结构式访谈	Pfoh 等 1997	访谈	针对患者和知情者的问题
国际人格障碍检查（IPDE）	Loranger 1997	访谈	详细的指导手册，被翻译成多种语言
DSM-Ⅳ轴Ⅱ人格障碍结构式临床访谈（SCID-Ⅱ）	First 等 1997	访谈	独立于轴Ⅰ部分；轴Ⅱ筛查问卷
DSM-Ⅳ人格障碍诊断访谈（DIPD-Ⅳ）	Zanarini 等 1996	访谈	较好的重测信度
人格障碍访谈Ⅳ（PDI-Ⅳ）	Widiger 等 1995	访谈	详细的指导手册；分型和维度的评估
人格障碍诊断问卷 -4（PDR-4）	Hyler 1994	自评	项目全面；适用于筛查
Milon 临床多轴调查 -Ⅲ（MCMI-Ⅲ）	Milon 等 1997	自评	轴和轴的病理心理维度
Wisconsin 人格调查表 -Ⅳ（WPI-Ⅳ）	M.Klein 1993	自评	结构式的整合分析社会行为模式
非适应性和适应性人格表（SNAP）	Clark 1993	自评	正常和异常人格特征评估；DSM-Ⅳ诊断

（许　毅）

第二节　轻度人格障碍

轻度人格障碍满足人格障碍的所有一般诊断要求，影响人格功能的某些领域而非全部领域，并且在某些情况下可能不明显。在许多人际关系和/或预期的职业和社会角色的表现中存在问题，但是能够维持一定的功能。

轻度人格障碍通常与对自己或他人的实质性伤害无关，但可能与个人、家庭、社会、教育、职业或其他重要功能区域的实质性痛苦或损害有关，这些区域仅限于限定区域（例如浪漫关系、就业）或出现在更多区域内，但相对温和。

我们以临床诊断为轻度人格障碍的病例对本病的诊断进行说明。

案例一：周某，男，39 岁，高中文化，未婚，某国企工作人员。平素性情固执，经常与同事发生口角，即使理亏也很少承认错误。喜爱司法工作和人力管理工作，经常以自己司法干部的身份为别人打抱不平，还经常喜欢去协调公司里的人事问题。2000 年底，周某因为住房问题与房管部门发生矛盾，随后为此长期信访于房管局及其上级部门，经常请假外出上访。公司领导提出批评，周某不以为意，认为这是在保护自己的合法权益。后有一天周某去公司上班，因为一些小事和领导发生口角，从此以后坚信领导对其有意见，经常因此气急，变得十分小心谨慎，有一次自己离开办公室去上厕所，回来的时候坚称桌子上的水杯被人碰过了，认为是领导指使别人给自己的水里下药了，但是又担心直接说出来，可能会打草惊蛇，不敢直接声张。从此以后，领导在单位的时候，就不敢轻易起身去上厕所，也尽量不喝水。但是仍然坚持请假去上访。渐渐和同事闹

矛盾越来越多，领导找他谈话，他表面上答应会好好和同事相处，其实心里觉得大家都在针对自己，因此郁郁寡欢，到医院看精神科门诊，想要调节情绪。但是和医生的沟通也并不顺利，质疑医生的用药，甚至怀疑医生是不是和他的领导有沟通，于是又换了几家医院，最终去做心理咨询。认为心理咨询师是自己唯一能相信的人。但是即便在做心理咨询，仍然坚持请假去上访，在单位里还是一如既往地谨慎，担心领导对自己不利，可是考虑到现在工作的稳定性，不敢轻易离职。

分析：本病例按照 ICD-11 可诊断为轻度人格障碍，表现满足人格障碍的一般诊断要求，并且在人际关系、社会角色、职业功能等方面均有一定的损害，不过还能勉强维持一定的功能。虽然这样，但是其出现了抑郁情绪，需要就医（精神科门诊和心理咨询）。（根据 ICD-10，此案例被诊断为偏执型人格障碍）。

案例二：Bo Bach 等在一项关于 ICD-11 应用的文章列举了这样的一个轻度人格障碍的案例：

一名 36 岁男子，有惊恐发作和反复发作的抑郁发作病史。他很聪明并且敏感，但是仅能完成高中学业。精神科门诊以及心理治疗机构认为，他符合 ICD-10 标准中的回避型人格障碍和依赖型人格障碍。如图 21-2-1 所示：他在资源贫乏的家庭中长大，家庭氛围非常情绪化，家人会忽略他身体和情感上的需求，甚至存在虐待。在青春期，他遭受孤独、不安全感、自卑感和自我挫败感，比如让同伴利用他等。他在学校几乎没有朋友，他一般在同龄人中会感到焦虑、害羞和不被接受。因此，他很容易倾向于表现得像一个失败者或者讨好者。这些特征保持到成年期，表现为社交退缩和亲密避免，以免感到被批评、羞愧或被拒绝。但是，现在他有一份稳定的工作，和维

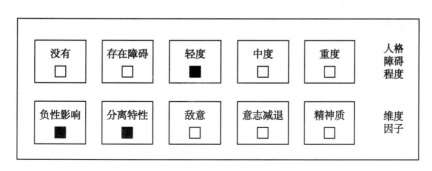

图 21-2-1　轻度人格障碍

系着甚至超越兄弟情的友谊。如图 21-2-1 所示，他的临床表现被归类为轻度人格障碍。

图 21-2-1 可见本案例的人格问题所带来的困扰程度选择的是轻度，而在 5 个人格维度中（负性影响、分离特性、敌意、意志减退、精神质）存在负性影响、分离特性 2 个维度。即，本案例是在负性影响、分离特性两个维度符合轻度人格障碍诊断。

（许　毅）

第三节　中度人格障碍

中度人格障碍要求满足人格障碍的所有一般诊断要求。扰乱影响人格功能的多个领域（例如，身份或自我意识，形成亲密关系的能力，控制冲动和调节行为的能力），然而，一些人格功能领域可能受到的影响相对较小。大多数人际关系存在明显的问题，大多数预期的社会和职业角色的表现在某种程度上受到了损害。

人格障碍的具体表现通常具有中等程度的严重性。中度人格障碍有时与对自己或他人的伤害相关，并且与个人、家庭、社会、教育、职业或其他重要的功能区域中的显著损害相关，尽管可以维持在限定区域中的功能，在功能上较轻度人格障碍要严重一些，但是还可以维持部分功能。

案例一：徐某，女，27 岁，大学毕业，在某银行做柜员，平时性格内向，与同事交集少，害怕与人接触，基本不参加银行的集体活动。自诉从小就不爱说话，父母曾一度认为其为孤独症，但是多次门诊就医后均未被诊断为孤独症。学龄期多次休学，都因在校期间人际关系处理不好。后来父母托关系给她找了一所大学，勉强读完了金融专业，毕业后其父亲又托关系将她送到银行工作。工作期间一开始基本能完成任务，但是后来其同事发现其经常在和顾客沟通时表述不清，被多次投诉。因为其有关系，顶头上司也并没有严厉对她。25 岁开始，亲戚朋友开始给她介绍对象，每次见面都失败，问她具体情况，也不愿意多说。读大学期间其实就没有什么朋友，毕业以后更加封闭自己，平时除了上下班就是回家，从来不和同龄人出去玩，也没有任何朋友。促使她到医院门诊就诊是 2017 年 8 月份发生的事件，当时她在柜台工作期间，因为对着一名男性说不出话，该顾客十分生气，直接投诉到行长处，银行领导找到她父亲商量，是否带她去看看医生，否则再这样下去，很难适应柜台工作。其父亲又动用关系，将她调到了一个办公室岗位，起初还能胜任，但是不愿意与同事沟通，甚至连必要的工作沟通都不愿意开口，在工作上连连出岔子，领导又找到其父亲，其父亲考虑以后就带她去精神科门诊就医。药物治疗和心理咨询均收效甚微，但是能够渐渐地和同事做必要沟通，有了一定的进步。

分析：本病例按照 ICD-11 诊断为中度人格障碍的案例：表现为满足人格障碍的一般诊断要求，并且在人际关系、社会角色、职业功能等方面均有明显的损害，尤其在工作上，已经多次出现显著问题，影响其社会功能。（根据 ICD-10，此案例可以被诊断为回避型人格障碍）。

案例二：Bo Bach 等在一项关于 ICD-11 应用的文章列举了这样的一个中度人格障碍的案例：

患者系一名 53 岁的高技能人才，是一名在专业领域十分优秀的会计师，曾为多家公司工作过。他目前的工作中，因为人事部的建议被提交给公司的心理学家。总的来说他的个性特征根据 ICD-10 人格障碍可以诊断为"F60.5 强迫型人格障碍"和"F60.8 其他：自恋型人格障碍"。自青春期以来，他就表现为过分在意细节、规则，过度地迂腐和顽固。他经常觉得自己是大多数问题的"正确"解决方案，并认为除了自己没人能做到。此外，他还觉得自己比任何人更加重要、更加有权利，并且在不被他人认可的时候会显得充满敌意。因此，他一直不愿意在工作中与他人合作，也不愿意把重要的任务交给别人，除非别人能够遵照他的准则来办事。同事们都认为他是一个严肃、高傲、霸道、缺乏想象力、具有侵略性、心胸狭窄、爱管闲事的人。他前妻认为他是一个自恋者，而他则指责他前妻"太脆弱，不聪明"。出于这些原因，他一直无法维持良好的职业生涯，因为他总是觉得和上级存在冲突，而同事们都效率低下，不如自己。根据 ICD-11 指南，本案例的临床表现可归类为中度人格障碍（例如，理解能力低下，难以欣赏他人，工作关系差，持久的冲突容易造成对他人的情感伤害等），并具有突出的强迫特

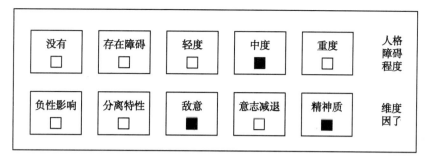

图 21-3-1　中度人格障碍

征(例如,固执,有序和完美主义)和非社会性(例如,在意权利,夸大,缺乏同理心,卑鄙和敌意)。

图 21-3-1 中可见本案例的人格问题所带来的困扰程度选择的是中度,而在 5 个人格维度中(负性影响、分离特性、敌意、意志减退、精神质)存在敌意、精神质 2 个维度。即,本案例是在敌意、精神质 2 个维度符合中度人格障碍诊断。

（许　毅）

第四节　重度人格障碍

重度人格障碍满足人格障碍的所有一般诊断要求,自我的功能受到严重干扰。人际功能问题严重影响几乎所有的关系,并且缺乏或严重损害履行预期社会和职业角色的能力和意愿。人格障碍的具体表现是严重的,影响大多数(如果不是全部)人格功能领域。

严重的人格障碍通常与对自己或他人的伤害有关,并且与所有或几乎所有生活领域的严重损害有关,包括个人、家庭、社会、教育、职业和其他重要的功能区域。

案例一:李某,30 岁,离异,有一个女儿,女儿和妻子生活。李某从小天资聪明,长相可爱,在家里倍受喜爱。学习成绩优异,但是喜欢捣蛋,仗着自己成绩好,常不服老师管教,经常在课堂上故意闹洋相,惹得同学笑。从青春期开始,就频繁逃课、夜不归宿,虽然这样,但是成绩还是优秀,家里人看他成绩好,就觉得是青春期叛逆,也就没怎么管束,老师也对他没办法。思想教育做了好多次,也没什么用。高中的时候,李某和社会上的"小混混"玩在一起,去打群架,甚至去抢钱,被警察抓到,批评教育了以后,家长托关系让他免了责罚,重新回到学校上课。本来家里人

以为这一次教训以后,李某就学乖了,应该会好好学习了。确实李某也乖了一阵子,高三时候成绩再次上去了,考上了一个当地的本科大学。大学期间学了计算机专业,虽然成绩也不算突出,但是总的来讲,大学期间没出什么纰漏。直到有一天,警察找到家里,原来在校期间,李某在网上跟人合伙弄了个贩卖黄色小视频的网站,好在还没造成太大的影响,考虑到是在校学生,学校出面批评教育以后,也就没有受到实质性的惩罚。家人觉得他可能是年轻气盛想赚钱,也没当回事,回到家里也是批评教育了,以为这事儿就过去了。大学毕业以后,在老家附近找了个互联网公司上班,老老实实的,加上相貌不错,很多人介绍女朋友,李某也不拒绝,每个介绍的女孩子都去相亲,27 岁的时候和一个教师张某结了婚。婚后生活也很稳定,但是妻子很快发现他平时行踪总是不定,比如晚上每天加班到 12 点,本以为做 IT 行业的人都是这样,但是偶然一次发现他们公司其实加班并不多。她起了疑心。结婚当年不久她就怀孕了,偶然一次看他电脑发现,他在看一个色情直播,于是她就闹了一次。李某告诉她,这是自己经营的色情直播平台,张某看了几次他在平台后台工作,也就不起疑心了。再加上怀孕,也就没有心思管他。生完孩子以后,张某有一天要回娘家,出门才发现有东西落在家里了,回家发现李某和一女性在家中发生关系,两人大吵了一架,尔后提出离婚,李某爽快答应,女儿也判给了张某。不到一年时间,警察再次找上门,李某父母不知道是怎么回事,原来李某一边经营着色情直播平台,一边和人合谋,从乡下欺骗少女到城里做平台女主播,并且通过网络让这些女主播进行卖淫活动。李某被抓到时,正在新疆躲着,在一家饭店里打工。李某被抓获以后,一点

都不紧张，看起来还是文质彬彬的样子，对警察的指认也供认不讳，自诉觉得这样的生活还是蛮有意思的。

分析：按照 ICD-11 诊断为重度人格障碍案例（根据 ICD-10，此案例可以被诊断为反社会型人格障碍）。

案例二：Bo Bach 等在一项关于 ICD-11 应用的文章列举了这样的一个重度人格障碍的案例：

患者，男性，26 岁，因残忍暴力行为而被监禁（例如，故意伤害店主的一个直言不讳的理由只是为了得到他的钱）。虽然他声称自己没有任何症状或功能障碍，但是他因可卡因戒断在监禁期间给他带来了一些问题，包括戒断症状和中毒症状（例如，震颤和口干）。精神病学评估得出结论，他的人格特征符合 ICD-10 标准的 F60.2 反社会型人格障碍，包括一些特征性的精神病性特质（例如，冷酷无情和剥削性）和自恋鲁莽（例如，控制欲）等特征，不顾别人的安全。他很少提及童年时候的回忆，提及他的父母的时候，他并没有太多的情感情绪反应，而且辱骂他的父亲和母亲。他没有任何积极意义的友谊，除非他们能够提供给他有一些好处。而且，他并不羞于承认他并不关心且会伤害他人，并且相当自豪，他一般都没有感到任何情绪化或身体上的痛苦也不悔恨。其临床表现被归类为严重人格障碍（例如，过去或者将来严重伤害其他人），友谊对他没有真正的价值，而且自我观点以权利为特征，具有突出性反社会的特征（例如，冷酷无情，剥削其他人和权利控制），失控（例如，鲁莽不顾别人的安全）和一些解离（例如，超脱感）。

图 21-4-1 中可见本案例的人格问题所带来的困扰程度选择的是重度，而在 5 个人格维度中（负性影响、分离特性、敌意、意志减退、精神质）

存在敌意、意志减退 2 个维度。即，本案例是在敌意、意志减退 2 个维度符合重度人格障碍诊断。

（许　毅）

第五节　人格障碍，未分型

一、突出的人格特质或模式、维度

特质领域可以应用于人格障碍或人格问题，以描述个人特征中最突出并且导致其符合人格障碍诊断的特征。在没有人格障碍或人格问题的个体中，特质领域可以具有正常的人格特征。特质领域不是诊断类别，而是代表一组与人格的基本结构相对应的维度。可以根据需要应用许多特征领域或者维度来描述个性功能。具有更严重的人格障碍的个体往往具有更多的突出特征领域。

二、人格障碍或人格困难的负面情感维度

负面情感特质领域的核心特征是体验广泛的负面情绪的倾向。负面情感的常见表现包括：经历范围广泛的负面情绪，其频率和强度与当时情境不成正比；情绪不稳定和情绪调节不良；消极的态度；自卑和自信心低；不信任。但并非所有这些都可能在特定时间内出现在特定的个体中。

注意：此类别应仅与人格障碍类别（轻度，中度或严重）或人格障碍结合使用。

满足该标准的患者在之前的分类中（ICD-10，DSM-Ⅳ）被归类为焦虑/回避。

三、人格障碍或人格困难的分离维度

分离特质领域的核心特征是保持人际距离

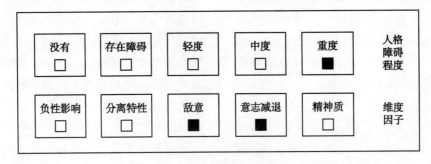

图 21-4-1　重度人格障碍

（社会分离）和情感距离（情感分离）的倾向。分离的常见表现包括：社会脱离（避免社交互动、缺乏友谊、避免亲密）和情感分离（保留、超然、有限的情感表达和经验）。但并非所有这些都可能在特定时间内出现在特定的个人身上。

注意：此类别应仅与人格障碍类别（轻度，中度或严重）或人格障碍结合使用。这种类型类似于ICD-10中描述的分裂型人格障碍。

四、人格障碍或人格困难中的非社会性维度

非社会性特质领域的核心特征是忽视他人的权利和感受，包括自我中心和缺乏同理心。非社会性的共同表现包括：自我中心性（例如，权利感，对他人钦佩的期望，积极或消极的注意力寻求行为，仅关注自己的需要、欲望和安慰，而不关注其他人的需求）；并且缺乏同理心（即对一个人的行为是否伤害他人漠不关心，其中可能包括欺骗，操纵和剥削他人，吝啬和身体上的侵略性，冷酷无情的回应他人的痛苦，以及无情地达到目的）。但并非所有这些都可能在特定时间内存在于特定的个体中。

注意：此类别应仅与人格障碍类别（轻度，中度或严重）或人格障碍结合使用。

具有此特征的人通常具有早期犯罪记录并且在童年或青少年中表现出行为问题。

五、人格障碍或人格困难的失控维度

失控特质领域的核心特征是基于直接的外部或内部刺激（即感觉、情绪、思想）轻率行事的倾向，而不考虑潜在的负面后果。失控的常见表现包括冲动、注意力分散、不负责任、鲁莽而且缺乏计划。但并非所有可能在特定时间都存在于特定个体中。

注意：此类别应仅与人格障碍类别（轻度，中度或严重）或人格障碍结合使用。

在先前分类中满足该疾病标准的患者被分类为戏剧型，自恋型或边缘型。

六、人格障碍或人格困难的强迫维度

强迫特质领域的核心特征是狭隘地关注一个人的完美、正确与错误的严格标准，以及控制自己和他人的行为以及控制情况以确保符合这些标准。强迫的常见表现包括：完美主义（例如，关注社会规则，义务和正确与错误的规范，对细节的严谨关注、僵化、系统，日常工作非常在意安排和计划，强调组织、有序和整洁；对情绪和行为约束，例如，严格控制情绪表达，固执和僵硬，避免风险，坚持不懈和审慎），但并非所有这些都可能在特定时间出现在特定的个体中。

注意：此类别应仅与人格障碍类别（轻度，中度或严重）或人格障碍结合使用。

（许　毅）

第六节　边缘模式

边缘模式可以应用于描述个性干扰模式的特征为情绪、人际关系、自我形象的不稳定性以及明显的冲动性的普遍模式，如疯狂的努力以避免真实或想象放弃；一种不稳定和激烈的人际关系模式；身份紊乱，表现为显著且持续不稳定的自我形象或自我意识；在高负面冲突的心理行为模式影响下有轻率行事的倾向，导致潜在的自我伤害行为；反复发作的自我伤害事件；情绪反应明显导致情绪不稳定；慢性的空虚感；不适当的愤怒或控制愤怒的困难；在高情感唤醒情况下的瞬间解离症状或精神病样特征。

注意：此类别应仅与人格障碍类别（轻度，中度或严重）或人格障碍结合使用。

ICD-11对于人格障碍的诊断，与以往比最大的区别在于用症状纬度结构取代了分类描述，因此ICD-11对于人格障碍的诊断分为两步骤：第一步是判断病情严重程度，第二步是判断主要的症状纬度特征。

当ICD-11严重程度-纬度诊断结构不能适用临床，可以采用"边缘模式"，边缘模式对应的是ICD-10中情绪不稳定型人格障碍。

以往边缘型人格障碍的定位是最具争议的。如果按某种标准分型能够将所有的边缘型病理特征完全区分，就不需要一个所谓的"边缘模式"了。然而，边缘型具有很长的历史和多种形式，所以在出现一个完美的分型之前，边缘模式都将存在。

以下为按照ICD-11诊断的边缘模式的案例：

被诊断为严重人格障碍,边缘模式,以消极情感、脱抑制、不合群为主要特征。

患者,女性,29 岁,有过很多次的自杀行为,因此反复住院、尝试过很多治疗方法,疗效很差。按 ICD-10 F60.3 她被诊断为情绪不稳定型人格障碍,但是由于药物滥用(即大麻和安非他明)、饮食障碍、惊恐发作、攻击性/冲动性行为,其临床表现非常复杂,患者没有可以依靠的朋友,严重的自残已经危及她的生命。患者从不曾见过她的父亲,童年时,她的母亲虐待她,还遭受母亲的两个男伴的性虐待。她经历了创伤相关性分离状态,包括人格解体的症状和精神病性症状(幻听),有声音让她惩罚自己或在世界中消失。她意识到幻听只存在于她的头脑中。当面对小的失败或拒绝时,她会以自我厌恶或愤怒的情绪来回应。她从不信任别人,因此她无法与他人建立亲密关系,也没有同情心,生活中,她无事可做。偶尔她也会用自己的魅力寻找她需要的温暖和赞赏。

如图 21-6-1 所示,她的临床表现被分类为严重的人格障碍(她情感体验、自尊和冲动的调节存在严重困难,既往和未来对自我有严重伤害,精神病性症状,而且她缺乏可靠的朋友),突出的特征是:消极情感(例如,与情境不相称的消极情绪,包括羞耻、不信任和愤怒)、脱抑制(例如,对直接刺激以有害方式做出冲动反应的倾向)和不合群(例如,与不信任有关的攻击性和操纵、怂恿别人的倾向)。她不能维持友谊或正常的工作,自伤已经造成长期伤害并危及她的生命,因此诊断为重度人格障碍。此外,她的诊断还要加上边缘模式。

(胡少华)

第七节 人格障碍的共病

一、共病成因的理论模型

共病是学者在研究人格障碍的同时十分关切的问题。研究认为大多数个体诊断一类人格障碍的同时,至少还满足一种其他人格障碍的诊断标准。而且很大一部分患者患有至少一种轴 I 的精神障碍,尤其是抑郁障碍、焦虑障碍、酒精及物质滥用障碍。边缘型人格障碍患者约 96% 共病心境障碍,88% 共病焦虑障碍,50%~65% 共病物质使用障碍,7%~26% 共病进食障碍。反社会人格障碍患者 80%~85% 共病物质滥用或依赖,有研究还发现,有反社会人格障碍的囚犯中,约 2/3 共病焦虑障碍。回避型人格障碍患者 22%~89% 共病社交焦虑障碍。自恋型人格障碍也被报道与心境障碍、焦虑障碍、物质使用障碍及其他人格障碍具有较高的共病率。人格障碍与许多其他形式的精神障碍具有共同的精神病理学基础,导致其临床表现更为复杂。

目前被普遍认可的人格障碍共病模型主要有四种,易感性模型(vulnerability model)、并发症模型(complication/scar model)、恶化模型(pathoplasty/exacerbation model)、谱系模型(spectrum mode)。这四种模型是基于 DSM 诊断系统的多轴诊断理论。

其中易感性模型认为一种疾病会促发另一种疾病的发生;并发症模型认为个体患有轴 I 的障碍会对其人格状况产生特定的影响;恶化模型则认为人格障碍或者某一特定精神障碍的出现均是有其独立的特定原因,但是人格障碍会影响其

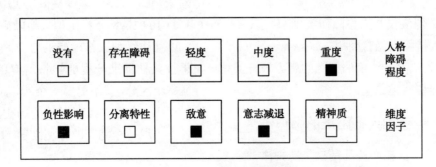

图 21-6-1 严重的人格障碍

他精神障碍的发生发展；谱系模型则认为共病的轴Ⅰ、轴Ⅱ的障碍是从共同的病理基础发展而来。例如，C类人格障碍可能是有共同病理基础的焦虑障碍之不同严重程度的表现。

二、共病研究的进展

在精神医学领域，共病现象是普遍存在的。人格障碍不仅能与其他精神障碍共病，也会出现不同特定人格障碍之间的共病。Charney等对因重度抑郁的130名住院患者进行人格障碍诊断，发现人格障碍的共病率在14%～61%之间。Pfohl等对重度抑郁的住院患者进行调查发现与边缘型人格障碍的共病率为23%，戏剧型18%、依赖型17%、回避型15%。Stuart等使用DSM-Ⅲ-R结构访谈问卷评定1 116名精神科患者发现，有56.2%满足至少一种人格障碍诊断，其中人均符合2.7种人格障碍的诊断。

事实上，在精神障碍患者当中，人格障碍往往容易被忽视，在分辨两种疾病的区别时，需要注意人格障碍在其他精神障碍发病前已经存在，并在一定程度上影响社会功能，且这种症状是相对稳定、持久、不容易被改变的。Zimmerman等对综合医院精神科门诊患者进行研究发现，45%的患者符合DSM-Ⅳ中的11种人格障碍中的一种。

三、共病研究的意义

人格障碍的共病研究在临床上具有重要的意义。从共病模型而论，无论是哪一种共病模型，人格障碍与其他精神障碍之间的相互影响总是存在的。

共病时轴Ⅱ人格障碍对轴Ⅰ疾病的影响可以大致概括如下：人格障碍会影响特定精神障碍的发生发展；人格障碍在一定程度上会加重特定精神障碍的严重程度；通常会造成特定精神障碍迁延不愈；容易造成不良的结局，增加复发率，影响社会功能等。

共病时轴Ⅰ疾病对轴Ⅱ人格障碍的影响，根据四个共病模型可以认为个体患有轴Ⅰ的精神障碍会对其人格状况产生特定的影响，可能会促发人格障碍的形成和发展。

对共病的研究，能够提升我们对人格障碍和轴Ⅰ精神疾病的理解，不仅在理论上更容易理解，

例如某一类轴Ⅰ精神疾病患者的易感因素很有可能就是其人格基础，而一定的人格基础会影响其预后。

（胡少华）

第八节 治疗及预后

在过去，我们会普遍认为人格障碍的治疗是非常困难的。早期的治疗主要是在心理治疗领域探索，尤其单纯人格障碍诊断的患者，通常会因为生活困难、人际问题等前来求助。然而现在的研究提示我们，对人格障碍而言，除了经典的心理治疗，药物治疗同样有效。近年来物理治疗领域的发展也给我们提供了新的思路。目前已经有人将物理治疗运用于人格障碍的治疗。

一、药物治疗

现阶段的研究认为人格障碍是存在生物学基础的，临床研究也认为不正常人格往往存在神经生化异常改变。因此，人格障碍的用药是合理的。当然，人格障碍的用药也和其他疾病一样，同样需要根据不同亚型进行给药。在人格障碍的药物方案制订之时，需要考虑是否存在共病问题，例如在过去的多轴诊断中，轴Ⅰ诊断明确后，发现其同样符合轴Ⅱ的诊断，那么这个时候我们需要采取联合治疗，针对轴Ⅰ的疾病和人格障碍进行联合治疗。

边缘型人格障碍在临床上较为多见，Tyrer和Bateman在他们关于人格障碍的药物治疗的讨论中回溯发现，临床上人格障碍的药物治疗通常被认为是辅助性的而非基本治疗选择。现在的大多数临床研究通常以边缘型人格障碍为研究对象，而其他类型人格障碍被选为研究对象的比较少。甚至多数医生认为人格障碍患者是不会愿意接受药物治疗的。现在常见的用于边缘型人格障碍的药物包括锂盐、抗癫痫药、抗精神病药和抗抑郁药等。目前也有针对反社会人格障碍、分裂型人格障碍、回避型人格障碍的研究，但是总体而言在药物治疗方面，研究相对还是比较少的。

人格障碍，单用药物治疗始终是不能从根本上解决问题的，药物的使用能改善其情绪问题、精神病性症状等，但是无法改变其对世界的理

解，也无法纠正其固有的行为模式，需要合并心理治疗，尤其前期明显症状控制好以后，适用心理治疗改善其人际问题、有障碍的行为模式等，才能使其更好地适应社会。

DSM-5 的 A 类人格障碍中，曾有学者用典型及非典型抗精神病药物治疗分裂型人格障碍，结果提示治疗后患者的整体症状有一定程度的改善。而目前暂无药物治疗偏执型人格障碍及分裂样人格障碍有效的临床研究。

B 类人格障碍中，边缘型人格障碍患者临床常见，药物治疗主要包括锂盐、抗癫痫药物、抗精神病药物和抗抑郁药等，许多研究认为上述药物可以改善边缘型人格障碍的特定症状，而无法降低疾病的总体严重程度。有研究认为锂盐及抗癫痫药物作为心境稳定剂，可以用于控制边缘型人格障碍患者的情感不稳定症状。如 Rifkin 等的研究发现，相较于安慰剂组，用锂盐治疗可以更好地控制本型患者的躁狂样行为和抑郁样行为。抗惊厥药物，如卡马西平等，研究发现与安慰剂相比，对边缘型人格障碍具有更好的治疗效果，可以有效控制这类患者的情感不稳定及冲动行为等。然而，一项综述表明，丙戊酸盐、拉莫三嗪及托吡酯治疗都能使这类患者获益，而卡马西平无类似作用。Lugenhoven 等的综述认为，心境稳定剂可以有效控制患者的冲动行为控制不佳、易怒、焦虑症状，并且可以一定程度上改善抑郁情绪；抗精神病药可以有效控制边缘型人格障碍的认知和易怒症状，而抗抑郁药对患者的冲动行为控制不良及抑郁情绪效果均欠佳，但对缓解患者焦虑及易怒情绪有一定作用。该研究还认为，与抗精神病药物相比，情感稳定剂对控制边缘型人格障碍的总体效果更好。但对边缘型人格障碍是否使用药物治疗一直存在争议，英国 NICE 指南提出，边缘型人格障碍使用药物治疗的证据不充分，只有在其急性期和共病其他精神障碍时才适合使用药物，且不宜超过 1 周，并建议在症状缓解后进行心理治疗。

目前为止，已有少数研究发现药物治疗可以改善反社会人格障碍的一些症状。曾有学者对监狱犯人进行碳酸锂治疗，结果显示相较于安慰剂组，锂盐对减少犯人的违规行为有效，可能与锂盐可以一定程度控制冲动行为有关。然而，NICE

指南指出药物干预不应用于治疗反社会人格障碍或者与其相关的行为障碍，除非当其共病其他精神障碍。

目前尚无已发表的药物治疗 C 类人格障碍的随机对照试验。然而，世界生物精神病学学会联合会（WFSBP）发布指南认为抗抑郁药相较于安慰剂，对治疗社交焦虑障碍患者有更好的效果，提示抗抑郁药可能对回避型人格障碍有治疗作用。

二、心理治疗

人格障碍的心理治疗被认为是有效的。但是通常来说，人格障碍的心理治疗需要的时间也会比较漫长。首先需要建立良好、信任的关系，这对于许多人格障碍患者来讲，是比较困难的，因为其本身在人际或者亲密关系问题上存在障碍。信任的治疗关系，能慢慢影响他们的世界观、人生观、价值观，这种影响会给他们带来新的启发，启发他们慢慢调整自己存在障碍的问题行为，帮助他们在人际交往中更好地适应，让他们意识到自己总是在社会中出问题是出于什么原因。

用于人格障碍的心理治疗方法有很多，早期主要以精神分析流派为主。随着心理学的发展，各种流派都会尝试着去治疗人格障碍。但是对于多数治疗师而言，人格障碍确实是比较棘手的治疗对象。以边缘型人格障碍为例，在治疗中他们可能会试图和治疗师建立如同他们日常中的人际关系那样的关系，而这种关系对于治疗师而言，是非常煎熬和痛苦的。而对于人格基础的改变和动摇，本身对于心理治疗来讲就非常具有挑战性。

眼下针对人格障碍的治疗中，在循证上被认为对边缘型人格障碍比较有效的是辩证行为治疗（dialectical behavior therapy，DBT），DBT 的创始人玛莎·林纳罕女士在成名以后曾经公布自己也是一名被确诊的边缘型人格障碍患者。当然现在主流的认知行为疗法（cognitive behavior therapy，CBT）对人格障碍的治疗也是常用的，Beck 等所著的《人格障碍的认知疗法》即专门针对人格障碍的治疗进行了阐述。

三、预后与预防

（一）预后

过去很长时间，普遍认为人格障碍是无法治

愈的，在国内，目前这样的想法仍然是占据主导地位的。但是事实上，现在许多学者认为通过药物治疗、心理治疗以及物理治疗能够改善人格障碍，在一定程度上帮助人格障碍适应社会。同时，也有观点认为人格障碍随着年龄增长会有所改善。Anthony W Bateman 等提出，即便是人格障碍患者在经过治疗以后诊断被拿掉了，其职业和社会适应还是存在功能损害的。乐观来说，人格障碍的治疗仍被认为是有效的。但是目前缺少长期的随访研究。从荟萃分析结果来看，目前的研究仍主要是针对边缘型和反社会型人格障碍为主。其余人格障碍领域的研究还是比较缺乏的。

（二）预防

从病因的角度，人格障碍的发生机制其实并没有完全被阐述清楚。但是现阶段我们普遍认为其是在生物遗传基础和环境影响的综合作用下形成的。Nickell AD 等认为在后天影响中，不良的亲子关系（例如母婴分离、不安全型依恋）、早年的创伤经历（虐待等）、不良的教养方式等是人格障碍发病的高危因素。那么，良好的家庭环境和教养方式可以被认为是规避人格障碍的方法。但是关于人格障碍的预防，目前仍没有一致的说法。

（胡少华）

参 考 文 献

[1] American Psychiatric Association. Diagnostic and Statistical Manual of Mental Disorder, 5th edition. Arlington: American Psychiatric Publishing, 2013.

[2] Bateman AW, Gunderson J, Mulder R. Treatment of personality disorder. Lancet, 2015, 385: 735-743.

[3] International classification of diseases - Mortality and Morbidity Statistics. Prepared using the content as of 17 Dec 2018, VId: SFD.

[4] Hales RE, Stuart C, Yudofsky MD, et al. 精神病学教科书. 第 5 版. 张明园, 肖泽萍, 译. 北京: 人民卫生出版社, 2010.

[5] Savic I, Lindstrm P. PET and MRI show differences in cerebral asymmetry and functional connectivity between homo-and heterosexual subjects. Proc Natl Acad Sci U S A, 2008, 105(27): 9403-9408.

[6] 沈渔邨. 精神病学. 第 5 版. 北京: 人民卫生出版社, 2009.

[7] 许毅. 性的奥秘. 北京: 人民卫生出版社, 2000.

[8] Wilson S, Stroud CB, Durbin CE. Interpersonal Dysfunction in Personality Disorders: A Meta-Analytic Review. Psychol Bull, 2017, 143(7): 677-734.

[9] Ekselius L. Personality disorder: a disease in disguise. Ups J Med Sci. 2018, 123(4): 194-204.

[10] Torgersen S. Epidimiology. // Widiger TA, editor. The Oxford handbook of personality disorders. Oxford University press. 2013, 186.

[11] 魏淑华, 张兆杰, 董及美, 等. 男性犯罪者儿童期创伤与人格障碍倾向之间的关系: 人际信任与应对方式的链式中介作用. 中国特殊教育, 2019, 223: 59-65.

[12] Tyrer P, Mulder R, Crawford M, et al. Personality disorder: a new global perspective. World Psychiatry, 2010, 9(1): 56-60.

[13] Bateman AW, Gunderson J, Mulder R. Treatment of personality disorder. Lancet. 2015, 385(9969): 735-743.

[14] Wilson S, Stroud CB, Durbin CE, et al. Interpersonal Dysfunction in Personality Disorders: A Meta-Analytic Review. Psychol Bull, 2017, 143(7): 677-734.

[15] Machado A, Fernandez HH, Deogaonkar M. Deep brain stimulation: what can patients expect from it? Cleve Clin J Med, 2012, 79(2): 113-120.

[16] Alonso P, Cuadras D, Gabriels L, et al. Deep Brain Stimulation for Obsessive-Compulsive Disorder: A Meta-Analysis of Treatment Outcome and Predictors of Response. PLoS One, 2015, 10(7): e0133591.

[17] Miocinovic S, Somayajula S, Chitnis S, et al. History, applications, and mechanisms of deep brain stimulation. JAMA Neurol, 2013, 70(2): 163-171.

[18] Lim LW, Prickaerts J, Huguet G, et al. Electrical stimulation alleviates depressive-like behaviors of rats: investigation of brain targets and potential mechanisms. Transl Psychiatry, 2015, 5: e535.

[19] Schrock LE, Mink JW, Woods DW, et al. Tourette syndrome deep brain stimulation: a review and updated recommendations. Mov Disord, 2015, 30(4): 448-471.

[20] Motlagh MG, Smith ME, Landeros-Weisenberger A, et al. Lessons Learned from Open-label Deep Brain Stimulation for Tourette Syndrome: Eight Cases over 7 Years. Tremor Other Hyperkinet Mov(N Y), 2013, 3.

[21] Heldmann M, Berding G, Voges J, et al. Deep brain stimulation of nucleus accumbens region in alcoholism affects reward processing. PLoS One, 2012, 7(5): e36572.

[22] Hachem-Delaunay S, Fournier ML, Cohen C, et al. Subthalamic nucleus high-frequency stimulation modulates neuronal reactivity to cocaine within the reward circuit. Neurobiol Dis, 2015, 80: 54-62.

[23] Lewis CJ, Maier F, Horstkotter N, et al. Subjectively perceived personality and mood changes associated with subthalamic stimulation in patients with Parkinson's disease. Psychol Med, 2015, 45(1): 73-85.

[24] De Haan S, Rietveld E, Stokhof M, et al. Becoming more oneself? Changes in personality following DBS treatment for psychiatric disorders: Experiences of OCD patients and general considerations. PLoS One, 2017, 12(4): e0175748.

[25] Krueger RF, Derringer J, Markon KE, et al. Initial Construction of a Maladaptive Personality Trait Model and Inventory for DSM-5. Psychol Med, 2012, 42(9): 1879-1890.

[26] The Development of the ICD-11 Classification of Personality Disorders: An Amalgam of Science, Pragmatism, and Politics. Annu Rev Clin Psychol, 2019.

[27] Bach B, First MB. Application of the ICD-11 classification of personality disorders. BMC Psychiatry, 2018, 18: 351.

[28] Newton-Howes G, Tyrer P, Johnson T, et al. Influence of personality on the outcome of treatment in depression: systematic review and meta-analysis. J Pers Disord, 2014, 28(4): 577-593.

[29] Biskin RS PJ. Co-morbidities in borderline personality disorder. Psychiatric Times. www.psychiatrictimes.com/borderline-personality/comorbidities-borderlinepersonality-disorder.2013.

[30] Eikenaes I, Hummelen B, Abrahamsen G, et al. Personality functioning in patients with avoidant personality disorder and social phobia. J Pers Disord, 2013, 27(6): 746-763.

[31] Silk K FL. Psychopharmacology of personality disorders. Oxford handbook of personaliy disorders. Oxford University Press, 2012, 713-726.

[32] Ingenhoven T, Lafay P, Rinne T, et al. Effectiveness of pharmacotherapy for severe personality disorders: meta-analyses of randomized controlled trials. J Clin Psychiatry, 2010, 71(1): 14-25.

第二十二章　心身医学与精神病学

第一节　概　　述

心身医学是研究心理/精神与躯体相互关系的一个医学分支,因涉及多个学科又被视为"交叉学科",它用"生物-心理-社会医学模式"理解人类的健康与疾病,研究躯体因素与心理社会因素的相互关系及其对疾病发生、发展、治疗及康复的意义。心身医学强调从整体上、多维度、综合看待人类的健康和疾病问题,因此也是"整体医学观"的体现。近十几年来,国外心身医学领域的研究、临床诊疗和教学发展迅速,与精神病学的关系也更加明确。当今,心身医学的临床服务已从精神专科医院延扩到综合医院各临床科室。

一、心身医学的历史与发展

1. 历史沿革　关于心身医学的概念,长时间以来其内涵是不够清晰或有争议的,这一术语也常与"心因性"及"整体医学"相互混用。"心身"(psychiosomatic)这一词汇由德国的内科和精神科医师 Johann Heinroth 1818 年首先提出。19 世纪 20 年代初期 Felix Deutsch 又提出了"心身医学"(psychiosomatic medicine),后来 Deutsch 和他的妻子 Helene 移居美国,19 世纪 30 年代和 40 年代一起在麻省总医院工作。

麻省总医院(Massachusetts General Hospital)是美国历史悠久的综合性医院,也是哈佛大学医学院下属的教学医院,麻省总医院对患者的精神照料可追溯到 1873 年。当时,毕业于德国医学系的 James Jackson Putnam 作为神经科医生在工作中逐渐接触到"疑病症"患者,他兼顾神经科和精神科工作,开始治疗有精神障碍的内外科患者。20 世纪 30 年代初在洛克菲勒基金会的支持下麻省总医院建立了研究心身疾病的病区,由此推动

了精神病学学科的发展。

20 世纪 30 年代美国成立了心身医学会,1939 年学术期刊《心身医学》(pscychosomatic medicine)创刊,20 世纪 50 年代成立了心身医学学院。同期,一些心身医学相关的国际组织产生,如:会诊-联络精神医学与心身医学欧洲联合会,国际心身医学学院,会诊-联络精神医学国际组织,世界精神病学学会综合医院精神科分部等。20 世纪 70 年代以后,美国和欧洲各国的心身医学均得到了较快发展。

当今,随着医学的快速发展,心身相互关系的研究不断深入,心身医学已成为一个不容忽视、无可替代的临床领域,并在国际上许多国家和地区得到发展。

2. 心身医学与联络会诊精神病学　"会诊联络精神医学"(consultation liaison psychiatry, CLP,或称会诊联络精神病学)与"心身医学"这两个不同的术语在很多国家中是通用的,历史上也有过其他名称,如美国心身医学教科书(Levenson JL, 2005)中描述:"这一专业领域还曾有许多其他名称,包括会诊-联络精神病学、内外科精神病学、心理医学以及复杂疾病的精神科照顾等"。"会诊联络精神病学"这一术语更多从技术服务的角度体现精神科与临床各科的关系,而"心身医学"能从系统思想和整体医学观的角度强调心与身的相互关系。

2003 年美国医学专业学会一致通过了美国精神神经学会(American Board of Psychiatry and Neurology, ABPN)关于心身医学作为其亚专科的决定,并于 2009 年完成了对心身医学的认证,此后,处于精神病学和其他医学专业交界地带的"心身医学"正式成为精神病学的一个亚专业(1992 年最初向 ABPN 申请"会诊联络精神病学"亚专科,但未获批准,之后更名为心身医学)。

一些德语国家则有所不同，如德国的临床医学体系中设有独立的心身医学专业，其诊疗范围几乎涉及所有"轻性精神障碍"及综合医院与心理或精神障碍相关的症状或疾病，与普通精神科相比，服务对象只是去除了"重性精神障碍"或有明显兴奋冲动、丧失自知力的患者。

尽管对心身医学的专业设置有不同的观点，但心身医学与精神病学的关系是密不可分的，因该专科领域所涉及的临床问题均离不开精神科评估/诊断和治疗（如心理治疗、抗焦虑和抗抑郁等精神类药物治疗）。在最新的 ICD-11 精神与行为障碍分类中，涵盖了心身医学所涉及的各种心身相关障碍或心理行为因素。

3. 中国发展概况 20 世纪 80 年代初中国引入了心身医学/联络会诊精神病学的概念，1982—1983 年与世界卫生组织合作在北京和成都举办了讲习班，研讨综合医院和基层卫生保健服务中的精神卫生问题，促进了我国心身医学/联络会诊精神病学的建设和发展。

20 世纪 80 年代以后，国内在该领域相继成立了相关的专业委员会，如中国心理卫生协会心身医学专业委员会（1986 年）、中华医学会心身医学分会（1993 年）、中国中西医结合学会心身医学专业委员会（1996 年）。21 世纪以来，国内许多省（自治区、直辖市）的医学会成立了心身医学分会，由此推动了心身医学在我国的发展。

2013 年《中华人民共和国精神卫生法》实施，按照卫生行政部门的规定，国内近年来已有许多省（自治区、直辖市）及地区的三级和二级综合性医院建立了精神/心理科。新形势下我国的心身医学服务已进入较快的发展阶段。在我国，综合医院的心身医学模式、精神专科医院的心身医学模式以及亚专科的定位和发展方向仍在不断探讨之中。

二、心身医学与临床各科的关系

1. 心身医学服务于临床各科 心身医学在综合医院的服务主要针对躯体疾病相关的精神/心理障碍，包括躯体疾病导致或继发的精神科问题、躯体疾病患者共病精神科问题、影响躯体疾病的心理或行为因素等。各医学专科或各类疾病均存在心身医学所关注的问题，精神状态与躯

体状态的相互影响几乎存在于所有患者中，这也与心身医学的基本原则一致，即精神与躯体是密不可分的。

随着医学的进步与发展，新的诊疗模式带来了更多的心理社会问题和精神专科问题，如维持性血液透析导致的情绪症状，癌症化疗导致的全身虚弱、精神萎靡及胃肠道症状，器官移植时排异和隔离带来的精神行为反应，还有重症监护室（ICU）和老年医学等均能引起精神科问题或增高其风险，这些均是心身医学关注和服务的对象，均需要各科医师协同解决。新的医疗技术带来的某些伦理问题（如人工生殖技术），也需要心身医学/联络会诊精神科医生对这类情况提出建议。

一些心理问题或精神科相关问题比较突出的科室，在各自的专业领域内逐渐形成了心身医学相关的次级学科，如：心理肿瘤学，心理心脏病学（psycho-cardiology，国内胡大一将其命名为"双心医学"）等。相关的精神科情况，如焦虑和抑郁，对躯体疾病临床诊疗及预后的影响已逐渐受到临床各科医师的重视，相关经验也已写入某些专业的临床服务指南中。

2. 心身相关障碍与躯体疾病所致精神障碍

（1）心身疾病概念的演变："心身疾病"的诊断分类源于美国的 DSM- I（1952 年），在之后的国际疾病分类版本中这一类别被不断弱化。近年来经典的"心身疾病"（如原发性高血压、支气管哮喘、消化性溃疡等）已较少提及，因所有疾病的产生和发展均可受心理社会因素的影响（并不限于某些疾病类别），也不可能将所有疾病都称为心身疾病。因难于从概念上准确界定，心身疾病作为诊断类别已逐渐淡出，如美国从 DSM-Ⅲ 起已不再使用心身疾病或心理生理性障碍这样的名称。在 ICD-11 中，也去除了"伴有生理紊乱及躯体因素的行为综合征"的分类，进食障碍、睡眠障碍及性功能障碍等相关内容被分别划入不同的疾病章节中，并用"心理或行为因素影响分类于他处的疾患或疾病"来涵盖心理因素与躯体因素密切相关的临床问题。

从精神障碍诊断分类的进化看，不强调心因性，并不是否定此类疾病的心理作用，而是避免被误解只有该类少数疾病与心理因素有关，避免过分强调心理性病因而忽略对生物性病因的探讨。

为区别于经典的心身疾病概念、又突出心身医学的重要性，国内一些同道采用"心身相关障碍"的术语来称呼此类对鉴别诊断、尤其对治疗决策很重要的障碍或疾病。

（2）心身相关障碍的主要特征：①症状或障碍的产生及发展受多种因素影响，除了心理社会因素外，个体的遗传特质、器官易感性（如与自主神经功能关系密切的器官）等也起重要作用；②躯体障碍与心理/精神障碍发生的时间密切相关，且二者症状的严重程度密切相关；③躯体障碍与心理/精神障碍的关系为非特异性，如：同一种躯体疾病可引发不同的精神症状及障碍，不同的躯体疾病可导致相似的精神症状及障碍；④心身相关障碍的症状既可以是患者对躯体疾病产生的心理反应，又可以是躯体疾病导致中枢神经系统功能紊乱而产生的精神障碍；⑤心身相关障碍的诊断及治疗通常需要精神科与其他相关科室医师的合作。

（3）心身相关障碍与躯体疾病所致精神障碍的关系：心身相关障碍强调心身相互影响、心理/精神因素与躯体因素互为因果；而躯体疾病所致精神障碍只强调躯体性病因引发精神障碍的部分。因此，传统分类中的"躯体疾病所致精神障碍"已包括在心身相关障碍之中。

现代医学研究证实，功能紊乱或功能异常可建立在代谢异常、细胞的形态结构异常等基础之上，由此，功能性与器质性精神障碍的划分已显得陈旧。如今，精神障碍"功能性/非器质性"和"器质性"的划分已在新的疾病分类中以"原发性"和"继发性"所取代（ICD-11去除了"器质性，包括症状性精神障碍"，其内容被归入"神经认知障碍"和"与分类于他处的障碍或疾病相关的继发性精神或行为综合征"）。

（施慎逊　王希林）

第二节　医学其他专科常见精神科问题

本节内容将具体展现精神科与其他临床各科的关系（心身医学研究范畴）。现代医学研究已证实，异常的心理或精神活动产生于异常的大脑活动，精神功能是大脑/躯体功能的一部分，因其表现形式特殊、诊断和治疗方式特殊，因此才将其单独分类并阐述，而不是在医学体系中抛开躯体去谈精神（特别体现在新的国际疾病分类中）。本节主要介绍医学各专科相关精神科问题的种类、国际疾病诊断分类中新的变化及临床各科常见精神障碍。

一、其他专科常见精神科问题的种类

在医学各专科中需要精神科评估、诊治或干预的情况很多，临床工作中常遇到以下8类精神科相关问题。

1. **躯体疾病的精神症状**　如脑炎后患者可出现情绪不稳、言行紊乱、意识障碍、认知障碍及自主神经功能障碍等；脑外伤后患者可出现烦躁、易激惹、失眠及记忆力减退等症状。

2. **躯体疾病的心理反应**　如某女性体检时发现自己感染了人乳头瘤病毒（简称HPV病毒，常通过性传播），医师告知虽"HPV阳性"但细胞学检查正常，建议一年后常规复检，之后患者紧张不安，不敢告知家人或迁怒于他人；又如乳腺癌根治术后（尤其年轻女性）因形体发生改变而出现焦虑情绪、甚至回避某些社交活动。

3. **躯体疾病的精神并发症**　如某肺炎患者使用左氧氟沙星（喹诺酮类抗生素）静脉滴注治疗，数日后出现谵妄症状，表现兴奋话多、幻视、无法配合治疗（既往无精神障碍病史），换用另一种抗生素并用小剂量抗精神病药后精神症状很快缓解；又如癌症患者在得知诊断后可出现抑郁情绪，有些患者的抑郁、焦虑情绪持续存在（并未随着躯体状况的稳定或好转而减轻），最终由癌症又引发了适应障碍或抑郁障碍。

4. **精神障碍的躯体并发症**　如精神分裂症患者长期大量使用抗精神病药后可出现代谢综合征，如肥胖、血脂升高、血糖升高（可符合糖尿病诊断标准）、血压升高等，还可出现高泌乳素血症，轻者可调整用药，重者则需相关的躯体药物治疗。

5. **精神障碍的躯体症状**　许多精神障碍患者最初就诊于综合医院其他科室，如分离性神经症状障碍、躯体不适或躯体体验障碍（躯体症状及相关障碍）、抑郁障碍、惊恐障碍、进食障碍（如少食和呕吐致低血钾症）等。

6. 躯体疾病共病精神障碍 如急性化脓性阑尾炎患者，此前患有精神分裂症并一直服药治疗，因需阑尾切除术而入住普外科，术前精神状况评估及围术期治疗措施常需精神科会诊；焦虑障碍患者在妊娠 20 周后出现高血压、水肿、蛋白尿，并伴有上腹部不适、头痛、视力模糊，被确诊为子痫前期入住妇产科，该患者的焦虑症状因此加重，也需两个专科共同治疗。

7. 病因混杂的心身相关障碍 如卒中后抑郁，患者的抑郁症状既可是生物学因素的直接效应（如局部受损学说），又可因躯体功能受损、社会功能及生活质量下降而诱发抑郁障碍；系统性红斑狼疮患者在接受激素治疗过程中出现精神症状，既可能是大脑受累的直接后果，又可能是激素治疗的副作用，还可能因为症状痛苦（红斑皮疹、发热、关节肿痛、脱发等）或疾病久治不愈而产生抑郁和焦虑等精神和行为障碍。

8. 治疗场所引发的精神科问题 如长期大量饮酒或长期使用"依赖性"药物及其他精神活性物质者，因突发某种严重躯体疾病住院治疗且患者未能告知酒/精神活性物质使用史（如手术或病情危重），住院不久后患者出现了"难以解释"的精神行为异常（戒断反应）；老年患者在重症监护病房接受治疗时也可出现躯体疾病难以解释的精神症状，如烦躁、不安全感及认知功能改变，轻者无需特殊处理可于出院后缓解。

二、诊断分类及相关问题

1. 诊断分类与疾病概念的变化 基于精神和躯体不可分、精神并非脱离躯体而独立存在的认识，在当今精神障碍的分类与诊断标准（DSM-5 和 ICD-11）中已不再使用"器质性""症状性""功能性"等术语，以避开此类术语隐含着已过时的精神 - 躯体二元论。

在 DSM-5 和 ICD-11 手册中也回避使用"由于躯体疾病"这一表述方式，因其可暗指精神症状或精神障碍独立于且不同于"躯体疾病"。对应于这种广义的"躯体疾病"概念，还出现了"非精神性躯体疾病"和"精神性的躯体疾病"的表述。在 DSM-5 中，通过使用前置定语来限定"躯体疾病"的含义，如"其他躯体疾病"或"一般躯体疾病"（以区别于通常狭义的躯体疾病概念），而

ICD-11 用"分类于他处的疾病"来表述（见下）。

与医学其他专科相关的精神障碍在 ICD-11 中的分类条目及编码如下：

6D70 谵妄
    分类于他处的疾病所致谵妄（6D70.0）
    精神活性物质（包括治疗药物）所致谵妄（6D70.1）
    多种病因所致谵妄（6D70.2）
6D72 遗忘障碍
    分类于他处的疾病所致遗忘障碍（6D72.0）
    精神活性物质（包括治疗药物）所致遗忘障碍（6D72.1）
6D8 痴呆
    精神活性物质（包括治疗药物）所致痴呆（6D84）
    分类于他处的疾病所致痴呆（6D85）
6E2 与妊娠、分娩和产褥期有关的精神或行为障碍
    与妊娠、分娩和产褥期相关精神或行为障碍，不伴精神病性症状（6E20）
    产后抑郁 NOS（6E20.0）
    与妊娠、分娩或产褥期相关精神或行为障碍，伴精神病性症状（6E21）
6E40 心理或行为因素影响分类于他处的疾患或疾病
    影响分类于他处的障碍或疾病的精神障碍（6E40.0）
    影响分类于他处的障碍或疾病的心理症状（6E40.1）
    影响分类于他处的障碍或疾病的人格特征或应对方式（6E40.2）
    影响分类于他处的障碍或疾病的适应不良健康行为（6E40.3）
    影响分类于他处的障碍或疾病的应激相关生理反应（6E40.4）
6E6 与分类于他处的障碍或疾病相关的继发性精神或者行为综合征
    继发性神经发育综合征（6E60）
    继发性言语或语言综合征（6E60.0）
    继发性精神病性综合征（6E61）
    继发性精神病性综合征，伴幻觉（6E61.0）
    继发性精神病性综合征，伴妄想（6E61.1）

继发性精神病性综合征，伴幻觉和妄想
　　（6E61.2）

继发性精神病性综合征，伴未特指症状
　　（6E61.3）

继发性心境障碍（6E62）

继发性心境综合征，伴抑郁症状（6E62.0）

继发性心境综合征，伴躁狂症状（6E62.1）

继发性心境综合征，伴混合性症状（6E62.2）

继发性心境综合征，伴未特指症状（6E62.3）

继发性焦虑综合征（6E63）

继发性强迫性或相关综合征（6E64）

继发性分离综合征（6E65）

继发性冲动控制综合征（6E66）

继发性神经认知综合征（6E67）

继发性人格改变（6E68）

继发性紧张综合征（6E69）

2. 诊断相关问题

（1）诊断要点：一般躯体疾病所致/继发的精神障碍常表现为多种症状的混合，如焦虑、抑郁及失眠，多数情况下选择的诊断应能够反映最突出的症状表现。从诊断、鉴别及治疗的角度看，澄清躯体因素或躯体疾病是否作为精神症状特定的病因很重要，只有及时准确识别精神症状的躯体性病因，才能有针对性的进行治疗。

因此，诊断时首先应明确精神症状与躯体疾病的关系，判断精神症状或障碍是继发性的还是原发性的。以下两方面评估常提示精神症状是由躯体性疾病所导致：

1）是否存在特征性时间关系：诊断时需要考虑精神症状是否在躯体疾病起病之后出现，是否随着躯体疾病严重程度的变化而改变，并且是否随着躯体疾病的改善而消失。然而，这并不能确定它们之间的关系完全是生理性的，因患者对躯体性疾病的心理反应也可有相似的时间关系。

2）是否存在不典型的临床特征：不典型的临床特征包括起病形式及发病年龄等，如老年患者首次躁狂发作，则提示躁狂症状很可能由其他躯体性疾病所引起。

（2）诊断应注意的问题：一些精神障碍的临床表现与许多躯体疾病的症状可能相同，如食欲下降和疲劳感；有些躯体疾病的首发症状可以是精神性的（如自身免疫性脑炎）；有些躯体疾病与精神症状之间的关系可能十分复杂，如抑郁或焦虑情绪可以是患者对躯体性疾病的心理反应，同时躯体性疾病也可通过对中枢神经系统的生理效应成为抑郁或焦虑的病因。

诊断中还应注意，很多治疗药物都可以直接或间接（如药物相互作用）导致患者精神状态的改变，如激素治疗后引起躁狂状态、干扰素治疗后出现抑郁症状等。了解患者当前和既往用药史是诊断所必须的，在引起精神状态改变的原因中，药物使用和撤药是最常见的原因，尤其因外科手术、住院、转科或转院使原有医嘱无法正常执行时（如重复或超量，骤减或停药）。

（3）鉴别诊断的难点：经常有多种交互作用的病因，如治疗躯体疾病的药物常有精神方面的副作用，而这种精神方面的副作用可能与躯体疾病本身的或继发的精神症状以及原发的精神症状/障碍的表现混杂或混淆。这种情况在老年患者中较常见，他们可能服用多种不同的药物，且代谢或排泄药物的能力降低。因此，诊断评估须始终结合临床的判断，要考虑复杂的或多种因素的影响，因果关系的确定有时还需要纵向随访和试验性治疗。

（4）关于精神异常诊断的界定：许多患者在经历躯体疾病的诊断和治疗中感受到悲伤、焦虑及失眠等问题，但并未"在社交、职业或其他重要功能领域中引起有临床意义的痛苦或损害"（诊断标准），此时不必给予某种精神障碍的诊断。是否有"临床意义"很难依据一成不变的规则。一般而言，个体有寻求医学帮助的主诉时，即可视为有临床意义；如果共病的精神症状需要临床关注和治疗，即成为事实上的"临床意义"。

三、其他专科常见精神障碍

（一）神经内科

1. 癫痫　癫痫（epilepsy）是一种慢性反复发作性短暂的脑功能失调综合征，以脑神经元异常过度放电引起反复痫性发作为特征。可涉及意识、运动、感觉、精神、行为和自主神经功能紊乱。癫痫性精神障碍指癫痫患者在癫痫发作前、发作时、发作后或发作间歇期表现的精神活动异常，有的患者甚至表现为持续性精神障碍。癫痫伴发的精神障碍的治疗比较困难，很多情况下，需要精神科、神经内科共同合作，才能达到理想效果。癫痫患者大脑的器质性或者结构性病变可以引起癫痫性精神障碍。癫痫发作时，大脑出现缺血缺氧，会导致精神障碍。另外，社会心理因素也有一定的影响，如患者可有病耻感、感觉孤立和无助等。

（1）癫痫性精神障碍的分期

1）发作前精神障碍：主要是指癫痫发作的先兆和前驱症状。"先兆"是指癫痫在强直—阵挛发作（大发作）前数秒钟内患者出现的幻觉、错觉、自动症或局部肌肉阵挛抽动等症状，大发作后，常能回忆昏迷前所出现的症状。这些症状的出现常常预示癫痫发作即将到来，故又称为精神性先兆。

2）发作时或发作后精神障碍：研究认为其发作多为颞叶病变引起，故又称颞叶癫痫，但也有近1/3的患者并非颞叶癫痫。临床可见大发作和小发作时的意识障碍，各种发作性或非发作性、短暂或持久、意识清醒或不清醒的精神症状。临床常见：①自动症；②朦胧状态；③神游症；④梦游症等症状。发作后精神症状多见，临床表现多样，可有偏执和夸大妄想，也可伴有情感症状（类躁狂或抑郁症状）。部分性发作或局灶性癫痫发作患者，在发作时可出现焦虑、恐惧和精神病性症状，幻觉往往是幻嗅或幻味，幻听相对少见。

3）发作间歇期持续性精神障碍：是一组精神障碍，如精神分裂症样精神病、情感障碍、神经症样症状、人格改变和痴呆等。患者通常意识清楚，持续长达数月、数年或迁延难愈。常见临床表现：

①病理性心境恶劣：可见无明显原因突然出现的情绪低沉、苦闷、焦躁、挑剔、抱怨、易激惹。

②精神分裂症样发作：部分癫痫患者可以出现幻觉、妄想、躁动不安、动作增多，通常持续数日至数周或更长的时间，主要症状为妄想，如关系妄想、被害妄想等，常伴有幻听及精神分裂症样的思维障碍。

③癫痫性人格改变：少数患者经过长期、反复的癫痫发作以后，可引起进行性人格改变。这种改变具有黏滞性和暴发性两类不同表现。

④癫痫性痴呆：癫痫反复多年发作之后出现的慢性精神改变，表现为认知功能障碍或痴呆（痴呆者并不多见，常与性格改变同时存在）。

⑤分离（转换）样症状等。

（2）癫痫性精神障碍的治疗

1）药物治疗原则：依据癫痫的类型来选择药物，尽可能单一用药，定期进行血药浓度监测，并严密观察不良反应。包括经典抗癫痫药物，如苯妥英钠、苯巴比妥、丙戊酸钠、卡马西平等；新抗癫痫药物耐受性强、副作用较小，如拉莫三嗪、托吡酯、唑尼沙胺、左乙拉西坦等。

2）精神障碍的治疗：根据患者的精神症状可对症使用抗抑郁药和抗精神病药物。值得注意的是，此类药物可能会降低癫痫发作阈值。

2. 脑血管病伴发精神障碍 脑血管病泛指脑部血管的各种疾病，包括脑动脉粥样硬化、血栓形成、狭窄、闭塞、脑动脉炎、脑动脉损伤、脑动脉瘤、颅内血管畸形、脑动静脉瘘等，其共同特点是引起脑组织的缺血或出血性意外，导致患者的伤残或死亡，占神经系统总住院患者的1/4～1/2。其中脑血管病临床常见的有脑卒中（cerebral stroke）。脑卒中是一种急性脑血管疾病，由于脑部血管突然破裂或因血管阻塞导致血液不能流入大脑而引起脑组织损伤的一组疾病，包括缺血性和出血性卒中。缺血性卒中的发病率高于出血性卒中，占脑卒中总数的60%～70%。出血性卒中的死亡率较高。脑血管病由于常造成脑部器质性病变，常伴发精神障碍。

脑血管病常伴发精神障碍，病程波动多呈阶梯样，也可缓慢进展，常因卒中引起病情急性加剧，代偿良好时症状可缓解，因此，临床表现多种多样，但最终常发展为痴呆。根据起病形式、病变损害部位以及临床表现等特点可以分为急性脑血管病所致精神障碍、皮层性血管病所致精神障碍（多梗死血管性痴呆，以皮层病变为主）及皮层下血管病所致精神障碍等。

1）血管性痴呆：早期精神症状主要有注意力不集中、记忆力下降、情绪不稳、易于激动、自我控制能力减弱、情感脆弱以及轻度抑郁等。认知功能损害常有波动性，开始可能仅出现近记忆障碍，但在相当长的时间内自知力存在，知道自己有记忆力下降等，有的为此产生焦虑或抑郁等。患者的智能损害（痴呆）：早期多为局限性认知功能损害，如计算、命名困难等。智能损害进一步发展，既可以进入典型的痴呆状态，患者可伴有明显的情绪不稳、激惹性增高、"情感失禁"，晚期可出现强制性哭笑、情感淡漠及重度痴呆症状。部分患者可出现各种妄想，如关系、被害、疑病、嫉妒、被窃妄想等。

2）卒中后抑郁（post-stroke depression，PSD）：是一种很常见的脑血管病伴发的精神障碍，约20%脑卒中患者的临床表现符合重性抑郁发作的诊断标准。PSD的危险因素包括抑郁家族史、单身、支持系统差及卒中后功能损害较重等。PSD可增加患者的死亡率，并增加脑血管意外复发的风险。病因学方面的研究既涉及生物学方面（如脑局部受损学说）又涉及心理学方面。心理因素很大程度上与卒中后的各种功能丧失、个人经济损失、家庭成员之间的关系及社会支持系统有关。PSD可阻碍躯体康复训练及预后，对患者的社会功能和生活质量也可有显著的、长期的不良影响。

卒中后抑郁临床实践的中国专家共识显示，PSD指卒中发生后表现出卒中症状以外的一系列抑郁症状和相应的躯体症状综合征；是脑卒中的常见并发症之一；PSD在卒中后5年内的综合发生率为31%。PSD的临床表现多种多样，核心症状以情绪低落、兴趣缺失为主要特征。失语或认知受损的患者可给诊断带来一定难度。根据疾病分类学，PSD为抑郁的一种特殊类型，在ICD-11中被归为"继发性心境综合征，伴抑郁症状"，DSM-5中归为"由于其他躯体疾病所致抑郁障碍"。

PSD如能早期诊断和治疗可获得很好的疗效。针对抑郁和焦虑症状，可以给予抗抑郁或抗焦虑剂治疗，应选用新型的抗抑郁药，以免加重对认知功能的损害。此外应给予心理支持或心理治疗等非药物疗法。

3. 细菌性和病毒性脑膜炎及脑炎 细菌或病毒根据感染或侵犯大脑的部位不同（脑膜，脑实质）而区分为脑膜炎和脑炎，均为中枢神经系统急性感染。感染的病原体：细菌常见流感杆菌、肺炎球菌、脑膜炎双球菌等；病毒常见肠道病毒（如柯萨奇病毒）、腮腺炎病毒、单纯疱疹病毒等。病情可轻重不一，形式亦多样。

细菌性脑膜炎是一类严重的感染性疾病，病死率和后遗症发生率较高，可表现一系列症状和体征，如：发热、头痛、恶心呕吐、易怒、嗜睡、意识模糊、颈强直等，也可有局灶性神经系统异常

和癫痫，言行紊乱和感知觉改变也是该病常见症状。出现局灶性神经系统症状或体征时，常表明已有局部的脑炎或脓肿。病毒一般多感染蛛网膜下腔和软脑膜，较少累及脑实质，临床上主要表现为发热、头痛、呕吐和脑膜刺激征，病毒性脑膜炎的病程多为自限性，预后一般较好。中枢神经系统感染可引起急性和慢性神经精神症状，精神症状表现形式多样，如：谵妄、精神错乱、认知受损、兴奋、情绪不稳、抑郁、行为异常等，对精神症状严重者常需精神科会诊，并给予精神类药物对症治疗。

4. 自身免疫性脑炎 自身免疫性脑炎（autoimmune encephalitis，AE）泛指一类由自身免疫机制介导的脑炎。根据不同的抗神经元抗体和相应临床综合征，分为抗NMDAR脑炎（anti-NMDA-receptor encephalitis）、抗体相关的边缘性脑炎、其他自身免疫性脑炎综合征3种主要类型。肿瘤和感染可诱发自身免疫性脑炎。抗NMDAR脑炎是自身免疫性脑炎中最主要类型，此型多见于青年与儿童，女性多于男性（青年女性患者合并卵巢畸胎瘤的比例较高）。自身免疫性脑炎以精神行为异常、癫痫发作、近记忆障碍等弥漫性或多灶性脑损害为主要表现，多数患者免疫治疗效果良好。2018年5月该疾病被列入国家卫生健康委员会等5部门联合制定的《第一批罕见病目录》。

临床一般呈急性或亚急性起病，迅速进展出现多种症状，包括精神行为异常、认知障碍、近记忆力下降、癫痫发作、言语障碍/缄默、运动障碍/不自主运动、意识水平下降/昏迷、自主神经功能障碍（包括窦性心动过速或过缓、泌涎增多、低血压、中枢性低通气等），还可有各种形式的睡眠障碍，包括失眠、快速眼动睡眠期行为异常、嗜睡、睡眠觉醒周期紊乱等。

部分患者以单一的神经或精神症状起病，发病初期如患者的精神行为症状表现突出，易与精神分裂症等精神病性障碍混淆。自身免疫性脑炎根据其前驱症状（可有发热和头痛）、快速进展达高峰（多在数日至数周）并出现意识障碍及神经系统阳性体征，抽搐或癫痫发作较常见，结合实验室检查（脑电图异常，抗体检测阳性）可与原发性精神障碍相鉴别。

治疗包括免疫治疗（如糖皮质激素甲泼尼龙

联合静脉注射免疫球蛋白)、对癫痫发作和精神症状的对症治疗、支持治疗及康复治疗。可以选用奥氮平、喹硫平、氟哌啶醇、丙戊酸钠、氯硝西泮等进行抗精神症状治疗。免疫治疗起效后应及时减停抗精神病药物。

(二)消化内科

1. 肠易激综合征(irritable bowel syndrome,IBS) 是一组肠道运动功能紊乱性疾患,以腹痛、腹胀、排便习惯改变和大便性状异常、黏液便等为主要表现的临床综合征,持续存在或反复发作,无器质性病理改变。本病是常见的一种功能性肠道疾病,男女比例约 1:2,其原因未明。患者多发生在青少年和成年早期,50 岁以后首次发病少见。

IBS 患者常伴有焦虑和抑郁情绪,其程度显著高于正常人,应激事件发生频率亦高于正常人。慢性应激和相应的认知、情感、行为、神经生物学变化,对 IBS 疾病症状演变的影响呈"剂量—效应"关系。肠激惹综合征常与精神疾病共病,研究发现社区中存在多种消化道症状的患者共病抑郁障碍、惊恐障碍、广场恐惧的比例高出正常人群。以往对 IBS 的治疗多限于对症处理。

中华医学会消化病分会胃肠动力学组在《肠易激综合征诊断和治疗的共识意见》中提出:"治疗目的是消除患者顾虑,改善症状,提高生活质量。治疗原则是建立在良好医患关系的基础上,注意治疗措施的个体化和综合运用。"除了相应的注意饮食及药物治疗外,可采用心理和行为治疗,如支持性心理治疗、认知行为疗法、生物反馈疗法等。对伴有抑郁和焦虑情绪的 IBS 患者,使用 SSRI 类抗抑郁药治疗,可获得良好的疗效。

2. 肝性脑病(hepatic encephalopathy,HE) 又称肝脑综合征,是由严重的肝病引起的,以代谢紊乱为基础的中枢神经系统综合征,临床上以意识障碍和昏迷为主要表现。本病是多种肝脏疾病晚期的严重并发症和导致死亡的重要原因,根据发病原因、起病缓急、肝功能损害程度和发病诱因不同临床可以分为急性、慢性、持续性三种类型。

(1)精神症状:可出现多种躯体和神经系统症状,但精神症状是最主要的表现,并且于疾病的各个时期均可出现。各期主要表现如下:

1)前驱期:该期以情绪和行为改变为主。患者表情淡漠或茫然,精神萎靡不振,兴趣减退,思维迟钝,反应缓慢。

2)昏迷前期:是精神症状最为突出的时期,主要表现为谵妄状态。

3)昏睡期:以昏睡为主,间或出现幻觉、言语及行为紊乱等精神症状。

4)昏迷期:在此期之初,患者不能被唤醒,对痛刺激反应极为迟钝。肝性脑病目前尚无特效疗法,需采用综合措施。治疗要点为去除病因或诱因,降低血氨,保肝和支持疗法。

(2)精神障碍的处理:肝脏疾病特别是肝硬化时,肝功能减退,药物在体内的半衰期延长,加之这类患者大脑的敏感性增加,因而大多数患者都不能耐受镇痛、镇静和安眠类药物,如使用不恰当,可加速患者昏迷。因此,应尽可能避免使用上述药物,特别应禁忌吗啡、水合氯醛、哌替啶等药物。对于精神症状明显的,具有兴奋躁动、行为紊乱、幻觉妄想等症状或治疗护理不合作,可试用氟哌啶醇、利醅酮、奥氮平等药物。上述药物均须非常谨慎使用,从小剂量开始,一旦兴奋躁动控制,精神症状缓解后应立即减量至停药,以防药物积蓄加重肝脏负担或导致昏迷。

(三)肾病科

1. 急性肾衰竭 是由物理、化学、生物等各种原因引起的肾功能在短时间内(几小时至几周)急剧下降出现氮质废物滞留和尿量减少综合征。急性肾衰竭的原因可分为肾前性、肾性和肾后性。临床病程典型可分为三期:起始期,维持期(少尿期)和恢复期。急性肾衰竭的精神症状可见于急性肾衰竭的各个阶段,但以少尿后期和恢复早期为多。临床可以出现精神症状:①神经症样综合征;②抑郁状态;③谵妄状态;④类躁狂状态等。急性肾衰竭的治疗主要是病因治疗、支持治疗、纠正酸碱、水电解质平衡、补充营养及体液,必要时给予透析治疗。

在精神症状的治疗方面需要注意,对精神症状的治疗原则是尽量选择肾脏毒性较小的药物,对通过肾脏排泄的药物,剂量应偏小,或根据肌酐清除率调整药物剂量,适当延长药物使用间隔时间,避免药物在体内蓄积。必要时进行药物浓度测定的药物可监测血药浓度,根据血药浓度调整治疗剂量。如果精神症状不引起患者的功能损害，尽量避免使用抗精神病药物，在精神症状得到控制后尽早停用抗精神病药物。尽量单一用药，避免合用药物导致严重不良反应。

2. **慢性肾衰竭**　是指慢性肾脏病引起的肾小球滤过率下降及与此相关的代谢紊乱和临床症状组成的综合征，简称慢性肾衰。慢性肾衰竭伴精神障碍的病理机制尚未阐明，目前认为是多因素作用的结果。临床常出现的精神症状：

（1）神经症样综合征：患者容易疲劳、头昏、头部沉重感、注意力不集中、思考困难、失眠等。焦虑症状可表现为心烦、坐立不安、担心健康问题、自主神经功能紊乱症状。

（2）谵妄状态：患者在意识障碍的背景下出现感知障碍，如感觉过敏、错觉和幻觉。患者对声光特别敏感。患者可因错觉和幻觉产生继发性的片段妄想、冲动行为。情绪紊乱非常突出，包括恐怖、焦虑、抑郁、愤怒甚至欣快等。定向力障碍、注意力集中困难、记忆力减退、思维不连贯、不协调性精神运动性兴奋或抑制，病情呈晨轻暮重的特点。谵妄状态可持续数小时至数天，常与病情波动相平行。

（3）情感症状：患者可出现情绪低落、悲观、兴趣减退、快感缺失、消极观念等。部分患者抑郁情绪随着病期迁延，并发症增多而逐渐加重。少数患者出现兴奋、话多、欣快、活动增加等症状。

（4）透析失衡综合征：易发生在首次透析、诱导透析及慢性肾衰竭透析间隔太长及透析不充分、使用高效透析器患者，常出现在透析过程中或之后不久。轻者头痛、乏力、困倦、恶心、呕吐、烦躁不安、视力模糊，渐加重为定向力障碍、扑翼样震颤、嗜睡、心律失常、精神异常，重者表现为癫痫发作、惊厥、木僵、谵妄，甚至昏迷。精神障碍的治疗方面，避免使用肾毒性抗精神病药物，对兴奋躁动、幻觉妄想症状较重者可选用抗精神病药物控制症状，可采用小剂量新型抗精神病药物如利培酮、奥氮平、喹硫平口服。

（四）内分泌与风湿免疫科

1. **甲状腺功能亢进所致精神障碍**　甲状腺功能亢进（简称甲亢）是由多种因素引起的甲状腺素分泌过多或血液中甲状腺素水平增高所致的一种常见内分泌病。主要临床表现为多食、消瘦、畏热、多汗、心悸、易激动等高代谢症候群，以及不同程度的甲状腺肿大和突眼等特征。本病多见于女性。临床表现常涉及多系统的躯体症状及精神心理问题，例如：①高代谢综合征；②甲状腺肿大；③突眼症；④神经系统等。精神症状可表现：①神经症样表现，如紧张、焦虑、失眠；②性格改变；③兴奋性增高，易激惹，严重者可表现为类躁狂状态，少数患者表现精神萎靡或抑郁；④幻觉、妄想状态；⑤记忆和智能障碍等。本病常采用综合治疗，关于精神障碍的治疗，可以针对不同的精神症状给予抗焦虑剂、抗抑郁药及抗精神病药物。同时采用心理治疗，以消除顾虑和紧张情绪等。

2. **甲状腺功能减退所致精神障碍**　甲状腺功能减退是由于甲状腺素不足或缺乏引起的全身性疾病。精神障碍是甲状腺功能减退的常见征象，随发病的年龄不同。临床上一般分为3种类型：克汀病（呆小病）、幼年甲状腺功能减退症及成人甲状腺功能减退症。成人型患者中，女性明显多于男性。甲状腺功能减退与抑郁障碍的关系非常密切。

甲状腺功能减退疾病本身可伴有类似抑郁障碍的症状，如乏力、思维迟缓、嗜睡、记忆减退、兴趣减少、情绪低落、食欲和性欲减退等。针对患者的抑郁综合征，可给予抗抑郁药治疗。另外，抑郁障碍患者也常伴发各种轻度或亚临床甲状腺功能减退。精神科在抗抑郁治疗中应关注甲状腺功能的变化（如使用碳酸锂和某些抗精神病药后可出现甲状腺功能减退）。

3. **系统性红斑狼疮**　系统性红斑狼疮（systemic lupus erythematosus，SLE）是一种累及多系统、多器官损害的慢性系统性自身免疫疾病。确切病因不明，病程为波动性，临床表现多样性。有内脏（肾、中枢神经）损害者预后较差。本病以青年女性多见，尤其是20~40岁的育龄女性。精神障碍是SLE最常见的症状之一。其发生率为17%~50%不等。精神症状颇为多变复杂，但是无特异性，大致归纳为以下4类：①类神经症症状；②类精神分裂症症状；③类心境障碍症状；④脑器质性精神障碍综合征等。诊断SLE所致精神障碍时，应鉴别精神症状是治疗药物（激素）导致的精神障碍，还是患者对SLE的心理反应。

抗精神病药物的应用是本病的一个难点,由于采用激素治疗(如狼疮性脑病患者多采用激素冲击疗法),激素引起的精神症状常与脑病伴有的精神症状相混淆(如类躁狂症状),此时应仔细鉴别。使用精神类药物治疗时应根据患者多脏器功能损害的情况,选择副作用小的药物,如对有兴奋症状的患者使用非典型抗精神病药物。

(五)妇产科

1. 经前期烦躁障碍 经前期烦躁障碍(premenstrual dysphoric disorder)既往又称经前期情绪障碍,在DSM-5中又将其归为"抑郁障碍",较常见,发病率为5%~10%,其特征是在妇女月经周期的黄体期后期,至少有一种心境障碍症状的严重发作,且在卵泡期早期开始缓解,月经后一周消失。其主要症状有显著的抑郁、无望和自责,显著的焦虑、紧张、易激惹和人际冲突增加等,次要症状为兴趣下降、注意力集中困难、精力缺乏、食欲和睡眠改变、躯体不适等。常常影响婚姻关系和社会角色,导致直接和间接的高疾病负担。在精神药物治疗方面:①经前焦虑性情感异常,必要时可于黄体期服丁螺环酮,也可服用苯二氮䓬类药物,如阿普唑仑抗焦虑;②经前加剧的抑郁情绪,可在整个周期服用选择性5-HT再摄取抑制药(SSRI)类抗抑郁药,必要时可增加剂量。失眠突出者可用唑吡坦、佐匹克隆;③躁狂与抑郁情绪交替出现者,可给予心境稳定剂如碳酸锂或丙戊酸盐。在心理治疗方面可以采用:①生物反馈疗法;②认知疗法;③转移控制法;④支持性心理治疗等。

2. 围绝经期/更年期综合征 围绝经期综合征又称更年期综合征,指妇女绝经前后出现性激素水平波动或降低所致的一系列以自主神经系统功能紊乱为主,伴有精神心理症状的一组症候群,如焦虑、抑郁和睡眠障碍等。临床主要表现为该时期情绪问题或情绪和行为障碍。女性更年期综合征多见于45~55岁的女性。影响妇女更年期症状的因素主要包括遗传因素、环境因素、地域因素、婚姻质量、生育年龄、生活习惯、疾病与药物影响、精神与心理因素等。临床上精神神经症状常表现:焦虑、抑郁、易激动、失眠、烦躁、注意力不集中、记忆力下降等。心理治疗是围绝经期综合征治疗的重要组成部分,对症状较重者

也可使用药物治疗,若出现抑郁和焦虑症状可给予小剂量抗抑郁药(如SSRI)和抗焦虑药物,同时,亦可辅助使用自主神经功能调节药物。

3. 产后抑郁 产后抑郁在ICD-11中被归类于"与妊娠、分娩和产褥期相关精神和行为障碍",是指女性于产褥期出现明显的抑郁症状或抑郁综合征,其表现与其他抑郁障碍相似,如:情绪低落、快感缺乏、悲伤哭泣、担心多虑、胆小害怕、烦躁不安、易激惹,严重时失去生活自理和照顾婴儿的能力,悲观绝望,甚至可出现自伤和自杀行为。发病率在15%~30%。典型的产后抑郁多在产后6周内发生,一般3~6个月自行恢复,但严重的也可持续1~2年,再次妊娠则有20%~30%的复发率。研究显示,产妇人格特征、分娩前心理准备不足、产后适应不良、睡眠不足、照顾婴儿过于疲劳、产妇年龄偏小、夫妻关系不和、缺乏社会支持、家庭经济状况、婴儿性别和健康状况等等,均与产后抑郁障碍的发生密切相关。精神障碍的表现主要有:①情绪的改变,患者最突出的症状是持久的情绪低落;②自我评价降低,自暴自弃,自罪感;③对生活缺乏信心,不情愿喂养婴儿,觉得生活无意义,严重者有自杀意念或伤害婴儿的行为;④睡眠障碍,如入睡困难、早醒。对自杀观念强烈者在无其他禁忌证的情况下可实施无抽搐电休克治疗。采用抗抑郁药物治疗时,根据药物的代谢及副作用,建议首选SSRI类抗抑郁药,SSRI是产后抑郁的一线治疗药物,从低剂量开始,逐渐增加至足量、足疗程。

(六)泌尿科

泌尿科常见精神障碍为性功能障碍,是指性行为和性感觉的障碍,常表现为性心理和生理反应的异常或者缺失,是多种不同症状的总称。个体维持正常的性功能依赖于人体多系统的整体协作,涉及神经系统、心血管系统、内分泌系统和生殖系统的协调一致,除此之外,还须具备良好的精神状态和健康的心理。当上述器质性或精神心理方面发生异常变化时,将会影响正常性生活进行,影响性生活的质量,表现出不能正常完成性活动,即为性功能障碍。在医院就诊的患者中男性多见,且常首诊于泌尿科。男性性功能障碍主要包括性欲障碍、勃起障碍和射精障碍等。

根据ICD-11的分类,性功能障碍被分为:①终

生性、广泛性的性功能障碍；②获得性、情境性的性功能障碍。后者指有病因的（继发性的或与心理社会因素相关的）。在 ICD-11 中，有病因的性功能障碍包括：与药物、外伤、手术或放疗相关；与心理或行为因素相关，包括精神疾患；与使用精神活性物质或药物相关；与缺乏知识或经验相关；与人际关系因素相关；与文化因素相关。

性功能与精神心理因素息息相关，精神心理因素对性功能的影响比较突出，包括错误的性观念、过去负性的性经历、不良环境因素、人际关系紧张和各种外界因素所造成的负性情绪等。另外精神疾病常伴有性功能障碍，如抑郁障碍患者常会出现性欲减退、性功能障碍等。同时，抗抑郁药和抗精神病药物也会影响性功能，从而影响到精神疾病患者服药的依从性。研究显示，抗精神病药引起的高催乳素血症和多巴胺减少，可影响患者的性生活。某些抗抑郁药（SSRI）具有性功能障碍的副作用，如：性欲低下、阳痿及射精不敏感；相反，主要增加去甲肾上腺素或多巴胺摄取的药物很少引起、甚至不会引起此障碍。

性功能障碍患者的治疗常采取综合方法。对患有器质性疾病的患者要积极治疗原发病，对药物引起者应停用相关药物。

（七）心内科

心血管疾病与心理因素或精神障碍之间的关系非常密切，精神或心理因素作为应激源可诱发或导致心血管疾病（如应激性心肌病、冠脉痉挛、高血压、心律失常等）；心血管疾病也可诱发或导致精神障碍；此外心血管疾病引发的中枢神经系统功能紊乱还可产生各种精神行为综合征或精神障碍。在心内科就诊的患者中，心血管疾病与精神障碍共病者也不少见（如心血管疾病之前就已患有焦虑或抑郁障碍）。已有研究证实，心血管疾病与焦虑障碍或抑郁障碍互为独立的危险因素。

近年来国内发展较快的一门交叉学科"双心医学"（psycho-cardiology）即心理心脏病学，主要研究心血管疾病与心理/精神障碍之间的相互影响。"双心"可以是相互作用或循环作用，由此可增加诊治及康复的难度。心血管病患者的心理/精神问题常见于：

1. **心绞痛** 常由不良情绪或精神压力诱发，症状出现后患者常感到紧张和不安，经治疗多数患者短期内可恢复平静。也有部分患者会担心再次发作导致严重后果，情绪焦虑使日常活动受到影响。也可见因焦虑而表现出过度换气、胸闷气短、心悸及不典型性胸痛者，对这些焦虑伴随的躯体症状如不能识别，则会对进一步诊治带来困难。

2. **心肌梗死** 发生心肌梗死后患者较常出现焦虑情绪，急性心梗且病情较重者也可导致谵妄等急性器质性精神障碍的症状。急性心梗患者被送入病房、重症监护室或手术室后，因突然进入陌生环境或见到各种抢救设施，可产生明显的焦虑恐惧情绪，也有患者因难以预知病情发展而出现沮丧或抑郁情绪。已有研究表明，心肌梗死急性期焦虑程度较高者，发生室性心动过速、室颤、再梗死及缺血的比率明显高于焦虑程度较低者，焦虑和抑郁还可增加心脏猝死的风险。

心绞痛或心肌梗死后的患者，在常规药物干预或血管重建术后仍反复出现胸闷、气短、胸痛等症状，经心电图及各种检查后未发现严重心肌缺血的证据，但患者不断有症状主诉，并反复就医。此时应考虑到身心相互影响导致治疗困难，应及时请精神科会诊。

3. **高血压病** 已证实高血压与情绪密切相关，应激因素、焦虑及抑郁情绪既可诱发高血压，又可导致病情复杂化及治疗困难。有些患者血压波动大，短时间内血压可快速升高，常规降压治疗后又出现血压快速下降至过低，并可出现头晕、疲乏等症状。对于反复出现发作性血压波动的患者，常使心内科医师在治疗上进退两难。也有些患者在用药及病情稳定的情况下，出现难以解释的血压波动，此时也应考虑到情绪因素或情绪障碍对血压的影响。

4. **心律失常** 可单独出现，也可同时出现于其他心血管疾病中，除了躯体性病因外，也可由各种不良情绪诱发。房性和室性期前收缩是临床中常见的一类心律失常，不少患者并未查出导致心律失常的心脏疾患或躯体性诱发因素，此类情况也被称为功能性或良性心律失常。有些患者发作时伴有自主神经功能失调症状，常需与精神科的某些障碍相鉴别，如惊恐发作时突然出现的心悸、胸闷、头晕、出汗等症状即与心律失常的临床表现相重叠，对这类患者进行详细的躯体检查和精神状态的评估有助于确诊。

5. 心力衰竭 是各种心脏疾病导致心功能不全的一种综合征。慢性心衰或难治性心衰可使患者失去工作能力，并严重影响生活质量。此外因症状较重、反复住院、疗效差以及医疗费用较高等原因，也可引发焦虑或抑郁情绪，并由此增加了治疗难度。伴发焦虑和抑郁障碍的患者可在原有心衰症状基础上出现活动耐力进一步降低，如稍活动既感到乏力，甚至胸闷、气短等，患者有时夜间因焦虑而出现非心源性气短症状，心功能不全症状可与焦虑、抑郁伴随的躯体症状相混淆，应加以甄别，应注意心理因素或情绪障碍的影响，必要时应请精神科会诊并采取联合治疗措施。

6. 心脏介入手术 主要包括冠状动脉内支架置入术、心律失常射频消融术、某些先天性心脏病的介入治疗及心律失常的起搏治疗等。心脏介入手术作为一种应激源，可导致不同的生理和心理反应或引发不同的精神障碍。介入手术属于微创手术，有些手术时间较长（如房颤射频消融术、多条旁道的消融等），一些患者在术中和术后会出现明显的恐惧、焦虑及抑郁症状。也有患者术中血压升高、尿频，并表现出紧张和烦躁情绪，严重者可干扰手术的顺利进行并影响术后恢复。

7. 心脏起搏器综合征 是指植入后，由于心室起搏或房室收缩不同步等原因导致血流动力学异常而产生心血管及神经系统症状和体征。临床症状可表现为头晕、乏力、心悸、气短、胸闷、胸痛、面部潮红及冷汗等。已有研究表明，心脏起搏器综合征与心理或精神障碍的关系密切，许多症状可互相重叠，心脏起搏器植入术后的焦虑、抑郁症状常被忽视。也有患者在调整心脏起搏器参数后也难以减轻症状，甚至后悔植入起搏器，而在心理或精神科干预后临床症状得到较好的控制。因此术前对患者进行心理评估、严格掌握手术适应证，可减少或避免一些问题的发生。

（八）急诊科

对急诊科的所有患者，如发现存在精神状态的改变，无论是认知、情绪还是行为方面，首先必须排除内科系统疾病。对任何一个新发的精神症状或突然恶化的症状都应考虑躯体疾病方面的排查。急诊患者精神状态的异常可能为原发的精神疾病，也可能为躯体疾病导致或继发的各种精神症状或综合征。认真排查或评估，目的在于发现导致精神症状的躯体性病因。有研究发现，急诊科以精神症状为首发者中，2/3 患者的精神症状与躯体疾病相关。

此外，安全性评估也是急诊评估中必须进行的，主要用来评估患者伤害自己或他人的风险。安全性评估包括向患者家属了解情况，如既往精神疾病的诊断、物质滥用、冲动性、自杀家族史、近期负性生活事件、目前躯体疾病状况等。在此仅简述综合医院急诊科常见的生命攸关的三种精神障碍。

1. 自伤与自杀 自伤，多指非自杀性自我伤害行为。常见的自伤方式有：用刀或锐器划伤皮肤、烟头烫伤或撕咬皮肤、吞食异物、过量服药等。自伤按患者的行为动机可分为蓄意性及非蓄意性两种，可见于不同的精神疾病、人格障碍及应激状态下的冲动行为，在青少年中较常见（尤其女性）。自伤与自杀的界限有时是模糊的，因此任何情况下都不应忽视有过自伤行为者。

自杀是综合医院及精神科常见的急诊。自杀方式包括服药、服毒、坠楼、自缢、割腕、刎颈、自溺、触电、煤气、制造其他交通事故等。急诊中最常见到的自杀方式是过量服药或服毒，约占自杀者的80%，城市自杀者以服用安眠镇静剂为主，而农村更多为服用有机磷农药。据国内资料统计，服药和服毒的致死者约占2/3，其次是自缢，第3位常见方式为自溺。女性多采用痛苦性较小的自杀方式，一些暴力性较强的自杀方式较多发生于男性中。

与自杀相关的精神障碍包括各种类型的抑郁障碍、精神分裂症、酒精及物质依赖、人格障碍、脑病综合征、共病躯体病（疼痛、慢性或晚期）等。在各类精神障碍中，抑郁症患者的自杀行为最常见，此外酒中毒或酒依赖患者的自杀行为也较多见。导致这类患者自杀的因素多种多样。

自杀行为出现之后，挽救生命是首要的措施，危重期或急救之后应考虑进一步的专科诊断和治疗。对一些情绪不稳、精神症状较重或再次自杀的危险性仍然较大的患者，应建议在急症情况稳定后去精神科诊治，必要时住院治疗。药物治疗可与心理治疗同时进行。精神科针对不同病因实施治疗，电休克治疗对于高自杀风险者是较好的选择，可迅速见效，是急诊理想的联合治疗手段。对有自杀企图的蓄意自伤者，需要预防患者再次自杀的发生。

2. 中毒与戒断 患者常因物质中毒或戒断反应导致急性躯体症状（如意识混浊、呼吸困难、昏迷等）而就诊于急诊科。然而，也有时此类患者就诊于急诊科是寻求物质滥用方面的治疗。物质滥用与其他精神疾病共病的情况很常见。以下是精神科急诊常见的物质滥用及临床关注要点。

（1）酒精：酒精中毒常会导致定向力障碍、言语含糊、共济失调。血液检测中如酒精浓度很高，则可能会出现呼吸抑制、昏迷、甚至死亡。

然而，慢性酒依赖者会对酒精产生耐受性，血液中酒精浓度很高时也不一定出现严重的症状，但这并不意味着低风险。对于酒精中毒者的处理原则是密切观察病情、保持气道通畅及静脉支持治疗。

酒精戒断具有一定的风险性，重者可危及生命。轻度戒断反应可表现为易激惹、震颤、自主神经功能症状（如血压和体温升高，脉搏加快），也可出现继发性癫痫。对酒精有较高耐受性的患者，即使血液中含有一定浓度的酒精，也可能会出现戒断症状（因已低于平时习惯的高浓度状态）。

酒精戒断的治疗原则包括肌注或静脉注射苯二氮䓬类药物（最初逐渐加量，直至恢复正常的生命体征，然后在数天内逐渐减少剂量），维生素 B_1 对于预防韦尼克脑病（Wernicke's encephalopathy）非常重要，此外还应给予维生素 B_{12}、叶酸及输液支持治疗。抗精神病药能够减轻患者的激越或精神运动性兴奋症状。

震颤性谵妄是非常严重的酒精戒断的后果，患者可出现定向力障碍、精神状态的改变、视幻觉、严重的自主神经功能紊乱症状。有研究报道，震颤谵妄在急诊医疗中死亡率占 5%～10%，因此在治疗和预防方面应高度重视。

（2）苯二氮䓬类药：苯二氮䓬类药物中毒的患者，临床可表现为言语含糊、意识模糊、共济失调、呼吸抑制，与酒精中毒十分相似。戒断反应同样危险，存在致死的可能。治疗原则与酒精戒断的处理相似。需注意的是，有些患者因其他情况（如外伤或急重病情）而被动停药，此时，详细的病史采集对明确诊断很重要。氟马西尼（flumazenil）为选择性苯二氮䓬类拮抗剂，可逆转苯二氮䓬类药物所致的中枢镇静作用，适用于苯二氮䓬类药物中毒的解救。

（3）毒品或其他成瘾性药物

1）鸦片类制剂：在精神科急诊中，鸦片类制剂的滥用包括海洛因、美沙酮、芬太尼等。中毒症状表现为嗜睡、瞳孔缩小等。鸦片类制剂过量最危险的症状是呼吸抑制。过量的原因可能是患者在一段时间禁用后错误地估算了剂量，或制剂的纯度超过了预期。急诊科常使用纳洛酮治疗，但随着纳洛酮药效的消失，嗜睡和呼吸抑制可能再次出现。此外，纳洛酮也可导致急性戒断反应，如患者清醒状态下出现激越症状。

2）可卡因：患者常因躯体症状（如胸痛）或精神症状来急诊科就诊。可卡因中毒的患者可表现欣快、睡眠减少及瞳孔散大等，还可出现血压与体温升高、心悸及胸痛症状；一些患者会出现幻觉和妄想，可用抗精神病药对症治疗。极高剂量的可卡因摄入后，患者可出现反应迟钝、继发癫痫、严重自主神经功能紊乱以及昏迷、室颤或心脏停搏的风险。治疗主要是支持性的。

3. 谵妄 谵妄在急诊科很常见，是一类急性起病的神经认知障碍，由多种病因导致。临床特征为波动性病程，突出的注意力损害和意识状态改变，伴其他认知损害及精神病性症状（如幻觉），因其临床表现多变，易被误诊为其他精神障碍。

在综合医院的精神科会诊中，谵妄是最需要立即引起关注的疾病，因为延误诊断和治疗可能会出现严重的危及生命的后果。

谵妄的患病率在老年人中最高，在急诊科的老年患者中，患病率为 10%～30%，手术后 15%～50% 的老年人会发生谵妄，在重症监护病房老年患者的谵妄可高达 70% 以上。原有认知障碍或痴呆的老人更易发生谵妄（病程也相对较长）。

在急诊室或重症监护病房，有些疾病状态导致的谵妄具有更高的危险性，如：韦尼克脑病、缺氧、高热、脑出血、脑炎、中毒及癫痫持续状态，应及时诊治，错误的判断或延误治疗可导致不可逆性中枢神经系统损害。谵妄可恶化进展为昏迷或死亡，特别是未能有效的针对病因治疗时。无论急诊还是住院的谵妄患者，病死率均较高，尤其是伴有恶性肿瘤和其他严重的躯体疾病。

谵妄的诊断主要依据临床特征，谵妄的病因

判断依靠病史、体格检查和实验室检查。导致谵妄的病因很多，常见病因包括感染、中毒、戒断反应、颅脑疾病、代谢障碍、心血管疾病、缺氧及手术等（表22-2-1）。

表22-2-1 导致谵妄的常见病因

病因	疾病
感染	肺炎、败血症、病毒感染
中毒或戒断	酒依赖，药物依赖
损伤	外伤、术后、烧伤
缺氧	贫血、一氧化碳中毒、呼吸衰竭
营养不良	维生素B_1、维生素B_{12}、烟酸缺乏
脑部疾病	脑炎、脑卒中、脑肿瘤、癫痫
内分泌疾病	高/低血糖、肾上腺疾病、甲状腺疾病
心血管病	心肌梗死，心衰，高血压脑病
其他代谢紊乱或器官衰竭	电解质紊乱、酸中毒、碱中毒、肝肾衰竭
药理效应	药物副反应（如：抗生素，激素类药，抗胆碱能药，抗病毒药，抗心律失常药，免疫抑制剂等）

（1）诊断要点：①注意和意识障碍是基本症状（如注意力集中或维持困难，对环境的定向力减弱）；②起病急（常数小时至数天），症状严重度可在一天内波动，常在傍晚和夜间加重；③存在其他方面认知障碍（如记忆、定向、语言、视觉空间能力或知觉障碍）；④注意和意识障碍及其他认知方面症状不能用其他神经认知障碍来解释；⑤临床证据表明该障碍由其他躯体性病因导致（是其他躯体性病因的直接生理效应）。

在ICD-11中，根据导致谵妄的病因划分为：分类于他处的疾病所致谵妄（其他躯体疾病所致）；精神活性物质（包括治疗药物）所致谵妄；多种病因所致谵妄。

（2）鉴别诊断：谵妄患者出现明显的认知损害时应与痴呆鉴别，出现幻觉和被害体验时应与精神分裂症鉴别，出现兴奋或躁动症状时应与躁狂鉴别，出现快感缺乏和少语及迟缓时应与抑郁鉴别。谵妄与其他精神障碍的鉴别要点见表22-2-2。

（3）治疗方面：首先是病因治疗，积极治疗引起谵妄的躯体疾病。可选用精神类药物控制患者的兴奋躁动及幻觉妄想等精神病性症状，常用氟哌啶醇、第二代抗精神病药及苯二氮䓬类药等。

（王希林 杨世昌）

第三节 躯体疾病相关精神障碍的治疗

躯体疾病伴发的精神障碍需要专科会诊，有些棘手问题的处理需要与相关科室医师反复讨论切磋后再做决定。精神药物治疗时应考虑患者的躯体状况，制订个体化治疗方案，如对于高龄体弱、肝肾功能异常、躯体疾病严重且病情复杂、既往未曾用过精神类药物、过敏体质等患者，在选择药物种类、起始剂量、加量速度、用药时间及合并用药方面均应非常慎重。

综合医院躯体疾病相关精神障碍的处理原则为：

一、积极治疗原发疾病

首先要积极治疗导致精神障碍的躯体疾病，同时停止使用可能引起精神症状的相关药物。当

表22-2-2 谵妄的鉴别

临床特征	谵妄	痴呆（AD）	精神分裂症	躁狂发作	抑郁发作
起病	急性/突发	隐匿性	多为亚急性	急性或亚急性	多为亚急性
病程	波动性，夜晚加重，病程多较短（短则数日）	渐进性病程，持续多年	病程形式多样，多为慢性病程	发作性病程，有明确的间歇期	发作可持续数月，病程形式多样
认知障碍	注意障碍和意识障碍为突出表现，常伴生动的幻视	记忆缓慢减退，虽有诸多认知损害，但一般无注意力和定向力障碍	常见妄想和幻听，不伴谵妄特有的注意和意识障碍	不伴谵妄特有的注意和意识障碍	不伴谵妄特有的注意和意识障碍
情绪和行为	不稳定，变化快多样性	多稳定，趋于幼稚	常受妄想和幻听影响，多怪异	情绪高涨，情绪与行为一致	情绪低落，情绪与行为一致

原发躯体疾病得到有效治疗后，精神症状或障碍才能缓解。对于精神症状一时难以缓解、病情严重或导致治疗困难的患者，应采用精神类药物对症治疗。

二、联合精神类药物治疗

当精神症状或障碍影响或干扰了对原发躯体疾病的治疗时，则要联合使用精神类药物，对症治疗相关的精神障碍。对于躯体疾病所致精神障碍的患者，应慎重选择精神类药物，要在同类药中选择副作用相对较小的药物，注意低剂量起始，逐渐增量，一般采用最低有效剂量，当精神症状缓解和稳定后应逐渐减量至停药。精神类药物对症治疗时，要注意与躯体疾病治疗药物之间的药物相互作用。

对伴有精神病性症状（如幻觉、妄想、思维障碍和行为紊乱等）及兴奋躁动的患者，可给予小剂量抗精神病药，如氟哌啶醇、利培酮、奥氮平、喹硫平等。对伴有抑郁或焦虑的患者，可给予选择性 5- 羟色胺再摄取抑制药（SSRI）类药物，如艾司西酞普兰、舍曲林等；或 5- 羟色胺 - 去甲肾上腺素再摄取抑制剂（SNRIs）类药物，如文拉法辛、度洛西汀等；或去甲肾上腺素和特异性 5- 羟色胺能抗抑郁药（NaSSA）类药物如米氮平。对于单纯睡眠障碍的患者可选用小剂量镇静催眠类药物，如苯二氮䓬类药艾司唑仑、劳拉西泮等，或者非苯二氮䓬类的催眠药物如酒石酸唑吡坦和佐匹克隆。

三、药物治疗的注意事项

药物治疗应尽可能采用简单有效的方案，调整剂量时应使用最小的有效剂量。因每个患者的有效剂量、对药物的耐受性或导致毒副作用的药物剂量都可不同，所以药物推荐剂量只供临床参考。

1. 抗精神病药　对躯体疾病所致精神障碍患者，常使用第二代抗精神病药，药物剂量多低于治疗原发性精神障碍的剂量，可参考常用有效剂量并酌情减量，症状缓解后应尽快减药。

以下为躯体疾病相关精神障碍常用药物的使用注意事项：

（1）氟哌啶醇：推荐用于谵妄或高度兴奋的患者，尤其是无法配合口服药的患者，肌内注射：5mg，1～3 次 /d（老年患者的起始剂量常为 1.25～2.5mg），滴定到有效剂量。治疗过程中应注意锥体外系反应，一旦症状减轻可换用口服第二代抗精神病药。

（2）利培酮：对于躯体疾病相关的精神障碍，建议从 0.5mg/d 起始，一般治疗剂量为 1～3mg/d。治疗中如出现失眠、焦虑、静坐不能、食欲增加等副反应，则应减量。如用药时间较长，部分患者可引起剂量依赖性血浆催乳素水平升高，因此，当精神症状缓解后应避免长时间用药。

（3）奥氮平：对躯体疾病所致精神障碍的患者，建议从低剂量 2.5mg/d 开始使用（老年患者的起始剂量常为 1.25mg），一般治疗剂量为 5～10mg/d。常见不良反应为困倦、食欲增加或体重增加；心功能异常、肝功能损害、肥胖及糖尿病者应慎用。如用药时间较长，部分患者可出现催乳素升高。

（4）喹硫平：治疗起始剂量 25～50mg/d（老年患者起始剂量常为 12.5mg），治疗剂量应个体化调整，一般不超过 400mg/d，剂量较大时可见头晕、困倦、口干、便秘、心悸等副反应。慎与其他作用于中枢神经系统的药物合用。

2. 抗抑郁药　一般选择 SSRI、SNRIs 及 NaSSA 类副作用较小的新型抗抑郁 / 焦虑药物。此类药物一般 2 周内起效，少数患者用药早期可出现焦虑加重、头晕、恶心等不良反应，小剂量起始可明显减轻不良反应，同时应观察与患者服用的其他药物之间是否有相互作用。早期可合并使用小剂量的苯二氮䓬类药物，有利于快速缓解焦虑症状及改善睡眠。选择 SNRIs 如文拉法辛时，注意患者用药后如出现血压升高，应考虑可能为药物副作用，并建议减停或换用其他类药。

3. 苯二氮䓬类药物及其他镇静催眠药物

（1）苯二氮䓬类药物：如劳拉西泮、奥沙西泮、阿普唑仑等，小剂量开始，短时间使用，长期连续使用可产生耐药性或依赖。用药剂量较大时不要突然停药，逐渐减停可避免症状反弹或出现戒断反应。此类药单独使用或与中枢抑制药合用均可增加呼吸抑制的风险。镇静作用过强时可出现头昏、嗜睡、乏力等不良反应，长效类尤易发生。氟马西尼为苯二氮䓬受体拮抗剂，可用于处理苯二氮䓬类药物过量使用。

（2）非苯二氮䓬类镇静催眠药：常用有酒石酸唑吡坦、佐匹克隆、扎来普隆等。此类药物一般应用于入睡困难患者，起效快，作用时间短，不具有残留效应，可短期睡前服用。服用酒石酸唑吡坦的患者偶见夜间出现幻觉或意识障碍的副反应，如出现则应停药。

四、非药物疗法

1. 一般原则 对躯体疾病所致精神障碍的患者，在进行躯体疾病治疗的同时可根据患者病情选择合适的心理治疗。心理治疗一般在急重病期缓解后或意识障碍恢复后进行。伴有幻觉和妄想者，沟通解释要切合时机、把握分寸，否则会引起患者反感抵触而拒绝治疗；伴有抑郁、焦虑等情绪的患者，应以倾听、共情、言语解释及支持为主；在综合医院中，应灵活地根据患者症状的变化调整治疗方式。

2. 支持性心理治疗 支持性心理治疗是各种特殊心理治疗的基础，适应证广泛，适合于各类患者，支持性心理治疗也比较易被患者接受。治疗中要耐心倾听取患者及其家属的倾诉，建立良好的治疗关系，有针对性的对患者的问题给予咨询和解答。此外要用患者可理解的语言向患者介绍疾病及治疗相关知识，以减轻患者的焦虑不安，对患者给予支持、疏导、安慰、鼓励，帮助患者良好应对疾病过程中出现的一些心理或情绪问题。

3. 认知行为疗法 认知行为疗法是目前心理治疗中很常用的方法，治疗中与患者共同分析对一些问题认识的不合理性，通过改变对事物的态度和看法来调节不良情绪和行为。治疗中帮助患者"重建认知"，以达到缓解症状的目的。认知行为疗法包括积极引导、示范、自我观察、行为分析与训练等技术（见相关章节）。

五、对激越患者的干预

在综合性医院，对激越的评估和治疗是具有挑战性的。激越或兴奋性增高，既可是精神障碍的症状，也可以是潜在器质性疾病患者的情绪和行为反应。患者初期可表现坐立不安、大声呻吟、语量增多、易激惹，如得不到及时干预和治疗则可出现行为失控的表现（如叫喊、摔门、毁物等）。激越症状可危及患者本人和他人的安全，也常是妨碍临床评估和治疗的因素。

药物和酒精中毒及戒断反应、谵妄、精神病性障碍及人格障碍是精神科急诊常见激越或兴奋的原因。对此类患者的干预方法包括：环境支持、心理支持、药物干预、约束和隔离。

干预方法的选择取决于患者的需求、病情的严重程度以及现有的医疗资源。①环境支持：就诊过程应安排在相对安静、宽敞的房间，患者和医生都能坐下来交谈，在安全的前提下尽可能减少在场人员，关注患者的基本诉求能提升依从性；②心理支持：通过交谈和问诊建立治疗关系，在历经较长时间等待后能够获得同情和关注，有助于治疗同盟的形成，肯定患者的无助感也是一种支持，精神科医师可提供一些言语上的保证（如一定会积极采取措施、会尽全力提供帮助等），以减轻患者的紧张不安；③药物干预：对于具有精神病性症状或急性激越症状的患者，使用精神类药物干预是首选方案，药物可以控制兴奋性，降低焦虑和偏执症状，使患者在短时间内安静下来；④约束和隔离：是在患者出现危及自身或他人安全的紧急情况下实施的一种保护性措施，被隔离和约束的患者必须时刻受到监护，同时应控制病因及药物对症治疗，当症状减轻或危险因素控制后应尽早解除约束。

（王希林　施慎逊）

第四节　联络会诊服务

联络会诊服务即综合医院的精神卫生服务或心身医学服务，是精神科与其他各科联系最紧密的一个临床领域。联络会诊的任务是，探讨和处理心身相互关系中的各种临床问题，既包括对患者的诊疗服务，也包括为各科临床工作者提供相关的咨询服务，如讲解精神卫生知识、讨论同患者的沟通技巧、处理临床工作中的困惑等。此外与其他专科合作，对一些心身相关障碍的疑难问题开展临床研究也是联络会诊工作的任务之一。

本节重点介绍综合医院精神科会诊的内容与流程，并简介医务工作者自我成长／减压或处理医患关系的小组督导活动——"巴林特小组"。

一、会诊服务

在综合医院中的门诊、急诊及住院患者中，对一些有医学上难以解释的症状的患者、既往有精神障碍病史、躯体疾病导致了精神症状或精神障碍、心理因素干扰了当前疾病的诊疗及预后的患者，均需要精神科（或综合医院的精神/心理科）进行会诊。除会诊之外，对综合医院门诊中病情较重的患者，更多通过转诊来解决精神科相关问题。参加会诊的专业人员除了精神科专科医师外，还可以是包括临床心理学者在内的多学科团队。

1. 会诊流程与主要内容

（1）准备工作：首先应接到对方的会诊请求，并仔细阅读会诊申请单。会诊申请单中对患者的病史、目前病情、可疑的和确切的精神行为症状及会诊目的均应有较详细描述。有时会诊申请单中对重要问题描述不清或重要信息缺乏，需要家属提供更多的病史资料，则应提前联系主管医师以进一步了解相关信息或请家属到场。应查明患者所用药物常见和罕见的副反应及药物相互作用，提前做好准备。对病情复杂的疑难病例或少见病例可提前查阅资料，了解常见和罕见的并发症。

（2）与主管医师面谈并阅读病历资料：在检查患者之前，应先与主管医师面谈，并仔细阅读病历，了解当前的和相关既往病史，了解病情是否有新变化、治疗药物是否有新的调整、查体或实验室检查是否有新发现以及他相关科室的会诊意见等，有些问题可与主管医师当面澄清。此外，还应了解患者及家属对精神科会诊的态度、对治疗的依从性及其他可能的风险因素。

（3）向家属及知情人了解情况：尽可能在检查患者之前与家属见面（如家属不在现场也可电话联系），特别是对于难以清楚表达自我感受及自知力不全的患者，应向家属详细了解本次发病以来的症状变化、精神状况、异常的情绪和行为及其可能的原因。对有精神障碍病史的患者，应详细了解既往精神障碍的诊治情况，包括急性期或重病期的表现、曾经缓解的程度、治疗药物及其不良反应等，还需了解家族史、个性特点、家庭支持系统及其他可能影响病情变化及预后的因素。对重症住院患者，还需要了解护理人员和护工对患者的观察情况。

（4）精神检查或晤谈评估：精神检查与评估的一般原则见本书的相关章节。对于急诊患者，晤谈与评估应尽量简短，重点突出，关注应激因素，核实重要的病史信息，风险评估包括冲动伤人、自伤和自杀风险等。急诊或住院患者中，对一些突然出现的难以解释的精神和行为异常，应注意了解患者近期精神活性物质使用情况，了解是否存在因急诊住院等原因导致依赖性药物或酒精使用的突然中断。对综合医院的住院患者，还应了解患者的就医模式、主要诉求、精神症状与躯体症状/躯体疾病的关系及其影响因素等。

在晤谈结束之前应对患者进行简短安抚，避免因精神科会诊而带来新的担忧或不安。此外，可根据患者及家属的理解和接受程度对会诊意见做一简单反馈，解答患者及家属的疑问，尤其对治疗方案和注意事项的解释（包括治疗措施的利弊，何种情况下应及时联系主管医师等）。告知患者，在检查/晤谈之后还将与主管科室医师进一步讨论诊疗计划、尽快消除或减轻他/她的病痛。

（5）会诊意见书写要点：会诊意见应包括新补充的病史资料（如来自家属方面的信息），重点描述对诊断和鉴别诊断较重要的精神检查内容，包括语言的和非语言的交流与观察。对无法确诊的患者，应给出暂时性或目前诊断意见，包括目前主要的精神症状或状态（症状学诊断）、可能的精神障碍分类诊断（疾病学诊断）、精神症状可能的躯体性病因或与躯体疾病之间的关系等。提出处理意见时，应根据患者的症状特点和病情严重程度，除药物治疗外，也包括其他措施或建议，如：心理支持或心理治疗建议、进一步相关检查建议（根据鉴别诊断需求）、风险防范措施（针对冲动、自伤或自杀风险）、根据疗效和预后评估提出随访建议以及必要的转诊等。

在给出最终会诊意见之前，会诊医师应与主管科室医师口头交流患者的精神状况评估及初步诊断和治疗意见，听取主管医师的反馈并解答疑惑。精神药物治疗时，应注意躯体疾病对药物代谢可能产生的影响、精神药物与躯体疾病治疗药物之可能的相互作用、精神药物常见的副作用及一般处理措施、病情缓解后药物减停或维持治疗等。对于某些心理因素明显干扰躯体疾病治疗及预后的棘手案例，应与心理治疗专业人员和主管医师共同商讨对策。

（6）随访：会诊医师应根据患者的治疗需要进行随访或复诊，追踪疾病的临床进展，观察患者接受精神科初步治疗后是否有好转，并根据病情变化、治疗效果及实验室检查结果（动态观察）确认或调整初始的诊断思路及治疗方案。当申请会诊的问题及会诊中发现的问题得到有效处理后，会诊任务才算真正完成。对病情复杂或危重的患者，会诊医师在初次会诊后可留下电话联系方式，供申请会诊的医师在紧急情况下咨询。

2. 其他相关问题 一般情况下，主管科室医师提出精神科会诊申请之前，应向患者说明会诊意向或会诊目的并征得同意，还应告知患者家属相关信息。

在难以获得本人知情同意的情况下（如意识障碍、有明确精神病史、无自知力、兴奋冲动或对自身及他人安全构成威胁等精神行为异常且无法配合诊疗），应告知患者家属或监护人会诊需求及目的。在紧急情况下或一时难以取得知情同意的情况下（如联系不到家属或家属难于做决定），可依据《中华人民共和国精神卫生法》采取违背患者意志的精神科诊疗措施。

有些患者的病情涉及较多私人信息，应遵循保密的原则，注意保护患者的隐私。在综合医院的病房环境，特别要注意避免当众讨论或询问患者可能忌讳的、隐私的或增加病耻感的内容。应根据患者的具体情况安排会诊，有时需要一对一晤谈，或需要一个安静的场合。

二、巴林特小组简述

巴林特小组于 20 世纪 50 年代由精神病学家 / 心理分析师巴林特（Michael Balint）在英国伦敦创建，1972 年成立了国际巴林特联盟。巴林特小组是一种关注和促进医患关系、提高医务人员对患者心理问题的认知与处理能力、缓解工作相关压力的小组活动 / 培训方式。巴林特小组很适合在综合医院推广，它也是精神科医师在综合医院会诊服务之外的"联络服务"的重要内容。巴林特小组提供了一种机会，它使医务人员在小组的帮助下、在一个安全的可接纳、可信任的环境中，认识和反思自己工作中的烦恼及其相关的情绪问题，使工作中产生的焦虑和挫败感得到宣泄、得到再加工及处理。它也被视为提高职业满意度及防止职业倦怠的手段，巴林特小组虽不能解决所有医患关系问题，但能提升医务人员对问题的觉察能力、理解能力及应对能力。

巴林特小组通常是封闭性的，有 8～12 名成员。组长应由经过专门培训的精神科医师、心理治疗师、临床心理学等专业人员担任。小组活动根据需求定期举行，每次 1 个多小时，任务主要聚焦在讨论医务人员与患者之间的关系上，了解或搞清在这种关系中究竟发生了什么，关注医患互动过程中各种情绪和感受。

每次活动只能有一人提供案例，即仅针对一个案例进行深入讨论（例如：工作中遇到的一个棘手患者，或引发了自己明显情绪反应的患者）。案例报告者讲述自己如何遇到某个患者及其发生了什么，在治疗过程中或与患者接触时自己的想法和感受等，并提出自己的问题和疑惑。之后小组成员可针对案例的一些相关细节提问，也可就报告者和患者引出的情感反应提问。接下来小组成员分别表达自己的看法、感受及建议。有些讨论内容是报告者本身尚未清晰意识到或从未想到过的。由此，使报告者通过新的视角，渐渐认识到自己的思维与行为模式及其对医患关系可能产生的作用。小组结束前，由组长做最终总结，组长应控制时间、掌控规则及把握讨论方向。在巴林特小组中，还可训练医务人员的耐心倾听能力、对细节的观察能力、对患者的共情能力、自我觉察和反省能力等。

（王希林　施慎逊）

参 考 文 献

[1] 陆林. 沈渔邨精神病学. 第 6 版. 北京：人民卫生出版社, 2018.

[2] 郝伟, 陆林. 精神病学. 第 8 版. 北京：人民卫生出版社, 2018.

[3] 王高华,曾勇. 会诊联络精神病学. 北京:人民卫生出版社,2016.

[4] 王向群,赵旭东. 心身医学实践. 北京:中国协和医科大学出版社,2015.

[5] 胡大一,于欣. 双心医学. 北京:中国协和医科大学出版社,2011.

[6] 吴文源. 心身医学基本技能. 上海:同济大学出版社,2009.

[7] Stern TA. 麻省总医院精神病学手册. 第 6 版. 许毅主译. 北京:人民卫生出版社,2017.

[8] Levenson JL. Texbook of Psychosomatic Medicine. 心身医学教科书. 吕秋云,译. 北京:北京大学医学出版社,2010.

[9] Gelder M, Harrison P, Covon P. 牛津精神病学教科书. 第 5 版. 刘协和,李涛主译. 成都:四川大学出版社,2010.

第二十三章 精神疾病的临床药理学研究

第一节 概 述

精神疾病的临床药理学（clinical psychopharmacology），即探讨人体与精神药物相互作用规律的学科，是精神药理学与精神病学的交叉学科。在药理学层面，阐述人体对精神药物的代谢过程和规律、精神药物对人体的作用及药物之间相互作用的规律。在精神病学层面，它是药理学研究基础上的药物治疗学研究，通过血药浓度监测和药物基因组学分析等，制订和调整给药方案，指导精神药物的临床合理用药和个体化用药；通过新药评价、市场药物再评价和不良反应监测，为精神药物的开发应用及其生产和管理提供科学依据。

精神药物的临床药理学研究主要方法包括：①体内代谢动力学特征、药物间代谢相互作用和群体药代动力学研究；②治疗药物监测和浓效关系研究；③药物基因组学研究；④新药临床试验和上市药物再评价；⑤不良反应监测等。精神医学和药理学等的迅速发展大大促进了精神药理学的发展，随着自然科学各个学科发展的日新月异，精神药理学也必将进一步提高和完善，为精神疾病的治疗做出更大贡献。精神疾病的临床药理学研究离不开临床试验，任何的临床试验首先应符合伦理学要求，确保受试者能从中获益作为根本原则。

（司天梅）

第二节 精神药物的临床药代动力学

一、药代动力学的体内过程

药代动力学（pharmacokinetics，PK）简称药动学，是应用动力学原理与数学处理方法，定量描述药物在体内动态变化规律的学科，即研究药物的吸收、分布、代谢、排泄等动态变化过程和规律。药动学影响药物向作用部位（如一个神经元或一组神经元）聚集的过程（表23-2-1）。药效动力学（pharmacodynamics，PD）简称药效学，是研究药物对机体的作用、作用机制及作用规律的科学，这依赖于达到身体部位或作用部位（如神经递质、受体、第二信使等）的适当浓度的药物。与靶部位相互作用之后便产生一系列亚细胞神经元活动变化，从而达到最佳临床行为效应。

表 23-2-1 药代动力学因素

吸收	药物从给药部位达到测量部位（通常是血浆或全血）的过程
首过效应	达到体循环之前口服给药的肝脏代谢
分布容积（Vd）	药物在体内分布的数量
稳态浓度（Css）	单位时间内给药的数量等于单位时间内清除药物的数量时所达到的药物浓度
生物半衰期（$t_{1/2}$）	血浆（或全血）中药物浓度降至一半所需的时间
清除率常数（Ke）	每单位时间体内清除药物的百分数
清除率（Cl）	药物自体内清除的量（例如，体内药物的数量乘以清除率常数）
一级动力学	每单位时间清除药物的数量与其血浆浓度正好成比例
零级动力学	不考虑血浆浓度每单位时间清除的药物数量

（一）吸收

绝大多数药物通过口服给药，经小肠吸收，然后进入门静脉循环，达到肝脏，进入体循环之前在肝脏中可能经历显著的系统前代谢（首过效应）。因为绝大多数精神药物具有高度亲脂性，它们能迅速通过血脑屏障，经大脑循环达到作用部位。因为具有亲脂性，这些药物通常迅速地被完全吸收，首过效应高，分布容积大，迅速在中枢神经系统（central nervous system，CNS）中起效。

生物利用度是指药物经给药部位被吸收的比例。静脉注射给药被认为是 100% 吸收。口服或肌内注射给药时以下因素可以降低生物利用度：生理和化学特征、特别配方、注射部位硬结，以及改变胃肠功能或首过效应的疾病状态等。达峰时间（t_{max}）更短意味着药物临床起效更快。因为临床上经常想要更快起效（例如在使用镇静催眠药时），有时吸收太快可能会导致中毒峰浓度（C_{max}）。为了方便服药，对半衰期短的药物常常开发出缓释或控释制剂，这些制剂达峰时间明显延迟，相对于速释制剂往往药物副作用减轻。亲脂性和极性也会有影响。例如，极性较强的化合物水溶性较强，穿透胃肠道和血脑屏障要慢。奥沙西泮因为是极性最强的苯二氮䓬类，吸收进入体循环和大脑循环的速度缓慢，所以用作镇静剂不好。虽然肌内注射给药通常吸收更快，但事实并非总是这样。例如，有些苯二氮䓬类（如地西泮）在注射后容易结晶，与口服剂型相比更不稳定，从给药部位的肌肉组织中释放较少，实际上利用率更低。

首过效应可以因各种疾病（如肝硬化、充血性心力衰竭）以及许多合并使用的物质（如酒精、选择性 5- 羟色胺再摄取抑制药）而发生改变。这依次影响到 C_{max} 和母体化合物转化成为代谢产物的比例。避免肝脏代谢可能会增强药物的效能。例如，不经胃肠道给药避免首过效应，这样许多药物在肌内注射给药时比口服给药时效能更强。如肝硬化这样的疾病能够导致门静脉与腔静脉分流，这时药物可以部分分流不经肝脏代谢，直接进入体循环。急性酒精中毒可以在没有肝功能障碍的情况下增加吸收，减少三环类药物的首过效应代谢，促使合并用药时产生更大的毒性，尤其在过量服药时。

（二）分布

分布依赖于药物的亲脂性和器官的脂肪及蛋白质含量。器官的血管分布决定药物积聚的比例。在单次口服给药后，药物浓度达到 C_{max}，之后浓度相对快速下降，这是因为药物分布进入其他身体组成部分（例如脂肪组织、蛋白质、骨骼

等）而不是被排泄所致；另外，绝大多数精神药物与蛋白质高度结合，作用部位只有小部分未结合的药物（如游离部分）。结合与非结合药物浓度比值即便有很小的变化都会充分增加药物的游离部分，有时则增加毒性。营养不良、老年人和竞争蛋白结合部位的其他药物（例如双丙戊酸钠、氟西汀）都会影响这个比值。老年患者脂肪、蛋白质和全身水容量的改变，部分解释了为什么药物对于这个年龄组患者的效果常常较更年轻成人更持久。

（三）代谢

绝大多数精神药物经肝脏转换成为极性更强的代谢产物然后被排泄。生物转化可能包括羟基化、去甲基化、氧化和硫氧化等过程。虽然绝大多数药物经过这些阶段，但有些药物（如劳拉西泮）则只经过简单的与葡萄糖醛酸的结合反应，或未经生物转化而被排泄（如锂盐）。因为结合反应可以在肝脏以外的器官中发生，肝脏损害通常在实质上不影响这种代谢方式的药物清除率。各种代谢产物在生物转化中形成，它们对于决定药物的最终行为效应（有益的或是不良反应）可能具有重要的意义。例如，氟西汀的主要代谢产物去甲氟西汀与母体化合物具有相似的作用但清除更慢。随着时间的推移，这个代谢产物积聚而成为主要作用药物（而不是氟西汀）。另一方面，某些代谢产物较母体化合物疗效更低、毒性更大（如 2- 羟基丙米嗪对丙米嗪），这样，母体化合物转化成为代谢产物之后可能减轻抗抑郁药的作用，增加其毒性。

酶的诱导与抑制是影响药物体内代谢的主要环节。一个重要的相关问题是细胞色素 P450 酶（cytochrome P450，CYP）系统活动的变化。这些同工酶主要位于肝细胞的内质网和肠壁，它们是 30 种以上已知和相关的酶家系，对于包括绝大多数精神药物在内许多药物的氧化代谢具有重要的意义。肝脏的细胞色素 P450 酶系有不同的亚型，如 CYP1A2、CYP2C19、CYP2D6 和 CYP3A4 等。它们的活性除了受到某些合用药物的抑制或诱导外，还可能存在个体和种族差异，因此在临床中应重视剂量的个体化和药物间的相互作用。几种主要细胞色素 P450 酶的特性如表 23-2-2 所示。

有些物质可能诱导这个系统从而加速这些酶

底物的清除,例如酒精、烟草(多芳香烃)、巴比妥类和抗惊厥药;有些药物的确是有效的诱导剂,它们可以增加它们自身的代谢并达到具有临床意义的程度(如卡马西平)。

其他物质可能会抑制这个系统,减少合并使用药物(酶底物)的代谢,导致发生毒性的可能性,这些物质如 SSRI、奎尼丁、某些抗精神病药、葡萄柚汁(黄酮类化合物、呋喃香豆素)等。最广为人知的一个现象就是抑制 CYP 3A3/4 酶的药物(如酮康唑、红霉素)减少特非那定的代谢,结

表 23-2-2　几种主要细胞色素 P450 酶的特性

	CYP1A2	CYP2C19	CYP2D6	CYP3A4
总的特性	在致癌物活化方面有广泛研究,三态分布报道:12%~13% PM	多态性:黄种人 15%~20% PM,白种人 3%~5% PM	多态性:黄种人 0~1% PM,白种人 5%~10% PM,少数超快代谢;酶有饱和性;也位于脑内	广泛的底物;低亲和性;个体酶活性 10~40 倍的差异;也位于肠道
体外实验	非那西丁 O- 去乙基	S- 美芬妥因 4'- 羟化	右美沙芬 O- 去甲基,异喹胍 4-羟化,司巴丁氧化	阿普唑仑 α 和 4- 羟化,红霉素 N- 去甲基
体内探药	咖啡因	美芬妥因	右美沙芬,异喹胍,司巴丁	红霉素
底物				
精神药物	氯氮平,奥氮平,阿米替林,丙米嗪,氯米帕明,氟伏沙明	地西泮,西酞普兰,吗氯贝胺,氯米帕明,丙米嗪,阿米替林	帕罗西汀,氟西汀,N- 去甲西酞普兰,氟伏沙明,地昔帕明,丙米嗪,去甲替林,阿米替林,氯米帕明,N- 去甲氯米帕明,曲米帕明,文拉法辛,奈法唑酮和曲唑酮的代谢物 mCPP,马普替林,米安舍林,米氮平,氟哌啶醇,奋乃静,氯哌噻吨,硫利达嗪,利培酮,奥氮平,喹硫平	阿米替林,氯米帕明,丙米嗪,奈法唑酮,舍曲林,O- 去甲文拉法辛,阿普唑仑,氯硝西泮,地西泮,咪达唑仑,三唑仑,氯氮平,喹硫平,齐哌西酮,卡马西平,乙琥胺
其他药物	非那西丁,对乙酰氨基酚,他克林,茶碱,咖啡因,R- 华法林,美沙酮,安替比林,维拉帕米	奥美拉唑,普萘洛尔,S- 美芬妥英,环己烯巴比妥,甲基巴比妥	可待因,右美沙芬,乙基吗啡,美沙酮,恩卡尼,氟卡尼,美西律,普罗帕酮,阿普洛尔,布法洛尔,美托洛尔,普萘洛尔,噻吗洛尔,异喹胍,4-羟苯丙胺,哌克昔林,苯乙双胍,司巴丁	特非那定,阿司咪唑,氯雷他定,对乙酰氨基酚,阿芬他尼,可待因,右美沙芬,胺碘酮,丙吡胺,利多卡因,普罗帕酮,奎尼丁,地尔硫草,尼卡地平,硝苯地平,尼鲁地平,咪奴地平,尼群地平,维拉帕米,尼索地平,紫杉醇,他莫昔芬,环孢素,可卡因,利多卡因,可的松,地塞米松,雌二醇,黄体酮,睾酮,克拉霉素,红霉素,西沙必利,氨苯砜,洛伐他丁,奥美拉唑
抑制剂				
强	氟伏沙明,西咪替丁	酮康唑,奥美拉唑,氟伏沙明	奎尼丁,西咪替丁,帕罗西汀,氟西汀	酮康唑,红霉素,奈法唑酮,氟伏沙明
中	氟西汀,奈法唑酮	氟西汀	舍曲林	氟西汀
弱		文拉法辛	氟伏沙明,文拉法辛,西酞普兰	舍曲林,文拉法辛
诱导剂	吸烟,碳烤肉,奥美拉唑,苯妥英	利福平		巴比妥,苯妥英,卡马西平,利福平,地塞米松,乙醇

PM: Poor Metaboliser,弱代谢者,即酶活性低或缺失。

果导致母药浓度可能会增加，这种化合物缺乏其主要代谢产物的抗组胺特性，更重要的是增加的母药浓度具有潜在的心脏毒性（如尖端扭转型室性心动过速）。

直接（如肝硬化和病毒感染）或间接（如心脏衰竭）损害肝功能的各种疾病也可能会改变药物的代谢率，这可能因为药物浓度增加而导致毒性（如三环类药物浓度增加而导致的心律失常）。

（四）排泄

绝大多数精神药物通过生物转化成为一种或多种极性更强的代谢产物，这些产物有更强的亲水性和更低的亲脂性，因此从各器官向血浆中转移从而增加肾廓清，最终被排泄。如单剂给药最终排泄阶段的浓度 - 时间曲线所示，随着时间的推移，血浆浓度逐渐稳定下降。肾功能不全、脱水、血浆 pH 改变以及某些药物可能会影响肾脏排泄药物的能力。例如，某些利尿剂和非甾体抗炎剂能够干扰肾脏对锂盐的排泄。

因为以上所讨论的许多因素，治疗药物血药浓度监测已经成为某些临床情况下很多精神药物治疗的常规要求（例如，三环类药物、锂盐、双丙戊酸钠和卡马西平及某些抗精神病药）。

二、药物相互作用

药物相互作用通过改变合并用药各自的药代动力学或药效学使得其中一种或多种药物的临床效应发生变化。刚刚停用的半衰期长的药物（如氟西汀及其代谢产物去甲氟西汀）也可能参与药物相互作用。

为增加疗效（如锂盐合并抗抑郁药）或对抗药物的不良反应（如抗胆碱能药合并抗精神病药），合并用药越来越常见。所幸的是，绝大多数合并用药之间的相互作用没有临床意义，但有些可能干扰药物的疗效或导致严重的毒副反应。老年人的不良药物相互作用危险通常最大，因为他们经常接受多种药物治疗，经常自己给药，更多使用非处方药（over-the-counter drugs，OTC），倾向于因为许多种主诉看多个医生，尤其因为敏感性增加和药代动力学改变而对中枢镇静作用敏感。药物相互作用可能继发于药代动力学因素、药效学因素或两者兼有，相互作用可以发生在每一个或所有药代动力学阶段（表 23-2-3）。

表 23-2-3　药代动力学各阶段药物的相互作用

阶段	相互作用
吸收	制酸剂或抗胆碱能药可能妨碍其他药物的吸收
分布	蛋白结合亲和性更高的药物可能置换其他药物，增加其游离部分（如双丙戊酸钠＋卡马西平）
代谢	诱导或抑制 P450 同工酶的药物能够增加或减少合并用药的代谢
排泄	碳酸氢钠或维生素 C 能增加各种药物的排泄；血管紧张素转换酶（ACE）抑制剂可增加锂盐浓度

（一）药代动力学相互作用

精神药物的药代动力学相互作用见表 23-2-4。

1. **细胞色素 P450 酶**　CYP 2D6 酶的抑制或诱导能够改变药物的代谢。强抑制剂（例如氟西汀和帕罗西汀）和诱导剂（例如卡马西平）的合并使用已经开始显现其重要性，它们中许多是用来治疗精神障碍的。另外，5%～10% 的白种人具有 CYP 2D6 基因表达的常染色体隐性遗传缺陷，他们因此成为弱代谢者。通过使用聚合酶链反应（polymerase chain reaction，PCR）技术能够确定个体 CYP 2D6 活动的基因型。这样，药物的抑制作用或遗传多态性可能导致如三环类这样的药物浓度毒性增加。氟伏沙明抑制 CYP 1A2，导致茶碱这样的底物在合并给药时浓度增加 2 倍。中国人和日本人（20%）、非裔美国人（2%～20%）、非洲人（4%～8%）和白种人（3%～5%）的 CYP 2C19 也有遗传缺陷，表现为弱代谢者。对于酶活性正常者（强代谢者），当服用 CYP 2C19 酶的抑制剂（如氟伏沙明、氟西汀和舍曲林）及酶的底物（如地西泮、氯米帕明）时就可能会发生重要的相互作用。CYP 3A4 可能是最重要的 P450 酶，占 P450 酶总量的 60%。CYP3A4 的强抑制剂（如奈法唑酮、氟伏沙明、去甲氟西汀 - 氟西汀、帕罗西汀和舍曲林等）增加了它们与非镇静抗组胺药特非那定或阿司咪唑合并用药时的心脏毒性作用可能；然而，当它们与非镇静抗组胺药氯雷他定（loradatine，claritin）或盐酸西替利嗪（citrizine，zyrtec）合并使用时，看起来没有这个问题；另外，当一种以上 CYP 3A4 抑制剂合并使用或一种药物大剂量使用（如过量服药）时，这可能仅仅具有临床关联性。

以 P450 酶系统的体外研究来推论临床效应，

目前还不十分清楚；其他因素几乎肯定也都复杂，因为绝大多数这样合并用药的患者并没有表现出心脏毒性。这部分是因为各种 P450 酶功能表达的遗传多态性，后者导致药物代谢存在个体间广泛的变异性。这样，虽然体外证据根据酶抑制作用的强度归类许多种药物，但体外数据与临床上药物相互作用的意义之间缺乏直接比较，不允许

对大多数药物在临床方面进行归类。

针对我们目前对于 P450 酶系统的认识，以下建议似乎合适：① CYP 2D6：抗抑郁药与抗精神病药应当谨慎与氟西汀和帕罗西汀合并使用。1C 型抗心律失常药不应与某些选择性 5- 羟色胺会吸收抑制剂（selective serotonin reuptake inhibitor, SSRI）合并使用。② CYP 3A4：氟伏沙明、奈法唑

表 23-2-4　精神药物的药代动力学相互作用

合用药物	产生结果	产生原因
氯丙嗪 + 阿米替林	可显著增加氯丙嗪血药浓度，应减少后者剂量	抑制 CYP2D6 酶
氯丙嗪 + 丙米嗪	可显著增加氯丙嗪血药浓度，应减少后者剂量	抑制 CYP2D6 酶
奋乃静 + 帕罗西汀	导致奋乃静血药浓度增加 2~21 倍，锥体外系副作用增加	抑制 CYP2D6 酶
珠氯噻醇 + 帕罗西汀	两药浓度均升高，导致男性性功能障碍，阳痿，阴茎海绵体纤维化坏疽	抑制 CYP2D6 酶
氯氮平 + 氟西汀	前者浓度升高 50% 以上，导致镇静，抽搐等	后者抑制 CYP1A2、CYP2D6 和 CYP3A4 酶
氯氮平 + 氟伏沙明	氯氮平浓度升高 5~10 倍，产生过度镇静、抽搐等	后者抑制 CYP1A2 酶
氯氮平 + 咖啡因	前者浓度升高约 25%，但停用后个别病例浓度下降明显，应引起重视	后者抑制 CYP1A2 酶
奥氮平 + 氟伏沙明	奥氮平浓度升高 1 倍	后者抑制 CYP1A2 酶
利培酮 + 氟伏沙明	利培酮浓度明显增高，可发生神经毒性综合征，需与恶性综合征和 5-HT 综合征鉴别（病例报告）	后者轻微抑制 CYP2D6 酶
利培酮 + 氟西汀	利培酮和代谢物浓度升高 75%，产生 EPS 和催乳素增高	后者抑制 CYP2D6 酶
利培酮 + 帕罗西汀	利培酮和代谢物浓度升高 45%，产生 EPS 和催乳素增高	后者抑制 CYP2D6 酶
喹硫平 + 酮康唑	导致喹硫平峰浓度增加 4 倍，临床必须调整剂量	后者抑制 CYP3A4 酶
喹硫平 + 苯妥英钠	导致喹硫平峰浓度下降 5 倍	后者诱导 CYP3A4 酶
匹莫齐特 + 奈法唑酮	前者浓度明显增加，可产生致命性 QTc 间期延长	后者抑制 CYP3A4 酶
匹莫齐特 + 氟西汀	前者浓度增加，可导致心动过缓	后者抑制 CYP1A2、CYP3A4 酶
匹莫齐特 + 氟伏沙明	前者浓度明显增加，可增加心律失常风险	后者抑制 CYP2D6 酶
SSRI + TCAs	后者浓度增高 2~4 倍，增加心律失常风险和抗胆碱能副作用	前者抑制 CYP2D6 酶
氟伏沙明 + 米氮平	增加后者血药浓度 4 倍，增加 5- 羟色胺综合征风险	前者抑制 CYP1A2、CYP2D6 和 CYP3A4 酶
拉莫三嗪 + 舍曲林	前者浓度升高 1 倍，导致面部潮红，Stevens-Johnson 综合征加重	后者抑制 5- 二磷酸腺苷葡萄糖醛酸转移酶（UGT）1A4 酶
拉莫三嗪 + 丙戊酸	前者浓度升高 1 倍，导致面部潮红，Stevens-Johnson 综合征加重	后者抑制 5- 二磷酸腺苷葡萄糖醛酸转移酶（UGT）1A4 酶
苯妥英 + 丙戊酸	前者浓度升高，后者浓度降低，导致眼球震颤，运动失调等	前者诱导 CYP2C9/19，后者抑制 CYP2C19
丙戊酸 + 阿司匹林	前者游离和结合浓度均升高，导致失眠，意识混浊等	后者与前者竞争血浆蛋白，后者抑制 β- 氧化
碳酸锂 + 髓袢利尿剂	前者浓度多变，应监测锂浓度	机制不明
碳酸锂 + NSAIDs（除阿司匹林与舒林酸外）	前者浓度增高	后者抑制前者从肾排泄

酮和氟西汀应当谨慎与特非那定、阿司咪唑、某些苯二氮䓬类（如三唑仑）及卡马西平合并使用。③ CYP1A2：服用茶碱或氯氮平的患者应当避免合用氟伏沙明。④ CYP 2C9/10 和 CYP 2C19：氟西汀＋苯妥英、舍曲林＋甲苯磺丁脲（D860）、氟伏沙明＋华法林等应当谨慎合并使用。⑤ CYP 2B6：虽然其临床关联性尚不清楚，但已知安非他酮是通过这种同工酶转化成为其主要代谢产物的。

最后，即便在停止使用氟西汀之后，因为去甲氟西汀半衰期长，此时使用具有潜在不良相互作用的底物应当仔细监测 2～3 周。

2. 含有黄素的单加氧酶（flavoprotein mono-oxygenases，FMO）　FMO 系统对于药物代谢也有重要的作用。虽然它可能不是细胞色素 P450 那样的可诱导系统，其代谢能力可能会被抑制。目前已知只有 5 种 FMO 家系（FMO 1～5），它们可能与细胞色素 P450 系统联合工作。例如，奥氮平通过 CYP 1A2、CYP 2D6 和 FMO3 代谢。这样，两个系统的代谢交替发生，其中一个系统的代谢可能会改变另外一个系统的代谢，随后即会发生潜在与临床有关的药物相互作用。

（二）药效学相互作用

药效学相互作用可以导致药物动力学没有改变时有效性和毒性的改变，这可能是因为作用部位受到影响发生改变所致。对于这些相互作用类型的研究还没有药物动力学相互作用那样广泛，所以认识还不够充分。例如，对于服用左旋多巴或卡比多巴（Lodosyn）的帕金森病患者使用抗精神病药控制相关精神病性症状时可能发生拮抗作用，通常导致帕金森症状再次发生（如运动不能或强直增加）；当 SSRI 与单胺氧化酶抑制剂（monoamine oxidase inhibitor，MAOI）合并使用时，可能会发生 5- 羟色胺综合征，这个症状可能有显著毒副作用甚至死亡，其特征为意识障碍、肌阵挛、反射亢进、出汗和可能的心血管损害等症状。

临床医生对于可能的不良相互作用应当始终保持警惕，尽力预防其发生，合适的步骤如下：①获取详细的用药病史，包括使用其他的处方药物、非处方药物、违禁药物及酒精等；②识别高危险人群，如老年人和年幼的患者以及伴有内科疾病（如肾脏或肝脏疾病）的患者；③教育患者，包括某些情况下（如 MAOI 饮食）的书面指导；④可

能的时候避免使用多种药物治疗；⑤参考关于重要、可能的药物相互作用最新、详细的资料。

三、群体药代动力学

为了制订合理的给药方案，保证用药的安全性和有效性，就必须进行药代动力学的研究。传统的 PK 研究人数较少，并且通常在健康男性或病情稳定（高选择）的患者中进行，为均质群体，以得到代表群体的典型特征。儿童、妇女、老人以及合并严重躯体疾病者等一般不作为研究对象，由于这些特殊群体的病理生理情况与传统 PK 研究中的受试者有很大区别，用传统 PK 研究得出的药动学参数指导这些特殊人群的用药方案，无疑会出现较大偏差。此外，传统 PK 要求密集全程采血，通常 11 个以上采血点，这些特殊群体很难接受，出于伦理和医疗关注等方面的原因，血药浓度采样只有几点，从而发展出了利用稀疏数据研究群体的特征、变异等各种因素对药动学影响的理论与方法，进一步发展为群体药动学（population pharmacokinetics，PPK）理论，并应用于临床个体化给药。

（一）群体药动学的基本概念

PPK 是将经典的 PK 模型与群体统计学模型结合，分析药物代谢动力学特性中存在的变异性（确定性变异和随机性变异），研究药物体内过程的群体规律、药动学参数的统计分布及其影响因素。通过 PPK 参数，包括群体典型值、固定效应参数、个体间变异、残留变异，定量考察患者群体中药物浓度的决定因素。群体典型值描述药物在某一群体或亚人群等典型患者中的处置情况，常以参数的平均值表示。确定性变异又称固定效应，指人口学因素（如性别、年龄、种族、体重、身高、体表面积）、环境因素（如吸烟、饮酒、饮食）、生理病理因素（如妊娠、肝肾损害）、遗传特性（如 CYP450 酶遗传多态性）以及药物相互作用等对药物处置的影响。这些因素是相对明确和固定的，故又称为固定效应因素。随机性变异又称随机效应，包括个体间随机变异和残留变异。个体间随机变异是指除确定性变异外，不同患者之间的随机误差；残留变异指预测浓度与个体观测浓度之差，包括个体内变异（患者参数值自身随时间变化）、实验间变异、药物浓度测定误差及模型设定误差等。

（二）群体药动学的应用

1. 优化个体化给药方案 临床上对于治疗窗窄、血药浓度个体差异较大、血药浓度与疗效和不良反应间存在相关的药物，则需进行治疗药物监测（therapeutic drug monitoring, TDM）。TDM的核心是个体化给药，即充分考虑患者的生理病理及环境因素等，制订更加合理、安全、有效的给药方案，其关键是获得理想的个体药动学参数。个体化给药的发展可概括为3个阶段：

（1）经验法：根据药物血浆稳态浓度与日剂量成正比的关系，根据个体目前的血药浓度，结合其需要的治疗浓度，计算出要调整的剂量，临床测定稳态谷浓度较多。经验法仅限于一级动力学药物，若患者因各种原因导致药动学过程变化，如肝肾功能损害，应用此法，将导致较大误差。

（2）个体药动学参数法：根据传统药动学研究方法求得个体参数，根据参数计算给药剂量，该法患者需要多次取血样，而且取血点分布需合理，故多用于临床试验，不太适用于个体化给药。

（3）Bayesian反馈法：是在PPK参数的基础上，取1～2点血样，采用Bayesian反馈法得到较为理想的个体药动学参数，再根据个体药动学参数制订给药方案，同时该患者的数据又反馈回群体数据库中去，使数据库得到扩充。如果能将有着不同病理生理等状况患者的数据分组，估算其各自的PPK参数，则所得参数值更能准确预测同类患者的血药浓度，有利于个体化合理用药。

2. 新药开发 新药研究中最重要的课题是既要使患者服药后获得疗效，又要避免患者发生药源性不良反应，即要求药物安全、有效。而要实现这个目标的前提条件就是了解药物在群体中的药动学和药效学特征。在新药Ⅰ期临床试验中，目前采用的经典PK研究方法得出的结果并不完全符合临床实际。PPK研究不同生理病理条件下受试人群的PK特征，有可能将PK参数中的个体差异区分开，指导给药方案调整，从而增强对新药的安全性的评价，提高药物开发的有效性和特异性。Ⅱ期临床试验较Ⅰ期涉及患者数量多、异质性大、多剂量给药，剂量种类也多于Ⅲ期临床试验。通过PPK研究，可以探讨患者群体的药动学参数、药物剂量和血药浓度关系以及有效治疗浓度范围。Ⅲ和Ⅳ期临床试验的主要目的是证明药物的疗效，研究对象数量较前两期多，继续PPK研究无疑是较好的机会，并且PPK研究的花费偏少，具有经济学价值。药物的剂量-浓度-疗效也是这两期试验研究的重要内容。因群体药代动力学有着独到的优势，在新药研发阶段FDA鼓励使用这个工具进行研究，以节省研究时间及研发成本。

3. 群体药动学-药效学（PPK/PPD）研究 通过PPK/PPD结合模型，得到PPK和PPD参数及其个体内、个体间变异，用于说明给予某一剂量后，体内出现相应的药物浓度-时间过程所引起的药理作用与时间过程，即药理作用-时间过程。将PK和PD数据结合起来加以模型化分析，便可由PD分析得出在靶部位引起所需治疗作用的药物浓度，而由PK分析则可知为了保证靶部位达到所需药物浓度的剂量方案，对临床用药更具有指导意义。以监测药物浓度、药效为指标的反馈治疗方法将会比单纯监测药物浓度的贝叶斯反馈方法更直接，更能接近临床实际。

4. 药物相互作用中的应用 在临床实际用药中，联合用药十分普遍，目前，几乎没有完全只用单一药物进行治疗的情况，因此考察药物相互作用十分必要。群体药动学方法可以把联合用药作为一固定效应，考察对PK/PD的影响，并且可以得到定量关系，量化后可直观地看出不同药物相互作用的影响大小。

（三）精神药物的群体药动学研究

精神药物中，目前针对抗精神病药的群体药代动力学研究最为丰富。20世纪90年代，国外便开始了针对第一代抗精神病药物的研究，如当时较为常用的氯丙嗪、氟哌啶醇等。最早关于第二代抗精神病药物的研究是针对氯氮平的研究，由于其个体间代谢速率差异较大，且容易受如吸烟等生活习惯的影响，相关研究较多，结果对临床实践有较大指导意义。随着越来越多第二代抗精神病药物研发成功，对于其他常用药物的群体药代动力学研究也越来越多。但我国群体药代动力学研究起步较晚，针对抗精神病药物的研究同样起步较晚。近十年才围绕常用第二代抗精神病药在我国人群中进行了相关建模研究。针对其他精神科常见药物，如抗抑郁药、苯二氮䓬类药物及精神活性药物也有较多报道，他们多建立群体药代动力学模型，对用药有一定指导意义。但是和多数抗精神病药物相同，其疗效与血浆药物浓度间并不能建立很好的对应关系，所以此类药代药效结合模型研究仍有局限。

心境稳定剂作为血浆药物浓度水平与药效相关性相对较好的精神科常用药物，同样也进行了相关群体药代动力学研究。其中最早进行的是碳酸锂研究，因为它是一种盐离子，不存在代谢过程，故其模型较为简单。而其他心境稳定剂多为抗癫痫药，如丙戊酸盐、卡马西平等，在其治疗癫痫的领域已进行较多群体药代动力学研究，但是在治疗心境障碍领域还罕有报道。

（李继涛　王传跃　司天梅）

第三节　药　效　学

精神药物有多种作用机制，但是所有这些药物仅有一些共同的作用位点。根据药理机制不同，大致可以分为三类，约三分之一的精神药物作用于神经递质的转运体。另三分之一作用于 G 蛋白耦联受体，余下的三分之一作用于配体门控离子通道、电压敏感离子通道和各种酶。

一、转运体和 G 蛋白耦联受体

（一）药物作用靶点——神经递质转运体

在正常情况下，神经元细胞膜作为一种防止外来分子入侵和内在分子流出的保护性屏障，维持着神经元正常的内部环境，但是膜具有选择性渗透作用，为了细胞正常的功能活动，容许特定的分子排除和再摄取。较典型的一个例子就是神经元释放神经传递，在很多情况下，神经递质被释放后通过再摄取机制再被捕获回到突触前神经元内。这种再捕获也就是再摄取，是为了神经递质在下次神经传递中被再利用。并且，一旦进入神经元，大部分的神经递质可以被再摄取进入突触囊泡中储存，以防止被代谢，在下一次神经冲动时可以尽快地再利用。

单胺的再摄取机制利用了不同单胺神经递质突触前独特的转运体来完成，与抗抑郁药密切相关的三种转运体包括 SERT（5-HT）、NET（NE）、DAT（DA）（表23-3-1）。

表 23-3-1　抗抑郁药的作用靶点

转运体	抗抑郁药
SERT	SSRI（氟西汀、舍曲林、帕罗西汀、氟伏沙明、西酞普兰、艾司西酞普兰）
	SNRIs（文拉法辛、度洛西汀）
	伏硫西汀
	TCAs（>12 种药物，有些药物仅在高剂量时）
	曲唑酮（高剂量时）
NET	SNRIs（文拉法辛、度洛西汀）
	TCAs（>12 种药物）
	NRIs（托莫西汀，瑞波西汀）
	NDRIs（安非他酮）
DAT	NDRIs（安非他酮）
	一些 TCAs（高剂量时）

SSRI＝选择性 5-HT 再摄取抑制药
SNRIs＝5-HT 和 NE 再摄取抑制剂
TCA＝三环类抗抑郁药（多种）
NRI＝选择性 NE 再摄取抑制剂（如：瑞波西汀、托莫西汀）
NDRI＝NE 和 DA 再摄取抑制剂（如安非他酮）

（二）G 蛋白耦联受体

精神药物的另一个重要作用靶点是 G 蛋白耦联受体。这些受体都有 7 个穿膜区结构。每个穿膜区都围绕着一个含有神经递质结合位点的中央核。药物可以与这些神经递质结合位点或其他位点（异构性位点）发生相互作用，因此可以引起受体作用的明显改变，使正常的神经递质功能发生改变。因此，这些药物作用可以决定下游的分子事件，如磷酸化被激活或失活，继而神经递质影响到酶、受体或离子通道的构型。这些药物作用也可能会影响基因的表达，继而影响到蛋白的合成，造成蛋白的功能放大、或突触发生或者影响受体或酶的合成，通过 G 蛋白耦联受体影响到下游神经元的功能。

药物与它们的相互作用产生临床疗效或不良反应，药物可以与这些部位产生一系列的作用，从完全激动剂到部分激动剂、拮抗剂（表23-3-2）。

二、离子通道和酶

（一）精神药理学作用靶点：配体门控离子通道

离子在正常情况下，因为带电荷不能穿透细胞膜，为了选择性控制出入神经元的离子，神经元细胞膜上嵌入了各种离子通道。在精神药理学中最重要的离子通道是调节钙、钠、氯和钾离

表 23-3-2　直接作为精神药物靶点的主要 G 蛋白耦联受体

神经递质	直接是药理学靶点的 G 蛋白耦联受体	药理学作用	药物分类	治疗作用
多巴胺	D_2	拮抗剂	传统抗精神病药,非典型抗精神病药	抗精神病作用,抗躁狂作用
	D_2	部分激动剂	阿立哌唑	抗精神病作用
5- 羟色胺	$5-HT_{2A}$	拮抗剂	非典型抗精神病药	减少运动性不良反应;双相患者中可能的心境稳定和抗抑郁作用
	$5-HT_{1A}$, $5-HT_{2c}$ $5-HT_{1B/1D}$, $5-H_{T6}$, $5-H_{T7}$	拮抗剂或部分激动剂	抗抑郁药,催眠药,非典型抗精神病药	改善心境和失眠,继发性的受体作用尚未知,可能与疗效和耐受性有关
	$5-HT_{1A}$	部分激动剂	抗焦虑药	抗焦虑,增效抗抑郁疗效
去甲肾上腺素	α_2	拮抗剂和激动剂	抗抑郁药 抗高血压药	抗抑郁作用,注意缺陷障碍的认知和行为紊乱
	α_1	拮抗剂	很多抗精神病药和抗抑郁药	不良反应:直立性低血压和可能的镇静作用
GABA	GABA-B	激动剂	γ羟基丁酸盐,羟丁酸钠	抗癫痫,发作性睡病的睡眠,可能会增加慢波睡眠和缓解疼痛
褪黑素	MT_1	激动剂	催眠药,阿戈美拉汀	改善睡眠
	MT_2	激动剂	催眠药	改善睡眠
组胺	H_1	拮抗剂	很多抗精神病药和抗抑郁药,抗焦虑药	焦虑失眠的治疗作用,镇静和体重增加的不良反应
乙酰胆碱	M_1	拮抗剂	很多抗精神病药和抗抑郁药	不良反应:记忆障碍,镇静,口干,视物模糊,便秘,尿潴留
	M_3/M_5	拮抗剂	一些非典型抗精神病药	可能与代谢异常有关(脂代谢异常和糖尿病)

子的通道。很多离子通道受到多种药物的调节(表 23-3-3)。

药物引起的从离子型受体来的信号转导的变化对精神症状有重要影响。约五分之一目前临床上正在使用的精神药物包括很多治疗焦虑和失眠的药物,如苯二氮䓬类药,都是通过与受体(GABA)作用来发挥疗效。因为离子型受体可以快速改变离子流,作用于这些受体的药物可以有

表 23-3-3　精神药物直接作用的配体门控离子通道

神经递质	直接作为靶点的配体门控离子通道受体亚型	药理学作用	药物类型	治疗作用
乙酰胆碱	$\alpha_4\beta_2$ 尼古丁受体	部分激动剂	尼古丁受体部分激动剂(NRPA)(伐尼克兰)	戒烟
GABA	GABA-A 苯二氮䓬类受体 GABA-A 非苯二氮䓬类 PAM 位点	完全激动剂 完全激动剂	苯二氮䓬类 "Z 药"/ 催眠药(唑吡坦,佐匹克隆艾司佐匹克隆)	抗焦虑药 改善失眠
谷氨酸	NMDA NAM 通道位点 /Mg^{2+} 位点 NMDA 开放通道位点	拮抗剂 拮抗剂	NMDA 谷氨酸拮抗剂(美金刚) 普斯普利(PCP),氯胺酮	减缓 AD 的发展 致幻剂,麻醉剂
5- 羟色胺	$5-HT_3$	拮抗剂	抗抑郁药(米氮平)	未知,缓解恶心

PAM = 正性异构调节
NAM = 负性异构调控
NMDA = N- 甲基 -D- 天冬氨酸

几乎是快速的效应，这也是为什么很多抗焦虑和镇静药物作用于这些受体，在临床上起效很快。这一作用与作用于 G 蛋白耦联受体的作用相反，有些临床效应，如抗抑郁作用，具有延迟效应，需要等待通过信号转导级联所激活的细胞功能发生改变后，才会起效。

（二）精神药理学作用靶点：酶

酶也广泛性参与化学传递的各个方面，每一种酶都有可能作为药物的作用靶点，如酶抑制剂。但是实际上，仅仅有少数临床上使用的精神药物是酶抑制剂，包括可逆性和不可逆性抑制剂。精神药物直接作用的酶包括单胺氧化酶（抗抑郁药 - 单胺氧化酶抑制剂）和胆碱酯酶（抗痴呆药 - 胆碱酯酶抑制剂）。

三、其他新型或潜在的靶点

现在精神药理学家用一些激素作为辅助治疗，如甲状腺素和雌激素，这些是激素的天然激动剂。另外以这些信号转导系统作为靶点的潜在方式是用糖皮质激素拮抗剂。长期以来认为糖皮质激素的过度激活在抑郁、焦虑、应激的发生中起着非常重要的作用，拮抗这个系统的几种化合物目前正在试验中。

发现于 1998 年的食欲素体系（orexin system），包括两个 G 蛋白耦联受体（G-protein coupled receptors，GPCRs）：食欲素 -1 受体（orexin-1 receptor，OX1R）和食欲素 -2 受体（orexin-2 receptor，OX2R），以及两个神经肽激动剂：食欲素 -A（orexin A，OX-A）和食欲素 -B（orexin B，OX-B）。这一体系与肥胖、焦虑和睡眠紊乱之间的必然联系，使其迅速成为药物研发的热门靶点之一。针对这一体系研发的食欲素受体拮抗剂（orexin receptor antagonists，ORA），在治疗失眠方面格外引人注目。目前已有用于治疗失眠症的食欲素受体拮抗剂。

痕量胺存在于哺乳动物的中枢神经系统内，然而，因为缺乏特异性的受体，痕量胺的具体功能一直不清楚。2001 年，克隆研究揭示了痕量胺相关受体家族的存在。其中，痕量胺相关受体 1（trace amine associated receptor 1，TAAR1）是最早被发现能够被痕量胺激活的受体，随后的 TAAR1 选择型激动剂的药理作用研究证实了其具有调节单胺类神经传递的功能。目前 TAAR1 激动剂在神经精神疾病领域新药开发方面取得一些进展，包括精神分裂症、物质依赖领域等。

（苏允爱　司天梅）

第四节　精神药物的治疗药物监测

治疗药物监测（therapeutic drug monitoring，TDM）是临床药理学重要研究内容之一，主要通过采用灵敏的现代分析测试手段来定量分析患者血液样本中的药物及其代谢产物的浓度，探讨血药浓度与药物疗效、毒性之间的关系，以确定药物有效浓度及毒性浓度之间的范围，并可根据药物动力学公式来计算最佳的治疗剂量，做到用药个体化，指导临床合理用药。TDM 是现代临床药物治疗学的重大进展之一，其越来越多地被应用于临床各个学科。

精神药物的 TDM 始于三环类抗抑郁药物（tricyclic antidepressants，TCAs），Hammer 等首次介绍了一种通过同位素衍生技术对仲胺类地昔帕明的含量进行分析的方法。Alexanderson 等发现，一对接受去甲替林治疗的双胞胎，其去甲替林血浆浓度由遗传因素部分决定。Asberg 等首先报道了去甲替林血浆浓度与临床效应的关系，奠定了精神药物 TDM 的基础。Bertilsson 等首次将 TDM 技术与遗传药理研究结合，充分证明了一位患者出现去甲替林血药浓度过高和严重副反应是肝药酶 CYP2D6 的基因缺陷所致。经过 30 多年的发展，TDM 已应用于多种精神药物，并且与遗传药理学紧密结合。国内精神药物 TDM 的开展较晚，各地区的水平也参差不齐。

一、临床意义

一种药物经典 TDM 的三个前提条件是血药浓度个体差异大、血药浓度与临床效应相关、治疗窗窄，在此基础上，TDM 在提高药物治疗水平方面有重要的临床意义。

（一）TDM 有助于了解患者的服药依从性

血药浓度测定是检验患者服药依从性的最强有力工具，临床上，可根据患者的用药历史及血药浓度判定患者的服药情况。如一中年男性患者，诊断精神分裂症，氯氮平 400mg/d 已治疗

6个月，其中在后5个月早晨服药前同一时间测定血浆浓度15次，血浆浓度高低不等，最高值是最低值的2倍多，表明这段时期，患者多有藏药行为。

（二）TDM有助于用药剂量个体化，提高临床疗效

许多精神药物，其血浆浓度个体差异大。如氯氮平，Steven等认为不同的患者服用400mg/d，氯氮平稳态血药浓度在40～1 911ng/ml，相差约47倍；赵靖平等认为同一剂量的氯氮平，不同患者的血浆稳态浓度差别可达5倍以上。一种药物因治疗阶段和目的不同，血药浓度范围也不同，氟哌啶醇治疗首次发作的精神分裂症患者有效血药浓度偏低；多塞平发挥镇静作用要比抗抑郁作用所需的有效血药浓度低。所以，不同的患者，治疗剂量不应千篇一律，应监测血药浓度，根据有效治疗浓度范围，结合患者的生理、病理及环境因素进行个体化给药。

（三）TDM对防止药物过量中毒和诊断药物急性过量中毒具有重要意义

有些精神药物治疗指数低，安全范围窄，易引起不良反应，通过监测血药浓度，使血药浓度控制在治疗浓度范围内，可防止药物过量中毒。TDM对于中毒症状容易与疾病本身相混淆的药物有利于诊断，如三环类抗抑郁药物过量时与抑郁症状相似，可根据血药浓度监测结果结合患者用药方案进行鉴别，如果发现血药浓度较以前过度增高，一般考虑中毒的可能性大。

（四）TDM有助于了解精神药物的相互作用，确定合并用药原则

临床上，精神药物的联用相当普遍，如抗精神病药物与抗抑郁药联用治疗伴有继发抑郁症状的精神分裂症；抗精神病药物与锂盐联用治疗躁狂发作。盲目合并用药，产生的相互作用会造成临床疗效降低或副反应增加。药物相互作用主要有三个类型：酶抑制、酶诱导和血浆蛋白结合部位的取代，如氟伏沙明是CYP1A2和CYP3A4肝药酶抑制剂，与氯氮平或奥氮平联合应用，可明显增加后两者（尤其是氯氮平）的血浆浓度，有导致中毒的危险；氟西汀和帕罗西汀是CYP2D6强抑制剂，与TCAs合用可导致后者中毒。TDM可通过病历报告、前瞻性研究、回顾性研究和群体药物动力学研究等方法对精神药物的相互作用进行论证。

（五）TDM有助于精神药物临床试验和遗传药理学的研究

精神药物Ⅰ～Ⅳ期临床试验都与血药浓度测定和监测密切相关，尤其对于Ⅳ期临床试验患者群体药动学参数和药物治疗窗的研究有重要的作用。此外，TDM对于遗传药理学研究也有重要意义，个体的遗传性体内处置特征初步决定药物代谢酶的活性，活性等位基因数量决定酶的活性表型（phenotype）。如果患者某种代谢酶的活性低，通常被称为弱代谢者（poor metabolizers，PM）；活性正常，被称为强代谢者（extensive metabolizers，EM）；活性高于正常，被称为超快代谢者（ultra rapid metabolizers，UM）。如果弱代谢者或超快代谢者达到人群的1%，则这种现象称为遗传多态性。细胞色素P450（CYP）同工酶中，CYP1A2、CYP2D6、CYP2C19和CYP3A4/3A5是与精神药物代谢最密切相关的酶，CYP1A2、CYP2D6和CYP2C19已证实有遗传多态性。药物代谢酶的遗传多态性在临床上非常重要，因为弱代谢者可因血浆浓度过高而导致未预料到的副反应发生；超快代谢者可因血浆浓度低于治疗浓度导致治疗无效。通过TDM，可以研究患者人群酶活性的遗传多态性，从而根据患者个体酶活性的大小，来调整药物剂量，达到优化治疗的目的。

二、精神药物血药浓度的测定方法

（一）色谱法

包括高效液相色谱法（high performance liquid chromatography，HPLC）、气相色谱法（gas chromatography，GC）、液相色谱-质谱法（liquid chromatography coupled with mass spectroscopy，LC/MS）、气相色谱-质谱法（gas chromatography-mass spectrometry，GC-MS）、液相色谱串联质谱法（LC/MS/MS），常使用紫外、荧光、电化学或质谱等检测器。HPLC、GC都具有分析速度快、分离效能好和灵敏度高特点，抗精神病药物和三环类抗抑郁药常采用这些方法，其中HPLC紫外线检测法（HPLC-UV）最为常用。HPLC、GC两种方法都需要在色谱分离之前进行生物样品制备，GC法仅能分析在操作温度下能汽化而不分解的物质。

为了解决这些不足,一些实验室介绍了 HPLC 交换柱允许用注射器将血清或血浆样品直接进样的方法,并且成功运用于氯米帕明等许多抗抑郁药和舒必利等抗精神病药物分析中。LC/MS 也是一种高效率色谱分析方法,它几乎能用于所有精神药物及其代谢物的测定,并且无需生物样品制备,能同时对多种药物进行分析,不足是成本高、技术掌握较难。LC/MS/MS 虽价格昂贵,但操作简单、分析速度快、选择性高,可能会在将来替代其他一些方法。

(二)免疫测定法

根据标记物的不同,免疫测定法(immunoassay, IM)又可分为放射免疫测定法(radio immunoassay, RIA)、酶联免疫测定法(enzyme-multipled immunoassay, EMIT)、荧光偏振免疫测定法(fluorescence polarization immunoassay, FPEA)等。这类方法灵敏度多高于 HPLC-UV 法和 GC 法,操作方便,血样需要量少,可不经提取,可自动化测定。主要用于 TCAs 分析,但是其特异性不如色谱法,无法区别 TCAs 分子量相似的代谢产物,且TCAs 代谢产物与原药之间有交叉反应。目前,该法在我国使用较少。

此外,还有火焰发射光度测定法(flame emission photometry)与原子吸收分光光度测定法(atomic absorption spectrophotometry)主要用于锂盐的测定,血清样品较血浆样品易分离,且混杂因素少,故常选择血清。由于锂盐常迅速转移至红细胞内,血清应最好在一小时内被分离。

三、精神药物治疗药物监测的实践

(一)抗精神病药物

某种精神药物是否需要进行 TDM?根据血药浓度与临床效应相关性确证程度等几项因素综合分析,将 TDM 的使用必要性分为 5 个推荐水平:1 = 强力推荐,2 = 推荐,3 = 有用,4 = 可能有用,5 = 不推荐。传统抗精神病药物中,氟哌啶醇、氟奋乃静的血药浓度与临床效应已证实相关,有效治疗浓度分别为 5～17ng/ml、0.2～2ng/ml,TDM 推荐水平为 1。氯丙嗪、奋乃静建议的治疗浓度范围为 20～300ng/ml、0.6～2.4ng/ml,TDM 推荐水平为 2。

氯氮平治疗范围浓度为 350～600ng/ml,血浆浓度与临床效应相关,其 TDM 早已采用并被广泛接受,且证实可提高治疗效果、减少副反应。与某些传统抗精神病药物和氯氮平一样,同一剂量奥氮平、喹硫平、氨磺必利(amisulpride)的血浆浓度个体差异性都较大,故血浆浓度无法通过剂量来预测。血浆浓度个体差异性大可能是由于药物通过肝药酶或肝外酶代谢过程的个体差异性大造成,也可能与药物的吸收、分布、消除过程相关。氨磺必利不经过肝代谢,几乎专一经肾消除,服用同一剂量后,其血浆浓度个体差异性大,也可能与服药依从性有关。临床研究结果显示奥氮平的血浆浓度与临床效应呈显著相关,利培酮呈相关,两者的治疗浓度范围分别为 20～80ng/ml、20～60ng/ml(利培酮与 9- 羟利培酮浓度之和)。喹硫平、氨磺必利、齐拉西酮、阿立哌唑的血药浓度与临床效应的关系尚模糊。有研究认为,喹硫平、氨磺必利在治疗剂量范围内,两者的平均血浆浓度分别为 68ng/ml、317ng/ml。齐拉西酮、阿立哌唑的浓效关系尚未见报道。

通过正电子发射断层成像(positron emission tomography, PET),可以探讨抗精神病药物的血浆浓度与 D_2 受体占有率之间的相关性。除氯氮平外,奥氮平、喹硫平、氨磺必利、利培酮、齐拉西酮、阿立哌唑已有报道。同剂量与血药浓度关系无相关性一样,多数药物其剂量同多巴胺受体占有率之间也无明显相关,但与阿立哌唑、奥氮平显著相关,可能与阿立哌唑、奥氮平半衰期长(分别为 75 小时、45 小时)导致血浆稳态浓度持续时间长有关。上述 PET 影像学研究表明,一些新型抗精神病药物的血浆浓度能有效预测脑中靶组织的药物浓度。

(二)抗抑郁药物

阿米替林(阿米替林与去甲替林之和)、丙米嗪、去甲替林、地昔帕明的浓效关系已经确立,有效治疗浓度范围分别为 80～200ng/ml、265～300ng/ml、50～150ng/ml、100～160ng/ml。使用相同剂量的 TCAs,其药物动力学特点和稳态血药浓度存在着明显的个体差异,最重要的原因是 CYP450 酶的遗传变异,其中 CYP2D6、CYP1A2 和 CYP3A3/4 与 TCA 有关,尤其是 CYP2D6,参与许多 TCA 的代谢,其已被证实具有遗传多态性。同一药物剂量,PM 和 UM 可导致血药浓度过高和过低。多种药物对 TCAs 的血药浓度有影响。卡马西平、苯妥英、丙戊酸、利福平、苯巴比妥、水合氯醛、格鲁米特及口服避孕药等可诱导羟化酶，增加 TCAs 代谢，使其血浆浓度下降。而氯丙嗪、硫利达嗪、奋乃静、氟哌啶醇、哌甲酯以及双硫仑（disulfiram）、氯霉素、氢化可的松、甲状腺素、雌激素、奎宁等可抑制 TCAs 的代谢，使其血浆浓度增高。T_3 可以减少 TCAs 与血浆蛋白的结合，使血液中游离 TCAs 增加。甲状腺素水平的增高还可增加神经组织对 TCAs 的敏感性。西咪替丁和 β 受体拮抗剂通过减少肝脏血流，使 TCAs 的代谢减慢，血药浓度增高。吸烟也可诱导 CYP1A2 酶而降低血药浓度。

一般来说，新型抗抑郁药物血药浓度与其毒性相关性不强，普遍认为 TDM 对于这些药意义不大。四环类（马普替林、米安舍林、米氮平）、MAOI、SSRI 类抗抑郁药，尚缺乏有意义的浓效关系证据。但瑞典一项研究表明，SSRI 的 TDM 对临床治疗有益。

（三）心境稳定剂

目前普遍认为，碳酸锂急性期治疗浓度范围为 0.5～1.2mmol/L（美国精神病学协会抑郁障碍患者治疗实践指南，2012），维持期治疗为 0.5～0.8mmol/L，个别可达到 1.2mmol/L，碳酸锂的血清浓度与临床效应相关，治疗窗窄，治疗剂量与中毒剂量非常接近，TDM 应用意义大。

卡马西平和丙戊酸钠作为抗癫痫药物，应用于精神障碍的治疗浓度范围尚未确立。一项关于卡马西平治疗复发性情感性障碍的随机对照研究表明，低浓度（15～25μmol/L）与高浓度（28～40μmol/L）对于双相情感性障碍的预防无明显统计学差别。其抗癫痫的治疗浓度范围（20～50μmol/L）可以作为治疗情感性障碍时的浓度参考范围。对于该两种药，其 TDM 主要目的是避免毒性反应，保证用药安全。

（四）其他精神药物

多数抗焦虑药物和镇静催眠药物属于苯二氮䓬类，它们通过抑制 GABA 能神经元来达到疗效。其起效快，而且与血浆浓度相关，代谢物浓度个体差异大，但安全性相对高，TDM 多限制在少数情况下使用，如阿普唑仑治疗疼痛发作时。美沙酮、右旋美沙酮等常用于阿片类依赖的治疗。有研究认为，TDM 对于两者有重要的意义。TDM 可能对于双硫仑治疗酒精依赖也有益。

综上，精神药物氟哌啶醇、氟奋乃静、碳酸锂、多塞平、丙米嗪、地昔帕明、去甲替林、氯氮平的浓效关系及治疗窗已经确立，应该在临床中进行 TDM。奥氮平和利培酮的血药浓度与临床效应相关，TDM 对于提高疗效和减少副反应有重要意义，也应在临床中推荐使用 TDM。

除了上述药物之外，所谓的药物治疗浓度范围多是反映了在药物推荐的剂量范围内血药浓度的变异，而没有考虑这些浓度是否对治疗有效，这些未确证治疗窗的药物的 TDM 应用也仅限在检查患者服药依从性、研究 P450 酶遗传的多态性以及药物的相互作用。随着药动学 - 药效学（PK-PD）等更科学方法的建立，适合 TDM 的精神药物将更多地被证实。

尽管精神药物的 TDM 对临床有积极的意义，但总体来说，TDM 的临床实践还不尽人意。美国一项调查研究（1999）表明，在接受碳酸锂治疗的患者中，37% 未进行 TDM；瑞典的一项类似研究表明，仅有 20% 的精神科医生对接受 TCAs 的患者常规进行 TDM；国内尚未见 TDM 使用情况调查的报告。精神科医生和临床药理学研究者需要重视 TDM 的价值，共同努力实践，使 TDM 真正为临床服务。

（王传跃　司天梅）

第五节　精神药物的临床试验和评价

药物临床试验是指任何在人体（患者或健康志愿者）进行的系统性研究，以证实或揭示药物的作用、不良反应及 / 或其吸收、分布、代谢和排泄，目的是确定药物的疗效及安全性。药物临床试验应遵循药物临床试验质量管理规范（good clinical practice，GCP）。GCP 是临床试验全过程的标准规定，包括方案设计、组织实施、监察、稽查、记录、分析总结和报告。制定 GCP 的目的是保证临床试验过程的规范，结果科学可靠，保护受试者的权益并保障其安全。GCP 以赫尔辛基宣言为药物临床试验的伦理基础。要求设置独立行使职能的伦理委员会，负责从保障受试者权益的角度审阅药物临床试验方案，对受试者的入选办法、获得知情同意书的办法以及对意外事件处理措施的合理性予以评价;要求把受试者以书面形式签署知情同意书的过程视作研究者与受试者相互沟通的过程,并要求研究者对保证受试者了解拟参加的药物临床试验性质,正式表达志愿参加试验的这一过程,予以高度重视。

一、新药临床试验的分期

药物开发是一个系统的过程,早期小规模研究的信息,用于支持规模更大、目的性更强的后续研究。临床药物开发常被分为 4 个周期,即Ⅰ、Ⅱ、Ⅲ、Ⅳ期临床试验,各期临床试验的目的和设计是不相同的。

(一)Ⅰ期临床试验

Ⅰ期临床试验是初步的临床药理学及人体安全性评价试验,包括:初始人体安全性和耐受性评估、药物代谢动力学研究、药效学评价、药物活性的早期测定。这类试验可以是开放、基线对照的,有时为提高观察结果的有效性,也可用随机化和盲法或安慰剂对照。Ⅰ期试验应得到以下结果:①了解到人体可耐受的剂量范围,为Ⅱ期临床剂量选择提供依据;②为Ⅱ期临床提供给药频率及给药时间;③了解预期药物不良反应的性质及剂量范围。

Ⅰ期耐受性试验通常为非治疗目的,可能在健康志愿者或者某类患者中进行。具有潜在毒性的药物(如细胞毒性药物)通常选择患者作为研究对象。初级剂量及最大剂量应由有经验的临床药理研究人员和临床医生,根据动物药效学试验、动物毒性试验的结果或同类产品应用的剂量来确定;给药途径应根据试验药剂型、用药目的,同时要参考临床前药理毒理试验的给药途径而定,应与临床拟用药途径一致。试验观察指标除必须有一般的临床症状、体征和实验室检查外,还应该根据动物试验的毒性靶器官、可能出现或已经出现毒性的器官、同类药物的毒性靶器官,来考虑增加一些特殊观察指标。在达到最大剂量仍无毒副反应,一般即可终止试验;如在剂量递增过程中出现较重的药物不良反应,虽未达到Ⅰ期规定的最大剂量也应终止试验。应从小剂量组开始逐组进行,在确定前一剂量组安全耐受前提下,开始下一剂量组,每人只能接受一个剂量;不

得在同一受试者中,在单次给药耐受性试验时进行剂量递增连续试验。

Ⅰ期药代动力学试验是为了解新药在人体内的吸收、分布、消除的动力学规律和特点,为指导Ⅱ期临床试验,设计合理给药方案和临床安全有效用药提供理论依据。要进行 3 个剂量组,单剂量及多剂量给药的药代动力学试验;如新药为口服制剂,应进行进食对药物吸收影响的研究。药物吸收、分布、代谢和排泄特征的研究通常贯穿整个开发计划;这些特征的初步确定是Ⅰ期临床试验的一个主要目标;药代动力学可通过多个单独的研究进行评估,也可作为有效性、安全性和耐受性试验以及组成部分进行;药代动力学研究在评价药物清除率、预测原型药或其代谢物可能的蓄积及潜在的药物相互作用、P450 同工酶系统的影响等方面尤为重要。一些药代动力学研究常在Ⅰ期临床试验后、在各期研究中进行,以解决针对性更强的问题。对许多口服药物,尤其是缓释药物,研究食物对生物利用度的影响很重要。另外,亚人群的药代动力学信息也应考虑在研究范围内,如清除功能受损者(肾或肝功能衰竭者)、老年人、儿童、妇女及人种亚群等。这些研究结果是为药物上市后指导各种人群用药。

药效学研究和血药浓度 - 效应关系研究(PK-PD 研究)可在健康志愿者或患目标疾病的患者中进行,若有恰当的方法,患者的药效学数据可以提供药物活性与潜在疗效的早期评估资料,而且可以指导后期研究的给药剂量和给药方案;对药物活性及潜在治疗受益的初步研究可以作为次要目的在Ⅰ期进行;这类研究通常在以后各期进行,但如果患者短期用药后,即可较容易地测定其活性,在Ⅰ期进行该类研究也是适宜的。

(二)Ⅱ期临床试验

Ⅱ期临床试验是治疗作用初步评价阶段。其目的是初步评价药物对目标适应证患者的治疗作用和安全性,也包括为Ⅲ期临床试验研究设计和给药剂量方案的确定提供依据。Ⅱ期的研究设计常采用随机盲法对照临床试验,并在多个中心进行。

Ⅱ期临床试验应分为 2 个阶段。第Ⅰ阶段:用剂量递增设计,以初步评价药物剂量 - 效应关系;第Ⅱ阶段:用公认的平行剂量与效应设计,确定

药物对目标适应证的剂量与效应关系。在Ⅱ期临床试验中，如果进行试验药与安慰剂对照的疗效和／或安全性比较研究，可评价试验药的绝对疗效率；如果进行试验药与阳性药对照的疗效、安全性的比较研究，可评价试验药的相对疗效率。典型的Ⅱ期临床研究对象是选择标准范围相对较窄的患者群，代表相对同质的人群，并应严密监控。

用3个以上剂量的随机平行量效关系研究是一种广泛使用成功并可接受、用于获得群体平均量效关系数据的方法，但并不是唯一的方法。用该方法，如果剂量选择合适，能确定临床受益或非期望作用与药物剂量或药物浓度之间的关系。更全面的量效关系的研究，应对数据库子集中人口学特征如年龄、性别及种族等可能存在的差异，进行量效关系的探索性研究。

（三）Ⅲ期临床试验

Ⅲ期临床试验的目的为治疗作用确证阶段，是进一步验证药物对目标适应证患者的治疗作用和安全性，评价利益与风险关系，最终为药物注册申请获得批准提供充分的依据。应具有足够样本量的随机盲法对照试验。对于预计长期服用的药物，药物的长期暴露试验通常在Ⅲ期进行。强调试验必须有足够的样本量、进行与阳性药物对照的随机盲法的试验，使试验结果能够回答所提出的问题。Ⅲ期试验设计原则与Ⅱ期大多相同，其基本原则是随机、对照、盲法、前瞻。

（四）Ⅳ期临床试验

Ⅳ期临床试验是新药上市后由申请人自主进行的应用研究阶段，其目的是考察在广泛使用条件下的药物疗效和药物不良反应；评价在普通或特殊人群中使用的利益与风险关系；改进给药剂量等。应注意它只涉及许可的适应证，往往对药物的优化使用有重要作用。同时也是考察在广泛使用条件下的疗效和药物不良反应。研究通常包括：附加的药物间相互作用研究、剂量-效应关系或安全性研究和支持药物用于许可适应证的研究（如死亡率／发病率的研究，流行病学研究）。

二、精神药物临床试验设计中的注意事项

目前精神药物临床试验仍然缺乏实验室检测和严格的客观方法用于诊断和结局评估，在这种

情况下，随机双盲临床试验已被证明在促进该领域发展方面具有巨大的价值。精神药物临床试验设计中需注意以下事项：

（一）研究设计问题

至少应该阐明总体设计中的一些根本问题：①药物可以带来什么好处？②药物的风险是什么？③什么给药方法是适宜的？④新药与替代治疗如何进行比较？⑤有特定患者最有可能从该药获益吗？此外，设计精神药物临床试验时，一些最突出的问题值得关注，如剂量确定、疗效与安慰剂、疗效与标准参照药物、急性和长期不良反应、持续和维持治疗的疗效，以及特殊人群中的相对疗效或不良反应（如疾病早期、疾病晚期、难治性患者）。关于吸收、清除、代谢和药物间相互作用的充分资料，对临床试验设计也是重要的。患者特征依据特定试验的需求也有差别，以下问题应加以考虑：

1. 受试者特征

（1）患者的人口学特征：受试者人口学特征的变异在纳入和排除标准中应加以考虑：①年龄常作为排除标准。年龄可能在一定程度上影响特定药物的药代动力学。老年人更有可能合并躯体疾病，对某些不良反应更敏感，年轻患者纳入试验也可能存在问题。多种因素导致临床试验中缺乏处于特殊年龄范围的受试者。研究需要不同年龄组更早期的资料，正在建立临床试验纳入特殊年龄范围患者的机制。②性别可能是重要的变量，女性在临床试验中常常是亚组人群。③种族对药物代谢和耐受性也许是有意义的。此外，由于药物基因组学策略被开发用于扩展临床试验资料，更精确的种族资料是关键。④婚姻状况可能是心理社会调适和疾病病程的替代征象，也许具有预测意义。⑤体重和体重指数已经成为公共卫生不断增长的关注点，因为精神科药物尤其是部分第二代抗精神病药物会导致明显的体重增加。

（2）患者的疾病特征：重要的是确定患者是否处于急性复发或恶化，相对应的是部分缓解或慢性症状的"稳定平台期"。此时，研究者为了将患者纳入临床试验会把他们从正在进行的治疗中撤出，结果导致一些症状恶化。这些不同方法的重要性是它们可能导致患者的药物效应、基线症状模式以及基线症状的"稳定性"程度各异。理

想的患者样本可能是那些首发未治的患者，这样完整的效应程度和时间过程可以确定出来。但是，由于受试者必须是确定的并可纳入试验的，很可能某些治疗已经在实施。纳入的受试者已经部分治疗或是处于慢性症状期，不一定需要在后续的、临床显著的药物效应的检验中排除，但是很可能效应的性质和大小将会改变。

诊断的亚型可能是重要的，其有助于区别哪些患者更有可能从特定治疗中获益。总病程和本次发作病期的重要性在于确定药物有效的人群，以及长期的病程和结局的人群。许多试验中的特殊问题是依据患者药物有效性将既往史进行分类。目前发作期 2 周或 3 周以上可能提示，患者对已经给予治疗疗效不佳或只是部分有效，或其他一些因素（如不依从、合并躯体疾病等）使治疗效应复杂化。评价药物治疗效果中比较困难的是确定起病时间或确定特定发作的时间。对新药开发来说，在未服药患者中考察这些新药日益重要。

进入试验所需的症状特定类型和严重度因总体目标不同而不同。通常"严重度"的最小界值是依据试验所关注的核心症状而制订的。人们期望，研究还应关注基于显著残留症状或继发症状入选的患者，这些症状与主观苦恼和／或功能损害相关。精神障碍中症状学的许多成分的主观性给临床试验造成特殊的挑战，由于许多症状是主观的并且不能用客观指标定量，所以基线状态的评估比较困难。医生尤其熟悉罹患精神病的患者，一旦症状得以改善患者对其治疗前的精神病则更开放和明确。有些患者也许不适合试验，或在得到部分治疗后才情愿或能够签署知情同意。在这些情况下，评估患者签署知情同意的能力十分必要。患者应该能够用自己的语言描述和解释他们即将同意参加的研究、研究的目的、研究的实验室指标以及研究的可能获益和风险。患者必须了解，他们有权利在任何时间退出研究，如果他们选择退出将不会受到任何方式的处罚。

病前的社会适应是具有预后意义的变量，精神分裂症患者中尤其如此。适应不良不但预示不良结局，而且也是患者可能出现更严重的早期神经发育异常或前驱症状的指征。

（3）患者的药物治疗相关特征：如果试验设计的对象是其他治疗不依从或不能耐受患者的话，则应制订明确的入组标准。目前有争议的是确定难治性患者是否需要进行前瞻性研究，但是这肯定是最保守的方法，因为前瞻性研究可以在一定程度上阐明治疗状况的变化与参与试验产生的关系。此外，治疗效应回顾性评估的质量存在巨大差异。

药物的洗脱对于急性期患者是一挑战。如果某些症状发生恶化，会使基线的确定、伦理关注和治疗问题变得复杂。换一句话说，假定前期治疗具有某种程度的疗效和／或不良反应，缺乏洗脱意味着真实的"基线"没有达到。治疗试验中设置安慰剂组在一定程度减轻这些现象。前期治疗的药物类型、用法和半衰期会影响洗脱期需要多长时间才能防止可能的撤药效应，这些撤药效应会影响基线评分。是否采用洗脱和采用多长时间可能与评估后续治疗效应有关。撤药效应既不一致也无法预测，这导致确立合适的基线变得复杂。

合并精神障碍应给予评价并记录。虽然没有充足的资料来确定合并疾病可能对精神药物效应产生何种影响，但是常见合并疾病应加以研究，在某些方面有助于确保普遍性并指导临床实践。此外，有些研究试验性地指出，不同药物也许有或多或少的影响，如物质滥用的测评表明在合适的人群中这或许是重要的结局测评。在进行抗精神病药研究中，重要的是记录既往存在的运动障碍以便有适当的基线评估，并保证既往病情（或撤药效应）不会对后续治疗产生影响。

2. 试验设计 临床试验设计最关键和最困难的方面是权衡科学性和可行性。虽然许多问题终究需要解决，但是在一个试验中常常不可能充分阐明多个问题。试验的时间会受到是否采用安慰剂组的影响。时间越长，越难判断服用安慰剂患者的保留，并且脱落率越高，资料可用度越少。在试验设计中需要考虑药物起效的时间，因为精神药物起效的时间一般是可变的，以便符合统计学把握度的估计。例如，在精神分裂症的急性期治疗中，大多数患者在最初的 4～6 周时间内将获得至少最终改善程度的一半（假定没有时间过长的剂量滴定期）。在许多研究中，显著的药物效应见于 1～2 周后；不同的症状可能有不同的起效时间。例如，激越可能比妄想或思维障碍起效更快。另外，也许有起效更慢的患者亚组，对于这类患者也许需要更长时间的试验。如果需要比较不同药物充分起效的时间，那么就需要时间为6个月或更长的试验，这实际涵括了持续治疗期。由于在临床试验中越来越多个维度的结局得到关注（如精神分裂症的原发阴性症状或认知缺陷），因此更好地表明这些变量起效时程的特征十分重要，以便从试验目的出发建立最短和最佳试验时程。对所期望的不同症状改善程度的估计，是统计学上计算把握度的关键。

3. 安慰剂的作用

（1）可能适用安慰剂对照的临床试验：在短期急性临床试验中是否使用安慰剂是一个争论得相当激烈的问题，有些争议在法规要求、研究者、伦理委员会、患者与家庭以及其他有利益关系机构之间持续存在。在临床试验中有许多重要因素影响安慰剂的使用。有人认为：某种疾病如果存在一种有效的治疗方法，再使用安慰剂在逻辑和伦理方面则存在问题。相反，如果不存在有效的治疗方法，安慰剂是可以使用的。这里存在的问题是如何来衡量药物效应（effectiveness）。本文中所使用的有效的（effective）这一词不完全等同于药物的疗效（efficacy）。在诸如精神分裂症这种复杂的疾病中，我们不断努力形成关于效应和疗效的最佳概念。如果我们从阳性症状角度狭义地定义药物的有效或起效（response），那么可以认为传统药物在某种程度上有一定疗效。在一些严重衰退或难治性病例中，这个问题更加难以界定。针对阴性症状或认知缺陷的治疗，则缺乏有效的治疗药物，安慰剂的对照更加必要。

一种已证明有效的治疗（所谓的"金标准"）在不同的试验中有效率变化很大，在某些情况下相当低而安慰剂却很高，这就产生了特殊问题。在已经存在有效治疗药物的情况下开发新药，此时新药应该优于安慰剂，还是优于已经存在的药物，是人们常常争论的问题。遗憾的是，鉴于疾病本身的性质和抗精神病药物的相关不良反应，一种对治疗非常有价值的新药可能在某一方面有优势，而其他方面却差于其他药物。因此安慰剂的使用仍非常重要，它可以揭示某一药物在哪些方面不占优势，但仍优于安慰剂，或权衡其在某一方面的不足是否影响综合效应。举例来说，假设在控制急性期症状方面A药疗效不如B药，但是一些患者却成功的使用着A药，而B药在短期内出现一些严重的副反应而导致一些患者中断治疗。这样，虽然A药在短期内某些方面不如B药，但优于安慰剂，最终我们还是会选择A药来治疗那些对A药有效的患者，而不是选用B药。在A药批准之前，我们需要明确它是否优于安慰剂，尽管它在急性期疗效方面比B药差。

对其他治疗失败的患者进行试验设计是我们需要面对的另一种挑战。一些人认为这种情况下安慰剂的使用较能接受，因为治疗是无效的。但是，事实通常是这些患者在非充分的常规治疗中也是有所获益的。因此，将新治疗方法和常规治疗方法比较才是恰当的，新治疗方法的优势也是我们唯一感兴趣的。

（2）安慰剂带来的治疗延误：在安慰剂使用方面存在的另一个重要的问题是因延误积极治疗带来的潜在危害，这是一个很难充分解释的问题。然而，人们已经尝试观测短期试验中使用安慰剂所带来的近期和远期影响。总体看来，参与短期安慰剂试验没有显示出不良影响。长期（超过6个月或更长）中断治疗是首发精神分裂症患者治疗方面争议的问题，主要因为有的学者认为长期停用精神药物与预后不良有关。这种预后不良在某些短期试验中有过报道，但在长期追踪研究中并不明显。短期临床试验的时间通常在4～8周之间。因此，区别短期延误治疗和相对长期延误治疗对结局的潜在影响极为重要。有人认为，我们没有完全掌握安慰剂应用的全部结果资料，因为受试患者常常有很高的脱落率。对短期安慰剂影响的评估将从安慰剂对照研究的长期随访以及意向人群治疗分析中得到启发。

与安慰剂使用有关的许多内容已经进行了详细的讨论。有人强调来自安慰剂对照研究的可用资料通常"明显经过裁减，治疗组间不均衡，不一定满足随机"。并指出多数研究人员常"使用一些如末次观测结转法（LOCF）的不合理统计方法"，"由不当裁减的数据得出的阳性结果，需要未被证明的假说甚至是研究所观察数据之外的资料来解释"。在某些特定的试验中是使用安慰剂还是活性对照药物或者两者都选择是很难决定的。有很多复杂的因素需要考虑，我们希望了解更多影响治疗的异质性因素，这样可使更多试验设计合理、易接受。

（3）补救药物的使用：既要尽量避免受试者脱落，又要避免他们受到伤害及影响有效治疗，在二者之间取一平衡是一个关键性的因素。在什么范围内，哪些在一项试验中由于治疗无效可能脱落而需要重新选择治疗的患者可使用其他药物？大量使用这些药物又给准确评估药物效应带来困难。在试验中为了治疗不良反应使用一些辅助药也是需要考虑的（如抗震颤麻痹药的使用）。这里使用率也是非常重要的结局评估指标，同时，附加药物可能有其他的不期望产生的效应（如认知损害）。

（4）新型试验设计：尽管使用安慰剂的问题是棘手的，但交叉设计也是供我们选择的一种方法。患者接受了具有潜在活性的药物治疗起效，则交叉进入安慰剂治疗组。如果没有起效，则不必进入安慰剂治疗期。这样安慰剂的使用有助于我们判断效应是否真正由药物引起。这种试验设计的优点是每个患者与其自身对照，所有患者均可接受活性药物，同时也增强了统计分析的把握度。这种设计的实用性取决于所研究疾病本身的性质，起效的时程，易复发的周期或安慰剂取代了积极治疗后症状恶化的时程。例如，在急性期治疗试验中，这种试验设计用于研究快速循环的双相障碍患者时所蕴含的信息远远超过用于研究其他精神障碍。但是这种试验设计也没有消除安慰剂使用。从伦理学角度，我们如何衡量延迟给予有效治疗，以及采用的治疗起效后又中止治疗结果导致症状恶化。

适宜分配设计（adaptive allocation strategies）是可供选择的另一种设计方式。这种设计特点主要是减少了接受安慰剂，无效或不利治疗的受试者数量。它根据在以往试验中结局最好的治疗来决定受试者接受哪种治疗。这些试验操作较困难，需要全部完成的受试者的结果，以便为后续的受试者分配治疗方案。此外，起效的标准必须提前明确规定。这种设计在试验中存在三种或三种以上试验分组时变得更加复杂。一些研究已经成功的使用了这种设计。在试验中减少接受不良治疗的受试者数量这一根本性目标能够满足。但

是，受试者的数量取决于有关的效应值。有许多新的试验设计还没有得到广泛应用，尤其是目前主流研究背景下，在某种程度上也影响了这些新的试验设计的应用。

4　**活性对照药物**　试验药物和活性对照治疗的比较研究中，需要仔细考虑关于特定的药物、剂量、不良反应、滴定要求等问题。如果对照药物剂量太低，不能完全显示其疗效；剂量过高，不良反应增加。这种研究在探讨对照药物和试验药物剂量范围方面显示出潜在的应用价值。尽管花费较大，但这些信息对临床实践有独特价值。遗憾的是活性对照研究少有实施。在某种意义上讲，这种状况源于人们无根据的假设，认为已经广泛应用的药物在量效关系方面资料很充足，事实往往并非如此。另外，剂量要求的个体间差异很大。例如，在精神分裂症的治疗中，首发患者有效剂量要比反复发作患者低，急性期治疗常比维持期治疗剂量高。

另一种日益受到人们关注的设计是辅助或加用药物设计（adjunctive or add-on strategy）。这种设计在部分有效或效果不显著的受试者为关注焦点时有特殊的意义。它不是把疗效不满意的治疗改为新的治疗，而是将安慰剂或试验性治疗随机附加给不同受试者。这种设计不需要中断治疗，主要问题是新的治疗能否提供额外的获益。这种实验设计的不足之处在于药物之间的相互作用，特别是辅助治疗产生的新异效应。这是否受原有治疗影响（如不同受体结合特性）？这种方法在单一治疗为个例而不是常规时非常适合。这种设计在抗惊厥药开发中已经得到应用。

5. **巩固治疗**　在急性期症状缓解之后，通常还需要对疗效进一步巩固与加强，称为巩固治疗阶段。在此阶段中断药物治疗的疾病复发风险比随后中断治疗增高。很难确定应该何时将持续治疗转变为维持治疗（或预防性治疗）。但是相对保守期限应不少于 6 个月。问题是怎样确定那些临床症状已经明显改善但仍有显著症状的患者的特征。对于这些患者，持续治疗期的界定比何时转为维持治疗这一问题更难以回答。这是由于词义上的区别，因为维持治疗的目标是防止疾病复发或精神症状再次恶化。

持续治疗和中断治疗的对照设计（continuation

versus discontinuation design）是衡量药物效应的敏感方法。当结果评定出现任何程度的恶化时，在伦理方面征得同意和保护受试者成为主要关注点。如果考虑实施该设计方案，那么在尽可能早的恰当时机中止试验的情况下，选择序贯分析或有计划的中期分析非常重要。

6. 维持治疗 对于复发性或慢性疾病，长期维持治疗是问题的关键。显然，有关疾病自然发展史和未治期的信息获得的越多，就越利于确定维持治疗的目的和目标人群。然而，精神疾病往往难以得到长期结局的数据，并且当和历史数据相比较时，诊断标准、评估技术或其他因素通常有所变化，这就限制了可归纳性。复发的频率、严重程度及后果是决定维持治疗地位的关键因素。如果疾病几年之内未必复发，那么维持治疗是否合理？是否进行维持治疗不仅受复发后果的影响，而且与预防性治疗本身的潜在后果也有关系。前文讨论的关于急性期治疗中的问题同样适用于此。患者的特点、年龄、性别、种族、发病年龄、当前或最近一次的发作情况、基线期精神病理学特点、共病状况等都很重要。在精神分裂症复发干预的研究中，甚至患者病前的心理社会调节能力也显示出某种程度的预测性。试验设计需要考虑如下因素。

（1）对照药物：在这种情况下，安慰剂对照的合理性无论在科学还是伦理学角度都引起了巨大的关注。关于活性药物治疗和安慰剂对照的复发率，在不同的研究、地域和人群中差异很大，这个事实值得我们仔细斟酌。有研究认为，活性对照甚至是试验药物的复发率可能等同于或高于安慰剂，是因避免统计学Ⅱ类错误而设计的样本量所致。文中也曾提及与此类似的问题，即关于多轴结局和收益-风险比。如果A药比B药复发率高，但是其安全性高并更可能保证持续的治疗，同时优于安慰剂，那么此药是否可用？一种药物比标准治疗差多少，优于安慰剂多少时，才考虑选择这种治疗方法？这是一个从法规、科学和伦理方面尚未解决的问题。

（2）试验疗程：试验疗程是此类试验能否实现整体目标的关键所在。第一年和第二年相比，维持治疗的结果差异可能很大，急性发作痊愈后的第一年复发率通常高于第二年。同时，一些研究显示，降低剂量后第二年的复发率高于第一年。同样需要讨论的问题是复发时程，以确定维持治疗的恰当的试验疗程。例如，既往研究资料显示，病情稳定的精神分裂症门诊患者在完全中断药物治疗的几个月内大多数没有复发。在下文提到的口服给药与长效针剂比较的研究中，如不了解不依从的时间和复发时程的关系，则很可能由于试验设计的问题导致不足以发现口服制剂和长效制剂间的显著性差异。许多双盲对照试验把患者随机分配到口服药物组或长效制剂组，因此，患者不得不接受其中之一为安慰剂片剂加注射剂治疗。这些试验疗程均为一年。总的来讲，这些试验并未发现我们预计中的精神分裂症患者不依从率高，中断药物治疗后复发率升高的假设。但是，这些研究的荟萃分析还是肯定了长效注射制剂的价值。

（3）依从性：远未达到预期效果很可能是由于试验疗程不足。在双盲对照试验中，假如受试者同意既接受注射治疗又服用片剂，说明这部分患者依从性较高，他们不会在短期内出现不依从现象。事实上，不依从可能要数周或数月后才出现，尤其是在按照试验方案得到了频繁的评估和社会心理支持的情况下。由于复发并不一定发生在药物治疗完全中止后的几个月内，因此在试验疗程仅为一年的研究中，不可能发现口服给药与长效针剂的差异。这类研究中唯一一项观察时间为两年的试验发现，第一年中没有差异，第二年则差异明显。然而，由于样本量不足以达到确立显著性差异的统计学把握度，即使在第二年也未必得出结果。

（4）非药物因素：在长期研究中，非药物治疗和环境因素的作用也很重要。研究明确显示，在接受药物治疗的个体中，非躯体干预也会对复发率产生很大影响。理想状况应该控制非药物治疗影响，如果没有进行控制，应该充分记录可用的和已用的相关因素，以识别潜在的混杂因素。

（5）随机化：在维持治疗的试验设计中，另一重要的问题是：急性发作痊愈后是否再次随机化分配，以证明维持治疗期的疗效。在一些药物开发项目中，追踪观察急性期试验治疗起效的患者，与对照药物比较复发率。这种设计仅仅提供急性期对药物治疗有效的患者的资料。目前问题是，为证明药物对复发的预防疗效，患者是否应重新随机化，或研究是否应当在药物治疗稳定后开始。这样得出的结论才是整体患者中预防复发的疗效，而不仅仅是急性期试验中对某种特定药物有效的患者。考虑到这些因素以后，我们可以就预防治疗的疗效在整体上得出结论，而不仅仅是那些在急性期治疗有效的患者。另外，认识到在急性期试验中由于其他原因造成的高脱落率也是非常重要的。但这并不是说收集关于特定药物长期持续的资料没有价值，因为这些资料在以后的评估和比较中还是很重要的。

（6）结局指标：由于在精神分裂症研究中要进行多方面的观察，因此有必要考虑专门的设计以确定疗效和特定的结局指标。有时重要的混杂因素使结果难以解释，在这种情况下，近期的临床试验已经努力在收集一系列观察指标的数据。例如，在精神分裂症急性期治疗试验中，由于研究对象为阳性症状显著的患者，此时就很难研究原发阴性症状。选择残留阴性症状并且不伴有急性阳性症状和明显锥体外系反应的患者进行试验是需要的。显然，很少有这样的研究。

关于认知功能障碍的问题也应有这方面的考虑。新型抗精神病药有望改善认知功能的一些指标。然而，研究这些指标需要设计特异性的最佳评估方法。另外，认知测查成绩的根本问题在于，影响这些改变的是功能，还是社会心理或职业、照料程度、家庭负担等等。到目前为止，这些研究尚未开展，是否有特定的认知测查能得出可测量的差异来反映有意义的功能变化，这个问题还无法过早定论。

（二）临床试验受试者的选择

传统的随机临床试验所选用的患者通常具有高选择性，他们可能并不能代表总体人群。所以受试者的选择是关键问题之一。

（1）诊断和现象学特征：诊断的划分是患者选择的重要依据。尽管疾病分类学标准在不断变化，但将选择标准结合高效度和信度的诊断系统仍然是非常重要的。研究应当采用系统和正规的诊断程序如SCID，而不是简单地根据某一所医院的诊断流程。尽管完整的访谈可能相当耗时，且在某些类型的研究中不划算，但至少应有完整的检查表说明患者符合特定的诊断标准。

如前所述，诊断亚型不能恒定地预测药物疗效；然而，我们希望随着分类系统的改进，亚型变得更有意义，因为亚型划分在临床试验设计中非常重要。

很多精神药物对不同疾病的同一症状都有效，因此根据现象学特征来区分对药物的反应是合理的。尽管可信度和是否具有普遍性等问题尚须解决，仍希望将来的研究在这方面有所进展。

（2）生物学分类：尽管疾病（如精神分裂症）具有粗略范围的生物学异常的特征，但仍无已被证明在临床试验或药物开发中非常有价值的生物学分类系统。这可能很大程度上是由于在这方面缺乏系统的结果，而不是缺乏潜在的有益关系。从神经影像学到药物基因组学的不同领域，进一步发展只是一个时间问题，在这种背景下生物学分类终究会成为主要依据。目前很多研究结果尚不统一，因此将它们作为临床药物试验的选择标准亦不恰当。另外，将来这一领域的发展中，许多值得关注的问题包括灵敏度和特异度尚需解决。

（三）药代动力学问题

在大型临床试验设计前，需要考虑药代动力学和药物代谢（包括代谢产物的活性）方面的问题。如了解血药浓度和疗效及副反应之间潜在的关系，有益于对治疗方案的优化。然而，直到制订用药剂量和定量给药计划时，相关数据可能仍不充分。早期关注这些问题，有助于临床医生制订合适的治疗方案。

临床医生需在急性期和长期治疗中来评价精神药物不同给药方法的实用性。口服、液体、肌注及长效制剂等给药方式在临床试验中应尽可能及早去开发和验证。不同制剂供不同严重程度和治疗阶段选择，因此多个临床试验设计可能是必要的。同样，关于药代动力学和药效学的信息了解得越多越好。

鉴于临床疗效的异质性以及药物吸收和代谢的巨大差异，患者随机分配在不同血浆水平研究组中，这为建立量-效关系和最佳给药方案提供了有力的工具。尽管比标准试验要困难，但这种设计是切实可行的，目前很少有这种研究。

（四）疗效评估的问题

由于精神疾病往往是复杂的、多面性的，并

且一些核心症状具有主观性，评估技巧非常关键。精神病理学的信息主要直接来源于对患者的访谈和观察，也参考其他来源（如家人、护士）的信息。由于患者的敌意、自知力缺乏、偏执观念和疾病的严重程度，访谈可能较难进行。有些精神病患者在治疗起效后反而比初期暴露出更多的精神症状。在很多试验中，评估者和患者通常并没有建立良好的医患关系。尽管这些评定标准可能会敏感地反映疗效变化，但或许只有和患者长期接触建立了治疗关系的评估者才能做出更精确的评估。试验中对同一患者始终由同一评估者评估是至关重要的。除了建立评估者间的高度一致性的信度之外，这种连贯性也非常重要。另外，评估时点和评估时段的选择由研究目的决定。总的来说，进行精神症状评估时，之前一周是合理的评估时段。患者不可能精确回忆起很久以前的症状。用于特定评估的时段不必与评估间隔相同。长期试验没有必要每周都评估患者，一旦评估时，之前一周可能是评估的重点。

（五）不良反应的评估

增强疗效和改善耐受性是药物开发中的两个主要目标，尤其在精神药物领域，很多精神药物的不良反应与精神疾病的临床症状交织重叠。由于精神药物治疗的长期性，不良反应在影响依从性和权衡利弊方面非常关键。但测评不良反应的方法远未得到重视。关于精确估计不良反应发生率的最有效方法一直存在争论。很多临床试验依据患者的自我报告，用一些特定的询问或评定量表来评估，用得出的试验结果反映所关心的已知不良反应（如锥体外系反应或迟发性运动障碍）。

由于很多不良事件的主观性，应该有详细的、特定的条目涉及广泛的、可能出现的症状，这样才能比非结构式方法引出更多的症状。一项方法学研究表明，与全面费时的晤谈相比，常规临床试验中发现的不良事件更实用和更恰当。同时，这些研究在识别一些特殊不良事件发生频度方面，可能会过分延误，如 SSRI 相关的性功能障碍。因此强烈建议在大型研究、长期研究或高风险的治疗研究中使用数据和安全监察委员会。

（六）小结

临床试验是治疗药物开发的主体内容。随着功能神经影像学、药物基因组学及其他学科的发展，在不远的将来预测和阐明精神药物疗效领域会有重要的发展。另外，为了更多获得利益风险评估和成本效果证据方面的信息，人们希望不断探索更广泛的功能结局测评方法，使临床试验设计更好地阐明全方位的公共卫生问题。

三、药物临床试验报告与报告试验的强化标准声明

报告随机对照试验（randomized controlled trial，RCT），应该以一种明晰的方式告诉读者进行研究的原因以及实施和分析的方法。例如，有报告称对随机化的报告不充分会导致对干预效果的估计偏倚。为了评估 RCT 的优点和局限性，读者需要也应该知道其方法学质量。不充分的报告可能会导致对 RCTs 的解释困难。而且，当有偏倚的结果导致可信度降低时，不充分的报告近乎一种不道德行为。

20 世纪 90 年代中期，两个拟改善 RCTs 报告质量的建议融合，出版了报告试验的强化标准（consolidated standards of reporting trials，CONSORT）声明，该声明由临床试验学家、统计学家、流行病学家和生物医学编辑组成的国际小组开发。CONSORT 已经得到了越来越多的医药卫生期刊和编辑小组的支持，包括国际医学期刊编辑委员会（ICMJE 温哥华小组）、科学编辑委员会（CSE）和世界医学编辑学会（WAME）。CONSORT 已经用荷兰语、英语、法语、德语、日语、西班牙语和中文发表，并能在因特网上找到有关 CONSORT 小组的相关信息。

CONSORT 声明由一个核对表（checklist，表 23-5-1）和一个流程图（flow diagram，图 23-5-1）组成，用于报告 RCT。核对表的项目涵盖了文题、摘要、引言、方法、结果和讨论部分的内容。修订的核对表包括精选的 22 个项目，经验证据表明不报告这些信息会对疗效产生错误估计，或者需要这些信息以判断发现的可靠性和相关性。CONSORT 小组有意安插了流程图，以便描述受试者参与 RCT 的经过。修订的流程图描述了试验的四个阶段（登记、干预分配、随访和分析）的信息。流程图清楚地显示了每个干预组的受试者数量，包含在数据的初步分析中，便于读者判断作者是否采用了意向处理（intention-to-treat）分析

法。为方便起见,核对表和流程图一起称作简单 CONSORT。它们主要用于写作、审稿或对单纯两组平行 RCTs 报告的评估。使用 CONSORT 能真正有助于改善 RCTs 的报告质量。

CONSORT 的用处在对生物医学文献的不断监测中得以加强,允许其在保留或减少现有项目和包括新项目的基础上进行修改。例如,当

Meinert 提出流程图没有提供有关进入 RCT 各阶段(即登记、治疗分配、随访和数据分析)的受试者数量的重要信息时,流程图可以修改以提供这类信息。核对表同样有修改的余地。

总之,CONSORT 声明旨在提高报告 RCT 的质量,便于读者了解试验的实施,以及评价其结果的有效性。迄今,国内期刊尚未采用 CONSORT

表 23-5-1　报告随机试验所含的项目核对表

论文章节和主题	项目	描述	报告页码
文题和摘要	1	受试者是如何分配干预的(如随机分配随机或随机指派)	
引言			
背景	2	科学背景和原理的解释	
方法			
受试者	3	受试者的适合标准以及资料收集的环境和地点	
干预	4	各组干预措施的准确资料以及实际实施的方法和时间	
目的	5	特殊的目的和假设	
结局	6	明确定义主要和次要结果的测量方法,如果可行的话说明用于提高测量质量的方法(如多重观察评估人员的培训等)	
样本量	7	样本量是如何确定的,如果可行的话解释任何期间分析和终止试验准则	
随机化——顺序产生	8	用于产生随机分配顺序的方法包括任何限制的细节(如模块化分层)	
随机化——分配隐蔽	9	用于实施随机分配顺序的方法(如有限的容器或中心电话)说明分配干预前顺序是否是隐蔽的	
随机化——实施	10	谁产生的分配顺序,谁登记的受试者,谁将受试者分组	
盲法	11	受试者实施干预和评估结果的人是否不知道分组情况;如果使用了盲法,如何评价盲法是否成功	
统计学方法	12	用于比较组间主要结果的统计学方法附加分析,如亚组分析和调整分析的方法	
结果			
受试者流动	13	各阶段受试者的流动(强烈推荐一种流程图),特别是报告各组随机分配接受治疗完成研究草案和接受分析,主要结果的受试者的数量描述、研究计划与草案背离情况及原因	
募集	14	界定募集和随访的时间	
基线资料	15	各组的基底人口和临床特征	
分析的数量	16	分析各组的受试者数量(分母)以及分析是否采用有意处理法,如果可行的话用绝对数陈述结果(如 10/20 而不是 50%)	
结局和估计	17	总结各组的主要和次要结果评估效应大小和精确度(如 95% 置信区间)	
辅助分析	18	说明报告其他分析的多样性,包括亚组分析和调整分析;指出哪些是预定的、哪些是探索性的	
不良事件	19	各组的所有重要负性事件或副作用	
讨论			
解释	20	解释结果考虑研究假设分析发生潜在偏倚和不精确的原因分析和结果多样性相关的危险性	
可推广性	21	试验结果的可推广性(外部有效性)	
全部证据	22	根据现有结果全面解释结果	

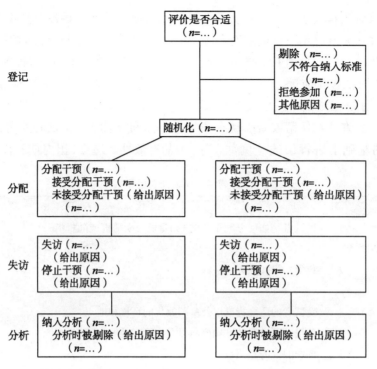

图 23-5-1 随机试验不同阶段进展的流程图

声明。因此，新药临床试验的论著的质量与水平一方面取决于作者在临床试验中的方案设计和实施，另一方面取决于其是否从其新药申报的资料中合理地总结出期刊所要求的内容。各期刊的审稿者无疑是对其论著质量水平的把关与提高至关重要。

四、上市药品再评价

药品上市后再评价是药品监督管理不可缺少的组成部分，是对上市前研究的必要补充。药品再评价不仅可以发现上市前研究的不足，还可发现新的临床适应证，研究特殊人群用药特点和最佳临床用药方案。

药品上市后再评价主要涉及如下内容：①药品有效性研究（疗效评价）。鉴于上市前研究的局限性，药品上市后在广大人群中应用的有效性，长期效应和新的适应证以及影响药品疗效的各种因素（治疗方案、患者生理状况、合并用药、食物等）的研究，是上市后再评价的重要内容。②药品安全性研究（不良反应监测）。在广大人群中考察经药品长时期应用发生的不良反应，以及停药后发生的不良反应，同时研究影响药品不良反应发生的因素（机体、药品、给药方法、药物相互作用等）。

20 世纪 80 年代兴起的药物经济学从社会学角度出发，运用经济学理论与方法通过对药品成本和相应效益进行比较，决定出最佳用药方案，以期最大限度地合理利用现有药物资源，让民众以最小代价享受到最好的医疗服务。因此，药物经济学评价也是对药品综合评价的内容之一。药物的质量评价是许多国家对药品进行再评价的内容之一。

药品再评价必须有切实可行的实施方法，由于目前我国药品较多，上市药品质量良莠不齐的市场情况以及企业、医务人员对再评价工作认识水平不一，可采取定期系统性评价和不定期的专题评价相结合的方式。定期系统评价是对市场现有药品的使用情况调查，按药品评价指导原则有计划、按系统地组织评价，如一类新药（化学药品、中药、治疗用生物制品）开展重点监测；重视评价国外上市时间不足 5 年的进口药品和仿制药等；重视对药物滥用情况的调查，如抗生素、解热镇痛药、激素类等的滥用调研。不定期专题评价是根据国家基本药物和 OTC 遴选、调整及其他药品监督管理实施时有异议的品种，某些药品不良事件的因果关系分析等。从用药量大、关系人民健康密切的药品着手，开展重点药品的再评价，逐步过渡到对所有上市药的全面再评价。

政府部门可以根据上市药品再评价结果，通过对药品使用的风险和效益比，对其综合评价后可采取相应管理措施。①对临床用药风险大，疗效不确切者，应停止药品的生产和/或流通；②产品适应证过宽，某些适应证的疗效不确切或无充分数据证实时，则应修改"适应证"项下内容或对已批准的适应证、剂量和服用等内容进行修改；③修改注意事项等。如抗精神病药舍吲哚因 QT 间期延长而撤市。

（李继涛　王传跃　谭云龙　司天梅）

第六节　精神药物的不良反应与药源性疾病

一、基本概念

（一）药物不良反应的定义

药物不良反应是药物在正常用法和用量时由药物引起的有害的和不期望产生的反应，包括副作用、毒性反应、依赖性、特异质反应、过敏反应、致畸、致癌和致突变反应，不包括药物过量、药物滥用和治疗错误。药源性疾病是由药物引起的人体功能或结构的损害，并有临床过程的疾病，其实质是药物不良反应的结果。

药物不良反应是所用药物特有的性质和患者某种决定个体对药物反应方式的先天性和获得性性状之间相互作用的结果。因此，某些反应主要决定于药物（物理化学性质、剂型、剂量、给药速率和途径），而另一些反应则主要取决于患者的性状（遗传、生理和病理变异），也有一些与两者都有关系。

（二）药物不良反应的分类

1. 根据不良反应与药物剂量有无关系分类

（1）药物剂量有关（A 型反应）：指严重程度与所用药物的剂量成比例的不良反应，是药物药理作用的延伸。由药物或其代谢产物引起。

（2）与药物剂量无关（B 型反应）：指与药物剂量无关的不良反应。发生率低于 5%。由患者的敏感性增高引起，通常表现为对药物反应发生质的改变。可能是遗传药理学变异引起，或者为获得性药物变态反应。大多数具有遗传药理学基础的反应只能在患者接触药物后才能发现，因而难以在首次用药时预防这类不良反应发生。

2. 根据不良反应的性质分类

①副作用（side effect）；②毒性作用（toxic effect）；③后遗效应（residual effect）；④依赖性（dependence）；⑤特异质反应（idiosyncratic reaction），也称特异反应性（idiosyncrasy）；⑥变态反应（allergic reaction），也称过敏反应（hypersensitive reaction）；⑦致癌作用（carcinogenesis）；⑧致畸作用（teratogenesis）；⑨致突变作用（mutagenesis）。

3. 世界卫生组织关于不良反应的分类

（1）副反应（side effect）：指药物常用剂量引起的与药理学特性有关的但非用药目的的作用。

（2）不良事件（adverse event/adverse experience）：指在使用药物治疗期间发生的不良医疗事件，它不一定与治疗有因果关系。

（3）不良反应（adverse reaction）：指预防、诊断、治疗疾病或改变生理功能使用正常剂量时发生的有害的和非目的性药物反应。

（4）意外不良反应（unexpected adverse reaction）：为药物的一种不良反应，其性质和严重程度与标记的或标准上市的药物的不良反应不符，或者是未能预料的不良反应。

（5）信号（signal）：指一种不良事件与药物可能有因果关系的信息，这种关系在以前是未知的，或者是在文献中未能完全证实的。通常至少需要一次以上的报告才能作为一种信号，这取决于事件的严重程度和报告的质量。

（三）药物不良反应的诊断原则

①以前对这种反应是否有过结论性报告，即是否在动物试验或临床研究和应用中已经肯定过为不良反应；②这种不良事件是否呈时序性，即发生在被怀疑的药物应用之后；③在停止使用被怀疑的药物或者是用了特异性对抗药后不良反应获得改善；④再次使用被怀疑的药物（如皮试后）不良反应再次发生（激惹现象）；⑤排除药物以外的可疑因素引起这种反应；⑥在应用安慰剂后，这种反应是否仍然发生；⑦是否从血液或其他体液内检测到了可引起毒性的药物浓度；⑧当药物剂量增加或降低时，反应是否也随之加重和改善；⑨患者在以前是否在用同一药物或相似药物之后有相同的反应；⑩反应是否被其他任何客观证据证实。

在确定药物不良反应或药源性疾病之间的因果关系时,通常把不良反应的可能度(degree of probability)分为以下等级:肯定(definite)、很可能(probable)、可能(possible)、条件的(conditional)、可疑的(doubtful)。

二、药物不良反应监测的作用和方法

药物不良反应监测或称药物警戒(pharmacovigilance)的开展,促进了药物流行病学学科的发展。药物不良反应监测专注上市药物在大范围人群使用中的药物不良事件或药物不良反应,成为当前医药界关注的焦点,在国际上已有长足发展。

(一)药物不良反应监测的作用

新药在上市前的临床试验通常只是在数百例患者中观察药物的疗效和不良反应,仅仅只是最常见的急性剂量依赖性不良反应可以发现,对于一些少见或罕见的不良反应只能在上市后监测中发现。长期以来,无论是从药物的开发,还是临床应用,都较为重视药物是否有效,而忽略了药物上市后在临床应用中监测不良反应,以发现新的、特别是严重的药物不良反应和药源性疾病。这种情况直到 1961 年"反应停"事件后才有转变。这一震惊世界的严重事件使各国严格了新药审批程序,特别是加强了对药物不良反应的监测,并通过药物不良反应的监测发现了许多重要的药物不良反应。

抗精神病药氯氮平于 1975 年在芬兰上市,上市前仅有 200 例临床研究,而临床应用中发现该药可致粒细胞缺乏甚至死亡。该案例说明上市后不良反应的监测在发现上市前的临床研究中不能发现的不良反应中的重要性,也说明临床医生的自愿呈报不良反应在评价新药安全性中的重要作用。迄今没有任何方法可以预测这些不良反应,只有在临床应用中达到一定数量的患者后才能被发现。

(二)药物不良反应监测的方法

1. 队列研究 队列研究(cohort study)为一种常用和有效的药物流行病学方法,有回顾性和前瞻性研究两种。回顾性研究是系统收集过去药物治疗时发生的特定反应,并将发生这种反应的患者根据是否用过被监测的药物而分组,然后比较两组患者不良反应发生的差异。这种方法可以收集到用药人数和发生不良反应的人数,可用来分析、确定药物最常见的不良反应,各种不良反应的发生率,促进不良反应发生的因素。前瞻性研究则是从预先对设定的用药和不用药人群进行观察和比较。这种方法较回顾性研究有较多的优点,主要是能定向地、有目的地持续随访患者而收集到全部资料。近年来队列研究被广泛用于新药上市后监测,因而可以在新药上市后广泛用于临床数月或数年后即可发现罕见的不良反应或以前未知的药物相互作用。如果不良反应发生率很低,队列研究必须收集大量病例才能确定。

队列研究能估计不良反应发生率,但由于实践的原因,不能发现罕见的不良反应。例如根据统计学研究,如果一种不良反应发生率在 1/3 300,要求出它的 95% 可信度,至少要有 10 000 例使用被监测药物的患者,还必须在对照组中无自发性发生这种反应的病例,才能把这种反应归因于被监测的药物。如果在对照中发生了这种反应,就必须研究更多的用药患者和对照患者以确定这种不良事件的原因。

2. 病例对照研究 病例对照研究是在怀疑某种不良事件是药物的不良反应或药源性疾病时,则在有这种反应的患者和没有这种反应的患者中比较被怀疑药物的应用情况。如不良事件确由这种药物引起,则有这种反应的患者会比未用这种药物的对照组患者有更高的该药使用率。这种研究是回顾性的,可以提示药物和不良反应的因果关系。这种方法曾用于发现反应停和海豹肢畸形之间的联系。首先提出它们之间有关系的是 McBride 医生,他发现在妊娠期服用反应停的患者产下的婴儿先天性畸形发生率为 20%。妊娠妇女服用己烯雌酚引起女性阴道癌也是通过病例对照法研究发现的一个例子。阴道腺癌是发生在 50 岁以上妇女的罕见疾病,然而在 1966—1967 年间,美国一家医院竟有 7 例阴道腺癌发生于 16～22 岁青少年女性。因此引起了注意并进行了病例对照研究。结果发现患这种癌症的 8 例患者中,有 7 例母亲在怀孕早期服用过己烯雌酚,而对照组 32 例中无一例服用,因而确定了早孕服己烯雌酚与女性后代发生阴道腺癌的因果关系。这种研究方法对一些在临床上表现独特的不良反应的确立十分有效。但是,如果不良反应是临床常见表现，如黄疸、溃疡、抑郁，则一旦发生，可能难以怀疑是不良反应，而被归因于药物以外的因素。这就是为什么许多不良反应长期不能发现，如阿司匹林引起的出血。这种方法最大的缺陷是回顾性，不容易确定用药史。

但尽管如此，这种方法仍不失为一种有用的提出可能为药源性疾病的假说的有价值的方法。和队列研究不同，病例对照研究可以发现药物引起罕见不良事件，但它难以建立一个对照人群，也不能发现不良反应的发生率。

3. 自愿呈报系统　由于队列研究和病例对照研究的缺陷，必须实行自发性报告不良反应，它可有效地提出药物引起不良反应的早期信号；是查出少见和罕见的、长期用药引起的、迟出现的不良反应以及药物相互作用的唯一可行方法。

临床工作人员在医疗工作中发现可疑药物不良反应时，即填写报告递交药物不良反应监测中心，经监测中心对药物不良反应监测报告信息资料进行收集、整理、分析、评价后，及时提出反馈和向国家药品管理机构提供咨询。目前许多国家把药物不良反应的自愿呈报系统作为一种法定制度。我国一个比较完善的药物不良反应监察网正在逐步形成，中央和地方各级卫生行政主管部门均设立了药品不良反应监察中心，负责收集、整理、分析、评价、保管全国和各地区的药物不良反应监察报告的信息资料。报告药物不良反应是药品生产、经营企业、医疗卫生保健机构和医、药、护理等专业人员的法定任务。报告的内容包括上市后三年内的药品出现的全部不良反应；上市已达三年以上的药品引起的严重的、新的不良反应。

（王传跃　司天梅）

第七节　精神疾病治疗药物的回顾与发展

一、精神疾病治疗药物的回顾

（一）锂盐

20 世纪 50 年代，锂盐治疗躁狂作用的发现是现代精神疾病的药物治疗的里程碑事件。换一句话说，以锂盐为代表的精神药物的发现，开创了现代精神疾病的药物治疗。人类对锂盐的关注已有 150 多年，但锂盐用于抗躁狂的研究和治疗只有 50 余年的历史。早在 19 世纪 50 年代，锂盐曾用于治疗痛风和输尿管结石。20 世纪 20 年代，溴化锂曾用作镇静剂和抗癫痫药，但疗效不确定。20 世纪 40 年代，锂盐曾作为心脏病患者盐摄入的替代物，后因锂盐引起多人死亡而中止使用。

1949 年澳大利亚的 Cade 医生偶然发现了锂盐的抗躁狂作用。他一直在研究尿酸盐在动物中的作用，因锂盐的可溶性而被作为实验试剂。他通过对 10 例躁狂症患者的治疗观察发现，锂盐对躁狂症有特异性治疗作用。1954 年丹麦医生 Shou 等首先进行了锂盐治疗躁狂的对照研究。在此后的 20 年中，由于人们对锂盐毒性的恐惧和对其疗效的怀疑，锂盐的应用并不很广泛。20 世纪 60 年代以来，多项开放性临床试验和设计良好的双盲对照试验均证实，锂盐具有治疗躁狂以及预防躁狂和抑郁复发的作用，从此锂盐开始逐渐为临床医生和患者接受。1971 年锂盐再度在美国应用于抗躁狂治疗，1974 年锂盐开始用于预防性治疗。锂盐的应用不仅提高患者及其家庭的生活质量，也在很大程度上减轻了社会负担。来自美国的资料表明，仅在 1983 年锂盐治疗就为社会节省开支 170 亿美元。

锂盐的作用机制目前业已阐明。锂通过抑制肌醇单磷酸酶和糖原合成酶激酶，起到肌醇耗竭和 Wnt 信号激活作用，进而降低蛋白激酶 C 的活动，再经第二信使系统的 G 蛋白耦联，影响脑内主要神经递质系统，如谷氨酸全面减少、γ- 氨基丁酸水平恢复正常、去甲肾上腺素和 5- 羟色胺功能提高。锂还拮抗 5-HT$_{1A}$ 和 5-HT$_{1B}$ 自身受体，增强 5- 羟色胺释放。此外，锂可使控制昼夜节律的下丘脑振子再同步，从而改善睡眠觉醒节律的紊乱。

卡马西平和丙戊酸盐均合成于 20 世纪 60 年代，被成功地用于各型癫痫的治疗多年。在其作为抗癫痫药物应用的过程中，人们注意到它们的情感稳定作用。此后，大量开放性设计严谨的对照研究发现，它们具有治疗急性躁狂以及预防躁狂和抑郁复发的作用。近 30 年来，抗癫痫药物在精神科的应用受到重视，被认为是锂盐的有效补充治疗，大大拓展了双相障碍的治疗空间。

（二）氯丙嗪

吩噻嗪类药物的母核是 19 世纪后期合成，20 世纪 30 年代用作驱虫兽药。人们发现其衍生物异丙嗪具有抗组胺和镇静作用。在寻找其他抗组胺药物过程中，氯丙嗪由法国 Rhone-Poulenc-Specia 实验室合成出来。它的抗组胺作用弱，但在麻醉和外科中发现其具有强镇静作用。它引起人工冬眠，即安静、对环境和创伤明显的漠视、失去体温调控但保留意识和精神功能。1952 年法国的两位医生 Delay 和 Deniker 首次将人工合成的化学药物氯丙嗪试用于治疗精神病并取得戏剧性效果。该药具有独特的镇静作用以及不影响意识的抗精神病活性，不久被专门应用于精神分裂症患者。

其他导致精神药理学变革的药物大约也在同一时期陆续被发现（表 23-7-1），这些药物的疗效和适应证首先来自人们的临床观察，随后得到临床对照试验的证实。在此基础上，产生了一门新的学科——精神药理学（psychopharmacology）。20 世纪 60~70 年代许多精神药物包括氯氮平的相继问世，大多为老药的衍生物，并开发了缓释剂型。就抗精神病药而言，至今已有上百种曾先后应用于临床，目前有二三十种较为常用。本类药物很快取代原先在精神科领域占统治地位的胰岛素治疗，大大减少了电休克治疗的使用。70%~80% 的精神分裂症因治疗有效而重返社会。

（三）异丙烟肼和丙米嗪

20 世纪 50 年代发现，用于治疗结核病的单胺氧化酶抑制剂（MAOIs）异丙烟肼具有提高患者情绪作用，随后 Crane（1957 年）和 Kline（1958 年）的研究进一步证实了这类药物的抗抑郁效果。但令人遗憾的是，不时有异丙烟肼引起严重肝坏死的报告，从而阻碍了其临床应用。不过，MAOIs 抗抑郁作用的发现无疑标志着抗抑郁药物治疗的新时代。丙米嗪是第一个被开发出来的三环类抗抑郁药（TCAs）。它是在吩噻嗪的化学结构基础上改造而来，最早用于精神分裂症的治疗，结果精神分裂症未得到改善，却提高了情绪。1957 年 Kuhn 开始将丙米嗪应用于抑郁症的临床治疗。

此后，许多化学结构和药理作用相似的其他三环类药物相继问世。TCAs 是通过抑制 5- 羟色胺和去甲肾上腺素再摄取起到抗抑郁作用。与吩噻嗪类似，它同时具有抗胆碱能、抗肾上腺素能及抗组胺能活性，临床上也表现出胆碱能副作用、直立性低血压、过度镇静、肥胖以及对心脏、肝脏的毒性作用，甚至比吩噻嗪更为多见和严重。如果这两类药物合用，会大大增加相关副作用的出现，并且更易于导致严重的心脏、肝脏毒性。后续开发的新的三环类或一、二、四环结构的化合物，通称为环类或杂环类抗抑郁药（HCAs），它们对单胺类递质再摄取的抑制作用更具特异性，心脏、肝脏毒性相对减轻。

MAOIs 在治疗上的重要性近年来正重新受到重视，并开发出 MAOIs 如吗氯贝胺等。20 世纪 80 年代以来，选择性 5- 羟色胺再摄取抑制药（SSRI）的问世，则标志着抗抑郁药的一大进步，促进了以 5- 羟色胺为取向的基础和临床研究热潮。目前 SSRI 已广泛应用于临床，以其突出的安全性起到了取代 TCAs 的效果。

表 23-7-1　精神药物简史

年代	药物及其相关事件	做出重要贡献者
1949	锂盐（lithium）用于治疗躁狂	Cade
1952	氯丙嗪（chlorpromazine）用于治疗精神病	Delay 和 Deniker
1954	苯二氮䓬类药物（benzodiazepines）用于治疗焦虑	Sternbach
1957	异丙烟肼（iproniazid）用于治疗抑郁	Crane 和 Kline
1957	丙米嗪（imipramine）用于治疗抑郁	Kuhn
1966	丙戊酰胺（valpromide，丙戊酸盐）用于治疗双相障碍	Lambert 等
1967	氯米帕明（clomipramine）用于治疗强迫症	Fernandez 和 Lopez-Ibor
1971	卡马西平（carbamazepine）用于治疗双相障碍	Takezaki 和 Hanaoka
1988	氯氮平（clozapine）用于治疗难治性精神分裂症	Kane 等

（四）氯氮平

在开发新的三环类抗抑郁药的过程中，合成出氯氮平，最初试用于抑郁症的治疗，发现其抗抑郁作用不强，却有强的抗精神病活性。由于化学结构上的渊源和相似，氯氮平也具有强的抗胆碱能、抗肾上腺素能及抗组胺能等作用所导致的相关不良反应。现有的抗精神病药中，氯氮平受体作用最为复杂，安全性差，但抗精神病疗效方面是设计和开发新一代抗精神病药的化学结构或治疗靶点的最佳参照，并且已经成功开发出安全性更好、疗效相当的新型抗精神病药如利培酮、奥氮平和喹硫平等。

氯氮平于 60 年代初合成，化学结构属于二苯二氮䓬类。1962 年在国外完成第一个临床试验，1971 年首先在欧洲上市。1977 年上海的顾牛范率先报道了国内试用情况，国内产品于 1978 年上市。然而，由于世界各地有关氯氮平所致粒细胞缺乏导致死亡的报道，美国在 Kane 等难治性精神分裂症的临床对照研究基础上，延至 1990 年 2 月才批准氯氮平上市，限制其只能作为二线药物用于难治性精神分裂症患者或无法难受其他抗精神病药的患者。随着对氯氮平作用机制的进一步探明，将来有可能开发出更为安全有效的抗精神病药物，从而造福于精神病患者。

二、开发中的精神药物

由于近年来已很少有新作用机制的精神药物被批准，因此迫切需要加强对神经精神疾病类药物的研发。为了实现这个目的，必须注重针对疾病病理生理机制的药物研发，这样可以有助于寻找到治疗疾病根源的药物（治本），而不仅仅是对症治疗（治标）。这要求我们从研发开始就要明确疾病的病理生理机制，有针对性地验证新的药物治疗靶点。更全面地了解疾病的发病轨迹将有助于药物治疗靶点的选择及药物筛选模型的建立。基于"从病理研发药物"的思路启发了 NEWMEDS（精神疾病新药研发新途径）的出现，这一欧洲开展的项目旨在识别特定大脑环路的改变，尤其是与抑郁症和精神分裂症治疗及病理生理机制密切相关的前额皮质的环路。另一方面，更好地了解传统药物的作用机制（所谓的反向转化方法），也能在一定程度上加深了对神经精神疾病病理生理机制的理解，并且能够利用"从病理研发药物"的思路来设计新的药物。

由于"从病理研发药物"的思路刚刚出现，因此使用该方法所发现的药物能否应用于精神疾病的临床治疗，且其疗效和耐受性方面是否比传统药物更有优势等问题仍不清楚。以下是神经精神药理学领域中一些振奋人心的发现和研究进展，涉及最新的精神药物研发。这些新作用机制药物，尤其针对精神分裂症和抑郁症的药物，最近已被批准用于临床或正在进行 II 或 III 期临床试验。而有关神经退行性疾病，如阿尔茨海默病的研发策略可能与抗精神病药或抗抑郁药的有所不同。

（一）精神分裂症

在机制层面上，精神分裂症的药物治疗目前是基于与症状相关的多巴胺假说。25 年前开始研制的第二代抗精神病药在疗效方面取得了一些进展，在治疗精神分裂症的阴性症状和药物耐受性方面，特别是在锥体外系副反应方面，都得到了一定的改善。然而，至今还没有抗精神病药对精神分裂症患者的认知功能缺陷或社会功能缺失展现出强有力的疗效。多年来，由于第一代和第二代抗精神病药疗效的有限性，研究者们希望能够找到除作用于多巴胺系统外的其他作用机制的药物，以显著提高疗效、增加使用的安全性和耐受性。

近年来，精神分裂症的 N- 甲基 -D- 天冬氨酸（N-methyl-D-aspartate，NMDA）受体假说已在临床前动物模型和临床实验中得到验证。这一理论认为，在前额叶皮层，γ- 氨基丁酸（γ-aminobutyrate，GABA）能神经元 NMDA 受体功能低下（脱抑制假说），致使中脑边缘环路多巴胺过度释放，而中脑 - 皮质环路多巴胺释放减少，最终导致了精神分裂症症状的出现。然而，目前还没有一种能够选择性地增强这一关键脑区 NMDA 受体活性的药物被批准用于临床治疗。有研究表明，与健康对照组和高危人群相比，有前驱症状和初发精神分裂症患者脑内谷氨酸水平显著升高。NMDA 受体介导的 GABA 能神经元兴奋性的改变的研究表明，精神分裂症与前额叶皮层和边缘脑区谷氨酸系统的功能失调有关。目前，已有研究者开展了针对 II、III 型代谢型谷氨酸受体（metabotropic glutamate receptor，mGluR）的精神分裂症临床前治疗研究。研究表明，通过减少谷氨酸的释放，甲氧基丙胺嘧啶（一种有效且高度选择性的正位 mGluR$_{2/3}$ 激动剂）可使皮层过度活动的锥体神经元恢复正常。虽然在最初的临床试验中，甲氧基丙胺嘧啶对精神分裂症的阳性和阴性症状都有作用，但在Ⅲ期临床试验中没有获得阳性结果。临床数据分析表明，甲氧基丙胺嘧啶对早期（病程＜3 年）的伴有谷氨酸能活性增强的精神分裂症患者疗效最好。因此，预计有望开发作用于 mGluR$_{2/3}$ 的新型抗精神病药，用于治疗处于疾病早期阶段的精神分裂症患者，以期减缓疾病进展和改善预后。

多巴胺受体 3（dopamine receptor 3，D$_3$R）是另一种药理学靶点，在精神分裂症的发病机制中起着重要作用。然而，与 D$_2$R 不同，关于 D$_3$R 和 D$_4$R 活性的变化对该病症状的贡献程度知之甚少。D$_3$R 的分子结构与 D$_2$R 和 D$_4$R 的分子结构非常相似，并且在不同物种中，D$_2$R 和 D$_3$R 具有高度的同源性和相同的跨膜区域（包括结合位点）。这种结构上的同源性使得难以寻找到特异作用于 D$_3$R 的配体。之前一些被批准的认为主要作用于 D$_2$R 的药物，现在被发现也与 D$_3$R 有相互作用。D$_3$R 部分激动剂卡利拉嗪（cariprazine）是第一个在动物模型中被证明具有抗精神病作用的药物。卡利拉嗪对 D$_3$R 有更高的亲和性，而对于 D$_2$R 和 5-HT$_{2B}$ 受体亲和力相同。在啮齿类动物中，卡利拉嗪可以逆转由新生期或成年期亚慢性给予苯环己哌啶所致的新奇物体辨别能力的破坏。临床前和临床研究数据均显示，卡利拉嗪通过选择性激活 D$_3$R，可改善精神分裂症患者的认知功能破坏。卡利拉嗪在 2015 年被美国 FDA 批准用于治疗精神分裂症。但仍需进一步开展针对卡利拉嗪和其他选择地作用于 D$_3$R 的抗精神病药物的研究，以证明 D$_3$R 可以作为精神分裂症治疗的新靶点。

在设计临床试验以证明候选药物在精神疾病全病程治疗中的作用时，也会面临许多挑战。首先要识别出哪些年轻被试是高危人群。由于滥用强效大麻制剂的人患精神分裂症的风险增加，因此，可以针对这类人群开发出相应的治疗药物。如作为大麻素 1（cannabinoid 1，CB1）受体的一种负性变构调节剂，大麻酚可减缓△-9-四氢大麻酚的致精神病效应，并且可能具有抗精神病的特性。鉴于这些发现，CB1 受体被认为是治疗精神分裂症的一个新的药理学靶点。事实上，有报道称，每天 800～1 000mg 的大麻酚可以安全有效地减轻精神分裂症患者的症状。然而，CBD 作用机制仍存在不确定性。最近，Seeman 发现 CBD 和阿立哌唑一样，是 D$_2$R 的部分激动剂。因此，CBD 可能成为第一个同时作用于 CB1 和 D$_2$R 的新一代抗精神病药物。使用这类药物进行临床试验最好选用高风险人群，以评估 CBD 是否能抑制急性精神病症状和认知障碍的出现。目前正在开展三项不同的Ⅱ期临床试验，以评估大麻酚单药治疗或联合第二代抗精神病药物在治疗早期精神分裂症患者中的临床疗效（NCT02088060 和 NCT0204151）。

（二）抑郁症

目前临床中常用的抗抑郁药物，如 SSRI 和 5-羟色胺和去甲肾上腺素再摄取抑制剂（selective serotonin and norepinephrine reuptake inhibitors，SNRIs），对大多数患者有效，但是约三分之一的抑郁症（major depression disorder，MDD）患者治疗无效。认知功能损害是 MDD 的核心临床症状之一，有证据显示，伴有认知功能损害的 MDD 其抗抑郁药疗效显著降低。

多模式抗抑郁药如伏硫西汀是新型抗抑郁药的代表。这类药物除了抑制 5-羟色胺（5-hydroxytryptamine，5-HT）转运体外，还表现出对多个受体的作用，反映了当前对 MDD 潜在的神经生物学特征的认识，已上市用于临床。伏硫西汀不是唯一的多模式抗抑郁药，维拉唑酮是一种 5-HT 转运体抑制剂和 5-HT$_{1A}$ 受体部分激动剂，被证明对 MDD 治疗有效。过去 30 年也有开发其他的具有多模式抗抑郁药效学特征精神药物（如曲唑酮），而这种方法的新颖之处在于结合了单胺系统靶点和其他非单胺能靶点（如谷氨酸能系统）。多模式的作用机制似乎可以针对 MDD 不同的生物学和临床症状维度。虽然目前没有充足的证据表明，多模式抗抑郁药在总体疗效上比 SSRI 或 SNRIs 类药物更高，但在 SSRI 或 SNRIs 疗效较差的特定临床症状维度上其疗效有所提高。例如，伏硫西汀在 MDD 的认知损害的治疗上具有独特优势。

另外，影响谷氨酸递质系统的药物，如氯胺酮等，可能是一类用于治疗难治性抑郁症（treatment of refractory depression，TRD）的新药。临床研究表明，单次氯胺酮注射（0.5mg/kg）除引起轻微的精神病性症状和分离症状之外，可诱导快速、一过性的抗抑郁作用。氯胺酮的抗抑郁作用通常在静脉注射后1~2小时内发生，并且持续时间长达2周。这一快速起效的特性，促使研究者探索氯胺酮成为一种拯救具有自杀风险的TRD患者生命的药物的可能。连续两周，每周给予患者0.5mg/kg的氯胺酮2~3次，并没有出现耐药性的现象。

氯胺酮通过阻断γ-氨基丁酸能中间神经元上的NMDA受体，导致前额皮质细胞外谷氨酸的快速但短暂的增加。在分子水平上，氯胺酮通过阻断NMDA受体，抑制延伸因子2（elongation factor 2，eF2）激酶的去磷酸化作用，最终导致脑源性神经营养因子（brain derived neurotrophic factor，BDNF）合成增加。有关氯胺酮的基础和临床研究，促使一些与NMDA受体激活或抑制相关的新药理学靶点药物的出现，如针对NR2B受体亚基的药物。最近的研究提示，氯胺酮的药理作用并不仅仅是简单的NMDA受体拮抗剂，因为氯胺酮还可以结合D_2R、阿片类受体以及单胺转运体。阐明氯胺酮快速抗抑郁作用的分子机制仍需要进一步研究。目前，我们正在努力开发可以像氯胺酮那样，快速起效但不会引起精神病性效应的新型药物。

目前，正在开发氯胺酮及其衍生物[如S（+）氯胺酮]的临床应用价值，而且可通过肌内注射或鼻内给药（如0.2mg/kg，该剂量低于静脉注射研究中使用的剂量）以降低其潜在副作用。Ⅲ期临床试验正在进行，以评估鼻内给艾氯胺酮在TRD患者中的安全性和临床疗效（NCT02782104，NCT02133001和NCT02497287）。

另一种作用于谷氨酸能系统，并模拟氯胺酮效果的方法可能是，开发mGluR5选择性拮抗剂或负向变构调节剂。该新方法来源于mGluR5s可参与NMDA受体的调节，而且mGluR5拮抗剂通过弱的NMDA受体负向调节作用，在抑郁症动物模型中发挥显著的抗抑郁效果。Basimglurant作为mGluR5的负向变构调节剂，正用于MDD

的临床研究中（NCT00809562和NCT01437657）。mGluR5s已经被认为是新型抗抑郁药物的新靶点。

（三）阿尔茨海默病

阿尔茨海默病（Aizheimer's disease，AD）是一种神经退行性疾病，其特点是记忆力丧失，认知能力下降，以及一些扰乱正常日常活动的神经精神症状。这种疾病与含有β淀粉样蛋白的老年性斑块的形成、细胞内Tau蛋白的聚集引起的神经纤维缠结以及进行性神经元丢失有关。淀粉样物质级联假说认为，β淀粉样蛋白的过量产生或清除失败，使得β淀粉样单聚体聚集成较高分子量的β淀粉样寡聚体导致神经元丢失从而引发阿尔茨海默病。

目前该疾病的治疗药物只针对症状，如记忆丧失，而对疾病的进展没有影响。这组药物包括胆碱酯酶抑制剂（多奈哌齐、里维斯丁和加兰他敏），它们被批准用于治疗轻到中度的AD，而美金刚是NMDA受体拮抗剂，用于治疗中至重度AD患者。

尽管人们在开发用于治疗这种疾病的药物方面已经付出了很多努力。我们希望这些药物能够减缓病变的进展，并且停药后仍有持久的效果。但迄今为止，尚无临床有效药物的出现。困难之一是缺乏在疾病早期可识别AD的生物学标记。因此，大多数临床试验是在已经发生脑部不可逆损伤的疾病晚期的患者中进行的。然而，2011年由美国国家老龄问题研究所AD协会修订的AD诊断标准中，包括了早期识别AD患者的生物标志物。早期诊断为AD的人群是药物研发的最佳人选。并且这些生物标记物的出现，增加了识别那些最有可能对药物产生反应的患者的可能性。

针对β淀粉样蛋白的免疫治疗被认为是一种很有前景的方法，因为它在理论上会减少β淀粉样蛋白的聚集和由此引发的脑损伤。Tau蛋白免疫治疗也已被作为一种潜在的手段，来抑制AD的进展。考虑到疫苗的问题，β淀粉样蛋白被动免疫疗法目前是开发AD治疗药物的主流方法。

由于针对β淀粉样蛋白的免疫疗法迄今未能产生满意的临床疗效，因此人们对AD的淀粉样蛋白假说是否成立提出了疑问。然而，尚不清楚这些临床实验的失败是由于它们无法减少Aβ寡聚体的形成，还是因为它们在不适当的AD患者群体中进行了测试。不幸的是,在最近的Ⅲ期临床试验中,solanezumab 单克隆抗体的使用仍然没有获得令人满意的结果。但是,该药物仍在早期 AD 患者人群中进行临床试验。

最近在Ⅰb 期临床试验中使用的 aducanumab 单克隆抗体,在早期和轻度的 AD 中获得了阳性结果,表明基于 β 淀粉样蛋白假说开展新药研发仍有一定的意义。aducanumab 单克隆抗体是通过选择由可溶性寡聚体和不溶性纤维中存在的新表位,来触发人体的 B 细胞克隆而开发抗体的第一个例子。也就是说,只有致病形式的 Aβ49 受到影响,而不会干扰 Aβ 单体,后者在维持神经元存活,学习和记忆方面发挥关键作用。现在已经确定,以剂量和时间依赖性的方式,向早期或轻度 AD 患者每月 1 次静脉输注 aducanumab 单克隆抗体可以减少脑内 Aβ 的产生,且在 3mg/kg 和 10mg/kg 的剂量下观察到最佳疗效。然而,aducanumab 单克隆抗体的临床效果,必须在后续的临床试验中得到确认,这可能最终佐证 AD 患者的淀粉样蛋白假说。

如今,人们可以更乐观地期待精神药理学的进一步发展。例如,人们对有关脑内化学信号的知识了解得越来越多。众多的神经递质和神经调质与特定受体相互作用,后者又具备各种不同的亚型,其中不少受体已被克隆,也得到其选择性配体。人们关于这些化学信号如何通过特定脑区和神经回路间的相互作用来改变行为的知识正在不断增加。

新药与已有药物的区别可能在于对人的行为的不同影响,它们很可能给精神药理学带来重要的新发展。由于精神疾病的病因十分复杂,所以病因和病理机制的相关知识很可能落后于治疗学的进展。这一现象在内科的非传染性慢性疾病如糖尿病或高血压病等中也或多或少存在。在评价新的精神药物治疗时,还是要强调开展随机对照试验的重要性。

三、精神药物的个体化治疗

个体化用药是临床合理用药的核心和未来发展方向。随着分子生物学的不断发展和分子靶向药物的出现,个体化治疗已逐渐在肿瘤等治疗领域上取得良好效果。目前,精神疾病的药物治疗绝大多数仍然采用传统试误性(hit-or-miss)给药方式。由于精神药物的体内代谢和治疗效应存在明显个体差异,采用这种给药方式,医生需经过多次调整,才能找到合适患者个体的最佳药物方案及药物剂量。

目前,有条件的单位开展的治疗药物监测只是临床解决个体化治疗的初步方法,其局限性在于多数精神药物没有确定的治疗窗、药物剂量调整需反复监测血药浓度。药物基因组学的发展给研究遗传变异对药物体内代谢和治疗效应的影响提供了前提条件,为制订个体化药物治疗方案提供了可行性,尤其是对药物选择上意义更大。同时,群体药动学/药效学研究方法日趋成熟,为个体化药物治疗的精确定量分析提供了手段,尤其在个体化药物剂量滴定上意义重大。

将分子分型技术与群体药动学/药效学研究相结合是解决精神药物个体化治疗的发展方向。探讨遗传多态性与精神药物治疗效应的关系,建立相应药物的群体药动学/药效学模型,可以开发分子分型试剂和模型软件,用于辅助临床医生预测不同患者接受药物治疗的效应,使医生为患者选择安全有效的药物和确定最佳剂量成为可能,从而提高精神疾病的临床治疗效果、降低不良反应的发生率,实现精神药物的个体化治疗。

(李继涛 王传跃 苏允爱 司天梅)

参 考 文 献

[1] Rendic S,Di Carlo FJ. Human cytochrome P450 enzymes: a status report summarizing their reactions, substrates, inducers, and inhibitors. Drug Metab Rev, 1997, 29(1-2): 413-580.

[2] Zafra F,Aragon C,Gimenez C. Molecular biology of glycinergic neurotransmission. Mol Neurobiol, 1997, 14(3): 117-142.

[3] Schwartz MD,Canales JJ,Zucchi R, et al. Trace

amine-associated receptor 1: a multimodal therapeutic target for neuropsychiatric diseases. Expert Opin Ther Targets, 2018, 22(6): 513-526.

[4] Coleman PJ, Gotter AL, Herring WJ, et al. The Discovery of Suvorexant, the First Orexin Receptor Drug for Insomnia. Annu Rev Pharmacol Toxicol, 2017, 57: 509-533.

[5] Hammer WM, Brodiet BB. Application of isotope derivative technique to assay of secondary amines: estimation of desipramine by acetylation with H3-acetic anhydride. J Pharmacol Exp Ther, 1967, 157(3): 503-508.

[6] Alexanderson BD, Evans A, Sjoqvist F. Steady-state plasma levels of nortriptyline in twins: influence of genetic factors and drug therapy. Br Med J, 1969, 4 (5686): 764-768.

[7] Asberg M, Crönholm B, Sjöqvist F, et al. Relationship between plasma level and therapeutic effect of nortriptyline. Br Med J, 1971, 3(5770): 331-334.

[8] Bertilsson L, Mellström B, Sjökvist F, et al. Slow hydroxylation of nortriptyline and concomitant poor debrisoquine hydroxylation: clinical implications. Lancet, 1981, 1(8219): 560-561.

[9] Mcbride, W. Health of thalidomide victims and their progeny. Lancet, 2004, 363(9403): 169.

[10] Duman RS. Neurobiological advances identify novel antidepressant targets. World Psychiatry, 2013, 12(3): 207-209.

[11] Sevigny J, Chiao P, Bussière T, et al. The antibody aducanumab reduces Abeta plaques in Alzheimer's disease. Nature, 2016, 537(7618): 50-56.

[12] Deurwaerdere DE P. Cariprazine: New dopamine biased agonist for neuropsychiatric disorders. Drugs Today (Barc), 2016, 52(2): 97-110.

[13] Millan MJ, Goodwin GM, Meyer-Lindenberg A, et al. Learning from the past and looking to the future: Emerging perspectives for improving the treatment of psychiatric disorders. Eur Neuropsychopharmacol, 2015, 25(5): 599-656.

[14] Artigas F, Schenker E, Celada P, et al. Defining the brain circuits involved in psychiatric disorders: IMI-NEWMEDS. Nat Rev Drug Discov, 2017, 16(1): 1-2.

[15] Howes O, Mccutcheon R, Stone J. Glutamate and dopamine in schizophrenia: an update for the 21st cen-tury. J Psychopharmacol, 2015, 29(2): 97-115.

[16] Thase ME, Mahableshwarkar AR, Dragheim M, et al., A meta-analysis of randomized, placebo-controlled trials of vortioxetine for the treatment of major depressive disorder in adults. Eur Neuropsychopharmacol, 2016, 26(6): 979-993.

[17] Sanchez C, Asin KE, Artigas F. Vortioxetine, a novel antidepressant with multimodal activity: review of preclinical and clinical data. Pharmacol Ther, 2015, 145: 43-57.

[18] Singh JB, Fedgchin M, Daly EJ, et al. A Double-Blind, Randomized, Placebo-Controlled, Dose-Frequency Study of Intravenous Ketamine in Patients With Treatment-Resistant Depression. Am J Psychiatry, 2016, 173(8): 816-826.

[19] Palucha-Poniewiera A, Pilc A. Glutamate-Based Drug Discovery for Novel Antidepressants. Expert Opin Drug Discov, 2016, 11(9): 873-883.

[20] Wisniewski T, Goni F. Immunotherapeutic approaches for Alzheimer's disease. Neuron, 2015, 85(6): 1162-1176.

[21] Davis KL, Charney D, Coyle JT. Neuropsychopharmacology: The fifth generation of progress. New Engl J Med, 2002, 347(16): 1289.

[22] Devane CL. Principles of pharmacokinetics and Pharmacodynamics, in Schatzberg and Nemeroff's Textbook of Psychopharmacology. 3rd edition. Edited by APA, 2004.

[23] Ene I ETTE, Paul J, William. Pharmacometrics: the Science of Quantitative Pharmacology. US: John Wiley & Sons Ltd, 2007.

[24] Eric J, Nestler, Hyman SE, et al. Molecular Neuropharmacology. A Foundation for Clinical Nruroscience. McGraw Hill, 2001.

[25] Stephen B. U, Steven R. C, Warren S. B. Designing Clinical Research. Lippincott Williams & Wilkins, 2001.

[26] Lawrence M. F, Curt D. F, David L. DeMets. Fundamentals of Clinical Trials. 3rd Edition. Springer, 1998

[27] Bate A, Lindquist M, Orre R, et al. Identifying and quantifying signals automatically. Pharmacoepidemiology and drug safty, 1998, 7(suppl. 2): S99.

[28] Amery WK. Post-marketing drug safety management: a pharmaceutical industry perspective. Int J of risk & safety in medicine. Special issue, 1994, 5(2/3): 243-250.

第二十四章　精神疾病的心理咨询与治疗

第一节　精神病学的心理学基础

一、心理学任务和发展

心理学是研究人的行为和心理活动规律的科学，它通过探讨人的心理活动和对行为的观察，调节与控制人的心理活动，是一门兼有自然科学和社会科学特征的中间学科。心理学是对人类社会进步和科学技术发展有十分重要的理论意义和应用价值。

纵观精神病学的发展历史，心理学对其有着深远而广泛的影响。心理学许多理论流派和分支领域的科学研究、提出的各种理论观点、建立的研究技术和治疗方法，都极大地促进了精神病学的发展。精神障碍的形成有其复杂的机制和原因，各种精神障碍都呈现出异常的心理现象和行为表现，虽然其发生发展遵循自己特殊的规律，但终归是在正常心理现象和行为表现的普遍规律下进行的。要理解这些异常的心理现象和行为表现，必须首先了解有关正常心理现象和行为表现的知识，阐明人类个体行为的心理机制，为解决各种心理和行为问题以及认知和情绪障碍提供理论基础、方法和技术，对心理疾患进行早期识别和干预，建立"生理—心理—社会—工程"的新医学模式和人类身心健康促进模式。

（一）心理学的任务

影响人的心理活动的因素概括起来主要有三类：第一，环境因素，即人所接触到的周围环境的变化；第二，生理因素，例如人的体温高低、饥或渴等；第三，心理因素，即自己的心理活动对心理的影响。

为此，心理学有以下四项基本任务。

1. 陈述心理现象　陈述人的行为和心理现象的目的是对心理活动进行精确的观察，根据人的外部行为、动作反应获得事实，对其心理活动进行推测。它涉及对个体行为以及行为发生时外部环境与自身主观心理之间内在联系的分析。

2. 解释心理现象　解释人的行为和心理现象并不容易，由于人的行为背后都存在着某种心理原因，因此就要以陈述心理事实为根据，分析和阐明心理活动与行为表现之间的因果关系。

3. 预测心理现象　人的心理现象纷繁复杂，但有规律可循，不过必须在准确测量和正确陈述的基础上，才能推知其心理发展或行为变化的可能性。通过对某些心理活动与行为之间因果关系变化的了解，才可以预测其再次发生的可能性。理解和说明人的心理活动，实际上就是找出产生某些心理现象的原因。这个过程既包括了把已知事实组织起来以形成与事实相符的说明，也包括就事件之间的关系提出需要证明的假设。

4. 调控心理活动与行为　调控的目的是引导或改变人的行为和心理朝着目标规定的方向变化，对异常心理和行为进行矫正。无论是培养心理素质还是矫正异常行为，心理学的原理与行为矫正技术都能比较有效地调节和控制人的心理活动和行为的产生。

（二）心理学的发展

1. 科学心理学的诞生　心理学（psychology）一词源于希腊文，意指"灵魂或精神的学说"，是一门既古老又年轻的科学。说它古老，是因为人类探索心理现象已有两千多年的历史，它一直包括在哲学的母体中，如公元前4世纪在亚里士多德的灵魂论中就论述了人类的各种心理现象。说它年轻，是因为直到1879年，在德国莱比锡大学由德国哲学家、生理学教授冯特建立了世界上第一个心理实验室，他把自然科学中使用的方法应用于心理学研究，心理学才开始脱离哲学而成为一门独立的科学,迄今只有一百多年的历史。心理学是在哲学和生理学发展的基础上,经过不断探索、研究而发展起来的。

2. **哲学对心理学发展的影响**　科学心理学的发展受到近代哲学的深刻影响。17世纪中期,法国哲学家笛卡尔的观点对心理学的发展产生了重要影响:第一,他用"反射"概念解释动物行为和人的某些无意识简单行为;第二,他把统一、完整的心理活动,如感知觉、思维、想象和某些情绪,与人体分开提出二元论。笛卡尔关于身心关系的思想推动了当时对动物和人体解剖学及生理学的研究,他的反射概念对现代心理学的诞生产生了深刻影响。

从17世纪到19世纪中叶,经验主义的哲学思想深刻地影响了心理学的发展。英国哲学家洛克是经验主义的奠基人。他认为人的心灵最初像一张白纸,没有任何观念。一切知识和观念都是后天从经验中获得的。他把经验分成外部经验和内部经验。外部经验叫感觉,它的源泉是客观世界。内部经验叫反省,是人对自己内部活动,如思维、意愿、情绪等的"观察"。洛克提出了"简单的观念是由感官经验而来"的看法,许多简单观念经由心灵的结合而成为复杂的观念。随着英国经验主义的发展,逐渐形成了联想主义思潮。这些看法对心理学的诞生产生了重要影响。

3. **生理学对心理学发展的影响**　在19世纪中叶,德国生理学家缪勒对神经细胞的特殊功能的探讨,不但对生理学本身的发展做出了杰出的贡献,也激发了包括心理学家在内的学者对这方面的兴趣和研究。生理学所采用的科学方法相继被应用到对个体行为的研究中。例如,德国著名科学家赫尔姆霍茨,用青蛙的运动神经测量了神经冲动的传导速度,这为心理学中应用反应时的测量方法奠定了基础。德国莱比锡大学的费希纳确立了心物之间计量关系以及心理物理学方法。德国学者韦伯通过系统变化刺激强度来观察个体的反应,在感觉阈限研究和测量方面为心理物理学的建立和发展做出了特殊贡献。以上学者的实验研究及其成果,直到今天仍然是心理学研究的重要内容。

4. **心理学发展过程中的主要派别**　自从冯特创建世界上第一个心理学实验室,成为科学心理学诞生的标志以来,心理学在其发展过程中,产生了许多不同的思想和学派,它们对心理学的发展产生了重要影响。

(1)构造主义:冯特是构造主义的创始人,他的学生铁钦纳在美国为其宣传推广。构造主义心理学认为心理学应该研究人的意识经验,个体经验分为感觉、意象和感情三种基本元素,并认为所有复杂的心理活动都由这些基本元素构成。他们首创内省法,即个体对自己心理活动的内容与体验的内省或反思。

(2)机能主义:美国心理学家詹姆斯是机能主义的创始人,杜威、安吉尔和卡尔都是机能主义心理学的代表人物。机能主义心理学主张心理活动或心理机能为心理学的研究对象,认为意识不是个别心理元素的集合,而是一种持续不断、川流不息的过程。机能主义心理学强调意识的作用和功能,而不像构造主义心理学那样强调意识的结构。例如,构造主义心理学关心什么是思维,而机能主义心理学则关心思维在人适应环境过程中的功能和作用。机能主义心理学推动心理学面向实际,在心理学的发展过程中产生了广泛和深远的影响。

(3)行为主义:行为主义是由美国心理学家华生于1913年创立的。华生认为心理学不应该研究意识,而应该研究可观察和测量的行为,并以刺激与反应(S—R)之间的关系为研究的主要内容。行为主义强调以客观的观察和测量,而不是意识经验,来记录人的行为;认为构成行为的基础是个体的反应,而某种反应的形成与相关刺激有关;人的行为不是生来就具有的,而是在生活环境中学习的结果。行为主义强调研究可以观察的行为,并从刺激与反应之间的关系上客观地研究行为,而不从主观上加以描述,这种研究方法上的客观主义对心理学的发展产生了重大影响。

(4)格式塔心理学:格式塔心理学由德国心理学家韦特海墨(M.Wertheimer)首创,代表人物有考夫卡、科勒等。格式塔是从德文"Gestalt"音译而来,意思是"完形"或"整体"。格式塔心理学反对心理元素的观点,不同意行为主义所持的刺激-反应的观点,认为人的经验或行为本身是不可分解的,每一种经验或活动都有它的整体形态。心理活动既不是由几个元素构成,行为也不是单纯由一些反应堆积而成，整体不能还原为各个部分、各种元素，部分相加不等于全体，是整体先于部分而存在并制约着部分的性质和意义。

（5）精神分析：精神分析是由奥地利精神病医生弗洛伊德创立的，该理论来自临床经验，对心理学乃至人类文化的影响很大，尤其是关于人格以及心理治疗方面更突出。弗洛伊德用潜意识、生本能和死本能等概念解释人的内在动力；用口欲期、肛欲期、性器期、潜伏期和生殖期等概念来解释人格发展历程；用"本我""自我"和"超我"等概念来解释人格结构。

（6）人本主义心理学：人本主义心理学是由美国心理学家马斯洛和罗杰斯在 20 世纪中叶创立。人本主义心理学反对行为主义和精神分析，主张心理学的研究应以正常人为对象，研究真正属于正常人的心理活动，特别是蕴藏在人性中的无限潜力，通过改善环境和创设条件以利于人的潜能充分发挥而达到"自我实现"的阶段。

（7）认知心理学：认知心理学分为广义的和狭义的两种。广义的认知心理学包括了对人的感觉、知觉、记忆、思维、想象等心理过程的研究。狭义的认知心理学是指信息加工心理学，研究感官的信息接收、储存、提取和运用等过程，它把人看成信息加工系统，认为认知活动就是信息加工。简而言之，认知心理学是研究人获取知识和使用知识的过程。

5. 心理学的发展趋势 近 30 年来，心理科学不断地与自然科学和社会科学中的其他学科交叉，派生出许多具有交叉学科性质的分支，为其带来明显的学术增长点，主要表现是认知神经科学、心理神经免疫学、社会认知心理学等一批新学科的涌现。多学科交叉和多层次融合是当代心理学发展的主要特色，它推动心理学研究的不断深入和拓展。

随着计算机科学、神经科学和数学等相关学科的发展，心理学的研究方法和技术也出现了很大突破，特别是脑功能成像和眼动追踪等先进仪器和研究方法的发展与成熟，使心理学家对一些重要科学问题的更深入探索成为可能，如意识的本质、记忆的生理心理机制、成瘾的生物学基础、合作行为的发展、某些精神疾病的形成机制、遗传和环境对个体心理与行为的影响，等等。

此外，随着社会需求的增多，临床心理学、教育心理学、组织心理学、工程心理学等应用心理学领域的研究得到快速发展，心理学的理论与成果在增进人类健康水平，提升个体生活质量，促进儿童身心发展，提高组织管理效率，改善产品设计等方面，发挥着越来越大的作用。心理学在更好地服务社会的同时，也为自身的发展创造了良好的社会环境。

6. 心理学在中国的发展 中国古代没有心理学的专著，但有丰富的心理学思想。这些思想散见于许多哲学家、思想家和教育家的著作中。例如，我国古代典籍《学记》在教育和学习心理方面提出了许多有价值的主张。东汉的王充（公元 27—约 99 年）详尽地论证了心理不能离开身体的道理，认为精神为血脉所生，"人死血脉竭，竭而精气灭"。清代名医王清任（1768—1831 年）根据自己的解剖经验，提出人的感觉和记忆是脑而不是心脏的功能。这些思想虽然是朴素的，有些甚至带有猜测的性质，但也是我国心理学可以汲取的宝贵精神财富。

1878 年，留美学者颜京（1838—1898 年）在上海建成圣约书院并亲授心理学课程，1889 年他翻译出版了美国学者海文的《心灵哲学》一书，这是国人翻译的第一部外国心理学著作。1907 年王国维的译著《心理学概论》出版。在这个时期内，一批留美和留日的中国学者对传播心理学起了重要的桥梁作用。

1917 年，北京大学建立了我国的第一个心理学实验室，标志着中国现代心理学的创立。20 世纪二三十年代，现代心理学的许多理论和思想开始通过留学归国的学者传入国内。1920 年，南京高等师范学堂建立我国第一个心理学系。1921 年 8 月，中国心理学会的前身——中华心理学会在南京成立。1937 年抗日战争爆发，心理学的发展陷于停滞。1949 年新中国的成立，标志着心理学在我国进入了新的发展时期。

新中国成立初期，中国心理学以引进和学习苏联心理学为主。20 世纪 50 年代，心理学的研究遭受到"超阶级""抽象化"等不应有的批判。"文化大革命"期间，我国的心理学发展又受到灾难性的破坏。从 1978 年改革开放开始，中国心理学才进入了新的快速发展阶段。一批中国心理学学者被派往国外学习和进修，国外很多心理学家也被邀请来中国进行访问交流，这对中国心理学者迅速了解国际心理学的前沿和发展趋势起到了十分重要的作用。1980年中国心理学会正式加入了世界心理学联合会。30多年来，中国心理学家在心理学的各分支学科开展了自己的研究工作，并取得了丰硕成果，研究工作的深度和广度得到很大提高，在某些领域已经达到或接近国际先进水平。

二、心理的神经生理基础

（一）神经元

神经系统是心理活动的主要物质基础。人的一切心理活动，感觉、知觉、记忆、思维、想象等都是通过神经系统的活动来实现的。

1. 神经元的构造及分类

（1）神经元的构造：神经元是神经系统最基本的结构和功能单位，典型的神经元结构主要由胞体和突起两部分组成。不同胞体的大小和形态相差很大，常见的形态有圆形、梭形或锤体形。突起是神经元向外突出的部分，按形状分为树突和轴突。前者呈短的树枝状；后者为细长状，又称为神经纤维。一个神经元可有数个树突，但一般只有一个轴突，轴突长度最长可达1m左右。神经元具有接收、传递和整合信息的功能。在脑和脊髓中，许多神经元的轴突由髓磷脂组成的髓鞘包裹起来，成为有髓鞘的神经纤维。髓鞘起绝缘作用，以避免神经冲动向周围神经纤维扩散，是个体行为分化的重要生理机制。

（2）神经元的分类：神经元具有各种不同形态，分为单极细胞、双极细胞和多极细胞。根据神经元的功能，分为感觉神经元、运动神经元和联络神经元。感觉神经元又称传入神经元，接收来自身体组织和感觉器官的信息并将它们传递到大脑与脊髓。运动神经元又称为传出神经元，把中枢系统的指令传递到身体组织。联络神经元将信息传递到感觉神经元或运动神经元。

在神经元之间，神经传导是由感觉神经元传到联络神经元，再传到运动神经元，是单向传导。神经冲动在神经纤维中传导的单向性是由突触来实现的。在一个神经元上，神经元的轴突上某一点受到刺激，神经冲动可以同时向两端传导，即双向神经传导。

2. 神经兴奋的传导

（1）神经元的兴奋：神经元受到刺激产生兴奋是一种对刺激的反应能力，表现形式为神经冲动。神经冲动是神经组织的特性，它将信息从一个神经元传至另一个神经元。一般而言，神经冲动沿轴突迅速向邻近的或下一个（些）神经元传递。

一般情况下，神经细胞膜内外离子的分布情况是不同的。细胞膜外具有更多带正电荷的钠离子（Na^+）和带负电荷的氯离子（Cl^-），膜内则是带正电荷的钾离子（K^+）和带负电荷的大分子有机物。由于细胞膜对不同离子具有不同通透性，在静息状态下，细胞膜对钾离子通透性较大，对钠离子通透性较小，结果造成钾离子外流，钠离子被挡在细胞膜外，从而形成膜内外的电位差。

神经元受到刺激后，细胞膜的通透性迅速变化，钠离子比钾离子和氯离子更容易通过细胞膜，于是钠离子内流，使膜内电位上升，并高过膜外电位，出现了去极化状态。在去极化后，细胞膜对钠离子的通透性又开始下降，对钾离子的通透性上升，细胞膜又恢复极化，这一种电位变化称为动作电位，它代表神经兴奋的状态。

动作电位分为三个时相：首先是锋电位，它是动作电位的基本部分，由细胞膜的去极化引起，持续时间为0.5ms左右；其次是负后电位，它始于锋电位下降到基线前的一段时间，强度只有锋电位的5%，持续时间为12～20ms，是去极化的残余；负后电位之后，出现向反方向改变的正后电位，强度只有锋电位的0.2%，持续时间约为80ms或更长。

在动作电位三个不同时相中，神经兴奋的水平是不同的。锋电位对应不应期，神经对刺激不再做出反应；负后电位对应超常期，神经极易兴奋；正后电位对应低常期，神经兴奋性较低。

（2）神经兴奋的传导：当动作电位产生时，神经纤维受到刺激的部位电位产生变化，细胞膜表面带较多负电荷呈负电位，细胞膜内带较多正电荷呈正电位。与之相反，邻近未受到刺激的部位，仍是膜外带较多正电荷呈正电位，膜内呈负电位。在此情况下，原来静息状态时不存在电位差的细胞膜表面，在受刺激和未受刺激的两部位间也出现了电位差，于是膜表面未兴奋部位的正电荷流向兴奋部位，膜内兴奋部位的正电荷流向未兴奋部位，从而产生反方向电流，形成回路，这样未受到刺激的部位也被引起去极化，引起下一部位膜的去极化，使刺激很快传遍整个神经纤维，即为神经冲动的传导。

神经纤维上的髓鞘并不是将轴突全部包裹，在郎飞氏节处缺乏髓鞘，离子不能有效通过髓鞘，但在郎飞氏节处容易通透。所以，有髓神经纤维冲动的传导是从一个郎飞氏节传到另一个郎飞氏节，即跳跃传导，其速度远较无髓鞘神经纤维快。

神经冲动的传导与电流的传导是不同的，两者的传导速度相差很大。神经传导的最大速度为120m/s，慢的每秒只有几米。

神经冲动的传导有其特性：第一，遵守"全或无"法则，刺激达到阈值，神经元则产生一个完全的反应，达不到一定强度则不反应，不随刺激的强弱而改变；第二，单个神经纤维是双向传导，在神经系统内则是单向传导；第三，神经纤维具有相对不疲劳性，以每秒 50～100 次的频率连续电刺激神经 9～12 小时，神经纤维依然保持传导能力。

3. 突触　一个神经元与另一个神经元彼此接触的部位叫突触，它是神经元在功能上发生联系的部位，是信息传递和整合的关键。

神经元之间的突触联系大致有：轴突 - 胞体型，轴突 - 轴突型，轴突 - 树突型。一个神经元可以以突触的形式和许多神经元相联系，所以一个神经元可以影响许多神经元的活动，也可以接受许多神经元的影响。

突触包含三个部分：突触前部分、突触间隙及突触后部分。突触前部分指神经元轴突末梢分支膨大形成的突触小体，其中含有突触小泡，突触小泡内储存有神经递质。突触小体的前端膜称为突触前膜。突触后部分是指与突触小体邻近的神经元的某一部位，突触前膜与另一部分膜相对，这部分膜称为突触后膜，在突触后膜上面有突触受体。在突触前膜与突触后膜之间有一空隙，称突触间隙。

除化学性突触外，还有电性突触，这种突触虽也能辨别出突触前膜、突触后膜和突触间隙，但其间隙很窄，称缝隙连接。两个神经元的突触膜相贴很紧，以致一个神经元的电变化可以直接引起另一个神经元的电变化，传递很快，一般可以逆转。电性突触不同于化学性突触的另一个重要特点是，突触前成分并无突触小泡。

当神经冲动传至突触小体时，钙离子通道开放，此时细胞膜对钙具有通透性，使膜外浓度高于膜内的钙离子流入膜内，部分突触小泡移向突触前膜。由于钙离子的内流，突触小泡的膜与突触前膜贴附融合破裂，向突触间隙释放化学递质。通过突触间隙，化学递质与突触后膜上的突触受体结合，改变突触后膜对离子的通透性，引起突触后神经元的电位变化。突触是心理活动发生的媒体，神经递质的作用，说明人的心理与行为可能会受到许多药物的影响，因为药物可以阻断、复制或激发神经递质的活动。

突触后神经元的电位变化产生突触后电位，它有兴奋性突触后电位与抑制性突触后电位两种。两种不同电位是由突触小体释放不同神经递质与不同突触受体结合造成的。兴奋性突触后电位实际上是突触后膜的去极化，它可引起突触后神经元产生神经冲动。抑制性突触后电位是突触后膜超极化，使突触后神经元兴奋性降低，不易产生神经冲动。

4. 神经回路　神经元之间通过突触形式形成广泛、复杂的联系，这些联系在结构形式上多种多样，从而保证了对信息的接收、传递和处理。神经元的联系方式主要有两种：

（1）辐射式：辐射式是指一个神经元的轴突通过多个末梢分支和不同神经元建立突触联系。这种联系使一个神经元的兴奋引起多个神经元的兴奋或抑制，将影响扩散开来。感觉神经元主要按照辐射式建立突触联系。

（2）聚合式：聚合式是指一个神经元的胞体或树突与多个神经元建立突触联系。许多神经元聚汇到一个神经，有的引起兴奋，有的引起抑制，从而使一个神经元对兴奋和抑制活动进行整合加工。运动神经元主要按照聚合式建立突触联系。

辐射式和聚合式的混合并存，形成了各种环状联系方式和链锁状联系方式。环状联系形成时间上的次数加强，链锁状联系形成空间上的个数加强。

（二）神经系统

神经系统是指由神经元构成的复杂的功能系

统,分为中枢神经系统和周围神经系统。

1. 周围神经系统 周围神经系统由脊神经、脑神经和自主神经 3 部分组成。

(1)脊神经:脊神经共 31 对,由脊髓的前、后根神经纤维组成。前根纤维为运动性的,后根纤维为感觉性的,它们在椎间孔处混合外走。脊神经兼有感觉和运动功能,31 对脊神经包括颈神经 8 对、胸神经 12 对、腰神经 5 对、骶神经 5 对、尾神经 1 对。

(2)脑神经:脑神经共 12 对,其中 3 对感觉神经、5 对运动神经、4 对混合神经。脑神经大多由脑干发出,分布在头面部。脊神经和脑神经组成躯体神经,主要接受来自皮肤、肌肉、关节等组织的神经冲动,将其传至中枢神经系统,产生各种感觉;再将中枢的神经冲动送至肌肉等组织,对活动进行反馈调节。

(3)自主神经:自主神经指控制各种腺体、内脏和血管的神经系统。

自主神经分为两类:交感神经和副交感神经,两者在功能上具有拮抗性质。交感神经通过脊椎外神经节链与身体有关器官相联,副交感神经直接与有关器官相联。当机体处于强烈活动或应激状态时,交感神经兴奋占优势,相应出现心跳加快、血压上升等生理特征,处于应激状态。当机体处于平静状态时,副交感神经兴奋占优势,心跳减慢,血压下降,消化系统活动加强,机体获得必要的休息。交感与副交感神经的拮抗性质,使得机体有张有弛,保证了有机体活动的正常进行。

2. 中枢神经系统 中枢神经系统包括脊髓和脑,脊髓位于椎管中,脑位于颅腔内。

(1)脊髓:脊髓是中枢神经系统的低级部位,上接延髓,下端终止于细长的终丝。从横切面看,脊髓中间是呈"H"形的灰质,灰质外面是白质。灰质的主要成分是神经元的胞体,白质的主要成分是神经纤维束。

脊髓的主要作用有:一是它将脑和周围神经联系起来,成为神经传入与传出的中间站。二是脊髓可完成简单反射活动,如膝跳反射。

(2)脑

1)脑干:脑干包括延髓、脑桥和中脑。延髓下端与脊髓相连,上端与脑桥相隔。延髓与有机体的基本生命活动有重要关系,具有调节呼吸、血液循环、消化等功能,是重要的皮质下中枢,称为"生命中枢"。脑桥位于延髓上方,对人的睡眠具有控制与调节作用。中脑位于小脑和脑桥之间。

在延髓、脑桥和中脑内的广泛区域,有神经纤维交织纵横穿行呈网状,这个由灰白质交织的区域称为脑干的网状结构,按其功能分为上行网状系统和下行网状系统:前者对保持大脑皮层的兴奋性有重要作用,参与调节和控制觉醒与意识状态;后者可加强或减弱肌肉紧张状态,对脊髓运动神经元有易化和抑制作用。

2)间脑:间脑位于脑干上部,主要包括丘脑和下丘脑。丘脑位于间脑的背侧部,其中的内侧膝状体为听传导中继站,外侧膝状体为视传导中继站。除嗅觉外均在丘脑交换神经元,然后再传至大脑。丘脑对传入的神经冲动进行加工选择,是皮层下感觉中枢。下丘脑位于丘脑的前下方,是自主神经系统皮层下中枢,调节内脏活动,也是调节内分泌活动的主要环节。下丘脑在情绪反应中占有重要地位。

3)小脑:小脑位于延髓与脑桥的背侧,主要是协助大脑维持身体平衡与协调动作。小脑若发生疾病,则闭眼直立时站不稳,走路时歪斜易倒,运动不准确、不协调,不能完成精巧的动作。

在大脑半球内侧面有一个穹窿形的脑回,因其位置在大脑与间脑交界处的边缘,故称为边缘叶。边缘叶与有关皮层和皮层下结构构成统一的功能系统,称边缘系统,其功能有:个体保存(寻食、防御等活动)、种族保存(生殖功能)、内脏功能、控制情绪的发生和表现等。

3. 大脑的结构和功能 大脑分左右两个半球,是中枢神经系统最高级的部位,是心理活动最重要的部分。

(1)大脑的结构:大脑两半球表面覆盖灰质,即大脑皮层。皮层有凹进的沟或裂,即中央沟、外侧裂和顶枕裂,它们将大脑半球分为额叶、顶叶、枕叶和颞叶。在每个叶内,细小沟裂又将大脑表面分成回,如中央前回和中央后回等。大脑皮层的表面积约为 2 200cm²,厚度在 1.5~4.5mm 之间。大脑皮层从外到内分为六层,即分子层、外颗粒层、锥体细胞层、内颗粒层、节细胞层和多形细胞层,其中颗粒细胞接受感觉信号,锥体细胞传递运动信号。

大脑内侧面深处的边缘，在结构和功能上相互间密切联系，构成边缘系统。它与个体的本能活动、情绪活动有密切关系。

（2）大脑皮层的分区及功能：大脑皮层根据不同功能分为感觉区、运动区、语言区和联合区。1909年布罗德曼（Brodmann）根据皮层细胞的类型以及纤维的疏密对大脑进行分区。他将大脑分为52个区，并用数字予以表示。

1）大脑皮层的感觉区及功能：大脑皮层的感觉区包括躯体感觉区、视觉区、听觉区、嗅觉区和味觉区。感觉区接受来自各种感觉器官的神经冲动，并对传递的信息进行整合与加工。

①躯体感觉区：位于中央后回，布罗德曼的第1、2、3区，产生触压觉、温度觉和痛觉等。躯干、四肢皮肤的传入神经在脊髓内交叉至对侧，它们在躯体感觉中枢所产生的感觉是对侧性的；头面部皮肤的传入神经在脑干内非完全交叉，在皮层产生的感觉是双侧性的。整个躯体感觉区呈倒置分布，按下肢、上肢、头面部的顺序排列；头面部在感觉区的投射是正立分布。身体各部位的重要程度决定了它在感觉区上的投射面积，手、舌、唇的投射面积最大。

②视觉区：位于顶枕裂后的枕叶，为布罗德曼17区。如果视觉区受到破坏，即使眼睛功能正常，亦将失去视觉而成为全盲。

③听觉区：位于颞叶上回，布罗德曼41区和42区。同视觉一样，听觉区受损亦将使听觉丧失而成为全聋。

2）皮层的运动区及功能：大脑皮层的运动区位于中央前回，布罗德曼4区，是躯干和四肢中各肌肉运动单位在皮层的投射区。运动区的主要功能是支配、调节身体的位置及躯体各部位的运动。身体不同部位在皮层中所占区域随动作的精细复杂程度不同而有大小之别，例如拇指占了很大面积，具有精细的功能定位，刺激只引起肌肉简单运动，并不发生肌肉群的协同收缩，可见身体各部位在运动区的投射面积不取决于各部位的实际大小，而取决于它们在功能方面的重要程度。

①皮层的语言区及功能：语言区主要位于大脑左半球，由左半脑较为广泛的区域组成。语言区一般分为运动语言区，位于布罗德曼45区和

44区，控制说话时舌和颚的运动；听觉语言区，在颞叶上方枕叶附近，与听觉区配合理解口头语言；视觉语言区，位于顶枕叶交界处，为布罗德曼39区，和视觉区配合理解书面语言；书写区，位于额中回后部，与运动区的某些部分配合书写文字。这些语言区的损伤，会造成各种类型的失语症，如运动性失语、听觉性失语等，患者不能表达或听不懂别人的讲话。

②皮层的联合区及功能：大脑皮层上除了有明显不同功能的特异性感觉区和运动区之外，还有范围更广具有整合或联合功能的区域，即皮层联合区。联合区在进化过程中是发展较晚的区域，但随着进化，它在皮层上占的面积越来越大。联合区不接受任何信息的直接输入，也很少直接支配身体的运动，它的主要功能是信息的整合加工，一些高级的心理活动都与它有关。联合区分为感觉联合区、运动联合区和前额联合区。感觉联合区位于感觉区附近的广大区域，它从感觉区接受信息，并进行高水平的知觉组织，与记忆等有关。运动联合区位于运动区前方，负责精细活动的协调。前额联合区位于运动区和运动联合区前方，它与注意、记忆、问题解决等有关。

（3）大脑两半球的功能分工：大脑两半球在功能上的区别主要表现在言语、空间组织能力、思维类型等方面。这种功能的不对称，使得大脑左、右半球各自在某方面成为优势半球，称为大脑半球单侧化。

大脑半球单侧化的研究起因于对左利手者和右利手者的研究，后由对裂脑患者的研究发现，用"铅""笔"两字分别投射在患者左、右眼视野内，患者能说出"笔"，而不能说出"铅"。将一支铅笔放在患者左手，他不能用言语表达它，但可以用动作表示其用途；将铅笔交到右手后，患者才可用言语表达，可见，大脑两半球具有不同的功能。采用正常右利手者作为被试进行实验，分别在左、右视野呈现文字和人像图片，发现对文字呈现方面，右视野 - 左半球比左视野 - 右半球反应时短且准确性高；在人像呈现方面，右视野 - 左半球比左视野 - 右半球反应时长且准确性差。这说明人脑的左半球是言语优势半球，右半球是图形的优势半球。研究发现，逻辑分析推理以及对事物的细节知觉，左半球起主要作用；形状知

觉、空间知觉等，右半球起主要作用。

4.**反射与反射弧**　反射是在中枢神经系统参与下，有机体对内外环境刺激做出的规律性反应，它是神经系统的基本活动方式。例如，手碰到灼热物体时即刻缩回。

实现反射活动的神经结构称为反射弧，它是反射活动的基础。反射弧包括五个部分：感受器、传入神经元、中间神经元、传出神经元和效应器。当刺激作用于感觉器官时，感受器产生兴奋，兴奋以神经冲动的形式由传入神经元传至中间神经元，在对传入的信息进行整合加工后，再由传出神经元传至效应器，支配调节效应器的活动。当神经冲动传至效应器引起其活动后，反射并不就此停止。效应器的反应动作又成为机体的新刺激，引起一定的神经冲动，并传向中枢，这个过程称为反馈。反射的结构不仅是一段弧，而且是一个环，这样有机体的活动才准确、完整。人类复杂的活动都依赖反射弧复杂的传导通路。反射弧的传入通道有两条，特异传入系统和非特异传入系统；反射弧的传出通道也有两条，锥体系和锥体外系。

反射弧传入通道的特异传入系统，传递某种特定的信息，并将神经冲动传至大脑皮层的特定区域。感受器在接受适宜刺激后，发放神经冲动，由三级神经向中枢传导。在传导路径中，神经元纤维交叉至对侧，然后经丘脑投射至相应大脑皮层区域，产生某种感觉。非特异传入系统因其广泛投射，使人处于清醒状态。

（三）高级神经活动学说

1.**非条件反射和条件反射**　反射根据产生的条件不同可以分为非条件反射和条件反射。

（1）非条件反射：最基本的非条件反射有吸吮反射、抓握反射、防御反射等。将奶头触碰新生儿的嘴，他就会吸吮奶头；手碰灼热物体会立即缩回，这些都是非条件反射。引起非条件反射的刺激物叫非条件刺激物，非条件反射的神经通路是固定的、与生俱来的，是在种系发展过程中形成的。

非条件反射活动的调节中枢在脊髓和脑干等低级中枢，其特点是快速和不随意。非条件反射可以因第一个反射的反应成为第二个反射的刺激而形成连锁反射。这种连锁反射在种系发展中一

旦被固定遗传下来，就成为有机体的本能活动。非条件反射和本能活动是有机体生长和发育的先天基础。

（2）条件反射：条件反射是有机体在个体生活过程中为适应环境变化，通过学习建立起来的反射。

1）经典条件反射：条件反射是在非条件反射基础上建立的暂时性的神经联系，其基本条件是，无关刺激和无条件刺激在时间上的结合，这个过程称为强化。要形成条件反射需要多次强化。条件反射的经典实验是巴甫洛夫关于狗的食物性条件反射的研究。狗吃食物时引起唾液分泌，这是非条件反射。在每次给狗喂食物之前先打铃，本来铃声对狗是无意义的，但当铃声与食物多次结合后，仅打铃而不呈现食物，狗也有唾液分泌。这样原本无意义的铃声刺激变成了条件刺激，形成条件反射。

通过强化，条件刺激物便成为无条件刺激物的信号，当无条件刺激物不出现时，也能引起条件性的非条件反射，即条件反射。直接建立在非条件反射基础上的条件反射，称为一级条件反射。在巩固一级条件反射的基础上，还可以形成多级条件反射。

巴甫洛夫认为，条件反射是高级神经活动。他认为条件反射的生理机制是大脑皮层上暂时神经联系的接通。无条件刺激物和无关刺激物分别在大脑皮层上形成两个兴奋灶。其中无条件刺激物所引起的兴奋灶比较强，而无关刺激物所引起的兴奋灶比较弱，两个刺激物多次结合后，较强的兴奋灶吸引较弱的兴奋灶，在两个兴奋灶之间形成暂时功能上的接通，从而无关刺激物变成了条件刺激物，当它单独作用时引起的兴奋沿暂时神经联系引起非条件反射皮层区的兴奋，从而引起相应的反射。条件反射的暂时神经联系不仅发生于大脑皮层上，也发生于大脑皮层下结构，但以大脑皮层的联系为主。

2）操作条件反射：斯金纳通过"斯金纳箱"对白鼠和鸽子进行实验，提出了操作条件反射，又通称工具性条件反射。

斯金纳的实验是将饥饿的白鼠或鸽子放入斯金纳箱。箱内装有按键，白鼠或鸽子如果触动按键，就会有食丸掉出来。开始白鼠和鸽子在箱内

乱动,偶尔碰到按键,得到食物强化。多次强化之后,白鼠会自动按键,鸽子会用嘴敲击按键以得到食物。在此基础上,还可以进一步训练它们只在特定信号出现后再按键,得到食物强化。这种通过动物自己的活动、操作才能得到强化而形成的条件反射,即操作性条件反射。

操作性条件反射和经典条件反射在本质上是相同的,它们同样依赖于强化,但操作性条件反射又有其特点。首先,无条件刺激不明确(如,是什么因素促使白鼠和鸽子去触动按键?),它不像经典条件反射是由于食物引起了狗的唾液分泌那样明确,而是有机体自身的因素促使其产生操作动作的。其次,在形成操作性条件反射过程中,动物是自由活动的,通过自身的主动操作来达到目的。而在经典条件反射中,动物往往是被动接受刺激的。最后,操作性条件反射中,无条件反应不是由强化刺激引起,相反,无条件反应引发了强化刺激(如动物先触动按键,之后才得到食物)。在经典条件反射中,恰好与此相反,食物引起了狗的唾液的分泌。

经典条件反射和操作性条件反射都重视强化的作用。强化方式主要有定比间隔强化、定时间隔强化、不定比间隔强化、不定时间隔强化等,不同的强化方式效果不同。

2. **高级神经活动的基本过程** 高级神经活动的基本过程是兴奋过程和抑制过程。兴奋过程和有机体的某些活动的发动和加强相联系;抑制过程和有机体的某些活动的停止或减弱相联系。尽管它们的作用完全相反,但相互依存,相互转化。有机体的反射活动都是由兴奋和抑制过程的相互关系决定的。

条件反射的建立是高级神经活动兴奋的过程。有时随着环境条件的变化,条件反射会减弱甚至消退,这就是高级神经活动抑制的过程。抑制过程分为非条件性抑制和条件性抑制两大类。

(1)无条件性抑制:无条件性抑制是有机体生来具有的先天性抑制,它包括外抑制和超限抑制。

外抑制是当外界新异刺激出现时,对正在进行的条件反射产生的抑制。如突然出现强的声音,会使正在进行的某个活动暂时停止。产生外抑制的主要原因是外界新异刺激在大脑皮层引起一个较强烈的兴奋过程,同时使正在进行的兴奋过程迅速转化为抑制过程,使原来的条件反射被抑制。

超限抑制是由相对过强、过多的刺激引起的抑制。在一般情况下,条件反射量随条件刺激强度的增强而增加,这是因为条件刺激的强度超过了大脑皮层细胞的工作能力限度,而由兴奋过程转为抑制过程。超限抑制使大脑皮层细胞避免被超强刺激引起的过度兴奋所损伤,称为保护性抑制。

(2)条件性抑制:条件性抑制又称内抑制,是在一定环境条件下逐渐习得形成的抑制,有消退抑制和分化抑制。

消退抑制是由于没有得到强化而产生的抑制,是条件性抑制的基本形式。消退抑制使原有的暂时神经联系受到抑制,从而造成条件反射的减弱或消失。在消退抑制后,经过一段时间的间歇,条件反射可以不同程度地恢复。如果得不到强化,会很快地又一次消退,直到最后消失。消退的速度取决于条件反射建立的牢固程度。

分化抑制是在建立条件反射时,只对条件刺激加以强化,对近似刺激不予强化,使近似刺激引起的反应受到抑制。在条件反射建立初期,有机体对刺激缺乏精确分辨能力,常出现泛化现象。例如用500Hz的声音与食物结合,使狗产生条件反射分泌唾液。但用550Hz的声音呈现给狗时,狗亦分泌唾液,这就是条件反射的泛化现象。这时,继续用食物对500Hz的声音进行强化,而对550Hz的声音不予强化,多次之后,泛化现象逐渐消失,狗逐渐不再对550Hz的声音分泌唾液。分化抑制是有机体辨认活动的重要基础,使得有机体能对环境刺激进行精确的分析,并做出准确的反应。

3. **高级神经活动的基本规律** 高级神经活动有兴奋和抑制两个基本规律。

(1)兴奋与抑制过程的扩散与集中:在刺激的作用下,兴奋或抑制在大脑皮层一定区域产生后,并不停留在原点,而是向邻近皮层蔓延,使得周围部位也产生神经过程,这种现象称为扩散。兴奋性扩散主要通过链锁状的神经元及兴奋性突触实现;抑制性扩散则通过链锁状神经元及抑制性突触实现。

与扩散相反，兴奋与抑制过程从扩散开的皮层区域向原部位靠拢的现象称为集中。兴奋过程的集中，依赖于抑制性突触加强作用；抑制过程的集中，则依赖于兴奋性突触加强作用。刺激物引起神经过程的强弱程度，决定兴奋和抑制的扩散和集中。兴奋和抑制的强度过强或过弱时，都易于扩散；兴奋和抑制的强度中等时，则易于集中。

（2）兴奋和抑制的相互诱导：大脑皮层上的神经过程引起或加强与之相反的神经过程的现象称为神经过程的相互诱导。相互诱导在时间和空间上存在着不同，神经过程在皮层不同区域之间同时发生相互诱导，称为同时性诱导；神经过程在皮层同一区域先后发生相互诱导，称为相继性诱导。相互诱导在效果上又有不同，由抑制过程引发或加强兴奋过程，称为正诱导；由兴奋过程引发或加强抑制过程，称为负诱导。诱导通常不是单独存在的，而是相互结合，形成同时性正诱导、同时性负诱导、继时性正诱导和继时性负诱导。

4. 高级神经活动的基本功能

（1）大脑皮层的系统性功能：大脑皮层的高级神经活动有两种功能：分析和综合。分析是将客观事物分解为不同方面、不同属性，并对它们分别做出反应。综合是将事物的不同方面、不同属性联系起来，进行整体反应。在人的认识过程中，总是在分析的基础上综合，然后进行更高级的分析，以螺旋式上升的方式，逐步完善对事物的认识。大脑皮层这种分析与综合的能力，称为大脑皮层系统性功能或整合功能。

（2）大脑皮层系统性功能的表现：大脑皮层系统性功能有几种不同的表现。

巴甫洛夫通过实验发现，在训练狗形成条件反射时，可用铃声和灯光共同作为食物条件反射的信号。经多次训练后，当呈现铃声和灯光复合刺激时，狗分泌唾液。但单独呈现铃声或灯光时，狗不会分泌唾液。这说明有机体可以对复合刺激形成条件反射。

巴甫洛夫还发现，当给狗呈现两个不同频率的声音，例如呈现100Hz和180Hz声音时，可以通过训练使狗对这两个声音做出分化，即只对其中频率较高的一种声音产生反应。此后，再给狗呈现另外两种不同频率的声音，例如呈现60Hz和130Hz声音时，狗会对频率较高的130Hz的声音产生反应。这表明狗已不再对声音的绝对频率反应，而是对两个频率的关系产生反应，对刺激物的关系形成了条件反射，即关系条件反射。

动力定型是指由一系列刺激引起的一系列反应，经训练巩固后，刺激系列的第一个刺激一出现，反应系列就依次出现。动力定型是大脑皮层系统性功能的主要表现。巴甫洛夫用强度不同的刺激，按一定次序和时间间隔呈现，使狗建立起一系列的条件反射。当条件反射牢固之后，即看到只用一个刺激按原来的时间间隔作用于狗，狗就产生一连串的反应。事实上，人在日常生活中形成的各种习惯，其生理机制就是在大脑皮层上建立某种动力定型。动力定型的建立减轻了脑力与体力的消耗，提高了效率。动力定型具有稳定性，它是按固定程序进行活动的模式；但也具有灵活性，在条件改变时，能使动力定型逐渐改变以符合客观现实的要求。

一般来说，习惯的动力定型稳定性较大，灵活性较小；技能的动力定型则灵活性比较大。

5. 第一信号系统和第二信号系统　巴甫洛夫将客观环境中所有刺激分成两种性质不同的信号刺激物，认为存在着两种信号系统，第一信号系统和第二信号系统。用具体事物作为条件刺激所建立的条件反射系统称为第一信号系统；用语词作为条件刺激所建立的条件反射系统称为第二信号系统。"望梅止渴"是第一信号系统的活动，"谈虎色变"是第二信号系统的活动。

第一信号系统是人与动物共同具有的，依靠它只能对具体事物直接反映。人除了具备第一信号系统之外，还有第二信号系统，因此可以间接概括地反映现实。第二信号系统是人脑高级神经活动的重要特征。

人的两个信号系统是协同活动的。第二信号系统以第一信号系统为基础，第一信号系统又受第二信号系统的调节与支配。人的各种复杂的心理活动通过两个信号系统的协同活动得以实现。

（四）内分泌腺和神经-体液调节

内分泌系统是一种整合性的调节机制，通过分泌特殊的化学物质来实现对有机体的控制与调节。

人有两种腺体，一种是导管腺体，一种是无导管腺体。前者的分泌物通过导管排出体外，称

表 24-1-1　人体主要的内分泌腺及其主要功能

腺体		激素	主要功能
脑垂体	前叶	分泌生长激素、促肾上腺皮质激素、促性腺激素、促甲状腺激素、生乳激素等	促进身体、骨骼生长，刺激肾上腺皮质激素分泌，与情绪活动有关；控制睾丸和卵巢的发育和活动；促进乳房发育和刺激乳腺分泌
	后叶	抗利尿素、血管升压素、子宫收缩素	通过肾脏阻止水分丧失；收缩胎盘
甲状腺		甲状腺素	促进代谢功能，增进发育；分泌不足时出现"呆小症"，智力落后；功能亢进时敏感和过分紧张
胰腺		胰岛素	影响血糖供应
肾上腺	皮质	肾上腺皮质激素	对新陈代谢有重要影响；与性行为和第二性征有关；具有应激功能
	髓质	肾上腺素	与交感神经作用相同，对应付突发事件有积极作用
性腺	卵巢	雌性激素和孕激素	促进女性生殖器官的发育和第二性征的出现，为受精卵植入子宫准备条件
	睾丸	雄性激素	刺激男性生殖器官和第二性征的发育，维持正常性欲

为外分泌腺，如汗腺、胃腺等；后者的分泌物直接渗入血液和淋巴，传布到整个有机体，影响其他器官的功能，称为内分泌腺，它的分泌物称为激素。

内分泌系统对身体的调节与神经系统的调节不同，它作用范围广、见效慢，但效果持久；神经系统的调节，虽然作用范围局限，但定位清晰，作用快而精确。有机体的正常活动与内分泌系统的正常调节是密不可分的。内分泌腺的功能不足或亢进，分泌激素过少或过多，都会引起生理或心理活动的异常。同时，内分泌系统和神经系统的活动又是相联系的，所有的内分泌腺的活动都受到神经系统的控制与调节。神经系统一方面直接调节各种器官的活动，另一方面又通过内分泌腺分泌的激素，影响器官的活动，形成神经-体液调节。

人体主要的内分泌腺有：脑垂体、甲状腺、胰腺、肾上腺和性腺等。人体主要的内分泌腺及其主要功能见表 24-1-1。

（林　红）

第二节　心理治疗与心理咨询导论

在我国，随着当今社会的高速发展与人们生活水平的显著提高，人们正面临诸多方面的压力的同时，意识文化需求正逐渐被人们重视。通过心理治疗或心理咨询解决自身困扰或问题的人也与日俱增。自心理治疗与心理咨询被证实疗效确切后，其研究重点便转向治疗有效的原因以及某种治疗方法对于某类特殊的问题或患者是否有效。当然，心理治疗与心理咨询的疗效也并非对所有患者有效，有研究显示有 5%～10% 的患者在心理治疗或心理咨询中表现出恶化倾向。所以在治疗的过程中需要及时识别并处理有恶化倾向的患者以防止心理治疗或心理咨询的失败。

一、心理治疗定义

在精神科，心理治疗是除药物治疗外应用最广泛的治疗方法。而药物治疗联合心理治疗可以起到事半功倍的效果，使广大精神疾病患者获得更佳治疗效果。

心理治疗（psychotherapy）发展到目前为止，尚未形成统一公认的定义，因其理论繁多，不同学派对心理治疗的理解也有所不同，其中具有代表性的观点如下：

美国精神科医师沃儿培格（L.R.Wolberger，1967 年）将心理治疗定义为：一种针对情绪问题的治疗方法，由一位经专门训练的专家以谨慎细致的态度与患者建立一种治疗性质的关系，用以消除、矫正或缓解患者目前的症状，调节其异常行为模式，促进其积极的人格成长和发展。沃尔培格的这一定义最受瞩目，已被一些著名的辞典和很多临床心理教科书所采用，它具有明显的医学思想倾向。

社会学习观点的创始人之一，临床心理学家

罗特（Rotter）于 70 年代提出心理治疗是心理学家从事具有周密计划的活动，其目的是让个体完成某些改变，为使他们的生活更加幸福、愉快，并具有创建性。该定义特别强调了心理学倾向，但却较为笼统。

现代心理治疗学家弗兰克（Frank）认为，心理治疗是治疗者和患者之间的交互作用，它是有计划的，针对情绪问题的，也是可以吐露内心的，另外还要求治疗者有社会认可资格。在交互作用的过程中，治疗者通过象征性交往、原发性词语，有时也可用躯体方面的活动，设法解除患者的苦恼、忧伤和能力缺失。在进行治疗时，患者的家属或其他有关人员也可能进入这一交互作用过程中。心理治疗也常常包括另一些内容，即帮助患者承认和接受生活中的某些不可避免的苦难，并启发其个人成长。这一定义强调了治疗者与患者之间的交互作用。

美籍华裔学者曾文星、徐静认为，心理治疗是应用心理学的原理与方法，通过治疗者与被治疗者之间的相互关系，治疗患者的心理、情绪、认知与行为相关的问题。治疗的目的在于解决患者所面对的心理问题，减轻焦虑、抑郁、恐惧等情绪问题，改善患者的非适应行为，包括对人、对事的看法及人际关系，并促进人格成熟，能以较有效且适当的方式来处理心理问题及适应生活。

综合上述各时期的学者关于心理治疗的定义，我们认为心理治疗是由一个社会公认的专业的心理治疗师与寻求解决自身心理、情绪、认知和行为等方面问题的患者建立起良好的治疗关系的基础上，治疗者运用相关的心理学原理与方法，激发和调动来访者改善的动机和潜能，以消除或缓解来访者的心理问题与障碍，促进其人格的成熟与发展。

二、心理咨询定义

心理咨询（psychological counseling）又称心理辅导，是心理学的一个分支，与心理治疗类似，至今仍未有公认的定义，比较有代表性的观点列举如下：

美国著名心理学家罗杰斯（CR Rogers，1942年）认为心理咨询是一个过程，心理咨询师与来访者之间的关系能给予后者一种安全感，使他可以从容地开放自己，甚至可以正视自己曾否定的经验，然后把那些经验融合于已经转变的自己并进行整合。它更多地提示心理咨询是一种人际关系，强调心理咨询必须建立良好的人际关系。

伯克斯和斯蒂弗洛（Burks & Stefflre，1979年）提出心理咨询是指一个受过专业培训的心理咨询师和来访者之间的职业关系。这种关系通常采用一对一的形式，有时也可能多于两个人。其目的在于帮助来访者能够理解和分辨他们对生活的看法，并且通过为他们提供有意义的、成熟的建议，或者通过帮助他们解决情感和人际关系问题，从而使他们学着实现自己设定的人生目标。它着重强调咨询师与来访者之间的"专业性"关系以及"自我设定"目标的重要性。

华人咨询心理学家林孟平认为心理咨询是一个助人的过程，在这一过程中，一位具有专业资格的咨询师，为一位或多位因心理困扰而寻求协助的人提供一种特殊的帮助。通过一个具有治疗功能的关系，致力于使来访者克服成长的障碍，产生行为的改变，以致使个人得以充分发展，迈向自我实现。

美国心理咨询学会（American Counseling Association，ACA）给出的定义是，心理咨询是运用心理健康、心理学和人类发展的原理，通过认知、情感、行为或系统的干预和策略，致力于促进人的心身健康、个体成长和职业发展。

综上所述，尽管关于心理咨询的定义有各种不太相同的解释，但并无严重的分歧。我们认为心理咨询是具有专业资质的心理咨询师为来访者提供帮助的过程，这一过程建立在良好的咨访关系基础上，咨询师运用心理学原理与方法启发、指导、帮助来访者解决其在生活、工作、人际交往等方面存在的心理或行为问题，使来访者的人格更加完善，更能充分发挥自身潜能，更好地适应社会的发展。

三、心理治疗与心理咨询关系

1. 心理治疗与心理咨询的相似之处

（1）注重良好的人际关系：心理治疗与心理咨询在整个过程中都注重建立和维持与来访者之间良好的人际关系，这是帮助来访者改变和成长的必备的前提条件。

（2）工作目的：心理治疗与心理咨询在工作目的上是相似的，都希望通过与来访者之间的互动，达到使来访者改变并成长的目的。

（3）指导理论及方法技术：例如，心理咨询师对来访者采用心理动力学理论与方法和心理治疗师采用的同种理论与方法别无二致。详细内容我们在本章第三节中具体来讲。

心理治疗与心理咨询的助人目的、机制、理论源流甚至技术大同小异：两者都是在形成良好的交互关系的基础上，以帮助来访者解决问题为目的的前提下，运用相同或类似的指导理论及方法技术为患者提供帮助。

2. 心理治疗与心理咨询的不同之处

（1）工作对象不同：心理治疗的工作对象主要是可以诊断精神障碍的临床患者以及有较为严重的心理疾病或心理障碍的患者，针对其明显的病理心理现象进行矫治性的帮助；而心理咨询的对象主要来自有现实问题或心理困扰的正常人，针对其在生活、学习、工作等方面产生的困惑、冲突、压力、痛苦等问题，帮助其适应应激性的环境，解决较轻的心理困扰，是预防性、发展性、教育性的心理帮助。

（2）称谓不同：在心理治疗中，我们常常将担任治疗任务的医师或临床心理学家称为心理治疗师，而将向心理治疗师寻求帮助且建立职业性关系的人称为患者，这段职业性关系称为医 - 患关系；在心理咨询中，具有专业资质且在这段职业性关系中提供专业帮助的人统称为心理咨询师，向心理咨询师寻求帮助且建立职业性关系的人统称为来访者，这段职业性关系称为咨 - 访关系。

（3）工作模式不同：心理治疗具矫正性，其重视矫正问题和消除症状，治疗者帮助患者弥补已形成的损害，消退患者的心身病理状态和改善其在社会环境中的适应状态。心理咨询比较强调发展模式，更具预防性、发展性和教育性，心理咨询师帮助来访者实现自身潜能，强调在危机形成之前给予干预。

（4）工作时长不同：心理治疗的时程相对较长，心理咨询的时程相对较短。

（5）适应范围不同：心理治疗常涉及内在的人格问题，更多的是与复杂的心理疾患打交道。心理咨询具有现实指向性，涉及的是意识问题，

如有关职业选择、培养教育、生活、工作、学习和辅导等。

（6）工作任务不同：心理治疗，多在帮助患者缓解已经形成的痛苦体验，提高对环境的适应能力，促进个性成熟。而心理咨询的任务主要在于促进来访者成长，强调发展模式的改变，帮助来访者发挥出更优秀的潜力，为正常发展消除路障。因此，心理咨询重点在于预防，在"危机"之前给予干预。

值得注意的是，按照《中华人民共和国精神卫生法》规定，非医疗机构只能进行心理咨询工作，而心理治疗只能在医疗机构开展。虽然心理咨询的方法、过程与心理治疗类似，但当心理咨询师面对有正规医院的精神疾病临床诊断的患者时，如抑郁障碍、焦虑障碍等，心理咨询师要严格遵守《中华人民共和国精神卫生法》的相关规定，仔细评估。若发现患者存在心理障碍或精神异常时，一定要依法将患者转入到医疗机构进行诊治。

关于心理治疗与心理咨询，上述的区别是相对而言的，因为这些特点本身的界限难以划分，就像正常者和异常者的心理和行为没有明确的界限一样。所谓正常者也有不正常的行为，异常者也有不少正常人的心理问题。特别是来访中的患者，往往心理咨询过程中可能同时进行心理治疗，或者在心理治疗后继续进行心理咨询，两者是紧密联系且无法严格区分的。从实际应用的角度讲，区分二者的实际意义并不大。

四、心理治疗与心理咨询的过程与任务

心理治疗与心理咨询的过程与任务在实践应用中没有明确的区分，本文将以心理治疗的过程及任务为代表进行如下介绍：

（一）介绍阶段

1. 建立信任　建立信任是医患双方能够顺利完成心理治疗的前提，只有患者信任治疗师时，才有可能愿意讲述自己的经历，倾诉自己的痛苦，配合心理治疗的过程，使患者看到治愈心理疾病的希望。

在心理治疗开始前，有些患者会提前了解治疗者的学历、职位和声望等信息。这些信息可能会在治疗的全过程中影响患者对治疗师的信任，也可能影响治疗效果，但这些因素并非决定性因

素。在心理治疗的介绍阶段，治疗师运用专业、恰当的言语及非言语行为，不仅可以体现治疗师的专业知识和技术水平，还可加强患者对自己的信任。

可加强患者对治疗者信任的言语行为包括倾听，不随意打断患者的谈话，与患者交谈时坦诚和自信，提出中肯的建议以及具有启发意义的问题等；可加强患者对治疗者信任的非言语行为包括双方适宜的距离，目光的交流，交流时身体前倾等。当然，对治疗师的信任性还与患者的年龄、过去的治疗经历以及患者的创伤经历有关。

2. **协商期望**　一般情况下，主动寻求心理治疗的患者会在来访时带着期望，甚至有些期望是不合理的。比如迫切希望一次心理治疗可以解决全部的心理问题。这时候，就需要治疗师引导患者做出改变，与患者协商期望，使患者的期望降到合理的范围内，以便这些目标更切合实际，便于实现。同时也要将治疗师的期望结果告知患者，使两者在治疗频次、周期等方面的期望尽量一致。当患者所接受的治疗过程与其期望相匹配时，更有可能获得较大的受益。当治疗师遇上患者的目标可能与其价值观发生冲突时，治疗师则需要保持价值观中立原则。

值得注意的是，有的患者不仅对治疗目标有期望，也对治疗师的治疗方法与过程抱有期盼。所以，治疗师需要和患者一起探讨治疗将持续的时间以及哪些时刻有谁参与到治疗中。在治疗的起始阶段就和患者讲明治疗的实质很重要，澄清心理治疗需要一个过程也是必不可少的。还要告知患者，问题的改善需要双方的共同努力。"期望"能够使患者进入并停留在治疗中并使其更加接受、服从心理治疗。如果由于治疗师本人的原因不能解决患者的问题，需要真诚地向患者做出解释，并将其转介给合适的治疗师。

（二）初始阶段

1. **初期评估**　初期评估是为了识别和确定患者的问题，以便确定个体化的治疗方案。

在初级评估时，治疗师需采集的患者信息主要有患者的基本身份信息，教育和工作背景，原生家庭、婚姻、性经历方面的历史，成长史，与问题相关的事件，目前的心理健康状况，患者的行为方式及人格特点，既往精神异常病史及心理治疗史，身体健康状况及就诊史等。在病史采集时，如果发现患者的精神异常，怀疑可能有脑器质性病变或躯体疾病所致精神障碍时，要即刻安排患者到精神科或神经科进行检查及诊治。如果是适宜心理治疗的患者，治疗师则需要进行进一步的会谈评估。评估的主要内容有：向患者解释和说明评估的原因；帮助患者确定所有相关的原发和继发问题，概括问题的大致范围；将所得到的问题进行排序，找出主要问题；明确问题行为包括情感、躯体、行为、认知、情境和关系；明确问题的前因后果；发掘潜在的影响问题存在的因素；了解以前患者对问题的处理方式，以及这些方式带来哪些影响；了解患者在问题的解决方面具有哪些优势；帮助患者理解自身的问题；明确问题的严重程度、问题行为发生的频率和持续时间。

2. **对资料的分析与理解**　收集资料的过程是治疗师与患者良好互动的过程。在这个过程中，治疗师更加深入地了解患者，同时需要治疗师对所收集的资料进行整合、分析与理解。因为引起患者心理问题的原因常常是生理、心理、社会诸因素交互作用的结果。有些表面看起来不相关的人和事，却是问题的关键。

在对收集资料分析的过程中，应注意关注主要问题，只有找出关键问题，才能更好地制订治疗计划。所谓主要问题，是指求治者最关心、最困扰、最痛苦和最需要改善的问题。在首次面谈时，求治者可能会说出他最为困惑的问题，但往往首次谈及的问题，并非是求治者真正困扰的问题，需要经过多次面谈，深入摸索探讨，才能真正了解求治者的症结所在。因为求治者面对首次见面的治疗者，出于各种因素的影响，往往不愿直接诉说自己的困扰。此时患者会以较轻的身体或心理问题为原因求助于心理治疗师。但有的求治者自己也不知道他存在的主要问题是什么，需要治疗者在治疗过程中逐渐道出其问题的核心。

（三）主体阶段

1. **启发患者领悟**　有些患者并不清楚或无法完全认识到自身存在的主要问题，这就需要治疗师在治疗的过程中发现并指出问题的核心。治疗师在治疗的过程中对患者的主要问题要有足够的重视，并对患者的主要问题进行解释和说明，治疗师提供的解释可以帮助患者获得对压抑无意识冲突的顿悟，以及对出现的移情现象的理解。治疗师要根据自己的分析和患者的问题症结，向患者解释和说明，让患者能有意识地去体会并领悟自己的心理问题或情结的性质，帮助患者把没有意识到的病情和情结意识化。经由意识性的认识与了解，患者自然就能主动去面对和处理。

2. 激发正面思考，提高自信心 焦点解决疗法（solution-focused therapy, SFT）的特点是不深究患者过去的缺陷与成因，转而帮助其认知自身需要什么，在意什么以及自身已有的成功经验与优势等。SFT 认为，不论是多么麻烦的问题，任何人都不可能无时无刻处在问题情境中，总有问题不发生的时候，每一个问题对患者来说都有例外，而这个例外可以帮助患者找出问题的解决之道，找回力量，重获生机。作为一个治疗师，需要用心去发现问题没发生的时刻，或找到没有问题时的情境与行为，也就是要找到例外。要肯定患者有解决自身的问题的能力，同时患者自己最清楚治疗的目标、解决的焦点。协助患者找到例外，可以让患者看到自己的能力和资源，带来问题解决的可能。用正向的、朝向未来的、朝向目标解决问题的积极观点，激发患者正面思考，避免患者陷入无望、无助的情绪，促使改变的发生。

（四）结束阶段

1. 效果评估 在治疗的结束阶段，治疗师要对治疗措施的有效性，治疗的成果以及目标的完成度进行评估。评估通常从三个方面进行：患者的满意度，主要由患者对治疗师及治疗全程进行评估；治疗效果的显著性，主要由治疗师对患者好转程度的评估，评估要将患者过去与现在心理状态与行为进行对比；成本效益，患者与治疗师综合评估此次治疗是否是最优时效的治疗方式。这种评估方式虽然能反映出患者心理状态的变化与好转程度，但也掺杂着主观因素，使评估效果受个人主观影响较大。

通常，我们可以通过治疗师的评价、患者的评价来进行评估。评估患者的表现可在治疗前、治疗方案进行中、治疗结束时和治疗结束以后的某一时间等几个阶段进行，对问题心理或行为的频率、持续时间、强度和事件是否发生四个水平进行评估。准确的效果评估有助于患者未来的巩固与成长。所以在效果评估时，要从多角度和方位进行综合全面的评估，同时要考虑是否存在患者提供不真实评价的可能性，以便确定日后的治疗方案与建议。

2. 效果巩固 在心理治疗的结束阶段，治疗师要帮助患者回顾整个治疗过程，梳理并巩固患者取得的进步，总结目标的实现进度，鼓励患者将已习得的应对经验或技巧不断付诸实践，并处理好患者分离和依赖的矛盾情绪。

有的患者在效果评估时已达到治疗目标，但是完全脱离治疗环境，融入到社会生活中却无法灵活地运用心理治疗过程中学到的方法，或者治疗效果难以继续维持。这时就需要治疗师在结束治疗前着重关注治疗效果的巩固与维持。治疗师对此最常用的做法是在效果的巩固阶段引导患者重新面对旧的创伤，还可将患者在治疗中提高的对某一事物的认识扩展到其他事物，这样有助于患者真正的掌握自己所学习的方法，以便将来可以独自应对外界变化的事物与环境。

3. 结束与分离 治疗师根据对患者的评估结果决定何时结束、如何结束。精神分析的观点认为当患者所有重要的冲突和个体的问题都基本解决之后，即对患者的分析完成以后，才会考虑结束。对结束的处理是否得当直接影响治疗的整体效果。从一定意义上讲，结束是将患者的领悟付诸实践行动，而结束本身就会使患者获得一种在治疗中所无法得到的经验。

在结束的过程中，一些患者会有各种原因不想离开治疗环境，此时要向其解释和说明离开治疗环境的意义，并鼓励患者接触外界环境，完善其社会功能。如果患者在得知治疗将要结束时的情绪十分焦虑，恐惧，此时，治疗师应保持谨慎和高度敏感，重点关注最后的分离过程，根据患者对分离的反应程度确定最后几次治疗的时间间隔。可以考虑逐渐减少治疗的频率，平缓地结束治疗工作。

任何治疗过程的结束都是一次重大的分离，将其与患者早期的分离和丧失经历联系起来，并将其作为治疗的核心部分。治疗师需要重视并处理患者因分离产生的负性情绪体验。如果分离和丧失的深层体验是患者主要问题，那么它们应该在治疗中得到改善或解决。

心理治疗的目标是解决患者的心理问题，改

善其社会功能,完善其人格。因此,患者需要在恰当的时机离开治疗环境,带着更加完善健全的人格接触社会环境。心理治疗的根本目的是解决患者的主要问题,在解决问题的过程中自我成长,改变不良的心理活动及行为方式,从而达到心理健康及人格的完善。

五、展望

随着科学技术水平的进步,心理治疗与心理咨询的方法与技术也在不断提升。有研究显示,虚拟现实技术有助于治疗多种心理障碍或精神疾病,如恐惧症、注意缺陷多动障碍等。由于心理疾病的发生发展与社会文化因素密切相关,本土化探索也更有针对性的服务于大众,其中不少学者将西方的心理治疗及心理咨询理论和方法与东方的哲学思想和方法结合,其目的都是更好地发展心理治疗与心理咨询。心理学的流派众多,方法与技术也未能有公认的统一标准,近年来心理治疗和心理咨询的理论及技术的整合成为一种发展趋势,如方法技术的整合。但其理论的整合还要经过很大的努力,因为不同理论间可能存在相互矛盾的观点,差异性明显。如何更好地整合是未来研究的重要领域。如今国际上的研究热点还包括心理治疗与认知神经科学结合的临床治疗研究;质性研究与量化研究结合等。心理治疗与心理咨询未来的研究前景还很广阔,有待进一步的发掘与应用。

(胡　建　胡晓蕊)

第三节　心理咨询与治疗的技术

心理咨询与治疗的技术拥有深远的历史,现代心理治疗始于 18 世纪中叶,一名叫朗兹·安东·麦斯麦的医生首先使用催眠术。自 19 世纪末精神分析理论创立以来,不同的心理治疗理论不断被提出和发展,到 20 世纪 60 年代以后,精神分析、行为主义、人本主义成为心理治疗领域的三大主流。心理治疗发展到今天,其理论已达数百种。不同的方法各有其优势和局限,因此目前越来越多的治疗者在实践中根据个体化原则采用多种理论和技术的融合,来取长补短。

心理治疗的方式很多。按治疗对象可分为个别心理治疗、夫妻心理治疗、家庭心理治疗、集体心理治疗。按学派来分大多数可归入精神分析、行为主义、人本主义、系统论这四大主干体系,并且近年来各种流派之间有融合的趋势。根据语言使用情况可分为言语性技术和非言语性技术,后者包括音乐治疗、绘画及雕塑治疗、心理剧、家庭塑像。根据干预的强度、深度、紧急程度,分出一般支持性治疗、深层治疗、危机干预等。

一、常用技术与方法

(一)基本技术

1. **倾听技术**　倾听(attending)是心理治疗的第一步,是了解患者情况的必由途径,也是与患者建立良好的治疗关系和为患者提供帮助的手段。倾听并不仅仅是用耳朵听,更重要的是用心去聆听患者的内心想法和感受,听出患者在交谈过程中所没有表达出甚至患者本人也没意识到的心理倾向。在倾听的同时,要思考并判断患者所讲述的内容是否合理,是否符合逻辑。

2. **提问技术**　在进行心理咨询与治疗时,如果提问技术用得恰当准确,通常会对治疗起到关键性的作用。提问技术通常分为两种,一种是封闭式提问,指对患者的情况有一种预期的假设,而期望得到印证这种假设是否正确的答案;另一种是开放式提问,通常不能简单作答,需要做出解释、说明和补充材料。开放式提问应建立在良好的治疗关系之上,否则就会让患者产生被询问、被窥探的感觉。除此之外,在提问时要注意问句的形式、语气和语调恰当得体。

3. **鼓励技术**　鼓励是传达治疗师对患者的接纳,对其所陈述事情感兴趣并希望继续讲下去,通过重复患者说的话或者用"嗯""还有吗"等语言技术,以及点头、微笑等行为方式给予患者鼓励。

4. **面质技术**　面质(confrontation)是指当面对患者身上存在的矛盾提出质疑。在患者身上,常见的矛盾包括言行不一、前后言语不一致,以及治疗师与患者意见不一致等。由于面质技术有明显的质问语气和态度,因此使用的条件应以良好的治疗关系为基础。

5. **解释技术**　指依据某一理论、某些方面的科学知识或根据治疗师的个人经验对患者的问题、忧虑、错误认知做出解释说明，使他们以一个新的角度来看待问题和矛盾，产生领悟，促进改变。

6. **共情**　共情是促进咨访关系的关键性技术，指咨询师把来访者语言和非语言行为中包含的情绪加以概括和梳理后，再以自己的语言和非语言形式反馈给患者，使患者觉得自己被治疗师所理解。

7. **非语言技术**　除语言表达技术外，非语言技术在心理治疗中也起到重要作用。非语言技术主要包括躯体姿态、肢体运动、目光接触、面部表情、言语表情等。运用该技巧影响患者并通过对他们的行为进行观察和分析，来获取有用的信息。

（二）精神分析疗法

经典精神分析（psychoanalysis）是在 19 世纪 90 年代由西格蒙德·弗洛伊德（S.Freud）创立的。我们将弗洛伊德经典精神分析和其后的现代精神分析理论的各种流派，统称为心理动力学理论。精神分析是以心理动力的（dynamic）即发展的、变化的、用内在相互联系的观点看待心理，同时把运动、能量、特别是冲突视为心理活动的本质。

1. **理论原则**　精神分析理论认为，心理障碍通常源于患者幼年时期的冲突，但因为冲突中所包含的冲动与情绪已被压抑到潜意识之中，患者意识不到这些冲突。精神分析的目的便是将冲突带进意识，以便能用较合乎理性的、现实的方法处理它们。弗洛伊德之后的继承者在理论上进行了修正，发展成新精神分析方法，但核心内容仍然是认为潜意识动机与恐惧是大多数情绪问题的核心，领悟与贯通过程是达到治愈的基本过程。精神分析理论主要包括：心理决定论原则、潜意识理论、心理结构理论、心理发展阶段理论等。

（1）心理决定论原则：又称因果原则，精神分析理论认为，一个人现在和未来的状况，是他早年经历决定的，个体幼年和早年的心理创伤必然影响其以后的心理发展。据此理论，了解一个人的成长过程对理解其行为模式和现状以及理解其症状含义和功能至关重要。

（2）潜意识理论：弗洛伊德将人的心理活动分成三个领域，即意识、前意识和潜意识。意识部分是指我们所能感知到的，或是可预见到的一切。潜意识部分是那些我们意识不到但又存在并影响着我们的心理活动。介于意识和潜意识之间的是前意识。精神分析理论认为，潜意识的内容常常是人们在早年成长过程中未被满足的冲动或愿望，缺乏爱或受到的各种挫折、虐待等形成的情节。在某种特定的情景下，被压抑在潜意识中的愿望和冲突会激发出来，当这种冲突和愿望过于强烈时，便会以妥协的形式穿过前意识进入意识，这种妥协的形式便是具有象征意义的各种各样的神经症性症状。因此，如果能发现潜意识的原因，因果联系和顺序也就显现出来。

（3）心理结构理论：弗洛伊德将人的心理结构分成本我（id）、自我（ego）和超我（superego）。本我是与生俱来的，代表人的本能，按"快乐原则"行事，只求本能需要及时满足。自我是后天形成的，按"现实原则"行事，本我的要求要靠自我来实现。超我也是后天形成的，代表人的道德和良知，是道德化的自我，按"至善至美原则"行事，指导自我，限制本我，以达到自我典范或理想自我的实现。自我存在于本我和超我之间，既要满足本我的要求，又要顾及现实环境是否允许本我的要求，同时还要接受超我的严厉审查，始终处于各方矛盾焦点所在。上述三者保持平衡，人格发展就比较正常，反之任何一方力量的消长，都会使机体失去平衡，由此导致焦虑。

（4）心理发展阶段理论：精神分析理论认为人的心理发展是由两种本能的内驱力推动的。一类是生的本能（包括性本能），一类是死的本能或称为攻击驱力。弗洛伊德将人的心理发展分为五个阶段：口欲期、肛欲期、性器期、潜伏期、生殖期，在本能内驱力推动下，各个发展阶段根据不同的经历形成人的心理特征。如果心理发展停留在某个阶段，或由于部分原因从高级阶段倒退到低级阶段，就可能造成心理及行为的异常。

（5）自我防御机制：是自我为了对抗来自本能冲动及其所诱发的焦虑，保护自身不受潜意识冲突困扰，而形成的一些无意识的、自动起作用的心理手段。防御机制大致可分为四类：①自恋性防御机制；②不成熟性防御机制；③神经症性防御机制；④成熟性防御机制。每一个体都有其惯用的防御机制，且常是多种机制共同作用。面对同样的情景，之所以不同的人有不同的反应，是因为他们的成长经历决定了不同防御机制的形成。同一个体在面对不同情境时之所以有不同的反应，是因为其面临的冲突不同，使用的防御机制也就不同。防御机制过强就会引起一系列心理和行为问题。

除上述基本理论外，精神分析还包括客体关系理论、依恋理论、自体心理学理论等。各理论原则间相互关联，旨在帮助人从领悟中解决心理上的问题。

2. 精神分析主要操作技术　精神分析治疗过程一般分为初始阶段、治疗阶段和结束阶段。操作技术主要包括释梦、自由联想、对质、澄清、阐释、修通、重建、阻抗分析、移情与反移情的识别和处理。以访谈的形式了解患者，通过处理潜意识冲突，消除或减轻症状，解决他们的心理问题。本文对几种常用的技术进行简要说明。

（1）自由联想：指当患者对治疗过程有一定的了解后，此时治疗师应该少讲话，更多地倾听患者对于内心世界的讲述。在适当的时机告诉患者"我正在听你说""我想更好地了解你是如何看待这个事情，而不想过多地打扰你"。在此同时，治疗师应鼓励患者无拘束地讲，不要理会所讲的内容是否准确或符合逻辑，说出心中所想，不必想得很清楚，甚至说出那些患者自己认为不真实的。治疗师在倾听患者自由联想时应仔细分析其讲述的内容，发现患者没意识到的地方，以及阻碍其思想自由表达的因素。

（2）阻抗分析：阻抗指患者抵抗痛苦治疗过程的各种力量。治疗师可以通过观察患者在自由联想中的停顿、语结等处来发现阻抗所在。阻抗还表现为对过去的经历概括化，以及在沟通过程中缺乏感情、沉默不语、不愿谈及和情感有关的事情。分析阻抗的原因可能是安于现状、惧怕变化；可能是害怕良心上受到过分谴责；也可能是不愿放弃那些引起情感障碍的幼稚冲动等。

对阻抗的处理首先要向患者提出他们正在阻抗，让他们认识和体验阻抗，使患者澄清他确实在阻抗、是怎么阻抗的、为什么阻抗、想防御什么等等。成功解释阻抗可以成为理解过去冲突的切入点。过去未满足的欲望及心理创伤一般不会成为不可解决的冲突，而对它们的过度防御才是构成它们不可解决的根源所在。因此，理解了防御也就找到了冲突，这样才能理解各类神经症的病因。

（3）移情与反移情的识别和处理：所谓移情（transference）是指患者将过去对其有重要影响的人物的关系和情绪在与治疗者的关系中重现出来。表现为患者对治疗者产生不同的强烈的情绪反应，有时这种情绪反应表现为对治疗师产生依恋、钦佩、爱慕甚至和性有关的冲动，这种情况称为正移情；而有时这种情绪表现为对治疗师不满、失望、愤恨和攻击等，这种情况称为负移情。处理移情时，治疗师首先应保持清醒的头脑，知道患者对治疗师的想法，有什么样的感情，不要认为患者对治疗师的评价都是客观、公正的。此时，治疗师工作的重点是帮助患者理解移情，将患者注意力引导到他们自己身上，使其了解和暴露自己的想法。告诉患者治疗师与患者的关系只是职业性帮助关系，并没有进一步的情感或私下里的交情，在治疗中所引发的对治疗师的感情以及想法都是过去人际关系中的情感和想法所转移过来的。治疗师巧妙地揭示移情发生的机制，可以使患者了解感情的来源，同时也将导致患者心理问题发生的因素完全呈现在意识中。

反移情指治疗师在与患者沟通时对患者产生的情感反应，反移情在许多时候是不可避免的，是普遍存在的。反移情对治疗师产生的是积极的影响还是消极的影响主要依赖于治疗师能否对自己的反移情保持警觉和进行妥当的处理。适当的、正常的反移情有助于对患者的进一步治疗。对于反移情的处理，治疗师应首先确定反移情的性质并探索其来源。如果来源于患者，则可以利用反移情来了解患者的移情，与患者共同探索导致移情的原因、潜意识动机和防御机制等。如果反移情源于治疗师自己，则需要治疗师反思自己的成长过程，确定自己的问题是否已经修通，并借此机会治疗，促进个人成长。在治疗过程中治疗师要用职业的态度对待患者，并保持中立和恰当的节制。如果治疗师对患者产生强烈的反移情，此时需要将患者转移给其他合适的治疗师。

（4）梦的解析：治疗师让患者对梦进行自由联想，通过梦去观察患者是如何思考、感受、防御和阻抗的，帮助患者了解自己的内心活动。在治疗过程中，由于防御机制而使梦变得模糊不清，但当防御和阻抗被理解、抛弃后，梦就变得清晰起来。此时治疗者可以把梦作为治疗的切入点去发现潜意识的愿望和冲突。

3. 精神分析治疗的适应证和禁忌证 精神分析疗法主要适用于对焦虑症、失眠症、轻中度抑郁症、强迫症、躯体症状障碍、分离转换性障碍、适应障碍、进食障碍、性心理障碍等多种精神疾病的干预和治疗。不适用于治疗器质性精神障碍、使用精神活性物质所致精神障碍、精神分裂症、智能障碍、重度抑郁症、双相障碍等疾病。

（三）认知行为疗法

认知行为疗法（cognitive behavioral therapy，CBT）是以学习理论、认知理论为基础，在实证研究证据支持下，通过认知和行为理论及技术方法来改变个体歪曲认知和非适应性行为的一类心理疗法的总称。该疗法的确立源于行为治疗（behavioral therapy，BT）和认知治疗（cognitive therapy，CT）两者在理论和技术方面的相互结合。

1. 理论原则 产生于20世纪20年代的BT，源于行为主义心理学理论。巴甫洛夫的动物实验性神经症的模型以及华生等人的儿童强迫性恐怖症的模型都是行为治疗的理论与实践的典范。斯金纳提出操作条件反射原理并尝试应用于医疗实践，艾森克结合临床实践提出行为学习过程的新理论，沃尔普把行为治疗技术系统地应用到患者的临床实践，这都极大地推动了行为治疗的进一步发展。20世纪60年代，生物反馈治疗技术的出现使行为治疗作为心理治疗领域中一个独立的体系与卓有成效的治疗方法广泛运用。行为治疗理论认为：适应性行为与非适应性行为都是通过学习获得的，通过再学习可以学习到新的行为，也可以消除非适应性行为。

以认知心理学为理论基础发展而成的心理疗法称为认知疗法。其基本的理论假设是：人既是理性的，又是非理性的。人的精神烦恼和情绪困扰大多来自于其思维中的非理性信念，它使人逃避现实，不敢面对现实中的挑战。当人们长期坚持某些不合理的信念时，便会导致不良的情绪体验；而当人们接受更加理性与合理的信念时，其焦虑及其他不良情绪就会得到缓解。认知疗法通过解说与指导的再教育方式，纠正来访者对人、对己、对事的错误思想与观念，协助其重组认知结构。艾利斯以"ABC理论"来阐明他的思想：A代表发生的与己有关的事件；B是指个体在遇到

诱发事件之后相应而生的信念；C代表个人对事件的情绪反应后果。在艾利斯看来，事件本身的刺激情境并非引起情绪反应的原因，个人对刺激情境的认知解释才是引起个人情绪反应的原因。非理性信念有下列三大特征：绝对化要求，过分概括化，糟糕至极。对于那些有着严重情绪障碍的人，这种不合理思维的倾向尤为明显。认知治疗就要帮助来访者以合理的思维方式代替不合理的思维方式，以理性的信念代替非理性的信念，通过以改变认知为主的治疗方式达到治疗的目的。

由行为治疗理论和认知治疗理论结合发展而来的认知行为疗法理论涉及三个核心概念：认知、情绪和行为。人的认知活动会产生情绪或情感，并影响着人的行为；行为也会影响人的认知活动和情绪反应；当人的认知、行为活动发生改变后也可以改变人的情绪；情绪改变后反过来认知和行为也会发生改变。认知行为疗法理论体现了人类心理活动的基本过程。

2. 主要操作技术 认知行为疗法的核心技术包括认知技术和行为技术，认知技术用于识别和矫正歪曲信念，主要包括苏格拉底式提问、引导性发现、认知和行为演练等技术；行为技术是利用行为分析和行为干预，来改变适应不良的行为，主要包括行为功能分析、暴露、放松训练、厌恶疗法、行为塑造法等。近年来，西方的认知行为疗法理论不断发展，与东方哲学相融合，形成了新一代认知行为疗法技术，逐渐受到人们的欢迎。

（1）苏格拉底式提问：认知歪曲是介于外部因素刺激和个体对其产生错误的情绪体验和行为之间的那些想法，多数患者意识不到它的存在及其与自己情绪和行为之间的关系。用探究式、引导式等提问方式帮助患者识别认知歪曲，再用提问的方式验证这些想法的合理性，提问的问题比如："这样想有什么证据？""如果事情真的发生了，是否会像你想的那么坏？"等等，通过这些提问技巧来动摇患者的认知歪曲。

（2）引导性发现：焦虑、恐惧、抑郁等情绪是患者心理问题的外在标志，沿着能引发患者情绪的路线询问，逐步深入，发现患者的认知歪曲。关注近期事件和利用案例概念化信息引导的技巧也尤为重要。

（3）认知和行为演练：在寻找到认知歪曲后，制订一个矫正认知的计划，通过不断地演练和家庭作业，让患者逐渐形成新的正确认知和行为。

（4）行为功能分析：指在治疗前对来自环境和行为者本身的，影响或控制问题行为的因素作系统分析。治疗师应用该技术可以对患者的行为问题进行细致的了解和分析。可利用记日记或评定量表的形式记录。有时，患者在注意到自己行为被观测时，会主观改变习惯的行为方式，解决这种问题的办法是等患者习惯治疗师在旁边后，治疗师再进行观察，或在患者不知道的状态下观察。

（5）暴露：指将患者暴露在能引发其焦虑、恐惧或痛苦的情境下，治疗师指导患者抑制实施回避行为，重复暴露后，患者会慢慢适应引起焦虑的情境，认识到所预期的负性情绪没有发生，以达到治疗的目的。在暴露治疗实施之前，首先将暴露技术原理和可能出现的主观不适等问题告知患者，探讨治疗过程的利弊，最终得到患者同意。实施暴露的步骤为：①评定主观不适单位，即让患者对各种引起焦虑的刺激进行评分；②设计不适层次表，根据每一种刺激的分数按照高低顺序进行排列；③从最低等级层次开始逐级暴露，直至对每种刺激不再产生紧张反应。暴露技术是被人们广泛应用的心理治疗方法，但由于部分患者无法忍受暴露后所引发的负性情绪，因此脱落率较高。

（6）放松训练：指通过机体的主动放松使人体验到身心的舒适，以调节因紧张反应所造成的心理生理紊乱的一种治疗技术。在操作时嘱患者采取舒适体位，通过反复深吸气和深呼气达到呼吸放松；逐一对全身各部分肌肉收缩和放松达到渐进性肌肉放松；让患者选择一个放松的画面或记忆，将这个画面重现在大脑中来达到想象放松。通过这三种放松训练形式，患者可以达到完全放松状态并体验深度放松的感觉。

（7）厌恶疗法：指通过轻微的惩罚来消除适应不良行为。当患者出现某种适应不良的行为时，给予一定的痛苦刺激，如催吐、导泻等，使其产生厌恶的主观体验。反复实施，适量不良的行为就会和厌恶体验产生联系，等患者再欲实施适应不良行为时，便会因产生主观不适体验而放弃这种行为。厌恶疗法主要适用于对酒依赖、露阴癖、恋物癖的患者。但需要注意的是，在治疗时禁止使用可以导致明显躯体和心理损伤过强的刺激方法。

（8）行为塑造法：指根据某种奖励规则，当患者做出预期的良好行为时，就能获得奖励，反复实施即可让患者所表现良好的行为得到强化，使适应不良行为慢慢消退。

（9）新一代认知行为疗法：包括正念认知治疗、接纳与承诺治疗、正念减压训练和辩证行为疗法，其中正念认知治疗和接纳与承诺治疗已被用于临床实践并取得一定的治疗效果。正念认知是指将人的注意力带入到内部思想、情感体验中，并接纳这种体验。接纳与承诺是指通过接纳、认知解离、观察自我、接触当下、明确价值和承诺行为这六大核心过程提高心理的灵活性，让患者不受限制的接触当下。

3. 适应证和禁忌证　认知行为疗法适用范围非常广泛，在个体和团体治疗领域都取得突出效果。主要适用于以下方面：

（1）焦虑症、恐惧症、强迫症、躯体症状障碍、疑病症等。

（2）各类进食障碍以及烟、酒等物质依赖。

（3）露阴癖、恋物癖等性心理障碍，以及阳痿、性快感丧失等性功能障碍。

（4）遗尿症、遗粪症、异食癖等儿童行为障碍，以及各类儿童心理发育障碍。

认知行为疗法不适用于器质性精神障碍、精神分裂症、伴严重兴奋躁动的精神疾病、智能障碍、重度抑郁发作等。

（四）人本主义治疗

人本主义治疗（humanistic therapy）创立于20世纪50年代，又称为"来访者中心疗法""以人为中心疗法"。相对于精神分析对潜意识的关注和行为主义对学习过程的强调，人本主义疗法倡导"以人为本"的思想，重视人的需要层次、自我实现理想和情感体验与潜能。强调研究人性，如人的成长、潜能与自我实现倾向、人的存在意义等。提倡治疗师应以同情心、平等、温暖、关切、真诚的态度对待患者。罗杰斯是人本主义心理治疗的主要代表。

1. 理论原则　人本主义理论强调心理问题的产生与自我（ego）的失调有关。人本主义理论中的"自我"与精神分析理论中的"自我"不同，它包含两个子系统，即自我概念和理想自我。自我概念包括个体意识中知觉到的所有关于他存在和经验方面的东西，是一个人对他自己的知觉和认识。理想自我是指个体对希望自己是一个什么样的人的自我期望和看法。它包括人们渴望拥有的那些品质，通常是积极的。理想自我与自我概念之间的悬殊差距表明人格的不协调和不健康。罗杰斯认为，人一直处于实现自我概念中，心理失调与无效的自我概念密切相关。有效的自我概念允许人们真实地感知其经验或体验，而当经验遭到否认或歪曲时，自我概念与经验就不一致了，由此产生心理上的失调。而且无效的自我概念很难改变，这是由于无效的自我概念中包含有许多价值的条件作用，它们根植在自我概念之中，成为人们接受或拒绝他们经验的标准。最终，人们开始相信同他们消极的自我概念一致的评价，从而疏离了他们真正的自我。

人本主义治疗相信个体蕴藏着积极成长的力量，相信人有能力调整和控制自己，相信人能够发现自我概念中的问题。治疗师的任务只是促进这个进程，而不要询问，不做解释，也不要对活动的方向、路线提出建议。需要注意的是，人本主义治疗弱化对心理疾病的关注，不喜欢使用"治疗师""患者""患者"，而提倡使用"助人者""当事人""咨客"的称呼。

2. 主要操作技术 人本主义治疗强调心理治疗者如果能够为来访者创造一个真诚一致、无条件积极关注和设身处地地为患者着想的充满爱和接纳的环境，使来访者能够自由地表达自己、了解自己和自身的体验。可利用的主要方法是真诚一致、共情和无条件积极关注。

（1）真诚一致：人本主义治疗的前提是治疗师必须是一个真诚一致的人。治疗师对患者的关系越真诚，对患者的帮助就越大。

（2）共情：也称同情心，指治疗师设身处地地理解当事人，走进他们的内心世界，体验情感，使当事人知道有另外一个人不带成见、偏见和评价地理解他们的想法，使他们感受到温暖和自尊。

（3）无条件积极关注：治疗师无条件、全方位的接纳、尊重当事人的思想、情绪、行为和个性特点，不以评价的态度对待对方。每个人都有积极

关注的需要，但成长过程中获得的积极关注是有条件的，而心理治疗要去除这些价值条件，需要治疗师对当事人提供无条件的积极关注，在这种积极关注的环境里，当事人能朝着做真实自己的方向前进，自我越来越灵活的接纳更多经验，自我与经验也越来越和谐。

人本疗法的观念为我国心理治疗界所接受，但该疗法只对那些善于言辞和有意讨论自己问题的人才有效，对于那些表达有严重障碍和对自我问题意识不良的人，通常有必要采用指导性的治疗方法。

3. 适应证和禁忌证 人本主义疗法适用于治疗有某种心理问题的正常人或轻度心理障碍的患者，如人际关系问题、个人成长发展问题、社会适应不良等，以及焦虑症、躯体症状障碍、疑病障碍的患者。不适用于治疗器质性精神障碍、使用精神活性物质所致精神障碍、精神分裂症、智能障碍、重度抑郁症等。

（五）家庭治疗

20世纪50年代发展起来的家庭治疗（family therapy）是以患者家庭为单位，利用各种心理治疗技术手段来改善家庭环境或让患者在内心上得到家庭支持的一种心理治疗方法，旨在改变家庭内部失调的相互作用方式。家庭治疗在发展的过程中，与精神分析理论、系统论、认为行为治疗等理论相互融合，形成不同的家庭治疗理论模式，如心理动力家庭治疗、结构家庭治疗、策略家庭治疗、家庭认知行为疗法等。目前，家庭治疗技术被广泛用于儿童精神心理疾病的治疗和干预，并取得了可观的治疗效果。

1. 理论原则 家庭治疗理论认为，个人成长所处的家庭及社会环境会影响人的情绪、行为和人格养成。而家庭是人归属最早、最密切的单元。患者的症状是家庭成员互动关系影响的结果，是家庭功能失调的表现。把家庭看成一个私人性特殊群体，需要以组织结构、沟通、扮演角色、联盟与关系等观念和看法来了解这个小群体，根据系统学理念体会该家庭系统内所发生的各种现象。在家庭系统内，任何成员所表现的行为，都会受到家庭其他成员的影响，即个人行为影响系统，而系统也会影响成员行为。失调的系统相关连锁反应，可导致家庭成员各种心理问题。因此，要

治疗患者的症状，不能单从患者本身入手，而应以整个家庭为治疗对象。

2. **主要操作技术** 家庭治疗流程一般分为开始阶段、探讨干预阶段和结束阶段。在开始阶段，治疗师首先要与每个家庭成员建立良好的治疗关系。了解每个成员对治疗的看法和商议访谈形式，并评估家庭结构和功能特征，包括家庭成员结构、各成员间互动关系模式、各成员受教育程度以及当地的社会文化习俗和成员的宗教信仰等。通过这些方面对家庭所存在的问题进行综合评估，寻找治疗的切入点。巧妙运用治疗技术来探讨和改变引起家庭功能失调的问题。常用的技术包括提问技术、隐喻、改释和家庭作业。

（1）循环提问：是系统家庭治疗中最重要的提问技术。治疗师向一位家庭成员询问有关其他家庭成员行为及相互关系的问题，然后再向另一位家庭成员如此提问，余类推。这种提问方式提供了一个展现家庭问题的多重视角，勾画出一个家庭内关系格局及其对不正常行为的影响。在循环提问中了解不同成员观点和感受方面的差异。

（2）差异提问：指询问每个家庭成员对同一件事、同一个人或同一个问题的看法差异，以及家庭在不同的时间、地点、人物场景下的行为差异。尤其注意提问"例外情况"，即在某人生病后，其他人因集中注意力于消极方面，而不会积极留意的其他方面。如"孩子在谁面前很少那样暴怒过?"。

（3）假设提问：指治疗师提出某个家庭成员从未想过也未曾发生过的假设性问题，并提问成员在这种假设情境下可能出现的想法和行为。治疗师通过假设给患者及家庭照镜子，即提供多个角度看待问题，让患者认识自己，这种提问方法有助于家庭行为模式改变，促进家庭成员共同进步。

（4）例外提问：指与家庭成员所描述内容和观点不相符的例外情况的提问技术，例如"你总是说他做得不对，那他有哪些做得对的事情呢?"。

（5）前瞻性提问：指提问的内容是家庭成员对未来可能出现的情境的看法。这种提问方式可以刺激家庭构想对未来的人、事、行为、关系的计划，让家庭设想未来的美好情境进而诱导这些设想变成现实。例如"你憧憬中的家庭生活未来会是什么样子?""你康复后会是什么样子?"等。

（6）隐喻：指治疗师使用具有暗示性的比喻、故事或某些非语言行为和动作传递想表达的意思，如采用讲故事的隐喻方法，要通过故事中所描述的事件或情况来暗指家庭所面临的问题。治疗师以此向家庭成员传递对家庭问题的建议。

（7）改释：指治疗师对家庭成员面对一个问题的负性看法给予完全不同的正向的解释，改变家庭成员的负性认知。这种技术需要治疗师用积极地眼光去寻找家庭所拥有的闪光点和正性一面。

（8）家庭作业：为了将干预的效应延续至访谈后，通常需要布置给家庭成员针对患者症状或家庭关系模式的认知和行为作业。促进家庭自发地寻找正确可行的应对问题的方式。

（9）记红账：让家庭成员各自准备一个笔记本，各自记录其他成员所取得的进步，在记录前需要故意提醒被记录的人，但不透露记录的内容。下一次的治疗时，在所有成员面前公开记录内容。这一方法能引导家庭成员将注意力聚焦于其他人成员好的方面，减少焦虑、挑剔、防范等负性情绪和态度。

（10）角色互换练习：让家庭成员互换在家中承担的角色，尤其是设身体验在家中所面对的最矛盾的问题和处境，有利于增进家庭成员相互理解，共同寻找正确的应对模式。

3. **适应证和禁忌证** 家庭治疗适用于各种神经症性障碍、儿童少年期精神、心理障碍和行为障碍、精神病性障碍恢复期等。符合如下条件均可进行家庭治疗：

（1）家庭成员有冲突，经其他治疗无效。

（2）患者身上的症状反映的是家庭系统的问题。

（3）在个别心理治疗中不能处理的个人冲突。

（4）家庭对患者忽视或过分焦虑治疗。

（5）家庭对个体治疗起到阻碍作用。

（6）家庭成员必须参与到患者的治疗。

（7）个别心理治疗没有达到预期在家庭中应有的效果。

（8）家庭中某个成员与他人交往存在问题。

（9）家庭中有一个症状反复发作的精神疾病患者。

家庭治疗不适用于重性精神病如器质性精神障碍、精神分裂症、重度抑郁发作等。除此之外，家庭主要成员不愿意参与治疗时也不宜选择家庭治疗。

（六）支持性心理治疗

1. 概念与理论 支持性心理治疗（supportive psychotherapy）是一种基础性的心理治疗模式，治疗师和患者建立积极信任的治疗关系，借助一些心理技术，培养患者健康的防御机制，提高其应对困难的能力，改善人际关系，减轻痛苦，促进心理和社会功能健康发展。

2. 主要操作技术 支持性心理治疗常用的技术包括倾听与共情、支持与鼓励、说明与指导、培养信心与希望等。

（1）倾听与共情：在治疗的过程中，倾听对方的谈话不仅仅是听而已，更需要听懂来访者所讲的事实、所持的观念、所体验的情感等。在倾听的同时，可采取一些恰当的技巧，如恰当的提问方式、鼓励与重复对方的语句、针对某个问题进行说明、会谈总结等。治疗师与一般的倾听者不同，工作重点是引导谈话过程的方向，在听的过程中帮助来访者发泄负性情绪、澄清事实真相、理清混乱的思绪、寻找解决问题的方法，进而重新发现真实的自我。

而倾听的基本要求是治疗者能够在共情的基础上对来访者进行倾听，共情的要求有多个层面：第一，治疗者要有同情心、同理心关心并愿意帮助来访者；第二，是用心倾听，在交谈过程中用心去体会、感受并进入来访者内心世界；第三，通过言语准确地表达对来访者内心世界的理解；第四，引导来访者对其感受做进一步的思考。

（2）支持与鼓励：来访者在面对困难、心理压力和负性事件时，最需要的就是他人的同情、安慰、支持与鼓励。治疗师在与来访者交谈的过程中要恰当的给予他们支持和鼓励，但不是一味地支持，还需要评估患者的自我能力，判断所需要的支持程度，给予他们适当的帮助。培养来访者发挥自己潜在的自我能力、自行康复，不过分保护，不让来访者过度依赖治疗师而失去自我努力适应的能力。

（3）说明与指导：说明是治疗师针对相关问题进行解释，相关知识的缺乏或者是受错误观念的影响，会导致一些人出现各种心理问题。此时，采取支持性心理治疗方法的重点是对来访者进行知识教育，纠正其错误观念，这样可减除烦恼的来源。并向他们提出建议，以正确的观念指导其行动，并采取适当的方法解决问题。

（4）培养信心与希望：治疗师通过鼓励与协助来培养来访者的信心和希望。此时治疗师应指出来访者身上所具有的优点和长处，告诉他们所面临的问题并不是没有解决的办法，并承诺供给支持，共同去处理困难，但治疗师不能凭空保证或夸大实力，要实事求是的加以说明，制订可行办法。

（5）控制与训练：有的患者缺乏自我控制能力，做什么事随心所欲，特别是成长中的年轻人，做事容易不加思考、行为鲁莽。此时治疗师需加以劝导和训练，帮助他们能自我管理，选择相对成熟的适应方式。有些来访者缺乏生活经验，需帮助他们采取行动，从实际生活中获取生活经验。

3. 适应证和禁忌证 支持性心理治疗适应范围非常广泛，尤其适用于因工作、生活压力大的心理亚健康人群，短期干预就可取得明显的效果；除此之外，人们经常将其与药物联合用于治疗处于心理危机的人群或慢性躯体、精神疾病的患者。支持性心理治疗对严重的精神疾病如器质性精神障碍、使用精神活性物质所致精神障碍、精神分裂症等无效。

（七）人际心理治疗

人际心理治疗（interpersonal psychotherapy, IPT）创立于20世纪70年代。是一种短程、限时和聚焦的心理治疗方法，强调症状与人际背景具有关联性，把治疗的焦点放在人际功能的1～2个问题领域，促进患者对当前社会角色的掌控和人际情境的适应，以达到缓解症状、改善社会功能的目的。

1. 理论原则 人际关系是一个人作为有人格的个体存在所必需的，追求人际安全感是个体行为动机的主要来源。如果人既能满足生理需求，又处在自尊状态，并且在团体中受到欢迎，就会感到幸福。当个体在人际关系中受到威胁时，会做出反应试图消除焦虑，而这种反应是否恰当与心理健康水平有关，同时又会进一步影响他的心理健康状况。各种精神、心理的异常就是在这个过程中产生的。人际心理治疗就是帮助患者找到并引导他们改正在人际关系中所存在的歪曲认知、情感和行为。

2. 主要操作技术　人际心理治疗是一种短程的心理治疗方法，重要的技术包括时间线、人际问卷、沟通分析、角色扮演等。

（1）时间线：是初期收集信息，建立人际事件与症状关系所使用的技术。建立一个坐标轴，横轴代表时间，纵轴代表症状变化情况，在每个时间点标明对应的人际关系事件或情景。以当下的时间点为原点向前回忆，帮助患者建立两者之间的关系，由此可以很明显的观察到与症状波动相关的人际问题。时间线技术适用于症状反复发作、病程长的患者。

（2）人际问卷：用表格或画图的方法系统地整理患者当前及过去的主要人际关系，了解他们的社会支持情况和重要的人际关系情况。识别哪些社会情境和人际活动与引起患者症状发作或症状加重有关。问卷应包括生活中与患者交流的每一个重要的人，互动频率、交流时间等；概括人际关系中令人满意的部分和不满意的部分；记录患者对未来所希望的转变方向，以及通过什么样的方式转变。

（3）沟通分析：是一种协助患者学会更有效沟通的治疗技术。让患者回忆与重要的人发生冲突的细节，尽可能还原当时的情境和彼此的行为、话语。治疗师协助患者分析这些行为和话语中所传递的表面和深层含义的信息，表达了什么感受，又引发了什么感受等。基于此种技术来发现沟通中所存在的问题。

（4）角色扮演：治疗师扮演患者实际生活中某些重要的人，以相应角色的身份和语言、行为方式与患者交流，以此帮助患者演练在实际与人沟通交流中所要掌握的技巧，提高患者自我表达能力。这种技术尤其适用于缺乏社会技能的患者，如人际缺陷的患者。

3. 适应证和禁忌证　人际心理治疗主要适用于治疗存在心理问题的正常人或轻度心理障碍的患者，如人际关系问题、个人成长发展问题、社会适应不良、青春期心理、行为发育异常，以及社交焦虑障碍、广场恐怖症患者。不适用于严重精神、心理疾病的患者，如器质性精神障碍、使用精

神活性物质所致精神障碍、精神分裂症、中重度抑郁症等，也不适用于精神发育迟滞的患者。

（八）团体心理治疗

团体心理治疗（group psychotherapy）产生于20世纪初，是指为了某些共同目的将多个患者集中起来共同进行治疗的一种心理治疗方法。相对于个别心理治疗而言团体心理治疗具有省时省力的特点，团体中成员相互影响，对治疗也起到积极的作用。

1. 分类及理论原则　团体心理治疗的类型有很多，按照治疗的目标进行分类，可以分为焦虑状态团体治疗、抑郁状态团体治疗、愤怒情绪控制团体治疗等；按照团体成员特征分类，可以分为青少年团体治疗、妇女团体治疗、老年团体治疗等；按照心理治疗的形式，可分为心理剧治疗、表达性艺术团体治疗等；按照职业类型可以分为公务员团体治疗、教师团体治疗等；依据心理治疗理论学派分类，则又可以分为精神分析团体治疗、认知行为团体治疗、个人中心团体治疗等。除此之外，团体治疗形式还包括现实治疗、沟通分析治疗、完型团体治疗、叙事团体治疗等。

（1）精神分析团体治疗：精神分析团体治疗指将精神分析理论和方法用于团体成员的一种形式。其目的在于揭示团体中每个成员的核心冲突，使之上升到意识层面，使他们认识并领悟自己被压抑的冲动和欲望，最终消除症状，积极应对和处理生活中的各种情境与问题。在治疗的过程中，及时而又有效的解决团体成员中的阻抗心理是治疗的关键。

（2）认知行为团体治疗：认知行为团体治疗是指在团体情境下，运用认知行为理论帮助成员在认知、情感、态度、行为方面做出改变。在治疗时，团体中每个成员充当他人的一面镜子，对那些功能失调的信念进行讨论，治疗师此时要引导团体成员改变对问题的不客观、不现实、不恰当的自我推断。在此基础上，进行正确适应的行为演练，来达到治疗目的。

（3）个人中心团体治疗：个人中心团体治疗是由人本主义心理学家罗杰斯开创的团体心理治疗方法，其理论基础是人本主义心理观。个人中心团体治疗的目的不是为了治疗，而是促进个体发展，包括了解自我、寻找自信心，建立协调的人

际关系促进个人成长和自我实现。在治疗时，团体成员揭示自己的核心情感，即真实的自我。使其被其他成员如实地看待，并得到关于自我肯定和否定的反馈，以此真正的认识自我，增强自信心、自我意识和责任感，改变适应不良的行为，体会生活的丰富意义。

2. 主要操作技术 团体心理治疗一般由1～2名治疗师主持，治疗对象可由6～10名成员组成。治疗期间，每个成员对大家所共同关心的问题进行讨论，观察并分析自己和他人的心理与行为反应、情感体验和人际关系，从而使自己的心理、行为问题得到改善。治疗技术的应用除精神分析、认知行为疗法、个体中心治疗等方法常用的技术外，团体心理治疗还包括一些特殊的技术，如相遇技术、心理剧技术等。

（1）相遇技术：指一种用来增加团体成员自我意识的治疗技术。如信任行走，即将团体成员每两个人分成一组，把其中一个人眼睛蒙住，要求他的同伴用手搀扶并引导他以一种知觉探索的方式行走。引导的目的是保护其避开台阶等危险障碍物，促使他们以非言语方式去探索各样的气味和物品质地。双方互换角色，然后讨论感受。这种方法可以用来扩展知觉意识的范围和对人际关系的信任。

（2）心理剧技术：指利用心理剧的形式进行多种多样的角色扮演，帮助团体成员把他们的心理和行为问题展现出来，这样有利于增加他们对自身冲突的认识和理解。

3. 适应证和禁忌证 团体心理治疗适用范围包括：

（1）社交焦虑障碍、广泛性焦虑障碍、恐惧症等。

（2）轻度人格障碍，特别是人际关系敏感或有人际交往缺陷的人群。

（3）青少年心理与行为障碍。

（4）心身疾病，尤其是各类慢性躯体疾病的患者。

（5）各种应激性及适应性问题等。

团体心理治疗不适用于严重精神、心理疾病的患者，如器质性精神障碍、使用精神活性物质所致精神障碍、精神分裂症、中重度抑郁症等，也不适应于精神发育迟滞的患者。

（九）心理咨询与治疗技术的发展

随着现代信息技术的不断发展，心理治疗的操作地点和形式已不局限于治疗室、户外的面对面访谈形式。近年，涌现出许多和传统面对面咨询不同的新的治疗形式，尤其是互联网科技的飞速发展，与传统心理治疗有机结合，形成互联网心理治疗模式，其咨询形式多种多样，主要包括即时视频咨询、即时文字咨询、即时语音咨询、也有延时咨询如邮件咨询和留言板咨询等。其中，互联网技术和认知行为技术融合形成的互联网认知行为疗法（ICBT）在临床治疗上已得到人们的广泛认可。

相比于传统心理治疗，互联网心理治疗具有省时、操作方便等优点，尤其是在国内，心理治疗师数量较少，很多患者得不到及时的心理干预和治疗，发展互联网心理治疗形式，可大大提高治疗效率。但互联网心理治疗的发展尚不成熟，网络是否安全以及患者对治疗师信任程度给治疗过程的保密性带来问题；更重要的是，如何保证患者不轻易脱落是未来互联网心理治疗发展的关键。

二、心理咨询与治疗的研究方法

目前国际上对心理治疗研究的关注点发生了变化，过去重点关注的问题是心理治疗是否真的有效，现在关注的重点是考察治疗有效的原因以及某种治疗方法对于某类特殊的问题或患者是否有效。

（一）方法学

方法学是进行疗效研究首要考虑因素之一，即研究者要保证研究方法的正确性和合理性，以使基于该方法而得到的结果科学可信。心理咨询与治疗的研究方法包括个案研究、相关研究和实验研究。

1. 个案研究 个案研究是指对单一案例的研究，包括收集被试的历史背景、测验材料、调查访问结果，以及有关人员做出评定和情况介绍。这种研究方法主要用于了解和帮助有心理问题或障碍的患者，在此基础上进行调查，做出诊断，设计治疗方案，并对治疗效果进行评估。个案研究方法的优点在于研究对象少，便于进行全面、系统而又深入的研究，重视从单一个案结果推出相关现象的普遍意义。因此，在临床研究中对典型病例的个案研究意义重大，有时则作为大规模抽样研究的准备阶段。而其缺点主要包括四个方面：①缺乏代表性，总体推论时特别要慎重；②研究是非控制性观察，结果属于描述性的，比较粗糙；③主观偏见降低了个案研究的效度；④个案研究结论易被错误的用于仅仅是有联系但不是因果关系的事件。

2. 相关研究 相关研究是考察两个变量间是否有联系的一种研究方法和统计技术。相关研究法与实验法不同，不需要操作自变量，也不需要控制环境，是在自然环境中对两种以上的变量进行观察。相关研究从现有的自然人群中选择被试，以考察两个自然发生的变量间的关系。常用的一类自然组设计是病例对照设计。相关分析结果以相关系数大小表示，系数大小在 $-1.00 \sim +1.00$ 之间，如果相关系数为正值，称为正相关；如为负值，则称为负相关；如果系数为 0，则无相关性。相关系数的绝对值越接近于 1.00，说明两个变量关系程度越大；越接近 0.00，则说明关联程度越小。相关研究能为实验研究确定要研究的变量，其局限是不能指明和得到变量间因果关系的推论。

3. 实验研究 实验研究是在控制的条件下观察、测量和记录个体行为的一种研究方法。可分为实验室实验法、现场实验法和临床实验法。就实验研究设计而言，可分为前实验设计、准实验设计和真实验设计。最常用而又简单的方法是准实验设计中的成组比较，即设立实验组和对照组进行成组比较，除所考察的变量不同外，两组之间的其他影响因素类似。实验研究的优点是能够最大限度地证实因果关系；缺点是对控制的条件要求高，实施较为复杂，过程中必须严格控制无关变量，即使不能排除，也要求在实验中保持恒定。

目前我国研究者仍然将随机对照设计作为研究心理治疗疗效的首要研究方法。近年来我国心理治疗的实证研究中，70% 以上为随机双盲对照研究设计（RCT），这些研究主要考察治疗前后治疗组与对照组症状的改变情况。但传统的 RCT 研究假设改变是渐进的以及线性的，只需在治疗前后施测即可表明患者症状的变化情况。然而心理治疗的实际疗效也可能存在其他一些改变形式，如可能是非线性或不连续的，如果测量时间

间隔过长，可能会使改变的轨迹过于简单，不能够准确反映随时间推移的治疗效果究竟发生了怎样的变化，这就需在研究设计上进行改进。例如，以往有证据表明认知行为疗法对于症状的减轻有较快的疗效，若研究者想要对比认知行为疗法与另外某种心理治疗方法的疗效，则需要在治疗早期的一些时间点上开始测量，即纵向研究的时间设计。当然，研究者也需要注意，更频繁的测量也存在一定负面影响，如更多的花费和患者更大的负担，以及可能的脱落风险等。

此外，有研究显示，有效的心理治疗在特定的疾病中均产生了类似的结果，不同治疗方法之间的差异很小。这种疗效的近似，使研究者们对治疗方法的特异性产生了质疑。如果心理治疗的疗效是由治疗中的特定成分造成的，那么不同的心理治疗方法所产生的疗效应该有所不同。因此，研究者对研究方法进行改进，开始使用成分设计以明了不同心理治疗方法的特异性机制和疗效。目前有两种成分设计可以分离特定成分的疗效。分解设计比较的是一种成型的治疗和缺少其中一两个关键成分的治疗。加法设计比较的是一种成型的治疗和增加一两个可能增强疗效的成分的治疗。成分设计为更好地了解不同心理治疗方法的起效机制提供了可能，使得研究不但能够证明心理治疗的疗效好于安慰剂心理治疗或其他心理治疗方法，也能够揭示治疗的疗效是遵循治疗理论并以预期的方式呈现的。

（二）疗效评估

在既往心理治疗的疗效研究中，研究者所选用的观测指标通常为症状的严重程度，以及情绪、生活质量和社会功能的改善程度。然而对于某种特定的心理治疗方法而言，这类观测指标往往过于泛化，它们并不一定能够紧密地对应特定的心理治疗技术所引起的心理活动的改变。因此，在评估指标的特异性方面，应该开发更适合某种理论的特殊工具，以便更好了解治疗的内在机制。研究者所选的评估内容需要具有一定的区分程度，以便能够识别临床上的相关变化。评估方法通常包括来访者的自我报告和来访者问卷，治疗师判定和评分及档案或文档记录，受过训练的独立观察者的评定和来访者生活中重要人物的评分等。但患者的自我报告可能缺乏一定的

客观性，而治疗师在评定中可能对自己的治疗或某一特定治疗学派具有倾向性，由中间人员进行评估比患者或治疗师单方面的评定更具可靠性。

（三）数据统计分析

心理治疗疗效研究中的某些局限可能是统计方法的局限，如心理治疗研究中往往会出现很多复杂因素的干扰，这就需要研究者寻找相应的高级数据处理方法对此进行考察。方差分析和重复测量的方差分析，多元方差分析和多元线性回归在心理治疗的疗效研究中较为多见，但这些方法侧重于识别心理治疗整体疗效的变化，不考虑被试的个体差异。个人生长模型可用于分析纵向数据，建立时间变化的轨迹模型，同时考察个体变化以及连续的考察心理治疗疗效。其他方法，如动态系统模型、生活变迁以及创伤后成长强调了捕捉非线性改变类型的重要性，可在数据量大以及评估频繁的心理治疗研究当中使用，以揭示变量的振动以及非线性的波动。近年来，研究者又提出了一系列临床显著性的分析方法，以便更准确地从临床角度考察治疗的情况。

（四）研究规范

心理治疗在结构化与非结构化之间摇摆，这就意味着其疗效研究中的质量控制比单纯的药物研究要复杂得多，这就需要设立严格的研究规范，主要包括对照组的设立、治疗手册的使用和治疗师自身因素的控制。在心理治疗中，治疗关系的建立、被试的期望等普遍因素都会对治疗的效果产生影响。因此，研究者希望能够通过对照组来控制这些普遍因素。然而关于这些对照组的实际作用，也存在一定争议。例如，心理治疗的对照组与积极的治疗组不一样，在对照组中患者不获得指导，治疗师也不能使用治疗性干预，如果治疗师和患者知道目的不是为了治疗，那么对照组中患者就不会产生对治疗的期望等。因此，这样的实验设计就无法区分是特定的治疗手段产生了治疗效果，还是患者在治疗中的期望对其好转起到了作用。因此建议在对照研究中平衡对治疗疗效的揭示和对普遍因素效果的探讨。心理治疗操作流程的规范会直接影响到疗效研究的结果，在心理治疗疗效研究中，治疗师应当遵循恰当的治疗计划，使用统一的治疗手册。治疗师因素也会影响患者的依从性，比如经验丰富的治疗师可能会使患者感到治疗更加可靠。治疗师如何考虑治疗和如何选择关键问题，对治疗的进一步深入也会产生一定影响。因此，在心理治疗的疗效研究中，研究者需要对这些可能的影响加以观测。治疗师因素除了包括治疗师的技能和经验外，也包括对治疗的信念及其传递信念的方式和针对具有不同特点的患者进行个体化治疗模式的选择等。

（刘 薇）

参 考 文 献

[1] 叶奕乾,何存道,梁健宁. 普通心理学. 第5版. 上海:华东师范大学出版社,2016.

[2] 陆林. 沈渔邨精神病学. 第6版. 北京:人民卫生出版社,2018.

[3] 詹姆斯·F 布伦南. 心理学的历史与体系. 第6版. 上海:上海教育出版社,2011.

[4] 张阔. 普通心理学. 天津:南开大学出版社,2011.

[5] 彭聃龄. 普通心理学. 第4版. 北京:北京师范大学出版社,2014.

[6] 格里格,津巴多. 心理学与生活. 北京:人民邮电出版社. 2016.

[7] Aderson JR. Cognitive psychology and its Implication. 5th eds. Worth Publishers,2010.

[8] 张明园,肖泽萍. 精神病学. 第5版. 北京:人民卫生出版社,2010.

[9] 郝伟,陆林. 精神病学. 第8版. 北京:人民卫生出版社,2018.

[10] 马辛. 精神病学. 第2版. 北京:人民卫生出版社,2014.

[11] 杨凤池. 咨询心理学. 北京:人民卫生出版社,2007.

[12] 王伟. 临床心理学. 北京:人民卫生出版社,2009.

[13] 张庭辉. 当代心理治疗理论及技术整合发展趋向的嬗变. 精神医学杂志,2018,31（03）:228-230.

[14] 杨家平,刘玎,张小远. 心理咨询与治疗中的会谈影响的研究进展. 中国全科医学,2018,21（19）:2389-2394.

[15] Kivlighan DM, Goldberg SB, Abbas M, et al. The enduring effects of psychodynamic treatments vis-à-vis alternative treatments: A multilevel longitudinal meta-analysis. Clin Psycho Rev, 2015, 40: 1-14.

[16] Ingram A, Sailing M, Schweitzer L. Cognitive side effects of brief pulse electroconvulsive therapy: a review. J ECT, 2008, 24: 3-9.

[17] 姚树娇, 杨彦春. 医学心理学. 第6版. 北京: 人民卫生出版社, 2013.

[18] 陆璐, 郑悦. 强迫症新一代认知行为治疗技术. 临床精神医学杂志, 2018, 28 (03): 209-211.

[19] Twohig MP, Hayes SC, Plumb JC, et al. A randomized clinical trial of acceptance and commitment therapy versus progressive relaxation training for obsessive-compulsive disorder. J Consult Clin Psychol, 2010, 78 (5): 705-716.

[20] 郝伟, 于欣. 精神病学. 第7版. 北京: 人民卫生出版社, 2013.

[21] 任志洪, 李献云. 抑郁症网络化自助干预的效果及作用机制——以汉化 MoodGYM 为例. 心理学报, 2016, 48 (07): 818-832.

第二十五章 精神疾病的物理治疗

第一节 概 述

物理治疗是指应用力学因素和电、磁、声、光、冷、热等物理因素预防和治疗疾病的一种治疗方法。物理治疗最早可追溯至古罗马时代，当时采用电、光、运动、海水等对疾病进行治疗。我国古代《黄帝内经》曾记载采用针灸、导引、烫等方法治疗疾病。随着物理治疗方法在临床医学各学科的广泛应用，1931年物理医学正式形成。此后，物理治疗蓬勃发展，学者提出了物理治疗医学的理论、基本原理和方法，使物理治疗医学发展成为一门独立的医学学科。1969年国际理疗医学会成立，此后，物理治疗医学在教育、科研方面进展显著，相关医学教育制度日趋完善，近10年来更是发展迅猛，出现了专科化的趋势。我国20世纪80年代以来，物理治疗技术得到重视和发展。随着现代物理学及相关学科的快速发展，新的更有效的物理治疗方法不断产生，技术不断优化，适应证日益扩大，主要应用在康复科、神经科、精神科等。在精神科领域，近年来物理治疗已渐渐成为治疗精神疾病的重要方法之一，也常用于精神疾病发病机制的研究中。

物理治疗技术的开发是基于目前精神疾病治疗的需求。药物治疗是精神疾病治疗的主要方法之一，虽然药物对精神疾病部分症状有效，但尚有部分问题无法解决，如药物治疗抑郁症状、精神病性症状起效较慢，残留的症状如幻听、阴性症状等药物治疗效果欠佳。因此，学者们开发了物理治疗技术，在这些技术中，应用最多的神经刺激（neurostimulation）或神经调控（neuromodulation）治疗技术，这些方法通过直接或间接改变大脑活动从而改善患者的症状，在精神疾病的治疗中起到了不可小视的作用。神经调控治疗技术主要包括电休克治疗、经颅磁刺激治疗、经颅电刺激治疗、迷走神经刺激疗法、脑深部刺激治疗等方法，这些方法与药物治疗相比，刺激部位明确，作用范围局限，空间选择性强，可相对集中在病变部位，起效较快，可以缩短治疗疗程，不良反应较少。个别情况下可以单独应用，对于重性精神病而言，往往需要与精神药物联合使用，可以提高疗效，起效更快。物理治疗的作用机制除了对刺激部位的直接作用外，通过解剖连接和功能连接对远处的大脑区域也有作用，因此，物理治疗技术与其他技术如脑成像技术等相结合，可以用于精神疾病发病机制的研究。

近年来，物理治疗技术在精神疾病的治疗中使用得日益广泛，在国内外相关治疗指南及专家共识中也经常提及。本章对精神科目前常用的物理治疗技术进行介绍。

（任艳萍）

第二节 电休克治疗

电休克治疗（electro-convulsive therapy，ECT）是利用短暂适量的电流刺激大脑，引起皮层广泛性放电和全身抽搐，使脑内神经递质代谢产生一系列改变，从而达到治疗精神障碍的一种方法。

1938年，意大利神经精神病学家 Ugo Cerletti 和 Lucio Bini 发明了 ECT，他们用自己组装的简陋仪器治疗精神分裂症患者，患者经9次电休克治疗后精神症状完全消失，随访两年，生活正常并已恢复原工作。Bini 在 *American Journal of Psychiatry*（《美国精神病学杂志》）上介绍了这次成功的、人类史无前例的 ECT 技术。以后，ECT 因操作简单、疗效确切、起效迅速被许多国家采用。中国于20世纪40年代末开始引入 ECT 并逐渐推广应用于临床。

ECT 可以快速有效地控制临床症状，在改善精神症状方面的作用是其他方法无可比拟的。ECT 开辟了精神科治疗学的一个新纪元，是精神科治疗的一个里程碑，虽然历经半个多世纪，至今仍为一种经典的、行之有效和安全便捷的治疗方法，尤其对重度抑郁障碍和精神分裂症的紧张症状群、严重的行为紊乱等有显著疗效。时至今日，ECT 作为精神科独特且不可或缺的一种治疗方法，仍在世界范围内广泛使用。

由于 ECT 的副作用，如骨折、脱臼、呼吸道综合征、心血管系统并发症等，以及患者对 ECT 心理上的恐惧感，使 ECT 在使用上受到一些限制，仅仅应用于精神障碍急性期的控制，如严重抑郁、兴奋、冲动、违拗、木僵等。20 世纪 90 年代开始使用改良电休克治疗（modified electro-convulsive therapy，MECT），又称为无抽搐电休克治疗，即在通电治疗前预先给予麻醉剂和肌肉松弛剂，然后利用一定量的电流刺激大脑诱发大脑癫痫发作，但无明显的肌肉抽搐发作，麻醉诱导大大缓解了患者对治疗的恐惧感，使得整个治疗过程充满了人道主义的关怀，最重要的是，以前无法控制的骨折、呼吸道综合征、心血管系统并发症等副反应明显降低。此后，MECT 治疗在全国大多数精神病院得到大力推广，并逐渐取代了传统的 ECT。

一、适应证和禁忌证

1. 适应证　从临床疗效上分，首先是情感障碍，如严重抑郁、躁狂、紧张焦虑、激越等；其次是行为障碍，如木僵状态、缄默、违拗、精神运动性兴奋、躯体化障碍等，最后是思维障碍，如幻觉、妄想、强迫症状等。此外，MECT 治疗也应用于药物治疗效果不明显、对药物不能耐受或不适于药物治疗者，以及需要长期维持治疗者。少数医生还尝试过治疗恶性症候群和失眠，也获得一定疗效。

2. 禁忌证　除对麻醉药物和肌松剂过敏者，MECT 治疗无绝对禁忌证。但需注意有些疾病可增加治疗的危险性，如颅内压升高、心脏功能不稳定、严重呼吸系统疾病、青光眼、视网膜脱离等，在治疗过程中必须引起治疗者的高度注意。

二、治疗流程及常用治疗参数

首先，由精神科医生（主治医师职称及以上）

根据患者病情决定是否需要进行 MECT 治疗，并告知患者及家属进行治疗的必要性，以及治疗的相对安全性、可能出现的各种不良反应，充分取得患者及家属的理解和合作，由患者家属签署知情同意书。随后，精神科医生和麻醉科医生根据患者近阶段的治疗情况、体格检查及辅助检查结果共同决定该患者能否进行 MECT 治疗。治疗前禁食、禁水 6 小时以上，排空大小便，取出假牙和首饰，测量生命体征。治疗时各种抢救设备处于应急状态，患者平卧于治疗床上，连接好监测设备，麻醉科医生进行呼吸道管理及安放治疗电极，并根据体重决定麻醉药和肌松药使用剂量，注射操作由一名专职护士执行，依次为阿托品、麻醉药（丙泊酚或依托咪酯）及氯化琥珀胆碱，每种药品以生理盐水隔开；当患者肌肉松弛后治疗者决定预设电量且执行治疗，并根据本次发作情况调整下次治疗电量。治疗全程血氧饱和度保持在 90% 以上，治疗结束后麻醉科医生和精神科医生书写麻醉记录单及 MECT 记录单。患者意识恢复后在恢复室观察 20～30 分钟，无明显不适方可离开。

治疗疗程：关于 MECT 的疗程，目前在中国尚无统一标准，甚至同一所医院的不同医生对相同疾病的治疗频率和疗程也有不同观点，大部分医生的观点源于传统 ECT 的经验。

目前以根据具体疾病来决定 MECT 治疗频率的情况占主流。在急性期时，抑郁发作：前 3 次治疗每天一次，以后改为隔天一次，一般情况下需 6 次左右；躁狂发作：前 3～5 次治疗每天一次，以后改为隔天一次，一般情况下需 8～10 次；精神分裂症：前 4～6 次治疗每天一次，以后改为隔天一次，一般情况下需 8～12 次；其他精神障碍的治疗频率差异性较大。治疗频率及次数应注重个体化，如病情较重、青壮年、口服药物依从性不理想等因素存在，则可以采取前三次的治疗为连日，后几次为隔天进行；年老的患者可直接给予每周 3 次的治疗方案；难治性精神障碍可适当增加连续治疗的次数及治疗总次数。MECT 治疗次数主要依据疾病恢复的程度决定，一般情况下症状改善后可改为隔天治疗一次，获得最佳效果后再巩固治疗两次左右，如果是难治性精神障碍需适当增加巩固治疗的次数，巩固治疗时以 2～3

天治疗一次为宜。急性期后，难治性及药物副反应不能耐受的患者可以选用 MECT 维持治疗，从每周 2 次逐渐过渡到 2~4 周一次治疗，具体间隔时间依据病情而定。

三、疗效及不良反应

ECT 的有效率一般超过 80%，对于抑郁症状的有效率更高，可达 90% 以上。药物治疗反应差者有效率降低，对抗抑郁药无效者，有效率在 50%~60%。药物治疗无效但焦虑抑郁评分较高者对 ECT 反应较好。

1. **常见不良反应** MECT 的副反应主要包括对认知功能的影响和吸入性肺炎。大多数患者在接受 MECT 治疗之后都会出现一定程度的认知功能改变，轻者表现为近记忆力减退，重者可有远记忆力下降、注意力集中困难、反应速度减慢，甚至表现为一定程度的意识障碍。MECT 治疗引起认知功能的变化已是不争的事实，与多种因素有关，如刺激波形、抽搐形式、治疗次数、频率、电流强度、刺激电量、单次刺激波宽、电极安放位置、合并用药等。此外，患者治疗之前的躯体状况、神经系统功能状态等也会对认知功能变化有影响。姚绍敏通过传统 ECT 与改良 ECT 的对照研究，认为 ECT 治疗对认知功能的影响主要是与大脑短时缺氧有关，由于 MECT 在治疗过程中不存在缺氧问题，所以不影响患者的认知功能。钱卫娟认为通过 MECT 治疗改善了患者的症状和注意力障碍，因此 MECT 对患者的认知功能无明显影响。丛伟东、薛志强等多数学者则认为 MECT 治疗对认知功能有暂时的影响，但 2~4 周后即可恢复。

2. **其他副反应** ①呼吸道梗阻：以舌后坠较为常见，轻者将患者头部后仰，托起下颌即可打开呼吸道，重者可置入口咽通气道。偶见喉痉挛的患者，可加压人工通气，无效者可以静脉注射氯化琥珀胆碱 25~50mg。②谵妄状态：目前机制尚不清楚，可能反映了大脑在治疗后导致神经代谢活性增强，也可能与麻醉相关。一般表现为简单机械的重复动作、意识模糊、表情茫然、定向力障碍、对命令无反应、激越、不宁等，无危险性的患者无需处理，该症状持续十几分钟左右后可自行缓解；对于持续时间长、伴有危险行为的患

者可在治疗结束后静脉注射丙泊酚 30~60mg 或地西泮 10~20mg，对仍然无效者要加强护理，防止患者发生意外。头痛、头晕、恶心、呕吐、发热是 MECT 治疗后常见的副反应，临床上多为一过性表现，一般为 0.5~1 小时，很少超过 1 小时，MECT 治疗和麻醉药物均有可能导致此类反应，其中依托咪酯引起副反应较为多见，可以考虑换用其他麻醉药物，部分患者可得到缓解；未缓解的患者，轻者无需特殊处理，严重者对症处理。由于在 MECT 治疗前严格禁食、禁水 6 小时以上，在治疗后一般不会出现严重的反流现象，有些患者虽然分泌物较多，但对于多数患者来说，在自主呼吸恢复之前吞咽反射已经出现，因此一般情况下不会出现误吸现象；只有当患者的分泌物较多，自主呼吸恢复时伴有缺氧，且麻醉医生未给予及时处理的情况下，才会出现误吸情况，这可能也是目前我国没有关于 MECT 治疗导致吸入性肺炎报道的原因。

四、发展趋势

MECT 是全麻下进行的危险性较小的医学操作之一，其对重度抑郁障碍和精神分裂症紧张型几乎发挥立竿见影的疗效，目前尚无其他治疗方法可比拟，故现今仍然被美国医学会推荐使用。在精神疾病的真正病因和发病机制尚未完全明了之前，MECT 仍将是精神科治疗的一个重要的有效手段。应积极学习国际先进的治疗经验，加强 MECT 的应用和研究，造福于我国的精神疾病患者。

（任艳萍）

第三节　经颅磁刺激治疗

经颅磁刺激（transcranial magnetic stimulation, TMS）由 Barker 等于 1985 年创立，是一种无创的在大脑外部对神经细胞进行刺激的技术，通过线圈产生高磁通量磁场，磁场无衰减地穿过颅骨，在特定区域产生感应电流，对神经结构产生刺激作用，并产生相应的功能变化，如刺激枕叶会产生光幻视或视觉消失，刺激布罗卡区（Broca's area）产生语言的阻断，刺激左侧前额的背外侧皮层可抑制记忆加工及产生情绪变化。重复经颅磁

刺激（repetitive transcranial magnetic stimulation，rTMS）是按照固定频率连续发放多个脉冲的刺激模式，可引起特定皮层功能区域的暂时性兴奋或抑制，产生不同的运动、感觉和认知等方面的改变，如 rTMS 可改变受试者绘画风格和认读能力等。由此人们产生了应用 rTMS 治疗神经精神疾病的联想，1992 年开始应用 rTMS 治疗神经精神疾病。Hoflide 等首先报道应用 rTMS 治疗抑郁症患者，利用变化磁场诱导的感应电场作用于人体组织引起兴奋性改变。自此，该方法作为多种神经和精神疾病潜在的治疗和研究工具，一直备受关注。近年来，暴发模式脉冲刺激对精神疾病的治疗作用受到关注。暴发模式脉冲刺激是将一种固定频率脉冲嵌套在另一种固定频率脉冲中的刺激模式。常用的暴发模式为暴发模式脉冲刺激（theta burst stimulation，TBS），是将 3 个连续 50Hz 脉冲嵌入 5Hz 脉冲中。TBS 序列分为 2 种：连续暴发模式脉冲刺激（continuous theta burst stimulation，cTBS）抑制皮层功能，间断暴发模式脉冲刺激（intermittent theta burst stimulation，iTBS）（刺激 2s，间隔 8s）兴奋皮层功能。

对 TMS 作用机制的研究是随着医学技术的发展不断前进的。TMS 效应具有频率依赖性，不同频率引起的效应不同。总的来说，高频刺激（>1Hz）可易化局部神经元活动，使大脑皮质兴奋性增加，低频刺激（≤1Hz）可抑制局部神经元活动，可使皮质的兴奋性下降。TMS 不仅影响受刺激的大脑皮层局部兴奋性和血流，而且对功能相连接的深部组织如基底节、纹状体、海马、丘脑、小脑及边缘叶等也有作用。TMS 可引起脑内神经递质发生改变，动物实验表明，应用 15Hz rTMS 刺激大鼠前额叶皮层 10 天，结果发现 rTMS 不能改变 5- 羟色胺（5-HT）的基础水平，但可使突触前 $5-HT_{1A}$ 和 $5-HT_{1B}$ 受体敏感性下降，使之再摄取减少，从而增加突触后 5-HT 的浓度。研究还发现大鼠前额叶皮层接受 rTMS 刺激后可通过前额叶皮层与黑质和被盖腹侧的神经连接，使海马多巴胺能神经元轴突末梢腺体活性增强，引起海马多巴胺释放增多。此外，长期 rTMS 刺激可有神经保护作用，如有学者使用 20Hz rTMS 每周 5 次刺激大鼠前额叶皮层，11 周后，发现脑源性神经营养因子（brain-derived neurotrophic

factor，BDNF）mRNA 表达在海马组织的 CA_3、CA_{3c} 层、颗粒细胞层显著增加。rTMS 与伪线圈刺激对照研究发现，rTMS 可增加人类纹状体和边缘系统多巴胺释放，而伪刺激无此作用。

一、适应证和禁忌证

1. **适应证** 早期 rTMS 主要用于抑郁症的治疗，近年来也开始了对精神分裂症、帕金森病、癫痫、强迫症、孤独症、焦虑症、失眠等进行治疗和研究，在精神科得到广泛应用。我国 2018 年发布的专家共识主要根据欧洲神经学会联盟提出的专家共识，根据证据价值由高到低，分为 I～IV 4 个推荐级别。在与精神疾病相关的适应证中，I 级推荐包括抑郁症急性期治疗，急性期治疗有效复发的患者，急性期治疗有效患者的后续或维持治疗。II 级推荐包括精神分裂症阴性症状、强迫症；III 级推荐包括精神分裂症幻听症状，焦虑障碍（创伤后应激障碍，惊恐发作，广泛性焦虑障碍），物质成瘾，睡眠障碍。IV 级推荐主要是未来可期望治疗的疾病，包括自闭症、意识障碍、运动性失语、肌张力障碍、慢性脑卒中等。

2. **禁忌证** 头颅或体腔内存在金属磁性物质（电子耳蜗、部分心脏起搏器等植入性医疗产品）；脑电图检查示棘波慢波较多者（治疗癫痫患者除外）。

二、治疗流程及常用治疗参数

rTMS 治疗方案和治疗参数根据疾病种类、临床表现及患者因素需进行个体化调整。

1. **抑郁状态治疗的推荐方案** 频率为 10Hz，部位为左侧背外侧前额叶（DLPFC），强度为 80%～120% MT，至少 20 个序列 / 次，治疗至少为 10 次，必要时可至 20～30 次。若治疗效果不理想可尝试选择：频率为 1Hz，部位为右侧背外侧前额叶（DLPFC），强度为 80%～120% MT，20～30 个序列 / 次，若效果仍不理想可考虑换用其他治疗方法。

2. **精神分裂症治疗的推荐方案**

（1）精神分裂症幻听：首选频率为 1Hz，部位为左侧颞顶叶（T3P3）强度为 80%～110% MT，至少 20 个序列 / 次，治疗至少为 10 次。若治疗效果不理想可尝试选择：频率为 1Hz，部位为双背侧前额叶,强度为 80%～110% MT,20～30 个序列 / 次,总治疗次数可达 30 次,若效果仍不理想可考虑换用其他治疗方法。

(2)精神分裂症阴性症状:首选频率为 10Hz,部位为左侧背外侧前额叶(DLPFC),强度为 80%～110% MT,至少 20 个序列 / 次,至少 10 次。若治疗效果不理想可尝试选择:频率为 20Hz,部位为左侧背外侧前额叶(DLPFC)或者双背外侧前额叶,20～30 个序列 / 次,总治疗次数可达 30 次,若效果仍不理想可考虑换用其他治疗方法。

3. 其他精神障碍的推荐治疗方案

(1)创伤后应激障碍:rTMS 高频刺激 r-DLPFC 或低频刺激 l-DLPFC 治疗。

(2)惊恐发作和广泛性焦虑:rTMS 低频刺激 r-DLPFC 和颞顶区治疗。

(3)强迫症:rTMS 高频或低频刺激双侧 DLPFC 治疗。

(4)物质成瘾:rTMS 高频刺激 l-DLPFC 降低毒品渴求(心理依赖),但目前证据提示没有长期效果。

(5)睡眠障碍:rTMS 低频 1Hz 刺激双侧 DLPFC 和顶枕区域治疗。

需说明的是,这些治疗方案并不是最佳治疗方案,学者们一直在为寻找优化的治疗方案而努力,或者每个个体根据自身的脑功能特点需要个体化的治疗参数。

三、疗效及不良反应

rTMS 治疗精神疾病的效果与刺激频率、刺激强度、刺激时间等刺激参数有密切联系。不同的疾病治疗参数不同,治疗效果不同。TMS 作为难治性抑郁和难治性精神分裂症的增效治疗手段,疗效可以达到 30%～40%。对于焦虑和睡眠障碍的改善可达 70%～80%,对强迫症状的治疗效果报道不一,疗效最高者可达到 30% 左右。

少数学者报道 TMS 治疗后可能会出现头痛,有人认为这是一种紧张性头痛,休息或使用对乙酰氨基酚,通常 2 小时后即可缓解。有学者报道 TMS 对正常人及癫痫患者均可诱发癫痫,但其刺激频率多在 10～25Hz,刺激强度均在阈强度以上。目前的研究认为 TMS 技术是安全的,但为尽量减少其副作用,临床应用时还应注意以下

几个方面:①高频 TMS(＞10Hz)能诱发癫痫,特别对有癫痫家族史者要慎用,必要时配备抢救设施,但低频 TMS 则相对安全;②线圈温度过热时可导致皮肤烧伤,但目前的 TMS 设备温度过高时可自动停止工作以避免烧伤;③因 TMS 对听力有暂时的影响,故受试者和操作者应戴耳罩以保护听力。

四、发展趋势

由于 rTMS 可直接影响脑功能,而且是无创和安全的,因此在精神科治疗领域中它是一种很有潜力的治疗手段。但是,其治疗效应较表浅,如作用于皮层下 2～4cm,对深层脑区无直接影响,这也是其治疗效果不尽如人意的原因。因此,改良和开发更符合临床需求的设备是发展趋势之一。另外,在研究方面,除可用于治疗外,对于疾病发病机制的研究也是发展方向之一,TMS 现已用于运动皮层的兴奋性和抑制性研究,并已发现精神分裂症患者存在皮层抑制功能障碍。但将 TMS 作为精神疾病的诊断工具还为时尚早。可以预见,在未来几年里,经颅磁刺激技术无论在理论上,还是临床上将会有较大的突破。

(任艳萍)

第四节 磁惊厥治疗

磁惊厥治疗(magnetic seizure therapy,MST)是利用磁刺激在大脑皮层诱发抽搐来达到治疗作用,这种新型的治疗方法源于 ECT 和 rTMS。与 ECT 和 rTMS 不同的是,MST 是通过高频率 rTMS 仪发出的磁刺激诱发抽搐,而 ECT 则是利用直接的电刺激诱发抽搐;rTMS 仪发出的快速变化的高强度磁场无障碍地通过颅骨进入脑内,在大脑皮层产生诱发电流,诱发电流引起局部大脑活动的变化。MST 所需磁场的频率和强度都要高于标准 rTMS,其所引起的大脑活动的变化可导致大脑自发放电,产生短暂的抽搐,从而达到治疗效果。初步研究显示,MST 具有和 ECT 相当的疗效,但不良反应显著小于 ECT,因此具有一定的潜在临床应用价值。

MST 的作用机制:MST 使用变化的磁场,该变化的磁场无衰减地透过头皮和颅骨,避免了头

皮和颅骨的阻抗，在皮层的目标、特定区域产生电流，所产生的诱发电流位于局部大脑皮层的表层。而 ECT 治疗使用金属电极与外表层直接接触进行电刺激，由于头皮和颅骨的电阻抗作用，导致电流的锐减，从而导致刺激在皮层和皮层下区域扩散。所以磁刺激比直接的电刺激所产生的抽搐部位更局限，且位于大脑皮层表层，不影响深部脑结构。在哺乳动物中对 MST 诱发抽搐的神经生理学观察表明，MST 诱发的电场和抽搐比 ECT 局限，因此磁刺激可以更好地控制电流通路和电流密度。这提供了这样一种可能性，即在靶区域诱发局部抽搐，而其他区域不诱发抽搐。因此推测 MST 可通过精确定位在与抑郁环路假说相关的大脑环路，产生与 ECT 一样的治疗效果，但因为对颞中叶结构没有直接的刺激，例如海马，所以不会诱发记忆相关的不良反应。

一、适应证和禁忌证

磁惊厥治疗的适应证原则上与电休克治疗相同，禁忌证原则上为不适用于重复经颅磁刺激和电休克治疗的疾病状态。目前的研究主要集中在抑郁状态和精神分裂症。

二、治疗流程及常用治疗参数

MST 操作方法及相关仪器要求：MST 的操作要求在 ECT 室中进行，操作过程如下：在麻醉状态下，把一个预冷却的圆形线圈放在受试者头顶部，或一个 8 字形线圈放在右侧前额叶皮层，通过改良的 rTMS 仪发放可诱发抽搐的大剂量刺激，在大脑皮层诱发局部抽搐。除需要使用耳塞、EEG 监测和 MST 线圈外，其他操作过程与 ECT 相同。在治疗疗程上，建议每周 3 次，隔天治疗。

三、疗效及不良反应

临床前研究和临床研究：1998 年，美国 Duke 大学 Lisanby 等首次在麻醉的恒河猴身上成功诱发了抽搐，刺激强度为 100%，输出功率为 40Hz。此过程可被重复，抽搐发作过程与传统电抽搐的过程相似，心率和血压改变不明显，发作后恢复快。2000 年 Lisanby 等在一名难治性抑郁症患者身上首次验证了 MST 的可行性，该患者经多种抗抑郁药治疗无效，入院后首先接受了 ECT，

ECT 治疗无效，然后再接受了 4 次 MST 治疗，治疗参数为 40Hz，100% 最大刺激输出。每次都成功地诱发了强直 - 痉挛发作，这可由肌肉的抽搐和 EEG 来证明。虽然抽搐与 ECT 诱发的相似，但在发作恢复上两者有很大的差异，MST 更快，并且没有明显的不良反应。患者对治疗能够很好地耐受，只有 1 次报告有治疗后轻微的头痛。没有主观的记忆力受损，在整个治疗过程中，MMSE 的评分始终为 30/30，但没有进行进一步的神经心理测验。汉密尔顿抑郁量表（HAMD）基线时评分为 20，4 次 MST 治疗后降为 13。随后 Kose 等成功治疗了第 2 例难治性抑郁症患者，治疗参数与第 1 例相似，患者接受了 12 次 MST 治疗，11 次成功诱发了强直 - 痉挛发作，治疗后定向力恢复的时间比传统 ECT 要短，MST 所致的认知不良反应比 ECT 要小，患者能够很好耐受，并且没有头痛或肌肉疼痛。Lisanby 等进行了 2 个中心的试验，20 名患者均完成试验，平均每例患者接受 9 次 MST 治疗，所有的患者都诱发了抽搐，但抽搐位置和抽搐诱发效率不同（顶叶 100%，前额叶 12.5%）。治疗后抽搐阈值增高，抑郁评分明显改善，53% 的患者至少改善了 50%。有意思的是，在 MST 中，琥珀胆碱所需的剂量要小。MST 的强直 - 痉挛发作与 ECT 类似，但 MST 持续时间更短，发作能量更小，发作时 EEG 波幅和发作后抑制更小。MST 治疗患者定向力恢复时间明显缩短，注意力、逆行性遗忘和分类流畅性结果更好。这表明 MST 的不良反应更轻、更少。

四、发展趋势

研究表明，MST 比 ECT 不良反应小，抗抑郁疗效相当，是治疗难治性抑郁症的一种新选择。此外，MST 还是研究抽搐疗法应用机制的新工具，因为 MST 对大脑特定区域有局部刺激作用，所以可用来研究刺激区、抽搐发生区与临床反应的相关性。最后，如果能够深入了解抽搐疗法比其他治疗方法更有效和起效时间更短的作用机制，将有助于未来研制针对性更强、更安全有效的治疗方法。目前 MST 还处在临床试验的早期阶段，线圈类型、刺激剂量、最佳刺激位置、作用机制和患者的选择都是需要研究的问题。另外，

还需要优化 MST 最佳治疗剂量，虽然 MST 目前如 ECT 一样每周治疗 3 次，但也可能有另一种更有效的治疗频度。

（任艳萍）

第五节　经颅电刺激治疗

经颅电刺激（transcranial electrical stimulation，TES）是一种非侵袭性的物理治疗方法，通过两个或多个电极将特定模式的低强度电流作用于大脑皮层以调控大脑的神经活动，从而达到治疗的效果。根据刺激电流模式的不同，TES 分为经颅直流电刺激（transcranial direct current stimulation，tDCS）、经颅交流电刺激（transcranial alternating current stimulation，tACS）和经颅随机噪声刺激（transcranial random noise stimulation，tRNS）。

tDCS 是 TES 中研究最早、最多的一种方法，利用微弱直流电调节大脑皮质的神经细胞活动，因其无创性和有效性，近年来得到了广泛应用。1998 年 Priori 等人首次发现微弱直流电可以透过颅骨传导并在皮层上引起双相的、极性相关的改变（正极电刺激能增加皮质兴奋性，负极电刺激能降低皮质兴奋性），并经过 Nitsche 和 Paulus 后续研究的证实后，tDCS 在 21 世纪初作为一种调节脑部神经活动的技术被广泛认可与接受。目前，该技术已经成为认知神经科学、神经康复医学、精神病学等领域的研究热点。

tDCS 对神经元的主要作用是调节静息膜电位向去极化或超极化发生阈下移动，从而达到调节皮层兴奋性和目标区域神经元活动的效果。膜的极化是 tDCS 刺激后即刻作用的主要机制。然而，除了即刻作用外，tDCS 同样具有刺激后效应，如果刺激时间持续足够长，刺激结束后皮质兴奋性的改变可持续达 1 小时。因此，其作用机制不能仅仅用神经元膜电位极化来解释。进一步研究表明，tDCS 除了改变膜电位的极性外，还可以调节突触的微环境，如改变 NMDA 受体或 GABA 的活性，从而起到调节突触可塑性的作用。tDCS 的后效应机制类似于突触的长时程易化，动物研究发现，以阳极刺激作用于运动皮层可观察到突触后兴奋性电位的持续增加。皮层兴奋性的调节在 tDCS 刺激时依赖膜极化的水平，

而刺激结束后的后效应作用主要是由于皮层内突触的活动改变产生的。此外，tDCS 还能影响神经网络的功能连接和同步性等活动。tDCS 的作用机制还有待完全阐明，这些机制可能涉及对神经元突触和非突触的影响，以及对中枢神经系统内的非神经元细胞和组织的影响。深入研究 tDCS 的确切作用机制将有助于未来的临床应用。

tACS 和 tRNS 是通过输入交流电来调节大脑的神经活动，区别是 tACS 是通过恒定的交流电，tRNS 是通过有界随机大小的交流电。两种方法的作用机制尚不清楚且在精神疾病领域的研究很少，在此章节不做过多阐述。

一、适应证和禁忌证

tDCS 无明确规定的适应证，已经应用在多种疾病的治疗中，包括神经系统疾病（帕金森病、阿尔茨海默病、多发性硬化、癫痫、意识障碍等），精神疾病（抑郁症、精神分裂症、物质依赖等）和疼痛等疾病。从 2008 年开始，tDCS 逐渐被广泛用于抑郁、疼痛、癫痫等的治疗。tDCS 的禁忌证包括重大的脑部疾病以及脑内和心脏有金属植入者（包括心脏支架、起搏器、耳蜗植入物），余无特异禁忌证。

二、治疗流程及常用治疗参数

tDCS 设备由两个不同的电极（阳极和阴极）及其供电电池设备，外加一个刺激电流输出器组成。将电极置于大脑表面，一般输出 1～2mA 的直流电，电流在阳极和阴极之间流动，形成一个环路。刺激方式包括 3 种，即阳极刺激、阴极刺激和伪刺激。

tDCS 的治疗流程主要包括以下步骤：①准备电极和接触介质；②选择电极放置位置；③设置刺激参数。电极放置的位置会对 tDCS 的结果产生很大的影响，所以最好配置一个能够精确定位的系统或设备。根据治疗目的，需要选择刺激不同的大脑皮层区域，现在大多数 tDCS 研究的刺激位置是运动皮层、背外侧前额叶或颞顶皮层等大脑皮层。tDCS 的多数实验研究，选择特定区域，使用 1～2mA 的电流刺激 3～30 分钟。刺激参数需要根据实验目的选择，tDCS 的安全性和效果与电流强度、电流刺激时间和电极片的大小等参数有关。

三、疗效及不良反应

tDCS 作为一种无创的物理治疗方法,在各疾病领域的研究中起到了改善症状的作用,但是还没有被批准用于疾病的标准治疗当中。

1. tDCS 对抑郁症的治疗　使用 tDCS 治疗抑郁症的理论基础是基于以往研究中发现的抑郁症患者左、右背外侧和腹内侧前额叶皮层、杏仁核和海马的功能和结构异常以及经颅磁刺激前额叶能够有效治疗抑郁症。目前主要的刺激靶点是双侧的背外侧前额叶,通过阳极刺激左侧增强神经活动,阴极刺激右侧抑制神经活动的方式进行治疗。

Fregni 等在 2006 年最早报道了 tDCS 的抗抑郁效果,该随机双盲对照试验对 10 名抑郁症患者进行了为期 5 天的左侧背外侧前额叶阳极刺激(1mA 电流强度,20min/d),发现 5 名真刺激组患者 HAMD 和贝克抑郁量表(BDI)的评分减分率超过 60%,伪刺激组的患者没有显著变化。多项荟萃分析均表明 tDCS 具有抗抑郁效果(抗抑郁效果通常被定义为 HAMD 或蒙哥马利抑郁量表(MADRS)治疗后评分降低 50%)。

tDCS 与抗抑郁药联合治疗抑郁症效果更显著。2013 年发表在美国医学会杂志(*The Journal of the American Medical Association*,*JAMA*)上一项大样本随机双盲对照试验纳入了 120 名未经治疗的抑郁症患者,进行了 6 周的 tDCS(2mA 强度,30min/ 次,10 次 /d,一周 5 天)和舍曲林(50mg/d)治疗。结果发现,tDCS 和舍曲林联合治疗组的蒙哥马利抑郁量表评分在治疗结束后显著低于单独治疗组和安慰剂组;单独 tDCS 治疗与单独舍曲林治疗效果优于安慰剂组,但两组治疗效果差异不显著。随后的一些荟萃分析研究也得到了类似的结果,但具体的机制尚不清楚。

tDCS 对抑郁症患者的认知功能也有一定的改善作用,Fregni 等早在 2006 年就报道了 tDCS 能够改善抑郁症患者的工作记忆。后续研究报道了对抑郁症患者左侧背外侧前额叶进行阳极刺激能够改善工作记忆和调节负性情绪认知,但也有许多研究报道 tDCS 治疗前后抑郁症患者的认知情况没有变化。

2. tDCS 对精神分裂症的治疗　有研究报道 tDCS 能够减轻精神分裂症患者的幻听和阴性症状(PANSS 等量表的评分下降),同时也有改善精神分裂症患者工作记忆等认知功能的作用。

tDCS 的治疗效果可能与电极的放置位置有很大关系。将 tDCS(2mA 强度,20min/ 次,1 次 /d,一个疗程 2 周,共 10 次)的阳极放置在患者的左侧背外侧前额叶,阴极放置在右侧的颞叶和顶叶联合区域能够显著减少幻听症状,同时也有报道称对阴性症状和阳性症状均有改善效果;阳极放置的位置不变,阴极放置在眶上额叶区域,能够改善精神分裂症患者的工作记忆和注意力等认知功能,同时对阴性症状也有显著的改善;阳极的位置不变,将阴极放置在其他位置,例如右侧的背外侧前额叶,右侧的三角肌等也能减轻患者的阴性症状。

3. tDCS 对物质滥用和成瘾的治疗　有证据表明,tDCS 对物质滥用和成瘾的患者有一定的疗效,但是大多数研究都是单次或者短程治疗。研究者们发现,使用 tDCS 刺激双侧的背外侧前额叶(右侧阳极,左侧阴极)能够有效减轻成瘾患者的渴求。鉴于试验多是单次和短程的,临床效果还有待进一步验证。

4. tDCS 对其他精神疾病的治疗　关于 tDCS 治疗其他精神疾病也有少量的研究报道,包括孤独症、强迫症和创伤后应激障碍等,这些研究的样本量均较小,有些只是病例报道,还有待进一步研究确认其疗效。

常见不良反应:tDCS 作为一种无创的物理治疗方式,具有较好的耐受性和接受性。一次 tDCS 治疗的不良反应报道很少,且通常轻微而短暂。最常见的不良反应为刺激部位的皮肤发红、轻微麻木、痒感和刺痛等,这些不良反应通常发生于治疗期间。此外,偶尔有头痛、恶心、失眠等症状。多次或者长期应用 tDCS 发生不良反应的报道也不多,可能会增加皮肤灼伤等风险。Brunoni 等对 tDCS 随机对照试验进行了系统综述,发现大部分文章没有报道 tDCS 的不良反应,需要在以后的研究中进一步探讨。

四、发展趋势

研究结果表明,tDCS 是一种非侵入性、安全、易获得的治疗方法。tDCS 能调节大脑皮层的兴奋性,临床效果确切,在国外已广泛应用于多种神经及精神疾病的治疗,如帕金森病、耳鸣、卒中后偏瘫、纤维肌痛、偏头痛、抑郁症等。虽然有临床研究表明 tDCS 疗效显著,但是 tDCS 的作用机制尚不完全明了,而且目前没有统一的参数标准和操作规范。同时 tDCS 只是 TES 中的一种刺激方法,另外两种刺激方式还有待开发。期待在今后的科研和临床实践中,进一步发掘 tDCS 的作用机制,完善治疗方案以提升疗效,从而可以尽快将这一充满前景的新疗法推广到更多的临床治疗中,不仅能有效治疗疾病,更重要的是,可以大大降低患者及其家庭的负担。

(汤艳清)

第六节　迷走神经刺激疗法

迷走神经刺激(vagus nerve stimulation,VNS)是通过脉冲刺激器刺激颈部迷走神经来达到治疗目的的方法,提供了一种间接调节脑网络活动的途径。19 世纪,美国神经病学家詹姆斯·康宁首先尝试使用迷走神经刺激治疗癫痫。随后,动物和临床研究显示 VNS 能引起脑部区域的电位变化。随着 VNS 的研究增多并逐渐走向临床,现已广泛应用于难治性癫痫、难治性抑郁症的治疗。

一、适应证和禁忌证

VNS 可以治疗难治性癫痫,后来应用范围逐步扩大,作为一种辅助治疗方法在 2005 年被批准用于重度抑郁发作且对 4 种以上抗抑郁药物治疗无效和长期慢性或复发性抑郁症的患者。目前被越来越多地应用在其他精神疾病的治疗中,如阿尔茨海默病、双相情感障碍和强迫症等。也有研究显示 VNS 能够改善难治性紧张症,因为紧张症的病理生理学改变与 VNS 的作用机制有着许多相同之处。此外,VNS 还被用于治疗其他躯体疾病,如肥胖、胃轻瘫、哮喘、小脑震颤等。

VNS 不能用于存在进行性神经系统疾病、心律不齐、糖尿病全身状况不佳等患者的治疗,用于消化性溃疡患者或妊娠期女性时需慎重。

二、治疗流程和常用治疗参数

对迷走神经的刺激原则上可以通过两种不同的方式进行:一种是直接侵入性迷走神经刺激(invasive vagus nerve stimulation,iVNS),目前应用最广泛;另一种是间接经皮无创迷走神经刺激(transcutaneous vagus nerve stimulation,tVNS)。

直接侵入性 VNS 装置由一个脉冲发生器和植入电极组成,需要在左胸区皮下植入一个小脉冲发生器,它是由合金、硅胶、电子芯片、电池等组成的一个电子装置,该装置可设置刺激参数,如脉冲持续时间、电流和频率,通过一个与直接植入人体的数字辅助装置相连的手动杆进行设置,能够定时产生不同强度的脉冲电流,脉冲电流再通过导线传到电极,电极连接左侧的颈迷走神经,可达到刺激迷走神经的目的。

间接经皮无创迷走神经刺激分为两种,经耳(taVNS)和经颈(tcVNS)。taVNS 刺激器通过耳夹连接到耳廓,并在迷走神经的耳廓传入分支的皮下传递电脉冲。tcVNS 是一种手持式装置,通过两个不锈钢圆盘与颈部皮肤接触,为颈部迷走神经提供专有的低压电信号。

三、疗效及不良反应

VNS 对情绪症状的确切作用机制尚不清楚,有假说认为 VNS 影响了边缘系统结构的代谢和经由迷走神经投射到深部脑结构的中枢神经系统单胺类递质的水平。一项为期 5 年的观察性研究对 61 个中心 795 名难治性抑郁(treatment-resistant depression,TRD)患者进行了药物治疗联合 iVNS 治疗,结果显示,联合 iVNS 治疗的 TRD 患者在缓解率和治疗有效反应率上均优于单独药物治疗的患者,这表明 iVNS 能够增强抗抑郁药的治疗效果。但也有研究显示 iVNS 可能对 TRD 患者无效或者效果不佳,例如一项为期 10 周的多中心随机对照研究对 230 多名 TRD 患者进行了 iVNS 治疗,iVNS 治疗组有 15% 的患者满足汉密尔顿抑郁量表减分率大于 50%,而对照组仅有 10%,但两组在统计学上无显著性差异。

无创 VNS 也显示出相似的抗抑郁效果。Hein 等人应用 tVNS 进行了两项随机双盲试验,分别纳入了 22 例和 15 例抑郁症患者,两项研究的结果显示,tVNS 治疗组的贝克抑郁量表评分显著减少,但是汉密尔顿抑郁量表的评分与对照组相比没有显著差异。Rong 等人对 96 名抑郁症患者进行了 12 周的 tVNS 治疗,另外对 69 名抑郁症患者先进行 4 周的假性治疗和随后 8 周的 tVNS 治疗,结果显示,前 4 周 tVNS 治疗效果优于假性治疗组,并且效果持续到 12 周治疗结束。结合磁共振的研究还发现,tVNS 治疗能够调节杏仁核-外侧前额叶的静息态功能连接。

VNS 也应用于其他精神疾病的研究中。有研究表明,iVNS 能减少强迫症患者的焦虑和抑郁症状,能够改善难治性快速循环双相障碍患者的各项症状,也能够改善阿尔茨海默病患者的认知功能。另外还有研究表明,tVNS 可能对精神分裂症患者的总体症状有改善作用。

常见不良反应:VNS 治疗的不良反应主要是由电流刺激引起的一过性反应,常见的如声嘶、吞咽困难、咳嗽等,通常能耐受,可随着时间的推移而减轻。然而也有一些比较罕见的并发症发生,比如 VNS 可导致呼吸性窦性心律不齐、睡眠呼吸紊乱等。高频率 VNS 刺激还会导致呼吸暂停和表浅呼吸的增加;VNS 植入手术产生的并发症不多,术后伤口感染最常见。

四、发展趋势

传统的迷走神经刺激需要手术植入设备,增加了许多并发症的发生风险。研究人员开发的 tVNS 方法大大提高了迷走神经刺激的安全性,新的无创 VNS 系统不但不需要手术,并允许患者按需给予刺激,这增加了 VNS 的耐受性,使其更容易使用,应用范围也更加广泛。目前,传统 VNS 的临床适应证包括癫痫和抑郁症,但是 VNS 用于其他疾病的治疗仍然有很大的前景。

(汤艳清)

第七节 脑深部刺激

脑深部刺激(deep brain stimulation,DBS)是一种外科治疗手段,通过脑内植入电极向特定脑区发送电脉冲,治疗各种难治性疾病。DBS 与其他神经外科手术方法相比具有一定优势,不仅微创,而且还能够控制刺激参数以达到最大效果和减少不良反应。

一、适应证和禁忌证

美国 FDA 于 1997 年批准 DBS 用于治疗特

发性震颤,2002 年批准用于治疗帕金森病,2003 年批准用于肌张力障碍,最近获得 FDA 批准用于治疗难治性强迫症。目前,DBS 还被用于慢性疼痛以及各种情感障碍的治疗研究中。DBS 在多种运动障碍方面取得成功,已经治疗多达 150 000 名患有运动障碍的美国人。需注意的是,对药物治疗无效或者不能耐受的难治性患者才能使用 DBS 治疗。DBS 并不能从根本上治疗这些疾病,但可以控制症状,提高患者生活质量。

二、治疗流程和常用治疗参数

DBS 系统包括三个组成部分:植入在锁骨下或腹部皮下的脉冲发生器、连接线、脑内植入的微电极。按照不同的症状,微电极在脑内的植入部位亦不同,如特发性震颤安放在丘脑的腹侧中间核,对于张力障碍和帕金森病的肌强直、运动不能、迟缓、震颤等症状,微电极安放在苍白球或者丘脑下神经核。

目前只有 DBS 治疗帕金森病的专家共识程控流程。对于第一次程控,于术后 2～4 周,微毁损效应消退、电极阻抗相对稳定、患者的一般情况较好时开机,亦有一些中心在早期住院期间即开始程控刺激。推荐程控前复查 MRI(条件性安全的 MRI)或 CT 薄层扫描以明确电极的位置。首次开机程控应在患者没有服用药物状态下实施,以便于准确观察刺激效果,确定每一个电极触点的治疗窗。结合患者的症状对相应触点进行逐个测试,观察 DBS 的疗效和患者的不良反应情况。开机时首先体外连接程控仪与脉冲发生器,连接完成后,录入患者的基本信息以及刺激器的相关信息。测试电极线上对应各个触点的阻抗值,确定通路连接完好,同时也可为选择测试触点进行预判。刺激模式首选单极刺激模式,也可根据患者病情,选用双极刺激模式或双负极刺激模式,调整刺激参数(频率、脉管、电压或直流)。

三、疗效及不良反应

DBS 作用原理及生物学机制目前尚不明确,流行的理论主要集中在刺激诱导的病理性脑循环活动中断,造成这种破坏的刺激多在离子、蛋白质、细胞和网络水平发挥作用,最终导致症状的改善,虽然目前尚不清楚 DBS 的哪些作用对于产生治疗结果是必要的，但高频（～100Hz）脉冲序列（～0.1ms）刺激与低频（～10Hz）刺激相比会产生截然不同的网络响应。动物研究发现，小鼠丘脑 DBS 导致附近星形胶质细胞释放三磷酸腺苷，激活腺苷 A1 受体，抑制丘脑的兴奋性传递。

DBS 治疗强迫症的效果良好。一项研究对 2 例难治性强迫症患者行伏隔核 DBS，发现在随访 2 年后患者强迫症状显著缓解，合并的抑郁症状同样减轻。Denys 等对 16 例强迫症患者行伏隔核 DBS 治疗，结果显示，患者耶鲁布朗强迫症量表分数下降 46%，9 例患者治疗有效，这说明伏隔核 DBS 可起到治疗强迫症的作用。Tai 等选择了 4 例难治性强迫症患者作为手术对象，术后 4 例患者的耶鲁布朗强迫症量表评分下降，其他焦虑、抑郁指标也有所好转。该手术结果肯定了脑深部刺激对难治性强迫症患者的情绪及功能的改善，且没有明显的不良反应。目前尝试的 DBS 治疗强迫症的靶点主要包括内囊前肢、伏隔核和腹侧尾状核等。

虽然 DBS 没有批准用于其他精神疾病的治疗，但是已经有研究应用并证明有效。2005 年一项研究对 6 例重症抑郁患者（对药物治疗、心理治疗和电惊厥治疗无效）进行额叶皮质小区域（Brodmann 25 区）DBS 治疗，其中 4 例患者出现显著且持续的缓解。2007 年的一项研究对抑郁症患者进行伏隔核 DBS 治疗，亦有助于减轻抑郁症状。2017 年发表在 *THE LANCET* 杂志上的一项研究对 TRD 患者进行双侧胼胝体 DBS 治疗，证实了胼胝体下扣带回作为 DBS 靶点治疗难治性抑郁症的可行性和安全性。2015 年的一项研究报告了 6 例轻度至中度阿尔茨海默病患者接受

了基底核的双侧低频 DBS 治疗，结果显示，患者的记忆等认知功能有改善且无不良反应。16 名神经性厌食症患者接受了膝下扣带回的 DBS 治疗，随访 1 年，发现患者的焦虑、抑郁、身体质量指数和脑部糖代谢均有改善。DBS 也用于治疗抽动秽语综合征，最早靶点是丘脑中央中核和腹内侧核。此后，又有一些关于丘脑、苍白球内侧核、伏隔核和内囊前肢被作为靶点的 DBS 治疗报道，并显示患者术后抽动及精神症状明显减少，甚至消失。这些研究表明，DBS 可能成为难治性精神疾病的有效治疗手段。

常见不良反应：虽然 DBS 是微创的外科手术治疗方法，但 DBS 的并发症及副作用不容忽视，如电池寿命问题、治疗终止后的症状恶化、认知损害，以及手术操作并发症如电极错位、颅内出血、感染等。

四、发展趋势

DBS 治疗难治性精神疾病，如强迫症、抑郁症、神经性厌食等的研究取得一定进展。DBS 手术治疗的微创性、可逆性和可控性提示 DBS 在精神疾病领域有良好的应用前景。然而，目前相关研究大部分是小样本研究或个案报道，也难以对治疗效果做出确定和可靠的评价。所以，仍然需以较大规模随机对照试验来评估其有效性及安全性，同时探索合适的治疗靶点和电刺激参数，减少术后并发症及不良反应，以期达到最佳的治疗效果。期待随着技术的完善和进一步的研究探索，DBS 能成为难治性精神疾病的重要治疗手段。

（汤艳清）

参 考 文 献

[1] Lefaucheur JP, Antal A, Ayache SS, et al. Evidence-based guidelines on the therapeutic use of transcranial direct current stimulation（tDCS）. Clin Neurophysiol, 2017, 128（1）: 56-92.

[2] Aparício LVM, Guarienti F, Razza LB, et al. A Systematic Review on the Acceptability and Tolerability of Transcranial Direct Current Stimulation Treatment in Neuropsychiatry Trials. Brain Stimul, 2016, 9（5）: 671-681.

[3] 陆林主编. 沈渔邨精神病学. 第 6 版. 北京：人民卫生出版社, 2018.

[4] Grimonprez A, Raedt R, Baeken C, et al. The antidepressant mechanism of action of vagus nerve stimulation: Evidence from preclinical studies. Neuroscience & Biobehavioral Reviews, 2015, 56: 26-34.

[5] Cimpianu CL, Strube W, Falkai P, et al. Vagus nerve stimulation in psychiatry: a systematic review of the

available evidence. Journal of Neural Transmission，2017，124（1）：145-158.

[6] Ben-Menachem E，Revesz D，Simon BJ，et al. Surgically implanted and non-invasive vagus nerve stimulation：a review of efficacy，safety and tolerability. European Journal of Neurology，2015，22（9）：1260-1268.

[7] Ingram A，Sailing M，Schweitzer L. Cognitive side effects of brief pulse electroconvulsive therapy：a review. J ECT，2008，24：3-9.

[8] Savitha E，Andrew M，Graham P，et al. A randomized，controlled trial with 6-month follow-up of repetitive transcranial magnetic stimulation and electroconvulsive therapy for severe depression. Am J Psychiatry，2007，164（1）：73-81.

[9] Lisanby SH. Update on magnetic seizure therapy：a novel form of convulsive therapy. J ECT，2002，18：182-188.

[10] Lisanby SH，Luber B，Schlaepfer TE，et al. Safety and feasibility of magnetic seizure therapy（MST）in major depression：randomized within-subject comparison with electroconvulsive therapy. Neuropsychopharmacology，2003，28：1852-1865.

[11] Jalinous R. Principles of magnetic stimulator design. In：Pascual-Leone ADN，Rothwell J，Wassermann，EM et al，Handbook of Transcranial Magnetic Stimulation. Arnold，London，2002，30-38.

[12] Lisanby SH. Electroconvulsive therapy for depression. N Engl. J. Med，2007，357：1939-1945.

[13] Lisanby SH，Luber B，Finck AD，et al. Deliberate seizure induction with repetitive transcranial magnetic stimulation in nonhuman primates. Arch. Gen. Psychiatry，2001，58：199-200.

[14] Lisanby SH，Schlaepfer TE，Fisch HU，et al. Magnetic seizure therapy of major depression. Arch. Gen. Psychiatry，2008，58：303-305.

[15] 孙学礼. 精神病学. 北京：人民卫生出版社，2008.

[16] 孙学礼. 医学心理学. 成都：四川大学出版社，2003.

[17] Lipsman N，Lam E，Volpini M，et al. Deep brain stimulation of the subcallosal cingulate for treatment-refractory anorexia nervosa：1 year follow-up of an open-label trial. Lancet Psychiatry，2017，4：285-294.

[18] Ashkan K，Rogers P，Bergman H，et al. Insights into the mechanisms of deep brain stimulation. Nat Rev Neurol，2017，13：548-554.

[19] McIntyre CC，Anderson RW. Deep brain stimulation mechanisms：the control of network activity via neurochemistry modulation. J Neurochem，2016，139（1）：338-345.

[20] Kuhn J，Hardenacke K，Lenartz D，et al. Deep brain stimulation of the nucleus basalis of Meynert in Alzheimer's dementia. Mol Psychiatry，2015，20：353-360.

[21] Lozano AM，Lipsman N. Deep brain stimulation：current challenges and future directions. Nat Rev Neurol，2019，15（3）：148-160.

[22] Kühn AA，Kempf F，Brücke C，et al. High-frequency stimulation of the subthalamic nucleus suppresses oscillatory beta activity in patients with Parkinson's disease in parallel with improvement in motor performance. J Neurosci，2008，28（24）：6165-6173.

[23] Nuttin B，Wu H，Mayberg H，et al. Consensus on guidelines for stereotactic neurosurgery for psychiatric disorders. J Neurol Neurosurg Psychiatry，2014，85（9）：1003-1008.

[24] Dougherty D. Deep Brain Stimulation. Psychiatric Clinics of North America，2018，41（3），385-394.

[25] Holtzheimer PE，Husain MM，Lisanby SH，et al. Subcallosal cingulate deep brain stimulation for treatment-resistant depression：a multisite，randomised，sham-controlled trial. Lancet Psychiatry，2017，4（11）：839-849.

第二十六章　精神康复医学

第一节　概　述

一、精神康复的概念及简史

康复（rehabilitation）原意是复原,恢复到原来的行为和状态。20世纪90年代世界卫生组织给康复下的新定义是:康复是指综合协调地应用各种措施,最大限度地恢复和发挥病、伤残者的身体、心理、社会、职业、娱乐、教育和周围环境相适应方面的潜能。精神康复（psychosocial rehabilitation）是康复医学的一个分支,是康复医学在精神卫生领域的实践。美国精神康复协会（American Psychiatric Rehabilitation Association, APRA）给出的精神康复的定义是:精神康复致力于复原,完整的社区整合,以提高那些由于各种精神障碍而严重妨碍其享受有意义生活的精神疾病患者的生活质量。

20世纪50年代,欧美国家精神卫生界进行了影响深远的非住院化运动,即"去机构化运动",在世界上不少国家掀起了发展社区精神卫生运动。主张帮助精神障碍患者在社区中尽可能按照正常的方式生活,从而推动了精神疾病社区康复服务工作的开展。20世纪70年代初期西方国家逐步发展出过渡性社区精神康复服务设施（中途宿舍、日间看护中心、庇护工厂等）。70年代后期开始风行各种家庭干预与心理教育措施的研究。20世纪80年代迄今在社区较广泛地推行各种技能训练、社区病案管理以及某些职业康复方案如辅助就业措施和各种求职俱乐部等。

我国的社区精神卫生服务起步较晚,精神病防治康复工作受到重视是从1958年全国第一次精神病防治工作会议（南京）之后开始的。会议制定了"积极防治、就地管理、重点收容、开放治

疗"的工作方针,提出了药疗、工疗、娱疗及教育疗法相结合的工作方法。从20世纪50年代起,上海、北京等地开始探索以工作技能为中心的综合性的训练。70年代开始,部分精神病院开始探索开放式的病房管理。2004年,政府启动了"686项目",目标是建立全国重性精神病社区防治和康复管理的工作机制和网络,社区精神卫生服务广泛开展。2013年5月1日,《中华人民共和国精神卫生法》出台,我国精神疾病社区康复工作进入规范化发展阶段。目前我国精神障碍防治康复工作已经从探索阶段、总结经验阶段,逐步过渡到稳步发展阶段。

二、精神康复的学科定位及特点

康复医学属一级学科,在现代医学体系中定位于临床医学范畴。其中,精神康复是康复医学的一个分支学科,是康复医学在精神科的实践。

精神康复虽属临床医学的范畴,但又有其自身特点:

（1）精神康复的落脚点在于康复,而非治疗,其目标是提升患者的功能及生活满意度。康复着眼于患者的现状和未来,评估患者当前的状态和应对生活所需的技能和支持,而非患者的临床症状及其背后可能的原因。

（2）从疾病预防的角度讲,精神康复当属三级预防范畴,防止疾病复发,做好精神残疾者的康复训练,最大限度地促进患者社会功能的恢复,减少功能残疾,延缓疾病的衰退过程,提高患者的生活质量。针对患者的康复,从发病急性期就可开始,有些患者在首次急性发病即会存在明显的社会功能损害,及时的治疗和紧跟的康复训练对于患者的预后尤为重要。

（3）就其本质而言,精神康复是多学科的,它需要各种不同职业的人员加入。这一多学科团队

包括医生、护士、社会工作者、心理治疗师、职业治疗师、志愿者、家属和康复同伴支持。不同专业、不同背景的人员从不同的视角对患者进行康复评估，起到了互补的作用。

（4）从实施地点上来讲，精神康复主要包括院内康复和社区康复。院内康复为住院患者提供适宜的生活和活动空间，是整个精神疾病康复的重要环节之一。院内康复主要包括五个方面的内容：①训练患者心理社会功能方面的行为技能；②实行开放式病员管理制度；③改变医院工作人员的服务质量与态度；④培养患者的独立自主能力；⑤健全医院康复管理体制与相关规章制度，定期对精神康复工作进行评估。出院后的患者在从家庭向社会回归的过程中，需要社区康复的衔接与过渡。社区康复是社区卫生工作的重点之一，结合每个患者的特点，做到"个性化、整体化、长期化"的康复计划。目的在于预防精神障碍的反复、尽可能减轻精神障碍残疾程度、提高精神障碍患者的社会适应能力、恢复工作能力。现有的社区康复形式包括日间康复站、中途宿舍、会所（clubhouse）、辅助就业（如福利工厂）、支持性就业和自由就业（如求职培训、职业培训、职业评估与跟进）等等。

三、精神康复的原则

精神康复的四个基本原则是：功能训练、全面康复、重返社会、提高生活质量。

1. **功能训练** 精神疾病患者或多或少伴有功能的丧失，严重影响患者的生活质量，通过不同的功能训练，如人际沟通训练、日常生活能力训练、躯体训练、职业功能训练等帮助患者恢复基本的社会功能。

2. **全面康复** 又称整体康复，从医疗康复、心理康复、社会康复、职业康复四方面，实现生理、心理、社会的全面康复。

3. **重返社会** 康复的最终目的是帮助患者重返社会，自食其力。通过功能的改善及环境的支持，让患者能正常参与社会活动，实现个人价值。

4. **提高生活质量** 精神疾病患者由于病情影响、封闭隔离、经济条件低下等原因，其生活质量明显下降。而精神康复的一个基本原则就是帮助患者提高生活质量。

四、精神康复的内容

精神康复不仅针对疾病而且着眼于整个人，从生理上、心理上、社会上及经济能力方面进行全面康复。它包括医疗康复、心理康复、社会康复以及职业康复，即全面康复的理念。最终的目标是提高康复者的生活质量，恢复独立生活、学习和工作的能力，使康复者能在家庭和社会中过有意义的生活。

1. **医疗康复** 利用医疗手段促进康复。帮助患者及家属了解疾病相关知识，预防疾病复发；了解药物治疗的必要性和局限性，让患者能坚持服药的同时增强自身改变的动机。

2. **心理康复** 通过特殊教育和培训促进康复。首先需要建立良好的医患关系，充分评估患者的心理状态，了解患者存在的各种心理负担及面临的社会压力，进而提供综合性服务。针对不同患者的心理康复需要，提供心理咨询与疏导、心理支持、个人与集体心理治疗、家庭治疗等。

3. **社会康复** 在社会的层次上采取与社会生活有关的措施，促进精神病患者能重返社会。包括训练患者基本的生活技能和社交技能，进行文娱治疗等，促进其更好地适应不同的环境，社会功能得到进一步恢复，为患者提供更为完善的支持系统。

4. **职业康复** 恢复就业，取得就业机会。针对病情相对稳定、有学习和就业需求的患者，通过求职培训、技能评估和庇护性就业，逐步恢复学业和劳动能力，实现自我价值。

只要有可能，康复内容都应从患者入院的第一天就开始实施。精神康复的计划与内容因人而异，其中功能训练是精神康复的主要方法，全面康复是精神康复的指导方针，重返社会和提高生活质量是精神康复的最终目标。

五、实施精神康复的必要性和意义

随着社会的不断发展，与人们身心健康息息相关的疾病谱亦随之变迁。1990年，世界卫生组织在《全球疾病负担研究》中指出，传染性疾病等生物因素所造成的疾病负担已显著下降，非传染性疾病所致的疾病负担正在逐渐上升。在非传染性疾病中尤以精神障碍给人类社会带来的疾病负担为重,在中低等收入国家占其总疾病负担的10.5%,高收入国家则达到23.5%,已超过肿瘤和心脑血管病的疾病负担。在我国,2001年卫生部曾宣布我国精神障碍所致疾病负担已占总疾病负担的20%,居第一位。由此可见,精神障碍已成为严重危害全人类身心健康的重大公共卫生问题之一。

目前我国精神障碍患者对于精神康复的需求逐年增加。我国精神疾病的患病率呈现逐渐上升趋势,鉴于精神疾病具有高复发性、高致残性的特点,针对精神疾病患者的治疗和长期康复的深远意义不言而喻。有研究报道,当前我国90%以上的重性精神障碍患者居住在社区;轻性精神障碍如神经症等患者数更多,住院治疗者仅为其中极少数;精神发育迟滞和阿尔茨海默病等患者,也是绝大多数在社区中接受照管治疗。即使在一些精神科住院资源相当发达的国家,严重精神疾病如精神分裂症等患者,其病后3/4以上的时间仍生活在社区,因此开展社区精神卫生是预防和控制精神障碍的必然要求。

从社会角度讲,精神康复的低投入、高收益的服务可以使有限的医疗卫生资源服务于更多患者,在帮助患者回归社会的过程,更有利于减轻社会负担,维护社会稳定。从医院角度讲,目前大多数专科医院仍采用封闭式看护的管理方式,使患者长期脱离家庭与社会环境,继而造成人格衰退和继发残疾。这不仅无益于患者的康复,且会消耗大量的医疗资源,加重医院的负担。精神康复既有助于解决医院患者的安置问题,也是顺应社会发展需求,建设特色学科的需要。从医护角度讲,从事精神康复有助于医务工作者的个人成长。发掘患者自身的资源与复元潜力;理解人性,体验助人自助的幸福与成就感,增加对职业的理解、认同感与自豪感。从患者及其家庭的角度讲,精神康复的直接受众是患者,精神康复能够帮助弱势群体活得更有尊严。在这一过程中,患者学会了在医生的指导下以科学的方法、坚忍的意志与疾病共存,成为对社会更有用的人,同时也减轻了家庭的负担。

六、精神康复实施的注意事项

在康复计划的具体实施过程中,需要注意以下几个问题。

(一)康复与治疗相互交织,不可分开

康复不同于治疗,治疗的目标是快速控制症状,康复的目标在于恢复社会功能,这是在后续康复章节会反复强调的核心内容。但有时候药物治疗的副作用会削弱患者社会功能的执行,如服药之后出现的锥体外系副作用,严重影响了患者的操作能力,从而影响患者的康复。因此,精神科医生在康复实施过程中,不可一味追求控制症状而忽视了患者的功能,应在控制症状与保持功能之间找到"平衡点"。

(二)强调情景评估

精神康复是在真实的生活场景下展开的。在实施过程中,团队的参与者必须要考虑到患者在现实生活中可能遇到的场景。过去依赖在特定环境下的纸笔或操作评估,往往无法反映患者在实际生活和工作情境中的表现。尤其是患者的临场应变能力、合作态度、责任感、持续力、工作精细度、人格特质及精神病理,都不易于在短暂的接触中观察出来,而这些才是真正影响患者能否持续地在社区中生活和工作的因素。康复治疗师应注意将患者在康复机构学到的技能向生活中转换,随时与患者保持联系,建立患者和服务提供者之间互信稳固的治疗合作关系,强调动态评估,提供及时的帮助。

(三)强调以患者为中心的服务

在康复计划的制订过程中,鼓励患者自己制订目标、选择干预措施,充分尊重患者的喜好与选择。康复的目标须切合实际才能成功。如何引导患者将其喜好和选择转化为具体可达到的目标,并且拟订切实可行的步骤至关重要。这是一个需要患者主动投入并全程参与的过程,在这个过程中,专业人员须协助患者了解并评估其所拥有及所需要的个人、家庭和社区的资源,逐步地认清现实。

七、精神康复的研究现状与发展

20世纪70年代后,西方国家经济发展停滞不前,政府财政危机,人口老龄化,伴随着人们福利需求的日益扩大,西方政府开始积极推行社区照顾政策。它提倡以社区为依托、发展以各种社会组织为主体的服务体系。社区照顾的推行与

发展，使个案管理（case management）在传统的社会工作方法中应运而生，并逐渐发展与完善。结合国内外的研究结果，个案管理应用于重性精神病具有六个优势：①提供全面的服务，减少患者住院时间；②关注患者全方位的需求，提高患者生活质量；③关注患者的心理调适，降低患者病耻感；④提供全程干预指导，提高治疗依从性，降低疾病的复发率；⑤关注患者的社会功能，促进患者回归社会；⑥以社区服务为主，减少经济负担。精神疾病的康复治疗是一个漫长的过程，在这个过程中需要综合医疗、生活辅导、心理疏导、职业保障、经济帮助等多方面的因素对患者进行辅助治疗。个案管理是一套较为系统的工作模式和方法，把对精神疾病患者的治疗由只注重患者的生理和心理层面，转向关注患者的社会层面的康复。除医疗保健外，还为患者提供心理调适、生活帮助、工作技能培训、人际沟通训练等协调性服务，以促进患者的全面康复，同时康复场所也转向社区。

美国个案管理学会（CMSA）指出个案管理是一个合作过程，其目的是通过沟通交流，合理选择可用资源，以满足患者健康需求，改善医疗服务质量，提高成本效益。随着个案管理的发展，大量研究提示个案管理能更好地促进精神疾病的社区防治，使社区精神卫生服务更具有连续性、协调性和高效性。

2017年一项综述对过去十年间的10篇将个案管理作为干预措施的文献进行系统评价，结果显示个案管理措施有效降低了慢性精神疾病患者的再住院率和急诊就诊率，同时能够降低国家总体医疗负担。对于患者自身而言，长期（2年）的社区个案管理能够显著提高患者对自身症状的控制力和生活质量的满意程度。关于对物质依赖患者的研究中也发现，相比于一般的临床管理，社区个案管理能显著提高患者戒除滥用物质的能力，减少社会矛盾，提供更多支持继而提高患者的生活满意度，也相应地减少了医疗卫生服务资源的浪费。2016年一项大样本（1 276例患者）的随机对照试验显示，基于优势的个案管理模式（SBCM）能够更有效地帮助严重精神障碍患者提升自我效能、制订生活目标的能力和提高患者的生活质量。

国内同样有大量研究显示出个案管理的优势性。在对社区精神障碍患者的研究中发现个案管理可以明显降低疾病的复发率和再住院率，同时对于精神症状的改善，特别是阴性症状的改善效果较好。上海一项为期18个月的随访研究显示个案管理对改善社区康复期精神分裂症患者的病情、自知力、治疗态度以及日常生活能力方面优于常规社区精神卫生服务。优势视角下的个案管理模式能提升精神分裂症患者的自知力和治疗态度，改善其社会支持系统，进而改善患者的精神症状。北京的一项随机对照研究发现，个案管理能有效改善精神分裂症患者的社会功能及精神症状，降低患者的意外风险及复发率，提高精神分裂症患者的治疗依从性。

从国内外发展趋势看，精神康复工作的重点将逐渐向社区防治康复转移。欧美地区和一些其他发达国家的个案管理发展较早，在精神障碍中的研究和运用也较为深入，对实施个案管理的对象分类较为细致，由此发展出了分类更为细致的个案管理模式。在实际实施中，根据不同对象选择适合的个案管理模式，对精神卫生康复服务体系的提升做出了实质性的贡献。我国现阶段精神疾病的社区防治还存在一定的问题，例如管理机制不完善，缺乏适宜的服务技术和服务规范，服务人员偏少、技术力量偏弱等。多学科的个案管理模式能更好地促进精神疾病社区防治。因此，进一步扩展研究领域，深入探索适合我国国情的个案管理模式十分必要。

精神康复领域的其他技术，如支持性就业、家庭干预等也有相应的研究。支持性就业能使患者在工作方面保持竞争性，提高对经济和职业服务的满意度，其有效性得到大量循证医学证明。康复俱乐部同样是经过大量研究证实有效的职业康复方法，在西方国家精神卫生服务系统中发挥着重要作用。俱乐部有一套全面的康复措施，包括提供教育、住所、常规技能训练、职业康复治疗、避免物质滥用及获取社会支持等服务，患者通过相互支持与鼓励，改善精神症状，提高工作效率及生活满意度。2015年一项关于针对中国农村地区精神分裂症患者家庭干预的研究显示，经过长期的（14年）家庭干预对患者的治疗依从性和社会功能（职业技能）保持方面均表现出明显优势。国内同样有研究提示家庭干预在缓解患者精神症状、改善家庭照料者心理健康、提高患者服药依从性等方面有重要意义。

帮助精神分裂症患者就业不仅关系到患者的自身利益，更是关系社会安定的大事。精神分裂症患者的就业面临许多障碍，仍是一项复杂的工程，涉及社会的许多方面，单靠医院的力量无法解决所有问题。我国精神疾病的职业康复措施形式较为单一，多为医院内职业康复，不能满足患者的所有需要。社区职业康复实施较少，缺乏系统的职业康复治疗，尤其是支持性就业模式，因此有必要学习和引进国外先进的职业康复理论与方法。另一方面，全面贯彻落实《中华人民共和国精神卫生法》，消除对精神障碍患者的偏见和歧视，得到医疗机构重视的同时，也能引起家庭和社会的关注，最终为减轻疾病带来的功能损害、疾病负担和社会危害做出贡献。

（姚贵忠）

第二节　精神障碍康复的技术与实施

精神康复是康复医学中的一个重要组成部分，主要通过各种康复措施，使精神疾病患者因患病丧失的家庭、社会功能得以最大程度的恢复；使精神残疾程度降到最低，留存的能力得到最大的发挥。康复中家庭成员对康复者的支持也是至关重要的。本节叙述了各项独立生活技能训练、家庭进行心理健康支持的技术、心理康复、认知康复、同伴支持技术，在康复中进行系统评估也是必要的，在文中也进行了阐述。

一、独立生活技能训练

1. **服药训练**　服药技能训练是为了帮助精神疾病康复者逐渐独立地使用抗精神病药物来治疗自己的疾病。训练前需要评估患者对服药的认识；与主管医生讨论参加训练的患者病情，评估患者是否适合参加训练；向患者介绍服药技能训练的内容计划和分级制的要求，升降级的准则。训练形式上主要有两种：第一，采用小组的方式，再辅以个别辅导，主要目标是获得有关抗精神病药物的知识；第二，行为训练，目标是学会正确的自我药物管理。

分级方法：按照患者自主服药的不同程度，将服药技能训练分为五级，从第一级到第五级，患者由需护士紧密督促协助其服药到完全能够自己保管药物、自主服药。其中详细的阶段划分如下：

第一级：药物由工作人员管理，工作人员摆好药物后让患者服药。每次服药时由护士教授患者药物的剂量、性状（2周时间）——认识药物的性状和剂量。

第二级：药物由工作人员管理，工作人员摆好药物后，患者按指定的时间服药（2周时间）——养成按时服药的习惯。

第三级：药物由工作人员管理，患者在工作人员帮助下摆药，并按指定的时间在工作人员面前服药（4周时间）——学会药物的自我管理。

第四级：药物存放在病房内的个人药柜内，患者定时取药、服药，无需在护士面前服药——学会药物的自我管理（日间）。

第五级：药物由患者自行保管在所属储物柜内，自行定时服药，无需工作人员督促。如服药过程或精神状态出现问题，患者会被降回第三级——学会药物自我管理（日间）。

2. **预防复发**　精神障碍是慢性疾病，如果没有很好的疾病监测、自我管理和药物依从性，复发率将会很高。恢复期治疗痊愈的患者如果停药的话，1年内，54%的患者病情复发，2年内75%的患者病情复发，而维持治疗的患者仅有17%病情复发。

从团体建立，讨论团体规则，到团体结束，相互告别。可以分6~8次课程，包括小组一起学习认识精神疾病、常见精神症状、药物治疗的好处及可能的副作用、复发的因素、复发的先兆表现、有复发倾向的应对、预防复发患者和家属要做什么。

3. **社交技能训练**　精神分裂症患者普遍存在社交技能缺陷，有学者甚至认为，社交技能缺陷是精神分裂症除阳性症状和阴性症状之外的另一个特征性症状。抗精神病药物可以治疗幻觉、妄想，却无法改善社交技能缺陷。因此，从20世纪60年代开始，不断有学者尝试采用社交技能训练（social skills training, SST）来改善精神分裂症患者的社交技能，提高他们的生活质量。姚贵忠等研究显示通过借鉴国外的社交技能训练教程，结合中国国情，自行编制的社交技能训练手册对精神分裂症患者进行社交技能训练,可提高患者的社交技能和社会适应能力,效果延续至训练后6个月。

社交训练课程旨在训练四项基本技能(倾听、表达积极的感受、提要求、表达不愉快的感受)和会谈技能(发起并维持谈话)、有主见的技能(拒绝要求、抱怨)、处理矛盾的技能(妥协和协商、不同意他人的观点而不争吵)、交友约会的技能(邀请)、职业技能(面试)和维护健康的技能(如何看门诊)等常用技能,共设置十二课。工作人员首先需要熟悉理论基础部分的内容并熟练掌握,然后把这些理论应用此部分的授课过程中。课程的具体持续时间可以据实际情况而定。

4. 生活训练 为了使患者恢复原有的生活技能,适应家庭与社会环境,可以开展生活技能训练。生活技能训练包括下列几方面内容:督促生活懒散的患者晨起后洗脸、刷牙、漱口、饭前便后洗手、不随地吐痰、保持个人卫生,及时进行头发梳理。男患者要督促其刮胡子,每周洗澡,及时更换衣裤、床单、被套、枕套、按时修剪指甲,每天晚上睡前洗脚;按照气候、季节的变化更换衣服,按照不同的场合选择衣服;做一些力所能及的劳动,如打扫院子及室内卫生;帮助患者建立良好的生活习惯,如有规律地起床、睡眠、进餐等;学会利用公共设施,如打电话、乘公交车等;掌握一些基本的社交礼仪,如见面打招呼等;帮助患者学会合理的理财、简单地炊事作业、网络资源的使用、智能手机的使用,最终使患者感到快乐,享受生活。

根据生活自理能力训练的内容,我们可以按以下课程讲述、学习、训练。其中每一节课都包括课程目的、训练程序和课后作业三部分。课程建议为:小组活动介绍、洗漱、洗衣服、整理内务、理财、如何使用交通工具、如何使用互联网及智能手机、基本社交礼仪、如何求助、电话礼仪、合理着装。

5. 体育治疗 体育治疗是一种通过参加规律的体育活动,增强体质、改善身心功能、促进健康恢复的干预手段,主要应用于各种疾病的康复期。精神障碍患者参加体育治疗除了增强体质外,还有助于缓解药物副作用,促进人际交往,增加自信。

代谢综合征主要表现为腹型肥胖、胰岛素抵抗、糖耐量异常、高血压、高血脂等。代谢综合征可以增加糖尿病、心脑血管疾病等的发病风险。在精神障碍患者中,代谢综合征发生率明显高于普通人群。运动可促进骨骼肌对血液中葡萄糖的摄取和利用,使肌细胞内葡萄糖磷酸化作用加强,肌糖原合成成倍增加,还可促进骨骼肌细胞的葡萄糖转运蛋白及其核糖核酸的含量增加,进而减少胰岛素抵抗。

以有氧运动为主,中等强度、保证运动时间;以集体运动为主,鼓励协作,通过趣味性吸引参与。推荐运动的强度以运动时的心率达到170减去年龄这个数为宜。例如一个50岁的人运动时能够使心率达到120次/min就比较合适。运动持续时间为20~60分钟,运动频率以每周3~5天为宜。

6. 职业治疗 按照世界职业治疗联合会的声明,职业治疗(occupational therapy,OT)是以患者为中心,通过帮助就业来促进健康和幸福感,从而促进当事人健康的治疗。职业治疗主要通过职业治疗师与患者和社区共同合作,提高患者从事他们所需要、希望获得或者将来想从事的职业的能力;或者通过改变职业或环境更好地改善患者的职业参与能力。职业治疗的主要目标是促使个人能够在一生中进行有意义和有目的的活动。职业治疗的过程包括:第一,对患者进行个体化地评估,在此过程中,患者及其家庭成员或照料者与职业治疗师共同参与并制订个人的职业治疗目标;第二,确定具体的、个体化的干预措施,目的是提高个体日常生活能力和工作能力,从而达到所制订的治疗目标;第三,对个体的治疗预后和结局进行评估,目的是监督干预措施是否达到所制订的目标以及治疗的进展情况。在整个职业治疗的操作过程中,所选用的干预措施应该重点关注患者对工作和生活环境的适应、职业治疗措施的修改、患者职业技能的学习,以及对患者及其家庭成员与照料者的教育,最终增强患者参加日常活动和职业工作的能力。

二、心理健康教育

1. 心理教育(psychoeducation) 心理教育是一项非常重要的非药物治疗手段,是现行治疗指南中推荐的。荟萃分析显示，针对患者及家属开展的心理教育能够减少这些患者的复发率，同时还会有其他的正性效果，如减少家庭负担，提高生活质量。有研究显示大于 3 个月的长期干预比短期干预效果更好。可以设置如下课程内容：精神健康与精神疾病、精神疾病的常见症状、精神科常用药物、常见的药物副作用与处理、康复治疗的意义、如何进行家庭康复、精神疾病复发的先兆、心理治疗相关知识。

2. 家庭联谊（family friendship）　Yalom 和 Bloch 认为综合集体治疗的共同特点为：患者及其家庭成员经常汇聚在一个集体中，讨论他们共同的问题，同病者集体之间的交往会使参加的成员们产生一些有益于疾病康复的心理过程。

（1）聚合作用：参加联谊会的人们，感觉到自己属于这个集体中的一员，不再感到孤单，因为他们认识到了同类问题的普遍性，即患者和家属发现自己的问题不是独一无二的（许多人以前总认为自己是"最倒霉"的），在这个集体中有和自己存在着类似或相同的问题和困难的同伴。

（2）互相鼓励作用：在集体中，与会者可相互谈论自己的过去、现在成功的经验和失败的教训，讨论共同存在的问题，找出有益的解决办法，相互支持与鼓励，从中体会到集体的力量。

（3）连带作用：家庭干预和家庭联谊会的活动，深受广大患者和家属的欢迎，因为这种方式提供了家属间、病友间进行沟通联系的机会，有利于患者效仿已经康复者的做法，有利于提高治疗依从性，降低复发率和再住院率，增强患者重返社会的能力，使患者有机会恢复工作或寻找新的工作，从而过上正常人的生活。

（4）宣传作用：家庭干预治疗和联谊会，扩大了精神卫生知识的教育与普及，使得不少患者与家属受益匪浅——他们从中看到了希望与光明，不再惧怕歧视与偏见。有的家庭不只满足于自己小家庭受益，还非常热情地向和他们有同样经历的精神病友和家属宣传治疗经验、体会和方法。

三、心理康复

1. 认知行为疗法（cognitive behavioral therapy，CBT）　认知行为疗法是一组通过改变思维或信念和行为的方法来改变不良认知，达到消除不良情绪和行为的短程心理治疗方法。它不再仅用于治疗抑郁或焦虑症，现在更多地用于解决一些具体的精神病性症状及由此继发的影响（如羞耻和丧失感），故与目前公认的帮助精神分裂症患者解决由于丧失、残疾和羞耻而引起生活功能下降的支持性心理治疗相比，它有独特之处，即通过一个具体的技术减少由精神分裂症的部分核心症状引起的痛苦和残疾。

CBT 的原则可以总结为：①确认和评估靶症状和靶行为；②检查这些靶症状和靶行为发生的前因后果；③与患者一起形成一个针对靶症状和靶行为的更适合的解释模式；④评估靶症状和靶行为的改变。

一些关键的认知行为疗法包括以下内容：①从患者的角度建立一个治疗方案。②转变患者对疾病症状的认识。通过对症状的解释，让患者学习如何辨别症状并接受症状的存在，尽量使生活正常化、现实化。认知行为疗法是给予直接积极的理解和应对精神症状，而不是去压抑它们。③着眼于治疗关系和精神疾病患者症状的个人意义，给予系统的干预。④提供替代的医学模式，以增强服药依从性。与传统的心理教育不同，不是试图要说服或强制患者认为他有精神病性症状，相反，其目的是减少症状对患者的影响或危害。CBT 更多关注症状，而不是诊断，因而使患者更易接受必要的治疗，而不易引起情绪低落，避免了病情加重和自杀的风险。

2. 艺术治疗（art therapy）　艺术疗法是以艺术活动为中介的一种非语言性心理治疗，通过艺术让患者产生联想来稳定和调节情感，消除负性情绪，为精神疾病的康复服务。艺术治疗包括：美术治疗、音乐治疗、舞蹈治疗、陶艺治疗、心理剧治疗等治疗形式。艺术疗法有其独特的优点：第一，患者自己在艺术活动中边参与、边观察；第二，治疗过程中有转移、象征、解释、潜意识等行为融入；第三，可以结合患者自身表现和诉说；第四，治疗师以第三者身份出现，避免医患直接的接触；第五，显著改善患者的苦闷；第六，非语言性的作品有助于达到表现自我，解放被压抑的情绪、欲望；第七，语言作为辅助手段，有利于缓解紧张。

四、认知康复

1. **认知修复治疗**(cognitive remediation therapy) 精神分裂症患者很多出现认知功能受损,近期的研究关注心理动力功能、注意、工作记忆、执行功能和其他认知功能,这些功能受损可能会导致患者的社会心理和工作功能受限。这可能减弱 CBT 治疗效果,CBT 治疗中需要高水平的自我监测、注意、理性思维、对疾病和症状的认知。所以从 90 年代开始就有认知修复的方法,通过信息重构、再组织、有效使用环境助手和其他以认知功能(主要是神经认知和社会认知)为核心的技术,来加强执行功能和社会认知。

2. **计算机辅助认知功能康复**(computer-assisted cognitive rehabilitation,CACR) CACR 是通过计算机软件对患者进行认知功能训练,从而矫正其认知缺陷的一种方法。患者借助计算机可以很方便地反复练习事先设计的标准化任务。其理论前提是:通过反复地训练与认知功能缺陷相关的任务,可以帮助患者改善这些功能缺陷。其优点主要有:①计算机能够提供标准化的刺激,而且比治疗师或观察者更准确、真实、客观地记录各种数据;②计算机提供的刺激内容生动、更具吸引力,有助于集中患者的注意力;③计算机能够根据患者的具体情况随时调整康复进度;④计算机能够及时、准确地对患者做出客观、准确的判断并将结果反馈给患者。其主要缺点是:虽然训练后患者可以很好地完成与训练相关的任务,但是不能很好地扩展到训练场地以外的范围和场所。计算机辅助认知功能康复通常每周进行 3 次,每次持续 45～90 分钟。CACR 可以改善处理速度、注意、工作记忆、视觉记忆、问题解决能力。

五、同伴支持

同伴支持(peer support)是一种较为新颖、以促进患者功能康复为主要目的的服务方法,是指由具有相同生活环境、经历、文化和社会地位、具有共同关心话题的一些人,在相互尊重的基础上,一起进行情感交流、信息分享和支持反馈等的一种服务方法。此项服务在国外开展已有几十年,WHO 认定其为有效、可推广使用的服务措施。

同伴支持服务因患者个体情况不同而形式各异,服务的时限可长可短,服务地点可在社区也可在医院,服务内容广泛,通常包括疾病健康教育、社交和生活技能交流、工作技能学习等。总体来说,同伴是自愿参与,由专业人员挑选,通常需要有较好的表达沟通能力,对疾病有一定的认识,有责任心、同情心等。研究显示,选择与患者具有相同疾病、相同风俗习惯、文化背景和价值观的同伴为其提供服务能收到更好的疗效。

六、康复评估

康复的评估包括过程评估和效果评估两部分,以下分别叙述。

(一)过程评估

通过分别对工作人员、患者及其家属进行调查,回顾各种活动的记录。主要评估指标是康复活动的计划性、全面性、针对性,工作人员的业务能力,康复机构的建制等。

(二)效果评估

主要通过随访调查,了解患者及其家属对康复治疗的满意度。评估常见症状维度、病情复发率、再住院率,还需要关注功能维度、生存状态主观感受维度和环境资源维度。功能维度主要评估患者的自我生活照料、人际交往、工作和学习功能。在功能评估的方法学方面,从传统的自评、知情者报告和临床访谈,到近年来现实世界观察和真实情景操作评估,越来越注重测验的生态效度,即代表患者在真实世界的生活功能。生存状态评估主要涉及患者的内心体验方面,如自尊、耻感、自我效能、生活质量、生活满意度、归属感及生命价值感。环境维度则包括对家庭环境、社会支持、医疗资源和卫生政策方面的评估。

1. **症状维度**

(1)简明精神病评定量表(brief psychiatric rating scale,BPRS)由 Overall 等于 1962 年编制,为他评量表,用于评定患者近 1 周的精神病性症状。

(2)阳性和阴性精神症状评定量表(positive and negative syndrome scale,PANSS)由 Kay 等于 1987 年编制,为他评量表,用于评定患者的精神病性症状。

(3)临床总体印象量表(clinical global impression scale,CGI)最初由 WHO 设计,美国国立精

神卫生研究所于 1976 年加以修订，为他评量表，用于评定接受任何精神科治疗和研究的对象。

（4）治疗副反应量表（treatment emergent symptom scale，TESS）由美国国立精神卫生研究所于 1973 年编制，是 WHO 写作研究中的常用不良反应量表，为他评量表。

2. 功能维度

（1）功能大体评定量表（global assessment of function，GAF）由美国精神病协会于 1986 年编制，根据大体评定量表改编，为他评量表，通过对被试者的访谈和观察来评定。用于评定患者心理、社会和职业功能，不包括因躯体或环境限制所致的功能障碍。

（2）个人与社会表现量表（personal and social performance scale，PSP）由 Morosini 等于 2000 年根据 DSM-Ⅳ社会和职业功能评估量表编制，为他评量表，通过对被试者的访谈和观察来评定，也从知情人获得信息补充。用于评定患者的个人生活与社会功能。

（3）社会功能缺陷筛选量表（social disability screening schedule，SDSS）由 WHO 于 1988 年编制，来源于功能缺陷评定量表，为他评量表，通过对知情人访谈来评定。用于评定在社区中生活的精神患者的各种社会角色功能。

（4）UCSD 操作技能评估（UCSD performance-based skills assessment，UPSA）由 Patterson 等于 2001 年编制，根据情境下的角色扮演进行评估，患者通过演示各种小道具来展示其日常生活能力，从而获得模拟真实情景的评估结果。

3. 生存状态主观感受维度

（1）精神疾病患者病耻感量表（stigma scale for mental illness，SSMI）由 King 等于 2007 年编制，为自评量表，共 28 个条目，包括歧视、病情掩饰和积极效应 3 个分量表。

（2）精神疾病内化污名量表（internalized stigma of mental illness，ISMI）由 Ritsher 等于 2003 年编制，为自评量表，共为 29 个条目，包括价值否定、社交退缩、刻板印象认同、歧视体验和生活无意义 5 个分量表。

（3）一般自我效能感量表（general self-efficacy scale，GSES）由 Schwarzer 等于 1995 年编制，为自评量表，共 10 个条目，得分越高，自我效能水平越高。

（4）疾病家庭负担量表（family burden scale of disease，FBS）该量表是印度学者 Pai 等在 Grad 和 Sainsbury（1963 年）、Hoenig 和 Hamilton（1966 年）等学者研究的基础上，根据印度国情编制的，用于评定精神患者给家庭及其成员带来的负担。

（5）健康状况调查问卷 SF-36（36-item short form health survey，SF-36）由美国医疗结局研究组于 1988 年编制，为自评量表，共 36 个条目，用于评定个体的生命质量。

4. 环境资源维度

（1）家庭环境量表（family environment scale，FES）由 Moss 等于 1981 年编制，为自评量表，用于评定家庭生活与环境特征。国内费立鹏等对该量表先后进行了 3 次修订，使其尽量符合中国的文化背景。

（2）社会支持评定量表（social support rating scale，SSRS）由肖水源于 1986 年编制，为自评量表，共 10 个条目，包括客观支持、主观支持和对支持的利用度 3 个维度。用于评定个体的社会支持情况。

（3）生活事件量表（life event scale，LES）由 Holmes 等于 1967 年编制，为自评量表，用于评定被试者近 1 年所承受心理压力的大小。

（程 嘉）

第三节 精神障碍康复模式

我国很多地方根据当地实际情况探索出适合本地的精神康复模式。如 1982 年，香港开始提供社区精神卫生服务，逐步建立起覆盖全港的社区精神卫生服务网络，服务项目涉及患者从出院到回归社会的各个环节，服务形式包括社康服务部、外展服务队、中途宿舍、庇护工厂、辅导就业服务和续顾服务（continuity of care）。北京市海淀区 2009 年开始成立社区精神卫生康复站，提供随访、康复活动、药物干预以及对患者家属的支持与健康教育，对精神疾病患者进行管理。上海市自 2007 年以来全面推进以精神分裂症为主的重性精神病的三级防治立体管理网络，探索了"新生全面康复模式"，建立了规模较大的日间康复站，对患者进行生活和社会交往能力训练。广东省自 2005 年以来率先在全国推广精神疾病医院 -

社区一体化防治康复示范建设。实施社区规范化治疗和康复，为患者提供直接、易得的精神卫生服务，在精神科医生的指导下，由社区精神医生对患者实施个案化管理。

2004年12月中国政府牵头启动了"686"项目，即："中央补助地方卫生经费重性精神疾病管理治疗项目"，以探索医院社区一体化的全程服务模式。所谓医院社区一体化的全程服务模式，即以医院为背景，建立住院治疗与出院后康复相连续的服务模式，其中涉及：医院与社区的连续；医生与护理、心理治疗师、社工等不同专业治疗的工作结合；药物治疗与康复心理干预、家庭干预等不同治疗干预方法之间的结合。"医院-社区-家庭"一体化模式的实施，保证了系统化精神康复的连续性。家属全程参与，提高了家属对疾病的认知和护理患者的技能，提高了患者积极治疗康复的依从性。

一、医院康复模式

精神病院的院内康复是为更好地进行社区康复创造基础，其主要内容是：

1. **实行开放的管理制度**　尽可能建设开放性的生活环境，提供可以促进患者康复的生活设施及开展康复活动，努力提高服务质量。

2. **建立和健全院内康复制度**　如建立康复科，配备各类康复人员，有严格的管理及规章制度，以确保各项康复措施的贯彻执行。

3. **认真做好心理社会技能训练**　包括生活、社交、职业技能和家庭职能的训练。

4. 省（自治区、直辖市）级的精神病院还应承担省（自治区、直辖市）精神病康复工作的技术指导及各级人员的培训工作，向政府部门提供有关资料，以便于政府做出相应的决策。

从形式上可分为日间住院和夜间住院。

1. **日间住院**　是一种作为回归社会过渡形式的部分住院，让经过住院治疗好转的患者在不脱离家庭生活情况下，白天来医院接受治疗和康复训练，晚上回家。

2. **夜间住院**　对于无家可归，家庭无条件或不愿照顾的稳定期的患者，让其白天去单位工作，晚上回医院住院。

二、社区康复模式

社区精神康复作为精神康复体系中的重要组成部分，在社区承担着为大多数患者提供适宜服务的任务。欧美国家、我国部分地区开设日间医院或社区精神卫生中心、中途宿舍等，为慢性患者提供社区照顾服务。近年我国的一些地区在院内精神康复的基础上，纷纷探索适合国情的社区精神康复，建立了日间照料站（精神卫生康复站），居住式康复站（中途宿舍）等，开展居住式康复训练、日间康复训练和居家康复训练。

（一）日间康复中心

精神卫生康复站主要任务是完成社区重性精神病患者管理、治疗、康复工作，具体包括：根据严重精神障碍管理治疗工作规范随访患者、分级管理、应急处置，开展个案管理，免费服药，开展康复活动，健康宣教，心理咨询等。

1. 承接精神卫生专科机构转介精神障碍患者并为其安排社区精神康复计划。

2. 整合本辖区社区精神康复服务资源，包括其他日间活动（训练）中心、庇护工（农）场、中途宿舍、辅助就业、居家康复等。

3. 提供精神卫生健康教育。

4. 向精神卫生专科机构转介不稳定精神障碍患者。

（二）中途宿舍（社区居住式康复模式）

中途宿舍又称中途之家（halfway house），也称社区矫正中心（community correctional center），是国际上为成年智障者、精神病患者、犯罪人士等弱势群体进行安置和回归主流社会的方式之一，已有100多年的发展历程。中途宿舍起源于早期的欧洲，19世纪在英格兰得到较大的发展。奥地利著名精神病学家赖克（Reik）将中途宿舍描述为一个为患者准备的"合适选择"的环境，这些患者从受限制的依赖性的精神病院转到独立生活的中途宿舍，为重归社区做好充分的准备。即中途宿舍是："医院和社区过渡期间的临时住所，提供部分专业形式的监管和帮助，比精神病院有更多的自由和责任"。

我国残疾人联合会文件中一般称为托养中心，具有养护性质，主要是为青少年、刑满释放人员、精神病康复者、成年智障者等临时安置的生活场所。中途宿舍为一些想离院而又未能适应家庭、社会生活的慢性精神病患者提供过渡性住所、医药及社交、职业康复服务。在"中途宿舍"这种社区居住式康复机构中，管理机构（政府、医院或第三部门）为患者提供住宿服务、集中照顾、集体式康复训练等，既承担了精神障碍患者的康复职责，又承担了精神障碍患者的生活照顾职责。社区居住式康复是住院治疗向回归家庭过渡的重要环节。

2009年起，北京市海淀精防院为了打破患者"出院难"问题，与北京大学第六医院、意大利爱心协会合作，应用国际现代精神病管理模式，在社区率先开办了北京市首家社区居住式康复机构（简称：康复园）。旨在通过"开放式"的管理方式，打通患者回归社会、回归家庭的流转渠道，打破恢复期患者，特别是老年患者出院后"无处可去"的瓶颈。康复园作为一个康复机构，为一些想离院而又未适应家庭、社会生活的慢性精神病患者提供过渡性住所及医药、社交及职业等康复服务，为精神病康复者提供住宿及膳食服务，稳定精神症状，发展和训练生活技能、群体生活技能、协助改善或重建与家属的关系。

康复园按功能分为家居康复园、职业康复园和老年康复园。

1. **家居康复园** 家居康复园集生活技能、社交技能、兴趣爱好、体育锻炼、职业技能培养于一体，通过康复训练使康复者能够独立从事一些家务，培养生活自理能力，锻炼生活适应能力。康复者多在60岁以下，躯体情况较好。

2. **职业康复园** 职业康复园有两种，一种为工厂职业康复园，开设在公益厂区内，居住10~20名康复者，从事轻工业加工等工作；另一种为个体户职业康复园，康复者从事小卖部或洗车等事业。康复者日间在工厂或职业康复场所工作，下班后回到社区的"家"中生活；除了开展日常生活技能、社交技能、自主服药技能等康复训练外，主要进行职业康复技能训练。

3. **老年康复园** 老年康复园的康复者在60岁以上，以养老为主，辅助生活技能、社交技能、兴趣爱好等训练，减缓精神及躯体的衰退以提高其老年生活幸福指数。

（三）庇护工场（农场）

庇护工场（或农场）是精神康复者在社区康复中的一种就业桥梁。在庇护工场或农场内，有精神科医生及精神康复师进行医疗康复指导，同时有工人或农业工人组织患者上岗劳动，还有护工和管理人员组织康复者学习、娱乐及组织管理日常生活。庇护工场（或农场）的主要任务是训练患者恢复或重建劳动技能，提高患者的劳动能力和社会适应能力，以达到提高患者生存质量的目的。

庇护工场（或农场）为学员提供一个康复训练及辅助就业，通过协助及各项康复服务，改善学员患者适应社会生活的能力，强化家属对照顾学员的认识和相关技巧，从而促进家庭成员间的互相接纳和支持，并维系家庭的自我照顾及建立社区互助网络。同时也从事社区精神健康教育方面的工作，致力提升社区人士对学员的认识和接纳，构建和谐共融的社会。

（四）会所模式

会所模式起源于1944年在美国成立的活泉之家，后成为全球精神康复会所的蓝本。会所模式已被美国药物滥用和精神健康服务管理局认可为美国国家循证方案和实践之一，认为其能够帮助精神障碍患者改善生活。当今全球有超过400间会所，分布于30多个国家和地区，其中有150间通过国际会所发展中心（ICCD）认证注册。2007年长沙市第三社会福利院与香港嘉道理慈善基金会合作，引进国际"会所模式"的康复理念和技术，成立长沙心翼会所，并成为国内最早接受ICCD评估，并顺利通过国际认证的康复会所。继长沙后，杭州、昆明、深圳、成都、自贡也相继采用会所模式推动精神康复的发展。现在国内已有6家会所。"会所模式"社区精神康复机构的运营符合中国社会经济文化背景，其运营模式能够被精神障碍患者所接受，能取得较好的康复效果、减轻家庭和社会的负担、产生良好的社会效益，在城市社区具有应用及推广的可行性。

1. **会所的康复对象** 会所适宜的康复人群是青中年、自身情况较好、能较好地服药、复诊治疗即依从性较好的精神障碍患者，其中就业更适合于有就业需求、自身情况较好、年龄集中在20~50岁的精神障碍患者。根据相关准则，会所不拒绝任何愿意来康复的精神障碍患者，只要不危害到会所的安全就可加入会所接受康复。

2. 康复服务的开展　会所以"工作日"的方式为会员提供个体化、阶梯式的康复服务，会所所有内容均由会员和职员共同参与，具体项目包括心理支持、辅助教育、社交活动、外展服务、社区支援等，其中尤以阶梯式就业服务为特色。心翼会所实际运营情况显示会员参与度较高、康复内容可接受度较高、康复模式具备可操作性。

会所模式推广的关键包括：政府主导、多部门协同参与、准确把握核心理念和准则、医疗卫生机构的关注和支持。发展会所模式，未来还需解决的问题包括：政府应持续性投入，会所自身多元化的筹资；民政部门出台会所发展的规范、准则、标准化流程等；完善康复效果评估体系、健全信息化管理系统；会所模式还需要更客观、更标准的研究和评价。

（五）农疗模式

1. 北京市大兴区精神疾病农疗康复中心　北京市大兴区积极探索精神障碍患者康复服务新模式，于 1997 年建立了北京市大兴区精神疾病农疗康复中心（以下简称中心）。中心隶属于大兴区卫生健康委员会，是全国首家集康复与农业性治疗为一体的精神障碍患者康复机构。为使患者"减缓衰退、降低致残率、回归社会"，中心以开放性管理、社会康复训练为主线，为精神障碍患者提供了一个环境优美、温馨宽容的家园。经过多年的努力探索和大胆实践，该中心逐渐形成了一套具有自身特点的整体的、动态的三级康复管理模式。首先，根据患者评估情况，确定康复级别，实施分级分类别的康复培训。不同级别的培训内容、培训地点和自由度不同，相互之间互补，级别之间有条件转换。达到相应条件的一级、二级患者经过评估后可以提高康复级别，反之，有病情波动、躯体情况等患者也要适时降低康复级别，康复三级患者出现突然的急性发作、严重的生活事件、意外受伤等情况时，立即将康复级别调整到一级，在病房内充分治疗观察之后重新评估定级。

大兴区精神疾病农疗康复中心本着这一宗旨，积极探索，加强康复新技术的研究和应用，在加强以医院为基础的康复的同时，进一步发展以社会为基础的康复，为精神障碍患者提供更多、更有效的康复服务。

2. "倍慈模式"在农村地区精神疾病康复中的应用　倍慈基金会原名 BasicNeeds（BN），由 Chris Underhill 于 2000 年创始于英国，是全球第一个致力于改变最贫困地区精神疾病和癫痫患者生活的非营利性组织。在中国，BasicNeeds 取"加倍关怀，因慈生爱"之意，简称倍慈。其模式为：倍慈基金会提供资金支持，通过与精神专科医疗机构、卫生行政部门、残疾人联合会和志愿者组织等建立合作关系，在贫困地区召开社区咨询会，了解患者及家属的需求，根据其需求，提供经济、社会及医疗支持，待患者病情稳定后组建自助互助活动小组，使患者维持生计、恢复或提高劳动和工作能力，以帮助其真正回归社会，实现自身价值，共包括能力建设、社区精神卫生、可持续生计、研究与合作五个模块。运行流程为：社区常住人口中疑似或诊断为精神疾病/癫痫的患者，经精神科医生诊断复核，知情同意后，纳入倍慈项目中，对相关工作人员、患者及其家属进行能力建设，提供多种形式的经济、社会及医疗支持，组建自助、互助小组，帮助患者及家庭维持生计，进行中期和终期评估，开展相关研究。

该模式既强调了精神疾病患者及其家属医疗方面的需求，也强调了他们社会与经济方面的需求。目前，倍慈项目已惠及全球 12 个国家，受益人数超过 64 万。

2013 年 5 月，倍慈基金会与河北省第六人民医院及保定市顺平县卫生局签署三方合作协议，倍慈基金会在中国的首个项目于河北省保定市顺平县正式启动，目前，倍慈模式已在顺平县运行了三年多的时间，顺平县精神障碍及癫痫患者的病情转归、被关锁率、社会功能及生活质量情况皆有了很大的改善。倍慈模式的五个部分并不是孤立存在的，而是相互联系、动态依存的，例如只有与多部门建立合作关系，才能顺利开展社区咨询会、免费门诊等活动，免费门诊活动同时可以对患者及家属进行能力建设。

倍慈模式的主要优势是强调了患者及家属的主动性，免费门诊及免费发药活动固然可以吸引患者及家属，但重视精神卫生知识的宣传及为患者提供心理支持，通过家访、生计活动考察及收集生活故事等方式与患者及家属深入接触，建立坚固的信任关系，才能够让患者及家属真正发挥主动性,让他们愿意接受诊治、愿意参加培训,从而促进社会功能的恢复。除了倍慈基金会给予的稳定资金支持,倍慈团队也积极申请其他各类公益基金及科研项目以保障有充足的经费。倍慈模式的最终理想,即是在3～5年的引导后,由当地机构来运行。接下来,倍慈模式将在保定市易县进行运用,而随着河北省倍慈基金会的正式成立,各项工作流程将更加规范化,操作性更强。

为了使倍慈模式更加适用于中国农村地区,倍慈团队对模式中的一些部分进行微调,例如在山区各户居住较为分散,不适宜开展10～20人的自助小组,倍慈团队因地制宜地开展以家庭为单位的可持续生计活动。未来,倍慈模式如能在全国范围内推广,也需根据各地条件的不同而进行一定的调适。

(闫　芳)

参 考 文 献

[1] Joo JY, Liu MF. Case management effectiveness in reducing hospital use: a systematic review. Int Nurs Rev, 2017, 64(2): 296-308.

[2] Joo JY. Community-Based Case management, hospital utilization, and patient-focused outcomes in medicare beneficiaries. West J Nurs Res, 2014, 36(6): 825-844.

[3] Joo JY, Huber DL. Community-based case management effectiveness in populations that abuse substances. Int Nurs Rev, 2015, 62(4): 536-546.

[4] Gelkopf M, Lapid L, Werbeloff N, et al. A strengths-based case management service for people with serious mental illness in Israel: A randomized controlled trial. Psychiatry Res, 2016, 241: 182-189.

[5] 陈美娟,吴国君,汪作伟,等. 关于社区精神分裂症人群个案管理的两年前瞻性病例对照研究(英文). 上海精神医学, 2014, 26(03): 119-128.

[6] 徐伟亚. 社区双相情感障碍患者个案管理对照研究. 精神医学杂志, 2017, 30(01): 63-64.

[7] 周勇,张伟波,朱益,等. 基于复元理念的个案管理康复服务对社区精神分裂症的作用. 中国健康心理学杂志, 2015, 23(01): 23-27.

[8] 赖华,张秀英,邹学敏,等. 社区精神康复对精神分裂症患者精神病性症状和社会功能的影响. 四川医学, 2016, 37(03): 254-257.

[9] 袁大伟,李瑾,徐燕,等. 个案管理对社区精神分裂症患者康复作用—18个月随访研究. 临床精神医学杂志, 2015, 25(04): 224-227.

[10] 陆怡,褚庆文,宋凤,等. 优势视角下的个案管理模式对社区精神分裂症患者康复的影响. 中国健康心理学杂志, 2017, 25(07): 993-997.

[11] 李彦,刘京惠. 个案管理干预模式对社区精神分裂症患者的康复效果. 慢性病学杂志, 2017, 18(07): 771-773.

[12] 顾小静,郑伟,张楠,等. 精神分裂症患者的职业康复研究进展. 中国健康心理学杂志, 2015, 23(04): 632-635.

[13] Tsang AW, Ng RM, Yip KC. A six-month prospective case-controlled study of the effects of the clubhouse rehabilitation model on Chinese patients with chronic schizophrenia. East Asian Arch Psychiatry, 2010, 20(1): 23-30.

[14] Ran MS, Chan CL, Ng SM, et al. The effectiveness of psychoeducational family intervention for patients with schizophrenia in a 14-year follow-up study in a Chinese rural area. Psychol Med, 2015, 45(10): 2197-2204.

[15] 余伟,黎海云,李群. 家庭干预对社区精神分裂症的疗效分析. 中国当代医药, 2018, 25(07): 66-68+71.

[16] 陆林. 沈渔邨精神病学. 第6版. 北京: 人民卫生出版社, 2018.

[17] 郝伟,陆林. 精神病学. 第8版. 北京: 人民卫生出版社, 2018.

[18] 翁永振. 精神分裂症的康复操作手册. 北京: 人民卫生出版社, 2009

[19] 于欣. 精神分裂症的社区防治. 北京: 中华医学电子音像出版社, 2012.

[20] 姚贵忠. 精神分裂症住院康复管理手册. 中国心理卫生杂志, 2009年增刊.

[21] Xia J, Merinder LB, Belgamwar MR. Psychoeducation for schizophrenia. Cochrane Database Syst Rev, 2011, 15(6): CD002831.

第二十七章　司法精神病学

第一节　概　　述

司法精神病学（forensic psychiatry）主要对诉讼当事人或诉讼参与者的精神状态和法定能力（legal competence）进行评估，为公检法等法律部门提供医学证据或意见，并研究有危害行为的精神障碍患者的危险因素、治疗和处理建议。

国外有关精神障碍相关的法律条文可以追溯到古巴比伦王国的《汉穆拉比法典》（公元前1792—前1750），其中有一条规定：买来的奴隶，不满一个月就患癫痫或精神障碍，可以无条件退还给卖主，并收回付款。古罗马共和国的《十二铜表法》（公元前449）是最早针对精神障碍患者行为能力和监护的立法，提出患精神障碍或痴呆者丧失处理财产、买卖、婚姻和订立遗嘱的能力，并应对其进行监护。英国首席法官Bracton（1265年）就提出，因为精神错乱者的行为类似幼儿，故应免于处罚。1843年英国伦敦发生Daniel McNaughton杀死首相秘书的案例，成就了著名的《McNaughton条例》：如果被告以精神错乱为理由申请无罪辩护时，必须清楚地证明他在实施危害行为时，由于患有精神疾病，致使其处于精神错乱状态，不知道自己行为的性质；或者他虽然知道，但不知道自己行为的错误性或违法性。此后，《McNaughton条例》就成了英美及旧属英殖民地与现在的英联邦国家/地区精神错乱无罪辩护的通行标准。《McNaughton条例》只强调心理功能中的"认知"部分，不考虑"意志行为"的损害。而理论上，人的心理功能是难以分割的。因此有了1887年美国亚拉巴马州最高法院首次采用的《不可抗拒的冲动条例》，其主要内容是：被告由于精神疾病损害了其行为的控制能力，不能在正确和错误间做出选择，或犯罪行为是精神疾病直接的结果，被告可免除法律责任。如精神分裂症患者在命令性幻听的支配下杀人，他也知道杀人的错误性和违法性，但患者由于摆脱不了命令性幻觉的控制而不得不实施杀人行为，尽管它不适用《McNaughton条例》，却适用于《不可抗拒的冲动条例》。同样《不可抗拒的冲动条例》的明显不足是实施危害行为当时的控制能力不容易评估和确定，易导致无效辩护。《不可抗拒的冲动条例》可以与《McNaughton条例》一起作为精神错乱的法律标准。在美国近代使用最广的精神错乱无罪辩护标准是1962年美国法律研究所（American Law Institute，ALI）制订的《模范刑法典》（model penal code）。其中精神错乱辩护的条文包括：一个人如果在他行为时由于精神疾病或缺陷造成的结果，不能辨认其行为的犯罪性质或不能使其行为符合法律要求，则对其违法行为不负刑事责任。并规定"精神疾病或缺陷"不包括只表现为反复犯罪或反社会行为的异常。ALI条例同时考虑了认知（cognitive）和意志（volitional）即辨认和控制力两种成分。

公元前11世纪，我国古代刑法典籍《周礼·秋官》中就记载了：减轻罪责"三宥"的对象包括"不识""过失"和"遗忘"；"三赦"的对象包括"幼弱""老耄""蠢愚"。此后对于精神障碍患者的责任能力的立法，一直处在不断变动之中，民国时期我国刑事立法与刑法理论受到日本等西方国家的影响较大，规定对精神耗弱者减轻其刑和心神丧失者的行为不罚。新中国成立后，1950年《中华人民共和国刑法大纲草案》第十二条一款规定"犯罪人为精神病人，或系一时的精神丧失，或因在其他病态中，于犯罪时不能认识或控制自己的行为者，不处罚；但应施以监护"。第二款规定"犯罪人精神耗弱者，从轻处罚"。1979年通过的《中华人民共和国刑法》第十五条规定"精神病人在不能辨认或者不能控制自己行为的时候造成危害结果的,不负刑事责任"。"间歇性的精神病人在精神正常的时候犯罪,应当负刑事责任"。"醉酒的人犯罪,应当负刑事责任"。这些法律均采用二分法,即有或无责任能力。1997 年修订的《中华人民共和国刑法》第十八条规定"精神病人在不能辨认或者不能控制自己行为的时候造成危害结果,经法定程序鉴定确认的,不负刑事责任,但是应当责令他的家属或者监护人严加看管和医疗;在必要的时候,由政府强制医疗。""间歇性的精神病人在精神正常的时候犯罪,应当负刑事责任。""尚未完全丧失辨认或者控制自己行为能力的精神病人犯罪的,应当负刑事责任,但是可以从轻或者减轻处罚。""醉酒的人犯罪,应当负刑事责任"。此后,对责任能力采用有、无或部分责任能力三分法评定,并同时强调辨认能力和控制能力受损是评估的基础。2012 年 3 月 14 日修订的《中华人民共和国刑事诉讼法》修正案专门增加了无责任能力精神障碍患者强制医疗的相关规定。

无责任能力及无受审能力的违法精神障碍患者的处置,发达国家已形成了相对成熟的处置模式,有专门的法律,以及司法精神病医院、门诊和社区来负责这类患者的评估、治疗与管理,使违法精神障碍患者保持较低的再犯罪风险。这既能较好地平衡了公共安全和精神障碍患者个人权益之间的矛盾,也促进了普通精神卫生机构的去机构化。

目前,我国无责任能力精神障碍患者的处置与管理仍存在一些问题。

1. **安康医院周转慢、效率低** 自 80 年代后期,我国在部分省(自治区、直辖市)建立了隶属于公安系统的安康医院,专门收治无责任能力的精神障碍患者。由于缺乏危险性评估实施细则和出院后的管理、随访制度,一方面,已经入住安康医院接受强制医疗的、病情稳定多年的违法精神障碍患者出院难;另一方面,新的需要强制医疗的无责任能力精神障碍患者入院难,造成司法精神病学服务资源浪费与短缺并存的局面。

2. **与普通精神障碍患者混同治疗,安全隐患大** 2013 年 5 月 1 日《中华人民共和国精神卫生法》颁布实施之后,很多普通精神病院被指定为接受强制医疗的场所,无责任能力的精神障碍患者与普通精神障碍患者混同治疗。由于普通精神病专科医院没有配置高安全等级的人员和设施,这给普通精神病院的管理带来了巨大的压力和挑战。

未来我国亟需构建相对独立的司法精神病服务体系。第一,在精神科专科医生培训体系中增加司法精神病学亚专科人才的培养;第二,推进出台司法精神病学领域相关法律法规实施细则,如监管所条例实施细则,可以根据患者病情和暴力危险性程度,在司法精神病院、门诊和社区之间循环流动;第三,要加强全国司法精神病学从业人员的协作与交流,促进司法精神病学领域的相关研究,如暴力危险性评估、精神卫生政策和暴力犯罪分类等研究,提升我国司法精神病学的服务能力和水平。

(王小平)

第二节 法律能力评定

一、责任能力

刑事责任能力也称责任能力,是指行为人能够正确认识自己行为的性质、意义、作用和后果,并能够根据这种认识而自觉地选择和控制自己的行为,从而达到对自己所实施的刑法所禁止的危害社会行为承担刑事责任的能力,即对刑法所禁止的危害社会行为具有的辨认和控制能力。目前我国责任能力评定的法律依据是《中华人民共和国刑法》(1997)第十八条(见上)。根据这一法律规定,司法部制定了责任能力评定指南(2016),强调责任能力评定要遵照医学要件与法学要件相结合的原则进行。医学要件即是否患有符合 ICD 诊断系统中某一精神障碍的诊断标准,法学要件即是否具有"辨认或控制自己行为的能力",两者缺一不可。

1. **《中华人民共和国刑法》第十八条"精神病人"的理解** 评定指南中等同于精神障碍或精神疾病,定义为在各种因素的作用下造成的心理功能失调,而出现感知、思维、情感、行为、意志及智力等精神活动方面的异常。国内多数观点认为《中华人民共和国刑法》第十八条所指精神病人应当做广义的理解,包括各种急、慢性精神障碍和轻、重性精神障碍。但司法精神病学界的共识是，应把反复出现危害社会行为的人格障碍（尤其是反社会人格障碍）排除在"精神病"之外。

2. **无责任能力**　按照评定指南的规定"无责任能力"的标准必须满足三个条件：第一，在发生危害行为时，能建立明确的精神障碍诊断；第二，被鉴定人对危害行为的辨认或控制能力丧失；第三，辨认或控制能力的丧失由精神障碍所致。司法鉴定实践中如何理解和评估辨认或控制能力丧失仍缺乏权威和具体的操作细则，如何确认被鉴定人实施危害行为时丧失辨认力，首先要确认被鉴定人实施危害行为时存在明确的精神异常或错乱，然后要排除所有可能导致危害行为的现实因素，最后要证实危害行为与精神障碍或精神症状存在因果关系，甚至要强调精神障碍或症状内容要与实施的危害行为内容对等。

3. **限定责任能力**　限定责任能力又称部分责任能力，介于无责任能力和完全责任能力之间。评定指南中与无责任能力不同的是第二点，被鉴定人对危害行为的辨认或控制能力削弱，但尚未达到丧失的程度，因此限定责任能力与无责任能力评定的区别在于法学要件。

4. **完全责任能力**　指南中规定，被鉴定人实施某种危害行为时，精神状态正常；或虽然能建立明确的精神障碍诊断，但其对危害行为的辨认和控制能力完整。在我国司法精神病学中，"间歇性的精神病人"的含义不仅指具有发作性病程（即间歇发作）的精神病，如多数心境障碍，还包括临床上公认为病程持续迁延，但行为当时处于完全缓解期的疾病，如完全缓解期的精神分裂症。这里的"间歇性"实质上指的是实施危害行为时处于精神状态正常的时期，视为精神正常的自然人，存在完整的辨认能力或控制能力，因此其实施危害行为时属于具有完全责任能力主体。"醉酒的人"的含义：刑法第十八条所指的醉酒，是指临床上的普通醉酒。复杂醉酒和病理性醉酒属于"精神病人"范畴。人格障碍者实施危害行为时按照行业共识属于完全刑事责任能力。

二、性自我防卫能力

性自我防卫能力是指强奸案件中的受害人对两性行为的社会意义、性质和后果的认识，对自身性不可侵犯权利的实质性理解，及对性侵害行为的防御能力。

（一）性自我防卫能力评定的法律法规

若受害人是患有精神障碍的妇女时，在其精神障碍的影响下，致使其辨别是非的能力受损，或意志行为能力受损或缺乏。为保护精神障碍妇女的人身权利不受侵害，最高人民法院、最高人民检察院、公安部于1984年4月28日联合颁布了《关于当前办理强奸案件中具体应用法律的若干问题的解答》（以下简称《解答》），指出"明知妇女是精神病患者或者痴呆者（程度严重）而与其发生性行为的，不管犯罪分子采取什么手段，都应以强奸罪论处。与间歇性精神病患者在未发病期间发生性行为，妇女本人同意的，不构成强奸罪。"该《解答》在2013年1月18日被废止。1979年《中华人民共和国刑法》及1997年修订后的《中华人民共和国刑法》，均未提及精神障碍患者与他人发生性行为时如何认定。由最高人民法院、最高人民检察院、公安部、司法部、卫生部于1989年共同签署《精神疾病司法鉴定暂行规定》（以下简称《暂行规定》）。《暂行规定》第二十二条第一项对性自我防卫能力做了原则性的规定："被鉴定人是女性，经鉴定患有精神病，在她的性不可侵犯权利遭到侵害时，对自身所受的侵害或严重后果缺乏实质性理解能力时，为无性自我防卫能力"。2000年3月24日颁布的《公安部关于打击拐卖妇女儿童犯罪适用法律和政策有关问题的意见》明确指出，"非常清楚收买的妇女患有严重的痴呆症或精神病而和其进行性行为的，都应判处强奸罪"。该规定将目标人群限制在被收买妇女的范围内。2020年5月29日颁布实施的《精神障碍者性自我防卫能力评定指南》对性自我防卫能力的评定要点及具体的分级做了较为明确的规定。

（二）性自我防卫能力评定的医学要件和法学要件

与精神障碍患者的其他法律能力的判定相似，性自我防卫能力的评定也包括医学要件和法学要件。

1. **医学要件**　是指被鉴定人受性侵害时的精神状态，是否符合ICD-11中某一精神障碍的诊断标准。

2. **法学要件**　为该精神障碍是否影响其对

自身性不可侵犯权利的认识与维护及影响程度。应从三个方面来理解法学要件：①被鉴定人的性知识水平，如男女的性生理差异，女性受孕的条件及受孕后的生理改变；②对异性间性行为的社会伦理规范的认识，如对婚内、婚外性行为的社会道德评价；③性侵害发生时及发生后的态度及行为表现。在我国司法精神病鉴定的实际工作中，有时可见一些女性精神障碍患者，在精神障碍影响下，出现性欲亢进，主动追求与异性发生性关系的现象。多数学者认为，不能以被鉴定人是否主动与他人发生性关系为条件判定性自我防卫能力，关键在于对被性侵及后果是否具有实质性的理解能力。

（三）性自我防卫能力的分级

目前，行业内普遍接受性自我防卫能力三分法的分类方式：可分为有性自我防卫能力、性自我防卫能力削弱（或部分性自我防卫能力）和无性自我防卫能力三级。

1. **有性自我防卫能力** ①不能建立明确的精神障碍诊断；②虽然能建立明确的精神障碍诊断，但被鉴定人对所受到的性侵害和被性侵害后的严重后果有实质性的理解能力，并能控制自己的行为。

2. **性自我防卫能力削弱（或部分性自我防卫能力）** 能建立明确的精神障碍诊断，因受所患精神障碍的影响，被鉴定人对所受到的性侵害和被性侵害后的严重后果实质性的理解能力受到损害。

3. **无性自我防卫能力** 能建立明确的精神障碍诊断，因受到所患精神障碍的影响，被鉴定人对所受到的性侵害和被性侵害后的严重后果实质性的理解能力缺乏。

有的省（自治区、直辖市）制定了本地区的《法医精神病学行为能力评定规范》，如上海，对于性自我防卫能力的评定也采纳三分法。

（四）评定性自我防卫能力需要注意的问题

下列情况不宜进行性自我防卫能力评定：

（1）有明确反抗表示：女性精神障碍患者或智能障碍者，在遭受性侵害时有明显反抗表示。反抗事实表明这种性行为是违背妇女意志的，不论受害人精神状态是否正常，均可按《中华人民共和国刑法》第二百三十六条强奸罪论处，可不对受害人进行性自我防卫能力评定。

（2）间歇性精神障碍患者：对与间歇性的精神障碍患者在间歇期发生性关系，且经过妇女本人同意的，只需要评定被鉴定人在性行为时是否处于精神障碍的间歇期，可不进行性自我防卫能力的评定。

（3）被鉴定人涉案时不满14周岁。

（4）被鉴定人涉案时处于醉酒、药物麻醉等状态。

三、民事行为能力

民事行为能力，是自然人能够以自己的行为，按照法律关系行使权利和承担义务，从而具有法律关系上的发生、变更、终止的能力或资格，具有辨认本人行为的性质和后果以及理智、审慎地处理本人事务的能力。

（一）民事行为能力评定的法律法规

目前，精神障碍患者民事行为能力鉴定的法律依据主要有：

1.《中华人民共和国民法典》(2020) 第二十一条规定"不能辨认自己行为的成年人为无民事行为能力人，由其法定代理人代理实施民事法律行为。"第二十二条规定"不能完全辨认自己行为的成年人为限制民事行为能力人，实施民事法律行为由其法定代理人代理或者经其法定代理人同意、追认，但是可以独立实施纯获利益的民事法律行为或者与其智力、精神健康状况相适应的民事法律行为。"

2.《精神疾病司法鉴定暂行规定》 第二十条对公民的不同的民事行为能力状况做了相应的界定与说明。

3.《司法鉴定技术规范——精神障碍者民事行为能力评定指南》(SF/Z JD0104004-2018)（以下简称《指南》）。

（二）民事行为能力评定的医学要件和法学要件

民事行为能力的鉴定具有可变性和波动性特点。一般来说，民事行为能力是当事人在一个较长时期内对法律相关事务的处理能力，是指一个时间段的行为。

精神障碍患者民事行为能力的评定，需要遵循医学要件和法学要件相结合的原则。

1. **医学要件** 首先，需要明确被鉴定人患有符合 ICD-11 某一诊断标准的精神障碍，并需要确定所患精神障碍的性质、所处的疾病阶段、严重程度、疾病可能的转归以及当行使某一具体民事行为时行为人所处的疾病状态。

2. **法学要件**　是指被鉴定人的意思表示及是否具有正确地判断是非和理智处理自己的民事行为的能力。意思表示能力是指公民的认识能力和判断能力。认识能力是指对事物的分析能力，即能辨认自己行为的能力；判断能力是指对其民事行为造成的后果和对利害关系的预期，即能独立处理自己事务的能力。

（三）民事行为能力的分类

一般来说，民事行为能力可分为一般民事行为能力与特定民事行为能力。

1. **一般民事行为能力**　指公民取得民事行为能力资格后，直至这种资格终止或消失的整个过程，该公民对自己参加的所有民事行为所具有及实施的辨认能力。

2. **特定民事行为能力**　指公民参加某一项或某一些民事活动时所具有及实施的辨认能力。特定民事行为能力的评定，需要明确公民所患的精神障碍是否影响其在该民事行为中的辨认能力。分为：合同能力、遗嘱能力、婚姻能力等。

依据《指南》，辨认能力损害程度的判断应从以下方面进行评估：能否认识此次民事活动的起因、在民事活动中所处地位、双方权利义务的指向对象、双方各自主张、影响各自主张的主客观因素、可能的解决方案及方案利弊、可能后果的预见程度，综合分析各种因素最终确定解决方案的能力，是否具有明确的自我保护意识并在行动中体现，与相关人员进行联系、讨论、协商的能力，为事务的处理主动采取合理行动的能力，在民事活动过程中的情绪变化，现实检验能力，在民事活动中控制自己言行的能力。

（四）民事行为能力的分级

民事行为能力分为三级，分别为无民事行为能力、限制民事行为能力和完全民事行为能力。

依据《中华人民共和国民法典》，精神状况正常的公民，民事行为能力评定的主要依据为年龄，并分为三级。18 周岁以上的公民是成年人，为完全民事行为能力人，可以独立实施民事法律行为。16 周岁以上的未成年人，以自己的劳动收入为主要生活来源的，视为完全民事行为能力人。8 周岁以上的未成年人为限制民事行为能力人，不满 8 周岁的未成年人为无民事行为能力人。

完全民事行为能力　精神状态正常，或虽然能建立明确的精神障碍诊断，但并不影响其对所进行的民事活动的辨认能力。被鉴定人在进行民事活动时，经鉴定属于下列情况之一的，为具有完全民事行为能力：①具有精神障碍既往史，但在民事活动时并无精神异常；②精神障碍的间歇期，精神症状已经消失；③虽患有精神障碍，但其病理性精神活动具有明显局限性，并对他所进行的民事活动具有辨认能力和能保护自己合法权益的；④智能低下，但对自己的合法权益仍具有辨认能力和保护能力的。

2. **限制民事行为能力**　能建立明确的精神障碍诊断，对所进行民事活动的辨认能力削弱，但尚未达到丧失或不能的程度。

3. **无民事行为能力**　能建立明确的精神障碍诊断，受所患精神障碍的影响对所进行民事活动的辨认能力丧失。

（五）其他常见的特定民事行为能力

1. **合同能力**　指合同双方在签订合同时能理解合同的内涵、意义、结果，清楚地知道自己在合同中的地位，享有的权利和承担的义务，具有完备的自我保护的心理状态，包含签订合同能力及履行合同能力。

2. **遗嘱能力**　指公民按照自己的真实意思，依法支配个人合法财产和与财产有关的其他权益的行为能力。

3. **婚姻能力**　又分为结婚能力和离婚能力。

评定标准均需要遵循医学要件和法学要件相结合的原则。

四、服刑能力

服刑能力，是指经过判决被定罪的罪犯或者服刑人员，能合理承受法庭对其处以剥夺部分权益的惩罚，能清楚地理解自己犯罪行为的性质、危害程度和后果，能够合理理解刑罚的性质、目的、意义以及能有效接受劳动改造的生理和精神条件，也称承受刑罚能力。

《暂行规定》第二十二条第二项规定："被鉴定人在服刑、劳动教养或者被裁决受治安处罚中，经鉴定患有精神疾病，由于严重的精神活动障碍，致使其无辨认能力或控制能力，为无服刑、受劳动教养或者无受处罚能力"。《司法鉴定技术规范——精神障碍者服刑能力评定指南》(SF/Z JD0104004-2016)服刑能力的评定，需要遵循医学要件和法学要件相结合的原则。医学要件是患有符合 ICD-11 诊断标准的精神障碍；法学要件是在明确医学诊断的基础上，考察被鉴定人所患精神障碍的类型及严重程度，及所患精神障碍对其理解刑罚的性质、目的、意义的影响程度，从而明确被鉴定人能否具备承受刑罚的能力。

服刑能力的分级：通常采用二分制，即有服刑能力和无服刑能力。

五、其他相关法律能力

（一）诉讼能力

诉讼能力，又称诉讼行为能力，是指当事人是否具有参与诉讼活动的行为能力，即能否理解自己在诉讼中的地位、权利和诉讼过程的意义，能否行使自己诉讼权利的能力。分为有诉讼能力和无诉讼能力两种。

《暂行规定》第二十一条第一项与第二项规定："被鉴定人为刑事案件的被告人，在诉讼过程中，经鉴定患有精神疾病，致使不能行使诉讼权利的，为无诉讼能力。被鉴定人为民事案件的当事人或刑事案件的自诉人，在诉讼过程中经鉴定患有精神疾病，致使不能行使诉讼权利的，为无诉讼能力"。

受审能力是诉讼能力的一种，依据《精神障碍者受审能力评定指南》(2019)，受审能力是指刑事案件的犯罪嫌疑人、被告人能否理解自己在刑事诉讼活动中的地位、权利，能否理解诉讼过程的意义，能否与辩护人配合行使自己诉讼权利的能力。

诉讼能力的评定遵循医学要件和法学要件相结合的原则。

因当事人患有精神障碍致使其不具有诉讼行为能力的，应中止审理，直到通过医疗措施，病情好转，恢复诉讼行为能力后再行审理。

（二）作证能力

作证能力，指任何公民自己看到或听到，或在他人处知悉案件的真实情况，并能提供对案件有关系的证言的能力。

《中华人民共和国刑事诉讼法》(2018)第六十二条规定："凡是知道案件情况的人，都有作证的义务。生理上、精神上有缺陷或者年幼，不能辨别是非、不能正确表达的人，不能作证人。"《暂行规定》第二十一条第三项规定："控告人、检举人、证人等提供不符合事实的证言，经鉴定患有精神疾病，致使缺乏对客观事实的理解力或判断力的，为无作证能力。"精神上有缺陷，是指患有精神障碍或智能障碍。有些患者因所患精神障碍导致他们的感知能力、记忆能力以及表达能力减弱甚至丧失，因而导致他们接受外界客观信息迟钝、有限，或者不能正确理解或判断客观事物，或者不能正确表达所感知的客观事物，使其不能准确地向司法机关提供案件的真实情况。

作证能力的评定遵循医学要件和法学要件相结合的原则。

作证能力可划分为：有作证能力和无作证能力两种。

（王小平）

第三节 精神损伤与精神伤残评定

一、精神损伤

我国现有的损伤程度鉴定标准中，主要针对的是躯体损伤。在各种标准中，对精神损伤、精神伤残的概念及评定标准很少提及，概念模糊，操作性不强。

（一）定义

精神损伤，指个体遭受外来物理、化学、生物或心理等因素作用后，大脑功能活动发生紊乱，出现认知、情感、意志和行为等方面的功能紊乱或缺失。从定义中可以看出，精神损伤的因素不仅包括了器质性生理因素，还包括心理因素。精神损伤的形式既包括器质性的大脑功能损伤，又包括功能性的损害。精神损伤的临床表现，不仅可表现为暂时性的精神功能紊乱，而且可表现为永久性的精神功能缺损。同一个受伤害的个体，精神损伤和躯体损伤，两者可以单独存在，也可以同时存在，且可能互相影响。

（二）精神损伤的鉴定目的和标准

在刑事案件中，精神损伤鉴定的主要目的是

为公检法等司法机关对加害人定罪量刑提供医学证据。

我国目前精神损伤评定标准，包括 2014 年 1 月 1 日最高人民法院、最高人民检察院、公安部、国家安全部、司法部联合发布的《人体损伤程度鉴定标准》，据最高人民法院《关于常见犯罪的量刑指导意见》的有关要求，精神损伤（轻微伤、轻伤、重伤）的鉴定结果可用作确定故意伤害案件的量刑起点。如果重伤导致精神残疾，应在医疗终结后再行对受害人进行伤残等级鉴定，法庭根据伤残等级，将在量刑起点的基础上增加不同的刑期。

该标准中，轻微伤是指各种致伤因素所致的原发性损伤，造成组织器官结构轻微损害或者轻微功能障碍；轻伤是指使人肢体或者容貌损害，听觉、视觉或者其他器官功能部分障碍或者其他对于人身健康有中度伤害的损伤，包括轻伤一级和轻伤二级；重伤是指使人肢体残废、毁人容貌、丧失听觉、丧失视觉、丧失其他器官功能或者其他对于人身健康有重大伤害的损伤，包括重伤一级和重伤二级。

该标准附则 6.3 条中明确规定："本标准所称的损伤是指各种致伤因素所引起的人体组织器官结构破坏或者功能障碍。反应性精神病、癔症等，均为内源性疾病，不宜鉴定损伤程度。"

该标准中，直接涉及精神损伤程度的鉴定条款包括："5.1.1a 植物生存状态。（重伤一级）""5.1.1e 重度智能减退或者器质性精神障碍，生活完全不能自理。（重伤一级）"

重度智能减退：IQ25～39 之间；语言功能严重受损，不能进行有效的语言交流；生活大部分不能自理。

器质性精神障碍定义为，有明确的颅脑损伤伴不同程度的意识障碍病史，并且精神障碍发生和病程与颅脑损伤相关。症状表现为：意识障碍、遗忘综合征、痴呆、器质性人格改变、精神病性症状和神经症样症状；同时伴有现实检验能力或者社会功能减退。

二、精神伤残

精神损伤多数通过治疗可以康复，不能康复的精神损伤即演变为精神伤残。除用于定罪量刑的精神伤残鉴定之外，其余精神伤残鉴定基本涉及交通事故、工伤事故与职业病、人身损害赔偿等民事赔偿诉讼活动。

（一）定义

精神伤残，指精神损伤达到了不可逆的程度，即出现了终生影响个体生活及社会功能的精神问题。

（二）精神损伤与精神伤残的关系

1. **鉴定的法律依据不同** 精神损伤的鉴定依据为《人体损伤程度鉴定标准》，精神伤残的鉴定依据为 2017 年 1 月 1 日实施的，由最高人民法院、最高人民检察院、公安部、国家安全部、司法部联合发布《人体损伤致残程度分级》《劳动能力鉴定职工工伤与职业病致残等级》（GB/T 16180—2014）等。

2. **鉴定对象不同** 精神损伤鉴定的对象主要为刑事案件中因各种原因导致的精神障碍受害人，可能是器质性的精神障碍，也可能是功能性的精神障碍；精神伤残鉴定的对象主要涉及工伤、职业病、人身损害赔偿、道路交通事故受伤人员。目前，精神伤残鉴定主要指器质性精神伤残的鉴定，不包括内源性精神障碍，如精神分裂症等。

3. **鉴定目的不同** 精神损伤的鉴定目的是为刑事案件的定罪量刑提供医学证据；精神伤残的鉴定目的属于理赔性质，为民事赔偿提供科学依据。

4. **鉴定的程度等级不同** 用于精神损伤鉴定的《人体损伤程度鉴定标准》，分为三等五级，而精神伤残分为十级。

（三）精神伤残的鉴定标准

精神伤残的鉴定需要明确精神障碍或智力缺损的严重程度、社会功能的损害程度及致残因素与致残结果间的因果分析。我国各行业主管部门涉及的伤残标准有所不同。目前，我国关于伤残鉴定的标准包括《劳动能力鉴定职工工伤与职业病致残等级》（GB/T 16180—2014）（简称《工标》）、《人体损伤致残程度分级》《军人残疾等级评定标准》（民发〔2011〕218 号）等多个标准。《工标》及《人体损伤致残程度分级》标准都将精神伤残等级分为十级。《军人残疾等级评定标准》将精神残疾等级分为六级。

以《人体损伤致残程度分级》为例介绍关于精神伤残的相关条款：

本标准精神伤残共分为十级，极重度智能减退为一级、重度智能减退可评定为二、三级；中度智能减退可评定为四、五、六三级；轻度智能减退可评定为七、八、九、十共四个级别。精神障碍根据严重程度评级可以跨越一到十个级别。

（1）人体损伤致残程度关于精神伤残及智能减退的分级：

一级：持续性植物生存状态；精神障碍或者极重度智能减退（IQ<20），日常生活完全不能自理。

二级：精神障碍或者重度智能减退（IQ 20～34），日常生活随时需要有人帮助。

三级：精神障碍或者重度智能减退（IQ 20～34），不能完全独立生活，需经常有人监护。

四级：精神障碍或者中度智能减退（IQ 35～49），日常生活能力严重受限，间或需要帮助。

五级：精神障碍或者中度智能减退（IQ 35～49），日常生活能力明显受限，需要指导。

六级：精神障碍或者中度智能减退（IQ 35～49），日常生活能力部分受限，但能部分代偿，部分日常生活需要帮助。

七级：精神障碍或者轻度智能减退（IQ 50～69），日常生活有关的活动能力极重度受限。

八级：精神障碍或者轻度智能减退（IQ 50～69），日常生活有关的活动能力重度受限。

九级：精神障碍或者轻度智能减退（IQ 50～69），日常生活有关的活动能力中度受限。

十级：精神障碍或者轻度智能减退（IQ 50～69），日常生活有关的活动能力轻度受限。

本标准附则 6.9 规定：精神分裂症或者心境障碍等内源性疾病不是外界致伤因素直接作用所致，不宜作为致残程度等级鉴定的依据，但应对外界致伤因素与疾病之间的因果关系进行说明。

（2）植物生存状态的诊断标准为：①认知功能丧失，无意识活动，不能执行指令；②保持自主呼吸和血压；③有睡眠 - 觉醒周期；④不能理解或表达语言；⑤自动睁眼或刺激下睁眼；⑥可有无目的性眼球跟踪运动；⑦丘脑下部及脑干功能基本保存。

持续性植物生存状态是指脑损伤后上述表现持续 6 个月以上，且难以恢复。

精神障碍的症状标准，是指具有下列表现之一：①智能损害综合征；②遗忘综合征；③人格改变；④意识障碍；⑤精神病性症状（如幻觉、妄想、紧张综合征等）；⑥情感障碍综合征（如躁狂综合征、抑郁综合征）；⑦解离（转换）综合征；⑧神经症样综合征（如焦虑综合征、情感脆弱综合征）。

智能损害的症状标准：①记忆减退，最明显的是学习新事物的能力受损；②以思维和信息处理过程减退为特征的智能损害，如抽象概括能力减退，难以解释成语、谚语，掌握词汇量减少，不能理解抽象意义的词汇，难以概括同类事物的共同特征，或判断力减退；③情感障碍，如抑郁、淡漠，或敌意增加等；④意志减退，如懒散、主动性降低；⑤其他高级皮层功能受损，如失语、失认、失用或者人格改变等；⑥无意识障碍。符合症状标准至少 6 个月。

三、伤害因素与精神伤残的关联

伤害因素与精神伤残的关联关系是确定加害方责任大小及赔偿的重要依据。

参照世界卫生组织《国际功能、残疾和健康分类》中关于因果关系的分级方法，结合我国法医学发展的要求，将伤害因素与精神损伤或伤残之间的关联关系分为六个等级。

1. 直接关联　又称完全作用，指被鉴定人的精神伤残由伤害方致伤事件直接造成，且无证据表明其他因素在该精神障碍中起作用。

2. 大部分关联　又称主要作用，指伤害方致伤事件在被鉴定人精神障碍的发生、发展中起到主要作用。

3. 部分关联　又称同等作用，指伤害方致伤事件在被鉴定人精神障碍发生、发展中所起的作用与受害人影响因素同等重要。

4. 小部分关联　又称次要作用，指伤害方致伤事件占被鉴定人精神障碍发生、发展中作用小于受害人的影响因素，但比轻微关联作用大。

5. 轻微关联　又称轻微作用，指伤害方致伤事件占被鉴定人精神障碍发生、发展中作用不大，但不是完全无关。

6. 无关联　又称无作用，指伤害方致伤事件与被鉴定人精神障碍发生、发展无关。符合下列情形之一者即可评定为无关联关系。

（1）被鉴定人所患的精神障碍在伤害方致伤事件发生前即已存在，鉴定时被鉴定人与家属故意隐瞒精神病史；或者，精神障碍早期症状潜隐，不易为人知，在伤害因素发生后被误认为是伤害因素的结果。

（2）被鉴定人所患的精神障碍与伤害方致伤事件仅是时间上的巧合，如被人打后出现亨廷顿病等遗传性疾病的疾病特征。

（3）在一次致伤事件后出现的精神障碍已经完全缓解，在另一因素的作用下，又出现了与前次致伤事件无关的精神障碍。

从大部分关联到轻微关联，伤害方致伤事件对被鉴定人的精神障碍均有一定的影响，以下情形属于该范畴的关联关系。

（1）诱发关系：指被鉴定人具有一定的发病基础或者曾发生过类似的精神障碍，伤害因素促使尚未发生的精神障碍显露出来，或者促使已经缓解的精神障碍再度发生。换言之，伤害因素可诱发精神障碍的首次发作，或诱发原有精神障碍的复发。

（2）增荷关系：指被鉴定人原本存在未完全缓解的精神障碍，受伤害因素的影响，原有的精神障碍明显加重。

四、评定原则和注意事项

1. 明确有无精神损伤 在做精神损伤或精神伤残的评定时，首先需要澄清的是真性精神损伤还是伪装或夸大的精神损伤。鉴定人在鉴定过程中需要保持识别真性与伪装精神损伤的敏感性，具有识别伪装精神损伤的技术和方法，这也是鉴定人的基本技能之一。

2. 明确损伤的性质 排除伪装之后，需要明确精神损伤是器质性的损伤还是功能性的损伤。器质性的精神损伤是指存在明确的脑实质伤，即外伤后存在明确的昏迷史、受伤后很快或一段时间内出现脑影像学改变等。功能性的精神损伤，是指在现有的医学条件下无法找到存在明确脑实质损伤的依据。即使是脑器质性精神损伤，临床结局也可表现出多种类型，如遗忘综合征、人格改变、智力减退、精神病性障碍等等，这些问题都需要在鉴定中澄清和解决。

3. 明确伤害因素与精神损伤/伤残的关系 在功能性精神损伤中，从伤害因素的发生到鉴定时的各个环节的多种因素都可能影响到被鉴定人精

神状态的临床表现。即使是器质性的精神障碍也需要明确是由本次伤害因素引起，还是在本次伤害因素发生前就存在的病变，也可能仅与本次伤害因素存在部分关联。

4. 评定精神损伤/伤残的程度 在做出专业诊断之后，还需要依据相关的评定标准做出精神损伤/伤残等级的判定，如各种程度的《人体损伤程度鉴定标准》《人体损伤致残程度分级》《工标》等。不同的评定标准对精神损伤/伤残的判断依据有一定的差别，针对精神损伤/伤残的评定较为原则性，操作性不强，这也增加了鉴定的难度。因此，鉴定人需熟练掌握各评定标准相关条款的内涵，深刻领会，鉴定结论才可能让执法人员准确的理解和采信。

5. 被鉴定人后续的治疗费用估算及护理依赖评估 精神损伤/伤残鉴定报告是被鉴定人获得赔偿的依据，法庭或相关部门有时需要鉴定人评估被鉴定人后续的治疗费用及护理依赖。若被鉴定人从未接受过专科治疗，而又存在经治疗可改善或缓解的精神障碍，一般建议被鉴定人先在专科医院治疗，待完成系统治疗后，再根据被鉴定人的病情、使用的治疗药物或其他治疗方法、相关检查等评估后续的治疗费用。若被鉴定人因精神障碍需要护理依赖，需根据《工标》护理依赖评定标准或者《人身损害护理依赖程度评定》（GB/T 31147—2014）中的"精神障碍者护理依赖程度评定"标准对被鉴定人的护理依赖程度进行判断和说明，如全部、大部分、部分护理依赖、无护理依赖等。目前，我国对"后续治疗"与"护理依赖"鉴定事项还没有列入法医精神病鉴定的执业范围，当送检方有此类委托要求时，可以"咨询意见"的形式出具专业评估意见。

6. 智力测验分数在精神损伤/残疾评定中的价值 在智力损伤的鉴定中，虽然规定了相应的智力测验分数（IQ），但不能以单纯的智力测验分数来评定被鉴定人智能损害的情况。这是因为，首先，智力测验的影响因素很多且常常会受到主观因素的干扰；其次，智力测验的分数不能代表个体的智能水平，智能还包含社会功能的概念。因此，评定智能减退时，既要明确其智商水平，又要确定个体的社会功能状态（即能力水平），后者可通过临床评估并结合量化评估工具（如儿童社

会适应能力评定量表或成人智残评定量表）予以评定。

（吕　颖　王小平）

第四节　无责任能力精神障碍患者的处置

一、国外处置的历史与现状

违法精神障碍患者有相当一部分会评定为无责任能力，而不构成犯罪主体。因此，大多数国家的刑事法律均规定无责任能力的精神障碍患者对其危害行为不负刑事责任。但是，各国均有相关的法律规定了严格的处置措施来治疗和管理这一特殊群体。西方发达国家，如加拿大不列颠哥伦比亚省成立了司法精神病学服务委员会管理下的司法精神病医院，来负责评估和处置违法精神障碍患者。1992 年前，因精神错乱无罪被送司法精神病院监禁治疗的限期也没有明确的规定，使得这类患者长期滞留在医院；1992 年 R.V.Swain 案件后，加拿大修改了相关法律，严格规定了违法精神障碍患者评估的时间，且明确了对精神障碍被告最少自由限制原则。为此，加拿大各省成立了独立审查委员会负责处理和评估本省或本地区的无责任能力或无受审能力的精神障碍患者。该委员会至少包括 3 名成员，法官或律师、精神科医师、非法律非精神科专业的外行人士，其中由法官或律师担任委员会主席。

法院一旦裁决精神障碍被告无责任能力或无受审能力，则移送司法精神病院监禁治疗。无责任能力或无受审能力的精神障碍患者接受监禁治疗一定时间后，患者可以申请审查委员会举行听证会，后续的处置方式有三种：①在司法精神病医院继续监禁治疗；②附加条件出院；③无条件出院。对在医院接受监禁治疗的精神障碍被告则实行分级管理。一旦病情缓解和危险性等级降低，患者可从高安全等级的病房转入低安全等级病房或者康复病房。若患者的病情进一步好转，则可获准有条件的外出甚至短期院外探访。对获准有条件出院的患者，审查委员会负责协调医院和社区门诊之间的移交工作，要求其定期到指定司法精神病门诊复诊，并接受监督；一般情况下，复核委员会每年对其进行复核检查，了解其危险性有无改变，以考虑是否需要调整患者的处置策略；若发现患者出现违规行为或病情恶化就会立即被送返司法精神医院接受监禁治疗。当监禁期已满或复核听证时，法院或审查委员会认为其精神障碍康复和 / 或对社会不再具有危害性时，精神障碍被告可以获准无条件出院。对于获准无条件出院的精神障碍被告，法庭和复核委员会无权继续干涉。

违法精神障碍患者的处置可能不会给予直接的精神科治疗，除非对患者有利且获得患者的同意。在澳洲维多利亚省，司法精神病院和数个监狱均可提供精神科治疗的服务，但除司法精神病院住院的患者接受非自愿医疗外，监狱提供的精神科治疗服务均为自愿医疗。当法庭或审查委员会裁定精神障碍被告应监禁在精神病院时，并未要求被告必须接受治疗。这样处置的目的只是为了将被告拘禁在能获得精神科医疗的场所。如果精神障碍被告拒绝接受对其有利的医疗措施，或者其精神状况发生恶化时，应按照《中华人民共和国精神卫生法》或相关政策对其实施非自愿治疗。

二、我国目前法律及其处置现状与面临的挑战

（一）我国无责任能力精神障碍患者处置的相关法律

我国 1979 年颁布的《中华人民共和国刑法》中规定：对不负刑事责任的精神病人，"应当责令他的家属或者监护人严加看管和医疗"。1987 年起，我国陆续在某些省（自治区、直辖市）设立了安康医院，专门负责收治不负刑事责任的精神障碍患者，部分解决了这类人群监护治疗场所。1997 年修订的《中华人民共和国刑法》中，对不负刑事责任病人的处置，增加了"在必要的时候，由政府强制医疗"的条款。2012 年修改后的《中华人民共和国刑事诉讼法》，简称《刑诉法》，规定了"依法不负刑事责任的精神病人的强制医疗程序"的特别程序，对强制医疗的申请、审理、法律援助、救济、法律监督等均作了较为具体的规定。《最高人民法院关于适用〈中华人民共和国刑事诉讼法〉的解释》，用 19 项条文对依法不负刑事责任

的精神病人的强制医疗程序做出具体规定,《人民检察院刑事诉讼规则(试行)》(2019)规定检察院对强制医疗执行活动是否合法实行监督。

1. 强制医疗的适用对象　我国《刑法》第十八条、《刑诉法》(2018)第三百零二条,规定我国强制医疗程序的适用对象只限于无责任能力的精神障碍患者,必须同时满足三个条件:①实施了暴力行为;②鉴定意见为无责任能力;③有继续危害社会的可能。

2. 程序性规定　《刑诉法》对强制医疗程序的启动、决定、审理、救济、执行与监督等内容进行了明确的规定。《刑诉法》第三百零三条确定人民检察院及人民法院都有权启动强制医疗程序,但人民法院为唯一的决策机关。程序启动的方式分为:一是检察院申请法院对当事人实行强制医疗;二是人民法院在职权范围内直接决定实行强制医疗。《刑诉法》第二百八十八条第一款分别确定了公安机关为执行中的移交机关,强制医疗机构为具体医疗措施的执行机构。解除执行也要由法院来审议和批准。《刑诉法》第三百零五条第二款、第三百零六条指出了针对当事人的救济方法:首先,不服决定的,向上一级法院申请复议;其次,强制医疗机构定期评估,对不必要再继续强制医治的,做出解除意见。《刑诉法》第三百零七条仅说明人民检察院行使法律监督的职权范围。

(二) 处置现状

与发达国家不同,我国并无完整的司法精神病学服务体系。我国现有部分省份和大城市建有安康医院(即司法精神病院),对无责任能力精神障碍患者进行长期或终生监禁治疗。尚未设立安康医院或强制治疗管理处的地区,司法机关一般只能委托普通精神病院接受需要强制医疗的精神障碍患者,监狱系统由于缺少精神卫生资源,无责任能力的违法精神障碍患者无法进入这一系统。显然,我国现有的违法精神障碍患者的处置模式,不能最大限度保护社会公众安全与维护社会稳定,也不利于保障这类精神障碍患者的合法权益,且会造成有限医疗资源的浪费。

(三) 面临的挑战

1. 制定强制医疗实施细则　《中华人民共和国刑法》第十八条和《中华人民共和国刑事诉讼法》(2012)首次增加了强制医疗的条款,对强制医疗的规定较以前的法律有了巨大的进步,但是强制医疗如何操作,如收治医疗机构的指定、费用的承担、回归社会后的监管等方面,并无实施细则。2018年《刑诉法》修订时关于强制医疗的具体条款内容并无变化。因此,有必要联合公检法司和卫生部门制定具有我国特色的"司法精神病服务条例",使这类患者的收治监管规范化和法制化。

2. 加快设立相关处置机构　现有的安康医院不能满足无责任能力精神障碍患者的强制医疗需要,而这类患者由于存在一定的危险性,也不宜与普通精神障碍患者混同治疗。可以考虑以省(自治区、直辖市)为单位,联合公安、司法和卫生相关部门建立司法精神病院和相应的司法精神病门诊,整合和有效利用相关的医疗资源;也可以在现有精神病医院中建立安全病房,配置安保人员,专门负责收治与评估违法精神障碍患者,尤其是处置无责任能力的精神障碍患者;其次,可探索在监狱医院增设精神科安全病房负责评估与收治不宜服刑的有责任能力的精神障碍患者。

3. 成立司法精神病学评估小组　为减少处置机构的决策压力,同时保护不负刑事责任精神障碍患者的合法权益;保障强制医疗程序的公平正义,每个省可以成立独立的司法精神病学评估小组。引进在西方国家较为成熟的听证会制度,由评估小组负责解决本地区无责任能力精神障碍患者的处置分歧。

(王小平)

第五节　精神医学相关的法律问题

一、精神障碍患者的婚姻

1. 结婚　精神障碍患者是否应禁止结婚,我国的法律规定并不明确。1950年的婚姻法曾经规定,精神失常未经治愈者,禁止结婚。1980年的婚姻法取消了这种提法,仅说明禁婚要件包含"患有在医学上认为不应当结婚的疾病",但是对于禁婚的疾病,婚姻法及《婚姻登记条例》均未有具体规定。

根据《中华人民共和国母婴保健法》(2017)的规定,有关精神病人在发病期内,应暂缓结婚。具体规定了有关的精神病是指:精神分裂症、躁狂抑郁型精神病、以及其他重型精神病。然而，《中华人民共和国母婴保健法实施办法》(2017)规定，发现"在发病期内的有关精神病"的，可以暂缓结婚，也可以自愿采用长效避孕措施或结扎手术。2002年6月，卫生部颁发《婚前保健工作规范(修订)》，规定："一方或双方患有重度、极重度智力低下，不具有婚姻意识能力；重型精神病，在病情发作期有攻击危害行为的"属于"医学上认为不宜结婚的疾病"，应"建议不宜结婚"；此外有关精神病在发病期内属于医学上认为应暂缓结婚的疾病，"建议暂缓结婚"，若患者坚持结婚的，法律应尊重当事人的意愿。

法律规定，有关精神病在发病期属于禁婚要件，可能考虑的角度为：发病期的有关精神病多为无民事行为能力或限制民事行为能力者，因其不具有相应的民事行为能力，不能够充分理解婚姻的意义，也无法承担婚后夫妻间的义务及对家庭的责任。

关于是否限制重性精神障碍患者的生育权，学界争论颇多，但截至目前，并无相关的法律法规做出相应的规定。

2. 离婚 该类案件具有一定的普遍性，患有精神障碍，可成为离婚的理由，而非阻碍。对于精神障碍患者的离婚，法律对当事人的资格并无特殊要求，仅规定不能采取登记离婚，必须采取诉讼离婚的方式。《婚姻登记条例》(2003)规定，婚姻登记机关对无民事行为能力人或者限制民事行为能力人的离婚，不予受理。《关于贯彻执行民事政策法律若干问题的意见》(1984)规定："因一方患精神病对方要求离婚的，……婚前隐瞒了病情，婚后经治不愈的，应做好工作，准予离婚；原来夫妻感情比较好，……如确系久治不愈，事实证明夫妻关系已无法再维持下去的，……可准予离婚。"《最高人民法院关于人民法院审理离婚案件如何认定夫妻感情确已破裂的若干具体意见》(1989)规定，"婚前隐瞒了精神病，婚后经治不愈，或者婚前知道对方患有精神病而与其结婚，或一方在夫妻共同生活期间患精神病，久治不愈的"，可以视同夫妻感情确已破裂，可以判决，准予离婚。

二、精神障碍患者的就业

就业的权利，指具备劳动能力的公民有参加社会劳动，并获得相应的报酬的权利，是宪法赋予公民的权利，故具备劳动能力的精神障碍患者也享有宪法规定的劳动权利。

依据《残疾人就业条例》《中华人民共和国残疾人保障法》及《中华人民共和国精神卫生法》，残疾人就业实行保护性就业，主要通过确定岗位预留制度，要求用人单位为残疾人提供相应比例的就业岗位，如政府和社会举办残疾人福利企业，集中安排残疾人就业，残疾人职工比例应当占本单位在职职工总数的25%以上；其他安排残疾人就业的单位，残疾人就业的比例不得低于本单位在职职工总数的1.5%。国家通过给予税收优惠、资金扶持、就业服务、就业援助、开发公益性岗位及发展社区服务业等支持性措施，帮助残疾人就业。用人单位应当根据精神障碍患者的实际情况，安排力所能及的工作，保障患者享有同等待遇。

尽管，有多部法律保障并鼓励精神障碍患者就业，但在现实生活中，精神障碍患者的就业困难仍不容乐观。令人遗憾的是，具有示范效应的《公务员录用体检通用标准》中明确指出，有精神病史者不予录用。

另一方面，若入职时精神状况正常，但在工作期间患有精神障碍，依据《中华人民共和国劳动合同法》，在规定的医疗期内不得解除劳动合同。部分精神障碍患者在精神病性症状的影响下提交了辞职报告，且被单位批准。被家人发现辞职，或者精神障碍患者经治疗后基本康复，对前述辞职行为后悔而提请鉴定，要求恢复工作关系。若经司法精神病鉴定，评定其辞职时无民事行为能力，法院或仲裁机构则可能认定其提请辞职的行为系无效民事行为，从而恢复工作关系。

三、精神障碍患者的教育

1. 入学 《中华人民共和国高等教育法》(2018)规定，高等学校必须招收符合国家规定的录取标准的残疾学生入学，不得因其残疾而拒绝招收。精神障碍患者的入学问题，报考普通高校者，依据《普通高等学校招生体检工作指导意见》(2003)规定，患有严重精神病未治愈、精神活性物质滥用和依赖者，学校可不予录取。报考军队院校者，依据《中国人民解放军院校招收学员体格检查标准》(2017)：精神分裂症，转换性障碍，分离性障碍，抑郁症，躁狂症，精神活性物质滥用和依赖，人格障碍，应激障碍，睡眠障碍，进食障碍，精神发育迟滞，遗尿症，以及其他精神类疾病，属于体格检查不合格，不予录取。

2. **休学与复学** 正常升入高校，若在读书期间患有精神障碍，需要治疗且不能胜任继续学习者，可以依据《普通高等学校学生管理规定》(2017)（以下简称《规定》）办理因病休学，学生休学期满前应当在学校规定的期限内提出复学申请，经学校复查合格，方可复学。

有的地区是通过司法鉴定来评估休学与复学时的学习能力的，有的地区是门诊医生出具病情说明。目前休学、复学能力的评定并未形成完整、规范的制度，但是在批准学生休学、复学时要求提供医学专家的医学建议，是许多高校的普遍做法。

3. **退学** 若经过治疗后，病情不稳定，无法继续在学校学习的，可依据该《规定》，予以办理退学。

4. **残疾人教育** 虽然《中华人民共和国残疾人权益保障法》《中华人民共和国残疾人教育条例》《中华人民共和国精神卫生法》等多部法律规定，残疾人有接受教育的权利，且主张推进融合教育，优先采取普通教育方式。在精神健康领域，残疾人的教育主要集中在智力残疾，没有关于精神残疾接受教育的特殊规定。

四、精神障碍患者的兵役

1. **应征入伍** 宪法赋予中华人民共和国公民具有依法服兵役的光荣义务。在《中华人民共和国兵役法》(2011)中规定"有严重生理缺陷或者严重残疾不适合服兵役的人，免服兵役。"《应征公民体格检查标准》(2014)中标明：应征者患有精神分裂症，转换性障碍，分离性障碍，抑郁症，躁狂症，精神活性物质滥用和依赖，人格障碍，应激障碍，睡眠障碍，进食障碍，精神发育迟滞，遗尿症，以及其他精神类疾病，不合格。

2. **服兵役期间** 若服兵役期间，现役军人出现精神异常者，依据《军人残疾等级评定标准》(2011)的相关规定予以评残，一级至六级分别对不同程度的智力减退和数种常见精神障碍类型的

评残。如符合下列标准者，为六级：①轻度智能减退；②器质性精神障碍、精神分裂症、分裂情感障碍、妄想性障碍、双相情感障碍，病程≥1年，经系统治疗≥1次后，精神症状缓解但仍需维持治疗；③躁狂发作、复发性抑郁障碍、创伤后应激障碍，病程≥2年，经系统治疗≥2次后仍需继续维持治疗；④强迫症，病程≥2年，经系统治疗≥2次，症状缓解不全，需继续维持治疗；⑤人格改变：表现为情绪不稳，缺乏自我控制能力，易激惹，反复的暴怒发作和攻击行为，行为不顾及后果，症状持续时间≥1年，社会功能明显受损等。对于符合残疾标准的，发给残疾证，并给予相应的照顾与安置。

五、我国精神卫生法简介

《中华人民共和国精神卫生法》自1985年起酝酿起草，2012年10月26日在北京举行的十一届全国人大常委会第二十九次会议上全体常委讨论通过，并于2018年4月27日第十三届全国人民代表大会常务委员会第二次会议修正。

《中华人民共和国精神卫生法》共有七章八十五条，主要内容有：

1. **精神障碍患者的权益保障**

（1）精神障碍患者的人格尊严、人身权利等不容侵犯，其享有的教育、劳动、医疗、隐私等合法权益受法律保护，任何组织或个人不得歧视、侮辱或虐待精神障碍患者。新闻报道和文学艺术作品等不得含有歧视、侮辱精神障碍患者的内容。

（2）精神障碍诊断、治疗应遵循的基本原则包括：精神障碍的诊断、治疗，应当遵循维护患者合法权益、尊重患者人格尊严的原则，保障患者在现有条件下获得良好的精神卫生服务。精神障碍的诊断应当以精神健康状况为依据。除法律另有规定外，不得违背本人意志进行确定其是否患有精神障碍的医学检查。精神障碍的诊断应当由精神科执业医师做出。

2. **精神障碍患者自愿住院和非自愿住院**

（1）自愿住院：《中华人民共和国精神卫生法》第三十条第一款明确规定，精神障碍的住院治疗实行自愿原则。临床上应推定患者有自我决定能力，哪怕迫于一定的外界压力；自愿住院治疗患者可以自主选择病房类别和治疗方案，对精神障

碍患者实施非自愿住院措施前可以都尝试自愿住院。另外，自愿住院不能等同自由住院，患者住院后就应遵从医院规章制度，遵守知情同意的内容和达成共识的诊疗方案。自愿住院医疗的精神障碍患者随时可以出院，对于有自伤行为的住院精神障碍患者，监护人可以随时要求患者出院，医疗机构应同意，精神科医师如果认为该患者不宜出院，需告知不宜出院的理由，并在医疗机构处的病历上记录告知过程，患者或者监护人签字确认。

（2）非自愿住院的标准和程序：见本书精神病学伦理一章。

3.《中华人民共和国精神卫生法》中重要的名词解释

（1）精神障碍患者的监护人：精神障碍患者的监护人，是指依照民法典的有关规定可以担任监护人的人。一方面，精神障碍患者的监护人应当履行监护职责，维护精神障碍患者的合法权益。禁止对精神障碍患者实施家庭暴力，禁止遗弃精神障碍患者；另一方面，当精神障碍患者存在已经发生危害他人安全的行为，或者有危害他人安全的危险时，具有民事行为能力的普通公民，也可以充当精神障碍患者的临时监护人。

（2）严重精神障碍：《中华人民共和国精神卫生法》中的严重精神障碍不是一个医学诊断名词，也不等同于专业上的"重性精神病"，是指疾病症状严重，导致患者社会适应等功能严重损害、对自身健康状况或者客观现实不能完整认识，或者不能处理自身事务的精神障碍。因此，严重精神障碍是以疾病症状严重程度为基础，结合社会生活功能损害程度、自知力、处理自身事务的能力进行综合评估，且是波动的，治疗可以缓解而成为非严重精神障碍。

（吕　颖　王小平）

参 考 文 献

[1] Moran R. The modern foundation for the insanity defense: the cases of james hadfield（1800）and daniel McNaughtan（1843）. The Annals of the American Academy of Political and Social Science, 1985, 477（1）: 31-42.

[2] Gerber RJ. Is the Insanity test Insane? The American Journal of Jurisprudence, 1975, 20（1）: 111-140.

[3] Robinson PH, Dubber MD. The American model penal code: A brief overview. New Criminal Law Review: In International and Interdisciplinary Journal, 2007, 10（3）: 319-341

[4] 郑瞻培. 关于性自我防卫能力及评定中的若干问题. 上海精神医学, 1992（04）: 231-234.

[5] 王小平, Murphy Emlene. 加拿大不列颠哥伦比亚省精神卫生法简介. 国外医学（精神病学分册）, 2004, 31（3）: 138-140

[6] 杨德森, 刘协和, 许又新. 湘雅精神医学. 北京: 科学出版社, 2015.

第二十八章　自杀与危机干预

第一节　概　述

随着社会的发展，人们越来越认识到心理社会因素对人的健康的影响。生活中每天都会发生突发事件和应激事件，大到天灾人祸如战争、交通事故、自然灾难等，小到疾病、人际矛盾、工作压力、家庭暴力等。这些突发事件或应激事件使个体的需要、安全受到威胁。如果个体不能及时解决与处理，就会发生心理失衡，处于痛苦、恐慌之中，产生紧张、焦虑、抑郁等情绪，这种心理失衡被称为危机（crisis）。

危机具有两面性，一方面危机是危险的，可能导致个体产生疾病、自杀和杀人。另一方面，危机也是一种机会，危机带来的痛苦迫使当事人寻求帮助，得到个体成长和自我实现的机会。

危机是复杂的，不遵守一般的因果关系规律。个体环境的所有方面都会相互交叉在一起，影响危机的临床表现。个体的环境决定着处理危机的难度。亲朋好友是直接影响问题解决和恢复到危机前平衡状态的重要因素。大多数处于危机情况下的人可以建立新的平衡，渡过危机。本节将介绍危机和心理危机的概念，危机的类型和结局，危机干预的概念和原则。

一、危机与心理危机

人们在一生中总会遇到突然发生的应激和挫折事件，需要人们去应对处理。一旦这种应激或挫折不能解决，就会心理失衡，产生危机感。危机（crisis）指个体运用寻常应对方式不能处理目前所遇到的内外部应激时所发生的一种反应。根据这个定义，危机包含了三点要素：存在应激，产生急性情绪紊乱、认知改变、躯体不适和行为改变，常规的方法不能奏效。

有关危机的定义还有很多，Burl E.Gilliland和Richard K.James在他们的《危机干预策略》（Crisis Intervention Strategies）一书中，列出了六种危机定义，具体如下：

1. 危机是当人们的重要目标遭遇阻碍时产生的一种状态。这里的阻碍是指在一定时间内，使用常规解决方法不能解决的问题。

2. 危机是一段时间的解体和混乱，在此期间可能有过多次失败的解决问题的尝试。

3. 危机是生活目标遭遇阻碍所导致的，人们相信用常规的选择和行为无法克服这种阻碍。

4. 危机之所以是危机，是因为个体知道自己无法对某种境遇做出反应。

5. 危机是一些个人的困境，这些困境使得人们无能为力，不能有意识地主宰自己的生活。

6. 危机是一种解体状态，在这种状态中人们的重要生活目标遭遇挫折，或者其生活周期和应付刺激的方法受到严重的破坏，它指的是个人因这种破坏所产生的害怕、震惊、悲伤的感觉，而不是破坏本身。

危机的发展有四个不同的时期：①出现了一个关键的境遇，并分析一个人的正常应付机制是否能够满足这一境遇的需要；②随着紧张和混乱程度的增加，逐渐超越了个人的应付能力；③需要解决问题的额外资源（如咨询）；④可能需要转诊才能解决主要的人格解体问题。

综合各种危机定义，危机就是一种认知状态。因此，危机是个体处于一种心理失衡状态。那么，什么是心理危机？

心理危机（psychological crisis）就是当个人面临的困境超过了他的能力时，产生暂时的心理失衡状态。心理危机的产生不但与应激事件有关，还取决于个体解决应激的有效资源及个体对困难情境的评估。2003年美国心理学家Kristi Kanel

提出心理危机包括 3 个基本部分,即发生的危机事件;危机个体感受到危机事件并因此痛苦;以前解决问题时的方法对目前问题的解决无效,引起危机个体意识、行为和情感方面的功能失调。

二、危机的类型和结局

(一)危机的类型

危机的类型很多,根据危机的起源,危机的类型分为处境源性危机、过渡源性危机和文化/社会结构源性危机三类。

1. **处境源性危机(situational origins)** 指个体处在某个特殊情景状态时所产生的一种反应。处境源性危机根据环境、个体和人际交往不同又可分为三种危机。

(1)环境性危机:指突然发生的环境变化后发生的危机。常见的自然灾害,如地震、飓风、海啸、火山爆发;交通事故,如飞机失事、车祸等。

(2)躯体性危机:指个体的体形和健康产生变化后发生的危机。常见个体体形完整性受到破坏,如失去肢体或毁容等,或者患有致命性疾病,持续疼痛性疾病,如癌症、艾滋病等。

(3)人际间性危机:指亲人离别后发生的危机。常见亲人离世或者夫妻离婚。

2. **过渡源性危机(transition state origins)** 指个体处在不同发展阶段所遇到应激时所发生的反应。从出生到死亡,个体在整个生命周期不可避免地需要经历不同阶段的过渡。过渡状态分为普遍性和非普遍性。普遍性指受孕到死亡整个人类发展不同阶段的正常过渡或生命周期。非普遍性指社会状态变化给个体带来的过渡。生命周期的正常过渡包括:受孕到胚胎,胎儿到婴儿,婴儿到儿童,儿童到少年,少年到青年,青年到中年,中年到老年,老年到死亡。发展心理学家认为,每个阶段个体都要经历一个新的挑战。每个阶段的挑战经历,都会作为资源影响个体今后应付新的挑战。在每一个阶段均有独特的应激,个体面临的特殊发育和成长中的挑战,如果没有顺利通过,则将影响个体成长中的成熟。

3. **文化/社会结构源性危机(cultural/social-structural origins)** 指文化价值和社会结构所产生的危机。常见歧视,如种族歧视,疾病歧视等;践踏社会规范/法律的行为,如抢劫、强奸、虐待等。

还可将危机分为发展性、境遇性和存在性危机三类:

1. **发展性危机** 即人在成长和发展过程中,急剧的变化和转变所致,如就业、职业规划、移民、退休等。

2. **境遇性危机** 遭遇罕见或异乎寻常的事件所致,如交通事故、空难、洪水、地震与火灾等。

3. **存在性危机** 人生的重大问题所致,如情感危机和健康危机是困扰现代人的常见危机,其他如对人生的目的、责任、独立性、自由、价值、意义的困扰也可导致个体危机的发生。

危机还可分为生物性、环境性和偶然性。根据危机发生的形式,将危机分为急性危机和慢性危机。根据危机的特征,分为普遍性危机和特殊性危机。

(二)危机的结局

危机是危险与机遇并存的状态,这种状态不仅仅是困境,也存在个体成长与变化的机缘。在危机之中,个体面临对环境的重新认识和选择,大多数处于危机情况下的人可以建立新的平衡,渡过危机。

危机一般不会持续很久,且为时间限制性,通常最多持续 6~8 周。如果危机未得到及时解决,危机可导致个体的情感、认知和行为的功能失调,产生精神疾病、物质滥用、攻击行为、自杀等不良/不幸结局。危机的发生可能经过冲击、防御、解决及成长几个阶段。危机的结局可以分为:

1. 有效地应付和渡过危机,获得经验和成长。

2. 暂时渡过危机,但并没有真正将危机造成的影响解决好,而是遗留下来一些认知、行为、人格问题等,以后在一定条件下会再次浮起。

3. 心理、生理崩溃,导致物质依赖与滥用、自杀、攻击或精神障碍等。

因此,对于危机应该进行干预,危机干预的结局因人而异。具有下列情况的危机者,危机干预后可以取得较好的结局:①人格稳定;②暂时的困难;③当前心理失衡状态与某一生活事件密切相关;④明显的焦虑、紧张、抑郁或有自杀倾向者;⑤求治动机明确并有潜能者;⑥尚未从适应不良性应付方式中出现继发获益者;⑦积极配合干预者;⑧有较好的社会支持系统。

三、危机干预的概念和原则

（一）概念

危机干预（crisis intervention）又称危机管理、危机调停或危机介入。按照 Everly 等的定义，危机干预是指向受灾人员提供紧急心理照料，以帮助他们恢复适应水平，防止或减轻心理创伤潜在的影响。危机干预就是对处于心理失衡状态的个体进行简短而有效的帮助，使他们渡过心理危机，恢复生理、心理和社会功能水平。一般认为危机干预是心理治疗的一种方法，危机干预为一短期的帮助过程，是对处于困境或遭受挫折的人予以关怀和支持，使之恢复心理平衡。危机干预是从简短心理治疗（brief psychotherapy）基础上发展起来的心理治疗方法，是以解决问题为目的，不涉及人格矫正。危机干预时要求治疗者耐心倾听，故又称倾听治疗（listening therapy）。

危机干预的目标是帮助求助者解决危机，使求助者的功能水平恢复到危机前水平，或高于危机前的状态，提高求助者的适应水平。

危机干预的时机以急性阶段为宜，通过倾听、关怀，鼓励当事人发挥自己的潜能，重建信心来应付面临的问题，恢复心理平衡。危机干预不仅可以防止危机的进一步发展，而且可以帮助个体学会新的应对技巧。

（二）原则

1. 危机干预的目的是随时对经历危机和将要发生危机的人提供支持和帮助。

2. 通过倾听和理解，对处于困境的人予以友善的服务，减轻他们的痛苦、孤独、绝望和沮丧。

3. 危机求助者有随时退出危机干预的权利。

4. 危机求助者倾诉的内容和个人隐私受到保密。

5. 不能把个人的信念强加于求助者。

6. 向危机求助者表示同情时，应有其他同事在场。

7. 不允许对求助者的重大问题提出决定性建议。

（三）危机干预时治疗者需要注意的问题

1. 治疗者不能以"救世主"自居。

2. 应使求助者重建信心，提高解决问题的能力。

3. 切忌建立依赖关系。

4. 耐心、热诚，理解、接受求助者。

5. 避免个人情绪影响干预。

6. 避免假安慰。

7. 避免怂恿求助者责备别人。

8. 干预者需要不断学习，及时总结经验，提高干预技术水平。

有待研究的课题：对经历相同危机的个体反应的差异性及其原因的研究；个体对危机的认知过程及其神经机制的研究。

（施慎逊）

第二节　危机干预技术及其评述

当前，危机干预不断发展，已经成为一种独立的心理治疗技术。干预的对象从针对个体进行的干预和治疗，发展到在整个社会系统背景下的危机预防和危机处理。危机干预工作者不仅帮助个体应对当前的危机，提高应对困难处境的能力，而且参与社区和政府部门对社会性危机的处理、控制和预防工作。

帮助处于危机中的个体的技术是多种多样的，如安慰、支持、理解的一般心理治疗，或围绕具体问题的特殊干预，也称为短期治疗。对于长期存在的问题如酗酒，不存在快速的解决方法。本节将介绍危机干预模式、危机干预技术、临床医学干预在危机干预中的作用和危机干预技术的评述。

一、危机干预方式和模式

危机干预的目的是通过干预者的技术，结合适当的应付方式、社会支持和环境资源，来帮助求助者稳定情绪，改变对危机性事件的认知，获得对生活的自主控制，渡过危机，恢复心理和生理平衡。

（一）危机干预的方式

危机干预的方式包括电话危机干预、面对面帮助、家庭和社会干预、信函及网络、现场和临床干预等几种形式。

1. **电话危机干预**（telephone crisis intervention）　电话服务是国内外常用的一种危机干预模式。电话服务可以对求助者提供及时的帮助和支持，协助求助者克服危机，恢复心理平衡。电话服务具有以下特点：及时、方便、经济、匿名、畅所欲言、随时终止、减少依赖等特点。

2. 面对面帮助（face-to-face assistance） 处于危机困境者直接去干预机构当面求助。通常是电话接触不能深入，或者问题没有解决，或者需要当面鉴别求助者是否有精神疾病等需要时进行面对面帮助。通常每次晤谈约 1 小时为宜。

3. 家庭和社会干预（familial and social intervention） 人们在社会环境中遭遇到应激性生活事件，需要周围的人（如朋友、家庭、社区）帮助他们渡过危机。支持性社会干预对处于烦恼的人可以发挥积极作用，个人的社会网络对人的生长、发育和危机干预都是至关重要的，因为家庭和社会是支持和理解处于危机的人需要依靠的最自然源泉。有时危机来源于家庭，或者个人发生危机同时，家庭和社会网络也处于危机之中，故需要进行家庭和社会干预。一般采取走出去访问和请进来晤谈两种方式。

（二）危机干预模式

贝尔金（Belkin）等提出三种基本的危机干预模式：平衡模式、认知模式和心理社会转变模式。这三种模式为许多危机干预的策略和方法提供了基础，每种模式都有各自的理论基础。

1. 平衡模式（equilibrium model） 平衡模式的理论基础是，危机中的人通常处于一种情绪和／或心理的失衡状态，在这种状态下，原有的应付机制和解决问题的方法不能满足他们的需要。平衡模式的目的在于帮助人们重新获得危机前的平衡状态。平衡模式最适合于早期干预，即危机的起始期。治疗者应集中精力稳定危机者的心理和情绪，因为这时人们失去了对自己的控制，分不清解决问题的方向，且不能做出适当的选择。

2. 认知模式（cognitive model） 认知模式的理论基础是，危机来源于对事件或围绕事件的境遇的错误思维，而不是事件的本身或与事件和境遇有关的事实。通过认识自己认知中的非理性思维和自我否定部分，从而获得理性思维和自强成分，获得对自己生活中的危机的控制。认知模式的任务就是通过练习和实践，使危机求助者的思维变得更为积极、更为肯定。认知模式最适合于危机稳定下来，并回到接近危机前平衡状态的求助者。

3. 心理社会转变模式（psychosocial transition model） 心理社会转变模式的理论基础是，人是遗传天赋和从社会环境中学习的产物。人们生活的社会环境和自然环境总是在不断变化中，危机可能与人们的内部环境和外部环境困难有关。危机干预的目的就是测定与危机相关的内外部困难，帮助求助者改变现有的行为、态度、以及使用环境资源的方法，把求助者的内部资源与社会支持等外部环境资源充分调动和结合起来，从而获得对自己生活的自主控制。心理社会转变模式适合于已经稳定下来的求助者。

在日常危机干预中，以上模式常常被综合使用，成为折衷的危机干预。折衷的危机干预是指从所有的危机干预方法中，有意识地、系统地选择和整合各种有效的概念和策略来帮助求助者。平衡模式、认知模式、心理社会转变模式都被融入折衷的危机干预的策略中。

二、危机干预技术

危机干预主要采用两类技术，即支持技术和干预技术。具体如下：

1. 支持技术 其目的在于解决危机，使求助者的功能水平恢复到危机前状态。危机早期阶段求助者往往表现显著的焦虑，可通过疏泄、暗示、解释指导、改变环境等方法，稳定求助者的情绪。建立良好的沟通与合作关系，为进一步的干预工作做准备。也可采用生物反馈、放松治疗等方法，缓解焦虑。需要注意的是，干预者仅给予求助者情感上的支持，不支持求助者的错误观点或行为。

2. 干预技术 干预技术又称解决问题的技术。常用的干预技术有电话危机干预、家庭和社会干预等。危机干预是一种特殊形式的心理咨询和治疗，基本技术包括：倾听技术、提问技术、表达技术和观察技术。干预的基本策略为：耐心倾听、热情关注，给予求助者心理上的支持；提供疏泄机会，让求助者把内心情感表达出来；解释危机的发展过程，使求助者理解目前的处境，建立自信；给予希望，使求助者保持乐观的态度；建议培养兴趣，使求助者积极参与有关的社会活动；发挥社会支持系统的作用，使求助者多与亲友、同事接触，减少孤独和隔离感。

干预者的工作是启发、引导、支持、鼓励求助者。让求助者在重建信心的基础上自己解决问题。干预者的作用在于帮助求助者：正视危机，明确哪些是可以采用的应对方式，获得新的信息或知识，尽早恢复安排日常生活，回避应激性处境，寻求和接受帮助。

为了提高干预技术，干预者需要采取的措施：①明确存在的问题和困难；②提出各种可供选择的解决问题的方案；③罗列并澄清各种方案的利弊及可行性；④选择最可取的方案；⑤确定方案的具体步骤；⑥积极执行方案；⑦检查方案的执行结果。

随着危机干预的不断发展，产生了一个在干预经验和研究基础上形成的一种半定式访谈，被广泛应用于许多国家。这个半定式访谈称为紧急事件应激管理（critical incident stress management，CISM），是一个全面的危机干预体系，其核心部分称为紧急事件应激晤谈（critical incident stress debriefing，CISD）。

CISM 的工作对象至少包括与危机事件有关的四类人员：①亲历危机事件的幸存者；②危机事件遇难者或幸存者的亲属；③危机事件的现场目击者（包括现场救援人员）；④危机事件的其他相关人员，如非现场救援人员、公共突发事件发生地的邻近区域人员等。其工作目标就是阻止危机反应的恶化，加速康复过程，预防危机反应，恢复社会功能。

CISM 的干预队伍一部分是精神卫生工作者，另一部分由职业救援人员、消防人员、军队人员、警察、其他科室的医疗工作者、老师、学生、政府工作人员、社区工作人员、志愿者等人组成。干预者应经过系统培训，内容包括：创伤的心理过程、基本访谈技巧、倾听技巧、处理问题技巧等心理学和医学方面知识；以及其他行业在工作中的特点和注意事项等。

CISM 中最常用的几种干预模式：

（1）疏散（demobilization）：疏散一般只用于灾难和大型紧急事件发生后 8 小时内。疏散的干预分为两部分：

第一部分 10 分钟完成，在一个大房间内分小组为参加者提供信息，内容包括自我介绍；简介疏散阶段的工作流程；介绍灾难中的危机反应有哪些；如何在灾难中应对危机；观察参加者并且找出一些需要特殊帮助的人员；告诉参加者如何控制自己的反应；正确的进食、休息、锻炼、减少咖啡和酒精的摄入。

第二部分 20 分钟完成，在另一个房间提供充分的食物和休息场所，休息结束后可以给予指导、散发有关宣传材料。

疏散阶段一般不重复进行。为下一步的访谈、CISD、一对一的危机干预做准备。疏散阶段一般有很多的部门都在工作，CISM 成员要与其他部门协调。

（2）一对一的危机干预和现场支持过程：一对一的危机干预和现场支持过程主要是应用 SAFE-R 模式。SAFE-R 模式也适用于危机干预的很多其他方式中，分为五步。

第一步：减少刺激（stimulation reduction），让危机者有一个安全的环境。

第二步：了解危机（acknowledgment of the crisis），"发生什么了？""你怎么样？"与危机者开展有效交流。

第三步：加速理解（facilitation of understanding），使反应正常化，给予危机者一些有效信息，帮助危机者了解他自身的应激反应是一种危机状态下的正常反应等。

第四步：鼓励有效的应对策略（encourage effective coping techniques），强调调整认知过程，帮助危机者选择和使用有效的应付策略。

第五步：恢复个人的心理行为功能（restoration of independent functioning），提供各方面的紧急帮助。

这两种形式比较灵活，可用于危机发生后，对 CISD 起着非常好的补充作用。可以反复使用，一般由有经验的 CISM 成员来做，方法也是先自我介绍，然后按照 SAFE-R 模式进行干预，最后总结和提供其他帮助。

3. **紧急事件应激晤谈（critical incident stress debriefing，CISD）** 是紧急事件应激管理的核心部分，目前成为危机干预的一个基本工具。CISD 的方针是防止或降低创伤性事件症状的激烈度和持久度，迅速使个体恢复常态。

在危机发生后 24～72 小时是进行 CISD 最理想的时间，CISD 要求在一个安静的房间中进行，一般需要持续进行3～4小时才可以完成整个晤谈。

CISD以团体的方式进行，危机者和干预者的比例是2～5∶1，一个理想的CISD组总人数是4～20人。

CISD分为七步，前一步结束了才能进行下一步。

第一步：导入期（introduction），这一阶段是相互认识、建立良好的组员间互动关系期。包括相互介绍组员，解释干预的目的，以减少阻抗，取得参与者的合作；回答参与者的一些基本问题，强调严格的保密性，介绍CISD的规则，比如告诉参与者：CISD不是一个调查研究；参加者可以说自己的事情，也可以说其他人的反应；如果谈话引起参加者的痛苦和焦虑，干预者会帮助其放松；参加者有权力不讲话，可以用点头、摇头的方式进行回应；参加者可以随时提问；有些参加者可能觉得谈出来没有用，但是有些参加者觉得有用，这样会有助于整个组谈论危机相关问题；如果有人离开，鼓励其回到组内。

第二步：陈述事实期（fact），此阶段主要是要求参加者回顾事件发生时的真实情况，以便把整个事件呈现在大家的面前。由参加者逐一回顾事件的情景与事实细节，谈出当时的所见所闻以及参加者当时自己认为发生了什么，后来又发生了什么。参加者谈话不分先后，但必须是轮流来谈，一个人谈的时候另外一个人不要随意插嘴。在此阶段，参加者在陈述事实时可能会表达自己的情感，他们会因为自己不经意间表达的情感而感到不安、愤怒。这时干预者要告诉他们有关情绪方面的知识，告诉他们这样的情绪反应是正常的，确保个人的情绪反应与整个小组的情绪反应一致，稳定参加者情绪让他们可以继续谈话，同时在适当的时候引入其他的参加者谈论事实。这一期，干预者以倾听为主，不必给予很多的回应。此阶段持续15～25分钟。

第三步：澄清想法期（thoughts），这一阶段是连接参加者对事件的认知和产生情绪反应的过渡步骤。主要是要求参加者澄清他们事件发生后、出现情绪反应前的认识活动，因为这些认识过程是产生情绪反应的基础。组长开始询问参加者事件发生时的想法，现在对事件的想法以及过去生活中是否发生过类似事件以及当时的想法。很多参加者会分享他的想法，在回顾这些想法时，很多参加者会伴有情绪反应。这时干预者像第二阶段时一样，要告诉参加者有关情绪方面的知识，将情绪反应正常化，确保整个小组的情绪反应一致。冷静和理智的参加者有助于其他小组成员表达他们的想法。

第四步：表达情绪反应期（reactions），经过上述第二步和第三步，参加者回顾了他们亲历事件的过程，当时的想法及伴发的情绪，参加者之间有了很多的互动，一般可以顺利地过渡到"反应"这一步。此期主要是要求参加者谈出他们的情绪反应，把个人的情绪反应呈现在大家面前。干预者一般是做管理工作，讨论在参加者之间进行。可以开始时由干预者询问参加者事件当时的反应、现在的反应，以及过去有无类似事件发生及反应，尤其是情绪问题，参加者会慢慢将他们的情绪与发生的事件联系起来，有些参加者会慢慢承认他们存在情绪的变化，参加者会开放地谈论他们的经历和反应，并且可以在参加者之间寻求到支持。如果参加者已经充分地讨论了他们对事件的反应，就可以进入下一阶段了。此阶段一般需要持续10～40分钟。

第五步：进一步澄清症状期（symptoms），这是第二个过渡阶段，联系反应期和指导期。此阶段主要是要求参加者谈出他们可能存在的应激症状。如果参加者认为自己的问题是正常的，他们会自然地谈出来；但是有些参加者会觉得自己的问题可能只有自己才有而不敢讲出来。这时干预者可以举出一些有关例子，帮助参加者表达他们存在的问题，也可以用举手的方式来表达他们存在的问题。如果参加者已经充分地讨论了他们的问题，可以进入下一步骤。

第六步：指导期（teaching），此阶段主要是干预者要帮助参加者如何应对上述出现的问题。参加者会很容易谈到如何应对这些问题、哪些问题是正常的。干预者可以提出这一问题，可以教授一些危机反应的基本知识、放松疗法、应对方式等；要嘱咐参加者不要饮酒、注意饮食、锻炼、多与他人交流等。参加者之间的互助将会有很大的作用。在教导步骤结束的时候，要提醒参加者有没有注意到在危机中有一些事情让参加者感到快乐或有希望,这样可以引导参加者积极看待问题。

第七步:再入期(re-entry),这是最后一个步骤,是来澄清、回答一些可能被忽略或者不清楚的问题,对整个干预阶段做出总结,让参加者说出刚才谈论的事情、还想谈论什么事情。干预者回答参加者的问题、解决尚未解决的问题、提供合适的指导,做出总结。

三、临床医学干预在危机干预中的作用

在发生危机的过程中,危机导致的创伤可能是复合性的、灾难性的和持续性的。危机的经历者之前就有可能患有严重程度不一的躯体疾病或精神障碍,危机的发生便成为他们难以承受之重。因此,在危机干预过程中,临床医学的干预成为不可缺少的重要组成部分。

危机干预的步骤:

1. **实现接触、保持联系,并迅速建立一定的关系** 干预者应充分利用各种条件,让求助者确信其在面临危机时并非单独应对。安全的环境、亲人的陪伴、合理的饮食和良好的休息及睡眠对处于危机的个体非常重要。

干预者要进行自我介绍以及干预目的和过程的介绍,表明帮助的意愿,保持在整个干预过程中工作的持续性和连贯性,让求助者可以在需要时即刻获得帮助。

2. **危机干预的评估** 评估是进行危机干预的前提条件,贯穿干预过程的始终,并根据当事人的反应灵活地调整干预策略。评估的目的是确定干预的方法和效果。具体如下:

(1)医学评估:评估求助者的意识状态、外伤、内环境稳定等。

(2)危机性质评估:了解危机是一次性的还是复发性的。

(3)需求评估:了解求助者的当前需求及如何满足等。

(4)情绪评估:了解求助者是否有焦虑、抑郁、愤怒和敌意等。

(5)行为评估:了解求助者是否有回避行为、危险性行为及行为的控制能力等。

(6)认知功能评估:了解求助者是否有认知曲解、精神病性症状等。

(7)资源和支持系统评估:了解求助者的社

会支持资源如何等。

(8)创伤性事件对求助者的意义评估:了解创伤对求助者生活的影响,恢复过程中可能面临的问题等。

(9)社会功能评估:了解求助者当前社会功能状况等。

3. **制订干预目标** 干预的目标是帮助求助者渡过危机,恢复生理和心理健康,并实现促进成长。干预目标应建立在全面评估的基础上,尽可能地发现问题,寻求解决问题的方法。在危机干预的急性期,医学干预非常重要。随着求助者逐渐从危机中恢复,应与求助者一起制订切实可行的目标,并鼓励其进行行为和应对策略的改变。

4. **干预措施** 必须按照医学的方法进行医学诊断和治疗,干预过程中的措施包括:以共情、真诚、尊重的态度进行倾听、观察、理解和做出反应;向求助者解释情感活动是对危机的正常反应;帮助求助者进行放松训练;鼓励求助者讨论目前感受,讲述过去和现在;理智面对现实及痛苦;增进对现实世界的了解;积极寻求可获得的社会支持和资源;改变习惯思维模式和行为方式;训练求助者对自己行为和决定的责任心等。

5. **实现目标与随访** 经过积极有效的干预,大多数求助者可以顺利地渡过危机,恢复健康。在实施干预时要根据不断了解到的情况、求助者的反应及干预的进程对干预目标进行验证和必要的调整。在求助者取得一定进步时,要善于鼓励,及时总结。不断强化求助者应对方式、资源利用及适应技能的使用,适应变化,制订必要的应急预案,增强对处理将来应激事件的信心。

在初期的临床处置中,要谨慎地识别出谵妄状态,此时患者表现为意识清晰度下降,伴有认知功能障碍,可能出现错幻觉等精神病性症状,症状常常昼轻夜重。此时应首先除外脑外伤可能,如外伤后迟发性血肿等,其次要注意原发疾病加重、内环境紊乱和重要脏器功能障碍。治疗原发疾病是治疗谵妄的关键,谵妄所导致的兴奋躁动可用小剂量抗精神病药如每晚口服奥氮平1.25~5mg、喹硫平25~100mg或肌内注射氟哌啶醇5~10mg/次。

不协调的精神运动性兴奋可能与谵妄有关,也可能是急性应激所致,患者可能出现冲动行

为,少数患者可能经过应激出现精神病状态,此时应首先将不协调的精神运动性兴奋与谵妄进行鉴别,然后对精神运动性兴奋进行治疗,治疗的方案与谵妄类似,但用药剂量和时间可能大于对谵妄的治疗。部分患者可能出现精神抑制,表现为木僵、违拗、缄默、拒食、社会退缩等,此时,在对患者进行生理支持治疗的同时,与患者建立良好的医患关系并进行持续的支持性心理治疗非常重要,同时对患者的精神症状给予相应的对症治疗。

在整个应激过程中,失眠、焦虑状态、抑郁状态可能作为急性应激反应或 PTSD 的症状出现,也可成为独立的精神病理状态,部分患者可达到相关独立疾病的诊断标准,部分患者病程迁延;在治疗失眠、焦虑状态和抑郁状态时,应按照一般的治疗常规进行,失眠可选用苯二氮䓬类、或非苯二氮䓬类药物(如唑吡坦、佐匹克隆等),盐酸曲唑酮和米氮平也有较好的催眠作用,特别适合应用于伴有抑郁焦虑的失眠;抗焦虑治疗可选用 SSRI 如帕罗西汀、艾司西酞普兰或 SNRIs 如文拉法辛,也可选用氟哌噻吨/美利曲辛和苯二氮䓬类药物进行治疗;抗抑郁治疗主要选用 SSRI、SNRIs 和 NaSSA。选用催眠药物时应注意避免长期使用,以免导致成瘾,其他抗抑郁、抗焦虑药物也应按处方推荐的剂量使用。

四、危机干预技术的评述

可以看出,危机干预技术发展至今,已经有一整套的操作技术流程,这些操作流程也经过实践的验证,被认为是行之有效的,如认知行为疗法。随着认知行为疗法的不断实践和发展,简易认知行为疗法越来越受到欢迎,如简易认知行为疗法对自杀企图患者的干预等。我国开展系统的危机干预时间不长,对 CISM 仍然有一个移植的过程,并且需要在实践中不断地修正,形成具有中国特色的、适合本国文化基础的危机干预技术。

从个人本身发展的角度来看,创伤是慢慢愈合的,治疗创伤最好的方法就是谈话、眼泪和时间。危机干预只是创伤恢复的一个开始。

从社会的角度来看,危机的干预是以团队的形式来进行的,在危机干预前、危机干预时、危机干预后,不同团队之间要不断地进行协作和配合。危机前的组织和培训、危机后的总结与危机中的干预一样,都起着十分重要的作用。这样当一个危机来临时,才能够使一个危机干预整体上保持一致,行动快速有效。

危机干预是一个有机的整体,需要社会上每个层面的组织和人员参与。精神卫生工作者需要在危机干预中,研究和提供各文化各年龄段人员的危险因素和调节能力;联合和指导社会上各种机构组成各种干预机构和小组;面向社会各种人员培训危机干预方法及相关知识;并进行深入的研究。

在危机中,危机干预不仅仅是心理学和社会学层面的,医学的介入也非常重要,随着对危机过程中中枢神经系统相关机制的认识,早期临床医学的介入可能会起到稳定的效果。

目前,危机干预的意识和应用在我国已经受到重视,每当重大危机事件发生时,我国政府都会派出有危机干预经验的专业队伍参与到危机事件的处理中,这体现出危机干预可应用于各种危机处理中。但目前经过专业培训的专业干预人员还不足,需要加大相关人员的培训。其次,当前的干预方法和技术多为引进产品,需要开发适合中国文化的、自主创新的、简单容易操作的干预方法和技术。第三,建立有效、流程简明、操作性强、易于掌握的干预工作流程和手册成为研究的重点。

危机干预的流程和方法是核心的部分,需要解决的问题是:①准备实施的干预方法是否对被干预者有不良反应,安全性如何?②准备实施的干预方法是否被接受,依从性如何?③实施的方法是否是有效的,有效性如何?④干预方法是否有相关的科学机制来解释,是否符合伦理学要求?

(施慎逊 许秀峰 卢 瑾)

第三节 自杀概念及流行强度

一、自杀的概念

自杀(suicide)是个体以自己的意愿和手段结束自己的生命,它既是在生理、心理、家庭、社会等各种因素影响下产生的一种偏离社会的行为,在许多情况下也是一种人际沟通的方式，即通过这种行为来传达情绪、操控他人、换取某种（精神上或物质上的）利益，或者是逃避内心深处的罪恶感及无价值感。由于这类行为蕴涵着诸多复杂的动机和心理社会环境因素，因此为自杀下一个确切的定义或对其进行完整的分类并非易事。世界卫生组织对自杀提出了较为宽泛的定义，即不同程度的求死意图所造成的自我伤害，包括自杀死亡（suicide commitment）、自杀未遂（suicide attempt）、自杀计划（suicide plan）、自杀意念（suicidal ideation）和自伤行为（autolesionism）等。

自杀死亡是一系列连续过程的终点，通常起于自杀意念，即在思想上酝酿自杀，但并无实际的行为表现。当某人产生了自杀意念而未被他人察觉和关注，则有可能发展为自杀计划，即对自杀的方式、时间、地点等进行计划，但并未采取行动。自杀未遂是采取了明确或很可能的蓄意自毁行动，也包括为达到特定目的的自杀姿态或威胁等。但无论真假，自杀未遂和自杀死亡之间存在密切联系，国内外研究发现，自杀未遂的人中，10%～15% 最后会自杀成功，既往的自杀行为会使自杀风险提高 10～60 倍。因此，自杀观念、自杀计划、自杀未遂之间存在大量不确定性，其危险性需要引起同等关注。

二、全球自杀流行强度及分布

1. 全球和区域自杀率 世界卫生组织在《预防自杀：一项全球要务》中报告，2012 年全球估计有 80.4 万人自杀死亡，经年龄标准化后的全球年自杀率为 11.4/10 万（男性 15.0/10 万，女性 8.0/10 万）。年龄标准化的自杀率，高收入国家比中、低收入国家高（分别为 12.7/10 万与 11.2/10 万）。然而，鉴于全球大多数人居住在中低收入国家，因此全球 75.5% 的自杀发生在这些国家。世界卫生组织六个区域的中、低收入国家的年龄标准化自杀率有将近 3 倍的不同，从美洲区较低的 6.1/10 万到东南亚区较高的 17.7/10 万。由于不同区域的自杀率相差较大，2012 年占全球人口 26% 的东南亚区的自杀人数却占了全球自杀人数的 39%。若是比较各国的数据，自杀率的差异则更为明显。在全球，人口不少于 30 万的国家共有 172 个，年龄标准化自杀率的范围从 0.4/10 万到

44.2/10 万，其差距达 110 倍。这些差异的大小并未随着时间的推移而改变，而是保持相对稳定。2000 年，172 个国家的年龄标准化自杀率的范围从 0.5/10 万到 52.7/10 万（105 倍的差距）。

2. 自杀率的性别分布 不同性别的自杀率有较大差异。很多年以来的传统观点认为全球男性自杀死亡是女性的 3 倍。但是，这种较高的男女比率是高收入国家的主要现象，2012 年年龄标准化自杀率的男女比率是 3.5。在中、低收入国家，男女比率要低得多，是 1.6，这表明男性自杀率比女性高 57%。然而，不同区域和不同国家之间有很大的差异。在中、低收入国家，区域性别比从西太平洋区的 0.9 到欧洲区的 4.1，存在 4.5 倍的差距。在人口不少于 30 万的 172 个会员国中，男女性别比率的平均值是 3.2，中位数是 2.8，比率在 0.5 到 12.5 之间（即有 24 倍的差距）。

3. 自杀率的年龄分布 不同年龄组的自杀率在全世界几乎所有区域，无论男女都是 15 岁以下人群的自杀率最低，70 岁及以上人群的自杀率最高，尽管不同区域 15～70 岁人群的自杀率在不同性别、年龄组的特征上有所不同。在一些区域，自杀率随着年龄的增长而逐步上升；而在其他一些区域，年轻成年人的自杀率有一个高峰，然后到中年后有所下降。在一些区域，各年龄组男性和女性的自杀率接近；而在其他区域，则大不相同。高收入国家和中、低收入国家之间的差异主要是中、低收入国家年轻成年人和老年女性的自杀率远高于高收入国家的年轻成年人和老年女性，而在高收入国家中年男性的自杀率则远高于中、低收入国家的中年男性。和总的自杀率一样，在不同的国家，不同年龄段人群的自杀率变化甚至比不同区域的自杀率变化还要大。

4. 自杀率的时间趋势 尽管全球人口数在 2010—2012 年间有所增长，但是自杀的绝对数从 88.3 万降到 80.4 万，降低了 9%。然而，不同区域的自杀率变化非常不同：自杀总人数变化的百分比在非洲中、低收入国家是增加 38%，在西太平洋区中、低收入国家则是减少 47%。2000—2012 年这 12 年间，全球年龄标准化自杀率（对不同时间的人口规模和人群年龄结构的差异进行调整）降低了 26%（其中男性降低了 23%，女性降低了 32%）。除了非洲中、低收入国家和东地中海

中、低收入国家的男性外,全球所有区域的年龄标准化自杀率都已经有所下降。全球和区域分析掩盖了具体国家的自杀率变化。不少于 30 万人口的 172 个会员国 2000—2012 年的年龄标准化自杀率变化的范围从降低 69% 到增加 270%。在这 172 个国家中,85 个国家(49.4%)年龄标准化自杀率下降超过 10%,29 个国家(16.9%)年龄标准化自杀率上升超过 10%,58 个国家(33.7%)这 12 年中的年龄标准化自杀率相对稳定(从下降 10% 到上升 10%)。目前还不清楚自杀率这样快速变化的原因,一个可能的解释是:最近几十年全球健康状况显著改善。从 2000—2012 年全球全部原因总的年龄标准化死亡率下降了 18%,自杀死亡率的下降超过了总死亡率的下降(26% 与 18%),但仅超过 8%。如果这种情况持续下去,那么世界卫生组织《2013—2020 年精神卫生综合行动计划》中提到的到 2020 年自杀率下降 10% 的目标就有可能实现。

5. **自杀占全部死因的比例**　2012 年自杀占全球所有死亡原因的 1.4%,是导致死亡的第十五位主要原因。高收入国家自杀死亡占全部死亡的比例(1.7%)高于中、低收入国家(1.4%)。这主要是因为中、低收入国家传染病和其他原因死亡的人数多于高收入国家。西太平洋区中、低收入国家是个明显的例外,在世界上所有其他区域,自杀占男性全部死亡的比例高于女性,自杀在男性死亡原因中的排位高于女性。自杀占全部死亡的比例以及自杀在死亡原因中的排位随着年龄段的不同而有很大的不同。从全球情况来看,15~29 岁年轻人的自杀占该年龄段全部死亡的 8.5%,并且是该年龄段人群的第二大死亡原因(仅次于交通事故)。30~49 岁成年人的自杀占该年龄段全部死亡的 4.1%,是该年龄段人群的第五大死亡原因。引人注目的是,在高收入国家和东南亚中、低收入国家,15~29 岁年轻人的自杀分别占全部死亡的 17.6% 和 16.6%,无论是对于男性还是女性而言,自杀都是此年龄段人群最主要的死亡原因。评估自杀作为一个公共卫生问题的重要性的另一个方法就是评估其对全部故意死亡的相对贡献,故意死亡包括人际暴力、武装冲突和自杀导致的死亡(即暴力死亡)。全球来看,自杀占全部暴力死亡的 56%(男性占 50%,女性占 71%)。在高收入国家,自杀占全部暴力死亡的 81%;在中、低收入国家,自杀占男性全部暴力死亡的 44%,占女性全部暴力死亡的 70%。

三、中国的自杀状况

(一)1995—1999 年期间

2002 年费立鹏等在 *THE LANCET* 杂志发表了我国自杀率及其分布特点的文章,该文章以我国卫生部疾病监测系统记录的 1995—1999 年自杀率数据为基础,按照国家统计局的性别、年龄以及城乡人口分布数据进行调整,并根据国家统计局死亡登记系统数据估计了漏报率,最终获得了相对准确的自杀率数据。研究结果显示我国自杀率的分布特点为女性高于男性,而其中主要的原因是农村年轻女性的自杀率较高。鉴于该结果与世界多数国家自杀率分布不一致,引起了国内外自杀研究领域学者的广泛关注,该结果随后也多次被相关学者引用。进入 21 世纪以来,国内学者对我国自杀率数据进行分析,发现我国自杀率逐年下降。其中农村人群自杀率下降幅度高于城市人群,农村年轻女性自杀人数下降更为明显,年轻男性及老年人群自杀率呈上升趋势。自 2006 年起,我国城乡男性自杀率均高于女性。

(二)2002—2015 年期间

刘肇瑞、黄悦勤等根据卫生统计年鉴的数据进行分析,描述了我国 2002—2015 年 5 岁及以上人群自杀率的时间变化趋势。

1. **城乡变化趋势**　总体来说,我国各人群自杀率呈下降趋势。城市居民自杀率从 12.79/10 万下降至 5.07/10 万。农村居民自杀率从 15.32/10 万下降至 8.39/10 万。除 2005 年外,城市居民各年度自杀率均低于农村居民,且城市居民自杀率平均年变化率为 -7.4%(95% 置信区间:-7.9%~-6.9%),降幅度高于农村居民平均年变化率为 -4.6%,95% 置信区间:-5.0%~-4.3%)。在城市居民中,各年度男性自杀率高于女性;而在农村居民中,2002—2005 年女性自杀率高于男性,2006—2015 年均为男性高于女性。

2. **城乡和性别平均年变化率**　我国 2002—2015 年 5 岁及以上人群标化自杀率从 15.61/10 万下降至 6.61/10 万,平均年变化率为 -6.0%(95% 置信区间:-6.5%~-5.6%)。城乡居民标化自杀率的变化趋势与自杀率相似。城市居民标化自杀率从 13.08/10 万下降至 4.60/10 万，平均年变化率为 −8.0%（95% 置信区间：−8.6%～−7.5%）。农村居民标化自杀率从 17.05/10 万下降至 8.68/10 万，平均年变化率为 −4.3%（95% 置信区间：−4.7%～−3.8%）。男性标化自杀率从 15.81/10 万下降至 7.57/10 万，女性标化自杀率从 15.39/10 万下降至 5.61/10 万。2002 年男性标化自杀率略高于女性，标化自杀率男女比为 1.03。2003—2005 年，女性标化自杀率高于男性，标化自杀率男女比在 0.85 至 0.95 之间。而 2006—2015 年，男性标化自杀率高于女性，2006—2012 年标化自杀率男女比变化不大，而 2013—2015 年标化自杀率男女比有升高趋势，从 1.29 升至 1.35。女性标化自杀率的平均年变化率为 −7.9%（95% 置信区间：−8.4%～−7.4%），下降幅度高于男性（平均年变化率为 −4.4%，95% 置信区间：−4.9%～−4.0%）。

3. **城乡年龄变化趋势** 2002—2015 年我国 5 岁及以上城乡人群各年龄组自杀率的时间变化趋势可见城市及农村地区 5～14 岁人群各年度自杀率均很低，且随时间变化不大，其他各年龄组人群总体来说各年度自杀率均有下降趋势，但是，城市各年龄组人群 2005 年自杀率有升高趋势。城市 55 岁及以上人群以及农村 65 岁以上人群 2010 年自杀率略有升高，2010 年之后各年自杀率的变化存在波动。此外，各年度城乡地区均存在自杀率随年龄升高的趋势。

4. **育龄妇女自杀率** 2002—2015 年我国城乡育龄妇女（15～49 岁）与同年龄男性的自杀率变化趋势可见，2002—2004 年农村育龄妇女自杀率最高，随后呈现逐年下降趋势。自 2012 年起，各年龄段农村育龄妇女的自杀率均低于农村相应年龄段男性，但仍高于城市同年龄段男性以及城市育龄妇女。城市育龄妇女自杀率变化趋势与农村育龄妇女相近，自 2011 年起各年龄段城市育龄妇女均低于城市相应年龄段男性。

5. **自杀率的人群和地区分布** 2002—2015 年我国 15 岁及以上人群自杀率分析可见，除农村男性 15～19 岁、25～29 岁和 85 岁及以上年龄组人群各年度自杀率的平均年变化率无统计学意义外，其余城市及农村地区男、女性各年龄组 2002—2015 年的下降趋势均有统计学意义。城

乡不同性别各年龄组自杀率的下降趋势并不一致。其中，城市和农村地区 30～39 岁女性人群，以及城市 45～49 岁女性自杀率的下降幅度最高，平均年变化率在 −14.7%～−13.0% 之间。在 65 岁及以上的老年人群中，城市男性和女性自杀率下降幅度均较大，平均年变化率在 −10%～−8.5% 之间，高于农村男性和女性自杀率的下降幅度（−6.6%～−3.5% 之间）。

2012—2015 年的年平均自杀率为 6.75/10 万，其中城市居民为 4.59/10 万，农村居民为 8.98/10 万；男性为 7.54/10 万，女性为 5.93/10 万。我国城乡 5 岁及以上各年龄组男性及女性的各类人群年平均自杀率均呈现随年龄升高而升高的趋势，以农村 65 岁及以上年龄组人群随年龄升高趋势最为明显，其中男性随年龄升高趋势大于女性。

（三）2017 年数据

根据卫生统计年鉴 2017 年的最新数据，我国城市居民自杀率为 4.31/10 万，农村居民自杀率为 7.66/10 万，与往年相比略有下降趋势（表 28-3-1）。

表 28-3-1　2017 年城乡居民自杀率

年龄组 / 岁	城市 /10 万	农村 /10 万
5～9	0.09	0.02
10～14	0.96	0.94
15～19	1.40	2.49
20～24	1.59	2.47
25～29	2.67	4.47
30～34	2.87	4.91
35～39	2.35	3.94
40～44	2.92	4.33
45～49	3.57	6.11
50～54	7.17	11.76
55～59	4.55	8.12
60～64	9.11	15.52
65～69	10.58	20.51
70～74	13.07	24.50
75～79	14.03	31.57
80～84	21.60	42.73
85 及以上	25.31	48.56

可见城市居民自杀率随着年龄的增长而增加，与全球数据趋势一致；而且，农村居民自杀率增加的趋势高于城市居民，尤其 65 岁以上农村居民自杀率基本上是城市居民的 2 倍。

按照性别统计,城市居民男性自杀率为 5.04/10 万,女性自杀率为 3.56/10 万;农村居民男性自杀率为 8.91/10 万,女性自杀率为 6.36/10 万。由此可见,城乡居民均显示男性自杀率高于女性,与全球数据趋势一致。

(黄悦勤)

第四节 自杀影响因素及心理学观点

一、自杀的影响因素

(一)遗传因素

自杀死亡者中,很多人患有各种精神疾病和人格障碍,或者经历着各种负性生活事件。然而,有相当一部分的人经历类似创伤性事件却从未实施或试图采取自杀行动,这表明自杀行为具有内在易感性。遗传学因素在其中起到重要作用,家系研究和寄养子/双生子研究业已证明了这一点,自杀死亡或自杀未遂者的亲属中实施自杀或具有自杀观念者数倍于没有自杀家族史的人群,约30%自杀死亡者的家族中有自杀者。

自杀行为的遗传学研究发现,遗传学因素与自杀行为的关系可能源于对中枢神经系统信号传递或神经发育产生影响的任何一种基因表达。也就是说,凡是同神经递质、激素及其相应受体以及与之合成代谢或修饰有关的各种酶类、二级信使、轴突传递、神经元黏附性、突触功能、转录因子等有关的基因都可能是自杀行为的候选基因。尽管近十年来的研究大多聚焦于探索 5-羟色胺(5-HT)相关基因同自杀行为的关联性,包括色氨酸羟化酶(TPH)基因、5-羟色胺转运体(5-HTT)基因和5-羟色胺受体(HTR_{1A}、TRlB 和 HTR_{2A})基因等。近年来的研究发现影响自杀行为的遗传学因素并不仅仅局限于此,涉及去甲肾上腺素(NA)系统、调节应激相关的下丘脑-垂体-肾上腺(HPA)轴和神经传导的基因也与自杀行为具有显著的关系。

应激易感性模型认为,遗传和后天环境因素共同构成个体素质,早年创伤经历、慢性疾病、长期物质滥用和内外环境因素部分决定了个体易感性的发展。自杀易感性是个体在应激环境下是否表现出自杀行为的重要决定因素。众所周知,暴露于应激环境下可导致蓝斑部位神经元放电活动增强、NA 释放和代谢增加,这表明 NA 在处理应激中起到重要作用。酪氨酸羟化酶(TH)是 NA 生物合成的关键酶,研究发现 TH 基因与适应障碍具有相关性。另有研究发现 TH 等位基因与愤怒/敌意等人格特质以及应激易感性相关,对此可能的解释是 TH 等位基因的调节功能不能满足 NA 的生物合成要求,导致应激反应能力和应对能力下降。愤怒特质被认为是自杀行为的内表型之一,并且可导致自杀风险增高。目前对于与愤怒特质有关的基因组分知之甚少,已知研究发现 TPHl 基因和 TH 基因与自杀个体愤怒行为的增加有关,Wasserman 等首次报道 T-box 19(TBX19)基因与愤怒/敌意等人格特质的增加显著相关,以及促肾上腺皮质激素受体1(CRHRl)基因相关位点与低应激水平的男性抑郁症患者自杀意念具有一定联系。由于 TBX19 和 CRHRl 是 HPA 轴的重要调节因子,对促肾上腺皮质激素的合成进行调控,因此推测具有自杀倾向的个体的 HPA 轴活性阈值可能存在先天性低下,导致 HPA 轴在低应激水平状态也会发生过度反应。

遗传学研究给自杀预防研究带来一些启示,在童年期和成年早期阶段发现个体的自杀易感性将有助于防止这种易感性的进展。采取有针对性的预防措施,例如增强易感个体帮助其子女规避或处理创伤的能力,以使得他们能够做出有利于自身及其子女健康的选择,并且制订出可以实现的生活目标。

(二)生物化学因素

冲动性和/或攻击性与神经质(包括抑郁和退缩素质)这两种气质类型可导致青年人和成年人的自杀风险增加,在自杀者中这些可能与是否患有精神疾病无关,而可能与个体的反社会行为及品行障碍、酒精和物质滥用、冲动性行为、过度猎奇行为以及童年期创伤经历有关。研究表明,与自杀行为相关的冲动行为和冲动特质具有遗传等生物学基础。

自杀行为可能跟某些神经递质有关。青少年自杀行为亦可能与情绪异常、药物滥用、品行障碍或人格异常等精神异常状态有关。研究发现,脑脊液(CSF)中 5-HT 及其代谢产物 5-羟吲哚乙酸水平低下与自杀(包括自杀未遂)之间存在显著相关，其中可能的机制是中枢 5-HT 水平低下导致冲动和攻击性水平升高，因此易于不计后果地实施自杀行为。此外，临床上有研究证实，补充 ω-3 脂肪酸可以减少冲动性自杀、攻击等行为。而 Carlezon 等通过动物实验显示，ω-3 脂肪酸缺乏可能改变细胞膜的流动性，通过改变细胞膜黏度而降低了突触间隙的单胺递质水平；补充 ω-3 脂肪酸后，则可以提升突触间隙 5-HT、多巴胺（DA）和去甲肾上腺素（NE）等的水平，从而改善情绪和行为。

（三）社会心理因素

由于不同地区间社会文化、习俗、经济水平等差异巨大，导致我国的自杀诱因极为复杂。总体上看，我国的自杀行为以家庭矛盾、婚恋纠纷、人际关系不和、精神和躯体疾病等原因所致为主。与其他许多国家不同的是，我国的自杀行为少有受到宗教禁忌和法律的约束，社会对此行为也以同情为主，甚至对个别自杀者加以褒扬。因此有自杀未遂的个体往往将自杀作为一种可以接受的摆脱自身痛苦的方式。由于环境相对宽容，人际间的强烈冲突（如严重的家庭冲突、失恋等）往往可能导致冲动性的自杀，尤其是对于那些信息封闭、社会支持系统不健全的中青年农村妇女来说，这种境遇性自杀（多数时候是作为抗争的姿态）由于可能存在潜在获益（如获得家人关心、平息家庭纠纷等），因而较世界上其他地区更常被采用。这类自杀行为多为非致命方式，如少量服食农药等，但在经济不发达地区，由于乡村医疗机构缺乏抢救能力，因此往往导致真实的死亡后果。这可能部分可以解释为何有一段时期中国农村女性自杀死亡率高于城市。但近年来，随着农村医疗卫生条件改善以及自杀预防知识（包括农药管理措施）的增强，农村妇女的自杀率已得到了明显的控制。

法国社会学家 Durkheim 认为，社会压力与影响是自杀行为的主要决定因素，他提出了三种自杀类型：①利己式自杀（egoistic suicide）。指由于社会离散、缺乏凝聚力和社会的整合，使个体无法融入社会、在群体中无法被整合。这种使个人处于孤立境地的力量越强大，社会中的自杀率就越高。②利他式自杀（altruistic suicide）。是由于社会高度的凝聚、教条式地接受社会目标、社会过度整合导致自杀者出于高尚的信念、感到有自杀义务而产生的自杀现象，也就是为过度认同与共鸣而导致的个人牺牲。如为宗教信仰或政治忠诚而自杀。③失序式自杀（anomic suicide）。是在社会秩序丧失、社会规范崩溃的状态下引发个人失去自我控制而产生的自杀，如社会剧烈变迁、经济萧条、或在离婚等情形下，个体无法以理性的方式处理危机，从而选择以自杀的方式来解决问题。还有研究也发现，确实有许多生活事件或环境压力如社会隔离、孤独感、社会支持差，以及缺乏亲密的和可以信赖的人际关系等，均可能导致自杀风险升高。自杀者在实施自杀之前，常遭受的负性生活事件包括被羞辱、居丧、失败或受到威胁等。

在青年人中最常见的生活事件是人际关系的丧失或人际冲突，此外，面临法律问题或惩罚或是家庭出现经济危机时，都可能会引发自杀意念出现。导致成年人自杀风险增高的重要社会环境因素有人际关系问题（包括离婚、激烈的家庭矛盾、失业、居所变更或退休等）、经济问题和就业问题等。一些特定的生活事件如离异、家庭矛盾、经济问题和失业等还常常与酗酒、赌博等问题行为有关。对于老年人而言，健康状况恶化、躯体疾病以及因体质变差所导致的能力下降对自杀行为起着重要的累积影响效应。有证据表明，随着年龄的增长，躯体健康问题对自杀的影响越来越大，这一点在男性中尤为突出。家庭不和睦和家庭冲突也与 55～75 岁老年人自杀风险的增高有关。家庭冲突可能源自与老龄化有关的应激源，应对和适应能力差的老年人更易于自杀。

大众传媒对于自杀行为也有着不可忽视的影响，尤其对于处在世界观形成阶段的青少年影响更深。如果长期暴露在对著名人物或"偶像"自杀的煽情宣传气氛下或者从同伴那里经常感染暴力、自杀等情境，则很可能会刺激其有意无意间学会这些行为。朋友发生自杀未遂与自杀现象之间存在明显而直接的关系。有证据显示，报纸对自杀行为的（哪怕是客观的）报道也是一些个体自杀行为的危险因素。

精神疾病与自杀事件的关系中，非常重要的是精神卫生知识的获得、对精神疾病的病耻感，以及治疗资源的可及性等经济社会影响因素,而且在多数发展中国家,这些因素还往往被低估。在这些国家,婚姻也可能是女性自杀行为的一个重要应激来源,与之有关的还包括女性过早结婚、缺乏择偶自主权、早育的压力、经济上依赖丈夫和生活在数代同堂的大家庭,以及家庭暴力等。

二、心理学观点

精神分析学派认为,自杀是由强烈心理刺激激发的内部冲突所导致的。这种刺激不仅可以使个体倒退到更原始的自我状态,也可使其对他人或社会的敌意进行抑制,从而将对他人或社会的原始攻击性的冲动内向投射,产生自杀。这些潜意识的动机包括他杀或被杀的欲望、死的欲望等。

家庭系统论的观点则强调家庭结构混乱、沟通不良、角色的冲突与混淆,以及无法接受家庭必然发生的改变,这些家庭中的冲突与变动亦将对个体形成压力,影响自杀行为的发生。家庭压力的严重度越高,如父母离异,父母过世等,均可能导致无法提供儿童、少年支持性的保护,甚至还可能产生虐待或忽视等问题,这些压力和问题都可能导致儿童自尊心与自我功能的减低,进而影响其人格发展。儿童和青少年时期受到家长严厉的体罚、情感虐待,或者在学校遭受校园暴力侵害、恐吓等,均有可能在以后产生自杀意念和行为。研究显示,自杀者的父母有情绪障碍、物质滥用、攻击性行为和自杀行为的比率高于常人,提示环境和遗传的相互作用机制。此外,家庭成员之间存在严重或长期的冲突、缺少沟通或者亲子之间难以建立依恋关系等,往往比父母离婚更易导致青少年自杀。父母的冲突和争吵尤其对女孩具有更严重的情绪伤害作用。而家庭内部良好的沟通和让孩子感到被理解则对青少年能构成保护性因素,使他们即便遇到严重挫折也能坚强地承受、乐观地面对。

据我国台湾地区对中学生的一项调查显示,企图自杀的促发因子依序为:学校相关压力(46%,含学业压力32%、师生或同学冲突14%)、亲子冲突(25%)、及精神症状(25%,包括无望感和精神病症状等)。

某些人格特质、心理易感性和认知及应对方式也可能是自杀行为的危险因素。导致个体以负性的方式应对所感受到的应激,是上述与自杀行为有关的心理学成分共同的作用通路。与高自杀风险有关的心理因素包括低自尊、无望感、神经质、情绪稳定性和控制能力差、冲动及冲动性暴力攻击行为、自我意识不良或过于强烈的个人独立意识、社会隔离和认知模式僵化等。这些人格特征还可能对自杀干预的努力造成阻碍。

无望感与自杀观念、自杀未遂、自杀行为有着十分密切的关联,关联程度甚至超过抑郁症对自杀的影响,同时也是自杀的一个可预测因素。无望感是一种稳定的心理特质,可能是独立于抑郁症之外的,可合并存在于多种精神障碍之中。这提示对自杀者除了需要进行精神疾病状况评估和治疗,还需要对其无望感进行评估和处理。

(黄悦勤)

第五节　自杀预防和干预

一、自杀的评估和预测

(一)先兆表现

自杀者在实施自杀行为之前通常会有预兆,如果能够及早识别这类自杀前兆,便可以采取必要的措施及时预防。一般而言,自杀前的预兆包括曾经自杀未遂、有明确的自杀计划最近家庭中有人自杀、对生活失去兴趣、常有无助绝望感、突然有饮酒吸毒的行为、生活习惯改变、最近面临重大的失落、把珍贵或有纪念意义的物品送人、情绪不稳定、常提到与死亡有关的话题或在言语上表示希望自己死亡等。Peters 提出了一些行为或语言线索,可作为自杀行为的预警,包括严重的抑郁情绪(可能伴随着体重减轻、睡眠习惯改变、感觉无望或低自尊)、突然的行为改变(包括变得较具攻击性、焦虑、多疑、自私)、常做白日梦甚至有幻觉出现。Guetzloe、Popenhagen 等的研究均发现,"自杀的念头""威胁要自杀",以及"自杀未遂"等都可能是自杀行为的前兆,而自杀未遂则是最明显且直接的自杀前预兆,任何一次的自杀未遂都是自杀者向外界求助的讯号,不应随便将其误解成是为了获得他人的注意而采取的策略,否则随之而来的可能是更致命的尝试。

（二）风险评估

自杀风险评估的气象预报模式是一种随时间变化的评价方法，因为随着时间的推移，评估的准确性也随之降低。例如，在近期预测中，哪些影响自杀行为发生的因素可以更准确地确定。自杀风险的评估是一种即时的判断，对于较远期的预测，无法确定哪些心理和环境因素会影响行为，因此也无法准确地评估结局会怎样。对于正在经受自杀危机的个体，应当经常进行随访和定期的自杀风险评估。

自杀的基础发生率是很低的，即使在心境障碍、精神分裂症、酒精或药物滥用的患者中自杀率为 18/ 万，1 万名这类患者中也有 9 982 人未曾自杀。因此，预测某人不会自杀，很可能就是正确的。对超过 48 小时的预测，其准确性就会逐渐降低。每次自杀都是一个独特的事件，很难作简单的分析。这些危险因素可以分成近期因素和远期因素两大类（评估后 1 年以内或 1 年以上）。Fawcett 等前瞻性地研究了 954 例重症心境障碍患者，发现一些有统计学意义的近期自杀预测因素包括：惊恐发作、精神性焦虑、动力不足、酒精滥用（愉快感或兴趣丧失）、情绪低落、注意力下降和失眠等。

自杀危险因素的近期与远期之分具有重要的临床意义。例如，近期预测因素对自杀的预测效应要大于远期预测因素。而且，正如 Fawcett 等的前瞻性研究所证实，评估未来 1 年内自杀死亡的重症心境障碍患者的自杀风险预测因素不同于评估未来 2～10 年间自杀患者的预测因素。在前一组中，惊恐发作、精神性焦虑、失眠、注意力减退、酒精滥用、兴趣与愉快感丧失等与焦虑相关的症状更为严重。

自杀通常是一种多因素决定的行为。在评估某人自杀可能性时，要依靠对各种危险因素的综合评价。但实际工作中，估量各种因素对自杀风险预测的作用大小是非常困难的。根据危险因素来预测自杀会发现太多的假阳性案例，因此对于远期预测，多数危险因素可能都是毫无意义的。然而，对于评估近期的自杀风险，这些因素的意义会大得多。评估者必须认识到，对自杀风险的系统评估是一种良好的临床实践，也是一门风险管理技术。

评估中还应注意的是，不能把重点仅仅放在区分自杀姿态还是自杀企图，尤其当自杀行为发生在过去时做这样的区分比较危险。有些自杀企图好像只是一种姿态，因为患者并没有任何伤害自己的意图。但是，患者无意识的曲解和回忆错误可能会将真正的自杀企图转换成好像是一种自杀姿态。

以前的医疗记录是评估自杀时十分重要的信息。在征得同意后，应当尽快了解以前的诊断、治疗或自杀行为。忽视以前的治疗记录可能会导致严重的临床失误，以前的医疗记录可能包含着一些有助于现在对患者进行治疗和处理的重要信息。必要时还应向相关当事人了解情况，如以前处理过患者自杀的医师、家属等，以确定既往自杀企图的严重性、各种生物和心理社会影响因素等。

Weisman 等建议采用"危险 / 获救评分方法"对自杀企图的致命性进行描述和定量分析。例如，患者吞服过量安定类药物后立即打电话给医师，这属于低危险、高获救；患者在住所用刀片划破皮肤而不求助属于低危险、低获救；高危险、高获救的患者会当着朋友的面上吊；患者买来软管接到汽车的排气管上，然后等人从屋子里出来，这种情况属于高危险、低获救。自杀方式的致命性指的是造成不可逆损害的可能性，可以用影响危险 / 获救的因素之间的比来表示，这就是自杀危险评定的理论依据。危险 / 获救评定结果与采取的干预手段、患者的性别以及是否自杀死亡等有密切联系。危险 / 获救评定不是一种预测工具，但如果与其他因素结合在一起考虑，如明显的想死意图、以前的精神病史、是否能获得家属和社区的支持等，则这种评估将有助于对自杀做出个体化的判断。

自杀动机或意愿是评估中需要关注的另一个因素，在对自杀动机进行评估前，首先要注意自杀者自杀意愿的强烈程度。自杀意愿由四个方面组成：信念（如想死的程度等），准备行为（留遗嘱、道别、分发财产和礼物、累积药片等），防备别人发现（导致营救可能性降低），交流自杀观念。研究发现，强烈的自杀意愿与反复的自杀未遂以及完成自杀行为密切相关。

评估当时自杀观念的严重程度和广泛程度是

评估自杀风险的重要线索。队列研究显示，自杀观念越是严重、广泛，自杀观念付诸行动的可能性越大。另外，过去有自杀未遂史、目前存在自杀观念者，很容易再次自杀。

评估还应考虑致命性问题，致命性高的死亡方式如上吊、一氧化碳中毒或者跳楼等，自杀成功率高，同时也说明死亡意愿强烈，但是，采用致命性低的死亡方式并非表示死亡意愿不强烈，特别是对于认知尚未成熟的青少年来说，他们较难形成一个周全的、高度致死性的自杀计划；而某些冲动性的青少年虽然死亡意愿很低，但由于认知不成熟而采用了极端的方式，可能反而导致严重后果。

评估时，区别非自杀性的自我伤害和自杀未遂是非常重要的。非自杀性自我伤害一般来说总是采用一种反复和刻板的方式，目的是解除不适而不是企图自杀。这类行为常常由人际危机所促发，伴焦虑、空虚感或者人格解体，躯体受虐待史可能是重要的危险因素。

促发事件的特征有益于评估自杀的危险性和制订治疗计划。如果促发事件是慢性持续、并且目前正存在的问题，例如家庭关系差或者受虐待，则自杀行为反复的可能性极高。对青少年而言，最主要的促发事件是人际冲突 / 丧失；6 岁以下的儿童主要是和父母的关系问题；16 岁以上的青少年主要是恋爱关系破裂等。违法违纪问题是另一类重要而常见的促发事件，特别对于有品行障碍或者物质滥用问题的青少年。

自杀动机是自杀行为的直接原因。三分之一自杀意愿强烈的自杀未遂者的动机是为了从一种痛苦的情境（如家庭虐待）中逃脱，而另一类重要的自杀动机是为了影响别人、表达一种情感，例如让别人感觉有罪、吸引他人注意或者同情、表达敌意和不满等。

对自杀危险的评估是精神卫生领域最复杂、最困难和最具挑战性的任务之一。在评估自杀时如果有一套合理的操作性标准，就能解决预测自杀这一十分棘手的问题，可惜目前还没有这样的标准。所以临床医师应当注意：所有的检查评估结果均应记录在病历中；每次门诊时，最好都对有自杀观念或行为的患者进行自杀风险的评估；对住院患者也要经常进行评估，尤其是当环境发生变化时，如床位或病房变动、假出院或正式出院前。

二、自杀的干预

（一）基本措施

2013 年 5 月，第六十六届世界卫生大会提出将实施由 WHO 首次提出的心理健康行动计划，其中促进自杀干预的发展、完成 2020 年全球自杀率减少 10% 的目标成为该计划的首要任务。

1. 针对个体的自杀防治措施

（1）全面评估：包括危险因素、自杀意念强弱、自杀史、目前情绪状态、对待自杀问题的态度、总体精神状况等。根据评估结果制订切实可行的防治策略。

（2）讨论：首先，医师或其他试图帮助自杀者的专业人员应当与自杀者建立起良好、相互信任的关系；其次，可以尝试与自杀者签署"零伤害协议（no-harm contracts）"，规定在产生自杀意念时，有义务首先找专业人员寻求帮助，同时推迟实施自杀行为的冲动。

（3）环境干预：需要家属和社区协同工作（如妥善保管可能用于自杀的工具、处理有关的生活事件、陪伴有自杀意念者），也可以借助于一些社会资源（如危机干预热线、警察、工作单位等）。

（4）医疗干预：常用的是各类心理治疗以及针对抑郁症状的抗抑郁药物治疗、改良电休克治疗（MECT）等，不同等级的自杀风险可以采用不同的干预措施。

（5）随访评估：了解危险因素的变化情况，相关应对技能的掌握情况，以及精神和情绪状况、自杀意念有否反复出现等；同时确保自杀未遂者获得了持续的帮助。

2. 在国家和社会层面，应着手起草以政策、目标为导向的国家自杀预防策略，把恰当的信息提供给所有的居民，特别是高危人群。建立良好的公共信息系统，促进公众对自杀这一公共卫生问题的特点、原因以及识别危险人群的方法等的认识。

（1）预防策略的实施：各地区应当在国家策略的指导下，结合当地实际制订计划及确立责任部门，发挥社区力量，因地制宜、因时制宜开展工作，使自杀预防工作获得广泛支持。并由专门机构负责监测和控制问题，协调各部门的合作，评价实施的效果。

（2）宣传普及知识：即教育公众自杀有关的预防和干预知识。在宣传普及知识方面，媒体需要特别注意尽量避免作美化自杀行为的报道，例如对自杀死亡不应称作"自杀成功"，而应称为"自杀死亡（或已遂）"；应避免用头条新闻报道自杀案例，尤其事关名人时，更应避免渲染夸大之词。切忌在报道中暗示自杀是人们面对重大人生困惑如破产、考试失败或被性虐待等时的唯一解脱方法。如果该公众人物生前曾患有精神疾病，应在文章中明确指出，但不应绘声绘色地详细描述自杀方法、现场的惨状或刊登死者照片等。媒体在报道时应强调自杀者的行为对其亲属心理方面的伤害，关注悼念死者和寄托哀思。客观描述自杀未遂者的健康状况，亦可以防止其他人盲目模仿自杀行为。

（3）开展培训：包括对护士、医师、心理医生和其他咨询师的教育，对教师、律师和警察等公共服务行业人员的培训，为自杀高危个体的家人提供教育计划，以提高识别高危个体的能力以及对自杀行为做出正确反应。

（4）提供方便、有效的临床和专业服务：如顺畅的会诊转诊制度，加强社区与专业服务机构的联系。发展更多途径使高危人群能获得综合性服务，针对与自杀相关的精神疾病提供可获得的药物和心理治疗措施。

（5）努力限制致死性方法和自伤工具的可及性：如控制农药等容易获得的自杀工具，并宣传这些措施被证明在发展中国家可以减少自杀率。此外，建立更安全的方法来分发潜在致死剂量的药物、支持发明预防自杀的新技术等也是有效的措施。

（二）特殊人群的预防和干预

1. 高危人群 为精神疾病和自杀行为的高危人群（包括已婚年轻女性、独居老人等）提供帮助，并开展有针对性的预防工作；对于蓄意自伤行为，无论严重程度如何，除了应用药物治疗加以控制之外，还应对每例自伤者进行心理评估，提供心理帮助，并且要培训急诊工作人员以提高其对自伤行为进行药物和心理干预的能力。

2. 青少年 青少年自杀重在预防。现有的研究提示，青少年自杀行为与诸多的学校因素有关，如学业成绩不良、学校出勤率低、对学校和功课持消极态度等。青少年的精神卫生状况与自杀观念和自杀行为有关，从学校的角度全方位地改善青少年的心理健康状况比单纯减少其问题行为能更为有效地预防自杀的发生。干预的重点是自杀的高危（或可疑）人群，通过自我识别、同伴识别、教师识别或心理健康筛查等，可以及时发现那些有问题行为的高危青少年。但这种识别需要建立在教育培训的基础上，其目标是使学校的学生和教师了解有关自杀行为的危险因素和信号。一旦识别出高危个体，就必须立即采取行动，教师必须严密监测学生的心理状况，必要时可安排相应的学校工作人员监测高危个体的心理健康状况，高危青少年应接受专业人员的心理咨询和治疗，学校和心理咨询人员还应向家长告知潜在的危险，并建议这些家长寻求专业帮助。

同时，学校还应采取措施减少高危个体的行为问题对自身和他人的影响，特别是对青少年同伴的影响。学校的教育工作者应当了解，发生在学校的问题行为对于学校里的其他学生具有负性的影响，应当对学生采取适当的心理支持，如建立热线电话，进行小组讨论等。应使青少年了解精神障碍的症状，同时了解向合适的成年人寻求帮助的重要性。

社交技能训练项目也是预防干预的有效手段之一。许多自杀未遂者的动机是表达敌意、吸引注意或者影响他人，提示他们缺乏社交技能、人际关系效能低。对于这样的自杀未遂者，就应该教会他们更直接表达自己感受和需要的方法，以及在角色扮演中教会他们倾听他人不同的意见。通过社交技能训练，患者能够更直接、开放地表达自己的需要，并认识到自杀行为并非理想选择。帮助他们识别问题、形成解决方案并评估解决方案等，也是治疗的重要组成部分。

预防和干预过程中还应考虑致命方式的可及性问题，凶器、药物等都应当严格加以控制和管理。限量处方可以减少严重的服药自杀事件的发生，医师在给有自杀行为的患者处方时，需要考虑药物过量的潜在危险性。

3. 老年人 老年人自杀的首要因素是抑郁，而且老年期的抑郁往往未得到恰当地诊断和治疗。不过，完成自杀的行为很少仅有一个诱因，对于老年人，常见的风险因素还包括：近期有亲人（尤其是老伴）或者多年的好友去世；患有躯体疾病，无法控制的疼痛，或者担心疾病迁延不愈；察觉到自己健康状况恶化；社会孤立和孤独；具有某些特定的人格特征，如僵化固执、对新事物缺乏开放的态度等；社会角色方面的重大变故（如退休）等。

由于老年人的自杀行为是由多因素决定的，因此其预防也应采用复合的方法，而且这些策略和方法与预防青少年自杀有所不同，应当针对老年人特点。比如，尽管以往的自杀未遂是将来已遂（完成）自杀的预测因子，但与年轻人自杀者相比，老年人少有自杀未遂的历史，老年人的自杀行动较少冲动性，所采用的方法更倾向于致命性，自杀意念也更隐蔽，不肯轻易暴露，从而获救机会较少。

在宏观保护因素方面，老年人经济状态上的变化往往与自杀率有关。Farber 曾发现，社会保障政策的实施，通过减轻老年人的经济负担而降低了老年人自杀发生率。而 Marshall 的研究发现，收入水平的降低，包括与年龄相关的失业和社会保障水平下降等，都与美国白人老年自杀率呈负相关。

在二级预防方面，基本的出发点是：影响自杀的因素是可以识别和处理的，但针对老年人的自杀应当采用有区别的方式。老年人可能不会与人交流自己的自杀计划，或者刻意加以掩饰，或者只通过暗喻等方式表露出来。处于自杀危机中的老年人有判断力的受损，无法寻求恰当的帮助。由于老年人普遍较为孤独和缺少社会支持，导致他们较少有机会表达或者交流自杀问题。因此针对性的预防策略之一，就是鼓励和促进他们交流自己的情感和想法。为此，一些欧美国家正通过开发"远程帮助/远程检查服务"等系统来满足居家老人的需要，我国上海等地自 2005 年以来建设的"安康通"助老呼叫服务系统也有类似的功能。据国外对 2 万老年人群中引入这类服务后11 年的观察发现，自杀死亡案例呈持续性的显著下降。其他可能有利的服务形式还有为有需要的老人或者知情者提供 24 小时危机干预服务以及转诊、信息等服务的社区中心，持续的对独居或受体能限制待在家中的老人提供居家访问和电话访问的服务等。

三级预防的重点是对处理老人自杀相关问题的专业人员的培训。研究发现，大多数自杀者在自杀死亡前数周曾接触过基层全科医师。因此对全科医师的教育培训应当关注如何转变围绕自杀行为的错误认识、提供有关自杀风险因素的科学信息、提高识别自杀观念有关征象的能力、宣传当地可以提供的必要资源，以及传授有关各种自毁行为的干预知识等。

4. 住院精神病患者　据英国一项大规模的调查，10%～16% 的自杀发生于住院精神疾病患者中，而在病房中最常见的自杀方式是上吊，最常使用于上吊的是皮带和挂窗帘的钩子；约四分之一的住院自杀死亡发生于入院后第一周；约五分之一的住院自杀发生于按常规巡视的间隔时期，精神疾病患者自杀往往起意于几秒到几小时之间，且意图十分强烈，只要发现有一扇未上锁的窗、一块施工工地、一件不易被注意的致命工具，患者就会乘机自杀；约三分之一到二分之一的自杀死亡是在请假出院期间。此外，治疗依从性也与自杀行为密切相关：约五分之一的自杀患者在死前 1 个月治疗依从性差，13%～29% 治疗依从性差的自杀患者所患疾病是精神分裂症，半数以上的这类自杀患者在自杀前一段时间中曾被精神卫生工作者当面规劝过要坚持服药。这项调查还发现，大多数精神卫生工作者都认为，住院患者的自杀大都是可以避免的。

急性和慢性自杀状态与精神病的诊断有一定的关系。急性自杀患者往往患有某种较严重的精神障碍，如严重心境障碍或精神分裂症，在这些情况下，临床医师会迅速且果断地把患者收住入院，并加以看管，而且自杀危险通常也会随着疾病的缓解而消失。慢性自杀患者往往在门诊治疗，而且可能患有某种人格障碍，尤其是边缘型人格障碍。当自杀冲动因一些生活危机而加剧时，或者如果他们合并了抑郁症，就需要精神科住院治疗。

人格障碍的慢性自杀状态与强烈的暴怒情绪及自信心不稳定等有关，而这些又常常由人际关系的危机而触发。在很多时候，这些患者把自杀作为逃避和要挟的手段。处于危机状态时，可能会发生真正的自杀。如果不予住院，则要经常访视，每次评价自杀的危险性，严密监测服药情况，调动患者的支持系统。精神科医师要随时准备着与患者联系，患者和医师都必须能够忍受一定程度的慢性自杀念头，以便继续治疗获得疗效。

治疗联盟是患者出院后适应能力的一个重要指标。如果没有建立治疗联盟，患者的假出院或出院问题就得重新考虑。患者如果不能与精神科医师或其他人建立起工作关系，出院后发生自伤行为的危险往往较大。在自杀死亡患者的病历中，往往会发现诸如退缩行为、不参加病房活动、回避与其他患者及工作人员进行有意义的或真正的交往等记录。治疗医师还必须注意发现，一些抑郁症患者在治疗的间隙期，这种治疗联盟可能中断。出院后的 3 个月往往是自杀风险最高的时期，所以随访是非常重要的。此外，患者的合作愿望对于保持适当的接触是非常重要的。医师的责任是要安排随访计划，以改善依从性。

总之，大多数自杀是可以预防的。

（黄悦勤　谢　斌　卞　茜）

参 考 文 献

[1] 翟书涛. 危机干预与自杀预防. 北京：人民卫生出版社. 1997.

[2] Gilliland BE，James RK. 危机干预策略. 肖水源，译. 北京：中国轻工业出版社. 2000.

[3] World Health Organization. Public health action for the prevention of suicide: a framework. Geneva: WHO，2012.

[4] World Health Organization. Guidelines for the management of conditions specifically related to stress. Geneva: WHO，2013.

[5] World Health Organization. Guidelines on conditions specifically related to stress Publication details. Geneva: WHO，2013.

[6] 江开达. 精神病学. 北京：人民卫生出版社，2011.

[7] American Psychiatric Association. Guideline watch (March 2009): practice guideline for the treatment of patients with acute stress disorder and posttraumatic stress disorder. USA: APA，2009.

[8] Bryan CJ，Peterson AL，Rudd MD. Differential effects of brief CBT versus treatment as usual on posttreatment suicide attempts among groups of suicide patients. Psychiatric Service，2018，69（6）：703-709.

[9] 刘肇瑞，黄悦勤，马超，等. 2002—2015 年我国自杀率变化趋势. 中国心理卫生杂志，2017，31（10）：756-767.

[10] 国家卫生和计划生育委员会. 2017 中国卫生和计划生育统计年鉴. 北京：中国协和医科大学出版社. 2018.

第二十九章 社会精神病学

第一节 概 述

一、概念

社会精神病学(social psychiatry),又称社会精神医学,是一门新兴的交叉学科,其一是医学领域的精神病学(psychiatry),还包括流行病学(epidemiology)和统计学(statistics)等相关学科;其二是社会科学领域的社会学(sociology),还包括文化学(culturology)、人类学(anthopology)等相关学科。在当代生物-心理-社会-医学模式下,将医学领域的方法学和社会科学方法相结合共同研究精神障碍和精神卫生,构成了社会精神病学理论和方法的学科体系。

社会精神病学的定义分为广义和狭义两种。狭义的社会精神病学是研究社会因素在精神障碍的发生、发展、治疗、康复和预防中的作用;广义的社会精神病学是研究社会因素在精神卫生中的作用,包括精神健康促进和心理素质的提高。

二、社会精神病学发展简史

社会精神病学作为一门学科发展历史不足百年,起源于 20 世纪 30 年代一些社会学家和心理学家有关精神障碍研究的学术论文中出现的"社会精神病学"这一术语。1950 年美国 Cornell 大学开始设立社会精神医学教授职位;1955 年第一本专科杂志《国际社会精神医学杂志》(*International Journal of Social Psychiatry*)创刊;1980 年世界精神病协会(World Psychiatry Association)设立了社会精神病学分会,随后开展了一系列学术活动。

早在 1939 年美国 Farris 和 Dunham 采用社会学和流行病学的方法研究并分析了美国芝加哥精神疾病的患病率,发现不同街区精神疾病的患病率有明显差异,社会经济水平低的街区精神疾病的患病率很高,以此推论精神疾病是一种社会问题,是社会解体的象征。1953 年 Hollingshed 和 Redlich 分析美国 New Heaven 接受治疗的 2 000 例精神障碍患者的资料,发现居民社会经济水平最低的阶层精神分裂症比例最高。随后在 1972—1989 年期间,全世界各地共有 60 项有关社会地位和精神障碍患病率关系的研究,其中有 46 项研究都证实了社会地位低的人群精神疾病患病率高。由此说明,精神疾病有不同的人群分布,低社会阶层、低收入、低受教育程度、低职业水平等是精神疾病发生的社会关联因素,研究结果进一步推动了社会精神病学研究。1980 年美国的流行病学辖区研究(epidemiological catchment area,ECA)、1990 年精神障碍全美共病研究(national comorbidity study,NCS)及其 2000 年全美共病研究复测(NCS-R)、2002 年欧洲精神障碍流行病学研究(european study on the epidemiology of mental disorders,ESEMeD),以及 2002 年的世界精神卫生调查(world mental health survey,WMHS)等一系列研究,不仅对社会精神病学做出重要贡献,而且也推动了精神医学的发展,尤其推动了研究方法水平的提升。

我国早期几乎没有社会精神病学领域的研究,1982 年和 1993 年两次全国大样本的精神障碍流行病学调查,是两个发展的里程碑。随后,全国各地开展了一些区域性的精神疾病流行病学调查,但结果各异。直至 2002 年 WMHS 启动后,我国采用与国际接轨的方法在北京和上海两个大城市的城区进行了同步调查,获得了有较高跨文化可比性的调查结果。2013 年开展的全国精神障碍流行病学调查,成为中国精神卫生人群研究的第三个里程碑式的研究。

三、社会精神病学研究内容

社会精神病学主要的研究内容是研究精神健康和社会文化环境，以及二者之间的复杂相互作用。社会精神病学首先关注的是个体精神健康的损害，即精神症状和精神障碍。因此，对精神症状和精神障碍进行真实可靠的评估和测量，是社会精神病学的主要任务之一。此外，还有一些和精神健康密切相关的行为可能构成精神症状，虽然并不一定符合精神障碍的诊断，但在很大程度上影响着个体的精神健康。对于精神健康危险行为的研究需要特定的理论和方法，也是社会精神病学研究的重要内容。

社会精神病学研究社会心理因素对精神障碍的作用，起始的研究着重探讨心理社会应激（stress）和精神障碍的关系。社会精神病学家 Lannat Levi 提出应激心理社会应激源的学说；Holmes 和 Rahe 将生活事件进行了定量的评价，提出了生活改变单位学说；DSM-Ⅲ 把创伤后应激障碍（post-trumatic stress disorder，PTSD）正式写入诊断标准。这些都是从临床诊疗的角度进行社会心理因素对于精神障碍影响的研究。在社会心理因素对于精神障碍的作用的研究领域中，人类学和文化学的研究做出了重要贡献，人类学家 Author Kleinman 提出了社会精神医学的原因和结果变量学说。其中原因变量包括文化与文明、都市化、人口学变化、工业化、失业等经济问题、家庭结构及其变化、应激及其反应、社会阶层、社会制度和结构等；结果变量包括各种社会因素和致病作用、精神障碍的发病率、患病率、治疗和求助行为、对精神卫生服务的利用、精神卫生服务的组织、精神障碍的康复、精神障碍的预防等。通过文化精神病学、比较精神病学的研究，更多地关注社会对精神障碍的反应，其中社会歧视和社会偏见、病耻感（stigma）对于精神障碍的发生和转归有着不容忽视的作用。在各种学说中，泛精神病学（pan-psychiatry）和反精神病学（anti-psychiatry）也从不同角度对社会心理因素与精神障碍的关系进行了探讨和证明。

社会精神病学的重要内容之一是社区精神卫生服务。早在 1959 年英国就颁布了《精神卫生法案》，1965 年美国颁布了《社区精神卫生法案》。

发达国家将精神卫生服务从综合医院精神科和精神专科医院向社区精神卫生服务体系转变，倡导"去机构化"，普及以患者为中心的理念，以利于精神障碍患者症状控制后回归社会。我国社区精神卫生服务非常薄弱，2013 年《中华人民共和国精神卫生法》颁布后，精神病患者的诊疗理念也进一步更新，社区精神卫生机构得到支持和发展。随着社区医学理论和实践的发展，社区精神卫生服务将进一步整合到社区医疗保健系统之中。

（黄悦勤 刘肇瑞）

第二节 社会精神病学研究方法学

一、流行病学研究方法

社会精神医学学科体系中的方法学主要以流行病学为基础学科，由此产生了将流行病学的方法学应用于精神障碍研究的精神障碍流行病学和精神卫生流行病学。换言之，流行病学就是社会精神医学的方法学基础。

流行病学的定义是随时代的发展和医学模式的转变而发展的，精神障碍流行病学随之发展的定义是研究人群中精神障碍与精神健康状况的分布及其影响因素，并研究防治精神疾病及促进精神健康的策略和措施的科学。精神障碍流行病学的任务首先要揭示精神障碍流行或分布的现象，其次要探讨精神障碍流行与分布的规律与原因，最后制订出治疗和预防的策略或措施，其内涵可概括成分布论、病因论和控制论的原理、方法和应用三部分。作为社会精神医学方法学的基础学科，流行病学越来越融入对社会心理因素与精神障碍的研究之中。社会精神病学家将流行病学方法广泛应用于精神障碍的社区人群研究，采用描述性研究、分析性研究和实验性研究方法，详细描述精神障碍及其相关的社会心理在时间、地区、人群中的分布，深入探讨精神障碍的病因和危险因素，从而制订预防治疗策略和措施，促进社会精神医学科研水平的提高。

二、精神障碍流行病学常用指标

（一）率和比

1. **比例（proportion）** 是分子包含于分母的

分数,常表达为百分数,无量纲,取值范围 0～1。比例可以是反映某事件发生或现存状态的概率,如发病概率(风险)、时点患病率;也可以是反映整体中各部分的概率或强度(率)等的组成比例,即相对频率(relative frequency),如疾病或死亡构成比。

2. 比或相对比(ratio)　是分子不包含于分母的分数,有量纲或无量纲(分子分母测量单位相同)。分子和分母本身可以是绝对数,也可以是真率、比例或比。优势(odds)或概率比是指某事件发生或某状态现存的正反概率(Pr)之比,即等于 $Pr/(1-Pr)$,它是一种特定的比(值);两优势之比,称为优势比。相对效应指标如相对危险度也属于比或相对比。

3. 率或真率(rate or true rate)　是描述离散事件某变量在单位时间内的瞬时改变量,有量纲(测量单位),反映事件发生的强度或密度。在流行病学实际应用中,多使用平均率(average rate),即指一段时间内的平均改变量,如发病密度或死亡密度,它们的分子是发生事件数,分母是人时(观察人数乘以观察时间)。真率指标多应用于大人群长时间随访的资料,或者有观察时间变量的生存资料。

（二）发病率

1. 风险或危险概率(risk)　是个体在一个特定期间并以不发生其他原因的死亡为条件,发生某病或经历某健康状态改变的概率。风险本来的含义就是不利事件的发生概率。该类测量指标无量纲,即无测量单位,数值范围 0～1,可表达为针对观察的无病固定队列的累计发病率(发病数/观察期初无患者数)。单纯从分数的观点看,风险属于比例,即分子包括在分母之内。

2. 真率或密度　在给定时间(点)上,疾病发生相对于观察队列大小在单位时间的瞬时改变强度,该类测量指标有量纲,为时间的倒数(1/时间),理论上数值范围 0～∞,即针对观察的无病固定或动态队列的发病密度(density)。

近年来,发病率指标不仅用于疾病流行强度,还广泛用于疾病负担的研究,可以综合评估疾病对于个人、家庭、社区、社会的影响,更加全面地说明疾病的宏观影响。

（三）患病率

1. 时点患病率(point prevalence)　常简称为患病率,它是群体中个体在某时点为病例的概率,也可以看成是比例指标。

2. 期间患病率(period prevalence)　是群体中个体在给定期间 (t_0, t) 内任一时点为病例的概率。当个体病例的确切发作时间不知道,如某些精神疾病,调查者不能区分发病病例和患病病例,期间患病率常用来替代风险。

（四）死亡频率

死亡频率与发病率测量基于相同的设计类型,即队列随访设计;死亡频率针对死亡事件,死亡频率同样地也分为风险(概率)和平均密度。由于死亡资料比发病资料更容易收集,并且一般更为可靠,所以尤其对于高度致死的罕见病,死亡资料有时替代发病率来产生和检验病因假设。死亡资料的另一用途是作为结局的客观指标或终极点信息,作为评价治疗和预防干预效果的基础。

1. 死亡率(mortality rate)　指在总人群中某特定疾病的死亡强度,死亡情况指直接因该疾病的死亡或有该疾病的死亡。

2. 病死率(fatality rate)　指在患某特定疾病的人中的死亡强度,死亡情况同上,指直接因该疾病的死亡或有该疾病的死亡。研究对象是患该疾病的人,而不是总人群。需要注意与人群死亡率的区别。

（五）生存频率

与死亡风险相对的是生存概率(survival probability),它等于 1-死亡风险。生存频率度量与死亡对立的状态,常用生存概率或其推算出来的平均生存时间,它是反映生命数量或防治效应基础的重要指标。

（六）生命质量的评价指标

1. 伤残调整生命年(disability-adjusted life year, DALY)　是从发病到死亡所损失的全部健康寿命年,包括因早死所致的寿命损失年(years of life lost, YLL)和疾病所致伤残引起的健康寿命损失年(years lived with disability, YLD)两部分。DALY 是一个定量计算因各种疾病造成的早死与残疾对健康寿命年损失的综合指标,即是对疾病死亡和疾病伤残而损失的健康寿命年的综合测量。

疾病可给人类健康带来包括早死与残疾(暂时失能和永久残疾)两方面的危害,这些危害的结果均可减少人类的健康寿命。定量地计算某个地区每种疾病对健康寿命所造成的损失，便可以科学地指明该地区危害健康严重的疾病和主要卫生问题。这种方法可以对发病、失能、残疾和死亡进行综合分析，是生命数量和生命质量以时间为单位的综合度量。应用 DALY 指标可从宏观上认识疾病，了解控制疾病的重要性。可用于全球或一个国家或某一个地区疾病负担的分析。对不同地区、不同对象（性别、年龄）、不同病种进行 DALY 分布的分析，可以帮助确定危害严重的主要病种、重点人群和高发地区，为确定防治重点及研究重点提供重要信息依据。应用 DALY 还可进行成本效果分析，研究不同病种、不同干预措施挽回一个 DALY 所需的成本，以求采用最佳干预措施来防治重点疾病，使有限的资源发挥更大的挽回健康寿命年的效果。

2. 质量调整寿命年（quality-adjusted life year，QALY）　是一种健康状态和寿命质量的正向综合测量指标。其基本思想是把生存时间按生存质量高低分为不同阶段，每阶段给予不同的权重（0～1 间取值），从而得到质量调整寿命年。一个 QALY 反映一个健康生存年，即它可反映在疾病状态下或干预后剩余（经过调整）的健康的寿命年数。这一指标是 20 世纪 80 年代后期才发展并逐步完善起来的，通常认为它是一个正向的指标。

3. 健康寿命年（health life years，HeaLY）　与 DALY 一样，HeaLY 亦以发病为起点，以一种疾病发病后其疾病的自然史作为基本框架，来评价患病和死亡的综合效应。其计算公式更简化及易于理解。HeaLY 从疾病的发病开始，根据疾病的自然史考虑疾病引起死亡的情况及不同年龄组死亡的影响，同时更充分地考虑到发病期间失能对健康的影响，这对宏观地认识疾病和控制疾病有十分重要的意义。

（七）效应测量指标

效应测量是在频率测量指标的基础上对病因作用或防治效果做出估计，从而得到因果强度或比重的指标。效应测量指标主要分为三种类型：绝对效应、相对效应和归因比例。

1. 绝对效应（absolute effect）　指暴露（处理）组与对照组的频率测量之差，又称差值测量（difference measure），它反映暴露（防治）组中归因于暴露（防治）的频率效应。还有一类差值是总人群与非暴露组的频率测量之差，它反映总人群中归因于暴露的频率效应，它等于前一类差值与人群暴露率的乘积。对于发病、患病或死亡，差值为正值表示危险效应，差值为负值表示保护效应。对于反映有效频率的功效，差值为正值表示有效。

2. 相对效应（relative effect）　指暴露组与非暴露（对照）组的频率测量之比，又称比值测量（ratio measure）。它反映暴露组中归因于暴露的频率比效应，比值＞1 表示危险效应，比值＜1 表示保护效应。

3. 归因比例（attributable proportion）　指绝对效应与暴露（处理）组或人群频率之比，它反映危险因素或保护因素分布改变的预期效应比例。归因比例的取值范围为 0～1，常常表达为百分比，因而又称为归因百分比（attributable percent）。

三、精神障碍流行病学研究方法

（一）观察法

1. 描述性研究（descriptive epidemiology）　是流行病学研究的基础。流行病学研究通过描述疾病和健康状况在人群中的分布，为建立病因假设提供线索，为疾病防治提出重点地区、时间和人群，亦为制定卫生决策提供参考。描述性研究又可分为现况研究、筛检、生态学研究三种。

2. 分析性研究（analytical study）　是选择一个特定的人群，对由描述性研究提出的病因或流行因素的假设进行分析检验的一类检验假设的研究方法。此研究有病例对照研究、队列研究两种主要的方法。

（二）实验法

流行病学的实验法称为流行病学实验或实验流行病学（experimental epidemiology）。与观察法的不同之处在于实验法中实验者可人为掌握事物变化的条件，因而结果更为真实可靠。流行病学实验既可以在人群现场中进行，也可以在患者群集中的医院中进行。其主要特征是研究对象分组的随机化和实验因素给予的人为化。流行病学实验主要有两类：临床试验（clinical trial）和社区试验（community trial），后者又称社区干预研究（community intervention study）。

（三）数理法

理论流行病学研究（theoretical epidemiology）又称数学流行病学，是用不同的数字符号代表有关病因、机体与环境的各种因素，抽象地用数学公式来研究疾病流行的规律，定量反映病因、宿主和环境对疾病发生的影响及其动态变化。流行病学不仅是一门预防疾病和促进健康的应用学科，也是一门医学方法学。随着流行病学方法应用领域的不断扩大和计算机技术的飞速发展，流行病学自身需要不断地进行理论和方法学研究。

四、心理学研究方法

（一）分类

1. **实验心理学**　是最早发展起来的心理学分支，借助科学的实验方法，研究科学心理发展初期的感觉、知觉、学习、动机和情绪等。

2. **认知心理学**　致力于研究人的高级心理过程，如记忆、推理、信息加工、语言、问题解决、决策和创造性活动，用科学的创造方法探讨内部心理活动的规律。

3. **人格心理学**　研究个人独特的心理特征和个体行为的稳定性特征，同时也探讨人格形成的心理因素和对人格特征进行测量、评估和培养。

4. **社会心理学**　主要研究人际间的行为和社会力量对行为的控制和影响。

5. **发展心理学**　研究心理学的发生、发展规律，一般以人的整个生活历程作为研究对象，探讨人在不同发展阶段上的不同心理特点，但广义地讲，它也包括动物心理学。

6. **教育心理学**　主要研究教与学过程中的心理规律，以提高教育、教学水平，改进师资培训和学业考试，并推动因材施教，培养学生健全人格和创造力等。

7. **校园心理学**　通常在中小学使用，对在学校中存在学习困难、适应困难或某种问题行为的学生进行诊断和辅导，并协助家长和教师解决学校有关的问题。

（二）研究方法

1. **观察法**　在自然情景中对人的行为进行有目的、有计划地系统观察和记录，然后对所做记录进行分析，发现心理活动和发展的规律的方法。其中常用的方法有内省法、口语记录、问卷法、语义差别法、访谈法、档案法等，可以用于社会测量、个案研究、发展研究、跨文化研究等。

2. **实验法**　在控制条件下对某种行为或者心理现象进行观察的方法，分为自然实验法（现场实验）和实验室实验法。实验法不仅包括心理测量、能力测验、模拟法、人格测验等，还可借助心理学仪器进行测量，如速示器、实体镜、色轮、闪光融合器、棒框调节器、深度知觉仪、测听器、测痛仪、记忆鼓、测谎器、斯金纳箱、迷津、拉什利跳台等。

五、社会学研究方法

（一）研究方式

1. **社会调查**　通过调查搜集资料来考察社会现象的科学活动。调查可分为普查、抽样调查和典型调查，其中抽样调查是社会学研究中运用较为广泛的调查方法。

2. **实验**　即通过人为地控制环境、情景和影响因素，然后操纵原因变量，考察变量之间的因果关系。在社会研究中，实验法主要应用于社会心理学研究和小群体研究。

3. **个案研究**　是对少量社会单位如个人、团体、社区等，作长期、深入的考察，了解其详细状况和发展过程的方法。它包括对个人、群体的生活史或发展史的考察，对行为动机和社会文化背景的理解以及对社会单位与整个社会环境之间的复杂联系的分析。个案研究常与长期的参与观察相结合。

4. **间接研究**　是利用第二手资料考察历史事件和社会现象的研究方式，也称为文献研究。它包括历史文献的考据，社会历史发展过程的比较，统计文献的整理与分析，理论文献的阐释，以及对文字资料中的信息内容进行数量化分析等等。间接研究方法常用于理论研究和社会变迁研究。

（二）资料收集方法

1. **观察法**　是搜集第一手资料的最初步的方法，被各学科广泛采用。观察可分为直接观察和间接观察两类，直接观察又可分为参与观察与非参与观察。

2. **访谈法**　通过交谈、询问来搜集被访者的意见和看法，所获得的资料内容一般都较为丰富、深入。

3. 问卷法　是搜集定量资料的主要手段，操作步骤是通过事先设计的问题表格，请受访者回答，然后将这种回答定量化，用以量度或评定被访者的有关特征。通过量表与测验获得的资料也是一种定量化的测量记录，该方法尤其适用于精确测量个人特征。近年问卷法在社会研究中得到越来越广泛的应用。

4. 文献法　是间接的、第二手资料，它在研究中是不可缺少的，研究者一般通过查阅公开出版物和有关组织或个人的档案来获取。

（黄悦勤　刘肇瑞）

第三节　中国精神障碍的流行病学研究

一、发展简史

（一）早期调查

我国精神疾病流行病学开始于 20 世纪 40 年代末，虽然在 50~70 年代一些地区进行了较大规模的精神疾病普查，如林宗义 1953 年和 1973 年应用美国的诊断标准在台湾进行过大规模的人群精神疾病流行病学调查，陈家鼐 1993 年在香港沙田针对社区人群进行过大规模的精神障碍患病率调查，全国各地也有一些小范围的精神疾病调查，但由于缺乏国内外的交流与合作，上述调查的诊断标准和调查方法学不同，使得其结果的可比性较差。

（二）12 地区调查

1982 年在卫生部领导下，我国组织了全国第一次精神疾病流行病学 12 个地区的协作调查。这次调查在中国是史无前例的研究，成为其后十多年中我国精神疾患者群研究的模板，为我国精神卫生事业开创了与国际接轨的良好开端。

本次调查的地区为北京（两个单位）、大庆、广州、湖南、吉林、兰州、辽宁、南京、上海、四川、新疆。调查时点为 1982 年 7 月 1 日零时，历时 3 个月。调查采用整群、分层、随机三阶段的多级抽样的方法，在每个单位调查城乡各 500 户，共调查 12 000 户，51 982 人，首先用精神病筛查表对≥15 岁人口进行筛查，用儿童智力 40 题筛查表对 7~14 岁人口进行筛查，对筛查结果为阴性的

人群随机抽 5% 重新入户筛查，要求两次调查符合率≥95%，使用相关评定工具对结果为阳性的人群进行评定，结合诊断标准，做出诊断和分级。

调查的诊断标准为 ICD-9，使用的调查工具包括精神病筛选表（10 题）、神经症筛选表（12 题）、儿童智力筛选表（40 题）、精神现状检查表（140 题和 54 题）、社会功能缺陷筛查表（10 题）、一般资料表和各类病史表。调查的病种包括：精神分裂症、精神发育迟滞、脑血管病伴发精神障碍、癫痫性精神病、药物依赖、情感性精神病、偏执性精神病、阿尔茨海默病、颅脑损伤伴发精神障碍、酒精依赖、人格障碍、反应性精神病、分裂情感性精神病、躯体疾病伴发精神障碍、酒精中毒所致精神障碍、颅内感染所致精神障碍。

调查获得了各类精神疾病的时点患病率为 1.054%，终生患病率为 1.269%；其中精神分裂症时点患病率为 0.475%，终生患病率为 0.569%，城市时点患病率为 0.606%，明显高于农村 0.342%；情感性精神障碍的时点患病率为 0.037%，终生患病率为 0.076%。此外，调查还发现了一些相关因素，如精神分裂症的患病率与经济水平呈负相关等。调查提供了我国精神疾病的一些基础资料，也在全国范围内提供了精神疾病流行病学调查的方法学，从而极大地提高了我国精神疾病流行病学研究的水平。

（三）7 地区调查

1993 年在第一次调查的 12 个地区中的 7 个地区，包括北京、大庆、湖南、吉林、辽宁、南京、上海进行了第二次大样本的精神疾病现况调查。此次调查为了与第一次调查有较好的可比性，采用了同样的方法，现场调查阶段从 1992 年 9~12 月，历时 3 个月在每个地区调查城乡各 500 户，共调查 7 000 户，23 333 人。

第二次调查以 1982 年调查为基础，采用了当时更新的 ICD-10 和 CCMD-2 作为诊断标准。使用的工具包括精神疾病 10 题筛查表、神经症 12 题筛查表、儿童智力 40 题筛查表、社会功能缺陷筛查表、精神现况检查表，并新增了精神分裂症国际协作研究使用的阴性症状评定量表，儿童韦克斯勒智力量表，以及用于 1986 年全国残疾人抽样调查的成人智残评定量表、精神残疾定义和分级标准。调查的病种包括精神分裂症、精神发育

迟滞、酒精依赖、情感性精神障碍、药物依赖、阿尔茨海默病和神经症。

调查结果显示，7个地区1993年各类精神疾病（不包括神经症）的时点患病率为1.118%，终生患病率1.347%，在各种重性精神病的患病率中仍以精神分裂症最高，时点患病率为0.531%，终生患病率为0.655%；其次是精神发育迟滞，患病率为0.270%；情感性精神障碍的时点患病率为0.052%，终生患病率为0.083%；而酒精依赖的患病率上升幅度最大，患病率为0.068%。此外，阿尔茨海默病的患病率为0.036%。

（四）我国21世纪开展的精神障碍流行病学调查

自从1982年和1993年两次国内大样本精神障碍流行病学调查以来，特别是进入21世纪以后，全国各省（自治区、直辖市）在各类人群中开展了各种精神障碍的调查，取得了大量的研究结果。纵观诊断标准，我国精神疾病的诊断标准随着国际ICD和DSM体系的更新而改变，而调查工具由按照前两次调查的方法，到逐渐与国际潮流接轨，采用了由非精神科专业人员使用的CIDI和由精神科医生使用的SCID、MINI等调查工具。

按照时间顺序，全国多地区开展的精神障碍流行病学调查超过10次。山东省精神卫生中心及其协作单位于1984年和1994年在全省范围内进行了两次精神疾病流行病学抽样调查，并对两次精神疾病的流行趋势和分布特征进行比较。浙江省石其昌、费立鹏等于2001年9～12月在浙江省进行了调查，基本上能够反映浙江省精神障碍的流行情况；2002年江西省组织了一次全省范围内的流行病学调查；2003年首都医科大学附属北京安定医院与北京大学精神卫生研究所合作，进行了北京市抑郁障碍的流行病学调查；2003年西藏拉萨市、日喀则市、那曲市和林芝市进行了精神障碍流行病学调查；2004年10月—2005年3月河北省开展了精神障碍流行病学调查，了解河北省≥18岁人群各类精神障碍的患病率和分布特点；2004年11月—2005年4月辽宁省在6个市县开展了精神障碍流行病学调查；2005年深圳市康宁医院继1996年调查之后进行了第二次精神障碍流行病学调查；2005年昆明市进行了精神障碍患病率和卫生机构精神卫生资源现状及利用情况的现况调查；2006年8月1日至2006年8月31日广州市在≥15岁人群中进行了精神障碍的抽样调查；费立鹏等利用美国中华基金会的科研项目基金资助，在中国山东省青岛市、浙江省、青海省、天水市等四个省、市进行了精神疾病的患病率、医治率以及相关残疾的流行病学调查，于2009年在THE LANCET杂志上发表，引起国内外反响。

（五）世界精神卫生调查——北京和上海部分

世界精神卫生联盟（World Mental Health Survey Consortium）于2002—2003年在全世界范围内协调组织了世界精神障碍的患病率和严重性调查研究，称为世界精神卫生调查，涉及的国家超过30个，中国的北京和上海是其中的两个调查地区。

此次调查采用了国际统一的方法，调查人群是社区居民，年龄为18～70岁，非农业户口，居住在北京市和上海市的城区。抽样方法是多阶段住户比率抽样（multistage household probability samples）；以家庭为单位的样本抽样程序，调查分为两个阶段，按照比率抽样法来抽取两阶段的样本。抽样的第一阶段选择社区居委会作为初级抽样单位（primary sampling unit, PSU）用于代表人群。主要的抽样单位是通过规模比例概率抽样法（probability proportionate to size sampling, PPS）及地理分层法，最终北京选定了47个社区居委会，上海选定了44个社区居委会作为选出的样本片区。抽样的第二阶段是在样本片区一经选定，每一个片区（segment）就按照系统抽样，从每一个社区居委会的家庭户口登记簿上抽取预计的家庭单位数。从家庭中抽出≥18岁的受访人，随机选择一个受访人进入访谈。通过权重数据可以调整在PSU内部选择概率的差异。北京和上海两个现场的目标样本量是2 500人，最终北京在47个社区居委会抽取了4 024人，2 633人完成了调查，经过统计学计算，应答率是74.8%；上海在44个社区居委会中抽取3 856人，最终2 568人完成了调查，经过统计学计算，应答率是74.6%。

调查采用的调查方法是入户访谈调查，使用的调查工具是复合性国际诊断交谈检查表（Composite International Diagnostic Interview, CIDI），采用的诊断标准是DSM-Ⅳ。调查病种包括情感障碍（抑郁症、心境恶劣、双相障碍）、酒精使用障碍

（酒精依赖、酒精滥用）、焦虑障碍（惊恐障碍、广泛性焦虑、广场恐怖症、社交恐惧症、特殊恐惧症和特指的焦虑障碍、创伤后应激障碍、强迫症）、冲动控制障碍（对立违抗性障碍、注意力缺陷多动障碍、品行障碍、间歇暴发性障碍）、药物使用障碍、人格障碍。

调查结果显示，上述任何一种精神障碍12个月患病率为7.0%，其中，抑郁障碍患病率2.0%，特殊恐惧症1.9%，间歇暴发性障碍1.7%。冲动控制障碍（3.1%）最高，焦虑障碍2.7%，心境障碍2.2%，物质使用障碍1.6%。在所有研究对象中，13.9%的精神障碍患者是重性障碍，32.6%是中度障碍，53.5%是轻度障碍，仅仅3.4%的精神障碍患者患病最初12个月得到了治疗。调查发现，年龄、性别和婚姻状况是精神障碍相关因素；调查还发现，受访者更多是由于精神障碍受到的功能损害，而不是慢性躯体疾病。这些功能损害在不同的精神障碍疾病中略有不同。抑郁、广泛性焦虑和特殊恐怖造成的精神障碍功能缺损最严重，糖尿病、头痛和哮喘带来的慢性躯体功能缺损最严重，共患慢性躯体疾病和精神障碍疾病的患者往往有更多严重的功能损害。在过去的12个月中，精神障碍只有3.0%得到了治疗，慢性躯体疾病有42.8%得到了治疗。调查结果显示，多数精神障碍比慢性躯体疾病带来的功能损害更严重，然而，多数精神障碍都没有得到有效的治疗。

调查获得的上述任何一种精神障碍终生患病率是13.2%，常见的精神障碍中，酒精滥用是4.7%，抑郁症是3.5%，特殊恐怖是2.6%。心境障碍的中位起病年龄是43岁，焦虑障碍是17岁，物质滥用是25岁。与实测的终生患病率相比，调查对象75岁时的抑郁障碍预测终生患病为5.2%，危险度增加了106%。各类精神障碍在年龄最小的队列中（18～34岁）终生患病风险高于老年组（65岁以上）（OR＝4.7）。结果显示，在中国，社会经济的快速变化，可能带来精神障碍患病率的增加，这一点还需要在队列研究中进一步证实。

酒精使用、酒精有规律使用（1年里饮酒至少12次）、酒精滥用和酒精依赖的发生率分别是65.4%、39.5%、4.6%和0.9%。从酒精使用到酒精依赖有显著统计学关联的人口学因素是男性、年龄组为18～50岁、中等教育和未婚。生存曲线估计有44.7%的焦虑障碍患者、25.7%的物质使用障碍和7.9%的心境障碍患者寻求治疗。从发病到得到治疗的延误时间，焦虑障碍为21年，物质使用障碍为17年，心境障碍为1年。所有的躯体疾病都与焦虑或者抑郁有统计学关联，共病焦虑和抑郁障碍的患者比单一的精神障碍患者更容易合并躯体疾病。

近年来，WHO不断组织各国精神疾病的多中心协作研究，目的是既可以推广使用标准化的诊断和分类标准，又可以获得世界各国具有可比性的精神疾病流行病学资料，同时探讨精神疾病的病因和危险因素，研究社会学、人口学、生态学、社会环境及社会心理因素等对精神疾病的影响，应用流行病学的方法学推动精神病学研究的深化。对于精神疾病的研究要从患者个体的诊治，扩大到对精神障碍及与精神健康有关的状态在人群中发生、发展的原因和分布规律的研究，（同时）探讨精神疾病的病因、发病机制、临床表现、诊治、预防及预后等临床规律，就必须对群体特性进行研究，这必然需要引入现代流行病学和卫生统计学的方法学，采用正规的设计、测量和评价方法。但是，将流行病学方法应用到精神障碍的研究，常由于精神疾病病因的多重性、症状的不确定性、诊断的多轴性和治疗的复杂性而受到限制。流行病学研究要求调查资料有代表性、随机性和可比性，而精神障碍患者有时由于疾病状态而不合作，家属的病耻感及社会的歧视和偏见，使调查难以遵循严格的流行病学研究的原则，因而不能保证调查结果的真实性和可靠性。因此，提倡多学科和多中心、多国家的广泛合作，不仅从精神医学领域，亦（能够）从方法学角度促进精神障碍流行病学研究的新突破。

近30年来，以各种方法在各地区进行的精神障碍流行病学调查结果有很大差别。从方法学的差异加以解释，受访者向访谈者报告精神障碍的耻辱感、DSM系统对精神病理描述的充分性、DSM标准本土化翻译的实用性和调查工具的灵敏度，以及不同地区、不同亚文化症状阈值的差异，都可能造成患病率的差异。而当排除了抽样误差和系统误差的干扰后，再深入探讨不同地区患病率的实质性差异，可以由应激经历暴露的差异、不同群体和个体不同的易患性以及生物遗传学等的差异来探究精神障碍的地区、时间和人群分布，这将有利于探讨病因和危险因素，为制定预防和控制策略及措施提供科学的依据。

二、中国精神卫生调查

（一）研究背景

随着我国社会经济水平快速发展，家庭结构和生活方式的巨大变化，影响人们身心健康的多种因素持续存在，心境障碍、焦虑障碍等常见的精神障碍患者有增加趋势，精神分裂症等严重精神障碍患者救治问题尚未全面解决，精神障碍疾病负担日显严重，精神卫生问题已成为我国重要的公共卫生问题。有史以来，我国尚无高质量精神障碍疾病负担及卫生服务利用现况的全国资料，以往精神障碍流行病学的数据均来自于区域性调查，且各调查的方法、工具、诊断标准、调查结果均不尽相同，不利于我国精神卫生事业的发展。为此，由原国家卫生和计划生育委员会和科技部共同支持，由北京大学第六医院作为承担单位，开展了首次"中国精神障碍疾病负担及卫生服务利用的研究"，简称中国精神卫生调查（China mental health survey，CMHS）。

（二）研究目标

CMHS 旨在遵循最新的精神医学理论和诊断标准，采用流行病学研究方法，在我国近 30 年精神障碍社区研究成果的基础上，以国际公认的调查工具和严格的现场调查质量控制和组织管理方法，对我国各类常见、多发、严重的精神障碍进行首次全国抽样调查。研究获得心境障碍、焦虑障碍、酒精药物使用障碍、间歇暴发性障碍、进食障碍、精神分裂症及其他精神病性障碍、老年期痴呆等各类精神障碍的患病率、残疾率及其分布特点，探讨各类精神障碍的发病机制和危险因素，获得精神障碍患者卫生服务利用的信息，并研发符合中国国情的精神障碍流行病学调查的诊断和质量控制技术系统。

（三）研究方法

CMHS 于 2012 年正式立项，随后经过组建项目合作团队、多领域专家论证、确定调查方法，包括诊断标准、调查工具、抽样方法、质控方法；建立现场协调工作网络；调查员和精神科医生招募和培训，调查样本抽样、预试验；现场调查实施；数据清理和核查。2015 年顺利通过结题验收。

CMHS 与中国疾病预防控制中心（Center for Disease Control and Prevention，CDC）慢性非传染性疾病预防控制中心（以下简称"慢病中心"）组织的"2013 年中国慢性病及其危险因素监测"（简称慢病监测）同时进行，CMHS 的抽样设计是慢病监测的二重抽样设计。全国疾病监测系统将全国所有县／区按照东中西部经济区、经济发展水平、城乡和人口密度四个指标分成 54 层，在各个层内采用规模比例概率抽样法的方式抽取 157 个县／区样本，作为 CMHS 的初级抽样单位。在每个入选的初级抽样单位之内，采用 PPS 的方式抽取 4 个乡镇／街道，构成次级抽样单位（secondary sampling unit，SSU）。三级抽样单位为村委会／居委会，在每个乡镇／街道内采用 PPS 的方式抽取 3 个村／居，随后使用单纯随机抽样方式抽取 2 个村／居作为 CMHS 样本村／居。在样本村／居中，将居民住宅分成若干个整群，每个整群的有效样本是 25 户，CMHS 接触样本的数量根据当地的应答率，预抽 28～36 个家户，不允许任何替换。在样本家户中，按照 Kish 表抽取满足条件的一人进行调查。

（四）调查工具

CMHS 分为两阶段。第一阶段是由非专业人员采用复合性国际诊断交谈检查表（CIDI-3.0）和社区痴呆筛查表（community screening interview for dementia，CSID）对心境障碍、焦虑障碍、酒精药物使用障碍、间歇暴发性障碍、进食障碍进行诊断，并对精神分裂症及其他精神病性障碍、老年期痴呆进行筛查。对于拒绝访谈和中途退出访谈的受访者，将分别进行受访者无法访谈原因列表（A1 卷）以及受访者中途退出原因列表（A2 卷）的记录。调查采用计算机辅助个人访谈（computer-assisted personal interview，CAPI）的方式进行访谈。第二阶段是由精神科医生采用 DSM-Ⅳ轴Ⅰ诊断定式临床访谈诊断表（structured clinical interview for DSM-Ⅳ，SCID）对精神分裂症及其他精神病性障碍进行确诊，并对因身体原因无法接受 CIDI 访谈，或者对部分可能由于精神障碍导致的拒访或中断访谈者进行再次面访。同时，采用 10/66 痴呆诊断问卷对老年期痴呆进行确诊。调查采用纸笔版访谈（paper and pencil interview, PAPI）与 CAPI 调查相结合的方式完成。

（五）现场实施

第一阶段的现场调查是由北京大学中国社会科学调查中心负责实施，入户调查从 2013 年 7 月开始，至 2015 年 9 月结束。调查采用督导直接管理访员的方式，在全国 31 个省（自治区、直辖市）157 个县 / 区 268 个乡镇 / 街道 1 256 个村 / 居委会中符合调查资格的样本 38 593 户，完成住户问卷（Kish 问卷）32 552 份，完成 A1 问卷 923 份，A2 问卷 647 份，有效 CIDI 问卷 28 140 份，应答率为 84.3%（32 552/38 593）。

第二阶段的调查工作由北京大学第六医院及其他 10 家医院和大学组成的 11 个协调中心完成。调查按照抽样流程，共有 2 550 人进入 SCID 访谈流程，完成 SCID 问卷 1 860 人，应答率为 72.9%（1 860/2 550）；共有 3 401 人进入 10/66 老年期痴呆诊断访谈流程，完成 10/66 诊断访谈 2 746 人，应答率为 80.7%（2 746/3 401）。

CMHS 设立了完备的质量控制体系，以确保现场执行工作的质量。本研究的受访者是利用专业的方法统一抽选出来的，并且通过严格的样本分配体系，可以有效地避免选择性偏倚的发生。项目组借助计算机技术，设计的"中国精神障碍流行病学调查及质量控制信息系统"，在实现访谈数据实时上传的同时，还具备录音的功能。同时，在问卷的录入系统中，设立了逻辑跳转，可以有效地避免访员的跳转错误。要求访员必须每天回传数据，包括问卷数据和录音。

（六）统计分析方法

CMHS 是首次有全国代表性的分层多阶段不等概率的复杂抽样设计，为了对目标变量准确地估计，需要对调查数据进行加权调整。加权调整包含抽样设计权数、无回答权数、事后分层权数的调整和权数的极端值调整，加权后的样本与总体十分接近，减少了偏差，提高了估计精度。

精神障碍疾病负担分析采用国际流行的方法，计算终生患病率以及 12 个月患病率，并对各类精神障碍患病率在不同社会人口学特征的分布进行描述。其中，终生患病率是指在调查人群中，有生以来曾罹患任何一种精神障碍的病例数占总调查人群的比例；12 个月患病率为在最近 12

个月曾罹患任何一种精神障碍的病例数占总调查人群的比例（其中精神分裂症及其他精神病性障碍患病率为最近 30 天的患病情况）。根据世界卫生组织残疾评定量表（world health organization disability assessment schedule, WHODAS-2.0）得分进行残疾评定，结合精神障碍的患病情况，获得精神障碍的残疾率以及致残率。精神障碍残疾率为调查人群中罹患精神障碍且达到残疾的患者所占的比例。精神障碍致残率为罹患精神障碍的患者中达到残疾的患者所占的比例。最后，采用咨询率、治疗率、及时治疗比例、延误治疗时间、治疗机构比例、求助人员比例、治疗方式比例等指标描述心境障碍、焦虑障碍、酒精药物使用障碍、间歇暴发性障碍、进食障碍、精神分裂症及其他精神病性障碍患者因罹患精神障碍而使用卫生服务的状况。老年期痴呆患者描述其因任何躯体或心理问题治疗的状况以及家庭照料的信息，并与非老年期痴呆人群进行了比较。

（七）研究结果

1. 患病率　CMHS 共调查了心境障碍（抑郁症、心境恶劣、抑郁障碍未特定、双相 I 型障碍、双相 II 型障碍、其他双相障碍、物质所致心境障碍、躯体疾病所致心境障碍）、焦虑障碍[惊恐障碍、广场恐怖症（不伴惊恐）、特殊恐惧症、社交恐惧症、强迫症、创伤后应激障碍、广泛性焦虑障碍、物质所致焦虑障碍、躯体疾病所致焦虑障碍、焦虑障碍未特定]、酒精药物使用障碍（酒精依赖、酒精滥用、药物依赖、药物滥用）、间歇暴发性障碍、进食障碍（厌食症、贪食症）、精神分裂症及其他精神病性障碍（精神分裂症、精神分裂样障碍、分裂情感障碍、偏执性障碍、短暂精神病性障碍、物质所致精神病性障碍、躯体疾病所致精神病性障碍、未特定的精神病性障碍）和老年期痴呆。上述任何一种精神障碍（不含老年期痴呆）终生患病率为 16.57%（95% 置信区间：12.97%～20.18%，下同），12 个月患病率为 9.32%（5.37%～13.28%）。65 岁及以上人群老年期痴呆加权后的患病率为 5.56%。

在 18 岁以上人群中，焦虑障碍患病率最高，加权后终生患病率为 7.57%，12 个月患病率为 4.98%；心境障碍其次，加权后终生患病率为 7.37%，12 个月患病率为 4.06%；酒精药物使用障碍第三，加权后终生患病率为 4.67%，12 个月患病率为 1.94%；间歇暴发性障碍第四，加权后终生患病率为 1.54%，12 个月患病率为 1.23%；精神分裂症及其他精神病性障碍加权后的终生患病率为 7.46‰，30 天患病率为 6.13‰；进食障碍加权后终生患病率为 0.06%，12 个月患病率为 0.03%。

2. 各类主要精神障碍 12 个月患病率的影响因素 控制了年龄、城乡、婚姻、受教育程度、经济水平等因素后，心境障碍患病危险性女性高于男性，酒精药物使用障碍患病危险性男性高于女性，间歇暴发性障碍患病危险性男性高于女性（$p<0.05$）。控制了性别、城乡、婚姻、受教育程度、经济水平等因素后，酒精药物使用障碍各年龄组患病危险性随年龄呈现下降的趋势，以 65 岁及以上人群患病危险性最低；间歇暴发性障碍以 65 岁及以上人群患病危险性最低；精神分裂症及其他精神病性障碍患病危险性以 18～34 岁人群最高（$p<0.05$）。在 65 岁及以上人群中，老年期痴呆患病危险性随着年龄增加呈上升趋势（$p<0.05$）。控制了性别、年龄、婚姻、受教育程度、经济水平等因素后，精神分裂症及其他精神病性障碍患病危险性农村高于城市（$p<0.05$）。控制了性别、年龄、城乡、婚姻、经济水平等因素后，焦虑障碍以文盲 / 小学以下教育人群患病危险性最高，高中教育人群患病危险性最低；间歇暴发性障碍以文盲 / 小学以下教育人群患病危险性较低；精神分裂症及其他精神病性障碍以高中及以上教育人群患病危险性最低；老年期痴呆以文盲 / 小学以下教育程度人群患病危险性最高，大专、本科及以上教育程度人群患病危险性最低（$p<0.05$）。控制了性别、年龄、城乡、受教育程度、经济水平等因素后，分居 / 离婚、丧偶人群的心境障碍的患病危险性高于其他人群，已婚人群患病危险性最低；精神分裂症及其他精神病性障碍患病危险性非在婚人群高于已婚人群（$p<0.05$）。控制了性别、年龄、城乡、受教育程度、婚姻状况等因素后，经济水平高的人群老年期痴呆患病危险性低于经济水平低的人群（$p<0.05$）。

3. 伤残调整生命年（disability-adjusted life year，DALY） 估计各类精神障碍的健康寿命年损失，抑郁症是我国精神障碍 DALY 排序第一的疾病，人群中每 1 000 人由于抑郁症将损失 6.757

年；排序第二的是酒精使用障碍，其 DALY 值为每 1 000 人损失 5.442 年；精神分裂症排序第三，虽然此类疾病患病率较低，但其致残率较高，其 DALY 值为每 1 000 人损失 4.226 年；特殊恐惧症排序第四，其 DALY 值为每 1 000 人损失 1.991 年；双相障碍排序第五，其 DALY 值为每 1 000 人损失 1.786 年；强迫障碍排序第六，其 DALY 值为每 1 000 人损失 1.718 年。

4. 精神障碍残疾状况 心境障碍、焦虑障碍、酒精药物使用障碍、间歇暴发性障碍、精神分裂症及其他精神病性障碍、老年期痴呆等六类精神障碍的残疾率为 3.06%。其中，心境障碍为 1.65%，焦虑障碍为 2.07%，酒精药物使用障碍为 0.28%，精神分裂症及其他精神病性障碍为 0.34%，65 岁及以上人群的老年期痴呆为 1.79%。各类精神障碍的致残率为 32.80%。计算各类精神障碍患者中的残疾比例，发现除酒精使用障碍等疾病外，大多数精神障碍的致残率均高于 30%；精神分裂症及其他精神病性障碍致残率为 57.01%，其中精神分裂症的致残率为 58.91%。

5. 精神障碍患者卫生服务利用状况 任何一种精神障碍患者（不含老年期痴呆）精神卫生服务的咨询率为 15.29%，各类精神障碍咨询率均较低，最高为精神分裂症及其他精神病性障碍（51.64%），最低为酒精药物使用障碍（2.52%）。任何一种精神障碍患者治疗率为 13.55%，各类障碍中以精神分裂症及其他精神病性障碍最高（51.64%），酒精药物使用障碍最低（1.48%）；本研究各单病种中精神分裂症患者的治疗率最高（55.69%），酒精使用障碍和进食障碍患者治疗很少。精神障碍患者（不含老年期痴呆）在选择治疗机构时，仅 32.17% 的患者选择在精神科接受治疗，而 63.71% 的多数患者选择在综合医院非心理科等其他机构接受治疗。此外，与精神专科医院相比，心境障碍、焦虑障碍、酒精药物使用障碍和间歇暴发性障碍患者更多地选择在综合医院心理科接受治疗，这一趋势与患者首次选择的就诊机构构成类似。精神分裂症及其他精神病性障碍患者的治疗机构构成与其他精神障碍不同，患者多选择在精神专科医院（82.37%）接受治疗。33.79% 的各类精神障碍患者向精神科或心理科医务工作者求助，更多的患者（48.10%）向非精神科或非心理科医务工作者求助，约五分之一的患者向社会工作者、宗教界人士以及其他非医务工作者求助。精神分裂症及其他精神病性障碍患者求助人员的比例与其他精神障碍不同，所有患者均曾向精神科或心理科医务工作者求助。在患者（不含老年期痴呆）治疗方式方面，精神分裂症及其他精神病性障碍患者治疗方式的比例与其他精神障碍不同，几乎所有患者（99.30%）采取过药物治疗或心理治疗方式；心境障碍患者采取药物或心理治疗的比例最低（55.47%），心境障碍、焦虑障碍和间歇暴发性障碍患者除选择药物或心理治疗外，也选择互联网或聊天室、自助团体以及心理热线等其他方式进行治疗（分别为 45.10%、43.20% 和 41.48%）。

6. 意义　中国精神卫生调查是首次全国（除港澳台）开展的多学科合作的大型精神障碍流行病学研究，项目立题、方案设计、现场实施、资料分析联合了全国的精神病学、流行病学、卫生统计学、社会学、卫生管理学、卫生经济学等多学科专家，全国共 44 家单位的通力合作，历时 3 年多完成了调查，是有史以来我国精神障碍流行病学研究中涉及的相关学科最多、调查包含的精神障碍病种最多、抽样调查的样本量最大、现场实施的质量控制最严格、数据管理的计算机化程度最高、资料分析的方法最复杂、参与的合作单位最多的全国抽样调查，成为多学科合作、多单位联合进行大型精神障碍流行病学研究的成功范例。调查所获得的高质量精神障碍疾病负担和卫生服务利用的全国基础数据将有利于有效和公平地利用国家卫生资源，为制定宏观卫生政策提供了科学依据；同时，本调查采用与国际接轨的调查工具，研究结果有利于跨国家、跨地区、跨文化进行比较，调查成果有利于在国际上提升我国在精神障碍疾病负担研究领域的学术地位。

（黄悦勤　刘肇瑞）

第四节　社区精神卫生服务

社会精神病学的重要组成部分之一是社区精神卫生服务研究，这类研究主要包括四个部分，即精神卫生服务需求研究、精神卫生服务供给研究、精神卫生服务利用研究和精神卫生政策研究。

一、精神卫生服务需求研究

卫生服务的需求（demand）和需要（need）是两个不同的概念。卫生服务需要主要取决于居民的自身健康状况，是依据人们的实际健康状况与"理想健康状况"之间的差距而提出的对医疗卫生服务的客观需要。而卫生服务需求则是人们愿意而且有能力消费的卫生服务量，受到社会、文化、经济等因素的影响。因此，有需要不一定有需求，而需求也不一定由需要转化而来。

在社会精神病学研究领域，精神障碍的发病率和患病率反映了对精神卫生服务的需要，但并不是所有的精神障碍患者都愿意且有能力寻求精神卫生服务。以往大量研究表明，只有小部分精神障碍患者求助于精神卫生专业机构。大量患者不寻求任何服务，或试图自我治疗，或寻求超自然力量的帮助，或从综合性医院处就诊。

二、精神卫生服务供给研究

卫生服务供给指的是在一定时期、一定地域内，卫生服务机构能提供医疗卫生服务的质和量。精神卫生服务供给研究的主要是要确定社区内精神卫生服务资源的质和量，包括专业机构的数量和水平、专科医生和护士的数量和水平、专科床位数、综合性医院各科医生提供精神卫生服务的能力、社区内精神障碍的治疗、预防、康复等服务的可获得程度等。

三、精神卫生服务利用研究

卫生服务利用是卫生服务需求者实际利用卫生服务的数量，是由卫生服务需求和供给两个方面共同决定的。精神障碍患者利用精神卫生服务关键在于出现症状后被患者本人或家属能够察觉，有就诊的医疗机构，能够获得正确的诊断，可以获得合适的临床医疗服务，随后获得恰当的康复服务。因此，精神障碍患者利用卫生服务首先出现就诊延误，主要原因是精神障碍的症状不易识别、患者及其家属对精神障碍原因的解释不正确、患者及其家庭的经济能力和医疗保障不足、精神卫生专业服务的可及性差，以及歧视和病耻感。其次，患者就诊于医疗机构后，到获得正确诊断的时间延误，随后发生治疗延误和康复延误，归纳原因主要是治疗和康复服务的供给量和可及性差。

四、精神卫生政策研究

精神卫生政策主要包括精神卫生有关的法律、法规、规划、政策等，还包括与精神卫生相关的医疗保障政策。我国目前已经颁布了《中华人民共和国精神卫生法》，若干省（自治区、直辖市）也有了地方性的精神卫生法规。与循证医学（evidence-based medicine）的理念类似，有学者提出了循证的政策制定（evidence-based policy making）概念，即基于已有的研究结果来制定精神卫生政策。因此，精神卫生的政策研究也是社会精神病学的重要内容。

五、严重精神障碍管理

精神卫生在我国正式进入公共卫生领域可以追溯到 1998 年的原卫生部机构改革，1997 年 7 月以前精神卫生工作由卫生部医政司负责，机构改革后移交疾病控制司负责，省级以下工作由疾病控制处或医政处负责，精神卫生业务工作由各级精神卫生专业机构（精神专科医院或综合医院精神科）负责。精神卫生工作由疾控司负责后开始从疾病预防控制的角度管理，也就是按照公共卫生的思路开始管理，而不限于管理医疗机构了。2006 年 5 月，卫生部在疾控局内设立精神卫生处。

2002 年底至 2003 年期间的非典型肺炎（SARS）事件，把中国公共卫生体系的建设迅速提到了一个空前的高度，财政部投入约 37 亿人民币，启动了中央转移支付地方公共卫生项目，共立项了200 多个项目。2004 年 12 月，"重性精神疾病管理治疗项目"被正式纳入中央转移支付地方公共卫生项目，是当年唯一被纳入的非传染病项目。第一年中央投入经费 686 万元，因此该项目日后常被简称为"686 项目"。至此，精神卫生正式走入了公共卫生行列。

此后，在中央转移支付地方卫生项目中，686项目的经费逐年增加，示范区覆盖范围不断扩大，服务患者人数持续升高。至 2008 年底，686 项目已为 14 万重性精神病患者建档立卡，对 3 万多例有危险行为的患者提供免费随访，免费治疗

了 1 万多例贫困患者；服务队伍中各级各类工作人员 1.7 万人，自上而下地建立了重性精神病治疗工作体系，培养的大量专业人员向医院社区一体的全程管理治疗转型，专科医院的公共卫生能力有了不少提高。

2009 年，国家启动基本公共卫生服务项目，基于 686 项目的工作基础和取得的工作经验，重性精神病患者管理被纳入了当时确定的 9 大类项目之中，至此开始了全国范围的以基层医疗卫生机构为主提供的公共精神卫生服务。2014 年至今，686 项目中央投入经费每年均稳定在 4.7 亿，地方各级财政工作经费及其他渠道经费则逐年增加。截至 2017 年底，全国登记在册严重精神障碍患者 580.6 万例，管理率 92.70%，规范管理率74.90%，服药率 69.50%，规律服药率 34.65%，病情稳定率 75.01%。2015 年，原国家卫生和计划生育委员会、原中央社会治安综合治理委员会、公安部、民政部、人力资源社会保障部和中国残联共同发文开展全国精神卫生综合管理试点工作，要求多部门通力协作，整合资源，共同开展重性精神病患者随访管理服务。重性精神病患者的整体、全程管理治疗和康复已经明确成为了政府的工作目标。

六、精神卫生健康促进

人类对精神障碍的预防已有 100 余年的历史。世界卫生组织 2006 年提出，精神障碍的预防是一个优先的公共卫生问题。全世界大约有 4.5 亿人罹患精神和行为障碍，四分之一的人一生中会罹患一种或一种以上的此类障碍。精神障碍不仅给人类带来了巨大的心理压力、社会负担和经济负担，而且也增加了罹患躯体疾病的危险性。

精神健康促进指创造有利于个体心理和生理状态最佳发展的个人、社会和环境条件，这一行动涉及每个正在争取精神健康、提高生活质量，力求缩小与国家和群体在健康期望值上差距的个体。这是不断促成和不断实践的过程，需要通过人们自身的努力去获得，同时也会对人们自身有益。精神障碍的预防可以被认为是其中的一个目标，也可以说是一个更广义的促进精神健康策略的结果。预防精神障碍的目标在于降低精神障碍的发病率、患病率、复发率，减少症状存在的时

间,减少精神疾病的危险因素,阻止或延缓复发,减少疾病对患者本人、家庭和社会的影响。世界卫生组织早在 1985 年就开始强调,为了达到健康促进的效果,精神障碍预防项目不能仅依靠自身,需要依靠自助组织、媒体、文化和宗教力量以及非政府组织,为这些饱受痛苦的家庭提供社会支持。健康促进的理念就是要开发领导层、发挥专业人员的专业主导作用,充分利用媒体的传播途径,全方位开展健康教育,鼓励非政府组织积极参与,同时要加强国际间交流与合作。在过去

的 30 余年间,各相关学科领域对影响精神卫生的危险和保护因素的了解,进一步推动了精神障碍预防领域的发展。所获得的证据表明,预防精神障碍和促进精神卫生的措施能够通过影响精神障碍的风险和保护因素,从而降低精神障碍的流行强度,提高人群的精神健康水平。精神卫生专业人员应该联合各相关学科领域的专业人员,依托政府的支持,大力提倡和推动精神健康促进。

（黄悦勤）

参 考 文 献

[1] 吴文源,张明园. 社会精神医学. 北京:人民卫生出版社,2011.

[2] 黄悦勤. 临床流行病学. 第 4 版. 北京:人民卫生出版社,2014.

[3] 黄悦勤. 中国精神障碍流行病学研究. 中华流行病学杂志,2012,33(1):15-16.

[4] 陆林主编. 沈渔邨精神病学. 第 6 版. 北京:人民卫生出版社,2018.

[5] Kessler RC, Ustun TB. The World Mental Health (WMH) Survey Initiative Version of the World Health Organization (WHO) Composite International Diagnostic Interview (CIDI). Int J Meth Psych Res, 2004, 13(2): 93-122.

[6] The WHO World Mental Health Survey consortium. Prevalence, severity, and unmet need for mental disorders in the World Health Organization World Mental Health Surveys. JAMA, 2004, 291(21): 2581-2590.

[7] Yueqin Huang, Yu Wang, Hong Wang, et al. Prevalence of mental disorders in China: a cross-sectional epidemiological study. The Lancet Psychiatry, 2019, 6(3): 211-224.

第三十章 中医精神病学

第一节 概 述

中医将精神疾病统称为神志病，其中精神疾病中的心理障碍称之情志病。秦汉时期的《黄帝内经》是中医神志病学理论基础的奠基之作，阐述了情志变化同发病之间的关系，其中论述癫狂的灵枢·癫狂篇是我国最早的神志病学的专篇论著。《难经》中就神志病进行了病因阐述，明确提出癫与狂的区别，类似于精神分裂症、躁狂型精神病等。汉代张仲景《伤寒杂病论》开神志病辨证论治之先河，其中对热病发狂记述较多，并在癫狂基础上提出脏躁、百合病等。

隋唐时期，中医神志病学初步形成。隋代巢元方《诸病源候论》记载证候 1 739 个，其中 106 个为神志证候，根据病因及证候分类三十几种精神异常。唐代孙思邈《千金要方》从七情内伤立论，认为长期不良情志刺激均引起情志失衡，从而影响身体健康，并对神志、情志病的药物及针灸治疗做了系统描述。

宋金元时期，中医神志病逐渐定型。陈无择在《三因极一病证方论·三因论》中明确将情志致病因素概括为七情。宋代严用和的《济生方》中有许多关于情志病的精辟论述，并创立了治疗思虑过度、劳伤心脾所致健忘、怔忡的名方——归脾汤。陈师文等人编著的《太平惠民和剂局方》中也收载了不少治疗情志病的方剂，其中以逍遥散一方尤为著名。金元时期刘完素认为神志、情志病以"五志化火"为病机，治疗以寒凉为主。李东垣将精神患者的言语障碍分为狂言、谵语、郑声三类；张从正首创"痰迷心窍"理论论治神志、情志疾病。朱丹溪据《黄帝内经》关于七情五志关系的论述创立"活套疗法"，类似现代心理疗法。

神志病学成熟于明清时期，张景岳在《景岳全书》中对痴呆、癫、痫、狂、郁等证阐发较详，叶天士的《临证指南医案》密切结合临床诊治辨析阐发"七情致病"之理，并附有较多的医案医论。清代的王清任参考人体解剖理论，提出脑神说。此外，还有情志疾病专著张履和的《七情管见录》面世。

近年来，诸多学者在总结历代有关情志与疾病的论述和探索的基础上，结合临床实践，对许多精神疾病的病机有了更新的认识，如王彦恒从"脑神理论"论治精神障碍，张永华提出从"痰、火、气"论治睡眠障碍。在诊疗方面，汪卫东根据系统发展心理学理论编制的忆溯性人格发展量表，薛崇成、杨秋莉根据《黄帝内经》理论编制五态人格量表。对历代学说理论有所发挥，形成了现代中医治疗精神疾病独特之处。

一、中医病因学说

中医强调整体观念，即形体与精神、人体及环境的和谐统一，一旦因于某些因素破坏了这种和谐统一，就会致使疾病产生，而这些因素统称为病因。中医将精神疾病病因分为外感六淫、内伤七情、病理因素、教养方式与生活经历、其他病因等五类。

1. **外感六淫** 风、寒、暑、湿、燥、火称为六气，本为自然界所正常存在的，具有季节性与节律性的六种气候变化。若六气反常、太过或不及，以至于人体不能适应这种环境变化的影响，则成为致病因素，称为"六淫"。如《黄帝内经》云："重阴者癫"，即阴寒之邪客于阴脉引发"癫证"；又如《诸病源候论·风病诸候下》中说："狂病者，由风邪入并于阳所为也。"认为"狂证"是风邪侵袭阳经所导致的。躁狂、肢体不自主运动或某些内感性不适等多归结为风邪，比如癫痫、抽动症、睡眠运动障碍、神经官能症等。风邪并且往往与其他五邪相夹杂。躁狂亦可见于火邪、暑邪，除此以外，还可见焦虑、情绪高涨、妄想、失眠多梦等病症，比如睡眠障碍、精神分裂症、感染后继发精神症等。神昏、谵妄、烦躁不安等还可见于燥邪。寒邪常见抑郁、思维迟缓、昏迷、嗜睡、谵妄等表现，比如抑郁症、发作性睡病等。痴呆、健忘、乏力、嗜睡、躯体沉重感等常见于湿邪，比如焦虑症、抑郁症等。

2. **内伤七情** 七情，指喜、怒、忧、思、悲、恐、惊七种情志变化，七情是人体对外界客观事物的不同反应，是生命活动的正常现象，不会使人发病。七情由脏腑产生，但若突然、强烈或长期性的情志刺激下，超过了个体的承受范围，就会使脏腑气血功能紊乱，导致疾病的发生。如大喜伤心，郁怒伤肝，思虑伤脾，惊恐伤肾等，此时的七情就成为致病因素。由七情为主要病因导致的疾病最易损伤脏腑，影响情志，发为精神疾病。

3. **病理因素与精神疾病的关系** 痰饮、瘀血等都是在疾病过程中所形成的病理产物。痰多由于水液不能正常运化，水湿留聚成饮，饮因气滞而黏凝成痰。痰可能留滞于脏腑，也可能流窜于经络，并与其他病邪结合而产生多种疾病。瘀血即为瘀滞的血液，使经络之气不通，脑气与脏腑之气不相接，甚则发狂。临床上，痰饮、瘀血与气滞多相互掺杂，彼此互为因果，病情反复缠绵难愈。此类病因引发的精神疾病可见于脑器质性病变引起的精神病，如脑梗死、脑外伤等。另"久病多瘀""顽病多痰"，所以老年人的精神病症、长期精神疾病或其他慢性病继发的精神疾病也多归因于痰、瘀，如阿尔茨海默病等。

4. **教养方式和生活经历**

（1）教养方式：教养方式主要分为严厉与惩罚、过度干涉、过度保护以及矛盾教育。父母对孩子过于严厉和惩罚的教育方式，容易使孩子感觉缺少温暖，长大后亲密关系处理容易出现问题。父母对孩子过度干涉的教育方式，容易导致孩子对自己以及外界的判断不够客观，不能相对准确地评价自己和外界。《韩非子》中提出"慈母之于弱子也，爱不可为前。"即父母不可溺爱子女，否则会影响到子女的成长。父母对孩子过度保护的教育方式，容易使孩子胆小怯懦，不能勇敢探索，缺乏自信；矛盾教育是指孩子在成长过程中存在不一致的教育方式，容易导致孩子出现偏执、强迫、依恋等人格特点。

（2）生活经历：生活经历主要包括负性生活事件、学习经历和性经历，负性生活事件包括来自家庭、学校、朋友等的不良事件，如父母离异、家人离世、转学等；学习经历包括诸如学习成绩的好坏、是否偏科、是否受老师喜欢等；性经历包括一些成长过程中与性有关、比较敏感问题的经历。

5. **其他病因**

（1）外伤：外伤指因受外力如扑击、跌仆、利器等击撞，以及虫兽咬伤、烫伤、烧伤、冻伤等而致皮肤、肌肉、筋骨损伤的因素。外伤会引起精神情志病症，主要是神经系统损伤而出现的异常。

（2）中毒：接触有毒物质例如煤气、农药、水银、化工药剂等，或者不当使用药物，如精神类药物、麻醉类药物、甚至毒品等。常可表现为神识混乱、昏迷、幻觉谵妄等表现。

二、中医病理病机

1. **外邪侵袭说** 中医认为精神疾病的发生多与外感风、火、热、暑等阳邪有关。例如古代医者认为风邪外袭是外因与内因相合导致癫疾的发病，例如暑邪致病导致的神志异常，如热射病；温邪逆反心包所致的神志昏迷，相当于现代医学的脓毒血症出现的昏迷。

2. **阴阳失衡说** 精神疾病的发病与机体阴阳失衡有关，如《难经·二十难》提出"重阴者癫、重阳者狂"的发病机制，对指导后世的辨证论治具有重要的意义。

3. **脏腑失司说** 如《灵枢·本神》认为"心气虚则悲、实则笑不休……肝气虚则恐"。五脏各主五志，以生喜怒悲（思）忧恐，五脏功能失司，则情志异常发病，如喜笑不休、情绪低落等。

4. **气血失调说** 气血失调与精神疾病的关系密切，如《金匮要略》载"邪哭，使魂魄不安者，血气少也"，指出情绪不稳定、烦躁易哭与气血亏虚有关；虞抟《医学正传》提出"癫为心血不足"；李梴提出癫为"阴虚血少"所致，并认为产后精神障碍也多为"血虚神耗"所致，主要可见于产后精神障碍、更年期精神障碍、神经官能症、双相情感障碍等精神疾病。

5. **痰瘀阻络说** 《黄帝内经》中有治疗狂证宜"下其痰"的记载，张从正提出"痰火内扰"引起发狂，陈士铎等发扬了痰迷心窍的学说，从痰论治癫狂与呆证。清代王清任则从瘀血阻络论治癫狂，创立了癫狂梦醒汤，可用于阿尔茨海默病、脑梗死及脑出血并发精神障碍等疾病。

6. **火热过亢说** 《黄帝内经·素问·刺热》之"热争则狂言及惊"。火热之邪亢盛可导致惊悸不安、狂躁等症状。金元四大家之一的刘完素据《素问·至真要大论》"诸躁狂越皆属于火"的理论，强调癫狂是由火热过亢而引起，主张医治癫狂必须予以泻火，比如现代的精神分裂症等。

综上，历代中医认为精神、心理疾病的主要病机为风邪、火热、痰浊、瘀血、情志失调等因素引起肝、脾、肾、胆等相关脏腑功能紊乱，阴阳失衡，导致心、脑之元神失司，最终神志异常，病性常属虚实夹杂证。

(张永华)

第二节　中医精神病学症状及证候辨识

一、常见的中医精神病症状辨识

历代中医典籍中描述了大量的精神疾病相关的症状，但传统中医与现代精神病学的症状学术语有较大的差别，现将其对应情况简述如下：

（一）感知障碍

1. **幻觉** 幻听、幻视等幻觉相当于中医描述的"妄见妄闻"，如中医描述看到"五神色鬼"等，可由火热毒邪、痰瘀阻滞、心阳不足等原因导致。

2. **内感性不适（体感异常）** 如自觉有气从少腹上冲胸脘、咽喉，发作时痛苦剧烈，甚至有濒死感，中医描述的"奔豚"属于此类，可见于脾肾阳虚、心阳亏虚等证；中医描述的"梅核气"也属此类，排除咽喉炎以及器质性病变的前提下，出现的咽喉异物梗阻感，咽之不下，咯之不出，但不妨碍饮食进入，可由痰气郁结、肝气不舒、气滞血瘀、虚火上炎等原因导致；自觉身体潮热哄热阵阵，有时又觉得浑身寒冷，中医称之为"潮热""哄热"，见于神经症、更年期综合征等，多由少阳不和、阴虚火旺等原因导致；阵发性眩晕昏瞀之症，

表现为郁闷头晕，甚则发生一时性昏厥，但很快可自行苏醒，排除其他疾病，中医称之为"郁冒"，多由痰浊上蒙或气情所伤，气机紊乱所致。

（二）思维障碍

1. **思维形式障碍** 思维奔逸、思维迟缓、思维破裂等思维形式障碍可见于中医描述的"狂证、中恶"中的部分症状表现，是联想过程加快、减慢、表象和概念之间的非规律性的结合。思维奔逸多属阳气过甚；思维迟缓多属气机郁滞或痰湿阻滞，阳气困阻；思维破裂多属阴阳紊乱，痰郁火旺。

2. **夸大妄想** 相当于中医描述的"自高贤、自辨智、自尊贵"，是指毫无根据地认为自己有非凡的才智（能力妄想）、至高无上的权力和地位（地位妄想）、大量的财富（财富妄想）和发明创造（发明妄想），或认为自己是名人的后裔（血统夸大）等表现，可见于精神分裂症、躁狂症、脑器质性精神障碍等，多属狂证，以痰热瘀血等实证为主。

（三）情绪障碍

1. **情绪高涨** 是躁狂或轻躁狂的主要症状之一，中医描述的"善喜"属于此类，是指患者的情绪异常高涨，心境特别愉快，这种高兴愉快的强烈程度与现实环境明显不相称，多属心肝火旺。

2. **情绪低落** 中医描述的"善悲"属于此类，指患者的情绪异常低落，心境抑郁，严重者有明显的罪恶感，甚至可出现自伤、自杀念头或行为，多属痰阻气郁。

3. **焦虑** 中医描述的"善恐、善怒、善惊、烦躁"等属于焦虑症状的部分表现，是对亲人或自己生命安全、前途命运等的过度担心而产生的一种烦躁情绪；"惊悸、怔忡"是指发作性心慌不安，心跳剧烈，不能自主，可呈一过性、阵发性，或持续性，属于焦虑躯体症状的部分表现。焦虑中的惊恐中医认为有虚有实，虚为心脾两虚或心阴不足；实为心火过旺或痰热扰心。

（四）意识障碍

1. **昏睡、昏迷** 相当于中医描述的"神昏"，是指意识活动丧失，对外界刺激缺乏反应的一种表现。中医里描述"循衣摸床"为神志昏迷者以手抚物的表现，属热伤心神，主要见于各种热性病所致的意识障碍、谵妄状态等。中医认为多为痰邪、火邪上蒙清窍所致。

2. **谵妄** 指乱语妄见，表现为意识模糊、胡

言乱语、错觉幻觉、情绪失常等症状，常伴有情绪恐惧、兴奋激动等表现，中医称之为谵语；或是以神志昏沉，语言重复，语声低沉，言语不相接续为主，中医称为郑声。谵语多为实证，火毒上攻所致；郑语多为虚证，阴阳气血衰败。

（五）睡眠障碍

1. 失眠　睡眠量不足，整夜睡眠时间少于 6 小时，表现为入睡困难、浅睡、易醒或早醒等，多见于痰热扰心、阴虚内热、心肝火旺、肝气郁滞等证。

2. 嗜睡　相当于中医描述的"但欲寐"，表现为患者经常入睡，能被唤醒，醒来后意识基本正常，停止刺激后继续入睡，多见于阳气虚弱患者。

3. 睡眠发作性异常　中医多描述为"多梦、梦魇、梦呓、梦惊"，是指睡眠中出现梦幻纷纭的症状，且多为可惊可怖之事，白天则头昏神疲。正常人偶或得梦，醒来无不适者，不属于疾病症状。梦魇表现为因梦中受惊吓而喊叫，或自觉有重物压于身上，不能动弹；梦呓表现为睡眠中讲话或发出除了鼾声以外的某种语音，醒后不能回忆；梦惊指梦中恐惧惊骇而突然惊醒，表现为在睡眠中突然骚动、惊叫、心跳加快、呼吸急促、全身出汗、定向错乱或出现幻觉。可见于心阳不足、心虚胆怯、胆虚胆寒诸证。

4. 睡眠运动障碍　睡行，睡眠过程中起立、穿衣、行走，甚至有更复杂的行为，相当于中医描述的"梦游"，多以肝不藏魂、心神不宁为主要病机。

（六）语言障碍

1. 自言自语　相当于中医描述的"独语"，是指在神志清醒的情况下自己对自己说话，讲话无对象，见人语止的症状，多为痰蒙清窍。

2. 缄默症、失音症　可表现为于中医描述的"失音"，缄默症表现为患者不用言语表达意见或回答问题但可用书写或手势与人交谈，失音症表现为想说话但发不出声音或只能用耳语或嘶哑的声音交谈而检查神经系统和发音器官无器质性病变。中医认为与痰蒙、瘀血有关。

（七）其他障碍

1. 痴呆（智能减退）　思维迟钝，情感行为呆滞的一组症状，可见神志淡漠，寡言少语，善忘、反应迟钝、精神恍惚，言辞颠倒，不辨污秽，不欲食或不知饥饱，中医亦描述为"痴呆"，以缓慢出现的智能减退为主要特征，伴有不同程度的人格

改变。可见于肝肾亏虚、髓海失养、气虚不足、痰蒙心神等证。

2. 精神发育迟滞　可见于中医描述的"五迟、五软"。五迟指小儿发育迟缓的五种病证，表现为立迟、行迟、发迟、齿迟、语迟，同时伴有精神发育迟滞。五软亦称"胎怯"，指婴幼儿期精神及躯体发育迟滞的病证，即小儿头软、颈软、手足软、肌肉软、口软等五种症状的总称，可见于肝肾亏虚、气血不足诸证。

二、常见的中医精神病证候辨识

疾病所表现出的一系列综合症状称之为症状综合征，在中医学中叫"证"或"证候"，辨认出"证候"就是中医辨证的过程，是辨证论治的基础。辩识精神障碍的中医证候时，常需"四诊合参"，即将精神症状与全身症状、舌象、脉象综合起来分析。

（一）胆郁痰扰证

1. 精神症状　疑神疑鬼、哭笑无常、悲喜无度，多思善虑，焦虑不安，惊悸不宁，烦躁不寐，语无伦次等。

2. 全身症状　面色青晦、胸胁胀满、头痛失眠、胸脘痞闷、口苦呕恶，舌红苔腻、脉弦滑数。

常见于精神分裂症、焦虑症。

（二）肝风内动证

1. 精神症状　心烦易怒、失眠多梦，神志昏蒙，妄言谵语等。

2. 全身症状　眩晕欲仆，肢麻震颤，手足蠕动，语言不利，步态不稳，两目上翻，角弓反张，舌红、有齿痕、舌苔薄白、脉弦。

常见于精神分裂症、躁狂症等。

（三）肝郁脾虚证

1. 精神症状　情感淡漠，呆愣少语，意志减退，妄见妄闻，多疑善虑。

2. 全身症状　生活懒散，肢体困乏，胸胁胀闷，少寐易惊，食欲不振，脘闷嗳气；舌质淡红，苔薄白，脉弦细。

伴有意志减退、妄见妄闻者，常见于精神分裂症；伴有精神抑郁、喜太息者，常见于抑郁症。

（四）心火亢盛证

1. 精神症状　自笑或欣快，言语夸大，兴奋话多，外走，夜不归宿，或伴有冲动行为，或伴有幻听。

2. 全身症状　口舌生疮，口渴，大便干燥，舌苔黄厚腻。

常见于躁狂或精神分裂症。

（五）痰火扰心证

1. 精神症状　高度兴奋，易出现暴发性冲动、打人、毁物行为，常伴有幻觉、疑心。

2. 全身症状　口渴，喜饮冷水，大便干燥，舌苔黄厚腻，脉弦数有力。

常见于躁狂发作或精神分裂症。

（六）心血瘀阻证

可出现各种精神症状，特点是伴有舌质紫黯、有瘀斑，脉弦涩。

可见于精神分裂症、抑郁症等。

（七）肝气郁结证

1. 精神症状　情绪低落、兴趣下降、犹豫不决，自杀观念或行为。

2. 全身症状　胸胁部胀满或疼痛，爱叹气，食欲下降，舌苔黄厚。

常见于抑郁症，或其他精神疾病伴有的抑郁状态。

（八）痰湿内阻证

1. 精神症状　情感淡漠，沉默痴呆，少语或不语，思维贫乏。

2. 全身症状　肢体困乏，懒散被动，意志减退，纳呆，大便稀溏；舌体胖或有齿痕；苔白腻，脉滑或沉缓。

常见于精神分裂症。

（九）心肾不交证

1. 精神症状　夜难入寐，总则彻夜不眠，心中烦乱。

2. 全身症状　头晕耳鸣，潮热盗汗，男子梦遗阳痿，女子月经不调，健忘，口舌生疮，大便干结，舌尖红少苔，脉细。

多见于失眠患者。

（张永华）

第三节　治疗方法与技术

一、精神疾病的中医辨证论治

精神疾病中医治疗的基本原则是整体观念和辨证论治。辨证主要以证候、舌质、舌苔、脉象为主要依据，以中医八纲（阴、阳、寒、热、虚、实、表、里）为基础，结合病因病机进行辨证。一般认为癫证属阴，多为虚证，治疗癫证以补虚扶正、宁心安神、壮阳兴奋为主；狂证属阳，多为实证，治疗以清热泻火、豁痰开窍、活血化瘀为主，但狂证久则伤阴转为癫证，宜滋阴降火。

中医病证还有"不寐""郁证""健忘""脏躁"等，辨证论治常采用疏肝解郁、清热解毒、益肾化浊、健脾养心、安神定志、豁痰开窍、活血化瘀等治法，通过气机通调、五行相依、阴阳平衡，达到治病求本的目的。

（一）治则

1. 清热泻火法　①龙胆泻肝汤，本方以清热泻火为主，用于肝胆郁火发狂；②凉膈散，本方泻阳明热结，用于邪热内传阳明所致发狂；③黄连解毒汤，本方以清热解毒为主，主治三焦火毒证，用于心肝火旺的狂躁症。上述三个方剂是清热泻火法代表方，治疗各种以精神运动兴奋为主的精神疾病，如精神分裂症、躁狂症和老年痴呆等。

2. 调气破瘀法　①桃仁承气汤加味，本方逐瘀泻热，主治瘀热互结发狂；②新制柴胡汤，本方理气重镇，行血破瘀，用于阳狂多躁证；③癫狂梦醒汤，本方活血理气，解郁化痰，主治癫狂阳证。上述三方，凡舌质紫黯有瘀斑，脉沉实有力为辨证要点。适用于情绪不稳、行为紊乱、兴奋躁动、妄见妄闻者。

3. 涤痰开窍法　①温胆汤，本方理气化痰，和胃利胆，适当加减用于痰热扰心证；②三圣散，本方涌吐风痰，主治痰涎壅盛发狂；③控涎丹，本方祛痰逐饮，主治癫病痰气交结。凡是狂躁、易怒、伤人毁物，苔黄腻，脉弦滑者皆可按痰论治。

4. 补虚扶正法　①安神定志丸或甘麦大枣汤养心安神，人参归脾丸和十全养荣丸气血双补。此法用于癫证、舌脉俱虚的各种精神疾病。若心悸、失眠服安神定志丸，气血两虚服人参归脾丸或十全养荣丸，烦躁不安可服甘麦大枣汤；②壮阳汤，本方治疗思维贫乏、情感淡漠、懒散呆滞、倦卧少动等精神疾病，阳气不足者疗效较好；③酸枣仁汤，本方养血安神，清热除烦，主治肝血不足，虚热内扰证。虚烦失眠，心悸不安，头目眩晕，咽干口燥，舌红脉弦细为辨证要点。

5. 滋阴降火法　①服蛮煎，本方适用于水不制火兼心肾微虚之狂证。郁结不遂，疑虑惊恐而致痴呆，言语颠倒，举动失常，舌红少苔或无苔，脉细数为其辨证要点；②黄连阿胶汤，本方滋阴降火安神，主治心肾不足，阴虚火旺证。心烦失眠，辗转不宁，烦躁易怒，舌红苔燥，脉细数为辨证要点；③百合地黄汤，本方滋阴清热，主治百合病。神志恍惚，沉默寡言，心烦意乱，寒热似有似无，口苦尿赤，舌红脉微数为辨证要点。

6. 疏肝解郁法　①柴胡疏肝散，本方疏肝理气，活血止痛，主治肝气郁滞证。胸闷喜太息，抑郁易怒，胁肋胀痛，脉弦为辨证要点；②逍遥散，本方疏肝理气，养血健脾，主治肝郁血虚脾弱证。头痛目眩，神疲食少，两胁作痛，脉弦虚为辨证要点，如出现肝郁血虚，生热化火，则可选用加味逍遥散；③抑肝散，本方抑肝健脾，清热解痉，主治肝气亢盛，肝经虚热发搐。发怒咬牙，惊悸不安，腹胀呕吐，脉弦实为辨证要点。上述三方，凡因情志失调，肝气不舒，气机郁滞引起的抑郁症、焦虑症和痴呆症均可辨证施用。

7. 安神定志法　①朱砂安神丸，本方镇心安神，清热养血，主治心火亢盛，阴血不足证。失眠多梦，惊悸怔忡，心烦神乱，胸中懊恼，舌尖红，脉细数为辨证要点；②天王补心丹，本方滋阴清热，养血安神，主治阴虚血少，神志不安证。症见心悸怔忡，虚烦失眠，神疲健忘，手足心热，口舌生疮，舌红少苔，脉细数为辨证要点；③磁朱丸，本方镇心安神，主治心肾阴虚，心阳偏亢证。症见心烦神乱，心悸失眠，耳鸣耳聋，视物昏花，舌红脉细数为辨证要点。上述三方以安神定志为本，可根据阴阳偏盛和所涉脏腑选方。

8. 补肾益髓法　①七福饮，本方补肾益髓，填精养神，主治髓海不足证。智能下降，记忆减退，头晕耳鸣耳聋，失眠健忘，齿枯发焦，腰酸腿软，步幅不稳，偏瘫，语言謇涩，舌瘦色淡红，舌苔白，脉沉细无力为辨证要点；②还少丹，本方补肾健脾，益气生精，主治脾肾两虚证。表情呆滞，默默无语，记忆减退，失算失认，口齿含糊，词不达意，伴腰酸腿疼，肌肉萎缩，舌质淡白，舌体胖大，苔白或舌红，苔少或无苔，脉沉细弱为辨证要点；③知柏地黄丸，本方滋阴养血，补益肝肾，主治肝肾阴虚证。平素沉默寡言，形体消瘦，两目少神，表情呆钝，颧红盗汗，肌肤甲错，毛发不荣，耳

聋耳鸣，舌红少苔，脉弦细数为辨证要点。上述三方均由年迈体弱，至肾虚髓减，神机不用引起，适用于老年期痴呆等久病致精神疾病的治疗。

（二）中医辨证分型及治疗

中医历来重视辨证分型，目前已经公布的有抑郁症、精神分裂症、老年期痴呆和失眠的中医辨证分型及分证论治，现列于下供参考。

1. 郁病（抑郁症）中医辨证分型及治疗（2010年修订）

（1）肝郁脾虚证：精神抑郁，胸胁胀满，多疑善虑，喜太息，纳呆，消瘦，稍事活动便觉倦怠，脘痞嗳气，大便时溏时干，或咽中不适；舌苔薄白，脉弦细或弦滑。

治法：疏肝健脾，化痰散结。

主方：逍遥散合半夏厚朴汤。

（2）肝郁气滞证：精神抑郁，胸胁作胀或脘痞，面色晦暗，嗳气频作，善太息、夜寐不安，月经不调；舌质淡，苔薄白，脉弦。

治法：疏肝和胃，理气解郁。

主方：柴胡疏肝散。

（3）心脾两虚证：善思多虑不解，胸闷心悸，神疲，失眠，健忘，面色萎黄，头晕，神疲倦怠，易自汗，纳谷不化，便溏；舌质淡，苔白，脉细。

治法：健脾养心，补益气血。

主方：归脾汤。

（4）肾虚肝郁证：情绪低落，烦躁兼兴趣索然，神思不聚，善忘，忧愁善感，胁肋胀痛，时有太息，腰酸背痛，性欲低下，脉沉细弱或沉弦。

治法：益肾调气，解郁安神。

主方：颐脑解郁方化裁。

（5）肝胆湿热证：烦躁易怒，胸胁胀满，多梦，耳中轰鸣，头晕头胀，腹胀，门苦，咽有异物感，恶心，小便短赤，舌质红，舌苔黄腻，脉弦数或滑数。

治法：清肝利胆，宁心安神。

主方：龙胆泻肝汤。

2. 癫病（精神分裂症）中医辨证分型及治疗（2011年修订）

（1）肝郁脾虚证：情感淡漠，呆愣少语，意志减退，妄见妄闻，多疑善虑，生活懒散，肢体困乏，胸胁胀闷，少寐易惊，食欲不振，脘闷嗳气；舌质淡红，苔薄白，脉弦细。

治法：疏肝健脾，养脑安神。

推荐中成药：逍遥丸、舒肝解郁胶囊、解郁丸、疏肝和胃丸、木香顺气丸等。

（2）痰湿内阻证：情感淡漠，沉默痴呆，少语或不语，思维贫乏，肢体困乏，懒散被动，意志减退，纳呆，大便稀溏；舌体胖或有齿痕；舌苔白腻，脉滑或沉缓。

治法：燥湿化痰，开窍醒神。

推荐方药：法半夏、天南星、苏子、陈皮、茯苓、桔梗、枳实、竹茹、皂角刺、大黄、石菖蒲、远志、生姜、炙甘草等。

（3）气滞血瘀证：情感淡漠，情绪不稳，偶有易怒，哭笑无常，思虑重重，时而低落，多疑善虑，妇女易于经期神志异常，情绪波动，心烦易激，经色紫暗；舌质暗，舌苔薄白或薄黄，脉弦涩。

治法：行气解郁，活血醒神。

推荐中成药：越鞠丸、血府逐瘀丸、血府逐瘀口服液等。

（4）心脾两虚证：情感淡漠，神思恍惚，魂梦颠倒，言语无序，思维贫乏，意志减退，时而自笑，心悸易惊，食欲不振，倦怠乏力，面色萎黄；舌质淡，苔薄白，脉沉细弱。

治法：健脾养心，益气安神。

中成药：归脾丸、人参归脾丸、柏子养心丸等。

3. 老年呆病（老年期痴呆）中医辨证分型及治疗（2011年修订）

（1）髓海不足证：智能减退，判断能力下降，定向力障碍，听力、记忆力减退，头晕，耳鸣耳聋，失眠健忘，懈惰思卧，齿枯发焦，腰酸腿软，步幅不稳，偏瘫，言语謇涩；舌瘦色淡红，舌苔白，脉沉细无力。

治法：补肾益髓，填精养神。

主方：可用七福饮加减。

（2）脾肾两虚证：表情呆滞，默默无语，记忆减退，失算失认，口齿含糊，词不达意，伴腰酸腿疼，肌肉萎缩，食少纳差，气短懒言，流涎，四肢不温，腹痛喜按，鸡鸣泄泻；舌质淡白，舌体胖大，苔白或舌红，苔少或无苔，脉沉细弱，双尺尤甚。

治法：补肾健脾，益气生精。

主方：还少丹加减。

（3）肝肾阴虚证：平素沉默寡言，形体消瘦，两目少神，表情呆钝，颧红盗汗，肌肤甲错，毛发不荣，耳聋耳鸣，须发早白，牙齿松动，筋惕肉瞤，腰酸膝软，关节不利，四肢麻木；舌红少苔，脉弦细数。

治法：滋阴养血，补益肝肾。

主方：可用知柏地黄丸加减。

（4）心肝火旺证：神情紧张，焦虑，言语错乱，喋喋不休，声高气粗，坐卧不宁，头晕头痛，目赤咽干，性情易怒，便秘，小便短赤；舌红苔黄，脉弦滑数。

治法：清热泻火，安神定志。

主方：可用黄连解毒汤加减。

（5）痰浊阻窍证：头重如裹，表情呆滞，智力减退，倦怠嗜卧，或哭笑无常，喃喃自语，或终日无语，呆若木鸡，伴不思饮食，腹痛腹胀，嘈杂，口多涎沫；舌淡苔白，脉细滑或濡滑。

治法：健脾化浊，豁痰开窍。

主方：可用洗心汤辨证加减。

（6）气滞血瘀证：目光呆滞，智力减退，语言颠倒，善忘易惊，思维异常，行为古怪，口干不欲饮，或肢体麻木不遂，或肌肤甲错，双目晦暗；舌质黯或有瘀斑瘀点，苔薄白，脉弦细或细涩。

治法：行气活血，通窍醒脑。

主方：可用通窍活血汤加减。

4. 不寐（失眠）中医辨证分型及治疗（2010年修订）

（1）肝火扰心证：突发失眠，性情急躁易怒，不易入睡或入睡后多梦惊醒，胸胁胀闷，善太息，口苦咽干，头晕头胀，目赤耳鸣，便秘溲赤；舌质红，苔黄，脉弦数。

治法：疏肝泻火。

推荐方药：龙胆泻肝汤。

（2）痰热扰心证：失眠时作，噩梦纷纭，易惊易醒，头目昏沉，脘腹痞闷，口苦心烦，饮食少思，口黏痰多；舌质红，苔黄腻或滑腻，脉滑数。

治法：清化痰热。

推荐方药：黄连温胆汤。

（3）胃气失和证：失眠多发生在饮食后，脘腹痞闷，食滞不化，嗳腐酸臭，大便臭秽，纳呆食少；舌质红，苔厚腻，脉弦或滑数。

治法：和胃降逆。

推荐方药：保和丸合平胃散。

（4）瘀血内阻证：失眠日久，躁扰不宁，胸不任物，胸任重物，夜多惊梦，夜不能睡，夜寐不安，面色青黄，或面部色斑，胸痛、头痛日久不愈，痛如针刺而有定处，或呃逆日久不止，或饮水即呛，干呕，或内热瞀闷，或心悸怔忡，或急躁善怒，或入暮潮热；舌质暗红、舌面部瘀点，唇暗或两目暗黑，脉涩或弦紧。

治法：活血化瘀。

推荐方药：血府逐瘀汤。

（5）心脾两虚证：不易入睡，睡而不实，多梦易醒，醒后难以复寐，心悸健忘，神疲乏力，四肢倦怠，纳谷不香，面色萎黄，口淡无味，腹胀便溏；舌质淡，苔白，脉细弱。

治法：补益心脾。

推荐方药：归脾汤加减。

（6）心胆气虚证：心悸胆怯，不易入睡，寐后易惊，遇事善惊，气短倦怠，自汗乏力，舌质淡，苔白，脉弦细。

治法：益气镇惊。

推荐方药：安神定志丸合酸枣仁汤加减。

（7）心肾不交证：夜难入寐，甚则彻夜不眠，心中烦乱，头晕耳鸣，潮热盗汗，男子梦遗阳痿，女子月经不调，健忘，口舌生疮，大便干结，舌尖红，少苔，脉细。

治法：交通心肾。

推荐方药：六味地黄丸合交泰丸。

二、中药单方、复方及中成药的临床应用

基于民间流传的不少单方和中医名家的经验用方，中医针对精神疾病治疗用药已形成专科专病专药的治疗特色。

1. 藏红花（crocus sativus L., saffron）　国内外文献报道，研究证实藏红花可改善抑郁和痴呆症状，且使用安全。

（1）适应证：抑郁症和阿尔茨海默病。

（2）剂量及用法：每天服 3～10g（主药含量）。

2. 鼠尾草（salvia officinalis）　具有抗衰老、增强记忆力、安定神经、明目、缓和头痛及神经痛作用。鼠尾草可通过抗氧化、抗炎和抑制胆碱酯酶活性等药理作用发挥治疗阿尔茨海默病的疗效。

（1）适应证：阿尔茨海默病，失眠和焦虑。

（2）剂量及用法：每天服 15～30g（主药含量）。

3. 红景天（rhodiola rosea L.）　能够补气清肺，益智养心。美国一项红景天提取物治疗抑郁症 12 周随机双盲安慰剂对照试验研究证实，红景天可发挥抗抑郁常规疗效，且使用安全。

（1）适应证：抑郁症和阿尔茨海默病。

（2）剂量及用法：每天服 3～9g（主药含量）。

4. 银杏叶提取物（ginkgo biloba，舒血宁）　为银杏叶提取制得的浸膏糖衣片，每片含总黄酮 2mg。具有很强的抗氧化作用，而且有明显的细胞质膜稳定作用。可辅助治疗慢性精神分裂症、抑郁症及脑衰弱综合征，均取得一定近期临床疗效。用法及用量：一天 3 次，一次 2 片，疗程至少 3 个月。无明显药物不良反应，少数病例晚上用药可引起失眠，个别患者服药后有胃部不适感。

5. 解郁丸　是中药复方药，有较好抗抑郁疗效，也可治疗失眠。该复方中药成分为：白芍、柴胡、郁金、当归、茯苓、百合、合欢皮、甘草、小麦、大枣。

（1）适应证：轻、中度抑郁状态，长期失眠或顽固性失眠。

（2）剂量与用法：上述处方汤剂一天一剂，30 剂为一疗程。制剂为水丸者，每次 60 粒（4g），一天 3 次，6 周为一疗程。

6. 舒肝解郁胶囊　为贯叶金丝桃和刺五加组成的中药复方制剂，有疏肝解郁，健脾安神的功效。

（1）适应证：轻、中度单相抑郁症属肝郁脾虚证者。

（2）剂量与用法：口服，一次 2 粒，早晚各一次，疗程为 6 周。

7. 丹栀逍遥散　又名加味逍遥散，是在名古方逍遥散基础上加丹皮和栀子而成，用于治疗抑郁症、焦虑症、强迫症等。

（1）主要成分：当归、芍药、茯苓、柴胡、丹皮、栀子、甘草、薄荷等。

（2）适应证：轻中度抑郁、焦虑症。

（3）剂量与用法：汤剂一天一剂，30 天为一疗程；冲剂日剂量为 24g，最好联合抗抑郁西药，以加速起效与提高疗效。

8. 乌灵胶囊　该中成药是从我国珍稀药用真菌乌灵参中分离获得的菌种，经现代生物工程

技术研制而成的纯中药制剂,含腺苷、多糖、甾醇类、多种氨基酸和维生素及微量元素,具有镇静安神作用,对抑郁、焦虑均有较好疗效。

(1)适应证:失眠、抑郁焦虑状态,偏头痛及神经症。

(2)剂量与用法:每胶囊含0.33g。用法为0.99g,一天3次,6周为一疗程。

9. 路优泰(圣约翰草提取物片) 是第一个纯天然中药植物圣约翰草(Saint John's Wort,植物名)提取物。每片路优泰含干燥圣约翰草提取物300mg,其中贯叶金丝桃素含量不少于9mg,总金丝桃素含量不少于0.4mg。路优泰是治疗广泛性焦虑症和抑郁症的安全、有效药物。

(1)适应证:抑郁症、焦虑症。

(2)剂量与用法:每片重0.56g(含圣约翰草提取物0.3g)。用法为1次1片,一天2次或3次。

10. 益气养心片 由黄芪、红参、当归、川芎、丹参、红花、茯苓、橘红、冰片和炙甘草等中药组成,具有益气养血和化瘀消痰的功效,主治痰瘀气阻所致心悸气短、失眠健忘和体虚自汗。

(1)适应证:失眠症,焦虑或烦躁不安。

(2)剂量与用法:每片重0.4g。用法为1次5片,一天3次。

11. 九味镇心颗粒 是原国家食品药品监督管理局批准国内销售的治疗广泛性焦虑症心脾两虚证为主的中药复方口服制剂。由人参、酸枣仁、五味子、茯苓、远志、延胡索、天冬、熟地、肉桂等中药组成,具有养心补脾和益气安神的功效。

(1)适应证:广泛性焦虑症心脾两虚证型。

(2)剂量与用法:每袋重6g。用法为温开水冲服,1次1袋,一天3次。

12. 巴戟天寡糖胶囊 于2012年5月上市,是我国第一个用于抑郁症治疗的天然药物,具有舒郁安神,补肾益智的功效。

(1)适应证:肾虚型抑郁症,症见抑郁情绪、心绪低落、提心吊胆、入睡难眠、失眠多梦、焦虑多疑、疲倦乏力、性欲减退、耳鸣健忘等。

(2)剂量与用法:每粒重0.3g。用法:口服,1次1粒,一天2次。

目前,获得随机对照临床试验证据支持具有循证指导的中药及复方还有:①抗焦虑中药及复方:马齿苋、合欢皮、雷公藤、黄芩、水飞蓟、缬草、香蜂草、人参、西番莲、厚朴;抑肝散、酸枣仁汤等;②抗抑郁中药及复方:柴胡、白芍、茯苓、酸枣仁、郁金、香附、缬草、首乌藤、远志、芦荟;抑肝散、柴胡疏肝散、甘麦大枣汤等;③治疗精神分裂症中药及复方:黄芫花、巴豆、知母、礞石(或金礞石);癫狂梦醒汤、抑肝散、礞石涤痰汤、生铁落饮等;④治疗老年期痴呆中药及复方:人参、熟地、当归、甘草、枸杞、大枣、山药、麦冬、龙眼肉、肉苁蓉、黄芪、靛玉红、黄连、川芎、姜黄、丹参、远志、石菖蒲、茯苓、猪苓、钩藤;聪明汤、当归芍药散、开心散、清开灵、智灵汤、抑肝散、补阳还五汤等。

三、针刺、电针及耳针治疗

针灸可治疗痴呆症、戒断综合征、神经发育迟滞、强迫症、睡眠障碍、胃肠神经症、抑郁症、酒精中毒和梅核气等。遵循辨证论治、循经取穴的原则,一般头面部、督脉穴位为多,配伍远端四肢穴位。手法采取实则泻之即重刺提插,虚则补之即轻刺捻转,虚实夹杂即轻重兼施的原则。

(一)郁病(抑郁症)

1. 体针疗法

(1)肝郁脾虚证:以足厥阴肝经、足太阴脾经穴为主。取穴:期门、太冲、丰隆、脾俞、足三里、天突。操作:针用补泻兼施法,每天1次,每次留针30分钟,10次为1个疗程。

(2)肝郁气滞证:以手阳明大肠经、足厥阴肝经穴和督脉穴为主。取穴:百会、印堂、神门、内关、太冲、大陵、肝俞、期门。操作:针用泻法,肝俞平补平泻法,每天1次,每次留针30分钟,10次为1个疗程。

(3)心脾两虚证:以手少阴心经、足太阴脾经穴和背俞穴为主。取穴:神门、心俞、脾俞、三阴交、足三里、中脘、章门。操作:针用补法,加灸心俞、脾俞、足三里,每天1次,每次留针30分钟,10次为1个疗程。

(4)肾虚肝郁证:以足厥阴肝经、足少阴肾经穴和任脉穴为主。取穴:太冲、期门、内关、膻中、关元、肾俞。操作:针用补泻兼施法,每天1次,每次留针30分钟,10次为1个疗程。

(5)肝胆湿热证:以足厥阴肝经、足少阳胆经穴为主。取穴:行间、侠溪、三阴交、中极。操作:

针用泻法。

2. 电针疗法 百会与印堂,神庭与四神聪组成两组处方,交替使用。在针刺的穴位上接电针治疗仪,输出波型为连续波,80～100 次 /min,强度以患者能耐受为宜,每次通电 30 分钟。每天 1 次,每周 6 次,3 周为 1 个疗程。

3. 耳针疗法 根据患者具体症状,将王不留行籽压于耳穴,用胶布固定,嘱患者定时按压,每天 3 次,每次 3～5 分钟。能疏通气血,安神定志。取穴:心、肝、脾、肾、内分泌、交感、神门等。

4. 温灸疗法 将艾条点燃靠近双侧足三里,以温热为度,能温补脾胃,温通经络。可配合多功能艾灸仪治疗。

(二)癫病(精神分裂症)

1. 体针疗法

(1)"调神醒脑"针刺疗法:头部取穴:主取百会穴;并于印堂穴直上 2.0cm 向后平刺 25～40mm 深,目内眦直上平行于该针两旁各一穴,均向后平刺 25～40mm 深;配经外奇穴印堂穴。小幅度、轻捻转,偶伴提插,捻转速度达 200 转 /min 以上,连续 3～5 分钟,每天 1 次。

腹部取穴:于剑突下 0.5 寸穴位处,针尖向肚脐方向刺一针,然后在其左右旁开 0.5 寸穴位处分别刺入两针,3 针向下平刺 1.5 寸深,施轻度手法捻转,连续 5～10 分钟,必要时可以通电针刺激,每天 1 次。

(2)针刺三步疗法

第一步:开窍醒神。选择十三鬼穴,(人中、少商、隐白、大陵、申脉、风府、颊车、承浆、间使、上星、会阴、曲池、舌下少阴)中 5～6 穴按上述十三鬼穴顺序进针,按常规针刺方法操作,用 26～28 号 1 寸或 1.5 寸针,均以得气为度,每个穴位针刺时间大约 30 秒,不留针。每天 1 次,疗程 3～7 天。

第二步:辨证施针。主要穴位:人中、百会、内关、三阴交。临证配穴,肝郁脾虚者取印堂、神门、足三里、太溪、太冲;痰湿内阻者取丰隆、阴陵泉、足三里;气滞血瘀者取血海;心脾两虚型取安眠、神门。按常规针刺方法操作,用 26～28 号 1 寸或 1.5 寸针,均以得气为度,而后留针 30 分钟,每 10 分钟实施提插捻 1 次。每天 1 次,疗程 2～4 周。

第三步:善后调理。在辨证施针取得一定临床疗效后,以电针进行善后调理。每周一、三、五取穴百会、人中,周二、四取穴双侧内关穴,采用连续波,频率 2～5Hz,每天 1 次,每次 1 小时,疗程至第 8 周结束。

2. 电针疗法 取百会、人中、印堂斜刺,捻转泻法进针 5 分钟。得气后,将电针仪导线分别连在百会、人中、印堂穴上,频率每分钟 80～90 次,穴位局部可见针抖动,局部可见轻微肌肉抽动,以患者无不适感为度。留针 1 小时 / 次,每天 1 次。

(三)老年期呆病(老年痴呆)针灸治疗

1. 体针疗法 主穴:百会、人中、四神聪、风池、大椎、肾俞、内关、三阴交、神门、大钟。取 28 号 1.5 寸毫针,患者出现酸麻胀等针刺感应,留针 30 分钟;背部夹脊穴取 28 号 3 寸毫针,从第一胸椎棘突下进针 0.2 寸后分别转向后正中线左右各 0.5 寸,平刺与捻转相结合。

2. 耳针疗法 主穴:耳穴。采用 0.5 寸的短柄毫针刺激耳穴。进针深度应以耳廓局部的厚薄而定,一般刺入皮肤 2～3 分钟,以透过软骨但不穿透对侧皮肤为度。留针期间可间隔捻转数次以加强刺激。此法现已经由单纯针刺发展为埋针、温针、电针、水针、穴位离子透入、艾灸、割治和放血等多种方法。每天一次或隔天一次,连续 10 次为一疗程。

3. 电针疗法 主穴:针灸组 I 包括百会、大椎、肾俞、神门、内关、三阴交,针灸组 II 包括四神聪、风池、太溪、足三里、丰隆、太冲。采用 1.5 寸针灸针进行针刺;之后在针柄上连通电针仪,电流调至患者感到舒适而穴位局部皮肤肌肉轻微抽动为限,使用疏密波,频率为每分钟 80～100 次,每次 30 分钟,每天或隔天 1 次,10～20 次为一疗程,连续治疗 2～4 个疗程。以上两组穴位交替选用。其中百会与大椎、四神聪与风池给予连续波电刺激,15 分钟后改为疏密波。

(四)不寐(失眠)针灸治疗

1. 体针疗法 穴有神门、内关、百会、四神聪。肝火扰心者,加太冲、行间、风池;痰热扰心者,加太冲、丰隆;胃气失和者,加足三里、中脘、天枢;瘀血内阻者,加肝俞、膈俞、血海;心脾两虚者,加心俞、脾俞、三阴交;心胆气虚者,加心俞、胆俞；心肾不交者，加太溪、心俞、肾俞。用平补平泻法。

2. 耳穴疗法 取穴：神门、心、脾、肾、皮质下，配穴取枕、交感、内分泌、神经衰弱点。主穴配穴合用，随证加减。治疗前先用耳穴探测棒在耳穴上寻找阳性点，用 75% 酒精消毒耳廓后用耳针或将粘有王不留行籽的胶布对准选定的耳穴贴紧并加压，使患者有酸麻胀痛或发热感。上述治疗隔天进行 1 次，5 次为 1 个疗程。

3. 穴位贴敷 用夜交藤 15g，白芷 12g，败酱草 10g 等。将上药粉碎，加入辅料，制成丸状。夜晚睡前，用医用胶布贴敷于太阳穴、神门穴、涌泉穴。

（汪卫东）

第四节　中医心理学研究

一、理论研究

（一）中医心理学发展简史

中医心理学是以中国传统文化为背景，以中医理论为指导，充分汲取现代临床心理学与精神病学的知识与研究方法，研究人类的心理现象与规律，并用以指导临床实践的一门学科。中医心理学既是一门交叉学科，也是一门边缘学科；既包含着用中医学的理论思维去研究心理现象和规律，也包含着用现代心理学研究思维研究中医学理论、方法和技术或者在这个基础上创新一些新的理论、方法与技术来研究心理现象和规律。

1964 年中医研究院针灸研究所薛崇成教授运用现代量表学方法开始了"阴阳分型量表"研究，中医心理学的萌芽期由此开始；1979 年研究人员在上述研究的基础上，开展"五态个性检测"研究，编制了第一个中医心理学量表，为中医心理学研究奠定了第一块基石。

1985 年成都中医药大学王米渠教授出版第一部专著《中医心理学》，预示着中医心理学逐步从中医学分离成为一个新的理论分支。早期的中医心理学理论基本内容是"形神一体观、心主神明论、心神感知论、五脏情志论、阴阳睡梦论""人格体质论"。1985 年第一届心理学学术会议在成都召开。同年 12 月福建中医学院建立了第一个"中医心理学研究室"。2006 年世界中医药学会联合会成立中医心理学专业委员会，2009 年国家中医药管理局批准设立中医心理学重点培育学科。

（二）传统中医心理学理论研究

1985 年王米渠教授的《中医心理学》中提出了中医心理学基础理论的"六论"，即：形神合一论、心主神明论、心神感知论、五脏情志论、阴阳睡梦论、人格体质论。2008 年黑龙江中医研究院王克勤教授补充提出了"三才整体论"，并在心神感知论的基础上扩充为心神认知论，形成"七论"。2012 年又补充了"心之意志论"，将"心神感知论"再次单独列入，在"七论"基础上形成"九论"，由此传统中医心理学理论日渐丰富。

2000 年辽宁中医药大学孙泽先教授在《归根心理学》中，从深层心理学角度研究气功和宗教修炼技术，提出"归根十八论"。

（三）创新中医心理学理论研究

1. "系统发展心理学"研究 所谓系统发展心理学，是基于中国文化心理学背景和长期的临床心理实践，采用中医心理学理论思维如"整体思维下的象数基础模型""辨证思维下的中庸认知模型""动态平衡思维下的关系模型""时空思维下的人格系统发展模型""形神一体化思维下的综合治疗模型"等，在总结大量临床心理个案基础上，根据现代系统论和发展心理学基本原理来研究人类各种心理现象及其发生发展过程，寻找个体发展规律，并用以指导临床实践的一门学科，已经形成了独特的理论、方法和技术体系。2010 年汪卫东教授的《发展治疗学》是其理论形成的基础，他提出了"忆溯性研究方法"，研制了"人格倾向量表"和"忆溯性人格发展量表"，并在此基础上进行了一系列的临床研究，是中国本土心理学研究的一次具有借鉴意义的尝试。

《系统发展心理学》对人格发展的过程结构、要素结构及其关系结构进行了理论阐述。把人格发展大致分为萌发期、基础期、成熟前期、成熟期、稳定期、衰退期和结束期七个阶段。人格发展的关系结构包括要素关系、过程关系及要素与过程之间的关系三个部分。经过几年的研究与实践，人格系统发展理论进一步完善与发展，能够有效地指导精神与心理疾病的预防、治疗、康复、研究和家庭教育。

2. **具象思维研究**　北京中医药大学刘天君教授在具象研究方面做了大量的实验研究，认为具象思维是以物象为媒介的思维形式。物象即感知觉本身，故具象思维是意识直接操作感知觉的思维活动。在思维心理学上，具象思维是与抽象思维、形象思维并列的人类基础思维形式。

3. **中医心理治疗体系**　山东中医药大学张伯华教授 2006 年提出中医和人性观与健康观以及中医心理健康评价标准、正治与反治、中医心理医师基本素养十一条等。在中医调欲法、认知疗法、中医语言疏导四步法的基础上，增加了心理阴阳理论、中医自然元素疗法，形成中医情志顺势心理治疗体系。

二、方法与技术

中医心理学研究，既要采取传统中医学的观察法、临床实验法、调查法、文献法、类比法与分类法等研究方法以外，也要采用现代精神病与心理学研究方法，这里不再重复阐述。现对中医心理学发展过程中的一些特殊研究方法作简单介绍。

（一）忆溯性研究方法

是指在心理学研究过程中，患者按照医生提出的某些特定要求提供其自身回忆性的病史资料，或者医生用特殊的资料搜集方法对患者患病的"过程"进行信息采集和挖掘，对其精神与心理疾病形成的原因与过程进行深入详细的筛选、分析与研究，得出临床治疗思路、方法的过程。提纲式作业、人格发展量表等体现了这种研究方法的特性。

（二）"十二字诀"

由北京中医药大学刘天君教授提出，对气功这种特殊心身锻炼方面的研究具有一定的指导意义。即：

1. **双向设计**　内在设计三调步骤，外在设计仪器检测指标。

2. **关联检测**　仪器检测与三调操作同步。

3. **相互释义**　外部检测指标与内在操作步骤相互解释含义。

（三）评估与治疗技术

1. 评估技术

（1）五态人格测验：系我国老一辈的神经精神病学家、中国中医研究院薛崇成教授与其助手杨秋莉助理研究员将《黄帝内经》中原来的描述用现代语言阐明，根据我国人文社会背景与自己的学理制订的我国第一个人格类测定量表。五态人格共分五型，它认为人身的阴阳含量各不相同，依其多少可将人分为太阳、少阳、阴阳和平、少阴、太阴等五型，但没有纯阴与纯阳，后两者属于严重异常情况，平衡型是最好的类型。

（2）忆溯性人格发展量表（WMPI）：基于《系统发展心理学》理论及忆溯性研究方法，根据个体人格发展研究的"过程"和"结果"相结合的思路，从不同人格发展阶段与人格要素角度，评估从 3～25 岁各个人格内部要素发展水平以及外部影响因素状况，反映人格内部发展情况与外部因素的相互作用过程，揭示了人格的系统、辨证、动态发展过程，阐明了人格发展的阶段性、动力性以及人格要素发展的相对平衡性，丰富了现有的人格特别是临床人格测量理论与技术，具有创新性与实用性。

（3）人格倾向量表（WPTI）：根据《系统发展心理学》理论和临床实践认为，依恋、胆怯、强迫、表演、自恋、偏执这六种临床人格倾向是各种精神心理问题与疾病的基础性人格特征，是介于人格障碍与正常人格之间的一种中间人格状态。"人格倾向量表"是测量其程度的工具，与其他状态量表形式一样，这个量表虽然也是一种状态量表，但它是与忆溯性人格发展量表相配套的状态量表，因而对临床具有较强的指导意义。

（4）失眠首次结构化综合问卷（WIIQ）：采用结构化问卷方式，内容包含关于睡眠的认知、情绪、行为以及人格等八个方面的测定，为半开放式问卷。

以上相关测量技术已经软件化和设备化。

2. 治疗技术

（1）中医睡眠调控技术：基于中医心理学理论和气功导引技术，根据 20 余年临床经验对失眠发病的共性原因与发病机制研究，并融合西方催眠技术而研制的具有中国本土特色的睡眠心理治疗技术。

（2）中医调神导引技术（TIP 技术），即低阻抗意念导入疗法。把中医传统气功疗法与西方催眠疗法和认知疗法、精神分析进行有机结合，在气功或催眠状态（低阻抗）下，根据治疗需要把一些合理的"理念、观念"进行情境化，导入并影响患者的内隐认知以达到心理治疗与康复的作用。

（3）将上述本土化的测量技术和量表与西方心理量表进行整合并软件化、网络化、信息化，形成了本土化中西医结合心理测量设备；将上述中医心理治疗技术与现代物理技术声学电磁等相结合，形成了全新的复合性物理心理技术如"声光振失眠综合治疗仪""抑郁症物理心理催眠治疗仪"等。

三、临床研究

中医心理疗法临床研究相对薄弱。研究显示，TIP 技术对抑郁症患者情绪的改善作用与帕罗西汀接近，对于抑郁症患者 MMPI 测验结果中异常人格的矫正作用明显优于帕罗西汀，尤其是在精神衰弱、抑郁等方面；TIP 技术治疗抑郁症的长期疗效明显优于 CBT 疗法。在治疗失眠症方面，TIP 睡眠调控技术治疗原发性失眠的有效性可达 80%；能够有效改善抑郁症伴失眠患者的睡眠质量；药物联合 TIP 技术治疗失眠的效果亦明显优于单纯用药，更不易产生耐药性和依赖性。

由于男科如慢性前列腺炎、阳痿、早泄以及不育和妇科疾病的女性甲状腺功能、卵巢功能、月经量和周期等生理功能也深受情志影响，一些专家在治疗男科和妇科疾病时，辅以说理开导、暗示解惑、移情易性、顺情从欲等中医心理疗法可以明显地消除不良情志对机体的损害，也取得了一定的效果。

（汪卫东）

参 考 文 献

[1] 陆林. 沈渔邨精神病学. 第 6 版. 北京：人民卫生出版社，2018.

[2] 汪卫东. 发展治疗学. 北京：人民卫生出版社，2012.

[3] 单志艳，汪卫东，吕学玉，等. 父母教养方式、生活事件与人际关系的相互影响研究. 教育学术月刊，2017（5）：38-46.

[4] 王彦恒. 实用中医精神病学. 北京：人民卫生出版社，2000.

[5] 张宏耕. 中西医结合精神病学. 北京：中国中医药出版社，2005.

[6] 王永炎，鲁兆麟. 中医内科学. 北京：人民卫生出版社，2011.

[7] 国家中医药管理局医政司. 24 个专业 92 个病种中医诊疗方案. 北京：国家中医药管理局医政司. 2017.

[8] 国家中医药管理局医政司. 24 个专业 105 个病种中医诊疗方案. 北京：国家中医药管理局医政司. 2011.

[9] 国家中医药管理局医政司. 24 个专业 104 个病种中医诊疗方案. 北京：国家中医药管理局医政司. 2012.

[10] 高丽丽，吴成翰. 红景天胶囊治疗轻中度抑郁症心脾两虚证 147 例随机双盲安慰剂对照临床研究. 中医杂志，2018，59（01）：33-36.

[11] 黄世敬，张颖，潘菊华，等. 红景天抗抑郁研究进展. 现代中西医结合杂志，2015，24（24）：2725-2727.

[12] 王联生，黄世敬，潘菊华，等. 解郁丸治疗抑郁症的随机对照试验的系统评价. 医学综述，2017，23（10）：2046-2051.

[13] 蒋陆平，徐兴健. 解郁丸治疗失眠症 34 例. 中医杂志，2008（06）：556.

[14] 王建军，厉倬学，郑浩涛，等. 舒肝解郁胶囊治疗抑郁发作急性期的 Meta 分析. 中成药，2019，41（01）：90-96.

[15] 李清伟，姚军，吴文源，等. 舒肝解郁胶囊剂量加倍治疗中度抑郁症的随机、双盲、平行对照、多中心临床研究. 中国神经精神疾病杂志，2016，42（10）：580-585.

[16] 罗和春，钱瑞琴，赵学英，等. 丹栀逍遥散治疗抑郁症的临床疗效观察. 中国中西医结合杂志，2006（03）：212-214.

[17] 熊飞，宋沛然. 丹栀逍遥散加减治疗焦虑症的临床效果观察. 中国合理用药探索，2019，16（01）：16-19.

[18] 李小钧，许珂，石莹莹，等. 巴戟天寡糖胶囊治疗抑郁症的临床研究. 中国临床药理学杂志，2017，33（03）：216-218+221.

[19] 汪卫东. 低阻抗意念导入疗法. 北京：人民卫生出版社，2011.

[20] 魏玉龙，夏宇欣，吴晓云，等. 具象思维与具身心智：东西方认知科学的相遇. 北京中医药大学学报，2013，36（11）：732-737.

[21] 薛崇成，杨秋莉. 五态性格测验表手册. 北京：中国中医研究院针灸研究所，1988.

[22] 汪卫东，吕学玉，单志艳，等. 汪卫东忆溯性人格发展量表（WMPI）编制. 中国健康心理学杂志，2016，

24(06): 888-893.

[23] 唐常荣, 董徐斌, Birling Yoann, 等. 汪氏失眠综合问卷(WIIQ)的临床应用解读. 世界睡眠医学杂志, 2016, 3(05): 310-315.

[24] 汪卫东, 李桂侠, 洪兰, 等. 失眠症的创新中医心理治疗—TIP 睡眠调控技术简介. 世界中医药, 2014, 9(02): 253-256+260.

[25] Wang W D, Feng F, Lv X Y, et al. The theory and practice of personality development measurements//Quantitative Psychology Research. Springer International Publishing, 2016.

[26] Akhondzadeh S, Tahmacebi-Pour N, Noorbala A A, et al. Crocus sativus L. Inthe treatment of mild to moderate depression: A double-blind, randomized and placebo controlled trial. Phytotherapy Research, 2005, 19(2): 148-151.

[27] Noroozian M, Mohammadi M, Ohadinia S, et al. Salvia officinalis extract in the treatment of patients with mild to moderate Alzheimer's disease: A double blind, randomized and placebo-controlled trial. Journal of Clinical Pharmacy and Therapeutics, 2003, 28(1): 53-59.

[28] Darbinyan V, Aslanyan G, Amroyan E, et al. Clinical trial of Rhodiola rosea L. extract SHR-5 in the treatment of mild to moderate depression. Nordic Journal of Psychiatry, 2007, 61(5): 343-348.

[29] Zhang X, Kang D, Zhang L, et al. Shuganjieyu capsule for major depressive disorder(MDD)in adults: a systematic review. Aging & Mental Health, 2014, 18(8): 941-953.

[30] Okahara K, Ishida Y, Hayashi Y, et al. Effects of Yokukansan on behavioral and psychological symptoms of dementia in regular treatment for Alzheimer's disease. Progress in Neuro-Psychopharmacology and Biological Psychiatry, 2010, 34(3): 532-536.

[31] Sarris J, Panossian A, Schweitzer I, et al. Herbal medicine for depression, anxiety and insomnia: A review of psychopharmacology and clinical evidence. European neuropsychopharmacology: the journal of the European College of Neuropsychopharmacology, 2011, 21(12): 841-860.

[32] Fu LM, Li JT. A systematic review of single chinese herbs for Alzheimer's disease treatment. Evidence-Based Complementray and Alternative Medicine, 2011, 2011: 1-8.

[33] Yeung W F, Chung K F, Poon M M, et al. Chinese herbal medicine for insomnia: a systematic review of randomized controlled trials. Sleep Medicine Reviews, 2012, 16(6): 497-507.

[34] Kim S H, Jin H, Seog D H, et al. Antidepressant effect of Chaihu-Shugan-San extract and its constituents in rat models of depression. Life Sciences, 2005, 76(11): 1297-1306.

中英文名词对照索引

B

C

G

J

K

M

N

O

P

Q

X

Y

59检

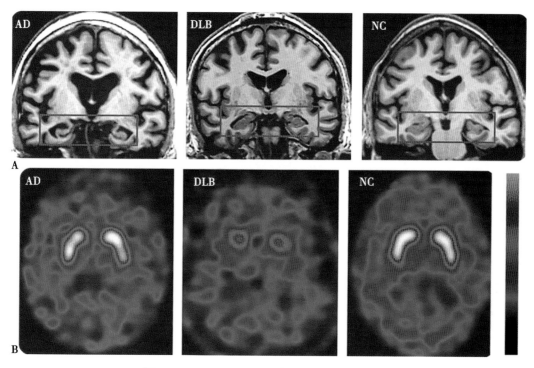

图 20-3-1　AD、DLB 和正常对照者脑影像学表现

AD、DLB 和正常对照者(NC)冠状位 T_1 加权像(A)和 ^{123}I FP-CIT SPECT 成像(B)说明：DLB 患者与对照者的内侧颞叶相对保留，而 AD 患者显著萎缩；在 DLB 患者中可见壳核和尾状核多巴胺转运体摄取显著下降